NOUVEAUX ÉLÉMENS D'ANATOMIE DESCRIPTIVE,

PAR PH. FRÉD. BLANDIN,

CHEF DES TRAVAUX ANATOMIQUES DE LA FACULTÉ DE MÉDECINE DE PARIS, CHIRURGIEN DE L'HÔTEL-DIEU, MEMBRE DE L'ACADÉMIE ROYALE DE MÉDECINE, PROFESSEUR D'ANATOMIE ET CHIRURGIE, ETC.

TOME PREMIER.

PARIS,

J. B. BAILLIÈRE,

LIBRAIRE DE L'ACADÉMIE ROYALE DE MÉDECINE,

RUE DE L'ÉCOLE DE MÉDECINE, 13 (bis).

A LONDRES, MÊME MAISON, 219, REGENT STREET.

1838.

NOUVEAUX ÉLÉMENS

D'ANATOMIE

DESCRIPTIVE.

OUVRAGES DE M. BLANDIN

QUI SE TROUVENT CHEZ LE MÊME LIBRAIRE.

Diversæ in abdomen liquidorum effusiones, etc. Paris, 1827, in-4°, broché. 1 fr. 25 c.

ANATOMIE GÉNÉRALE de Bichat, édition augmentée de notes; Paris, 1832, 4 vol. in-8°, fig. 21 fr.

TRAITÉ D'ANATOMIE TOPOGRAPHIQUE, ou Anatomie des régions du corps humain considérée spécialement dans ses rapports avec la chirurgie et la médecine opératoire; 2e édit. augmentée. Paris, 1834, 1 fort vol. in-8, et Atlas de 20 planches in-fol. 23 fr.

Idem, avec fig. coloriées. 40 fr.

PARALLÈLE ENTRE LA TAILLE ET LA LITHOTRITIE. Paris, 1834, 1 vol. in-8. 3 fr. 50 c.

ANATOMIE DU SYSTÈME DENTAIRE considérée dans l'homme et les animaux. Paris, 1836, in-8, figures. 4 fr. 50 c.

AUTOPLASTIE, ou Restauration des parties du corps qui ont été détruites, à la faveur d'un emprunt fait à d'autres parties plus ou moins éloignées. Paris, 1836, in-8. 4 fr. 50 c.

IMPRIMERIE DE MOQUET ET COMP.,
RUE DE LA HARPE, 90.

NOUVEAUX ÉLÉMENS

D'ANATOMIE

DESCRIPTIVE,

PAR PH. FRÉD. BLANDIN,

CHEF DES TRAVAUX ANATOMIQUES DE LA FACULTÉ DE MÉDECINE DE PARIS, CHIRURGIEN DE L'HÔTEL-DIEU, MEMBRE DE L'ACADÉMIE ROYALE DE MÉDECINE, PROFESSEUR D'ANATOMIE ET CHIRURGIE, ETC.

TOME PREMIER.

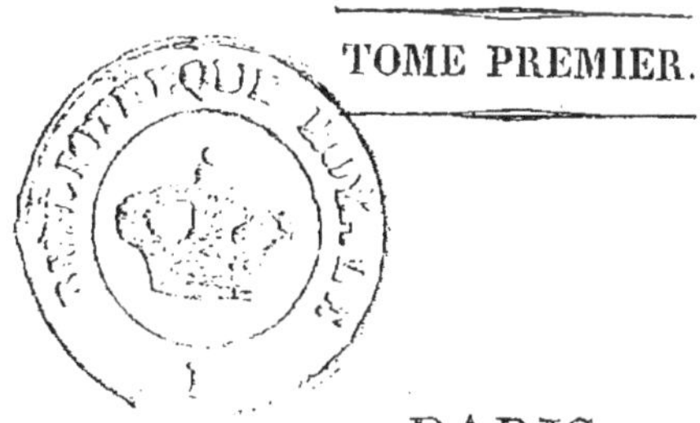

PARIS,

J. B. BAILLIÈRE,

LIBRAIRE DE L'ACADÉMIE ROYALE DE MÉDECINE,

RUE DE L'ÉCOLE DE MÉDECINE, 13 (bis).

A LONDRES, MÊME MAISON, 219, RÉGENT STREET.

1838.

PRÉFACE.

Le besoin de rendre public un enseignement auquel je me livre depuis seize ans avec quelques succès, et le désir de rassembler quelques mémoires épars dans différens journaux, me déterminent à faire paraître cet ouvrage. En rapport continuel avec les élèves en médecine, sans cesse témoin des difficultés qu'ils rencontrent dans leurs études anatomiques, j'ai aussi à cœur de contribuer pour quelque chose à les leur rendre moins pénibles et plus profitables (1).

Ce qui importe avant tout, pour l'élève, dans un livre de la nature de celui-ci, le premier qu'il doit avoir entre les mains, celui qui sera le témoin et le compagnon le plus constant de ses méditations et de ses travaux, c'est une méthode sévère dans l'exposition des faits. Indispensable, en effet, dans toutes choses, la méthode l'est cent fois plus encore, s'il est possible, dans une science surchargée comme celle de l'organisation. Sans elle, en effet, comment pourrait-on, je ne dis pas approfondir, cela est par trop impossible, mais seulement effleurer les détails si minutieux et si multipliés de la forme et de la structure de nos parties?

(1) Mon édition de l'*Anatomie générale de Bichat* et mon *Traité d'Anatomie topographique* formeront, avec celui-ci, un cours bien complet d'études anatomiques.

Ce besoin, que j'ai éprouvé pour moi-même, j'ai cherché de tout mon pouvoir à le satisfaire pour les autres; je n'ai pas seulement appliqué tous mes soins à la classification générale des organes, j'ai encore attaché une grande importance à introduire la logique la plus rigoureuse dans leurs descriptions particulières. L'âge adulte, celui du complet développement, m'a constamment servi de type, quand il s'est agi de représenter leur forme, leur volume, leurs rapports et leur structure; j'ai renvoyé à d'autres articles l'examen des conditions organiques qui caractérisent les âges, les sexes, les individus, et surtout celles d'où résultent ces profondes anomalies qu'on appelle vices de conformation.

Autant qu'il m'a été possible, j'ai procédé du facile au difficile; et j'ai toujours été du connu à l'inconnu. Imitant, sous ce rapport, les chimistes, qui circonscrivent d'abord leurs descriptions à l'histoire intrinsèque des premiers élémens qu'ils examinent, et qui rendent les autres de plus en plus compliquées, à mesure qu'ils peuvent comparer ensemble un plus grand nombre de corps déjà connus, dans l'*ostéologie* j'ai évité de parler d'autres choses que des os, tandis que dans la *myologie* et dans les parties que j'ai ensuite successivement parcourues, mes tableaux sont devenus graduellement plus chargés de détails. Qu'on ne croie pas cependant que mes premières descriptions soient par là devenues incomplètes; ce serait une grave erreur, je n'y ai rien négligé, je n'ai fait que mettre chaque chose à sa place, afin d'en rendre l'intelligence plus facile.

Toutefois, pour satisfaire aux exigences des esprits qui veulent tout embrasser du premier coup, et en même temps pour rendre la lecture de ces pages utile aux élèves déjà instruits, même aux médecins qui éprouvent le besoin de faire un retour, toujours profitable, sur les objets de leurs anciennes méditations, j'ai pris le soin de mentionner dans des notes spéciales les parties que la sévérité de la méthode m'empêchait de nommer.

Ce n'est pas tout, un traité d'anatomie descriptive, pour atteindre parfaitement son but, doit être tellement disposé, que les descriptions s'y suivent et s'y enchaînent dans l'ordre suivant lequel les élèves doivent se diriger dans leurs recherches théoriques et pratiques. Or, je me porte garant que cette condition ne manquera pas à celui-ci. Je ne me suis pas contenté, comme on le verra, d'indiquer la manière dont on doit procéder à l'étude de certains organes, des os en particulier, je n'ai pas seulement indiqué, toutes les fois que la chose m'a paru nécessaire, les coupes, les préparations qu'il faut pratiquer pour arriver à la connaissance de l'organisation, très souvent j'ai fait fléchir la marche suivie jusque là devant le besoin des dissections. Pour n'en citer qu'un exemple, entre mille autres, au lieu de décrire les *nerfs*, comme le prescrivait l'ordre anatomique, après les centres d'où ils émanent, j'en ai renvoyé l'histoire après celle des vaisseaux, parce que l'union d'un grand nombre d'entre eux aux derniers, implique la connaissance préalable de ceux-ci pour la dissection et l'étude de ceux-là.

Désireux d'abréger mes descriptions, afin de les rendre plus simples et plus élémentaires, j'ai évité l'étalage toujours facile et vain des noms propres. Cependant, je n'ai pas été injuste; je crois même, au contraire, avoir rendu d'autant plus exactement à chacun ce qui lui appartient, que je suis toujours remonté aux sources, autant qu'il m'a été possible. Du reste, je me hâte de le dire, cette tâche m'a été rendue facile par le concours et par l'érudition variée de mon excellent ami M. le docteur Arnal.

J'ai mis à contribution tout ce qui a été écrit sur la matière, soit en France, soit à l'étranger ; j'ai surtout beaucoup emprunté, comme on le verra, à M. le professeur Cruveilhier, dont l'ouvrage est le plus complet et le plus consciencieux que je connaisse.

Le nombre et la variété des détails que comporte un ouvrage d'anatomie descriptive, en rendent la rédaction difficile; aussi je ne sais pas si j'aurai, sous ce rapport, complètement atteint le but que je m'étais proposé; j'ai voulu avant tout être clair et concis.

Enfin je ne parlerai pas de l'exactitude avec laquelle sont rendus les faits particuliers; je laisse à ceux qui s'occupent d'anatomie pratique, et surtout aux élèves qui feront subir à ce livre l'épreuve rude et nécessaire des dissections, le soin de porter un jugement sur ce point important; je leur abandonne mon travail en toute confiance; je veux qu'ils sachent seulement, qu'il ne renferme rien qui n'ait été vu et vérifié par moi-même.

Paris, 1er novembre 1837.

INTRODUCTION.

En quelque point du globe qu'on arrête ses regards, dans l'air, au sein des eaux, à la surface de la terre ou dans ses entrailles, partout on observe ces deux grands faits, la matière et le mouvement ; non que matière et mouvement soient même chose, mais parce qu'il n'est pas plus facile de les concevoir l'une sans l'autre, que de séparer l'effet de la cause, la conséquence du principe d'où elle découle. La matière sans le mouvement, ou plutôt sans les lois qui produisent celui-ci, ce serait le chaos, c'est-à-dire un assemblage incohérent et confus des objets les plus divers, des natures les plus contraires.

Mais au milieu des corps qui s'agitent sans cesse pour obéir aux influences qui les dominent, on ne tarde pas à en remarquer quelques-uns qui sont plus mobiles que les autres, que la nature paraît avoir dotés de lois spéciales, etc. ; ceux-là ont été désignés par l'épithète d'*organisés*, tandis que les autres sont dits *inorganiques*.

Il est inutile de discuter ici la question de savoir si cette distinction est parfaitement fondée, si des différences aussi grandes qu'on se l'imagine généralement séparent les deux grandes classes des corps ; ce qui importe seulement, c'est de constater que cette division est généralement admise, et qu'une science, l'ANATOMIE, est chargée de formuler les caractères de structure des corps organisés, tandis qu'à la PHYSIOLOGIE appartiennent les détails relatifs à l'état dynamique de ces corps.

D'après ce qui a été dit précédemment sur l'impossibilité de séparer la matière du mouvement et des lois qui régissent celui-ci, il semblerait que l'*anatomie*, science de l'état statique, et que la *physiologie*, science de l'état dynamique des êtres organisés devraient être également connexes, également inséparables ; en réalité, cette manière de considérer les choses est la seule vraie, la seule logique. Mais une abstraction a paru nécessaire, d'une part, pour faciliter l'étude de la matière organique, de l'autre, pour la représentation des phénomènes qui traduisent à l'extérieur la vie qui anime cette matière; et dès lors l'anatomie et la physiologie ont été constituées d'une manière isolée.

Une circonstance d'ailleurs favorise singulièrement la distinction précédente : le cadavre, en effet, représente, pour ainsi dire, le corps organisé à l'état de repos ; il en conserve quelque temps la forme, et jusqu'à un certain point la structure ; l'anatomiste peut bien, par conséquent, le prendre comme le sujet de ses laborieuses recherches ; il suffit qu'il n'oublie pas que la mort n'a pu survenir que sous la condition de dérangemens plus ou moins apparens, mais réels dans la machine organique, et qu'ainsi le cadavre ne représente, et ne peut représenter qu'incomplètement l'être organisé à l'état de repos.

Une seule difficulté domine maintenant ces considérations générales, et doit nous occuper tout d'abord. Qu'entend-on par le mot *organisation?* quels sont les caractères les plus saillans des êtres organisés ? L'idée d'organisation est plus facile à comprendre qu'à définir, dans l'état actuel de la science. Dira-t-on, en effet, que l'organisation suppose une manière d'être, un arrangement spécial des élémens constitutifs des corps qui en sont doués? Mais les corps inorganiques possèdent également une manière d'être, un arrangement spécial; et cependant ils ont été soigneusement séparés des autres. Il faut se hâter de le reconnaître, une seule voie reste à suivre pour caractériser convenablement l'organisation et les êtres organisés : résumer ce que leur étude présente de plus général, et rendre ce résumé le plus saillant qu'il est possible.

Le fait le plus élevé, de l'organisation, c'est l'association des solides et des fluides dans une proportion telle, que les seconds l'emportent de beaucoup en quantité sur les premiers.

Une partie des fluides de l'organisation sont dégagés de toute combinaison avec les solides, et renfermés dans des cavités ou cellules constituées par ceux-ci.

Fluides ou solides, toutes les parties de l'organisation (1) sont formées de globules microscopiques plus ou moins cohérens, plus ou moins mobiles les uns sur les autres.

Les parties diverses de l'organisation sont toutes solidaires; elles se transforment continuellement les unes dans les autres, et les modifications reçues par l'une d'elles, sont ressenties presque aussitôt par toutes les autres.

Un être organisé procède toujours d'un être organisé de même espèce (2).

Une fois développé, un être organisé s'accroît, se déve-

(1) Les fluides sécrétés, tels que l'urine, la bile, etc., font exception. Mais à la vérité ils ne sont pas compris dans l'organisation ; ils n'en font partie qu'accessoirement; ils sont en dehors d'elle.

(2) L'histoire des générations spontanées n'est pas assez avancée pour que l'on doive modifier cette proposition; toutefois, il est certain que ce caractère organique n'est pas aussi bien établi que beaucoup d'autres

loppe, à la faveur d'un mouvement intestin qui s'établit en lui, mouvement qui se propage suivant un double courant : l'un concentrique, qui apporte des élémens nouveaux, *mouvement de composition;* l'autre excentrique, qui exporte des élémens, autrefois constitutifs de l'être organisé, et maintenant devenus hétérogènes, *mouvement de décomposition.*

Le mouvement de composition est supérieur au mouvement de décomposition pendant une première partie de l'existence des êtres organisés. Une époque survient ensuite, où l'équilibre le plus parfait s'établit sous ce rapport. Enfin, en dernier lieu, le mouvement de décomposition devient prédominant, l'être organisé s'achemine lentement vers une terminaison prochaine, *la mort;* et lorsque ce terme est une fois arrivé, la matière qui composait l'organisation cesse d'exister comme matière organisée; elle rentre dans le monde inorganique, en subissant diverses combinaisons nouvelles.

La fin de l'organisation ne peut survenir que de deux manières : ou par suite de changemens naturels survenus dans le mouvement nutritif, comme on l'a vu précédemment; ou parce qu'un élément nouveau, sorte de réactif organique, si l'on peut s'exprimer ainsi, introduit dans l'organisme, a détruit ou profondément altéré ses ressorts les plus cachés. Dans le premier cas, la mort est la suite nécessaire du mode de succession des phénomènes de la vie ; dans le second, elle est la conséquence d'un fait entièrement accidentel, qui constitue la *maladie.*

En résumé, il y a deux choses dans un être organisé : la matière, avec cette forme particulière qui a été exposée ; le mouvement qui agite cette matière, et duquel résultent les phénomènes vitaux. La matière organisée sans le mouvement, c'est l'*organisation;* la matiere organisée en action, c'est l'*organisme.*

L'anatomie (1) est la science de l'organisation; elle résume tous les caractères organiques qui sont susceptibles d'être perçus par les sens, seuls ou aidés de moyens mécaniques. Les réactifs chimiques révèlent bien, dans les êtres organisés, des caractères que la simple inspection ne saurait traduire; mais là commence le domaine de la chimie, et là, par conséquent, doit s'arrêter celui de l'anatomie.

Circonscrite comme on vient de le voir, la sphère de l'anatomie est encore immense : non seulement elle embrasse l'organisation toute entière, mais elle la considère, tantôt sous cet état dans lequel les phénomènes vitaux s'accomplissent le plus complètement, le plus régulièrement possible, et qu'on a appelé état *sain*, état *normal*; et tantôt elle l'étudie altérée par les *maladies*, à l'état *morbide* ou *anormal*.

On appelle *anatomie normale*, *hygide* (2), ou seulement anatomie, la science de l'organisation à l'état sain; et *anatomie morbide ou pathologique* (3), la science de *l'organisation viciée*.

On appelle anatomie générale (4), philosophique ou comparative, la science de l'organisation étendue à tout le règne organique; elle prend les noms de *zootomie* (5), de *phytotomie* (6), quand on la restreint au règne animal ou au règne végétal.

Du reste, l'anatomie peut être appliquée à une classe, à une famille, à un genre ou à une seule espèce d'êtres orga-

(1) Ἀνατέμνω diviser, disséquer.

(2) Ὑγιής, *sain*.

(3) Πάθος, *maladie*.

(4) On ne confondra pas cette *anatomie générale* avec celle à laquelle Bichat a glorieusement attaché son nom : celle-ci comprend la simple description des genres d'organes, et peut s'appliquer à un seul être organisé, à l'homme, par exemple; celle-là embrasse l'organisation tout entière, et représente non seulement les caractères génériques, mais encore les caractères particuliers de chaque organisation.

(5) Ζῶον, animal. Voyez sur cet important sujet : *Traité élémentaire d'anatomie comparée*, par C. Carus. Paris, 1835, trois vol. in-8 et atlas de 31 planches in-4.

(6) Φυτόν, plante.

nisés; et elle devient ainsi de plus en plus spéciale. L'anatomie humaine, *anthropotomie* (1), est aussi spéciale que possible : elle s'applique uniquement à reproduire les caractères d'organisation qui appartiennent à l'espèce humaine.

Les dénominations modernes d'anatomie chirurgicale, médicale, pittoresque, etc., ne sont pas appliquées à des divisions particulières de la vaste science de l'organisation; elles expriment seulement les buts divers dans lesquels celle-ci a été étudiée par quelques personnes, le prisme plus ou moins étroit à travers lequel elle peut être envisagée.

L'anatomie présente une portée bien autrement étendue, quand elle n'est pas circonscrite dans des limites déterminées par le point de vue duquel on l'étudie : elle met en lumière les détails les plus intimes, les plus profonds de notre structure; elle nous prépare à la connaissance des mystères de la vie, et nous les révèle quelquefois; enfin, elle est le guide le plus indispensable du médecin, soit qu'il s'applique à la recherche des états morbides, soit qu'il tente d'y remédier par quelque opération.

Divers procédés, tels que ceux des injections, de l'insufflation, etc., sont employés avec grand avantage pour l'étude de l'anatomie ; mais nul, pour l'utilité, ne peut être comparé au *scalpel*. Le scalpel est le moyen analytique, le réactif par excellence de l'anatomiste ; seul, il suffit presque toujours à la réduction du corps en ses élémens les plus intimes.

Sans parler de l'oxigène, de l'hydrogène, du carbone, de l'azote, etc., sans compter l'albumine, la gélatine, la fibrine, etc., corps simples, ou principes immédiats, véritables élémens chimiques de l'organisation, celle-ci présente trois ordres d'élémens : les *globules*, les *fibres* ou les *granulations* et les *organes*. Les globules sont les élémens *primaires*, les fibres ou les granulations sont les élémens *secondaires*, et les organes sont les élémens *tertiaires* du corps humain.

(1) Ἄνθρωπος, homme.

Toutes les parties de notre corps, cependant, ne sont pas susceptibles de se prêter également à l'analyse anatomique; il en est même qui y sont tout-à-fait réfractaires. Mais celles-là, je me hâte de le dire; ne sont pas *organisées*, dans le véritable sens que l'on doit attacher à ce mot; elles ne jouissent pas des propriétés de la vie. Organisation et vitalité, faits absolument inséparables, supposent dans nos solides d'abord quelques-uns des élémens qui viennent d'être indiqués, en outre, un accroissement par intussusception, le plus souvent même des vaisseaux: or, tout cela est étranger, par exemple, à l'épiderme aux ongles, aux poils, à la partie ossiforme des dents (1), etc.

Les globules organiques, à l'étude desquels se sont appliqués Hewson, Leuvenoeck, et surtout MM. Prévots, Dumas, Edwards et Raspail, sont arrondis et fort petits, (1/300 *de millimètre de diamètre*); leur apparence est sensiblement la même dans tous les tissus; ce qui fait

(1) On objectera certainement mille choses à la théorie que je soutiens ici; on dira: 1° que si quelques parties de notre corps ne sont pas *organisées*, elles sont *inorganiques;* 2° qu'il répugne à l'esprit d'admettre qu'il y ait quelque chose d'*inorganique* dans l'*organisation;* 3° que tout est organisé au contraire dans celle-ci, que seulement il y a sous ce rapport plus d'un degré entre les parties.

Mais il est évident 1° qu'amenée sur ce terrain, la discussion roule seulement sur l'idée qu'on se forme *à priori* de l'organisation; 2° qu'il ne faut pas se laisser abuser par l'imperfection du langage adopté, que le mot *inorganique*, par exemple, formé d'une négation de l'organisation, est mauvais; 3° qu'il y a quelque chose entre l'*organisation* véritable et la *matière brute* d'un minéral, la *matière organique;* 4° que la *matière organique* peut être le principe, ou la conséquence de l'organisation, mais qu'elle n'est pas l'organisation elle-même; 5° que les cartilages, dans l'état normal, par exemple, et les pseudo-membranes, dans l'état pathologique, sont formés, dès l'origine, d'une matière organique qui tend visiblement vers l'organisation, et qui s'organise souvent par la suite; 6° que les poils, les ongles, la partie ossiforme des dents, etc., sont formés d'une matière organique qui ne manifeste aucune tendance vers l'organisation, et qui ne subit jamais cette transformation.

les différences de ceux-ci, ce sont les variétés nombreuses que les globules y présentent dans leur disposition relative. On trouve les globules partout dans l'organisation, dans les fluides comme dans les solides; ils roulent les uns sur les autres dans les premiers, et sont très cohérens dans les seconds. L'existence des globules dans une partie de notre corps n'implique pas nécessairement l'idée d'*organisation*, mais celle de *matière organique ;* l'épiderme, les ongles, etc., sont globulaires, comme le tissu cellulaire, les muscles, etc.

Dans les parties véritablement organisées de notre économie, les globules sont réunis en fibres ou en granulations (1); ils sont disposés en séries linéaires dans les fibres, et groupés concentriquement autour d'un point dans les granulations des glandes.

Les fibres élémentaires ont été diversement considérées par les anatomistes. Ainsi les anciens les croyaient toujours identiques. Chaussier a admis quatre espèces de fibres : la *cellulaire*, la *musculaire*, l'*albuginée* et la *nervale*. Béclard a démontré que la fibre albuginée n'est qu'une simple modification de la fibre cellulaire, que c'est la fibre cellulaire plus condensée; et de la sorte, il a réduit à trois les fibres élémentaires. Enfin, M. Blainville n'admet comme réellement élémentaires, que la fibre *cellulaire* et la fibre *nerveuse ;* suivant lui, la fibre musculaire ne serait qu'une modification de la fibre cellulaire; on la verrait, en quelque sorte, subir cette transformation, à mesure qu'elle s'élève dans l'échelle organique.

Quoi qu'il en soit, il paraît difficile de ne pas admettre les trois espèces de fibres de Béclard; chacune d'elles, en effet, se distingue, non-seulement par une apparence extérieure et par une action particulières, mais encore par une composition chimique différente : la fibre cellulaire a pour base la

(1) Dans le sang et la lymphe, fluides réellement organisés, les globules prennent la disposition fibrillaire, aussitôt qu'on ralentit le mouvement circulatoire.

gélatine; la fibre musculaire est formée de *fibrine;* et la fibre nerveuse offre ce remarquable caractère, qu'elle contient du *phosphore* à l'état de corps simple.

Organes. En se combinant de diverses manières, les élémens secondaires de l'organisation forment les organes, parties beaucoup plus importantes que les précédentes, et qui jouent un rôle notable dans l'action compliquée de la vie (1). Les organes sont les premiers résultats de l'analyse anatomique, c'est à leur étude que s'applique surtout l'anatomiste. La description des fluides organiques, sortes d'organes plus mobiles que les autres, est réservée à l'*hygrologie* (2).

Indépendamment des circonstances de position, de direction, de propriétés physiques, qui doivent être minutieusement étudiées dans les organes, leur forme, leur structure et les variétés que chacun d'eux peut présenter, ont droit à des mentions tout-à-fait spéciales.

La forme organique la plus commune, est celle de membrane; la forme fasciculée vient ensuite. Certains organes sont pleins, d'autres sont pourvus d'une cavité.

On entend par *texture* ou *tissure*, le mode particulier de disposition des élémens d'un organe; et l'on réserve les expressions de *tissu* ou de *parenchyme*, pour représenter le tout qui résulte de cette disposition élémentaire. Le mot parenchyme (3), je me hâte de le dire, représente quelque chose d'inexact à l'esprit; il est fondé sur la supposition erronée que les artères viennent se terminer dans la trame de nos parties, qu'elles s'ouvrent dans ses aréoles, et y épanchent toute la matière qu'elles charrient. Employée comme synonyme de texture organique, l'expression de parenchyme est par conséquent inexacte; elle ne choque pas

(1) Chaussier définissait les organes toutes les parties solides susceptibles d'une action.

(2) Ὑγρον, huimde, λόγος, discours.

(3) Παρεγχίειν, épancher.

moins, quand on l'applique à certains organes en particulier, parce qu'il n'en est aucun dans lequel les vaisseaux présentent la disposition précédemment indiquée.

Les organes sont exposés à une multitude de variétés dans leur manière d'être, sans parler même de celles qui caractérisent les maladies : variétés de *formation*, de *sexe,* de *races*, d'*individus*.

Dans leur formation, les organes subissent une foule de changemens qu'on a appelés *métamorphoses*. Les métamorphoses des organes sont d'autant plus nombreuses, et s'accomplissent d'une manière d'autant plus brusque, que l'on considère l'organisation plus voisine de son origine, lorsqu'elle n'a pas encore dépassé cette époque qu'on a nommée *de croissance*. Les changemens deviennent presque nuls, dans l'âge moyen de la vie, à l'époque du *parfait développement* des organes ; tandis qu'on observe une mutabilité nouvelle, dans les derniers âges de la vie, à l'époque du *décroissement* ou de l'*atrophie* de l'organisation.

L'état que revêtent les organes lorsqu'ils ont achevé leur formation, l'*état parfait* ou *complet*, doit toujours être pris pour type des descriptions anatomiques, parce qu'alors les caractères de forme et de structure sont bien plus prononcés, bien plus faciles à apprécier. L'histoire des métamorphoses que les organes ont subies pour arriver à cet état, celle des métamorphoses nouvelles qu'ils doivent encore présenter plus tard, jusqu'au terme le plus reculé de l'existence, ne doivent être considérées que comme le complément de la description de l'organe.

Les changemens des organes dans leur formation sont soumis à des lois rigoureuses ; la nature ne les accomplit que sous la condition de faire passer les organes par un certain nombre de phases, transitoires pour eux, mais qui représentent des états permanens et de plus en plus élevés dans l'échelle organique ; de telle sorte, en un mot, que simples d'abord, comme dans les animaux les plus inférieurs, les organes du corps humain deviennent de plus en plus compliqués, et parcourent, dans leur complication successive, les mêmes degrés que les organes correspondans considérés dans la série animale. Ainsi, l'homme, comme on l'a dit, résume en lui l'organisation tout entière ; ainsi, l'anatomie humaine, philosophiquement constituée, embrasse une partie des détails de l'anatomie comparée.

Du reste, il ne faudrait pas croire que les changemens des organes dans leur formation ne portent que sur la forme, comme indique l'expression de *métamorphose* (1) ; leur composition élémentaire n'est pas moins variable. Nos parties passent successivement de l'état fluide à l'état solide, en subissant une foule de degrés intermédiaires. L'*état globulaire* est l'état le plus rudimentaire des organes ; il forme le passage entre l'état inorganique et l'état organique ; c'est une préparation à l'organisation, comme je l'ai déjà fait remarquer plus haut ; mais ce n'est pas encore l'organisation véritable. L'*état fibrillaire* ou le *granulaire* succède au précédent, et dès ce moment, la matière organique mise en œuvre, si l'on peut s'exprimer ainsi, a subi une organisation réelle : elle s'est arrangée en fibres ; ces fibres forment, ici des lames, là des vaisseaux, et les organes sont constitués.

La formation des organes ne s'accomplit pas en même temps et d'une manière uniforme dans tous les points de ceux-ci : elle débute presque toujours par parties séparées, véritables noyaux d'où l'organisation s'étend de plus en plus, jusqu'à ce qu'arrivés eux-mêmes au point de contact, une *soudure*, ou *raphé* (1) s'établisse entre eux. Souvent,

(1) Μετὰ μόρφην, *changement de forme*.

(2) Ῥαφὴ, *suture*.

comme on le verra par la suite, les organes conservent à jamais les traces de ce mode de développement; d'autres fois elles disparaissent promptement.

Les sexes, les races, impriment aux organes des variétés fort importantes, et qui se reproduisent toujours de la même manière; mais il n'en est pas tout-à-fait de même des variétés individuelles. Rien, *à priori*, ne fait connaître celles-ci; la science peut et doit, sans doute, les prévoir; sans doute, elle est chargée d'en indiquer la possibilité, mais il est au-dessus de sa portée, de calculer les influences sous lesquelles la plupart apparaissent. Ce n'est pas, toutefois, que la nature ne se soumette à aucune règle dans la production de ces anomalies; au contraire, l'observation rigoureuse des faits a démontré qu'aucune d'elles ne déroge au grand principe de *l'unité de composition*, principe en vertu duquel tous les organismes, quelque différens qu'ils paraissent dans la série des êtres, ont été construits sur un type commun. Celles-ci établissent accidentellement plus d'analogie qu'il n'en existe dans l'état normal, entre notre organisation et celle de certains animaux; celles-là rapprochent davantage quelques parties du même individu, etc. On conçoit, du reste, toute l'importance qui se rattache à la description de ces variétés, tout le parti que la médecine, que la chirurgie, surtout, en peuvent tirer dans certaines circonstances.

Les organes présentent une foule de différences qui établissent la nécessité de descriptions particulières sans nombre. Mais à travers ces caractères différentiels, depuis long-temps on a reconnu plus d'un trait d'analogie entre nos parties, et depuis long-temps, aussi, on les a réunies philosophiquement en genres, en systèmes ou en familles, de manière à permettre quelques considérations générales qui puissent simplifier d'autant les considérations organiques particulières. Depuis Bichat, cette méthode essentiellement naturelle a été suivie d'une manière plus commune, plus étendue; et la science anatomique, on doit le dire, a été mieux assise qu'auparavant.

Ce n'est pas ici le lieu de faire l'histoire de tous les genres organiques; cette histoire sera bien mieux placée au moment où nous serons en mesure de décrire les espèces de chacun d'eux. Mais pour donner une idée de la manière dont ces genres ont été constitués; et pour présenter un aperçu sommaire de l'organisation, qu'il suffise de les compter et de les définir le plus exactement et le plus brièvement possible.

Ier. GENRE. *Tissu cellulaire.* Formé de lamelles entre-croisées dans mille directions, creusé de cellules qui communiquent entre elles comme celles de l'éponge, cellules humectées d'une humeur séreuse peu abondante, partout continu dans l'organisation, le tissu cellulaire enveloppe tous les organes, et pénètre jusque dans leur profondeur, de manière à les unir entre eux et à remplir leurs interstices.

IIe GENRE. *Tissu adipeux.* Formé de petites cellules comme le précédent, mais de cellules closes d'une manière parfaite et tout-à-fait séparées, ce tissu occupe certains points déterminés de l'organisation. A l'intérieur des os, il forme l'organe médullaire. Partout il est chargé de la formation et de la rétention de la graisse.

IIIe GENRE. *Tissu séreux.* Membranes qui forment des sacs sans ouverture, déployés sur deux ou sur un plus grand nombre d'organes pour faciliter leurs glissemens. La cavité des membranes séreuses peut être comparée à une utricule, qui contient un fluide onctueux, destiné à diminuer les frottemens. Il y a trois *sous-genres séreux* : le *séreux splanchnique*, formé des plus grandes membranes de ce genre, de celles qui appartiennent aux organes les plus importans à la vie. Le *séreux articulaire* ou *synovial*, qui appartient à certaines articulations. Enfin, le *séreux des tendons*, formé de membranes qui favorisent le glissement de quelques tendons sur des os, ou sur d'autres parties résistantes. Il y a bien encore quelques membranes séreuses sous-cutanées, etc., qui ne rentrent pas dans cette classification, mais elles sont beaucoup moins importantes. Du reste, on verra par la suite que la nature développe ce tissu avec la plus grande facilité, pour rendre les frottemens plus doux entre des parties contiguës.

IVe GENRE. *Tissu fibreux*, (1) *ligamenteux*. Ce genre est formé de parties très résistantes, employées généralement, en liens ou en ligamens. Il y a deux *sous-genres* d'organes fibreux : le *fibreux blanc*, remarquable par sa couleur d'un blanc nacré, par son apparence brillante, et par son défaut d'élasticité ; le *fibreux jaune*, dont la couleur jaune et l'élasticité sont les principaux caractères.

Ve GENRE. *Vaisseaux*. Conduits destinés à transporter les fluides. Il y a des vaisseaux destinés à transporter d'un point dans un autre point peu éloigné, certains produits de secrétion, ce sont les vaisseaux *excréteurs*. D'autres sont chargés de distribuer les fluides nutritifs dans les diverses parties du corps, et de rapporter ensuite la partie de ces fluides qui n'a pas été employée à la nutrition. Les derniers forment un cercle non-interrompu, et pour cette raison, ils ont été appelés *vaisseaux circulatoires*. Les vaisseaux circulatoires forment deux sous-genres: *vaisseaux centrifuges, artères,* chargés de porter les fluides du centre à la circonférence, ou du cœur vers les organes; *vaisseaux centripètes*, chargés de rapporter les fluides de la circonférence au centre, ou des organes vers le cœur. Les vaisseaux centripètes, qui charrient du sang sont les *veines*; ceux qui contiennent un fluide blanc, la lymphe, sont appelés *lymphatiques*.

(1) Nom mauvais, parce qu'il implique l'idée que le genre d'organes auquel il appartient, est exclusivement pourvu de *fibres* ; ce qui est inexact.

VIe GENRE. *Système nerveux.* Source de la sensibilité et du mouvement, les organes de ce genre se présentent sous deux états : sous celui de renflemens, (*masses, centres nerveux, ganglions*), et sous celui de cordons (*nerfs*). Les centres nerveux et les nerfs forment des parties distinctes les unes des autres, non-seulement sous le rapport anatomique ; mais encore sous celui des fonctions.

VIIe GENRE. *Muscles.* Organes actifs du mouvement, distingués en *volontaires* et *involontaires*, d'après les influences qui déterminent leur action.

VIIIe GENRE. *Système secréteur.* On entend par secrétion en physiologie, une fonction qui a pour but la formation, au dépens des élémens du sang, d'un fluide nouveau, dont la destination varie; et l'on appelle organe secréteur, en anatomie, les agens immédiats de cette fonction. L'organe secréteur le plus simple est représenté par une membrane, une séreuse, par exemple, qui exhale à sa surface ; le plus compliqué, c'est la glande, organe pourvu d'un canal spécial pour le transport du fluide secrété. Mais entre la simple membrane exhalante et la glande véritable, on rencontre d'autres organes secréteurs plus compliqués que la première, et plus simples que la seconde : 1. le *follicule simple*, petit sac ouvert sur une surface par un gouleau rétréci ; 2° le *glanglion glandiforme*, agglomération de follicules autour de lacunes ou cavités communes, dans lesquelles se répand le produit de la sécrétion.

IXe GENRE. *Os.* Parties dures, calcaires, servant à la fois de points d'appui au reste de l'organisation, et de leviers pour les mouvemens.

Xe GENRE. *Cartilages.* Parties blanches, moins dures, moins solides que les os, mais supérieures aux autres sous les deux derniers rapports, enveloppées d'une membrane fibreuse, appelée *périchondre* (1), et formées au

(1) Περὶ *autour*; χόνδρος, *cartilage*.

centre d'une matière organique qui tend visiblement vers l'organisation, mais qui ne la possède pas dans l'origine; car, ainsi que l'a observé Bichat, on n'y trouve ni fibres, ni lames, ni vaisseaux. On a distingué les cartilages en *temporaires* et en *permanens;* mais cette distinction n'est pas aussi exacte qu'elle semble au premier abord; en effet, tous ou presque tous les cartilages sont *temporaires;* tous doivent, plus ou moins promptement, subir la transformation osseuse; car tous, comme je l'ai dit en commençant, tendent vers l'organisation; et lorsqu'ils ont acquis ce caractère, dès le moment que des vaisseaux sont creusés dans leur intérieur (1), ils subissent la transformation osseuse.

XIe GENRE. *Fibro-cartilages.* Parties formées d'un mélange intime de tissu fibreux et de matière cartilagineuse, celle-ci déposée dans les interstices de celui-là. Le plus souvent les fibro-cartilages forment des liens ou des ligamens.

XIIe GENRE. *Tégumens.* On appelle tégumens, en anatomie, des membranes qui forment la partie extérieure, la limite de l'organisation, et qui, adhérentes par une de leurs faces, sont libres par l'autre, et en contact continuel avec l'air ou quelques autres agens extérieurs. Les tégumens forment un système partout continu; on en distingue cependant de deux sortes : suivant qu'ils sont tout-à-fai extérieurs, la *peau*, ou qu'ils sont destinés à tapisser les cavités intérieures qui communiquent avec la peau, *membrane muqueuse.*

De l'étude successive des globules, des fibres ou granulations, et des organes, on arrive par voie de synthèse à celle du corps humain tout entier. Arrêtons un instant nos regards sur cet ensemble si parfait, et pourtant si fragile

(1) Plus tard, on verra (système vasculaire en général) comment des vaisseaux se forment de toutes pièces, dans les parties qui s'organisent.

ces généralités, cette introduction seraient nécessairement incomplètes, si je procédais autrement.

Corps humain. Le corps humain est alongé et symétrique. Toutefois, le dernier caractère est loin d'être d'une exactitude entière : les règles que Bichat a posées à cet égard, ne sont pas elles-mêmes à l'abri de toute critique ; ce qui est positif seulement, c'est que la symétrie apparaît dans beaucoup, dans le plus grand nombre de nos parties.

Il résulte de ce qui précède qu'il est possible de séparer le corps en deux moitiés à peu près semblables, au moyen d'un plan médian dirigé dans le sens antéro-posterieur. Or c'est ce plan fictif qui représente ce qu'on appelle, en anatomie, la *ligne médiane ;* ligne médiane, ou plutôt plan médian, qu'on ne confondra pas avec l'axe du corps, qui mériterait mieux cependant la qualification particulière de *ligne médiane.*

Le corps humain est formé de deux parties principales : le tronc et les membres. Le tronc, *torse, portion splanchnique, viscérale* (1) du corps, en constitue la base, la partie essentielle ; il sert de réceptacle aux organes les plus indispensables à la vie. Les membres sont les appendices ou prolongemens, à l'aide desquels le tronc se porte au-devant des corps extérieurs, les attire vers lui ou lès repousse, selon qu'il les juge favorables ou contraires.

Le corps humain est formé de parties de densité inégale, les unes appelées parties molles, les autres appelées parties dures; les dernières, les os, placées à l'intérieur des premières.

La direction naturelle du corps humain est la verticale ; l'anatomie fournit à chaque pas la preuve du peu de fondement des sophismes par lesquels on a cherché à établir le contraire. Dans l'état de repos absolu, de cadavre, le corps humain gît horizontalement, incliné sur son côté droit, en-

(1) Σπλάγχνα, *viscera*, viscères.

traîné par le développement prépondérant des parties qui occupent ce côté.

En se développant, le corps de l'homme subit un certain nombre de métamorphoses, dont la succession est soumise à la loi qui a été formulée précédemment (1). Les principaux états qui résultent de ces changemens caractérisent les âges : l'état *embryonaire*, marque le début de l'organisation, et appartient aux trois premiers mois de la vie *intra-utérine*(2); l'état *fœtal*, dans lequel les parties principales de notre corps ont une organisation bien reconnaissable, comprend les six derniers mois de la vie *intra-utérine*; l'*enfance*, s'étend depuis la naissance jusqu'à la puberté, qui est le début de l'*adolescence*; l'état *adulte*, dans lequel les organes ont acquis tout leur développement, est l'état parfait de l'organisation, celui dans lequel le mouvement organique reste, en quelque sorte, stationnaire ; enfin, la *vieillesse* et la *caducité* sont les périodes extrêmes de la vie, celles pendant lesquelles nos organes se détériorent graduellement, jusqu'à cette époque où ceux-ci ne pouvant plus agir, la vie et l'organisation disparaissent.

La multitude d'organes dont se compose le corps humain et les nombreuses descriptions qu'ils réclament, impliquent la nécessité d'une méthode d'exposition très-sévère, d'une méthode dans laquelle les organes soient groupés de la manière la plus favorable. Or, il y a trois espèces de groupes d'organes : la *région*, l'*appareil*, le *système*. La région, localité du corps ; l'appareil, ensemble de parties qui concourent à la même fonction ; le système, groupe que nous formons idéalement de tous les organes analogues. La région est le sujet de l'anatomie *topogra-*

(1) Voy. page 10.

(2) Utérus, matrice : la vie *intra utérine* se compose du temps pendant lequel nous restons dans le sein de notre mère ; la vie *extra-utérine* commence à l'époque de la naissance.

phique; l'appareil appartient à l'anatomie physiologique, et le *système* ou *genre d'organes*, à l'anatomie générale, telle que Bichat l'avait conçue.

Dans un ouvrage de la nature de celui-ci, dans lequel les détails doivent être élémentaires avant tout, il est évident que la *méthode topographique* serait un contre-sens; elle présenterait, réunis dans le même cadre, les parties les plus disparates; car les régions sont formées d'organes de tous les genres, organes qui n'ont de commun que leur réunion dans le même lieu de l'organisation.

Importée dans l'anatomie élémentaire, la *méthode physiologique* offrirait plus d'avantage que la précédente; mais elle supporterait aussi quelques-unes des objections qui ont été adressées à celle-ci; car dans la constitution d'un appareil, la nature n'a pris conseil que des besoins de la fonction qu'il fallait établir, et point des analogies organiques.

La *méthode* de l'anatomie générale, la seule qui permette de descendre graduellement des faits généraux aux faits particuliers de l'organisation, est la seule vraiment philosophique, la seule qui paraisse au premier abord devoir être preférée; cependant, elle aussi a ses inconvéniens; elle forcerait souvent, si on l'adoptait, à présenter séparément la description de parties qu'il est nécessaire, au contraire, de trouver réunies: ce serait, par exemple, dans des chapitres distincts qu'il faudrait chercher le muscle et le tendon qui le prolonge, les cartilages et les ligamens articulaires; nulle part on ne trouverait entière la description d'un agent moteur, d'une articulation, etc.

Ainsi, adoptée exclusivement, chacune des méthodes topographique, physiologique et philosophique aurait des inconvéniens qui doivent être évités dans cet ouvrage. Aussi, la méthode que j'y suivrai sera-t-elle combinée

2.

de la méthode physiologique et de celle des généralités organiques; on y généralisera autant que possible, mais sans perdre un instant de vue que l'anatomie doit conduire à la physiologie, et que pour atteindre ce but, force est bien de sacrifier un peu à l'ordre des appareils d'organes.

D'après ces principes, je diviserai en trois grandes parties les détails graphiques de cet ouvrage :

Ire PARTIE. ORGANES de la VIE DE RELATION.	Org. locomoteurs.	passifs.	(*squelette*)	Ostéologie.
				Arthrologie.
		actifs..	muscles. .	Myologie,
			fascias. . .	Peridesmologie.
	Org. vocaux.			Appareil vocal.
	Org. sensitifs. . .	externes.		Æsthesiologie.
		internes.		Système nerveux (1).
IIe PARTIE. ORGANES de NUTRITION et de REPRODUCTION.	Org. digestifs..			Appareil digestif.
	Org. de la dépuration urinaire.			Appareil urinaire.
	Org. génitaux.			Appareil génital.
	Org. respiratoires.			Appareilrespiratoire.
	Org. de circulation.			Appareilcirculatoire.

Enfin un appendice terminal renfermera tout ce qui a trait à l'œuf humain.

(1) Les centres nerveux seuls seront décrits en ce lieu ; je renverrai l'histoire des nerfs après celle des organes respiratoires et vasculaires. Certains nerfs, en effet, sont tellement accolés aux vaisseaux, qu'il est impossible d'en bien suivre le trajet, si l'on n'a préalablement étudié ces derniers.

NOUVEAUX ÉLÉMENS

D'ANATOMIE DESCRIPTIVE.

PREMIÈRE PARTIE.

Organes de la vie de relation.

Les organes de la vie de relation sont tous ceux qui servent à nous mettre en rapport avec le monde extérieur: les *organes locomoteurs*, *vocaux* et *sensitifs*.

PREMIÈRE CLASSE.

Organes locomoteurs.

Dans l'acte de la locomotion, certains organes sont passifs, d'autres sont essentiellement actifs.

ORDRE PREMIER.

Organes passifs de la locomotion.

Les organes passifs de la locomotion forment un tout continu qui représente le *squelette*.

Véritable charpente du corps, le squelette se prolonge dans les grandes régions principales, et conserve, jusqu'à un certain point, la forme de l'individu tout entier. Sa portion la plus importante appartient au tronc; des appendices sont réservés pour les membres.

On distingue le squelette en *naturel* et en *artificiel* : le squelette naturel est celui dans lequel les os sont encore réunis comme dans la nature ; le squelette artificiel est celui dans lequel les os sont assemblés par des moyens mécaniques, des fils d'argent, de laiton, etc.

Le squelette se compose des os, et des parties qui servent aux articulations de ceux-ci (1).

(1) Dans plusieurs ouvrages d'anatomie, on fait marcher de front la des-

PREMIER GENRE.

LES OS OU L'OSTÉOLOGIE (1).

Considérations générales.

Les os sont les parties les plus dures du corps; ils servent à la fois de point d'appui aux autres organes, et de leviers pour les mouvemens.

Quelque nombreux que soient les os, quelque différens les uns des autres qu'ils paraissent au premier abord, un examen approfondi ne tarde pas à y révéler un certain nombre de caractères communs, qui dès long-temps les ont fait justement réunir en un seul genre ou système.

Les auteurs ne sont pas tous également d'accord relativement au nombre des os; mais cette divergence sur une question de fait comme celle-là, n'est, et ne pouvait être, qu'une apparente erreur; elle dépend de ce que les os se développent par plusieurs pièces, qui, distinctes pendant une partie de la vie, ont été décrites par quelques-uns comme des os à part, tandis que les autres les ont considérées d'une manière opposée.

Tous les os ont reçu des dénominations spéciales qui seront indiquées par la suite, et qui rappellent quelquefois la forme, les usages qu'ils présentent, ou la région qu'ils occupent. Tous, dans le corps humain, sont privés de contact avec l'air extérieur, et cachés par d'autres parties. Les dents seules paraissent faire exception à cette regle; mais, comme on le verra par la suite, ces parties de notre corps ne sont pas des os véritables.

Les os sont remarquables par leur symétrie. Les uns, médians, sont symétriques eux mêmes, c'est-à-dire susceptibles d'être partagés en deux moitiés semblables; les autres, placés sur les côtés de la ligne médiane, sont symétriquement disposés. Les premiers sont impairs; les autres sont pairs, comme on le dit, et ceux du côté droit représentent parfaitement ceux du côté gauche.

cription des os et celle des articulations; dans d'autres, plus nombreux, les descriptions osseuses sont tout-à-fait séparées de celles des articulations. La première méthode est plus physiologique; mais la seconde est plus favorable pour l'étude et pour les dissections, double raison qui m'engage l'adopter.

(1) Ὀστέον, os, λόγος, discours.

Les os diffèrent beaucoup les uns des autres sous le double rapport de la forme et du volume : quelques-uns sont très-grands, tandis que d'autres se font remarquer par leur exiguité ; ils sont *longs, larges ou courts;* il y a même des os *mixtes*, qui participent à la fois des caractères des os longs et des os larges, ou des caractères des os larges et des os courts.

Les os longs sont ceux dans lesquels la longueur l'emporte sur les autres dimensions. On ne trouve les os longs que dans les membres, où ils représentent de grands leviers de locomotion ; ils peuvent être divisés en trois parties : le centre et les deux extrémités. Celui-là est mince, comme tordu sur son axe, présente la forme d'un prisme triangulaire ; celles-ci sont renflées et articulaires.

Les os larges sont ceux dans lesquels la longueur et la largeur sont en proportions sensiblement égales, et l'emportent sur l'épaisseur. On rencontre ces os presque exclusivement dans les parois des grandes cavités viscérales du tronc ; ils sont contournés en calotte de sphère ; leur centre est généralement plus mince que leur circonférence.

Les os courts sont ceux dans lesquels les trois dimensions sont à peu près égales. La nature les a placés dans tous les lieux où il était nécessaire de trouver réunies une grande solidité et beaucoup de mobilité, dans la colonne vertébrale, au pied et à la main, par exemple.

Surface extérieure. La surface extérieure des os est remarquable par une foule de saillies et d'enfoncemens. Les saillies osseuses sont désignées, en général, par l'expression d'*apophyses*(1). Les enfoncemens n'ont reçu aucune dénomination générique; les unes et les autres sont tantôt articulaires, et tantôt destinées à des insertions. Mille hypothèses ont été imaginées pour expliquer le développement de ces parties ; sans nier d'une manière trop absolue la part que peuvent prendre à ce développement certaines tractions, certaines pressions extérieures, ce que l'on peut assurer de plus positif à cet égard, c'est que les saillies et les cavités sont dans la destinée primitive des os, et qu'elles résultent, pour la plus grande partie, de la marche particulière du travail de l'ossification.

Au reste, des noms variés ont été attribués aux saillies et

(1) Ἀποφύειν, naître de.

aux dépressions osseuses, suivant diverses circonstances dont on prendra des notions suffisantes, en jetant un coup d'œil sur les deux tableaux suivans :

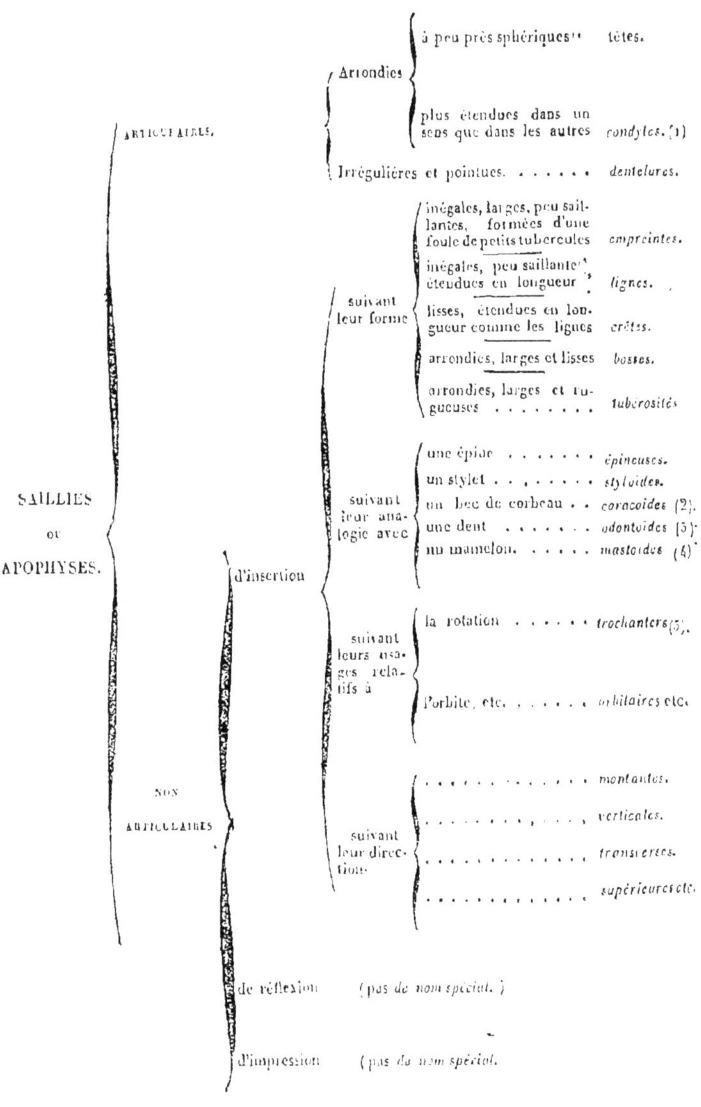
SAILLIES ou APOPHYSES.

- ARTICULAIRES.
  - Arrondies
    - à peu près sphériques . . . . *têtes.*
    - plus étendues dans un sens que dans les autres . . . . *condyles.* (1)
  - Irrégulières et pointues. . . . . . . *dentelures.*
- NON ARTICULAIRES.
  - d'insertion
    - suivant leur forme
      - inégales, larges, peu saillantes, formées d'une foule de petits tubercules . . . . *empreintes.*
      - inégales, peu saillantes, étendues en longueur . . . . *lignes.*
      - lisses, étendues en longueur comme les lignes . . . . *crêtes.*
      - arrondies, larges et lisses . . . . *bosses.*
      - arrondies, larges et rugueuses . . . . *tubérosités.*
    - suivant leur analogie avec
      - une épine . . . . *épineuses.*
      - un stylet . . . . *styloïdes.*
      - un bec de corbeau . . *coracoïdes* (2).
      - une dent . . . . *odontoïdes* (3).
      - un mamelon. . . . . . *mastoïdes* (4).
    - suivant leurs usages relatifs à
      - la rotation . . . . . . *trochanters* (5).
      - l'orbite, etc. . . . . . . *orbitaires* etc.
    - suivant leur direction.
      - . . . . *montantes.*
      - . . . . *verticales.*
      - . . . . *transverses.*
      - . . . . *supérieures* etc.
  - de réflexion (*pas de nom spécial.*)
  - d'impression (*pas de nom spécial.*)

(1) Κονδυλος, Saillie des articulations digitales

(2) Κόραξ, corbeau, εἶδος, forme.

(3) Ὀδους, οντος, dent.

(4) Μαστὸς, mamelon.

(5) Τροχός, roue.

DÉPRESSIONS EXTÉRIEURES DES OS.

- ARTICULAIRES.
  - arrondies et profondes . . . . . . *cotyloïdes* (1)
  - arrondies et superficielles . . . . *glenoïdes* (2).
  - en forme de poulie . *trochlées* (3).
- NON ARTICULAIRES.
  - de réception
    - entrée plus large que le fond . . . *fosses*.
    - entrée plus étroite que le fond . . . *sinus*.
  - d'insertion (étendues en longueur) . . . . . . *rainures*.
  - de glissement . . . . *coulisses*.
  - d'impression
    - pour des artères . *sillons*.
    - pour des veines . . *gouttières*.
  - de transmission
    - superficielles, au bord d'un os . . . *échancrures*.
    - traversant l'os de part en part par un court trajet, . . . *trous*.
    - traversant l'os de part en part par un long trajet . . . . *canaux*.
    - étroites et longitudinales . . . . . *scissures*.

(1) Κοτυλη, cavité arrondie.
(2) Γλήνη, Pupille.
(3) Τροχαλια, poulie.

Surface intérieure. La surface intérieure des os n'est pas moins compliquée que l'extérieure; on y trouve des cavités de plusieurs sortes : quelques-unes, alongées en conduits, sont destinées à loger des vaisseaux, principalement des veines ; d'autres servent de réceptacle à la moëlle, à la membrane qui secrète cette substance, et constituent les cavités médullaires.

Les canaux veineux des os ont été découverts par les professeurs Dupuytren, Chaussier et par M. Fleury. Ces canaux sont très-développés dans les os du crâne et dans le corps des vertèbres; d'abord ils sont tapissés à l'intérieur par une lame mince de substance compacte, et sont très-distincts des aréoles médullaires; mais bientôt, parvenus à un certain point, ils se confondent tellement avec ces aréoles, qu'on ne peut plus les suivre. Ils s'ouvrent à l'extérieur des os par des ouvertures particulières, que l'on ne distingue pas facilement des autres ouvertures vasculaires.

Très-serrées dans les os larges, plus amples dans les os courts et dans les extrémités des os longs, les cavités médullaires sont tellement raréfiées dans le centre des derniers, qu'elles forment un canal simple en apparence, et cloisonné néanmoins par quelques lamelles, par quelques filamens très-ténus, *canal médullaire*.

Des vaisseaux pénètrent dans les cavités médullaires des os par des ouvertures particulières, de dimensions très-différentes, et que Bichat a distinguées en trois genres. Les ouvertures vasculaires du *premier genre*, très-petites et très-nombreuses, traversent les parois du canal médullaire des os longs. Celles du *second genre*, plus larges et plus rares que les premières, appartiennent aux os courts et aux extrémités des os longs. Celles du *troisième genre* enfin sont réservées au centre des os longs. Chaque os long ne présente qu'une seule de ces dernières ouvertures; elle se prolonge obliquement à travers la paroi du canal médullaire, tantôt de haut en bas, et tantôt de bas en haut, comme on le verra dans les descriptions particulières (1).

Structure. Les os sont formés d'une substance dure, identiquement la même partout, mais que sa densité dans certains points,

(1) La direction des conduits de nutrition du troisième genre est constante pour chaque os ; et, chose fort remarquable, cette direction est telle que, chez le fœtus, par suite de la position particulière qu'affectent les membres, l'ouverture de ces conduits regarde du côté du centre circulatoire.

sa rarefaction dans d'autres, a fait distinguer en deux substances secondaires, qu'on a appelées *compacte* et *aréolaire*.

La substance *compacte* des os est toujours placée à l'extérieur; elle est plus dense dans les os larges et au centre des os longs que partout ailleurs; elle forme une couche, mince sur les os courts et sur les extrémités des os longs, beaucoup plus épaisse sur les os larges, et plus épaisse encore au centre des os longs. Dans les os longs, la substance compacte forme toute la paroi du canal médullaire, paroi épaisse de plusieurs lignes au centre de l'os, et graduellement amincie à mesure qu'elle se rapproche des extrémités.

La substance *aréolaire* ou *celluleuse* des os est toujours placée à l'intérieur; elle est très-dense et a été désignée par le nom de *diploé*, dans les os larges; elle est déjà un peu raréfiée dans les os courts et dans les extrémités des os longs; enfin, elle est à son maximum de raréfaction dans le canal médullaire des os longs. Dans le dernier point, les anciens lui avaient donné le nom spécial de *substance réticulaire*.

Les anatomistes sont peu d'accord sous le point de vue de la disposition lamellée ou fibreuse des os; tout ce qu'on a dit à cet égard, n'est entièrement vrai que pour les os examinés chez l'enfant, lorsque le développement n'est pas encore achevé. Plus tard, tout cela disparaît, et la substance osseuse semble devenir homogène.

Les os sont formés de deux élémens bien distincts, l'un organique, et l'autre calcaire; la macération d'un os dans l'acide nitrique étendu d'eau, met le premier dans tout son jour; la calcination isole complètement le second. L'élément organique des os est une substance cellulaire qui se réduit en gelée par la coction. L'élément calcaire est principalement formé de phosphates de chaux et de magnésie. Chez un adulte, d'après M. Berzélius, l'élément organique constitue un peu plus des $^{33}/_{100}$ de l'os; l'élément calcaire en forme à peu près les $^{66}/_{100}$.

Indépendamment des vaisseaux et des nerfs qui les pénètrent comme les autres organes, les os sont tapissés tant à l'extérieur que dans leurs cavités intérieures par deux membranes, le périoste et la membrane médullaire.

Le périoste (1) enveloppe les os en dehors, dans tous les points; par une de ses faces, il adhère à leur substance au moyen de filamens vasculaires; par l'autre, il donne insertion à une foule de parties tendineuses, ligamenteuses, ou musculaires. Son épaisseur et son adhérence sont plus considérables au niveau des apophyses, sur les os courts et sur les extrémités des os longs, que partout ailleurs. Il est formé de fibres nacrées resplendissantes, entre-croisées dans tous les sens, et de nature albuginée. Séparé de l'os par une lame mince de cartilage, et très-peu adhérent pour cette raison, chez l'enfant, le périoste est, au contraire, presque confondu avec lui, chez le vieillard (2).

La membrane médullaire tapisse toutes les cavités qui recèlent la moëlle: les aréoles des os larges et des os courts, comme la cavité médullaire des os longs. Elle représente une sorte de périoste intérieur, et est chargée, en outre, de la secrétion particulière de la moëlle. Cette membrane est très-fine; elle se réfléchit sur toutes les lamelles intérieures de la substance celluleuse, et présente ainsi une foule d'aréoles continues les unes aux autres, d'un bout à l'autre de chaque os.

Développement. La formation des os, *ostéogénie* (3), est devenue un des points les plus importans, depuis les travaux récens de Meckel, Béclard et de M. Serres. En se développant, les os passent successivement par trois états: l'état *muqueux*, l'état *cartilagineux*, et l'état *osseux* proprement dit, et ils viennent ainsi fournir le premier argument, en faveur de la loi de développement qui a été formulée dans l'introduction (4).

On n'a pas encore déterminé l'époque à laquelle commence la cartilaginification; mais on sait précisément que l'ossification proprement dite, date de l'âge de 25 à 30 jours de vie intra-utérine, et que cette formation commence par les clavicules et par les os maxillaires.

(1) Περὶ, autour, ὀστέον, os.

(2) Tous ceux qui ont fait quelques préparations d'os, savent la facilité avec laquelle ceux-ci subissent l'opération du raclage, chez les premiers, et combien, en revanche, ils s'y montrent réfractaires chez les seconds.

(3) Γίνομαι, j'engendre.

(4) A l'état muqueux, les os de l'homme sont organisés comme dans l'ammocète; à l'état cartilagineux, ils représentent les os d'une classe entière de poissons; tandis que l'état calcaire qu'ils revêtent en dernier lieu,

L'ossification débute presque toujours dans chaque pièce du squelette par plusieurs points isolés, qui s'accroissent chacun de leur côté, se rapprochent et se réunissent à des époques assez constantes, époques que je fixerai avec soin dans les détails. Parmi les points primitifs des os, il en est de plus précoces et de plus importans que les autres; les premiers forment la base, en quelque sorte, de l'os, la *diaphyse* (1) dans les os longs; les seconds, parties sur-ajoutées aux premières, constituent les épiphyses (2).

La cartilaginification s'établit-elle aussi par points isolés comme l'ossification? On peut certainement bien le supposer avec Béclard; mais on doit convenir, que jusqu'ici aucune observation directe n'est venue déposer en faveur de cette hypothèse.

Presque tous les anatomistes pensent que les os parcourent nécessairement les trois périodes précédemment indiquées; Howship (3) et Béclard (4) seuls ont soutenu que l'état cartilagineux manque dans les os du crâne et dans le centre des os longs. Telle n'est pas l'opinion professée par M. Cruveilhier, dans son excellent ouvrage (5), opinion que je partage de tous points. Ce qui me paraît avoir abusé à cet égard les deux hommes célèbres que j'ai cités, c'est la mollesse du cartilage osseux, à l'époque à laquelle se développent les os du crâne et le centre des grands os longs, et surtout la rapidité avec laquelle s'accomplit le travail de l'ossification dans ces parties.

Lorsqu'un os doit bientôt commencer son ossification, le cartilage qui le forme devient un peu terne; des cavités incolores d'abord, et rougeâtres ensuite, se creusent dans son intérieur; des vaisseaux sanguins se dessinent dans le périoste. En même temps des grains calcaires sont déposés autour des vaisseaux principaux; et suivant la direction particulière de ceux-ci, les premiers linéamens de l'ossification se présentent avec des apparences différentes : de là les fibres radiées qui caractérisent d'abord les os larges, les fibres parallèles du centre des os longs, et les fibres croisées des os courts, fibres qui disparaissent, comme il a été dit, à mesure que l'ossification fait des progrès.

(1) Δια φύομαι, croître dans l'intervalle de.

(2) ἐπι φύομαι, croître sur.

(3) Exp. and. obs. on the formation of bone, in med. chir. Trans. vol. VI, London, 1815.

(4) Anat. générale.

(5) Anat. descriptive. Paris, 1834.

En général, l'ossification a lieu plus tôt dans les os longs que dans les os larges; plus tôt dans ceux-ci que dans les os courts. Mais voilà ce qu'on sait de plus positif relativement à l'ordre de formation des os.

Après l'apparition des premiers points calcaires dans leur tissu, les os s'accroissent insensiblement et sans interruption jusqu'à l'âge de 25 à 30 ans environ; cet accroissement se fait de deux manières : suivant la longueur et suivant l'épaisseur.

L'accroissement en longueur des os pourvus d'épiphyses, n'a pas lieu vers leurs extrémités ou vers leurs bords, mais bien, au contraire, entre l'épiphyse terminale et le point central. La matière calcaire envahit successivement une couche cartilagineuse qui occupe le point indiqué, et qui est elle-même renouvelée au fur et à mesure par une véritable secrétion. Lorsque l'os doit cesser de s'alonger, ce cartilage n'est plus renouvelé, la matière terreuse comble tout l'espace qui séparait l'épiphyse du point osseux central, et ces deux parties se soudent pour toujours, conservant quelque temps entre elle une lame compacte, qui indique le lieu de cette réunion (1).

L'accroissement des os en épaisseur, se fait par l'ossification continuelle d'une couche cartilagineuse, placée sous le périoste, et que celui-ci renouvelle par sécrétion, au fur et à mesure qu'elle disparaît. Des expériences répétées par Hunter (2) et Duhamel (3), ne laissent aucun doute sous le rapport de ce double procédé d'accroissement des os.

(1) Toutes les épiphyses ne se soudent pas avec le point osseux central à la même époque de la vie : celles-ci sont plus précoces, celles-là sont plus tardives sous ce rapport. Ce qu'on peut assurer de plus positif, c'est que dès l'âge de vingt-cinq ans, il n'en est aucune dont la réunion ne soit effectuée plus ou moins complètement. M. A. Bérard a publié récemment un mémoire dans lequel il cherche à établir la loi, en vertu de laquelle dans les os longs des membres pourvus de deux épiphyses terminales, l'une de ces épiphyses effectue sa soudure avant l'autre. Suivant lui, cette circonstance dépendrait de la direction particulière du conduit de nutrition principal de l'os; de telle sorte que l'épiphyse vers laquelle se dirige ce conduit serait précisément celle qui disparaîtrait la première.

(2) In trans. of a society for improvement, etc. tom. II, London. 1800.

(3) Mém. de l'ac. roy. des sc. 1739-41-43-46.

A mesure que les os augmentent de volume et de longueur, il se creusent de cavités intérieures, ou plutôt celle-ci s'accroissent et s'étendent. En effet, ainsi que Bichat l'a remarqué, les os sont le siège de deux actions opposées et contraires, en vertu desquelles la matière calcaire est résorbée à l'intérieur, pour la formation des cavités médullaires, pendant que l'autre est déposée à l'extérieur, pour l'augmentation de la surface de l'os. Lorsque l'accroissement de l'os en dehors est achevé, la résorption intérieure continue même encore; les cavités osseuses s'étendent au dépens de l'épaisseur de leurs parois; et par ce seul fait, l'os acquiert une fragilité très-remarquable.

Chez l'enfant, la matière animale prédomine dans les os, tandis qu'une disposition inverse s'établit chez le vieillard (1). Chez celui-ci, les os acquièrent une légèreté qui leur était étrangère dans les premiers âges de la vie, sans doute, en raison de l'augmentation graduelle de leurs cavités intérieures.

Chez la femme, les os sont moins développés que chez l'homme; les saillies ou apophyses d'insertion y sont surtout moins rugueuses et moins saillantes.

CONSIDÉRATIONS PARTICULIÈRES SUR LES OS.

Dans les descriptions particulières des os, on pourrait indifféremment procéder des membres vers le tronc, ou du tronc vers les membres; toutefois, cette circonstance, que le tronc sert de point d'appui aux membres, rend la seconde méthode plus naturelle que la première; par conséquent, c'est elle qui doit être adoptée.

(1) Davy a trouvé que dans la mâchoire inférieure, en particulier, la substance animale est à la substance calcaire, chez l'enfant, :: 42, 8 : 57, 4; chez l'adulte, :: 40, 5 : 57, 5; et chez le vieillard :: 43, 4 : 56, 6. De ces deux choses l'une, ou bien la règle que j'ai posée n'est pas applicable à tous les cas, ou bien dans les expériences du savant anglais, quelques causes d'erreur se sont glissées inaperçues. Cette dernière supposition est la plus probable.

SECTION PREMIÈRE.

Os du tronc.

Le tronc se compose de trois parties : un centre et deux extrémités. Je décrirai d'abord le premier, parce que les os qui le composent sont d'une étude moins compliquée que ceux qui forment les deux autres.

CHAPITRE PREMIER.

Os de la partie centrale du tronc.

Le centre du tronc comprend la colonne vertébrale et le thorax.

ARTICLE PREMIER.

1° *Colonne vertébrale.*

La colonne vertébrale, l'*épine*, l'*eschine*, le *rachis*, est la tige de sustentation des parties supérieures du tronc ; elle occupe la limite postérieure de cette partie.

La colonne vertébrale présente trois régions ou portions : une *cervicale*, une *dorsale*, et la dernière *lombaire;* elle est composée de vingt-quatre pièces osseuses, appelées vertèbres, qui ont entre elles beaucoup de caractères communs. Résumer d'abord, dans une description générale, les analogies de ces os, puis ensuite exposer leurs différences, telle est la marche que je vais suivre.

§ 1er. — DES VERTÈBRES. (1)

1° *Considérations générales.*

Les vertèbres sont des os *mixtes ;* elles ont les caractères des os courts en avant, et ceux des os larges en arrière. Placées sur la ligne médiane du corps, elles sont impaires et symétriques.

(1) Pour étudier une vertèbre, il faut placer son anneau dans un plan horizontal, diriger en avant sa partie la plus volumineuse, et tourner en bas l'échancrure la plus profonde de la partie latérale de l'anneau.

Conformation. Les vertèbres ont la forme d'un anneau dont la circonférence est renflée antérieurement. Elles présentent trois parties : le *corps*, la *masse apophysaire* et *l'anneau*.

1° *Le corps des vertèbres* est la partie la plus renflée et la plus antérieure de ces os; il a la forme d'une tranche de cylindre un peu échancrée en arrière ; on lui reconnaît *deux faces* et une *circonférence*. Les deux faces distinguées en supérieure et en inférieure, sont planes et marquées en avant et sur les côtés, chez l'adulte, par une saillie semi-lunaire, vestige d'une épiphyse qui sera indiquée plus loin. La circonférence est creusée, en avant et sur les côtés, par une gouttière transversale, en arrière, par une échancrure qui concourt à la formation de l'anneau de la vertèbre. Un trou, quelquefois simple, le plus souvent double, occupe l'échancrure précédente, pénètre dans l'épaisseur de la vertèbre sous la forme d'un canal, et sert à loger la veine principale de l'os.

2° *La masse apophysaire*, *partie annulaire* de quelques anatomistes, occupe la région postérieure de la vertèbre. Elle forme la plus grande partie de l'anneau, et se distingue par ses nombreuses apophyses; double circonstance qui lui a valu les deux qualifications indiquées. Cette partie des vertèbres présente *sept apophyses*, *deux lames* et deux *pédicules*.

Les apophyses des vertèbres sont désignées de la manière suivante : *l'épine*, *les apophyses transverses et articulaires*. L'épine, l'apophyse épineuse, est unique, médiane et postérieure; son sommet est tuberculeux pour des insertions ; et sa base se bifurque pour se continuer avec les deux lames vertébrales. Les apophyses transverses, au nombre de deux, sont latérales et horizontalement dirigées; leur sommet est renflé et tuberculeux pour des insertions ; leur base s'insère près du pédicule de la vertèbre. Les apophyses articulaires, au nombre de quatre, sont placées, en général à la base des apophyses transverses; deux d'entre elles sont supérieures, deux sont inférieures; toutes quatre sont pourvues d'une surface lisse, cartilagineuse, au niveau de laquelle elles se réunisent avec d'autres apophyses articulaires.

Les lames vertébrales sont les parties osseuses comprises entre l'apophyse épineuse et les apophyses transverses. Leur plan est toujours un peu obliquement dirigé. Elles ont, une face antérieure qui répond à l'anneau vertébral, une face postérieure, un bord supérieur, un bord inférieur, et deux extrémités, l'une qui tient à l'apophyse épineuse, l'autre qui est voisine de l'apophyse transverse.

Les pédicules des vertèbres sont représentés par le collet rétréci, qui réunit, de chaque côté, le corps de la vertèbre avec la masse apophysaire. Profondément échancré inférieurement, et beaucoup moins supérieurement, le pédicule concourt dans la colonne vertébrale à la formation des trous de conjugaison.

3° *L'anneau* constitué, en arrière, par la masse apophysaire, en avant, par le corps des vertèbres, a la forme d'un triangle; il concourt à former le canal vertébral.

Structure. Les vertèbres ont une structure différente dans leur corps et dans leur masse apophysaire : dans le corps, elles sont formées d'une substance aréolaire médiocrement raréfiée, et d'une lame très mince de substance compacte; tandis que dans la masse apophysaire on trouve de la substance aréolaire très serrée, un véritable diploë, et une lame épaisse, comme vitreuse, de substance compacte. En un mot, les vertèbres ont la structure des os courts dans leur corps, et celle des os larges dans leur masse apophysaire; ce sont des os mixtes, comme je l'avais dit en commençant. Un canal veineux occupe le corps de la vertèbre, et après un trajet très court, il vient s'ouvrir en arrière de ce corps par un trou, tantôt simple et tantôt double.

Développement. Les vertèbres s'ossifient par trois points principaux, auxquels se surajoutent plus tard cinq épiphyses. Un des points principaux, se forme dans le corps de l'os, les deux autres, apparaissent dans la masse apophysaire. Les épiphyses sont réparties de la manière suivante: une pour le sommet de l'apophyse épineuse; une pour le sommet de chaque apophyse transverse; enfin, une pour la face supérieure, et une autre pour la face inférieure du corps de la vertèbre. Les deux dernières épiphyses sont appelées *marginales* ou *semi-lunaires,* parce qu'elles se développent en forme de croissant, sur les parties antérieure et latérales des corps vertébraux.

Les deux points de la masse apophysaire des vertèbres se réunissent ensemble à la base de l'apophyse épineuse, et se prolongent pour la former; ils se joignent au point du corps, vers le niveau des pédicules de la vertèbre. Les points de la masse apophysaire se soudent l'un à l'autre, avant de se confondre avec celui du corps. Suivant Béclard, c'est à dix-huit ans, que l'on voit paraître les épiphyses des apophyses épineuse et transverses, et c'est à vingt-cinq ans que se forment les deux épiphyses marginales. Enfin de vingt-cinq à trente ans, toutes ces épiphyses sont identifiées avec la vertèbre, et celle-ci a terminé son travail de formation (1).

Usages. La plus simple inspection des vertèbres suffit pour convaincre qu'elles doivent servir de colonne d'appui antérieurement, et d'organe protecteur en arrière; et qu'ainsi, sous le rapport fonctionnel, aussi bien que sous celui de la structure, elles appartiennent à la classe des os courts par leur corps, et à celle des os larges par leur masse apophysaire.

2° *Description particulière des vertèbres.*

Bien que très analogues entre elles, les diverses pièces de la colonne vertébrale offrent un certain nombre de caractères différentiels, qui permettent de leur assigner un rang dans la composition du tout qu'elles concourent à former. Ces caractères, au reste, sont de deux sortes : les uns, moins généraux que ceux qui ont fait l'objet de la description précédente, ne sont pas encore tout-à-fait individuels, et appartiennent à toutes les vertèbres de l'une des trois grandes régions *cervicale, dorsale* et

(1) Tout ce qui vient d'être dit sur le développement des vertèbres résume l'état actuel de la science, sous ce rapport ; c'est la doctrine qui a été professée par Béclard, et celle que mes propres observations m'ont présentée comme la mieux établie. Toutefois, Meckel, MM. Serres et Geoffroy Saint-Hilaire, soutiennent que le corps des vertèbres se forme primitivement par deux points. Cette proposition est vraie, pour ce qui concerne l'atlas en particulier; mais elle ne me paraît pas devoir être généralisée. Du reste, Meckel ne se prononce même pas très-positivement à cet égard ; il dit seulement : « *L'examen des vertèbres des jeunes embryons, démontrera, peut être, que leur corps doit sa naissance à la réunion de deux moitiés latérales.* Or, je puis assurer que j'ai porté mon attention d'une manière spéciale, sur ce point d'embryogénie, et que jamais je n'ai trouvé qu'un seul point élémentaire dans le corps des vertèbres. On ne saurait d'ailleurs arguer, contre l'opinion que je professe, du fait de la bifidité, réellement observée du corps des vertèbres ; car sans montrer qu'on ne peut pas légitimement conclure de cet état anormal à l'état normal, il se pourrait que ce vice remontât à l'époque de la cartilaginification des corps vertébraux, et que cette cartilaginification s'établit pour deux points, comme Béclard le supposait fort ingénieusement.

lombaire; les autres, tout-à-fait individuels, distinguent les différentes vertèbres de chaque région en particulier. En un mot, pour employer des expressions usitées en histoire naturelle, déjà j'ai décrit la *famille* des *vertèbres*; il ne me reste plus qu'à exposer les caractères des trois genres, *vertèbres cervicales*, *vertèbres dorsales*, *vertèbres lombaires*, et ceux des *espèces* que ces genres renferment.

Avant d'aborder ces détails, il importe encore de remarquer que les caractères génériques des vertèbres de chaque région ne sont bien tranchés, que vers le centre de la région; tandis qu'aux extrémités de celle-ci, ils se fondent insensiblement avec les caractères des vertèbres de la région voisine; de telle sorte, par exemple, que les premières vertèbres dorsales, ont quelque chose des dernières vertèbres cervicales.

PREMIER GENRE. *Vertèbres cervicales.* Le col présente sept vertèbres, plus petites que toutes les autres, à quelques exceptions près.

Le corps de ces vertèbres est plus étendu transversalement que d'avant en arrière; il est plus élevé en avant qu'en arrière. Sa face supérieure est surmontée de deux petites crêtes latérales; et sa face inférieure offre deux dépressions dans les points correspondans. Sa circonférence est soudée latéralement avec une languette osseuse remarquable, qu'on est habitué à considérer comme faisant partie de l'apophyse transverse, et que j'appellerai *apophyse costiforme des vertèbres cervicales*, parce qu'elle est disposée, relativement à ces vertèbres, comme le sont les côtes, relativement aux vertèbres du dos.

La masse apophysaire des vertèbres du col est généralement petite. L'apophyse épineuse est courte, un peu oblique et bifide à son sommet. Les apophyses transverses sont courtes, transversales, bifides, et percées, à leur base, d'un trou appelé *vertébral*, pour une artère de ce nom (1). Les apophyses articulaires sont planes, obliques; les supérieures sont tournées en haut et en arrière; les inférieures sont dirigées en bas et en avant. Les lames sont longues, bien dégagées et obliques. Les pé-

(1) Les apophyses transverses des vertèbres cervicales ne sont percées à leur base, elles ne sont bifides à leur sommet, qu'à raison de leur fusion avec l'apophyse costiforme que j'ai signalée.

diculés sont minces, et cachés par la double racine de l'apophyse transverse.

L'anneau des vertèbres cervicales est large ; il représente un triangle à angles émoussés.

Le développement des vertèbres cervicales offre ceci de particulier : qu'une double épiphyse apparaît pour le sommet bifide de l'apophyse épineuse ; et que l'apophyse costiforme, racine antérieure de l'apophyse transverse des auteurs, se développe par un point particulier (1).

Caractères individuels des vertèbres cervicales. Toutes ces vertèbres vont en diminuant de volume de la première à la dernière. Ces caractères sont les seuls qui distinguent les 3e, 4e, 5e et 6e vertèbres ; mais il n'en est pas ainsi pour les trois autres. Celles-là méritent même, pour cette raison, une mention toute particulière.

Première vertèbre cervicale. Atlas. Cette vertèbre, à proprement parler, n'a pas de corps ; elle représente une circonférence, que l'on subdivise en deux parties principales ou *arcs*, l'arc antérieur plus petit que le postérieur. L'arc antérieur occupe la place du corps de l'atlas ; il est aplati d'avant en arrière ; tuberculeux en avant, pour des insertions, il présente, en arrière, une facette lisse et articulaire. L'arc postérieur est un peu aplati de haut en bas, et quelquefois simplement arrondi ; en arrière, il offre un double tubercule pour des insertions, tubercule qui représente évidemment l'apophyse épineuse de cette vertèbre ; en avant et en haut, cet arc est échancré, quelquefois même percé d'un trou (2), pour le passage de parties nervoso-vasculaires (3).

Là, où se réunissent les arcs antérieur et postérieur de l'atlas, cette vertèbre se renfle considérablement pour former ce qu'on

(1) Hunauld, Sue, Nesbitt, Meckel, Béclard, M. Cruveilhier, etc., considèrent cette épiphyse comme propre à la dernière vertèbre cervicale seulement ; Hunauld regardait même son existence comme une variété. Toutes les vertèbres du col me paraissent, au contraire, se développer de la même manière ; au moins, sur trois fœtus, l'un de trois mois, les deux autres de quatre et cinq mois, j'ai trouvé l'*épiphyse costiforme* dans la troisième, la sixième et la cinquième vertèbres. Ces épiphyses, et les apophyses qui leur succèdent, sont la représentation des côtes cervicales de certains animaux.

(2) Ce trou est constant ou presque constant chez les vieillards ; il résulte de l'ossification d'un petit ligament qui s'insérait sur les bords de l'échancrure.

(3) L'artère vertébrale et le nerf sous-occipital.

appelle les *masses latérales*, parties qui comprennent les apophyses transverses et articulaires. Les apophyses transverses de l'atlas sont fortes, un peu inclinées en bas, simples au sommet, et percées d'un trou très-large. Les apophyses articulaires supérieures, concaves, tournées en dedans et en haut, plus relevées en dehors qu'en dedans, ont leur grand diamètre dirigé d'avant en arrière et de dedans en dehors; elles reçoivent les condyles de l'occipital. Les apophyses articulaires inférieures sont tout-à-fait planes, et dirigées en dedans et en bas. L'atlas n'a pas de pédicules, ou pour mieux dire, par suite d'une inversion toute particulière, les pédicules se trouvent, dans cette vertèbre, derrière les apophyses articulaires, et sont représentés par le point échancré de l'arc postérieur (1). L'anneau de l'atlas est extrêmement large, mais il ne représente qu'en partie l'anneau des autres vertèbres : sa région antérieure sert à loger une apophyse remarquable de la deuxième vertèbre, l'*odontoïde ;* et dans le point où son contour est formé par les masses latérales, cet anneau est relevé, de chaque côté, par un tubercule qui sert à l'insertion d'un ligament, le ligament transverse.

L'atlas se développe par quatre pièces principales, deux pour l'arc antérieur, et deux pour l'arc postérieur et pour les masses latérales (2).

Deuxième vertèbre cervicale. Axis. Ainsi appelée en raison du rôle quelle joue dans l'articulation *céphalo-rachidienne*, cette vertèbre est remarquable par sa hauteur. Son corps est surmonté par une volumineuse apophyse, appelée *odontoïde*, apophyse arrondie, tuberculeuse vers son sommet (3), et munie, antérieurement et postérieurement, d'une facette lisse et articulaire. Son apophyse épineuse est plus grosse et plus longue que celle des vertèbres cervicales moyennes. Ses apophyses transverses sont petites, simples et dirigées en bas ; le trou qu'elle présente se porte très-obliquement de haut en bas et de dehors en dedans. Ses apophyses articulaires ne sont pas placées les unes au-dessus des autres, comme partout ailleurs : les supé-

(1) On verra par la suite, que les parties qui passent dans cette échancrure, sont analogues à celles qui traversent les trous de conjugaison.

(2) Dans le crocodile, ces quatre pièces restent separées pendant toute la vie.

(3) Il sert à l'insertion des ligamens odontoïdiens.

rieures (1), tournées en haut et en dehors, s'avancent sur le corps de la vertèbre, jusqu'à la base de l'apophyse odontoïde; tandis que les inférieures, placées beaucoup plus en arrière, appartiennent entièrement à la masse apophysaire.

L'axis se développe comme les autres vertèbres cervicales, avec cette différence seulement, qu'un point osseux particulier se forme au-dessus de son corps pour l'apophyse odontoïde (2).

Septième vertèbre cervicale, proéminente. Cette vertèbre est remarquable par la longueur, par la simplicité et par la saillie en arrière de son apophyse épineuse. Ses apophyses transverses sont uni-tuberculeuses à leur sommet, comme celles de l'axis; et son épiphyse costiforme reste pendant long-temps séparée du reste de la vertèbre. Cette dernière circonstance a fait dire à M. Meckel, *qu'il serait plus à propos de regarder cette vertèbre comme la première du dos.*

Deuxième genre. *Vertèbres dorsales.* Ces vertèbres sont au nombre de douze; elles sont généralement moyennes, pour le volume, entre les vertèbres cervicales et lombaires.

Le corps des vertèbres dorsales, plus étendu d'avant en arrière que transversalement, plus élevé en arrière qu'en avant, porte sur les côtés deux facettes lisses, généralement incomplètes et articulaires. Les apophyses épineuses de ces vertèbres sont longues, pointues et fortement dirigées en bas, de manière que toutes

(1) Les apophyses articulaires supérieures de l'axis ont une surface plus étendue que celle des apophyses inférieures de l'atlas. Sabatier qui a insisté, avec raison, sur ce fait anatomique, montre, en même temps, que c'est là une précaution heureusement prise par la nature, pour faciliter la rotation des deux premières vertèbres, et pour empêcher leur luxation.

(2) M. Meckel assure que cette apophyse se forme par deux points latéraux, et que même quelquefois deux autres noyaux apparaissent entre le corps de cette vertèbre et l'apophyse odontoide. Quoiqu'il en soit, s'il était permis d'importer le raisonnement dans une science comme l'anatomie, qui ne doit prendre conseil que de l'observation, je dirais : 1° que l'apophyse odontoïde qui s'élève tout-à-fait au niveau de l'atlas, et qui se développe comme le corps d'une vertèbre, n'est autre chose que le corps de cette vertèbre, corps detaché et reporté sur l'axis, pour l'alonger sous forme de pivot ; 2° que l'arc antérieur de l'atlas, qui se développe par deux points, représente seulement les deux épiphyses marginales du corps de cette vertèbre, épiphyses qui n'auraient pas été déplacées comme le corps, et qui se seraient réunies ensemble et confondues.

ensemble se recouvrent par imbrication. Leurs apophyses transverses sont longues, déjetées en arrière, renflées à leur sommet, et partagées en deux parties, savoir : en avant, *une petite facette* concave, lisse et articulaire, en arrière, *un tubercule* destiné à des insertions. Leurs lames sont courtes, élevées et perpendiculaires. Leurs apophyses articulaires sont planiformes et perpendiculairement dirigées, les supérieures en arrière, les inférieures en avant. Leurs pédicules sont bien dégagés et très échancrés. Enfin leur anneau est étroit et arrondi.

Caractères individuels des vertèbres dorsales. Les vertèbres dorsales vont en diminuant de volume de la première à la quatrième, et elles augmentent, au contraire, de la quatrième à la dernière. Ces différences sont presque les seules que présentent les vertèbres du dos; la première et les deux dernières vertèbres offrent seules quelques caractères individuels plus tranchés.

Première vertèbre dorsale. Analogue sous quelques rapports aux vertèbres cervicales, elle présente sur chaque côté de son corps, supérieurement, une facette costale entière, et, inférieurement, une facette incomplète.

Onzième et douzième vertèbres du dos. Elles revêtent déjà un peu les caractères des vertèbres lombaires. Leur corps présente latéralement une seule facette costale complète; leurs apophyses transverses sont aplaties et dépourvues de facettes articulaires costales.

Troisième genre. *Vertèbres lombaires.* Au nombre de cinq, ces vertèbres ont un corps plus étendu transversalement que d'avant en arrière, plus élevé antérieurement que postérieurement. Leur apophyse épineuse est longue, horizontale, aplatie de droite à gauche et quadrilataire. Leurs apophyses transverses sont aplaties d'avant en arrière et dirigées en dehors. Leurs apophyses articulaires sont verticales; les supérieures, concaves, dirigées en dedans et en arrière, sont surmontées par un tubercule décrit par Winslow, sous le nom d'*apophyse accessoire*, et que j'appellerai *tubercule articulaire*; les inférieures sont convexes, tournées en dehors et en avant. Leurs lames sont épaisses et courtes. Leurs pédicules sont plus fortement échancrés que partout ailleurs. Leur anneau, moins grand qu'au col et plus large qu'au dos, a la forme d'un triangle parfait.

Les vertèbres lombaires ont deux épiphyses de plus que les autres pièces de l'épine, une pour chaque *tubercule articulaire*.

Caractères individuels des vertèbres lombaires. Les vertèbres lombaires diminuent de volume de la première à la dernière. La dernière possède seule un autre caractère qui lui est propre : la différence d'élévation de la partie antérieure et de la partie postérieure de son corps, est plus considérable dans cette vertèbre que dans les autres, de sorte qu'elle paraît fortement coupée en biseau sur sa face inférieure.

Résumé des caractères génériques et spécifiques des vertèbres. Le tableau synoptique suivant, résumera tout d'un trait, et plus exactement que la meilleure description, les caractères différentiels les plus positifs et les plus saillans des vertèbres.

VERTÈBRES.	CERVICALES.	apophyses costiformes insérées sur le corps.	Atlas	pas de corps.
			Axis	corps très élevé; apophyses articulaires supérieures en partie sur le corps
			proéminente	épine simple et très longue
	DORSALES.	facettes articulaires costales sur les corps.	1re	une facette costale entière supérieurement, une demie facette inférieurement.
			11me et 12e	une seule facette costale entière.
	LOMBAIRES.	corps libre d'apophyses costiformes et de facettes articulaires.	5me	coupe très oblique de la face inférieure de son corps.

§ 2. — *De la colonne vertébrale en général.*

La colonne vertébrale a la forme générale d'une grande pyramide tronquée, dont la base appuie sur le bassin, et dont le sommet supporte la tête. Toutefois cette forme n'est pas d'une exactitude mathématique; loin de là, ce qui a été dit précédemment du volume des vertèbres dans les différentes régions de l'épine, suffit pour montrer que l'on doit, avec Winslow, se représenter la colonne vertébrale comme formée de trois pyramides superposées: la première, *cervicale*, à base inférieure; la seconde, *dorsale*, adossée par sa base à la précédente, et dont le sommet correspond à la quatrième vertèbre dorsale; la troisième, *dorso-lombaire*, adossée par son sommet au sommet de la seconde, et présentant sa base inférieurement.

La colonne vertébrale offre une direction très compliquée; dans son trajet, elle s'infléchit plusieurs fois, tantôt dans le sens antéro-postérieur, et tantôt dans le sens latéral. *Les courbures antéro-postérieures*, ou *de face*, sont au nombre de trois: une cervicale, une dorsale et une lombaire. La première et la dernière ont leur convexité dirigée en avant, et leur concavité en arrière; la seconde est disposée en sens inverse. Les différences de hauteur des corps vertébraux comparés en avant et en arrière, déterminent la forme particulière de ces courbures: plus élevés antérieurement que postérieurement, au col et aux lombes, les corps des vertèbres de ces régions se renversent en arrière dans leur superposition; plus élevés, au contraire, en arrière qu'en avant, au dos ils se renversent en avant. Les *courbures latérales*, ou *de profil*, sont au nombre de trois comme les précédentes: une au col, une autre au dos et une dernière aux lombes. La seconde, beaucoup plus prononcée que les autres, a surtout appelé l'attention des anatomistes; la plupart même ont cru qu'elle était la seule. Sabatier a signalé les deux autres, et a démontré qu'elles sont nécessaires pour équilibrer la première. La courbure latérale du dos offre sa concavité à gauche et sa convexité à droite; les deux autres sont disposées en sens inverses. L'inflexion latérale de l'épine a été attribuée à diverses causes (1);

(1) On a attribué cette courbure à la présence de la crosse de l'aorte sur le côté gauche des vertèbres dorsales. Mais il n'est pas difficile de réfuter cette explication; en effet, la courbure latérale de l'épine est nulle,

elle dépend de la prédominance d'action du bras droit, et de la nécessité que nous éprouvons d'incliner le tronc à gauche, pendant l'action de ce membre. Du reste cette théorie, qui est celle de Bichat, a reçu la plus satisfaisante confirmation des observations de Béclard sur les gauchers. Béclard a vu, en effet, que chez ces individus la courbure dorsale offre sa concavité à droite et sa convexité à gauche. Les deux petites courbures latérales du col et des lombes sont évidemment consécutives à la première, et leur étendue est proportionnelle à la sienne.

Terme moyen chez l'adulte, la longueur de l'épine est à celle du corps entier :: 2 : 5.

Conformation. La colonne vertébrale doit être étudiée successivement à l'extérieur et à l'intérieur. A l'extérieur, elle présente quatre faces et deux extrémités; à l'intérieur elle est creusée d'un canal important.

La face antérieure, *préspinale* (Chauss.) présente : les trois courbures de face, la série des corps des vertèbres, les gouttières transversales tracées sur ces corps, et les crêtes qui séparent les gouttières précédentes.

La face postérieure, *spinale* (Chauss.) est courbée en sens inverse de la précédente; elle offre, sur la ligne médiane, la crête formée par la série des apophyses épineuses, et, sur les côtés, les gouttières vertébrales. Les gouttières vertébrales sont limitées en dedans par la crête précédente, en dehors, par les apophyses transverses, tandis que leur fond, constitué par les lames vertébrales, présente, en outre, les apophyses articulaires, les tubercules qui surmontent ces apophyses aux lombes, et les espaces inter-laminaires, espaces largement ouverts au col et aux lombes, mais qui présentent une étroitesse remarquable au dos, en raison de l'imbrication des lames vertébrales.

Les faces latérales de l'épine sont fort irrégulières; elles présentent : 1° la série des apophyses transverses, apophyses placées sur un plan plus antérieur au col et aux lombes, qu'au

chez l'enfant; et, chez l'adulte, elle est développée en raison directe de l'exercice plus ou moins grand que nous faisons avec le membre supérieur droit; elle est très forte, par exemple, chez les portefaix. Or, ces diverses circonstances ne changent cependant pas les rapports de l'aorte avec l'épine. Je me hâte d'ajouter, en outre, que sur trois individus gauchers, sur lesquels j'ai observé une complète transposition de l'aorte, la courbure latérale du dos avait conservé sa direction normale.

dos; 2° les pédicules des vertèbres; 3 les trous de conjugaison, trous de plus en plus larges à mesure qu'ils sont plus inférieurs, et placés entre les apophyses transverses, au col et aux lombes, et au devant de ces apophyses, dans la région du dos.

L'extrémité supérieure, *céphalique* ou *atlantale* de la colonne vertébrale est formée par l'atlas, et supporte la tête.

L'extrémité inférieure, *pelvienne ou sacrée*, appartient à la 5e vertèbre des lombes, et est appuyée sur le bassin.

Le canal vertébral, ou *rachidien*, règne dans toute l'étendue de l'épine et est soumis à toute les inflexions qu'elle présente. Sa forme est triangulaire; il est plus étroit au dos que partout ailleurs, et plus ensuite aux lombes qu'au col. Il est continu avec le crâne supérieurement, et avec le canal sacré inférieurement. Constitué par la superposition des divers anneaux des vertèbres, le canal vertébral répond, en avant, aux corps vertébraux, en arrière, à la racine de l'apophyse épineuse et aux lames vertébrales qui font suite à cette apophyse, sur les côtés, aux pédicules vertébraux et aux trous de conjugaison.

Structure. L'idée la plus générale que l'on puisse se faire de la composition de la colonne vertébrale, c'est que la pyramide qu'elle représente résulte de la réunion de deux pyramides secondaires: l'une antérieure, pleine et constituée par la superposition des corps vertébraux; l'autre postérieure, creuse, formée par la réunion de toutes les masses apophysaires.

Développement. Le développement de la colonne vertébrale, témoigne hautement de l'importance de la distinction qui précède. Ce développement, en effet, suit une marche différente, dans la colonne pleine et dans la colonne creuse de l'épine.

Dans la *colonne pleine,* l'ossification commence dès l'âge de quarante-cinq jours de vie utérine, par la vertèbre qui en occupe le centre, et se propage ensuite graduellement, et de proche en proche, vers les extrémités; de telle façon qu'à l'époque de la naissance, le corps de la vertèbre centrale de l'épine est très gros, tandis que ceux des vertèbres supérieures et inférieures sont rudimentaires, et que tous ensemble paraissent former deux cônes adossés par leur base.

Dans la *colonne creuse*, au contraire, la formation calcaire débute par la partie supérieure, et s'étend ultérieurement, de proche en proche, vers la partie inférieure; de telle sorte qu'à la naissance, l'ensemble des noyaux osseux de chacun des côtés des masses apophysaires, représente assez bien un cône à base supérieure, et que le canal vertébral, achevé au col, est encore fort incomplètement formé dans la région lombaire.

Variétés. Indépendamment des circonstances de sa formation première, la colonne vertébrale subit encore de nombreuses et remarquables modifications avec l'âge : chez le fœtus et chez l'enfant, elle est plus volumineuse au centre que vers les extrémités, comme chez les grands animaux quadrupèdes; et elle n'acquiert, que par la suite, la forme pyramidale qui a été indiquée.

Pendant les premiers temps de la vie intra-utérine, la colonne vertébrale n'offre qu'une seule grande courbure à convexité postérieure et à concavité antérieure. Après la naissance, elle se redresse, et ses trois courbures de face s'établissent promptement. Les courbures de profil ne deviennent bien marquées que dans l'âge adulte; à mesure que nous nous servons de notre bras droit. Enfin, dans un âge avancé, l'épine se fléchit de nouveau en avant, toutes les courbures tendent à s'effacer, s'effacent même quelquefois, et l'état infantile se reproduit, sous ce rapport.

Dans les premiers jours de la vie, la colonne vertébrale est proportionnellement très longue; par la suite, elle perd de cette longueur relative, en même temps qu'elle gagne en longueur absolue, jusqu'à l'état du complet développement. Il résulte des recherches de Béclard que, sous le rapport de la longueur, l'épine est à tout le corps, dans les premiers temps de la vie, :: 3 : 4; à la naissance :: 7 3/4 : 18; chez l'adulte, :: 2 : 5.

Dans le jeune âge, les apophyses épineuses et les lames vertébrales sont courtes, flexibles, et la résistance qu'elles apportent, plus tard, aux mouvemens en arrière, est beaucoup moins considérable.

La colonne vertébrale, proportionnellement moins longue chez la femme que chez l'homme, présente, en outre, une foule de variétés individuelles : longue chez ceux-ci, courte chez ceux-là, on peut dire, en général, que sa longueur est loin d'être dans un rapport exact avec la taille des individus.

Mécanisme. Sans parler des mouvemens que permettent les diverses articulations de l'épine, mouvemens desquels résultent les diverses attitudes du tronc, cette tige osseuse sert encore de colonne d'appui, pour les parties supérieures du corps, et de cavité protectrice, pour la moëlle épinière.

La colonne vertébrale remplit d'autant mieux la partie statique de son action : 1° qu'elle a la forme d'une pyramide à base inférieure ; 2° qu'elle est constituée de pièces nombreuses superposées ; 3° qu'elle est pourvue d'un canal central (1) 4° enfin, qu'elle offre plusieurs courbures alternatives (2).

Chez l'enfant très-jeune, la constitution de la colonne vertébrale la rend impropre à la station verticale : renflée au centre, comme dans les grands mammifères, elle est bien plus en rapport avec l'attitude quadrupède, la seule, en effet, qui soit possible à cet âge, pour plusieurs autres raisons. Toutefois il ne faut certes pas arguer de là, comme certains sophistes, que nous naissons pour cette attitude, et que l'habitude seule nous en fait adopter une autre. Autant presque vaudrait dire, que nous étions destinés originairement à ramper comme les reptiles, parce que dans le principe notre tronc était dépourvu de membres. Mais de même que le développement ultérieur des membres, chez nous, implique un mode de progression bien différent de celui des reptiles, de même aussi, la disparition du renflement médian du rachis, et la forme d'une pyramide à base inférieure que cette tige acquiert bientôt, témoignent qu'il est dans notre destinée de marcher autrement que les quadrupèdes.

Parmi les vices de conformation de la colonne vertébrale, il en est quelques-uns dont l'histoire est tellement liée à celle du développement de cette partie, qu'il est impossible, que même il serait mauvais, de les passer complètement sous silence, dans un livre de la nature de celui-ci.

Quelquefois on trouve la colonne vertébrale formée de 25 pièces ; dans d'autres cas, on n'en rencontre que 23. La première variété peut dépendre de l'état libre de la pièce supérieure du sacrum, et de sa réunion à la région lombaire, comme je l'ai vu dans un cas. La seconde peut être le resultat, au contraire, de la fusion de la cinquième vertèbre lombaire avec le sacrum, comme je l'ai également observé.

Chez certains sujets une région de l'épine offre une vertèbre de

(1) Deux colonnes de même base, de même hauteur, et formées d'une égale quantité de matière résistent inégalement si l'une d'elle est creuse, l'autre restant pleine ; la première l'emporte, sous ce rapport, sur la seconde.

(2) Un ressort résiste en raison du carré du nombre de ses courbures plus un ; or, l'épine peut être comparée à un ressort ; ses ligamens, comme on verra, lui en communiquent l'élasticité.

moins qu'à l'état normal, tandis que la région voisine en offre une de plus. C'est presque toujours le col et le dos qui fournissent des exemples de cette double variété; la dernière vertèbre cervicale s'y prête admirablement, à la faveur de sa longue apophyse costiforme. Cette apophyse peut, en effet, se développer beaucoup, se prolonger jusqu'à l'extrémité supérieure du sternum, devenir une côte véritable; et alors la septième vertèbre cervicale présente tous les caractères des vertèbres du dos.

Le canal vertébral est quelquefois ouvert en arrière, sur la ligne médiane, dans toute, ou seulement dans une partie bornée de son étendue. Ce vice de conformation qui caractérise le *spina-bifida*, résulte simplement d'une absence de réunion des parties latérales de la masse apophysaire des vertèbres; lorsqu'il est borné, il affecte les lombes de préférence ; parce que cette partie de l'épine est celle qui reste le plus long-temps imparfaite en arrière, celle par conséquent qui offre le plus long-temps prise aux causes capables de produire cette variété.

Il a été question précédemment de la bifidité des corps vertébraux; il est inutile de revenir sur ce point.

On a également observé la bifidité latérale de la colonne vertébrale(1), au niveau du pédicule des vertèbres, là où le corps se soude avec la masse apophysaire. Un arrêt dans le travail de réunion de ces parties, peut seul rendre compte de cette curieuse anomalie.

ARTICLE PREMIER.

Du Thorax.

Le thorax, θωραξ, *pectus*, poitrine, est la cavité protectrice des organes centraux de la circulation et de la respiration. Les parties osseuses qui composent le thorax sont placées sur la ligne médiane, ou latéralement : sur la ligne médiane, les vertèbres dorsales et le sternum; latéralement, les côtes et les cartilages qui les prolongent en avant. Tout a été dit précédemment sur les vertèbres dorsales, il ne doit être question ici que des autres élémens du thorax.

(1) Rosenmuller *de singul. et nativ. ossium corp. hum. varietatibus.* Leipsick, 1804.

1° *Du Sternum.* (1)

Le sternum est un os médian, impair, symétrique, placé à la partie antérieure du thorax, dirigé obliquement de haut en bas, et d'arrière en avant. Il appartient à la classe des os larges par sa forme aplatie et par ses usages; tandis que sa structure le rapproche singulièrement des os courts, comme on le verra plus loin.

La longueur du sternum varie, suivant M. le professeur Cruveilhier, entre cinq pouces et demi et sept pouces et demi. Sa largeur considérable en haut, diminue beaucoup à l'union de son tiers supérieur avec ses deux tiers inférieurs; elle augmente ensuite de nouveau en descendant, pour diminuer encore une seconde fois, tout-à-fait en bas.

Conformation. On distingue au sternum deux faces, deux bords et deux extrémités :

Face antérieure, extra-thoracique. Cette face est légèrement bombée de droite à gauche, et plus légèrement encore de haut en bas. Elle offre cinq crêtes transversales et quelques dépressions superficielles, les premières, représentant les points au niveau desquels se sont réunies les pièces qui formaient primitivement le sternum, les secondes, correspondant à ces pièces elles-mêmes.

Face postérieure, intra-thoracique. Légèrement concave dans tous les sens, cette face présente encore, mais à un degré moins prononcé, les crêtes et les dépressions transversales qui ont été indiquées.

Bords. Les bords du sternum sont ondulés, comme festonnés. Ils offrent une série d'échancrures; les unes, angulaires, à surface lisse et cartilagineuse, les autres, arrondies et dépourvues de cartilages; les premières, recevant les cartilages des côtes supérieures, les secondes, non articulaires.

L'extrémité supérieure *cervicale* ou *claviculaire* du sternum est la partie la plus volumineuse, la plus évasée de cet os. Elle se distingue par trois échancrures : une médiane, lisse, mais non articulaire; deux latérales, cartilagineuses, offrant un bord interne très-relevé, et destinées à l'articulation des clavicules.

L'extrémité inférieure, *abdominale* du sternum, est terminée en

(1) Pour étudier le sternum, il faut diriger en haut son extrémité la plus volumineuse, et tourner sa face convexe en avant.

on l'a nommée successivement appendice *ensiforme*, *xiphoïde* ou *abdominal*.

Structure. Le sternum est formé à l'extérieur par une lame fort mince de substance compacte; il renferme, au contraire, à l'intérieur beaucoup de substance aréolaire, particulièrement de celle que l'on rencontre dans les os courts, avec lesquels cet os offre la plus grande analogie de structure.

Développement. Jusque chez l'adulte le sternum reste formé de trois pièces séparées : une d'elles représente toute l'extrémité supérieure, la partie que les anciens appelaient la *poignée*; une autre appartient au centre ou corps de l'os; la dernière constitue l'appendice xiphoïde. A l'époque de la naissance, le corps du sternum est lui-même subdivisé en quatre parties secondaires, ce qui donne, pour l'os tout entier, six pièces, que Béclard désignait par les noms de *primi*, *bi*, *tri*, *quarti*, *quinti*, *sexti* ou *ensi-ternal*.

L'ossification primitive commence tard dans le sternum, seulement vers le milieu de la gestation. Le *primi-sternal* se développe par deux points principaux et par deux épiphyses; les deux points principaux sont médians, et placés l'un au-dessus de l'autre; les épiphyses apparaissent sur les deux bords de l'échancrure moyenne de l'extrémité supérieure de l'os (1), et ils représentent parfaitement les os épisternaux de certains animaux. Le *bi-sternal* se forme par un seul point médian. Le *tri*, le *quarti* et le *quinti-sternal* débutent, au contraire, chacun par deux points latéraux, points qui tantôt sont parallèlement placés, et qui tantôt chevauchent, en quelque sorte, l'un sur l'autre.

Suivant Béclard, le *sexti-sternal* n'a qu'un centre d'ossification; mais je puis assurer que cette règle souffre de nombreuses exceptions; car souvent j'ai trouvé deux noyaux parallèlement placés dans cette pièce, comme dans les précédentes.

Le quarti et le quinti-sternal se réunissent ensemble à l'âge de 20 à 25 ans; les bi, tri, quarti-sternaux de 25 à 30; les quinti et le sexti-sternaux à 45 ans. Mais ce n'est qu'après 60 ans, plus tard chez la femme que chez l'homme, que l'on observe la soudure des deux premières pièces du sternum entre

(1) J'ai eu long-temps à ma disposition un sternum, sur lequel ces deux épiphyses étaient bien distinctes du reste de l'os.

elles; jusque là ces pièces sont réunies par une véritable articulation diarthrodiale.

Variétés. Le sternum est plus court chez la femme que chez l'homme. Chez quelques individus on le trouve percé d'un trou vers son tiers inférieur. Chez d'autres il est bifide inférieurement; quelquefois il est relevé en carêne sur la ligne médiane, presque comme chez les oiseaux. Dans d'autres cas, il offre une saillie plus grande que de coutume, vers l'angle de réunion de ses deux pièces supérieures; ou bien il est déprimé inférieurement en une cavité profonde.

Le trou et la bifidité inférieure du sternum, résultent naturellement d'une absence de réunion des points latéraux qui formaient primitivement cet os. Quant à la dépression que j'ai signalée, elle survient chez tous les individus qui s'exercent de bonne heure à un état, comme celui des cordonniers, qui les oblige à prendre un point d'appui sur leur poitrine.

2° *Des côtes.*

Les côtes sont disposées par paires sur les parties latérales du thorax; il en existe vingt-quatre, douze de chaque côté. Heureusement ces os ont entre eux beaucoup d'analogies; de sorte qu'ici, comme pour les vertèbres, il est possible de simplifier les descriptions à l'aide d'une généralisation méthodique.

Description générale des côtes. (1)

Les côtes sont des os mixtes : sous le rapport de la forme, elles appartiennent bien évidemment à la classe des os longs; tandis que, par les usages et par la structure, elles rentrent dans la catégorie des os larges.

Les côtes sont paires, comme il a déjà été dit, et symétriquement disposées. Elles sont courbées autour de l'axe de la poitrine, mais différemment en avant et en arrière : en avant, elles représentent un arc d'une circonférence beaucoup plus grande, que celle à laquelle elles appartiennent par leur extrémité postérieure. Elles sont tordues sur leur axe, de façon qu'elles ne peuvent reposer sur un même plan, à la fois, dans toute leur longueur. Elles se réunissent avec l'épine sous un angle aigu, en bas, et obtus, en haut.

(1) Pour étudier les côtes, il faut diriger, en arrière, leur extrémité arrondie, en haut, leur bord mousse, et, en dehors, leur face convexe.

Conformation. On distingue aux côtes deux faces, deux bords et deux extrémités :

Face externe, extra-thoracique. Généralement convexe ; cette face présente, 1° à l'union des quatre cinquièmes antérieurs avec le cinquième postérieur des côtes, une saillie angulaire, oblique de haut en bas et de dehors en dedans, que l'on appelle l'*angle* ; 2° plus loin en arrière, une autre saillie, la *tubérosité*, saillie plus relevée que la précédente, rugueuse en arrière pour des insertions, et munie en avant d'une facette lisse et articulaire. Un certain espace de la face externe de la côte sépare l'angle de la tubérosité ; cet espace est fort irrégulier et destiné à des insertions musculaires.

Face interne, intra-thoracique. Concave et lisse, cette face, près de l'angle et inférieurement, dans un point fort circonscrit, est creusée d'un sillon destiné à des organes nerveux et vasculaires (1).

Bords. Le bord supérieur des côtes est arrondi. Le bord inférieur est mince et presque tranchant, au milieu ; le sillon de la face interne s'y prolonge un peu, en avant et en arrière. Du reste, les deux bords des côtes servent à des insertions (2).

Extrémités. L'extrémité antérieure, *chondrale*, des côtes est creusée d'une cavité peu profonde, dans laquelle s'implante leur cartilage de prolongement. L'extrémité postérieure, ou *vertébrale*, est un peu renflée, et porte le nom de *tête;* son sommet présente une surface articulaire, formée par deux plans réunis sous un angle peu saillant (3). La tête des côtes est supportée par un collet aplati d'avant en arrière, lisse dans le premier sens, et fort irrégulier dans le second (4).

Structure. Formées en dehors par une lame épaisse de substance compacte, les côtes contiennent, intérieurement, une substance aréolaire très-serrée et véritablement diploïque ; leur structure est tout-à-fait celle des os larges.

Développement. L'ossification débute, dans les côtes, dès l'époque de quarante jours de la vie intra-utérine, par un point

(1) Le nerf et les vaisseaux intercostaux.

(2) A celles des muscles intercostaux.

(3) Sur cet angle se fixe le ligament moyen de l'articulation costo-vertébrale.

(4) De ce côté, il sert à l'insertion du ligament costo-transversaire moyen.

principal, qui apparaît au niveau de l'angle, et qui se propage, de là, rapidement vers les deux extrémités de l'os. Jusqu'à l'âge de dix-huit ans, le point qui vient d'être indiqué reste seul; mais alors une épiphyse se développe dans la tête de la côte, et se soude avec elle. A vingt-cinq ans, suivant Meckel, un troisième point apparaît encore dans la tubérosité des côtes; je l'ai rencontré quelquefois, mais il me semble constituer une variété dans la formation de ces os.

Variétés. On rencontre quelquefois treize, rarement onze côtes, au lieu de douze. A l'occasion de la colonne vertébrale, il a été déjà question de cette variété. Une côte peut être fourchue antérieurement ou postérieurement, et offrir ainsi une double connexion avec le sternum ou avec le rachis. J'ai rencontré un sujet sur lequel la seconde et la troisième côtes étaient réunies par une production osseuse aplatie, qui offrait 9 lignes de largeur, et qui s'étendait perpendiculairement de l'une à l'autre de ces côtes.

Description particulière des côtes.

Sept côtes seulement, les plus élevées, s'articulent médiatement avec le sternum; les autres n'ont aucun rapport avec cet os. Les premières sont appelées côtes *sternales* ou vraies; les secondes sont les côtes *asternales* ou fausses.

L'angle est d'autant plus éloigné de la tubérosité des côtes que celles-ci sont plus inférieures : ainsi dans les premières, l'angle et la tubérosité sont presque confondus; tandis qu'un espace de vingt lignes sépare ces parties dans les côtes inférieures.

Les côtes sont d'autant plus obliques sur la colonne vertébrale qu'elles sont plus inférieures.

La face convexe des côtes est externe et supérieure, dans les côtes supérieures; elle est directement externe, dans les côtes moyennes; tandis qu'elle regarde en bas et un peu en arrière, dans les côtes inférieures.

Les côtes moyennes sont les plus longues. A partir de ce point, les autres décroissent successivement, sous ce rapport, supérieurement et inférieurement.

La largeur est répartie dans les côtes à peu près comme la longueur; la première côte seule fait exception; cette côte est plus large que la seconde.

Indépendamment de ces caractères différentiels généraux,

certaines côtes en présentent encore de plus spéciaux, qui méritent d'être notés avec soin.

La première côte offre une courbure uniforme autour de l'axe de la poitrine. Elle n'est point tordue sur son axe, et peut reposer sur un plan horizontal, à la fois, dans toute sa longueur. Son angle est confondu avec sa tubérosité. Sa tête offre une face articulaire simple et point angulaire. Sa face externe, plutôt *supérieure* qu'*externe*, présente une gouttière large, superficielle, et dirigée de dedans en dehors et d'arrière en avant, gouttière destinée à une artère volumineuse (l'*axillaire*), et limitée, en avant et en arrière, par des tubercules d'insertion (1). Sa face interne est aussi inférieure. Son bord supérieur regarde en dedans et en haut; et l'inférieur en bas et en dehors.

La seconde côte offre encore beaucoup des caractères de la première; mais elle est plus longue qu'elle. Sa face externe, est moins dirigée en haut que la sienne; mais elle se distingue surtout de toutes les autres, par une empreinte raboteuse qu'elle présente en dehors, empreinte destinée à une insertion (2).

La *onzième et la douzième côtes* n'ont ni angle, ni tubérosité. Le plus ordinairement, leur extrémité postérieure offre une facette vertébrale très simple; tandis que l'antérieure n'est pas toujours creusée d'une cavité pour recevoir le cartilage correspondant.

3° *Des cartilages costaux.*

Destinés à prolonger les côtes, à agrandir le thorax et à lui donner plus de mobilité, les cartilages *costaux* ou de *prolongement des côtes* occupent la partie antérieure du thorax. Leur nombre égale celui des côtes. Leur forme rappelle tout-à-fait celle de ces os. La longueur et la largeur y sont réparties absolument comme dans les côtes; le septième est le plus long et le plus large, les autres diminuent sous ce double rapport, supérieurement et inférieurement; le premier seul fait exception pour sa largeur qui est considérable. La direction des cartilages costaux varie beaucoup: les deux premiers sont obliques en bas, comme la côte à laquelle ils appartiennent; le troisième et le quatrième sont horizontalement dirigés; tous les autres, excepté le dernier, sont

(1) L'antérieur pour le muscle scalène antérieur; le postérieur pour le scalène postérieur.

(2) A celle de la seconde digitation du muscle grand dentelé.

d'abord un peu obliques en bas, près de la côte, puis bientôt ils se coudent angulairement, pour se diriger en haut et en avant.

Les sept cartilages costaux supérieurs sont liés directement au sternum, et appelés *sterno-costaux* pour cette raison. Les cinq derniers manquent, au contraire, de rapport avec le sternum, comme les côtes auxquelles ils appartiennent; ils sont *asternaux.*

Conformation. Les faces externe et interne, les bords supérieur et inférieur des cartilages costaux, font suite à ceux des côtes, et n'offrent rien de spécial.

Quelques cartilages seulement, le cinquième, le sixième, le septième et le huitième se touchent immédiatement par leurs bords, à la faveur de petites facettes lisses, et par suite d'un élargissement notable de leur surface à cette hauteur.

L'extrémité externe des cartilages costaux est généralement arrondie, à quelques exceptions près relatives aux deux dernier; elle forme une sorte de tête reçue dans la cavité de la partie antérieure de la côte.

L'extrémité interne, lisse et formée de deux plans réunis à angle, dans tous les cartilages des vraies côtes, excepté dans le premier (1), est en rapport avec les cavités articulaires latérales du sternum. Pointue dans les cartilages *asternaux,* cette extrémité n'a aucun rapport avec le sternum.

Structure. Les cartilages costaux sont entourés d'un périchondre continu au périoste des côtes, et presque aussi vasculaire que lui. Quant à la substance qui les forme intérieurement, plus d'une hypothèse a régné, plus d'une incertitude existe encore dans la science : Hérissant croyait que cette substance était composée de fibres spirales; Mascagni y admettait des fibres radiées; d'autres ont cru qu'elle était formée de lames concentriques; Meckel assure qu'on n'y rencontre que des *lamelles* ovales, appliquées les unes contre les autres de dedans en dehors, lamelles maintenues par des fibres transversales. Pour moi j'adopte ici entièrement l'opinion de Bichat : *à moins que l'on examine les cartilages costaux avec des yeux prévenus, avant l'époque où*

(1) Celui-ci se continue avec le sternum, comme les autres se continuent avec la substance des côtes; et réciproquement, quelquefois, il est uni à la première côte, comme les autres cartilages le sont avec le sternum.

ils ont commencé à s'ossifier, dit cet illustre anatomiste, *on n'y découvre ni fibres, ni lames ; leur tissu paraît tout-à-fait homogène.* On peut bien, sans doute, réduire les cartilages costaux en lames, par certaines préparations ; mais cela ne prouve pas que la disposition lamellée y existait auparavant. Comme Bichat l'a encore très bien remarqué, on ne voit pas de vaisseaux dans les cartilages costaux, à moins que l'ossification y commence. On n'y trouve pas davantage de tissu cellulaire. Ces cartilages sont des corps formés d'une matière organique, très disposée à subir l'organisation, mais ils n'ont d'organisé que la membrane *périchondre* (1).

Mais si les cartilages costaux ne sont pas réellement organisés à l'intérieur, s'ils ne contiennent ni tissu cellulaire, ni vaisseaux, ils ne conservent cet état que pendant une partie de la vie. Dès l'âge de vingt-cinq à trente ans, souvent même beaucoup plus tôt, leur périchondre devient plus vasculaire ; des vaisseaux véritables se développent dans leur centre, y portent les fluides circulatoires ; et à partir de ce moment, ils commencent à s'ossifier, à la fois, à la surface et dans leurs couches profondes.

Le premier cartilage s'ossifie avant les autres ; ceux-ci ne commencent guère à subir cette métamorphose que vers l'âge de quarante ans ; les cartilages des fausses côtes sont les plus tardifs sous ce rapport. Tous, du reste, s'ossifient plus tard chez la femme que chez l'homme.

Variétés. Les cartilages costaux subissent toutes les variétés de l'extrémité antérieure des côtes qui ont été signalées : ils sont doubles quand les côtes se bifurquent du côté du sternum ; ils se multiplient quand les côtes deviennent plus nombreuses. Sur un sujet qui servait à mon cours, il y a plusieurs années, j'ai rencontré, de chaque côté, dans le premier espace intercostal, un cartilage costal surnuméraire, long d'un pouce, articulé en dedans avec le sternum, libre, au contraire, en dehors, et terminé par une extrémité pointue.

Du thorax en général.

Situé, à la partie moyenne du tronc, le thorax a la forme d'un

(1) Pour de plus amples détails, à cet égard, voyez mes additions à l'anatomie générale de Bichat, tom. 3e, p. 175, Paris.

cône tronqué, dont la base est en bas, et le sommet en haut (1). Sa direction est oblique en bas, en avant et à droite(2). Son volume est très variable : pour en avoir une idée exacte, il faut mesurer ses différens diamètres, et les comparer entre eux. Le diamètre antéro-postérieur est généralement le plus petit; viennent ensuite successivement, le transverse et le vertical. Tous, du reste, acquièrent des dimensions de plus en plus grandes, à mesure qu'on les examine plus inférieurement.

Conformation. Le thorax doit être considéré successivement, à l'extérieur, à l'intérieur et vers ses extrémités.

La surface extérieure du thorax est généralement convexe. Elle présente, 1° *en avant*, la face antérieure du sternum, des cartilages costaux et l'extrémité sternale des espaces intercostaux ; 2° en *arrière*, la face postérieure de la région dorsale de l'épine, les angles costaux formant par leur réunion une ligne oblique en bas et en dehors, les gouttières vertébrales limitées, dans ce point, par les angles costaux, l'union des côtes avec les apophyses transverses, et la partie postérieure des espaces intercostaux ; 3° enfin, *latéralement*, les espaces intercostaux au nombre de onze de chaque côté, et la face convexe des côtes, face dont le thorax entier montre très bien la différence de direction, en haut, au milieu et en bas.

La surface intérieure du thorax est concave ; elle n'est guère moins compliquée que la première : *en avant,* la face postérieure du sternum et des cartilages costaux ; *en arrière,* la saillie de la colonne vertébrale, saillie rendue moins grande par la concavité que présente cette tige osseuse en ce point, les gouttières profondes formées par l'épine, en dedans, et par la courbure postérieure des côtes, en arrière et en dehors ; *latéralement* enfin, la face concave des côtes et des espaces qui séparent ces os, tels sont les caractères qui distinguent cette surface.

Le sommet, *circonférence* ou *extrémité supérieure* du thorax est formé, en avant, par la partie supérieure du sternum, en arrière,

(1) Cette figure du thorax est bien différente de celle de la même partie revêtue de ses parties molles ; alors, en effet, la base du cône thoracique paraît dirigée en haut.

(2) La courbure de la région dorsale de l'épine détermine cette obliquité, dont l'importance a été surtout révélée, dans ces derniers temps, par M. le professeur Cloquet. On peut voir, à cet égard, les belles planches dont il a enrichi son excellent travail sur les hernies.

par la première vertèbre dorsale, latéralement, par la première côte et par son cartilage. Son axe est dirigé obliquement de haut en bas et d'avant en arrière. Sa forme est ovalaire; son grand diamètre est transversalement dirigé. Enfin, comme l'a fait remarquer Bichat, la constitution de cette circonférence est telle, que cette partie n'est pas susceptible d'être réduite dans ses dimensions, et que les organes importans qui la traversent ne sauraient souffrir de compression en aucune circonstance.

La base, *circonférence* ou *extrémité inférieure* du thorax, en est la partie la plus évasée. Elle est dirigée en bas, en avant et à droite. Formée, en avant, par l'extrémité inférieure du sternum, en arrière, par l'épine, latéralement, par les dernières côtes et par leurs cartilages, elle est extrêmement compressible; chez les femmes, les corsets la modifient souvent d'une manière fâcheuse pour les organes profonds. Du reste, cette circonférence est remarquable par *trois angles* et par *trois saillies*. Son angle antérieur a son sommet à l'appendice xiphoïde, tandis que ses côtés sont formés par les cartilages de la septième, et de la huitième côtes. Ses angles postérieurs résultent de l'obliquité de la dernière côte sur le rachis, et sont formés par la rencontre de ces deux parties. Les trois saillies sont représentées, en arrière, par l'épine, et latéralement, par le bord cartilagineux des côtes asternales. La circonférence inférieure du thorax sert à des insertions musculaires dans tous ses points, en dehors, en dedans et inférieurement.

Développement. Avant la naissance, le thorax est comprimé dans le sens transverse, tandis qu'il est plus étendu dans le sens antéro-postérieur. A la naissance, il subit un accroissement rapide dans son diamètre transverse, en raison de l'établissement de la respiration, et il diminue proportionnellement en étendue antéro-postérieure. A la puberté, le thorax s'accroît encore transversalement d'une manière notable. Vers l'âge de dix-huit à vingt ans, les gouttières formées à l'intérieur du thorax par la courbure postérieure des côtes, deviennent plus profondes, par suite du développement de l'épiphyse de la tête de ces os. Enfin, dans la vieillesse, l'ossification des cartilages costaux enlève au thorax une partie de sa flexibilité, et apporte, dans ses fonctions, une gêne qui finit par devenir incompatible avec la vie.

Variétés. Le thorax est plus étendu en hauteur chez l'homme que chez la femme. Quelques anatomistes ont assuré qu'en revanche, chez celle-ci, il est plus étendu transversalement, mais c'est une erreur vers laquelle ils ont été entraînés par le volume et la disposition des parties molles qui recouvrent le thorax sur un sujet entier; l'observation du squelette témoigne, en effet, au contraire, que le thorax de la femme est généralement plus comprimé transversalement que celui de l'homme; et que sous ce rapport, comme sous beaucoup d'autres, il conserve, dans ce sexe, quelque chose de la disposition infantile.

L'usage de corsets étroits imprime quelquefois au thorax la forme d'un petit tonneau, il devient renflé au milieu, et rétréci vers ses deux extrémités. Chez quelques individus, cette partie est très comprimée transversalement; chez d'autres, elle offre un état inverse.

Usages. Le thorax est à la fois un organe de protection et un organe de mouvement; il ne sera jugé sous ce dernier rapport que plus tard, lorsque ses articulations auront été décrites. Comme organe protecteur, il appartient à un grand nombre de parties fort importantes, qu'il est impossible de désigner à présent. Qu'il suffise de dire que cette section du squelette ne forme pas uniquement l'enceinte de la poitrine, mais que l'abdomen ou le ventre, en réclament une partie assez importante.

CHAPITRE SECOND.

Os des extrémités du tronc.

Des deux extrémités du tronc, l'une est appelée *céphalique* et l'autre *pelvienne*; celle-ci l'emporte de beaucoup sur la première, par la simplicité de sa composition anatomique, et, pour cette raison, je la décrirai tout d'abord (1).

ARTICLE PREMIER.

Extrémité pelvienne du tronc.

(Le bassin.)

Le bassin est une ceinture osseuse unie à la colonne vertébrale en haut et en arrière, aux membres inférieurs en bas et en dehors. Il se se compose de quatre pièces: le sacrum, le coccyx et les os coxaux.

(1) Il est encore un autre motif tiré de l'analogie, qui doit faire adopter cette méthode: certaines pièces des deux extrémités du tronc

1° Du sacrum. (1)

Le sacrum est un os médian, impair, symétrique, placé à la partie postérieure et supérieure du bassin. Il est courbé sur lui-même de haut en bas, de manière à décrire un arc à concavité antérieure. Sa forme est très irrégulière; on l'a rapportée à une pyramide quadrangulaire dont la base serait dirigée en haut. Quoi qu'il en soit, cet os, aplati d'avant en arrière, présente quatre faces et deux extrémités.

Face antérieure. Concave de haut en bas, un peu plus fortement chez la femme que chez l'homme, cette face présente, en outre, les particularités suivantes : *sur la ligne médiane*, quatre crêtes transversales, vestiges persistans de l'union des pièces primitives de l'os(2), et cinq dépressions, qui correspondent à la face antérieure du corps des vertèbres sacrés; *en dehors de la ligne médiane*, 1° quatre trous appelés *sacrés antérieurs*, communiquant avec le canal du sacrum et avec les trous sacrés postérieurs, trous évasés en dehors, plus larges à la partie supérieure de l'os qu'à l'inférieure, et destinés à la transmission d'organes nerveux et vasculaires; (3), 2° des portions osseuses séparant les trous sacrés; 3° enfin une surface placée en dehors des trous sacrés, surface qui résulte de la réunion des apophyses transverses (4) des vertèbres sacrées, et qui sert à des insertions (5).

Face postérieure. La face postérieure du sacrum est convexe, et remarquable par ses nombreuses aspérités; on y distingue : 1° une crête visiblement formée par la réunion d'apophyses épi-

sont analogues aux vertèbres, ou plutôt, ne sont que des vertèbres modifiées, de *fausses vertèbres*, comme on l'a dit. Or dans le bassin cette analogie frappe l'anatomiste, même l'élève le moins attentif, tandis que dans le crâne elle est obscure, et a besoin d'être mûrement examinée. Par conséquent, aller du bassin vers la tête dans la recherche de cette analogie, c'est encore procéder du facile au difficile.

(1) Pour l'étudier, il faut tourner, en haut, sa partie la plus volumineuse, et, en avant, sa face concave.

(2) Chez l'enfant le sacrum est formé de cinq vertèbres bien distinctes.

(3) Les branches antérieures des nerfs sacrés, les vaisseaux sacrés latéraux.

(4) Ou plutôt, cette surface est constituée, à la fois, par les apophyses transverses des vertèbres du sacrum, et par des apophyses *costiformes* nées du corps de ces vertèbres, apophyses analogues à celles des vertèbres cervicales.

(5) A celles du muscle pyramidal.

neuses, crête qui cesse inférieurement, et est remplacée par une échancrure, sur les côtés de laquelle apparaissent deux petites apophyses lisses, articulaires, appelées *cornes du sacrum ;* 2° les gouttières sacrées, gouttières peu profondes, occupées par les quatre trous sacrés postérieurs qui sont placés à l'opposite des antérieurs, et, comme eux, communiquant avec le canal du sacrum ; 3° des tubercules qui sont la représentation des apophyses articulaires des vertèbres, et qui servent à des insertions variées.

Faces latérales, coxales, ou iliaques. Ces faces du sacrum sont étroites et rugueuses inférieurement, élargies et lisses supérieurement; dans le premier point, elle servent seulement à des insertions; dans le second, elles s'unissent à l'os coxal, au moyen d'une surface cartilagineuse, échancrée en arrière, et que, pour cette dernière raison, on a comparée au pavillon de l'oreille humaine.

L'extrémité supérieure, ou la base de la pyramide du sacrum, offre tout-à-fait la disposition de la partie supérieure d'une vertèbre lombaire; on y trouve, *sur la ligne médiane*, d'avant en arrière; 1° une surface ovalaire, très étendue transversalement, taillée fortement en biseau de haut en bas et d'avant en arrière, et qui supporte le corps de la dernière vertèbre; 2° un anneau de vertèbre, extrémité supérieure du canal sacré; 3° une apophyse épineuse; et, *sur les côtés de la ligne médiane*, 1° deux larges surfaces, véritables apophyses transverses; 2° deux apophyses articulaires concaves, dirigées en arrière et en dedans.

L'extrémité inférieure, ou sommet de la pyramide du sacrum, n'offre qu'une très petite étendue; on y trouve seulement une surface ovalaire qui représente la face inférieure du corps de la dernière pièce de l'os.

Canal sacré. Le sacrum à l'intérieur est creusé d'un canal appelé *sacré*, évasé supérieurement, recourbé comme le sacrum, triangulaire, continu, en haut, avec le canal vertébral, terminé, en bas, par l'échancrure postérieure qui a été déjà décrite, canal dont le contour présente, latéralement, quatre ouvertures, véritables trous de conjugaison, qui communiquent à la fois avec les trous sacrés antérieurs et postérieurs.

Structure. Le sacrum a tout-à-fait la structure des vertèbres : celle des os courts en avant, et celle des os larges en arrière.

Développement. Dans le jeune âge le sacrum est formé de

cinq pièces bien distinctes, qui présentent la plus grande analogie avec les vertèbres, et qui sont réunies entre elles, comme ces os, ainsi qu'on le verra par la suite. A part quelques exceptions, que je vais signaler, chacune des pièces primitives du sacrum s'ossifie comme les vertèbres, par huit points : trois principaux et cinq épiphysaires. Seulement, comme les deux dernières pièces manquent ordinairement d'apophyse épineuse, elles n'ont pas l'épiphyse qui appartient à cette apophyse; par suite, les deux points de leur masse apophysaire restent séparés, et un petit *spina-bifida normal* existe à cette hauteur.

Indépendamment de ces points vertébraux, le sacrum en présente encore d'autres qui lui sont propres : 1° une large épiphyse se développe dans la surface iliaque à dix-huit ans, et se soude à vingt-cinq avec le reste de l'os; 2° à six mois de vie intra-utérine, un noyau osseux apparaît, de chaque côté, entre les trous sacrés antérieurs, au devant des pédicules des vertèbres sacrées (1). Placées en avant des apophyses transverses des vertèbres sacrées, les dernières épiphyses se soudent promptement avec ces apophyses. Les corps des vertèbres sacrées sont les dernières parties qui se réunissent ensemble.

2° *Du coccyx* (2).

Placé à la partie postérieure et inférieure du bassin, le coccyx est impair et symétrique ; il est recourbé comme le sacrum ; et sa forme rappelle celle de cet os.

Conformation. En avant, le coccyx est concave, renflé au niveau de chacune des pièces ou noyaux qui le forment par leur réunion, et resserré dans leurs intervalles. En arrière, il est convexe, et disposé du reste comme en avant. Sur les côtés, mêmes renflemens, mêmes étranglemens que dans les sens précédens.

La base du coccyx offre une surface ovalaire, plus étendue transversalement que d'avant en arrière, pour son union avec le sommet du sacrum. Deux petites apophyses, les *cornes du coccyx*, rudimens de masse apophysaire pour la première pièce de cet os, sont placées en arrière de cette base, et destinées à former articulation avec les cornes du sacrum.

(1) Ce noyau osseux est évidemment une épiphyse *costiforme* analogue à celle des vertèbres cervicales.

(2) Κόκκυξ, coucou ; on a trouvé à cet os quelque ressemblance avec le bec de cet oiseau. Pour l'étudier, il faut diriger en haut, sa partie la plus volumineuse; et, en avant, sa face concave.

Le sommet du coccyx est arrondi, tuberculeux, et souvent il paraît comme formé par le rapprochement irrégulier de plusieurs noyaux distincts.

Structure. Le coccyx résulte de la réunion de quatre ou cinq petites pièces, qui représentent très-bien des vertèbres privées de masse apophysaire, et réduites à leur corps. La première pièce offre seule un rudiment de masse apophysaire dans ses cornes. Aussi la structure de cet os est-elle tout-à-fait celle des corps vertébraux, celle des os courts.

Développement. Le coccyx se développe, comme les corps vertébraux, par trois points pour chacune de ses pièces élémentaires : un point principal et deux épiphyses semi-lunaires. Deux petits noyaux, particuliers aux cornes de la première pièce du coccyx, représentent en rudimens, les points latéraux de la masse apophysaire des vertèbres.

Le coccyx est proportionnellement très-long chez l'embryon; il y représente une sorte de queue, analogue à celle de certains animaux; il paraît même qu'alors on trouve, dans cet os, plus de pièces que dans le coccyx de l'adulte, et que quelques-unes d'entre elles disparaissent ultérieurement par atrophie. La conformation de l'extrémité inférieure du coccyx, extrémité qui est formée deplusieurs tubercules pressés les uns contre les autres et soudés ensemble, témoigne pendant toute la vie de cette disposition première.

3° *De l'os coxal* (1).

Placé sur les parties latérale et antérieure du bassin, l'os coxal *iliaque*, ou *innommé*, est pair et dépourvu de symétrie. Il appartient à la classe des os larges. Sa forme est celle d'un quadrilatère fort irrégulier. Il est comme tordu sur lui-même vers sa partie moyenne ; de sorte que ses faces sont dirigées d'une manière différente dans leur partie supérieure et dans leur partie inférieure.

Conformation. L'os coxal présente deux faces et quatre bords :

Face externe, extra-pelvienne, ou fémorale. Cette face a pour caractère spécial, une profonde cavité hémisphérique, lisse intérieurement, excepté vers son fond, cavité appelée *cotyloïde.*

(1) Pour étudier cet os, on doit diriger, en haut, son bord contourné en S romaine, en dehors, sa profonde cavité articulaire, et, en avant, le trou large qu'il présente.

La cavité cotyloïde a son bord, *marge* ou *sourcil*, échancré dans trois points : en dedans et en bas, en haut et en arrière, en haut et en avant. L'échancrure interne est profonde, la supérieure est très-superficielle, et la postérieure l'est encore davantage ; toutes trois sont effacées dans l'état frais, par un ligament (1). La première seule est convertie en une ouverture de transmission.

Au-dessus de la cavité cotyloïde, la face externe de l'os coxal est formée par une partie évasée, qui constitue la *fosse iliaque externe*, fosse irrégulièrement déprimée, et fournissant à des insertions musculaires variées dans des points bien distincts. Deux lignes courbes à concavité antérieure et inférieure, souvent peu saillantes, descendant du bord supérieur de l'os vers le postérieur, appelées *lignes courbes de l'os coxal*, l'une *supérieure*, fort courte, l'autre *inférieure*, beaucoup plus étendue, subdivisent la fosse iliaque externe, pour ces insertions, en trois régions. La première région, placée en arrière de la ligne courbe supérieure, en arrière de la fosse iliaque externe, est fort limitée et fort irrégulière. La seconde, intermédiaire aux deux lignes courbes, est assez étendue et lisse. Tandis que la troisième, bornée, d'un côté, par la ligne courbe inférieure, et de l'autre, par la cavité cotyloïde, est un peu rugueuse, surtout inférieurement (2).

Au-dessous et en avant de la cavité cotyloïde, la face externe de l'os coxal est peu étendue ; elle présente, 1° directement au-dessous de la cavité cotyloïde, une *dépression*, véritable coulisse de glissement (3) ; 2° en avant de la cavité cotyloïde, la *fosse obturatrice externe, sous pubienne* (Chauss.), fosse dont le contour sert à des insertions musculaires, en haut, en bas et surtout en dedans (4), et dont la partie moyenne est percée par le trou obturateur.

Le trou sous-pubien ou *obturateur*, ovalaire, chez l'homme, et triangulaire chez la femme, est bouché presque complètement par une membrane, dans l'état frais. Il a son cintre un peu

(1) Le bourrelet *cotyloïdien*.

(2) La première région sert à l'insertion du muscle grand fessier ; le moyen fessier se fixe sur la seconde ; et la troisième est en rapport, avec le petit fessier, supérieurement, et avec le tendon courbe du muscle crural antérieur, inférieurement.

(3) Pour le muscle obturateur externe.

(4) A celles des muscles obturateur externe, adducteurs et droit interne.

cannelé en haut et en dehors, pour le passage de vaisseaux, et pour un nerf qui portent le même nom que lui.

Face interne, intra-pelvienne ou *abdominale*. Cette face est séparée en deux portions par une ligne courbe, qui fait partie du détroit supérieur du bassin, comme on le verra plus loin. Sa région supérieure est large, évasée; elle présente, en avant, la fosse iliaque interne; tandis qu'en arrière, on y trouve une surface lisse, échancrée postérieurement, destinée à l'articulation de l'os coxal avec le sacrum, et une empreinte raboteuse destinée à des insertions, à celles des ligamens *sacro-iliaques*. Sa région inférieure est exclusivement occupée par la fosse *obturatrice ou sous-pubienne interne*, fosse percée par le trou de ce nom, et circonscrite par des plans osseux lisses, et dirigés obliquement en bas et en avant.

Bords. Les bords de l'os coxal sont distingués en supérieur, inférieur, antérieur et postérieur.

Le bord supérieur, ou *crête iliaque*, est arrondi et contourné en S romaine. Il est plus renflé à ses extrémités qu'à son centre, et pour l'intelligence des nombreuses insertions qui y ont lieu, on l'a divisé en trois parties : la lèvre externe, la lèvre interne et l'interstice (1).

Le bord inférieur est beaucoup plus court que le précédent. Il présente, d'avant en arrière : 1° une surface ovalaire un peu rugueuse, mais aplatie, surface appelée *pubienne*, et destinée à l'articulation médiane des deux os coxaux; 2° une portion osseuse mince, un peu plus fortement déjetée en dehors, chez la femme que chez l'homme, surface qui concourt, comme on le verra, à l'arcade pubienne, et qui fournit à des insertions par ses lèvres externe, interne, et par son interstice (2).

Le bord antérieur de l'os coxal est le plus important de tous, sous le point de vue pratique. Dans son ensemble il forme une grande échancrure, sur laquelle on distingue les objets suivans, en procédant de dehors en dedans : 1° *l'épine iliaque antérieure et supérieure* dont les lèvres externe, interne, et l'interstice

(1) La lèvre externe sert à l'insertion des muscles grand oblique et grand dorsal ; la lèvre interne reçoit celles du transverse et du carré des lombes; tandis que l'interstice appartient au petit oblique et au long dorsal.

(2) Aux muscles droit interne, transverse du périnée, ischio-caverneux et à la racine du corps caverneux.

servent à des insertions (1) ; 2° une *échancrure superficielle* ; 3° l'*épine iliaque antérieure* et *inférieure* destinée à une insertion (2) ; 4° une *coulisse* superficielle ; 5° l'*éminence iléo-pectinée* ou *iléo-pubienne*, qui représente le point d'union de deux pièces importantes de l'os coxal ; 6° une *surface triangulaire*, limitée, en dehors, par l'éminence précédente, en arrière, par la *crête du pubis*, en avant, par un bord arrondi qui se continue avec le côté supérieur du trou sous-pubien, surface dirigée en avant et un peu en bas, destinée à quelques insertions (3), et remarquable, sous ce rapport, qu'elle supporte les vaisseaux principaux du membre inférieur ; 7° une épine saillante, *épine* ou *angle* du pubis, sur laquelle se font des insertions (4) ; 8° enfin, une *échancrure superficielle* sur laquelle glissent quelques organes (5).

Le bord postérieur, ou *sciatique*, est remarquable par *quatre apophyses* et par *trois échancrures*. Les quatre apophyses sont, en procédant de haut en bas : 1° *deux éminences* peu saillantes, irrégulières, appelées *épines iliaques postérieures*, l'une supérieure, l'autre inférieure, toutes deux destinées à des insertions (6) ; 2° l'*épine sciatique*, éminence triangulaire, aplatie, et servant à des insertions en dehors, en dedans et vers son sommet (7) ; 3° la *tubérosité sciatique*, la plus épaisse de toutes les portions de l'os coxal ; tubérosité rugueuse et destinée à des insertions, par ses lèvres externe et interne, et par son interstice (8). Les trois échancrures sont ainsi disposées : la première, qui n'a pas reçu de nom spécial, sépare les deux épines iliaques postérieures ; la seconde,

(1) L'externe, au muscle tenseur du *fascia lata* ; l'interne, à l'iliaque ; l'interstice, au couturier.

(2) A celle du tendon direct du muscle droit antérieur.

(3) A celles du muscle pectiné.

(4) Celles du pilier externe de l'anneau inguinal, des muscles droit, pyramidal de l'abdomen et premier adducteur.

(5) Le cordon testiculaire, chez l'homme, le cordon sus-pubien de l'utérus, chez la femme.

(6) A celles des ligamens sacro-iliaques.

(7) En dehors, au muscle jumeau-supérieur ; en dedans à l'ischio-coccygien ; par son sommet, au petit ligament sacro-sciatique.

(8) En dehors, au muscle jumeau externe, en dedans à l'ischio-coccygien ; au milieu, au biceps, au demi-tendineux, au demi-membraneux et au troisième adducteur.

la plus grande, appelée *grande échancrure sciatique*, limitée, en arrière, par l'épine iliaque postérieure et inférieure, en avant, par l'épine sciatique, livre passage à plusieurs organes : à un muscle, à des nerfs et à des vaisseaux (1); enfin, la troisième, appelée *petite échancrure sciatique*, circonscrite par l'épine et par la tubérosité de ce nom, est principalement une coulisse musculaire (2).

Structure. Deux lames épaisses de substance compacte, en dehors, une substance aréolaire rare et serrée, en dedans; telle est la structure de l'os coxal, structure semblable à celle des os larges en général. La tubérosité sciatique, le corps du pubis et la crête iliaque, sont plus abondamment pourvus de substance aréolaire que les autres régions de l'os, et cette substance y rappelle tout-à-fait celle que l'on trouve dans les os courts.

Développement. Dans les premières années de la vie, l'os coxal est formé de trois grandes pièces, que les anciens décrivaient comme os distincts : l'*iléum*, l'*ischium* et le *pubis*.

L'iléum constitue la partie supérieure de l'os, et de la cavité cotyloïde.

L'ischium forme la partie inférieure de l'os coxal, la tubérosité sciatique, les parties inférieure et postérieure de la cavité cotyloïde; et il se prolonge par une branche, appelée *branche ascendante*, jusque sur le côté interne du trou sous-pubien.

Le pubis occupe la partie antérieure de l'os coxal et de la cavité cotyloïde. Il est formé de trois portions : le *corps* qui supporte la surface articulaire et l'épine du pubis; la *branche horizontale*, à laquelle appartient la crête du pubis; la *branche descendante*, qui se prolonge vers la partie interne du trou sous-pubien.

Les os iléum, ischium et pubis concourent, comme on vient de le voir, à former la cavité cotyloïde, et se réunissent vers le centre de cette cavité. En outre, l'iléum se joint à la branche horizontale du pubis, au niveau de l'éminence iléo-pubienne ou pectinée, et à l'ischium, derrière la cavité cotyloïde; tandis que, d'autre part, la branche ascendante de

(1) Au muscle pyramidal, aux vaisseaux et nerfs sciatiques, fessiers et honteux internes.

(2) Elle livre passage au muscle obturateur interne, aux vaisseaux et au nerf honteux internes.

l'ischium se réunit à la branche descendante du pubis, sur le milieu du bord inférieur de l'os coxal, en dedans du trou sous-pubien.

Chacune des trois pièces fondamentales de l'os coxal se forme par deux points d'ossification, un point principal et un autre épiphysaire. C'est à 45 jours de vie intra-utérine que se développe le point principal de l'iléum ; celui de l'ischium apparaît à trois mois et demi, et celui du pubis à quatre mois et demi. A neuf ans, ces trois points se touchent dans la cavité cotyloïde ; et ils se soudent entre eux, dans les divers lieux indiqués, quelques années plus tard, de dix à quinze ans.

Les trois épiphyses de l'os coxal sont réparties de la manière suivante : une appartient à la crête iliaque, et recouvre toute cette crête, depuis l'épine antérieure et supérieure jusqu'à la postérieure; une autre se forme à la surface de la tubérosité sciatique; la dernière, est propre à l'épine du pubis. Les deux premières épiphyses apparaissent à seize ans, et se soudent de 20 à 25 avec le reste de l'os. La dernière est moins constante, et l'observation n'a encore fait connaître, ni le moment de sa formation première, ni celui de sa fusion avec le pubis. Suivant M. Geoffroy Saint-Hilaire, elle est la représentation rudimentaire de l'os *marsupial* des animaux à bourse (1).

Du bassin en général.

Le bassin, *pelvis*, a la forme d'un cône tronqué dont la base est dirigée en haut, et dont le sommet est tourné en bas. Il occupe le milieu du corps en hauteur ; c'est, en effet, à la partie supérieure de la symphyse pubienne que correspond ce point médian, chez l'homme, tandis qu'il est placé à la partie inférieure de cette symphyse chez la femme.

La direction générale du bassin est oblique ; un plan que l'on ferait passer par son détroit supérieur, formerait avec l'horizon un angle d'environ 35 degrés. Au reste, cette direction varie suivant les diverses attitudes que l'on prend.

(1) M. Serre a signalé une quatrième épiphyse de l'os coxal, au fond de la cavité cotyloïde ; mais cette pièce n'est pas constante. Semblable aux os *Wormiens*, dans le crâne, elle me paraît se développer seulement lorsqu'une cause quelconque apporte du retard à la réunion des trois pièces principales de l'os, dans le fond de la cavité cotyloïde.

Conformation. Le bassin est généralement divisé, pour l'étude, en *surface externe*, *surface interne*, *circonférence inférieure* et *circonférence supérieure*.

Surface externe. A l'extérieur, le bassin présente : 1° *en avant*, l'union des deux pubis, le corps de ces os, la fosse pubienne et le trou sous-pubien; 2° en *arrière*, la crête médiane du sacrum, l'échancrure qui termine cette crête, la face postérieure du coccyx et les gouttières sacrées, gouttières relevées en dehors et rendues plus profondes par les os coxaux; 3° *sur les côtés*, la fosse iliaque externe, les deux lignes courbes iliaques, les trois régions que ces lignes séparent, et la cavité cotyloïde.

Surface interne. La surface interne du bassin est nettement divisée en deux parties par un rétrécissement remarquable de la cavité à laquelle elle appartient, rétrécissement qui constitue le *détroit supérieur*.

Le détroit supérieur est formé, d'avant en arrière, par la symphyse pubienne, par la crête de ce nom, par une ligne mousse qui termine, inférieurement, la fosse iliaque interne, par la base du sacrum et par la saillie angulaire qui résulte de l'union de cet os avec la colonne vertébrale, (*angle sacro-vertébral*, *promontoire des accoucheurs*). Sa forme est ovalaire. Son axe est dirigé obliquement de haut en bas et d'avant en arrière. Ses dimensions, chez la femme, chez laquelle il importe surtout de les connaître, sont les suivantes : son diamètre antéro-postérieur, *sacro-pubien*, tiré de l'angle sacro-vertébral vers la symphyse pubienne, offre quatre pouces de longueur. Son diamètre transverse, *bi-coxal*, *iliaque*, mené d'un os coxal à l'autre, a cinq pouces. Enfin, son diamètre oblique, mené d'une éminence iléo-pectinée à la symphyse sacro-iliaque opposée, est moyen, pour l'étendue, entre les deux autres.

Au dessus du détroit supérieur, la surface interne du bassin est formée par une partie largement évasée en dehors, qui constitue *le grand bassin*, ou *la partie abdominale du bassin*. Ce qui a été dit précédemment de la direction du bassin, s'applique bien plus à la partie inférieure de cette cavité qu'à celle-ci; le grand bassin est, en effet, très peu oblique à l'horizon, son axe est presque perpendiculaire. En avant, il manque de paroi; on n'y trouve qu'une grande et profonde échancrure. En arrière, il présente encore une autre échancrure comblée, en partie, par la colonne vertébrale, et séparée par elle en deux petites échancrures secondaires. Ainsi la partie abdominale du bassin, comme on le voit, est seulement constituée par les fosses iliaques internes.

Au dessous du détroit supérieur, la surface interne du bassin est formée par le *petit bassin*, ou l'*excavation pelvienne*. Cette partie, renflée dans son centre et rétrécie vers ses extrémités, a la figure d'un petit tonneau. Sa direction, est d'autant plus oblique en bas et en avant qu'on l'examine plus inférieurement. Tous les plans osseux qui concourent à la former, sont obliques en bas et en avant. Sa paroi postérieure, formée par le sacrum et par le coccyx, a quatre pouces sept lignes de hauteur; elle est fortement concave, et la profondeur de sa concavité est de huit à neuf lignes environ. Sa paroi antérieure, formée par le corps des pubis et par leur symphyse, n'a qu'un pouce six lignes, tandis que ses parois latérales, formées par les fosses sous-pubiennes internes, présentent trois pouces six lignes d'élévation.

Le petit bassin se termine, en bas, par une ouverture un peu rétrécie, qui constitue la circonférence inférieure du bassin, ou le *détroit inférieur*.

Circonférence inférieure. Cette circonférence constitue le détroit inférieur. Ce détroit regarde en avant et en bas. Il a la figure d'un ovale dont la grosse extrémité dirigée en arrière, présenterait un angle rentrant formé par le coccyx. Il est remarquable par trois *saillies* et par trois *dépressions*. Les saillies sont celles du coccyx, en arrière, et celles des tubérosités sciatiques, sur les côtés. Les dépressions sont représentées, sur les côtés, par les échancrures sciatiques qui sont transformées en trous dans l'état frais, en avant, par l'arcade pubienne.

L'arcade pubienne est formée par le bord inférieur des deux os coxaux; son sommet répond à la symphyse du pubis; ses branches, représentées par les parties descendantes des pubis et ascendantes des ischium, sont déjetées en dehors.

Le détroit inférieur présente trois diamètres : l'antéro-postérieur, *coccy-pubien*, mené du coccyx au sommet de l'arcade pubienne; le transverse, *bi-sciatique*, mené d'une tubérosité sciatique à l'autre; l'oblique, mené d'une tubérosité sciatique à l'épine sciatique opposée, sur un bassin sec (1), au milieu du

(1) A vrai dire, on ne peut pas bien apprécier le diamètre oblique sur un bassin dépourvu de ses ligamens. Du reste, il a fort peu d'importance.

grand ligament sacro-sciatique, sur un bassin frais. Tous ces diamètres ont quatre pouces, chez la femme ; l'antéro-postérieur seul est susceptible de varier dans ses dimensions, en raison des mouvemens du coccyx.

Circonférence supérieure. Cette circonférence, la base du cône pelvien, regarde en haut et un peu en avant. Fortement échancrée, en avant, elle est constituée, à ce niveau, par le bord antérieur de deux os coxaux. En arrière, elle est formée par la base du sacrum. Sur les côtés, elle appartient à la crête iliaque.

Structure. Pour peu que l'on réfléchisse à la composition de la ceinture pelvienne, on ne tarde pas à reconnaître qu'elle est essentiellement formée, en arrière, par un prolongement de la colonne vertébrale; en avant et sur les côtés, par la première section du membre inférieur, *la hanche.* Ces parties sont réunies solidement ensemble, pour assurer au tronc, sur les membres inférieurs, une base solide de sustentation.

Le prolongement du rachis qui concourt à la formation du bassin offre ceci de particulier, que les vertèbres qui le constituent tendent de plus en plus à s'atrophier en descendant; tellement, par exemple, que celles de la partie inférieure du sacrum sont dépourvues d'apophyse épineuse, et que celles du coccyx sont réduites à leur corps.

Développement. Dans le jeune âge, le bassin est peu développé; sa partie supérieure est cependant plus précoce que l'inférieure. L'obliquité du bassin est grande chez l'enfant, médiocre chez l'adulte, et de nouveau grande chez le vieillard (1). C'est seulement à l'époque de la puberté que le bassin acquiert les dimensions et la forme qui ont été indiquées, et que se prononcent les différences qui le caractérisent dans les sexes.

Variétés. Les différences sexuelles du bassin sont très-nombreuses et très-importantes; le tableau synoptique suivant les présentera d'une manière plus simple et plus favorable à la mémoire, que ne pourrait le faire la description la plus étendue.

(1) L'obliquité du bassin ne dépend pas des mêmes causes, au commencement, au milieu et vers le déclin de la vie : chez l'enfant, elle est produite par le développement tardif des pubis; chez l'adulte, elle suit la courbure de la région lombaire et de l'angle sacro-vertébral; chez le vieillard, elle a son principe dans la courbure générale du tronc en avant.

DIFFÉRENCES DU BASSIN SUIVANT LES SEXES.

- GÉNÉRALES.
  - *obliquité* . . . . plus considérable chez la femme que chez l'homme;
  - *hauteur* . . . . moins considérable chez la femme que chez l'homme;
  - *largeur*. . . . . plus considérable chez la femme que chez l'homme;
  - *épaisseur*. . . . . . . moins considérable chez la femme que chez l'homme;
  - *rugosités* . . . . moins considérables chez la femme que chez l'homme;
- PARTICULIÈRES.
  - au grand bassin
    - promontoire, plus saillant chez la femme que chez l'homme;
    - crêtes iliaques, plus dejetées en dehors chez la femme que chez l'homme;
    - fosses iliaques, moins profondes chez la femme que chez l'homme;
  - au détroit supérieur
    - diamètres
      - l'antéro-postérieur prédomine chez l'homme;
      - le transverse prédomine chez la femme;
    - figure
      - cordiforme chez l'homme;
      - ovalaire chez la femme;
  - au petit bassin
    - plus court, plus renflé en tonneau, chez la femme que chez l'homme;
    - symphyse pubienne
      - moins épaisse,
      - moins saillante en arrière,
      - moins haute
      - } chez la femme que chez l'homme;
    - trou sous-pubien
      - ovalaire chez l'homme;
      - triangulaire chez la femme;
  - au détroit inférieur
    - figure
      - ovalaire chez la femme;
      - cordiforme chez l'homme;
    - sommet de l'arcade pubienne
      - arrondi chez la femme;
      - angulaire chez l'homme;
    - branches de l'arcade pubienne, plus dejetées en dehors chez la femme que chez l'homme;

Les différences individuelles du bassin tendent, en général, à l'effacement, ou, tout au moins, à l'amoindrissement des différences sexuelles; il suffit de connaître celles-ci, pour apprécier facilement les autres.

Usages. Le bassin est à la fois destiné, à la protection de certains viscères, et à la transmission, sur les membres inférieurs, du poids de la colonne vertébrale et des parties auxquelles celle-ci fournit un appui. Sous le dernier rapport, on conçoit tout l'avantage de l'angle sacro-vertébral; en effet, il reporte en avant le centre de gravité de l'épine, et il le fait tomber précisément sur la base de sustentation, qui est représentée, au niveau du bassin, dans la station sur les pieds, par une ligne tirée du fond d'une cavité cotyloïde à celle du côté opposé.

ARTICLE SECOND.

De la tête.

La tête, *caput*, κεφαλή, est l'extrémité cérébrale du tronc; elle est composée du crâne et de la face.

§ Ier *Du crâne.*

Le crâne, *cranium*, *calvaria*, κρανιον, est la partie la plus volumineuse de la tête, celle qui est spécialement destinée à loger le cerveau. Il occupe les régions supérieure et postérieure de la tête, et présente deux parties principales, la *voûte* et la *base*.

Le crâne est formé de plusieurs pièces, les unes constantes pour le nombre et la position, les autres inconstantes.

Tous les os du crâne, à quelque classe qu'ils appartiennent, sont contournés en calotte de sphère. Tous ont une face *interne* ou *cérébrale*, concave, et une autre, *externe*, ou *péricrânienne*, convexe. La première est lisse, parsemée d'éminences alongées, appelées *mamillaires*, et d'enfoncemens superficiels appelés *impressions digitales*, parce qu'on les a comparés aux impressions que feraient les doigts sur une cire molle. La seconde, plus ou moins rugueuse, est destinée à des insertions. Les os du crâne se réunissent par leurs bords; et leurs articulations portent le nom spécial de *sutures*.

Il semble indifférent, au premier abord, de commencer la description des os du crâne par la voûte, ou par la base; cependant, en réalité, il n'en est pas ainsi. En procédant de la base vers la voûte, sans doute, on étudie d'abord des os qui ont quelque analogie avec ceux du rachis; mais on marche du *difficile* au *facile*. Tandis qu'en procédant de la voûte vers la base, bien qu'on n'ait pas l'air de tenir grand compte des analogies précédentes, on marche du *facile* au *difficile*, méthode plus élémentaire, par conséquent, et que j'adopterai de préférence, pour cette raison.

1° *Pièces constantes.*

Ces pièces sont au nombre de huit (1) : les deux os pariétaux, le frontal, l'occipital, les deux temporaux, le sphénoïde et l'ethmoïde.

Du pariétal (2).

Os pair, non symétrique, de forme quadrilatère, le pariétal est situé à la partie supérieure et latérale du crâne. Il présente deux faces, quatre bords et quatre angles.

Face externe. Convexe et lisse dans la plus grande partie de son étendue, cette face présente, à son centre, une bosse plus considérable chez l'enfant que chez l'adulte et le vieillard, (*bosse pariétale*). Au-dessus de la bosse pariétale, près de la partie postérieure du bord supérieur de cet os, on distingue un trou, simple ordinairement, quelquefois double, quelquefois réduit à la condition d'une simple échancrure du bord supérieur de l'os, *trou pariétal* (3). Au-dessous de la bosse pariétale, près du bord inférieur, cette face est relevée par une ligne peu saillante, courbe, et offrant la concavité de sa courbure en bas, ligne qui fait partie de la limite supérieure de la fosse temporale, et qui surmonte une surface de l'os un peu rugueuse, qui appartient à cette fosse.

(1) Sœmmering ne compte que sept pièces constantes dans le crâne, parce qu'il réunit le sphénoïde et l'occipital en une seule.

(2) De *paries*, paroi. Pour étudier cet os, il faut diriger en bas son bord tranchant et concave, et en arrière celui qui est le plus fortement denté.

(3) Il livre passage à une veine émissaire. Suivant Winslow, il se termine quelquefois dans le diploë.

Face interne. Concave, en rapport avec la cavité crânienne, cette face présente des impressions digitales et des éminences mamillaires peu prononcées. Elle est parcourue par des sillons rameux qui procèdent d'un tronc commun placé vers l'angle antérieur et inférieur de l'os, sillons qui constituent la *nervure de la feuille de figuier* (1).

Indépendamment de cette conformation générale, la face interne du pariétal offre encore deux gouttières superficielles: l'une, supérieure, placée le long du bord supérieur de l'os, incomplète sur un pariétal séparé, faisant partie de la gouttière longitudinale supérieure du crâne, et présentant l'orifice interne du trou pariétal; l'autre, très petite, reléguée vers l'angle postérieur et inférieur de l'os, et faisant partie de la gouttière latérale du crâne. Le milieu, la partie la plus excavée de cette face du pariétal constitue la *fosse pariétale*, qui est placée à l'opposite de la bosse du même nom.

Bords. Les bords du pariétal sont distingués en supérieur, inférieur, antérieur et postérieur.

Le bord *supérieur* droit, fortement denté, point taillé en biseau, sert à la réunion des deux pariétaux.

Le bord *inférieur* est concave, dépourvu de dentelures, très-fortement taillé en biseau, et uni à l'os temporal.

Le bord *antérieur* est droit, comme le supérieur. Il offre des dentelures moins prononcées que celles de celui-ci. Il est taillé en biseau alternativement sur ses deux faces: en haut, aux dépens de sa lame externe, en bas, aux dépens de sa lame interne. Il répond à l'os frontal.

Le bord *postérieur* offre les dentelures les plus apparentes. Il est fort irrégulier, sans aucun biseau et uni à l'os occipital.

Angles. Des quatre angles du pariétal, deux sont supérieurs et deux sont inférieurs, les uns antérieurs, les autres postérieurs.

L'angle supérieur et *antérieur* est à peu près droit. Il répond à celui de l'os opposé et au frontal.

L'angle supérieur et postérieur est arrondi. Il répond à l'occipital.

L'angle inférieur et *antérieur* est émoussé. Il s'unit à la partie supérieure du sphénoïde. C'est en dedans de cet angle, qu'aboutit

(1) La nervure de la feuille de figuier loge l'artère meningée moyenne.

le tronc de la nervure de feuille de figuier; et souvent, en ce point, cette nervure est transformée en un canal complet.

L'angle inférieur et *postérieur* est tout-à-fait tronqué. Il répond à la portion mastoïdienne du temporal. C'est en dedans de cet angle que se trouve la petite gouttière dont il a été question à l'occasion de la table interne de l'os.

Structure. Le pariétal a la structure de tous les os larges : deux lames épaisses et comme vitrées de substance compacte, en dehors; à l'intérieur, une substance aréolaire serrée, un diploé véritable.

Développement. Le pariétal se forme par un seul point, vers le quarantième jour de la vie intrà-utérine, point qui apparaît dans la bosse pariétale, et duquel procèdent, en rayonnant, une foule de filamens osseux, qui se prolongent vers la circonférence de l'os.

On dit (1) avoir vu le pariétal divisé en deux pièces distinctes. Cet état est fort rare. Mais, alors, il est évident que deux points, primitivement séparés, ont dû former les deux pièces de l'os.

Chez les vieillards, on trouve souvent des dépressions irrégulières sur la face interne du pariétal, près de son bord supérieur. Ces dépressions logent des granulations de la dure-mère (*glandes de Pachioni*).

2° *Du frontal* (1).

Impair, symétrique, placé à la partie antérieure du crâne, le frontal, ou *coronal*, ainsi appelé parce qu'il supporte les cornes chez certains animaux, a été comparé avec assez d'exactitude, par Winslow, à une espèce de coquille de mer. Il est un peu plus qu'hémisphérique, et présente trois faces et une circonférence.

Face antérieure. Lisse, convexe, dirigée plus ou moins en avant, suivant les sujets, cette face présente sur la ligne médiane : 1° dans toute son étendue, une *saillie* ou une *suture*, vestiges plus ou moins apparens de la séparation primitive de l'os en deux pièces latérales ; 2° en bas, la *bosse nasale*, développée

(1) Meckel.

(2) Pour l'étudier, il faut placer son échancrure inférieure dans un plan horizontal, et diriger sa face convexe antérieurement.

en raison directe de l'âge; 3° au-dessous de cette bosse, l'*échancrure nasale*, dont les inégalités sont articulaires, et de laquelle s'élève l'*épine nasale*, saillie pointue qui supporte les os propres du nez.

Sur les côtés de la ligne médiane, et de haut en bas, on rencontre sur la même face du frontal : 1° une *surface lisse*, sous-jacente aux muscles du front; 2° la *bosse frontale*, éminence développée en raison inverse de l'âge, comme la bosse pariétale; 3° une *dépression* peu importante; 4° l'*arcade sur-ciliaire*, saillie courbe, à concavité inférieure, plus prononcée en dedans qu'en dehors, développée en raison directe de l'âge, servant de point d'appui au sourcil, et d'insertion au muscle de cette petite région; 5° l'*arcade orbitaire*, partie supérieure de la base de l'orbite, terminée, en dedans et en dehors, par des apophyses appelées *orbitaires interne et externe*, l'externe plus saillante et moins aplatie que l'interne, toutes deux inégales et articulaires. L'arcade orbitaire est interrompue, à la réunion de son tiers interne avec ses deux tiers externes, par le *trou* ou l'*échancrure sus-orbitaire* (1), et offre sur le même point quelques pertuis vasculaires importants ; 6° enfin, en dehors et en bas, une *ligne* qui procède de l'apophyse orbitaire externe, ligne concave inférieurement, et qui concourt à former la limite supérieure de la fosse temporale.

Face inférieure. Sensiblement horizontale, plus irrégulière que les autres régions du frontal, cette face présente deux choses distinctes : l'*échancrure ethmoïdale* et les *surfaces orbitaires.*

L'échancrure ethmoïdale du frontal est médiane, et de forme à peu près quadrilatère. Elle est ouverte en arrière, et fermée en avant. Ses bords sont fort irréguliers : on y rencontre des inégalités articulaires, et des cellules incomplètes, qui sont principalement complétées par l'union du frontal avec l'ethmoïde. Parmi ces cellules, il en est deux, qui pénètrent profondément dans le frontal, qui constituent les sinus de cet os, et dont les ouvertures sont placées antérieurement, là où l'échancrure

(1) L'échancrure sus-orbitaire est transformée en un trou, dans l'état frais, par un ligament; l'ossification de ce ligament, avec l'âge, change l'échancrure en une ouverture osseuse.

nasale se continue avec celle qui nous occupe. Enfin, de chaque côté de l'échancrure ethmoïdale, on distingue encore deux petites gouttières transversales, l'antérieure plus large et plus constante que la postérieure, qui concourent, avec l'ethmoïde, à former les trous *orbitaires internes*.

Les surfaces orbitaires du frontal sont placées en dehors de l'échancrure précédente. Elles sont irrégulièrement triangulaires et un peu concaves. Elles se terminent en avant, vers l'arcade orbitaire, et présentent, 1° en dehors et en avant, au-dessous de l'apophyse orbitaire externe, la *fossette lacrymale*, destinée à la glande de ce nom; 2° en dedans et en avant, près de l'apophyse orbitaire interne, chez les uns un enfoncement, chez les autres un petit crochet, destinés à l'insertion d'un organe fibreux (1).

Face postérieure ou *interne*. Lisse, concave, parsemée d'impressions digitales et d'éminences mamillaires, très prononcées au-dessus des surfaces orbitaires, cette région du frontal présente sur la ligne médiane : en haut, une gouttière qui forme l'origine de la grande gouttière longitudinale supérieure; au milieu, la crête frontale interne, sur laquelle se fixe un repli de l'enveloppe fibreuse du cerveau; tout-à-fait en bas, le trou borgne (*fronto-ethmoïdal*, Chauss.), trou qui n'est pas terminé en cul-de-sac, comme son nom le fait supposer, mais qui parvient, dans les fosses nasales, comme Sabatier l'a montré (2).

Les fosses frontales, placées à l'opposite des bosses frontales, sont les seules parties qui signalent les côtés de la face interne du frontal.

Circonférence. La circonférence du frontal offre deux parties distinctes : un bord *supérieur* et un bord *inférieur*.

Le bord supérieur est demi-circulaire. Il est muni de dents assez prononcées. Une saillie, quelquefois tout-à-fait émoussée, le divise, sur la ligne médiane, en deux parties latérales entièrement semblables, l'une droite et l'autre gauche. Il est taillé en biseau alternativement sur ses deux faces, sur la face interne, supérieurement, sur l'externe, inférieurement. Enfin, il répond aux bords antérieurs des pariétaux.

Le bord inférieur est droit et transversalement dirigé. Il est interrompu au milieu par l'échancrure ethmoïdale; dans les

(1) La poulie de renvoi du muscle grand oblique de l'œil.

(2) Il loge une veine émissaire.

autres points, mince, presque tranchant et taillé en biseau aux dépens de sa face supérieure, il s'articule avec la partie antérieure du sphénoïde.

A l'union du bord supérieur avec le bord inférieur du frontal, on trouve une surface triangulaire, rugueuse, continue avec l'apophyse orbitaire externe, et qui répond au sphénoïde.

Structure. Le frontal est organisé comme le pariétal, et comme tous les os larges. On trouve un peu plus de substance aréolaire qu'ailleurs dans l'apophyse orbitaire externe. Cet os est creusé à l'intérieur de cellules profondes, qui constituent les *sinus frontaux.*

Les sinus frontaux, au nombre de deux, sont séparés l'un de l'autre par une cloison qui reste rarement médiane ; mais qui presque toujours se dévie à droite ou à gauche, le plus souvent dans le dernier sens, laissant plus de capacité au sinus droit qu'au gauche. Quelquefois ces cavités communiquent ensemble plus ou moins largement. Elles présentent leur ouverture sur les parties antérieure et latérales de l'échancrure ethmoïdale, et sont développées en raison directe de l'âge.

Développement. A l'époque de la naissance, et jusqu'à l'âge de cinq ou six ans, le frontal est formé de deux pièces, qui restent quelquefois distinctes beaucoup plus long-temps que de coutume, et dont la réunion constitue cette sorte de symphyse, qui a été signalée à l'occasion de la face antérieure de l'os. La soudure des deux pièces du frontal s'établit plus promptement en haut qu'en bas. Chacune de ces pièces se développe par un point osseux, qui paraît sur l'arcade orbitaire et non dans la bosse frontale, comme on le croit généralement.

La division primitive du frontal, transitoire pour notre espèce, est normale, pendant toute la vie, chez beaucoup d'animaux, qui, par compensation, ont souvent les deux pariétaux soudés ensemble.

3° *De l'occipital* (1).

Impair, symétrique, quadrilatère, placé à la partie posté-

(1) Pour étudier cet os, il faut placer le trou occipital dans un plan horizontal, diriger en arrière sa face convexe, et en haut son angle le plus saillant, celui vers lequel se rencontrent les dentelures les plus prononcées.

rieure du crâne, l'occipital présente deux faces, quatre bords et quatre angles.

Face extra-crânienne ou *postérieure*. Convexe et irrégulière, cette face offre une disposition fort compliquée. Les particularités y abondent, sur la ligne médiane et en dehors de cette ligne.

Sur la ligne médiane, on y trouve de haut en bas : 1° une *surface convexe* et un peu rugueuse, couverte par un muscle (1); 2° la *protubérance occipitale externe*, saillante en raison directe de l'âge, recourbée un peu en crochet, inférieurement, chez certains vieillards, protubérance destinée à des insertions (2); 3° la *crête occipitale externe*, plus développée au milieu qu'en haut et en bas, et destinée, comme la protubérance du même nom, à des insertions (3) ; 4° le *grand trou occipital*, dirigé horizontalement, de forme ovalaire, plus évasé supérieurement qu'inférieurement, présentant son grand diamètre dans le sens antéro-postérieur, et destiné à faire communiquer le crâne et le canal vertébral (4); 5° *la surface basilaire*, surface rugueuse, appartenant à une portion renflée de l'os qui porte le nom de *base*, *région* ou *apophyse basilaire*, et destinée à des insertions (5).

En dehors de la ligne médiane, la face postérieure de l'occipital présente de haut en bas : 1° une partie de la *surface lisse* qui a déjà été notée ; 2° la *ligne courbe supérieure*, ligne à concavité inférieure, qui procède de la protubérance occipitale externe, s'étend jusqu'à la circonférence de l'os, et est destinée à des insertions (6); 3° la *ligne courbe inférieure*, moins saillante que la première, concave dans le même sens, et destinée aussi à quelques insertions (7); 4° un *espace raboteux*, circonscrit entre les deux

(1) Le muscle occipital.

(2) Surtout à celles du ligament cervical postérieur.

(3) Elle reçoit un prolongement du ligament précédent.

(4) Il livre passage à la moëlle épinière, à un prolongement des meninges, aux artères vertébrales et aux nerfs spinaux.

(5) A celles des muscles droits antérieurs de la tête et constricteurs supérieurs du pharynx.

(6) A celles des muscles trapèze et sterno-mastoïdien en bas ; au muscle occipital en haut.

(7) A celles des muscles grand droit et oblique supérieur de la tête.

lignes précédentes, et destiné à des insertions (1); 5° un *autre espace raboteux*, limité en haut par la ligne courbe inférieure, et en bas, par le trou occipital, espace destiné encore à des insertions (2); 6° le *condyle*, éminence alongée d'arrière en avant, et un peu de dehors en dedans, convexe, lisse, articulaire, et dont le plan dirigé en bas et un peu en dehors, est opposé à celui des apophyses articulaires supérieures de l'atlas sur lesquelles il s'appuie; 7° les *fosses condyliennes*, creusées en avant et en arrière du condyle, au nombre de deux, distinguées en antérieure et en postérieure, et percées de trous de transmission appelés *condyliens*, l'antérieur large et constant, le postérieur étroit et inconstant (3); 8° enfin, la *surface jugulaire*, région étroite, convexe, placée en dehors du condyle, et destinée à une insertion (4).

Face intra-crânienne ou antérieure. Concave, lisse, parsemée d'impressions digitales et d'éminences mamillaires peu prononcées, cette face présente les particularités suivantes :

Sur la ligne médiane, de haut en bas: 1° une *gouttière*, qui termine la gouttière longitudinale supérieure, et qui, après un court trajet sur l'occipital, s'incline à droite de la ligne médiane, ou bien, ce qui n'est pas l'état normal, se bifurque pour se porter à la fois à droite et à gauche de l'os; 2° la *protubérance occipitale interne*, près de laquelle la gouttière précédente offre la disposition indiquée en dernier lieu (5), 3° la *crête occipitale interne*, placée à l'opposite de l'externe, plus saillante qu'elle, bifurquée pour embrasser le trou occipital (6); 4° le *trou occipital*; 5° la *gouttière basilaire*, placée au-dessus de la surface basilaire de la face externe de l'os, gouttière large, superficielle et lisse (7).

Sur les côtés de la ligne médiane, la face de l'occipital qui nous occupe présente, de haut en bas : 1° la *fosse occipitale supérieure* (8),

(1) A celles du muscle grand complexus, en dedans, et du splenius, en dehors.

(2) A celles des muscles droits postérieurs et à l'oblique supérieur de la tête.

(3) Le trou condylien antérieur livre passage au nerf grand hypoglosse; le postérieur appartient à une veine émissaire.

(4) A celle du muscle droit latéral.

(5) Elle répond au pressoir d'Erophile.

(6) Elle est en rapport avec la faux du cervelet.

(7) Elle supporte la protubérance annulaire.

(8) En rapport avec la partie postérieure du cerveau.

fosse cérébrale des auteurs, séparée de celle du côté opposé par la gouttière longitudinale supérieure; 2.° une *gouttière transversale*(1), qui fait partie de la gouttière latérale, qui commence vers la protubérance occipitale externe, en se continuant, tantôt de l'un et de l'autre côté, tantôt, et le plus souvent, à droite avec la gouttière médiane, et qui limite, inférieurement, la fosse occipitale supérieure; 3° la *fosse occipitale inférieure* (2), *cerebelleuse* des auteurs, bornée en haut par la gouttière précédente, en bas, par le trou occipital, et séparée de celle du côté opposé par la crête occipitale interne; 4° une *portion de gouttière*, très peu étendue, contournée en dedans, qui termine la gouttière latérale, comme on le verra par la suite, et dans laquelle apparaît le trou condylien postérieur, lorsqu'il existe; 5° enfin une *gouttière* beaucoup plus étroite que les autres, incomplète sur l'occipital, placée sur les côtés de la grande gouttière basilaire, et appelée *pétreuse inférieure* (3).

Bords. Les bords de l'occipital sont distingués en *supérieurs* et en *inférieurs*.

Les deux bords supérieurs sont munis de dents extrêmement saillantes; ils répondent aux bords postérieurs des pariétaux.

Les deux bords inférieurs sont beaucoup moins irréguliers que les premiers; ils sont divisés en deux parties d'étendue sensiblement égale, par l'*apophyse jugulaire*, éminence terminée par une facette quadrilatère, lisse, cartilagineuse et articulaire. Au-dessus de l'apophyse jugulaire, les bords inférieurs de l'occipital sont minces, très peu dentés et dirigés vers la partie mastoïdienne du temporal. Au-dessous de cette apophyse, ils sont fortement échancrés; quelquefois, même, leur échancrure est subdivisée, par une lame osseuse, en deux échancrures secondaires : l'une, postérieure, arrondie et large; l'autre, antérieure, irrégulière et étroite. Cette dernière partie du bord inférieur de l'occipital répond à la *portion pierreuse* du temporal.

Angles. Les angles de l'occipital sont distingués en *supérieur*, *inférieur* et *latéraux*.

L'angle supérieur, tantôt très saillant, et tantôt tronqué, est

(1) Elle loge le sinus latéral.

(2) Elle est en rapport avec le cervelet.

(3) Elle loge le sinus pétreux inférieur.

fortement denté, et reçu dans l'intervalle des deux pariétaux.

L'angle inférieur, toujours tronqué et terminé par une surface plane, un peu rugueuse, appartient à la portion *basilaire* de l'os; il s'unit au sphénoïde.

Les angles latéraux sont peu saillans, médiocrement dentés, et dirigés, à la fois, vers le temporal et vers l'angle inférieur et postérieur du pariétal.

Structure. L'occipital est formé de quatre parties distinctes, dans lesquelles la composition anatomique n'est pas la même : la *portion basilaire*, qui représente toute la région de l'os placée au-devant du trou occipital; les *portions condyliennes*, qui limitent les parties latérales et postérieure du trou occipital, et auxquelles appartiennent les condyles; la *portion plate* ou *écailleuse*, (*proral de Béclard*) qui constitue la région supérieure de l'os.

La partie plate de l'occipital offre, au plus haut degré, la structure des os larges, celle du pariétal, par exemple. Les parties condyliennes renferment un peu plus de substance aréolaire que la précédente, tandis que la portion basilaire a tout-à-fait la structure des os courts, celle des corps vertébraux.

Développement. Les quatre portions de l'occipital se forment indépendamment les unes des autres : chacune d'elles procède par un point unique : le point de la portion basilaire et ceux des condyles se développent au centre de ces parties ; celui de la partie plate de l'os apparaît dans la bosse occipitale (1).

(1) Ce n'est pas que tout le monde admette ce mode de formation ; loin de là : il y a, sous ce rapport, grande divergence d'opinions entre les anatomistes. Ainsi Meckel soutient que la partie plate de l'occipital, le *proral* se développe par huit points disposés par paires : une paire pour les fosses occipitales supérieures ; une autre pour les fosses occipitales inférieures ; une troisième paire entre les deux précédentes ; enfin, la quatrième pour les parties latérales de l'os. Béclard professait, au contraire, que le *proral* se forme seulement par quatre points disposés par paires, un pour le fond de chaque fosse occipitale supérieure et inférieure. Meckel et Beclard conviennent, du reste, qu'il est difficile, si ce n'est dans quelques cas exceptionnels, de trouver séparés les points qui constituent, suivant eux, la partie supérieure de l'occipital.

Pour moi, chaque fois que j'ai étudié l'occipital chez l'embryon, quelque peu âgés que fussent les sujets que j'avais à ma disposition, j'ai toujours trouvé sa partie plate formée d'une seule pièce ; et toujours cette pièce était plus dure, plus compacte au niveau de la *protubérance occipitale externe* que partout ailleurs. Aussi, depuis long-temps, ai-je émis l'opinion

Il est maintenant facile de comprendre toute l'analogie qui rapproche l'occipital des vertèbres. Le trou *occipital* est l'anneau; les *condyles* sont les apophyses articulaires inférieures; les *apophyses jugulaires* sont les apophyses transverses de cette vertèbre céphalique; tandis que la *partie plate* ou le *proral* est une pièce sur-ajoutée pour l'élargissement du crâne. Qu'il me suffise de dire, pour établir tout-à-fait cette analogie, que l'*apophyse basilaire* a la structure des corps, que les *parties condyliennes* possèdent celle des masses apophysaires des vertèbres; et que ces trois parties se forment par trois points, qui se réunissent autour du trou occipital, absolument comme la chose a lieu pour les trois points fondamentaux des vertèbres.

Du temporal (1).

Pair, non symétrique, placé sur la partie latérale du crâne, le temporal est très irrégulier. Il est formé de trois portions qu'il est facile de distinguer tout d'abord : la portion *écailleuse* ou *squammeuse*, qui constitue la région supérieure et aplatie de cet os; la *portion mastoïdienne*, qui est remarquable par son apophyse en forme de mamelon, et qui représente la région postérieure de l'os; enfin, la *portion pétrée*, ou le *rocher*, qui appartient tout entière à la face interne de l'os. Quoi qu'il en soit de cette composition du temporal, il est plus simple de le diviser, pour la description, comme les autres pièces du crâne, en face externe, face interne et circonférence.

que la protubérance occipitale est le point du *proral* vers lequel l'ossification paraît dans l'origine. Sans doute, on observe communément des échancrures vers les parties supérieure, inférieure et latérales de la région plate de l'occipital des embryons, échancrures que Béclard et Meckel considèrent comme le vestige d'une séparation primitive beaucoup plus complète; mais rien n'établit que cette conformation n'est pas une circonstance qui dépende simplement du rayonnement excentrique des fibres osseuses. Sans doute, aussi, on a trouvé quelquefois l'occipital séparé en deux sur la ligne médiane; toutefois, comme je l'ai déjà dit à l'occasion des corps vertébraux, cette très-rare variété implique bien nécessairement un développement latéral de l'occipital, dans ce cas particulier; mais elle n'établit pas qu'il en est ainsi dans l'état normal.

(1) *Tempora tempes*. Pour étudier cet os, dirigez en haut son bord demi-circulaire, et, en arrière, son apophyse en forme de mamelon.

Face externe. Convexe, dirigée en dehors, cette face est lisse en avant, et fort irrégulière en arrière. Tout-à-fait en avant, on y remarque : 1° une *surface convexe,* peu irrégulière, marquée de quelques sillons vasculaires, surface qui fait partie de la fosse temporale ; 2° l'*apophyse zygomatique* ou *jugale.*

L'apophyse zygomatique se porte obliquement de bas en haut, de dehors en dedans et surtout d'arrière en avant. Elle est tordue sur elle-même à sa base, de sorte que la face, qui d'abord était supérieure près de celle-ci, devient interne un peu plus loin, et que l'inférieure devient externe. Sa face externe est convexe et sous-cutanée. Sa face interne est concave et dirigée vers la tempe. Son bord supérieur est mince et destiné à une insertion (1). Son bord inférieur est sinueux (2). Son sommet est pointu, denté et taillé en biseau aux dépens de sa partie supérieure. Sa base élargie et séparée en deux racines, présente un petit tubercule destiné à une insertion (3).

La racine supérieure, *ascendante*, de l'apophyse zygomatique se divise en deux parties : l'une se perd sur le pourtour du conduit auditif; l'autre, dirigée vers la circonférence de l'os, décrit une courbe à concavité antérieure, et sert à la circonscription de la fosse temporale. La racine inférieure, *horizontale* ou *transversale* (*Condyle du temporal*, Chauss.), se porte de dehors en dedans, et se termine aussi vers la circonférence de l'os ; elle est convexe d'avant en arrière, lisse, revêtue de cartilage, et articulaire.

En arrière de l'apophyse zygomatique, la face externe du temporal est plus compliquée qu'en avant de cette apophyse ; on y trouve d'avant en arrière : 1° la *cavité glénoïde*, espace compris entre les deux racines principales de l'apophyse zygomatique, et subdivisé par la fêlure de Glaser en deux parties : l'une antérieure, lisse et articulaire (4), l'autre postérieure, non articulaire ; 2° la *fêlure de Glaser*, fente étroite qui occupe le fond de la cavité glenoïdale, et qui pénètre dans l'intérieur

(1) A celle de l'aponévrose temporale.

(2) Il sert à l'insertion du masseter.

(3) A celle du ligament latéral externe de l'articulation temporo-maxillaire.

(4) Pour l'articulation temporo-maxillaire.

de l'os (1); 3° l'*orifice du conduit auditif-externe, trou auriculaire* (Chauss.), ouverture dont le contour, frangé inférieurement, est embrassé par les deux branches de la racine supérieure de l'apophyse zygomatique, et qui termine, en dehors, le conduit du même nom qui sera décrit plus loin (2); 6° derrière le conduit auditif, l'*apophyse mastoïde*, ainsi nommée en raison de sa forme analogue à celle d'un mamelon (3), apophyse dirigée en bas et un peu en avant, saillante en raison directe de l'âge, et rugueuse à la surface pour des insertions musculaires (4); 5° le *trou mastoïdien*, placé en arrière du temporal, dirigé obliquement d'arrière en avant, quelquefois représenté par une simple échancrure creusée sur le bord voisin de l'os, et destiné à une veinule; 6° au-dessous de l'apophyse mastoïde, la *rainure digastrique*, pour le muscle de ce nom; 7° une autre *rainure* plus petite et moins importante que la précédente (5).

Face interne, cérébrale des auteurs. Cette face est formée de deux parties distinctes : l'une *perpendiculaire*, l'autre *horizontale*.

La portion perpendiculaire appartient aux régions écailleuse et mastoïdienne de l'os. Dans la région écailleuse, elle est parsemée d'impressions digitales et d'éminences mamillaires très-prononcées, et est séparée du rocher par une fissure, sorte de suture fort apparente chez l'enfant, effacée chez l'adulte, fissure qui indique la séparation primitive de l'os à cette hauteur. Dans la région mastoïdienne, la face interne du temporal présente une *gouttière*, portion de la gouttière latérale du crâne, et à laquelle aboutit le trou mastoïdien.

La partie horizontale de la face interne du temporal est formée par le *rocher* tout entier.

Le rocher est une vaste apophyse de la forme d'une pyramide triangulaire. Il est dirigé de dehors en dedans, d'arrière en avant, et présente trois faces, trois bords, une base et un sommet.

(1) Elle pénètre dans la caisse du tympan, et transmet au dehors la corde du tympan et le muscle antérieur du marteau.

(2) Voyez organes de l'ouie.

(3) Μαστος, mamelle.

(4) Celles des muscles sterno-mastoïdien, splénius et petit complexus.

(5) Tous les auteurs attribuent à cette rainure l'insertion du petit complexus; c'est une erreur.

La face supérieure du rocher offre des impressions et des saillies très prononcées. Quelques-unes des dernières traduisent en dedans du crâne certaines cavités de l'oreille interne. En outre, cette face présente, 1° vers sa partie moyenne, un pertuis dirigé d'avant en arrière, l'*hyatus Fallopii*, précédé d'un sillon superficiel, qui transmet à l'intérieur du temporal un filet nerveux et un petit vaisseau ; 2° tout-à-fait antérieurement, une dépression peu profonde sur laquelle glisse un tronc nerveux (1).

La face postérieure du rocher, lisse comme la précédente, et moins qu'elle parsemée d'impressions et d'éminences, est remarquable par l'ouverture en bec de flûte et à bords lisses du *conduit auditif interne* (2). En arrière de cette ouverture, cette face présente, en outre, une *fissure* dirigée en arrière, placée sous une sorte d'écaille de l'os, et qui répond à l'extrémité d'un canal de l'intérieur de l'oreille (3).

La face inférieure est beaucoup plus irrégulière et beaucoup plus compliquée que les deux autres. Elle ne fait pas partie de la surface interne du crâne. Elle présente d'arrière en avant : 1° l'*apophyse styloïde*, éminence placée en dedans de l'apophyse mastoïde, courte et non soudée avec l'os, dans le jeune âge, très-longue, au contraire, faisant corps avec le temporal, chez l'adulte, et servant l'insertion de ce qu'on appelait autrefois le *bouquet anatomique de riolan* (4) ; 2° l'*apophyse vaginale*, lamelle osseuse qui entoure la base de l'apophyse précédente ; 3° le *trou stylo-mastoïdien*, ouverture arrondie, placée entre les deux apophyses dont son nom est dérivé, et qui termine un canal intérieur du temporal (5) ; 4° près du trou stylo-mastoïdien, quelques *pertuis* qui pénètrent dans l'intérieur du rocher, et qui transmettent des filets nerveux dans l'oreille moyenne ; 5° la *fosse jugulaire*, excavation arrondie, dirigée vers l'occipital, et destinée à loger un renflement veineux (6) ; 6° en avant de la fosse jugulaire, *l'ouverture inférieure du canal carotidien (conduit inflexe de l'os pétré*

(1) Celui du nerf trifacial.

(2) Ce conduit sera décrit à l'occasion de l'appareil de l'audition.

(3) L'aqueduc du vestibule.

(4) Les muscles stylo-hyoïdien, stylo-glosse, stylo-pharyngien et les ligamens stylo maxillaire et stylo-hyoïdien.

(5) L'aqueduc de Fallope.

(6) Le golfe, ou la partie supérieure de la veine jugulaire interne.

Chauss.) ; 7° une *surface raboteuse*, placée en avant de l'orifice inférieur du canal carotidien, et destinée à quelques insertions (1).

Canal carotidien. Le canal carotidien commence sur la partie inférieure du rocher, et va se terminer à la pointe de cette partie, après avoir décrit un trajet compliqué. Perpendiculaire d'abord, il est bientôt coudé à angle droit, et devient ensuite presque horizontal.

Le bord postérieur du rocher est le plus étendu de tous. Il sépare l'une de l'autre les faces supérieure et postérieure de cette partie du temporal. Dans toute son étendue, il est marqué d'une gouttière appelée *pétreuse supérieure*, destinée à un sinus du même nom.

Le bord inférieur le plus étendu après le précédent, sépare les faces postérieure et inférieure du rocher. Echancré en arrière, et souvent muni, dans ce point, d'une petite lame osseuse saillante, il répond à la fosse jugulaire, et présente, au milieu, un pertuis triangulaire, qui pénètre profondément jusque dans l'oreille interne (2).

Le bord antérieur le plus court de tous, est aussi le plus irrégulier; il est en rapport avec le sphénoïde.

La base du rocher est confondue avec le reste du temporal. Son sommet est rugueux, dirigé en avant, vers le sphénoïde, et présente l'ouverture supérieure, frangée, du canal carotidien.

Circonférence. Le contour du temporal est formé, supérieurement, par un bord convexe, demi-circulaire, bord taillé en biseau sur sa face interne, en haut, sur sa face externe, en avant, et uni, à la fois, au pariétal et au sphénoïde. Ce bord commence en avant, en se réunissant au rocher sous un angle rentrant, dans lequel on aperçoit une double ouverture, qui appartient à l'oreille moyenne (3). En arrière, il se termine, vers la région mastoïdienne de l'os, par un angle rentrant également, qui reçoit l'angle postérieur et inférieur du pariétal. Dans le dernier point,

(1) A celles des muscles péristaphylin interne et externe du marteau.

(2) Cette ouverture termine l'acqueduc du limaçon.

(3) La partie supérieure de cette ouverture est destinée au muscle interne du marteau, l'inférieure forme la portion osseuse de la trompe d'Eustache.

la circonférence de l'os est taillée en biseau aux dépens de sa table externe. Plus en arrière, la circonférence du temporal est dépourvue de coupe en biseau; elle est très peu irrégulière, elle correspond à la partie supérieure du bord inférieur de l'occipital, et vient se terminer par une surface quadrilatère, lisse, cartilagineuse, placée à la base du rocher, et qui s'unit au sommet de l'apophyse jugulaire de l'occipital.

Le temporal et surtout la portion pétrée de cet os sont creusés de cavités anfractueuses, qui servent à l'audition, ou qui logent des organes ayant avec cette fonction des rapports plus ou moins immédiats : le *conduit auditif externe*, l'*oreille moyenne*, l'*oreille interne*, le *conduit auditif interne*, l'*aqueduc de Fallope*, (*conduit spiroïde du temporal*, Chauss.) Toutes ces parties seront décrites avec l'appareil de l'audition.

Structure. Le temporal présente, dans le rocher, en particulier, une variété de substance compacte, qui est remarquable par son extrême densité. Cependant, tout le rocher n'est pas formé par cette substance : on la rencontre à sa surface extérieure, et dans les parois des cavités profondes qu'il recèle. Mais en dehors de ces dernières, il existe une couche mince d'une substance aréolaire très-serrée, qui est bien connue de tous ceux qui ont fait quelques préparations de l'oreille interne, et qui rend ces préparations plus faciles qu'il ne le semble au premier abord.

L'apophyse mastoïde est creusée de cellules diploïques qui se développent avec l'âge, comme toutes les cellules osseuses. Quelques-unes d'entre elles, séparées des autres, communiquent avec l'oreille moyenne. Mais il importe de remarquer ici que cette communication est limitée à un nombre de cellules beaucoup plus borné qu'on ne le croit généralement.

Développement. Le temporal se forme par quatre points : un pour la portion écailleuse et pour l'apophyse zygomatique ; un autre pour le rocher et la région mastoïdienne ; un troisième pour le conduit auditif externe ; le dernier pour l'apophyse styloïde. Les deux premiers sont les plus précoces ; ils paraissent à la fin du premier mois de la vie utérine. Les autres ne se forment qu'à *trois mois*.

Presque tous les anatomistes parlent d'un point spécial pour l'apophyse mastoïde : ce point se rencontre, en effet, quelquefois, mais il manque beaucoup plus souvent. Il me paraît constituer, chez l'homme, une variété véritable, variété importante cependant, car elle établit une remarquable analogie entre l'homme et les animaux.

Le rocher, la partie écailleuse et le point qui forme le pourtour du conduit auditif externe se réunissent ensemble peu après la naissance. La soudure de l'apophyse styloïde est beaucoup plus tardive. Aussi, dans la macération des têtes d'enfans, cette apophyse tombe-t-elle presque toujours, séparée du reste de l'os. Les cellules mastoïdiennes ne se creusent qu'après la naissance ; elles s'étendent, s'élargissent avec l'âge, et donnent à l'apophyse mastoïde une saillie de plus en plus considérable.

Du sphénoïde (1).

Impair, symétrique, placé au milieu de la base du crâne, enclavé comme un coin entre les différens os de cette cavité, et rappelant un peu la forme d'une chauve-souris dont les ailes seraient étendues, le sphénoïde est formé de cinq parties distinctes : le *corps* (*base* ou *partie centrale*), et les quatre *ailes*, distinguées en grandes et en petites : les premières *postérieures*, *temporales;* les secondes *antérieures*, désignées encore par le nom spécial d'*apophyses d'Ingrassias*. Pour embrasser tous les détails de la surface extérieure de cet os, je lui reconnaîtrai six faces et une circonférence.

Face supérieure (*cérébrale des auteurs*). Lisse, parsemée d'impressions digitales et d'éminences mamillaires, elle abonde en détails minutieux :

Sur la ligne médiane, elle présente, d'arrière en avant : 1° une *lame quadrilatère*, dirigée en haut et en avant, échancrée sur les bords (2), et terminée antérieurement par deux angles qui constituent les apophyses *clinoïdes postérieures*, sur lesquelles s'insère un prolongement fibreux (3) ; 2° la *fosse pi-*

(1) Σφήν, coin. Pour étudier le sphénoïde, il faut savoir le mettre bien exactement en position ; à cet effet, dirigez en bas les deux apophyses fourchues qu'il présente, et tournez en arrière la surface planiforme de son centre.

(2) Cette échancrure est en rapport avec le nerf moteur oculaire externe.

(3) Repli de la tente du cervelet.

tuitaire (1) *selle turcique* (*fosse sus-sphénoïdale*, Chauss.), convexe transversalement, concave d'avant en arrière, comme la surface d'une *selle*, et percée d'un certain nombre de pertuis vasculaires; 3° une *gouttière transversale* placée entre les deux trous optiques; 4° tout-à-fait en avant, une *surface lisse*, quelquefois subdivisée en deux parties à l'aide d'une crête médiane.

Sur les cotés de la ligne médiane, la face supérieure du sphénoïde offre: 1° près de la fosse pituitaire, la *gouttière caverneuse*, plus profonde en arrière qu'en avant, longue de quelques lignes seulement, et destinée à un sinus veineux du même nom; 2° en arrière et en dehors, le trou *sphéno-épineux* (*petit rond*), destiné à une artère (2); 3° plus en dedans, le *trou oval* (*maxillaire inférieur*) pour le passage d'un nerf (3); 4° le *trou grand rond*, (*maxillaire supérieur*), pour un autre nerf (4); 5° en avant de toutes les parties précédentes, la *fente du sphénoïde*, fente formée par la réunion des grandes et des petites ailes de l'os, plus large en dedans qu'en dehors, dirigée de dedans en dehors et d'arrière en avant, ouverte en dehors sur un sphénoïde détaché, et traversée par des organes nombreux (5); 6° enfin, l'*apophyse* d'*Ingrassias* (*petite aile du sphénoïde*).

L'apophyse d'Ingrassias, triangulaire, lisse supérieurement, est terminée, en arrière, par un bord lisse et oblique, qui forme, en dedans, l'*apophyse clinoïde antérieure*. Cette apophyse clinoïde est plus prononcée que la *postérieure*. Quelquefois prolongée jusque vers celle-ci, elle est toujours dégagée en dedans, à la faveur d'une échancrure souvent transformée en trou chez le vieillard (6). En se réunissant à la partie centrale de l'os, l'apophyse d'Ingrassias forme le *trou optique*, que traversent le nerf de ce nom et l'artère de l'orbite.

(1) Elle loge le corps pituitaire.

(2) La meningée moyenne.

(3) Le nerf maxillaire inférieur.

(4) Le maxillaire supérieur.

(5) Les nerfs de la 3e, de la 4e paires, la branche supérieure de la 5e et la 6e paire des nerfs craniens, quelques filets du nerf grand sympathique, la veine ophtalmique et un prolongement de la membrane dure-mère.

(6) Cette échancrure ou ce trou logent l'artère carotide interne à sa sortie du sinus caverneux.

Face inférieure (*gutturale des auteurs*). Très-irrégulière, cette face est séparée sur la ligne médiane, en deux parties, par la crête *sphénoïdale inférieure*, crête peu prononcée chez l'enfant, très-saillante chez les adultes, et articulaire. Sur les côtés de cette crête, la face inférieure du sphénoïde présente successivement : 1° deux *rainures*, qui reçoivent le bord supérieur d'un os de la face, le *vomer* ; 2° l'échancrure *ptérygo-palatine*, qui concourt à former le trou de ce nom (1) ; 3° l'*apophyse ptérygoïde*, saillie à peu près perpendiculairement dirigée en bas.

Lisse en dedans où elle concourt à former les fosses nasales, l'apophyse ptérygoïde est rugueuse, en dehors, pour des insertions (2). Sa face antérieure est lisse en haut, rugueuse et articulaire en bas. Sa face postérieure présente la *fosse ptérygoïdienne*, dans laquelle se font des insertions (3). Sa base est creusée d'un canal appelé *vidien* ou *ptérygoïdien* pour des vaisseaux et pour un nerf de ce nom. Son sommet est bifide et séparé en deux parties appelées *ailerons*, l'un interne, recourbé en un crochet à concavité externe, pour la réflexion d'un tendon (4), l'autre, externe, aplati de dehors en dedans.

Face antérieure (*orbito-nasale* des auteurs). Plus irrégulière encore que la précédente, cette face offre : 1° sur la ligne médiane, le bord antérieur de la crête sphénoïdale inférieure, bord dirigé vers l'ethmoïde ; 2° sur les côtés de ce bord, l'ouverture du *sinus sphénoïdal* correspondant, ouverture rétrécie par une lame osseuse recourbée, soudée, chez l'adulte, avec le sphénoïde, et distincte de cet os, dans le jeune âge, (*cornet de Bertin*) ; 3° en dehors des ouvertures précédentes, des inégalités articulaires, et des portions de cellules complétées par l'union du sphénoïde avec l'os du palais et avec l'ethmoïde ; 4° la partie antérieure de la fente sphénoïdale ; 5° une *surface quadrilatère* de la grande aile du sphénoïde, dirigée en avant et en dedans, et qui concourt à former la

(1) Pour l'artère ptérygo-palatine.

(2) Celles du muscle ptérygoïdien externe.

(3) Celles du muscle ptérygoïdien interne, en dedans; et celles du muscle péristaphylin externe, en haut, dans un petit enfoncement alongé, appelé *scaphoïdien*.

(4) Celui du muscle péristaphylin externe.

paroi externe des fosses orbitaires. Cette surface est bornée en dedans et en haut, par un bord arrondi qui appartient à la fente sphénoïdale, en dedans et en bas, par un bord arrondi également, qui concourt à une fente dont il sera question plus tard (1); tandis qu'elle est limitée en dehors par deux autres bords dentés, irréguliers, qui la réunissent, l'inférieur, à l'os malaire, le supérieur, au frontal.

Face postérieure, (*occipitale des auteurs*). Très peu étendue, cette face n'offre presque rien de spécial; sur la ligne médiane, on y remarque : la partie postérieure du corps du sphénoïde, partie plane, un peu rugueuse, et unie avec l'angle tronqué de la surface basilaire. En dehors, l'*orifice postérieur du trou vidien*, surmonté d'une petite saillie, quelquefois d'une sorte de crochet, et la portion postérieure de la circonférence du sphénoïde, caractérisent seuls cette partie de l'os.

Faces latérales (*zygomato-temporales des auteurs*). Ces faces sont obliques de haut en bas et de dehors en dedans. Elles sont divisées en deux portions par une crête irrégulière qui sert à quelques insertions. Au dessus de cette crête, elles concourent à la fosse temporale; au dessous, elles font partie de la fosse zygomatique.

Circonférence. En avant, la circonférence du sphénoïde appartient surtout aux petites ailes; elle est mince, tranchante, taillée en un biseau inférieur, et unie avec le frontal, au milieu, avec l'ethmoïde, sur les côtés.

Au delà des petites ailes, la circonférence du sphénoïde est un instant interrompue par l'extrémité externe de la fente sphénoïdale. Un peu plus loin, elle est formée par une surface rugueuse, triangulaire, qui s'unit à une partie semblable du frontal. Plus loin encore, tout-à-fait en dehors, au sommet de la grande aile du sphénoïde, elle présente un biseau interne, par lequel elle correspond à l'angle antérieur et inférieur du pariétal.

En dehors tout-à-fait, la circonférence sphénoïdale est formée par un bord concave, denté, mais taillé en biseau alternativement sur ses deux faces : aux dépens de sa face

(1) Fente sphéno-maxillaire.

externe, supérieurement, aux dépens de l'interne, inférieurement.

En arrière, enfin, le bord concave du sphénoïde se réunit à la face postérieure de l'os, sous un angle saillant, pourvu inférieurement d'une apophyse en forme d'épine, *épine sphénoïdale*, qui sert à quelques insertions (1), et qui est reçue dans l'angle rentrant formé sur le temporal, par le bord antérieur du rocher et la partie antérieure de la circonférence de l'os.

Structure. Le sphénoïde, comme l'occipital, contient dans son corps beaucoup de substance aréolaire, et il a, dans ce point, la structure des os courts. Partout ailleurs son organisation est rigoureusement celle des autres os larges du crâne.

Le sphénoïde est creusé de *sinus* appelés *sphénoïdaux*. Ces sinus sont au nombre de deux, souvent incomplètement séparés par une cloison. Rarement ils sont égaux en capacité: le droit est presque toujours plus ample que le gauche. Leur ouverture est rétrécie par le cornet de Bertin, pièce osseuse qui a été déjà indiquée, qui se soude tard avec le reste de l'os, et qui ne mérite pas la distinction que lui ont accordée les anatomistes.

Développement. Dans les premiers temps de la vie, le sphénoïde est séparé en deux parties principales : l'une constitue ce qu'on appelle le *sphénoïde antérieur* l'autre, forme le *sphénoïde postérieur.*

Le sphénoïde antérieur est formé des deux petites ailes, et de la partie osseuse qui les réunit sur la ligne médiane. Le sphénoïde postérieur est constitué par le corps de l'os, par les grandes ailes et par les apophyses ptérygoïdes.

Quoi qu'il en soit, le sphénoïde se développe, en totalité, par dix points : trois pour le sphénoïde antérieur, sept pour le sphénoïde postérieur.

Dans le sphénoïde antérieur, un point forme chaque apophyse d'Ingrassias, et un autre se développe entre ces deux apophyses, pour le corps de cette région de l'os. Les premiers apparaissent dès le 45e jour de la vie intrà-utérine ; le dernier ne commence qu'à 6 mois, et quelquefois même après la naissance.

(1) Particulièrement à celles du ligament latéral interne de l'articulation temporo-maxillaire.

Dans le sphénoïde postérieur, un point apparaît pour chacune des grandes ailes et pour l'apophyse ptérygoïde ; un autre appartient au corps de l'os ; tandis que deux épiphyses complètent le sommet des apophyses ptérygoïdes, et que deux autres constituent les *cornets de Bertin*. Les noyaux des ailes paraissent à 40 jours, et celui du corps à 3 mois. Les quatre épiphyses sont beaucoup plus tardives.

A la naissance, le plus souvent, le sphénoïde est formé seulement de cinq pièces : une pour chaque aile et une pour le corps. Les épiphyses des apophyses ptérygoïdes et celles qui forment les cornets de Bertin sont postérieures à cette époque.

Néanmoins tous les anatomistes ne partagent pas l'opinion que je viens d'émettre, d'après Béclard, touchant le développement du sphénoïde. Meckel, surtout, assure que le corps des deux sphénoïdes se forme par deux points latéraux, et que deux noyaux osseux sont constamment déposés, d'une part, entre les corps des deux sphénoïdes, pour établir leur réunion, et d'autre part, entre le corps et les ailes du sphénoïde postérieur. Mais j'ose assurer, d'après mes propres observations, que loin d'être générale, cette formation est tout-à-fait exceptionnelle. Du reste, comme on le voit, la doctrine de l'illustre professeur de Hales ne diffère pas fondamentalement de celle que j'ai exposée.

On conçoit maintenant les assertions des anatomistes, relativement à l'analogie du sphénoïde et des vertèbres. Deux pièces vertébrales sont effectivement réunies dans cet os, l'une représentée par le sphénoïde postérieur, l'autre par le sphénoïde antérieur. Chacune de ces pièces a la structure et le développement par trois points des pièces du rachis. Pour le sphénoïde postérieur, en particulier, les apophyses ptérygoïdes sont des apophyses transverses, apophyses bifides comme dans les vertèbres du col, et dirigées fortement en bas. La seule différence tranchée qui sépare les deux sphénoïdes des pièces du rachis, c'est l'absence de réunion de leurs ailes en un anneau. Mais cette différence est beaucoup moins capitale qu'il ne le semble au premier abord, car les ailes des deux sphénoïdes sont réunies entre elles médiatement, au moyen des os de la voûte du crâne.

De l'ethmoïde (1).

Impair, symétrique, placé à la partie antérieure de la base du crâne, au niveau de l'échancrure inférieure du frontal, l'ethmoïde présente une forme *cubique;* il est très léger, très fragile, et terminé par six faces :

Face supérieure, *(cérébrale des auteurs)*. Remarquable par l'apophyse qui s'élève de sa partie médiane et antérieure, essentiellement formée par une lame horizontale, criblée d'une foule de pertuis, et nommée, pour ces raisons, *lame criblée* ou *horizontale* de l'ethmoïde, cette face présente : 1° en avant, sur la ligne médiane, l'*apophyse crista-galli*, éminence aplatie latéralement, confondue par sa base avec le reste de l'os, arrondie à son sommet qui est embrassé par un repli de la meninge (2), terminée, en arrière, par un bord oblique, et, en avant, par un bord vertical qui offre inférieurement deux petits crochets articulés avec le coronal, pour la formation du trou *fronto-ethmoïdal ;* 2° les *gouttières olfactives*, dont le fond est criblé par les trous du même nom, trous de deux ordres : les uns, grands et nombreux, sont situés sur les parties latérales des gouttières olfactives; les autres, plus petits, moins nombreux que les premiers, et placés au milieu des gouttières olfactives, sont pour la plupart divisés dans l'épaisseur de l'os en conduits plus petits, tous destinés à des filets nerveux (3); 3° sur les côtés de l'apophyse crista-galli, une *fente alongée*, bien distincte des trous olfactifs, et donnant passage à un filet nerveux d'un trajet compliqué (4) ; 4° des *portions* de *cellules*, abouchées avec celles de l'échancrure ethmoïdale du frontal ; 5° deux *petites gouttières* complétées également par le frontal, et formant avec lui les *trous orbitaires internes.*

Face inférieure (*nasale des auteurs*). Très anfractueuse et déprimée en deux rigoles profondes, cette face ne peut être étudiée convenablement qu'à la faveur d'une section de l'os

(1) Pour étudier cet os, il faut diriger en haut son apophyse en forme de crête de coq, et en avant la partie de l'os avec laquelle se continue le bord perpendiculaire de cette apophyse.

(2) Faux du cerveau.

(3) Ceux du nerf olfactif.

(4) Le filet ethmoïdal du rameau nasal de l'ophtalmique de Willis.

en deux parties, section faite à une demi-ligne seulement en dehors de la ligne médiane, et dans le sens antéro-postérieur.

Au milieu, cette face est formée par une lame appelée *perpendiculaire*, lame perpendiculairement dirigée, en effet, quadrilatère, et sur les deux faces de laquelle on observe quelques ouvertures en bec de flûte, qui terminent plusieurs trous olfactifs internes.

La lame perpendiculaire de l'ethmoïde sépare deux gouttières étroites et profondes, qui forment la partie la plus élevée des fosses nasales, gouttières dont le fond, occupé par la lame *criblée*, en montre tous les pertuis, et dont la partie externe est constituée par une région de l'os sur laquelle on trouve de haut en bas : 1° des *ouvertures obliques* qui terminent quelques trous olfactifs externes ; 2° le *cornet supérieur*, lame osseuse, recourbée, convexe en dedans, concave en dehors, limitée à la partie postérieure de l'ethmoïde ; 3° le *méat supérieur*, gouttière formée principalement par le cornet correspondant, et dans laquelle existent une ou deux ouvertures qui conduisent dans les cellules postérieures de l'os ; 4° le *cornet moyen des fosses nasales*, (*inférieur de l'ethmoïde*), de même forme que le précédent, plus élevé et plus long que lui ; 5° le *méat moyen*, plus grand que le supérieur, et dans lequel on rencontre des ouvertures qui communiquent avec les cellules antérieures de l'os ; 6° enfin, tout-à-fait en bas, quelques *lames irrégulières* qui unissaient l'ethmoïde avec d'autres os de la tête.

Face antérieure, (*naso-maxillaire des auteurs*). Peu étendue, cette face présente : 1° le bord antérieur de la lame perpendiculaire de l'os ; 2° la partie antérieure des gouttières ethmoïdales inférieures : 3° des portions de cellules complétées par l'articulation de l'os avec les maxillaires supérieurs.

Faces latérales (*orbitaires des auteurs*). Ces faces sont formées, dans la plus grande partie de leur étendue, par une surface lisse, que les anciens appelaient *os planum* ; en avant et en arrière, elles offrent des portions de cellules complétées par l'os unguis, en avant, par le sphénoïde, et par le palatin, en arrière.

Structure. L'ethmoïde est formé de deux parties principales : le *corps* et les *masses latérales*. Le corps de l'ethmoïde résulte de la réunion de la lame *criblée* ou *horizontale*, de la *lame perpendiculaire*, et de l'apophyse *crista-galli*. Les masses latérales, véritables *ossa plana* des anciens, comprennent toute cette partie de l'ethmoïde dans laquelle sont les cellules, les cornets et les méats.

L'ethmoïde est composé presque uniquement de substance compacte; l'apophyse crista-galli présente seule un peu de subtance aréolaire à sa base.

Comme soufflé à l'intérieur, l'ethmoïde présente, latéralement, une foule de cellules justement distinguées en *antérieures* et en *postérieures*, car elles ne communiquent pas ensemble. Les cellules ethmoïdales antérieures s'abouchent par une ou deux ouvertures avec le méat moyen; les postérieures communiquent avec le méat supérieur. Parmi les premières, il en est une plus large que les autres, à laquelle on a donné le nom d'*infundibulum*; cette cellule, plus évasée supérieurement qu'inférieurement, et ouverte par sa base vers la partie supérieure de l'os, s'abouche avec l'ouverture du sinus frontal, et fait communiquer celui-ci, médiatement, avec le méat moyen.

Développement. L'ethmoïde se forme par trois points, comme les pièces du rachis : un pour son corps, c'est-à-dire pour les lames criblée, perpendiculaire, et pour l'apophyse *crista-galli*; deux autres pour les masses latérales. Les points des masses latérales se développent à quatre mois et demi de la vie intra-utérine. Le point du corps n'apparaît qu'après l'époque de la naissance, à un an environ, et au bout de peu de temps, il se réunit avec ceux des masses latérales.

Dans le jeune âge les cellules ethmoïdales sont très petites; par la suite, elles s'étendent beaucoup, se prolongent même au delà de l'ethmoïde, dans les os qui s'articulent avec ses masses latérales.

2° *Pièces inconstantes ou surnuméraires.*

Les os du crâne qui ont été décrits jusqu'ici, présentent dans cette partie une position et une forme bien constantes. Ceux qui doivent être étudiés maintenant, sont essentiellement variables, sous ce double rapport. Toutefois, il est juste d'ajouter qu'il n'est pas, ou presque pas de crâne sur lequel on n'en rencontre quelques-uns.

Ces os ont été appelés *Wormiens* (1), *surnuméraires*, *complémentaires*, *épactaux* (2), *triangulaires*, *intercalaires*, *clefs du crâne*.

Les os wormiens varient beaucoup sous le rapport du nombre : certains crânes en sont remplis, tandis que d'autres n'en présentent que deux ou trois.

On rencontre les os wormiens presque exclusivement à la voûte du crâne, et rarement à la base de cette cavité. On les trouve, en général, autour des pariétaux ; plus souvent en arrière de ces os, entre eux et l'occipital; plus rarement sur les côtés, ou en avant.

Les os wormiens sont presque toujours très petits; les cas contraires forment de rares exceptions. Tantôt ils occupent la ligne médiane, et alors ils sont toujours remarquables par leur symétrie. Tantôt ils sont placés sur les côtés du crâne, et dans ce cas, jamais, ou presque jamais ils ne sont symétriquement disposés.

Malgré la dénomination d'os triangulaires, *ossa triquetra*, qui leur a été appliquée, les os wormiens ne sont rien moins que triangulaires, dans le plus grand nombre des cas ; cette forme n'appartient qu'à quelques-uns d'entre eux.

Conformation. Les os wormiens présentent deux faces et une circonférence. En général, leur face externe l'emporte de beaucoup par son étendue sur l'interne ; cette disposition, qui dépend de la coupe en biseau de leurs bords, est portée à tel point dans quelques-uns d'entre eux, qu'on les aperçoit à peine à l'intérieur du crâne, tandis qu'ils sont très apparens en dehors. Du reste, la circonférence des os wormiens est disposée de la même manière que celle des os près desquels ils sont placés : supposez un os wormien entre les deux pariétaux, entre les pariétaux et le frontal, il aura des bords dentelés, mais point ou presque point taillés en biseau ; au contraire, examinez ceux qui occupent quelquefois l'intervalle des pariétaux et des temporaux, vous verrez que le plan de leurs bords est toujours extrêmement oblique.

Structure. Semblables aux os du crâne sous le rapport de la

(1) On en attribue la découverte à Olaüs Wormiüs, médecin danois.

(2) Ἐπι sur, ἀκτη bord, en raison de leur position à la circonférence des autres os.

structure, les os wormiens sont plus celluleux à la base qu'à la voûte de cette cavité. Les premiers ont plus d'analogie de composition avec les os courts; les seconds se rapprochent davantage des os larges.

Développement. Le développement individuel des os wormiens n'offre rien de spécial ; un point le plus souvent, rarement deux, suffisent à leur complète ossification. Mais quelle est la cause qui détermine leur formation ? Voilà la seule question qu'il importe de poser et de résoudre. Deux doctrines règnent dans la science sous ce rapport : les uns, avec Meckel, considèrent ces os comme le produit d'un arrêt de développement, qui aurait empêché les épiphyses des os du crâne de se souder avec ceux-ci. Les autres, laissant de côté la théorie de l'arrêt de développement, qui ne suffit pas à l'interprétation de tous les cas, comme Meckel en convient lui même, attribuent les os wormiens à une formation *complémentaire*, destinée à hâter, dans le jeune âge, le moment où le crâne osseux sera définitivement constitué. La dernière théorie réunit en sa faveur le plus grand nombre de probabilités; ou plutôt, seule elle suffit à l'interprétation de la plupart des phénomènes; tandis que la théorie de l'arrêt de développement n'est applicable qu'à quelques cas exceptionnels. Dès lors on comprend pourquoi les os wormiens sont rares à la base du crâne, dont la formation est promptement achevée par la réunion des os ordinaires; pourquoi ils sont communs à la voûte, qui se trouve dans des circonstances inverses de celles de la base; pourquoi ils apparaissent surtout près des angles des os, là où les rayons osseux primitifs s'étendent plus tard que partout ailleurs; pourquoi les grosses têtes sont celles qui abondent en os wormiens; et pourquoi enfin, dans l'*hydrocéphalie*, dans laquelle l'ossification ordinaire ne peut suffire à l'achèvement du crâne, ils pullulent, en quelque sorte, d'une façon extraordinaire.

Les os wormiens établissent quelquefois, accidentellement, entre le crâne de l'homme et celui des animaux, une analogie plus grande que celle que l'on observe ordinairement.

Trois os wormiens plus remarquables que les autres par leur siége, par leur forme, méritent une mention spéciale.

1° L'*épactal* proprement dit (*Fischer*). Cet os se rencontre quelquefois en arrière des pariétaux, au niveau de l'angle supérieur de l'occipital. Il est tout-à-fait triangulaire, et parfaitement symétrique. Sa base est en rapport avec la partie supérieure de l'occipital, qui alors est tronquée d'une manière fort remarquable. Son sommet s'avance plus ou moins loin entre les deux pariétaux ; tandis que ses bords latéraux sont articulés avec ces os. L'épactal se développe par deux points d'ossification, l'un droit et l'autre gauche. Il représente, chez l'homme, l'os *inter-pariétal* des animaux.

2° Le *crotactal* (*Béclard*). Cet os occupe la région de la tempe, entre l'angle antérieur et inférieur du pariétal et le sommet de la grande aile du sphénoïde. Ses bords sont fortement coupés en biseau ; on le rencontre plus souvent que le précédent.

3° Le *frontactal*. Plus rare que les autres, cet os wormien occupe le point de réunion médian du frontal et des angles antérieurs et supérieurs des pariétaux. Il est symétrique et quadrilatère ; deux de ses bords sont unis au frontal, dont l'angle supérieur est alors représenté par une échancrure; les deux autres sont articulés avec les pariétaux.

Du crâne en général.

Le crâne a la forme d'un ovoïde, dont la grosse extrémité est dirigée en arrière. Il est continu à la colonne vertébrale, et placé horizontalement sur l'extrémité de cette tige osseuse. Ses parois présentent une *surface extérieure* et une *surface intérieure.*

Surface extérieure. La surface extérieure du crâne présente quatre régions distinctes : la supérieure, l'inférieure et les latérales.

1° *La région supérieure* du crâne est formée par le frontal, au sommet, par les pariétaux, au milieu, et par l'occipital, en arrière. Ses limites sont, en avant, la bosse frontale et les arcades orbitaires ; en arrière, la protubérance occipitale externe et les lignes courbes supérieures de l'occipital ; latéralement, la ligne courbe temporale. Généralement bombée, cette face présente les caractères suivans : 1° *sur la ligne mé-*

diane, et d'avant en arrière, la bosse nasale, la trace d'union des deux pièces du frontal, la réunion des deux pariétaux, la partie supérieure de l'occipital et la protubérance externe de cet os; 2° *sur les côtés de la ligne médiane*, et toujours d'avant en arrière, les arcades orbitaires, les arcades surcilières, les bosses frontales, l'union du frontal avec les pariétaux, les bosses pariétales, les trous pariétaux, l'union des pariétaux avec l'occipital, la partie supérieure de ce dernier os et ses deux lignes courbes supérieures.

2° *La région inférieure* du crâne, considérée en dehors, est remarquable par la disposition horizontale et par les inégalités nombreuses de sa surface. Elle est séparée des régions latérales par une ligne ondulée, qui procède de l'apophyse orbitaire externe, qui passe ensuite sur l'aile temporale du sphénoïde, sur la racine de l'apophyse zygomatique, entre le conduit auditif externe et la cavité glénoïde, sur le sommet de l'apophyse mastoïde, et qui va se terminer, en arrière, à la ligne courbe supérieure de l'occipital. Cette région est beaucoup plus compliquée que la précédente, et pour l'intelligence des détails variés qu'elle présente, je la diviserai en quatre *sous-régions,* ou *zônes : zône de la nuque, zône du trou occipital, zône basilaire, zône faciale.*

La zône de la nuque comprend toutes les parties qui sont placées derrière le trou occipital. Elle est formée par l'os occipital tout seul, et se distingue par les inégalités d'insertions qu'il présente de ce côté. On y trouve spécialement la crête occipitale externe, les deux lignes courbes et les espaces raboteux que ces lignes circonscrivent.

La zône du trou occipital, ou *rachidienne*, répond à l'articulation du crâne avec le rachis. Elle comprend le trou occipital et les parties qui sont placées à sa hauteur, sur les côtés. On y trouve, au centre, le trou occipital; et sur les côtés, les condyles, les fosses condyliennes et leurs trous, les apophyses jugulaires, le contact de l'occipital et de la portion mastoïdienne du temporal, les rainures digastriques, l'apophyse styloïde et le trou stylo-mastoïdien.

La zône basilaire comprend l'apophyse de ce nom et les parties qui lui correspondent en dehors. Dans l'état frais, elle sert à l'insertion de la partie supérieure du pharynx et pourrait être appelée *pharyngée*, pour cette raison. L'apophyse basilaire occupe la partie médiane de cette zône. En dehors de cette apophyse on trouve : 1° le *trou déchiré postérieur, hiatus occipito-pétreux (Chauss.)*, trou large en arrière, étroit en avant, plus ouvert, en général, à droite qu'à gauche, subdivisé en deux parties par une lame osseuse, irrégulière, qui appartient le plus souvent au rocher, plus rarement à l'occipital ; et destiné à la transmission d'organes fort importans(1); 2° la face inférieure du rocher, l'orifice inférieur du canal carotidien et les inégalités placées au devant de lui ; 3° le *trou déchiré antérieur, hiatus sphéno-pétreux* (*Chauss.*), trou plus irrégulier que le postérieur, au niveau duquel se termine le canal carotidien, et bouché dans l'état frais par une lame cartilagineuse ; 4° la cavité glénoïde, la félure du Glaser qui sépare celle-ci en deux parties, et la racine transverse de l'apophyse zygomatique, (*condyle du temporal*).

La zône faciale ou *antérieure* est confondue avec la face sur une tête entière. Cette zône sera nécessairement étudiée avec les cavités qui résultent de l'union du crâne et de la face, à l'occasion de la tête en général. Qu'il suffise de dire maintenant, qu'elle est formée sur la ligne médiane, par le corps du sphénoïde, par l'ethmoïde, et qu'elle offre latéralement les apophyses ptérygoïdes, les ailes du sphénoïde, les trous petit rond, oval, grand rond, optique, la fente sphénoïdale et les surfaces orbitaires du frontal.

3° Les *régions latérales* du crâne s'étendent d'avant en arrière, de l'apophyse orbitaire externe à l'apophyse mastoïde, et de haut en bas, de la ligne courbe temporale au conduit auditif externe inclusivement. Ces faces sont spécialement formées par le temporal, par la grande aile du sphénoïde et par une petite portion du frontal et du pariétal. On y trouve d'avant en arrière: 1° la fosse temporale, fosse un peu incomplète sur le crâne et qui sera décrite à l'occasion de la tête en général ; 2° l'apophyse zygomatique ; 3° le conduit auditif externe ; 4° l'apophyse mastoïde et le trou mastoïdien.

Surface intérieure. A l'intérieur, le crâne présente une vaste cavité pour des centres nerveux fort importans. Des données sur les dimensions de la cavité crânienne offrent un haut degré

(1) La veine jugulaire interne, en arrière, les nerfs pneumo-gastrique, glosso-pharyngien et spinal, en avant.

d'intérêt; or, son diamètre antéro-postérieur, *fronto-occipital*, mené du trou borgne à la protubérance occipitale interne, offre environ cinq pouces ; son diamètre transverse, *temporal*, mené de la base de l'un des rochers au point semblable du côté opposé, présente quatre pouces six lignes d'étendue ; tandis que le diamètre vertical, *occipito-pariétal*, mené du milieu de la suture des deux pariétaux, à la partie antérieure du trou occipital, n'a que quatre pouces trois lignes. Ajoutons que, suivant l'observation de Bichat, ces trois diamètres se rencontrent au niveau du trou occipital, de telle sorte que ce point, vers lequel se réunissent les masses principales du centre nerveux crânien, est précisément celui dans lequel le crâne présente le plus de capacité.

La face interne du crâne est parsemée, dans tous ses points, d'impressions digitales et d'éminences mamillaires. Elle offre également des sillons et des gouttières vasculaires.

Les *impressions digitales et les éminences mamillaires* de l'intérieur du crâne ont été considérées par Bichat, comme peu en harmonie avec les saillies et les enfoncemens de la surface du cerveau. Cette proposition est une erreur échappée à notre illustre anatomiste ; il y a, au contraire, un rapport parfait entre les unes et les autres. Non seulement, à *priori*, on concevrait difficilement qu'il n'en fût point ainsi, mais encore l'observation directe établit ce fait de la manière la plus positive.

Les *sillons vasculaires* de l'intérieur du crâne, sillons destinés à des artères, se réunissent, pour la plupart, vers le tronc de la nervure de la feuille de figuier. Or, cette nervure, que je n'ai considérée encore que relativement au pariétal, dépasse les limites de cet os, se continue sur le sphénoïde, et va se terminer au trou petit rond ou *sphéno-épineux*.

Les *gouttières* de l'intérieur du crâne, destinées à loger des organes veineux, forment un seul et même système, comme les sillons ; et toutes elles aboutissent, en définitive, au trou déchiré postérieur. On en compte neuf, savoir : une *longitudinale supérieure*, deux *latérales*, deux *caverneuses* et *quatre pétrées*.

La gouttière *longitudinale supérieure* s'étend, sur la ligne médiane, depuis la crète frontale interne jusqu'à la protubérance occipitale interne. Tracée d'abord sur le frontal, elle appartient ensuite aux deux pariétaux, desquels elle reçoit le trou pariétal, et vient se terminer sur le lieu indiqué de l'occipital, en se continuant quelquefois à droite et à gauche, le plus souvent à droite seulement, avec la gouttière latérale (1).

La gouttière *latérale*, à son tour, commence, de chaque côté, à la protubérance occipitale interne et se termine au trou déchiré postérieur, après avoir décrit sur l'occipital, sur l'angle postérieur et inférieur du pariétal, sur le temporal et sur l'occipital une seconde fois, un arc de cercle, dont la concavité regarde en dedans et un peu en arrière, et après avoir reçu dans son trajet les trous mastoïdien et condylien postérieur.

Les gouttières *caverneuses* tracées sur les côtés du corps du sphénoïde, commencent sous l'apophyse clinoïde antérieure, et se terminent, en arrière, en se continuant avec les gouttières *pétrées*.

Les gouttières *pétrées*, au nombre de quatre, deux de chaque côté distinguées en *supérieure* et *inférieure*, se terminent dans la gouttière latérale correspondante. La supérieure est tracée sur le bord postérieur et supérieur du rocher. L'inférieure appartient, à la fois, au bord inférieur du rocher et à l'apophyse basilaire.

Quoi qu'il en soit des saillies et des dépressions de la face interne du crâne, leurs rapports avec la surface extérieure de cette boîte osseuse ont été diversement compris : ceux-ci, Gall et ses élèves, ont posé en principe, que toute saillie extérieure du crâne est représentée à l'intérieur par une cavité, et réciproquement; ceux-là ont assuré qu'il n'y a aucune correspondance entre les unes et les autres. Ces deux doctrines extrêmes, également exclusives, sont également entachées d'erreur; car, d'un côté, beaucoup de saillies extérieures, *arcades surcilières*, *protubérance occipitale externe*, ne sont pas représentées par des cavités, ou même sont opposées à des saillies intérieures; et de l'autre, certaines protubérances, les *bosses frontales*, *pariétales*, etc., sont la traduction exacte d'enfoncemens intérieurs correspondans, *fosses frontales*, *pariétales*, etc.

(1) A la faculté, il existe un crâne sur lequel cette gouttière est bifide au niveau de l'occipital : deux de ses divisions se continuent, à droite et à gauche, avec les gouttières latérales; tandis que la troisième descend à gauche de la crête occipitale interne jusqu'au trou occipital, vers lequel elle se dévie en dehors pour se réunir à la gouttière latérale gauche, près du trou déchiré postérieur.

Du reste, la surface interne du crâne présente deux régions distinctes, la *voûte* et la *base*, régions que l'on peut séparer l'une de l'autre, à la faveur d'une section faite horizontalement de la bosse nasale à la protubérance occipitale externe.

Considérée à l'intérieur, la *voûte* du crâne répond à peu près à la région supérieure de la face externe de cette cavité. Sur la *ligne médiane*, elle présente la crête frontale interne, la gouttière longitudinale supérieure, l'union des deux pariétaux et la face interne du trou pariétal; *sur les côtés*, on y rencontre les fosses frontales, pariétales, occipitales supérieures, et l'union des pariétaux avec le frontal, en avant, avec l'occipital, en arrière.

La *base* du crâne est bien plus compliquée que la voûte. Sa surface est irrégulière, et formée par la réunion de trois plans disposés en amphithéâtre, de telle façon que l'antérieur est plus élevé que le moyen, et celui-ci plus que le postérieur.

Le plan antérieur de la base du crâne est formé par l'ethmoïde, par le sphénoïde, au milieu, et par le frontal, sur les côtés. On le subdivise en trois parties secondaires, ou *fosses* : une moyenne et deux latérales. La fosse moyenne présente le trou fronto-ethmoïdal, l'apophyse crista-galli, les gouttières olfactives; gouttières percées par les trous olfactifs, par une fente antérieure différente de ces trous, et par l'orifice interne des trous orbitaires internes. Les fosses latérales abondent en impressions digitales, et en éminences mamillaires très prononcées; elles répondent à la voûte de l'orbite.

Le plan moyen de la base du crâne est formé par le sphénoïde et par les temporaux. Comme le précédent, il est divisé en trois *fosses*. La fosse moyenne, *sus-sphénoïdale*, présente la selle turcique, les apophyses clinoïdes antérieures et postérieures, la pièce quadrilatère du sphénoïde qui supporte ces dernières et les gouttières caverneuses. Les fosses latérales, *temporales internes*, sont un peu déprimées au dessous du niveau de la moyenne; elles offrent la fente sphénoïdale, les trous maxillaire supérieur, maxillaire inférieur, sphéno-épineux, le trou déchiré antérieur, la fin de la nervure de la feuille de figuier près du trou sphéno-épineux, l'hiatus-fallopii, le petit sillon qui précède cet hiatus, et enfin, la dépression qui caractérise la pointe du rocher supérieurement. Du reste, le plan moyen de la base du crâne est séparé de l'antérieur par le bord postérieur des apophyses d'Ingrassias, et du postérieur, par le bord supérieur des deux rochers, et par la gouttière pétrée supérieure qui est tracée sur ce bord.

Le plan postérieur de la base du crâne est formé par l'occipital et par les temporaux. Sur la ligne médiane, il présente la gouttière basilaire, le trou occipital, la crête et la protubérance occipitales internes. Sur les côtés, on y rencontre la gouttière pétrée inférieure, le trou déchiré postérieur, le conduit auditif interne, la fosse occipitale inférieure, et la gouttière latérale qui limite celle-ci supérieurement et en dehors.

Structure. Ce qui a été dit précédemment, dans la description particulière des os du crâne, permet de concevoir cette assertion des modernes anatomistes, à savoir que le crâne est un prolongement, une sorte d'épanouissement de la colonne vertébrale; ou en d'autres termes, qu'il est formé de pièces analogues aux vertèbres, pièces placées à la base, et dont l'anneau aurait été augmenté par des os supplémentaires surajoutés à la voûte de cette partie. Dans un ouvrage de la nature de celui-ci, il suffira de rappeler, pour établir cette analogie, la structure spongieuse du corps de l'occipital, du sphénoïde, et le développement par trois points, de l'occipital, des sphénoïdes antérieur, postérieur et même de l'ethmoïde (1).

Quant aux détails propres à faire préciser le nombre des vertèbres crâniennes, je dois les passer sous silence, d'un côté, parce que les anatomistes ne sont pas parfaitement d'accord à cet égard; et de l'autre, parce qu'il nous importait uniquement de reconnaître le principe de composition du crâne que j'ai posé en commençant. Toutefois, je ne quitterai pas ce sujet, sans faire remarquer que M. le professeur Duméril (2) est un des premiers qui aient fécondé cette idée; il a comparé le crâne à une grosse vertèbre, dont le corps serait représenté par l'apophyse basilaire, par le corps du sphénoïde, et de la sorte, il a réellement l'honneur d'avoir posé les bases de la théorie *des analogues*, pour ce qui regarde la tête, au moins; car s'il est possible de décomposer le crâne en une série de vertèbres, il est

(1) Le périoste extérieur des os du crâne se continue de l'un à l'autre de ces os, il a reçu le nom de *péricrâne*. Le crâne n'a pas de périoste interne à proprement parler : la *dure-mère* le tapisse en dedans; mais elle ne remplit qu'imparfaitement le rôle de périoste, comme je le dirai par la suite.

(2) Magasin encyclopédique, tom. II, 1808.

évident que lui-même doit avoir la plus grande analogie avec un de ces os. Rien, en effet, ne ressemble à une vertèbre, comme une région toute entière de la colonne vertébrale.

Développement. Dans les premiers mois de la grossesse, le crâne est très volumineux; à lui seul il forme la tête presque toute entière, et celle-ci représente un des renflemens principaux de l'embryon. A la naissance, le crâne est encore mou, et fort peu avancé dans son ossification vers la voûte; tandis qu'il est presque achevé, sous ce rapport, à la base. La voûte du crâne conserve long-temps après la naissance, jusqu'à un an et même plus, des intervalles membraneux, les *fontanelles*, qui attestent la lenteur de sa formation osseuse.

Mais de ce que la base du crâne a plus promptement que la voûte achevé sa formation osseuse, il n'en faut pas conclure, avec Bichat, que l'ossification du crâne commence par cette partie; l'inverse a lieu, au contraire, comme Meckel l'a directement observé. Il ne faut pas croire non plus que le dépôt de la matière calcaire se fasse avec plus d'activité à la base qu'à la voûte, comme le pensent quelques personnes; la nature a satisfait effectivement, d'une autre manière, à la nécessité de la complète formation de la base du crâne (1), en y accumulant une foule de points osseux, et les plaçant dans une telle position réciproque, qu'ils n'eussent à s'accroître que d'une très petite quantité pour arriver au point de contact. Que l'on se rappelle à cet égard ce qui a été dit dans les détails, et l'on comprendra toute l'exactitude de cette remarque : dans la base du crâne, le sphénoïde présente à lui seul au moins dix points d'ossification plus que le frontal, les pariétaux et la partie supérieure de l'occipital, plus, par conséquent, qu'on n'en trouve dans la voûte toute entière.

Les espaces membraneux de la voûte du crâne, les *fontanelles*, sont une conséquence naturelle du mode d'ossification des os de cette voûte. Ces os, en effet, se forment par des points centraux, d'où procèdent des rayons qui se propagent avec une égale intensité vers la circonférence; mais comme les angles des os quadrilatères de la voûte du crâne sont bien plus éloignés du centre que les bords eux-mêmes, il en résulte que les rayons

(1) Cette nécessité se déduit de la grande importance des parties inférieures du cerveau, et de la protection efficace dont elles ont besoin, au moment de l'accouchement, pour ne pas être mortellement affectées.

osseux n'y parviennent que tard, et que jusque là ces points restent inachevés.

Les fontanelles sont au nombre de six, deux médianes et quatre latérales, qui toutes correspondent aux angles des pariétaux.

Les deux fontanelles médianes, distinguées en *antérieure* et en *postérieure*, ou en *fronto-pariétale* et en *occipito-pariétale*, sont placées vers les angles supérieurs des pariétaux. La première, quadrilatère formée par les deux pariétaux et par les deux pièces séparées du frontal, se trouve quelquefois fermée par l'os wormien que j'ai nommé *frontactal*. La seconde, triangulaire, est formée par les deux pariétaux, et par l'angle supérieur tronqué de l'occipital ; c'est dans son lieu que se développe l'os *épactal* de Fischer.

Les quatre fontanelles latérales sont paires et symétriquement disposées. L'*antérieure*, *temporale*, occupe le point vers lequel se rencontrent le sommet de la grande aile du sphénoïde et l'angle antérieur et inférieur du pariétal; elle est alongée et à peu près quadrilatère. La *postérieure*, *mastoïdienne*, de forme peu déterminée, est placée entre l'angle inférieur postérieur du pariétal et la région mastoïdienne du temporal.

Les fontanelles latérales sont les moins grandes, les moins constantes sous le rapport de la forme, les moins importantes, et celles qui disparaissent le plus promptement. Parmi les fontanelles médianes, la postérieure s'efface la première; tandis qu'on trouve quelquefois des traces de l'autre jusqu'à deux ou trois ans.

Variétés. Le crâne des enfans est remarquable par sa rondeur; l'aplatissement transversal que cette cavité présente, chez l'adulte, ne se prononce bien qu'après la puberté.

Le crâne offre un volume absolu, qui va croissant depuis la naissance jusque vers l'âge adulte; mais le volume relatif de cette partie décroît, au contraire, dans la même proportion.

Chez le vieillard, ainsi que M. Ribes l'a observé, le crâne se rétrécit un peu, surtout en avant; les os qui le composent subissent une sorte d'atrophie, soit générale, soit partielle, qu'à bon droit on a appelée *senile*, et qui résulte de la résorption du diploë, et de l'affaissement de la table externe des os vers l'interne. En même temps, les sinus frontaux s'étendent de plus en plus, dépassent même, par fois, les limites du frontal;

et cette double circonstance, de laquelle résultent la saillie de la partie inférieure du front et l'affaissement de la partie supérieure du crâne, donne au front des vieillards une obliquité qu'il n'avait pas dans les premiers âges de la vie.

L'extrémité antérieure du crâne est moins développée, relativement à la postérieure, chez la femme que chez l'homme.

Les principaux vices de conformation du crâne consistent en une absence complète de ses parties supérieure et latérales, la base persistant; ou bien en un simple défaut de réunion des pièces latérales de la voûte, dans une partie plus ou moins étendue. Le premier état constitue l'*acrânie*, ; le second appartient à l'*anencéphalie* des auteurs.

Le crâne présente encore de nombreuses variétés de races et d'individus, dont il suffit d'indiquer ici l'existence, et que l'on trouvera longuement exposées dans les ouvrages d'histoire naturelle et d'anatomie comparée (1).

Craniométrie(2). Des motifs divers, surtout le désir de connaître la capacité crânienne, le volume de l'encéphale, et même la prétention d'estimer jusqu'à un certain point le degré d'intelligence de chaque individu, ont fait imaginer dès long-temps plusieurs méthodes *craniométriques*. La plus simple et la meilleure consiste assurément à mesurer la longueur des trois diamètres de cette cavité, comme je l'ai précédemment indiqué; mais cette méthode partage avec quelques autres, l'inconvénient de n'être applicable qu'à un crâne de cadavre, ou de squelette. Les méthodes de Daubenton et de Sœmmering, fondées sur l'observation que le volume du crâne est en raison inverse de l'obliquité et de la largeur du trou occipital, supportent les mêmes objections; d'ailleurs, elles ne peuvent guère fournir des résultats un peu saillans que dans l'anatomie comparée; aussi sont-elles à peine connues des anthropotomistes.

Les moyens crâniométriques les plus vulgaires, ceux qui s'appliquent le plus facilement au crâne entier, les seuls qui puissent fournir des résultats sur l'homme vivant, sont les deux suivans : 1° *prendre la longueur de la circonférence fronto-occipitale;* 2° *estimer directement le volume du front.* Ce qu'il y a de plus variable, en effet, dans le crâne, c'est l'extrémité antérieure; ce qui est le plus fixe, au contraire, ce sont les par-

(1) Particulièrement dans ceux de Blumenbach de Sœmmering et de Carus.

(2) Κρανίον, crâne, *μέτρον*, mesure.

ties postérieure et latérale ; par conséquent, on peut assurer d'une manière approximative, qu'un front très développé indique un crâne très ample, et réciproquement. Cette règle, sans doute, souffre des exceptions ; mais il suffit qu'en général elle soit vraie, pour que j'aie dû la formuler ici.

Du reste, la crâniométrie, en tant que considérée comme moyen d'apprécier la capacité crânienne, est assez exacte chez les enfans, dont les sinus sont rudimentaires, elle est déjà un peu trompeuse chez l'adulte ; mais chez le vieillard, son infidélité est un fait notoire, à cause des modifications variées des os du crâne qui ont été précédemment exposées.

§ 2e. *De la face.*

La face, πρόσωπον, est la portion sensoriale de la tête. Elle forme des cavités de protection pour les organes de la vision, de l'olfaction et de la gustation. Elle résulte de deux parties principales, qui constituent les mâchoires supérieure et inférieure. Quatorze pièces osseuses entrent dans sa composition.

1° *Mâchoire supérieure.*

Partie supérieure de la face, cette mâchoire renferme treize os : les os maxillaires supérieurs, palatins, malaires, nasaux, unguis, les deux cornets inférieurs et le vomer.

De l'os maxillaire supérieur (1).

Os sus-maxillaire (*Chauss.*).

Pair, non symétrique, placé à la partie antérieure et supérieure de la mâchoire supérieure, l'os maxillaire supérieur forme spécialement cette mâchoire, et lui imprime surtout la forme particulière qu'elle présente. A lui seul, parmi les os de la mâchoire supérieure, appartiennent les cavités dentaires supérieures. Il a la forme d'un quart de tranche de cylindre, ou encore, plus exactement, celle d'un prisme triangulaire à base inférieure.

(1) Pour étudier cet os, il faut diriger en bas et placer dans un plan horizontal son bord creusé des cavités dentaires, et tourner ce bord en dehors et en avant.

Quoi qu'il en soit, cet os irrégulier et fort important présente trois faces : une *supérieure*, une *externe* et une autre *interne*; il est, en outre, creusé d'une cavité intérieure ou *sinus*.

Une remarquable apophyse s'élève, en haut et en dedans, au-dessus du niveau de toutes les autres parties de cet os; elle a reçu le nom d'*apophyse montante* (*fronto-nasale*, Chauss.). Je la décrirai tout d'abord, parce qu'elle n'appartient pas plus à l'une qu'à l'autre des trois faces de l'os.

L'apophyse fronto-nasale est un peu inclinée de haut en bas, d'arrière en avant, et de dedans en dehors; elle est aplatie transversalement. Sa face externe, dirigée un peu en avant, présente quelques pertuis, quelques sillons vasculaires, et sert à des insertions (1). Sa face interne, dirigée vers les fosses nasales, présente : 1o deux *crêtes* transversales qui l'unissent, la supérieure, au cornet moyen de l'ethmoïde, et l'inférieure, au cornet inférieur; 2o entre ces deux crêtes, une *gouttière* qui fait partie du méat moyen; 3° au-dessus de la crête supérieure, quelques *inégalités* ou portions de cellules qui l'unissent à l'ethmoïde. Son bord antérieur, mince, tranchant, est taillé en biseau aux dépens de sa lame interne, et s'unit à l'os du nez. Son bord postérieur est parcouru par une portion de gouttière qui devient de plus en plus profonde en descendant, gouttière limitée, en avant, par un rebord saillant, sur lequel s'insère un muscle (2), et qui concourt à former la *gouttière lacrymale*. Son extrémité supérieure est dentée et unie à l'apophyse orbitaire interne du frontal. Sa base se continue avec le reste de l'os.

Face supérieure (*orbitaire*, *Bichat*). Dirigée tout-à-fait en haut, placée en dehors, et en arrière de l'apophyse montante, cette face de l'os maxillaire supérieur est lisse, de forme triangulaire, et constitue presque tout le plancher de l'orbite. Elle est sillonnée de dehors en dedans, et d'arrière en avant, par la *gouttière sous-orbitaire*.

La gouttière sous-orbitaire commence vers le bord externe de la face orbitaire de l'os que je décris; puis, après un trajet de quelques lignes seulement, elle se transforme en un canal,

(1) A celles des muscles élévateur propre de la lèvre supérieure, élévateur commun de cette lèvre et de l'aile du nez.

(2) L'orbiculaire des paupières.

appelé *sous-orbitaire,* dont la paroi supérieure présente, en arrière, une fêlure plus prononcée chez l'enfant que chez l'adulte. Le canal sous-orbitaire lui-même se subdivise bientôt en deux parties : l'une, sous le nom de *canal dentaire antérieur*, descend dans l'épaisseur de l'os, jusqu'aux cavités dentaires antérieures, et y conduit des vaisseaux et un nerf; l'autre vient se terminer sur la face antérieure du maxillaire supérieur ; par le trou *sous-orbitaire.*

Le bord antérieur de la face supérieure de l'os maxillaire supérieur est lisse en dedans, irrégulier et articulaire en dehors ; il forme la partie inférieure de la base de l'orbite. Le bord externe est lisse, et concourt à la formation d'une fente qu'on connaîtra plus tard(1) ; il se réunit avec le bord antérieur, sous un angle saillant, denté, formé par la *tubérosité malaire*, tubérosité de forme triangulaire, qui supporte l'os de ce nom. Le bord interne est échancré en avant, il est mince et s'articule, en avant, avec l'os unguis, en arrière, avec la masse latérale de l'ethmoïde. Le bord interne et le bord antérieur de la face orbitaire se réunissent vers la base de l'apophyse montante; et en arrière, le bord interne rencontre l'externe sous un angle émoussé qui répond à l'os du palais.

Face externe (*zygomato-faciale*, *Bichat*). Dirigée en dehors et en avant ; cette face est séparée en deux parties, par une ligne saillante qui descend de la *tubérosité malaire.*

La partie antérieure présente deux fossettes peu profondes: l'une antérieure, *fosse myrtiforme*, presque médiane, très petite, reçoit l'insertion d'un muscle du même nom ; l'autre, postérieure à celle-ci, *fosse canine*, plus grande que la première, est destinée à l'insertion d'un muscle (2), et présente, en haut, le trou canin ou *sous-orbitaire*, qui termine le canal de ce nom.

La partie postérieure de cette face est formée par une tubérosité appelée *molaire*, parce qu'elle recèle long-temps dans son intérieur la dernière des dents de ce nom. Cette tubérosité, plus grosse chez l'enfant que chez l'adulte et le vieillard, offre à sa surface plusieurs pertuis, ouvertures des conduits *dentaires postérieurs* ; conduits qui descendent vers les

(1) La fente orbitaire inférieure ou sphéno-maxillaire.
(2) Le muscle canin.

dernières cavités dentaires, et y conduisent des filets nerveux et vasculaires.

Face interne (*naso-palatine*). Plus irrégulière que les autres, cette face est subdivisée en deux portions par une lame horizontale, qui porte le nom d'*apophyse palatine*, et qui forme la plus grande partie de la voûte du palais.

L'apophyse palatine est quadrilatère. Sa face inférieure un peu rugueuse est dirigée vers la bouche. Sa face supérieure, lisse, un peu concave transversalement, concourt au plancher des fosses nasales. Son bord interne, épais, planiforme, plus élevé en avant qu'en arrière, et uni avec le bord semblable du côté opposé, présente en avant : 1° une *demi-épine* qui concourt à former l'*épine nasale antérieure* ; 2° une *portion de gouttière* qui dégénère, supérieurement, en un canal, et qui concourt à former le *canal palatin antérieur*. Son bord externe est confondu avec le reste de l'os. Son bord antérieur continu avec le rebord alvéolaire, forme la partie inférieure de l'ouverture antérieure des fosses nasales. Son bord postérieur tranchant, taillé en biseau aux dépens de sa table supérieure, est articulé avec l'os du palais.

Au dessous de l'apophyse palatine, la face interne de l'os maxillaire supérieur présente une surface très limitée, rugueuse, qui appartient au bord alvéolaire. Au dessus de cette apophyse, au contraire, la face interne de l'os est fort étendue ; on y remarque, d'avant en arrière : 1° la base de l'apophyse montante, derrière laquelle apparaît l'ouverture inférieure du canal qui descend de la gouttière lacrymale (1), et une saillie osseuse qui borne en avant cette ouverture d'une manière utile pour le chirugien (2) ; 2° l'*ouverture du sinus maxillaire*, ouverture très large sur un os désarticulé, beaucoup plus étroite sur une face entière, dont le contour mince, creusé de portions de cellules supérieurement, présente inférieurement une fissure dont la lèvre postérieure rentre vers le sinus, et dont l'antérieure est saillante en dehors de lui ; 3° une surface un peu irrégulière qui s'unit à l'os du palais,

(1) Le canal nasal.

(2) Cette saillie sert de guide pour la cathétérisme du canal nasal (*voy. anat. top. p.* 86).

et sur laquelle existe une gouttière superficielle qui concourt à former le *canal palatin postérieur.*

La face interne de l'os maxillaire supérieur est séparée de la face antérieure par un bord échancré qui fait suite au bord antérieur de l'apophyse montante, et qui concourt à former l'ouverture des fosses nasales ; elle est séparée de la même face, inférieurement, par le *bord alvéolaire* ou *dentaire.*

Le bord alvéolaire est plus renflé en arrière qu'en avant. En bas, il est taillé horizontalement. En dehors et en dedans, il est un peu ondulé. Enfin, il est creusé, de cavités, appelées *alvéoles*, cavités au nombre de huit, sur un os d'adulte, moins nombreuses chez les jeunes enfans, de forme conique, les antérieures simples, les postérieures subdivisées en plusieurs cavités secondaires, toutes destinées à loger la racine des dents supérieures.

Sinus. L'os maxillaire supérieur est creusé à l'intérieur d'une cavité appelée *sinus maxillaire*, *antre d'Hygmor* (*sinus sus-maxillaire, Chauss.*). Ce sinus, le plus grand de ceux que présentent les os, a la forme d'une pyramide triangulaire creuse, dont la base correspondrait à la face interne de l'os, et dont le sommet s'avancerait sous la tubérosité *malaire.* Sa paroi supérieure est formée par la face supérieure de l'os. L'antérieure correspond à la fosse canine. Tandis que la postérieure appartient à la tubérosité molaire. *Le conduit sus-orbitaire* est creusé dans l'épaisseur de la paroi supérieure, le *conduit dentaire antérieur* appartient à la paroi antérieure, et les *conduits dentaires postérieurs* sont creusés dans la paroi postérieure de ce sinus.

Structure. L'os maxillaire supérieur est formé presque partout de substance compacte ; la substance aréolaire ne s'y rencontre, en quelque proportion, que dans l'apophyse palatine, dans le bord alvéolaire et dans la tubérosité malaire.

Développement. L'os maxillaire supérieur se forme de si bonne heure chez l'embryon, qu'il est fort difficile de bien apprécier les circonstances de son ossification première. Cependant la plupart des anatomistes reconnaissent que d'abord, il est constitué par deux pièces principales: l'une qui comprend la partie antérieure de l'apophyse palatine et du bord alvéolaire, et qui représente l'*os incisif* des animaux ; l'autre qui appartient à la région postérieure de l'os. Pendant toute la vie intra-utérine, et même pendant la première enfance, on trouve derrière la partie antérieure du bord alvéolaire une petite suture, qui indique le point où se réunissent ces deux parties de l'os.

Béclard parle, en outre, d'une petite épiphyse en virole, qui se formerait à la partie inférieure de la gouttière lacrymale. Tandis que Meckel assure, d'un autre côté, que la partie postérieure de l'apophyse palatine se développe par un point particulier.

Quoique précoce dans sa formation première, long-temps l'os maxillaire reste très petit ; il offre surtout peu d'étendue verticalement, et d'avant en arrière ; il n'acquiert dans ces deux sens les dimensions qu'il doit avoir, que lors du développement des dents. D'abord les alvéoles manquent ; un peu plus tard, ces cavités existent, mais confondues en une rigole superficielle ; plus tard encore, des cloisons s'élèvent du fond de la rigole précédente, et les avéoles s'établissent.

Le sinus maxillaire se développe aussi graduellement avec l'âge ; et surtout il présente ceci de particulier, que borné d'abord à l'os maxillaire supérieur, il s'étend de plus en plus par la suite, dépasse les limites de cet os, et se prolonge quelquefois dans l'épaisseur des os voisins, spécialement à l'intérieur de l'os malaire.

De l'os palatin (1).

Os palatin, (*Chauss.*).

Pair, non symétrique, placé à la partie postérieure de la mâchoire supérieure, l'os palatin est formé de deux portions réunies à angle droit, l'une horizontale, l'autre verticale.

Portion horizontale. Quadrilatère, moins étendue que la verticale, cette portion de l'os palatin fait suite, en arrière, à l'apophyse palatine de l'os maxillaire supérieur. Sa face inférieure, un peu rugueuse offre, en arrière, une crête transversale qui sert à une insertion (2), et en dehors une ouverture qui termine, inférieurement, le canal *palatin postérieur*. Sa face supé-

(1) Pour l'étudier, il faut placer horizontalement la partie la plus épaisse, et tourner en avant le bord le plus mince de cet os.

(2) A celle de l'aponévrose du muscle péristaphylin externe.

rieure, lisse et concave transversalement, fait partie du plancher des fosses nasales. Son bord interne, épais et planiforme, est uni avec le bord correspondant de l'os opposé. Son bord externe est confondu avec le reste de l'os. Son bord antérieur, tranchant et taillé en biseau inférieurement, s'unit à l'apophyse palatine de l'os maxillaire supérieur. Son bord postérieur, lisse et un peu échancré, est libre sur le squelette ; il se réunit avec le bord interne au niveau d'une demi épine, qui concourt, avec celle de l'autre os palatin, à former l'*épine nasale postérieure*, (*épine gutturale. Chauss*).

Portion verticale. Plus étendue, plus mince que la précédente, cette portion de l'os est quadrilatère. Sa face externe, inégale et articulée avec la partie postérieure de la face interne de l'os maxillaire supérieur, présente une gouttière qui concourt avec celle de l'os précédent à former le canal palatin postérieur. Sa face interne, dirigée vers les fosses nasales, offre une crête horizontale qui s'unit au cornet inférieur; et deux dépressions, l'une, supérieure a la crête indiquée, qui fait partie du méat moyen, l'autre inférieure qui contribue au méat inférieur. Son bord antérieur est mince, et prolongé par une lame qui est reçue dans la fissure inférieure de l'orifice du sinus maxillaire. Son bord postérieur, inégal et articulé avec l'apophyse ptérygoïde du sphénoïde, se termine, en bas, par une apophyse appelée *tubérosité de l'os palatin.*

La tubérosité de l'os du palais est dirigée en bas, en dehors et en arrière; elle a la forme d'un cône. En haut et en arrière, elle présente trois *enfoncemens* : un moyen, superficiel et lisse, complète inférieurement la fosse ptérygoïde; les deux autres, parmi lesquels l'interne est le plus profond, reçoivent les ailerons correspondans de l'apophyse de ce nom (1). En bas, la crête de la portion horizontale de l'os se prolonge sur la tubérosité, et celle-ci présente, en outre, plusieurs orifices de *conduits palatins accessoires.* En dehors, la tubérosité palatine est lisse et sert cependant à l'insertion d'un muscle (2).

Le bord inférieur de la portion verticale de l'os du palais est le point par lequel cette portion se réunit avec l'autre. Son

(1) Pour bien apprécier ce rapport, il est indispensable d'articuler un palatin avec l'apophyse ptérygoïde.

(2) Dirigée vers la fosse zygomatique, cette face de la tubérosité de l'os du palais sert à l'insertion du muscle ptérygoïdien externe.

bord supérieur présente une échancrure profonde qui concourt à la formation du trou *sphéno-palatin* (1); tandis qu'en avant et en arrière de cette échancrure, il est relevé par deux apophyses appelées *sphénoïdale* et *orbitaire*.

L'apophyse sphénoïdale, postérieure, est aplatie de dehors en dedans, et lisse des deux côtés. Dirigée vers les fosses nasales en dedans, elle appartient à la fosse zygomatique en dehors. En haut elle est irrégulière et offre une cannelure superficielle, qui concourt avec le sphénoïde à former le trou *ptérygo-palatin* (2).

L'apophyse orbitaire, antérieure, est plus volumineuse, plus élevée, plus arrondie que la précédente. Elle est supportée par un collet rétréci, en dedans duquel on voit une petite crète qui l'unit au cornet moyen de l'ethmoïde; et présente, en outre, cinq facettes distinctes (3): 1° *une supérieure*, lisse, qui fait partie du plancher de l'orbite et qui continue le plan de la face supérieure de l'os maxillaire supérieur; 2° *une antérieure*, rugueuse qui s'unit à l'os maxillaire supérieur; 3° *une externe*, lisse, qui fait partie de la fosse zygomatique; 4° *une interne*, creusée d'une cellule complétée par l'ethmoïde; 5° la dernière, *postérieure*, dirigée vers la partie externe de l'ouverture du sinus sphénoïdal, et quelquefois déprimée en une cellule abouchée avec ce sinus.

Souvent les deux apophyses précédentes sont réunies entre elles par une lame osseuse mince; alors le trou sphéno-palatin appartient en totalité à l'os palatin, et il ne mérite pas le nom qu'on lui a donné.

Structure. On trouve un peu de substance diploïque dans la tubérosité et dans la portion horizontale de l'os palatin; tout le reste de cet os est formé de substance compacte.

Développement. L'os du palais se développe par un point principal, auquel se sur-ajoutent deux épiphyses qui apparaissent dans l'apophyse orbitaire et dans la tubérosité.

(1) Ce trou livre passage à des vaisseaux et à des nerfs qui portent son nom.

(2) Il est nécessaire d'articuler le palatin et le sphénoïde, pour bien saisir ces détails. Le trou ptérygo-palatin livre passage à des vaisseaux qui portent son nom.

(3) Pour étudier convenablement cette partie de l'os palatin, il faut de toute nécessité la rapprocher de l'os maxillaire supérieur du même côté.

De l'os malaire ou de la pommette (1).

(Os zygomatique, *Chauss.*).

Pair, non symétrique, placé vers les parties supérieure et latérale de la face, l'os malaire est à peu près quadrilatère; il présente une face antérieure, une postérieure, quatre bords et quatre angles.

Face antérieure. Convexe, lisse et presque sous-cutanée, cette face offre quelques ouvertures appelées *malaires*, et sert à quelques insertions (2).

Face postérieure. Plus étendue et plus compliquée que la précédente, cette face est subdivisée en deux parties par une crête saillante percée de plusieurs trous, et terminée, en arrière, par un bord, échancré et lisse au milieu, où il concourt à la formation de la fente orbitaire inférieure, rugueux et denté supérieurement et inférieurement, où il s'articule avec le sphénoïde et le maxillaire supérieur.

La partie supérieure de cette face, très bornée, lisse et concave, entre dans la composition de la paroi externe de l'orbite; elle présente quelques ouvertures appelées *malaires*. Sa partie inférieure et externe, lisse et concave en arrière, termine antérieurement la fosse temporale, et présente encore des ouvertures *malaires*; rugueuse et dentée en avant, elle repose sur la tubérosité malaire de l'os maxillaire supérieur.

Bords. Des bords de cet os, deux sont supérieurs, deux sont inférieurs; et de l'un et de l'autre côté, l'un est antérieur et l'autre postérieur. Le bord *supérieur* et *antérieur*, concave et lisse, fait partie de la base de l'orbite. Le bord *supérieur* et *postérieur* est contourné en S, et destiné à une insertion (3). Le bord *inférieur* et *antérieur* est inégal, et uni avec l'os maxillaire supérieur. Le bord *inférieur et postérieur* est épais, et destiné à une insertion (4).

Angles. Les angles de l'os malaire sont distingués en supérieur,

(1) Pour étudier cet os, il faut diriger en dehors sa face convexe, placer en haut celui de ses angles qui offre le plus de volume, les dentelures les plus prononcées, et diriger en arrière l'angle le plus alongé.

(2) A celles des deux muscles zygomatiques.

(3) A celle de l'aponévrose temporale.

(4) A celle du muscle masséter.

inférieur, antérieur et postérieur. Le *premier*, le plus volumineux et le plus irrégulier, s'unit à l'apophyse orbitaire externe du frontal. Le *second*, le moins saillant de tous, repose sur l'angle antérieur de la tubérosité malaire de l'os maxillaire supérieur. Le *troisième*, très-pointu, se réunit avec l'angle interne de la tubérosité malaire. Le *quatrième*, le plus prolongé, est taillé en biseau de haut en bas et d'avant en arrière, de manière à supporter le sommet de l'apophyse zygomatique du temporal avec lequel il s'articule.

Des conduits appelés *malaires* traversent cet os de part en part, dans diverses directions. Quelques-uns se portent de sa face postérieure vers sa face antérieure; d'autres percent la crête qui sépare en deux parties sa face postérieure, et font communiquer l'orbite et la fosse temporale. Des vaisseaux et des nerfs parcourent ces divers conduits.

Structure et développement. L'os malaire a la structure ordinaire des os plats. Il se forme par un seul point d'ossification.

De l'os propre du nez (1).

(Os nasal, *Chauss.*).

Pair, non symétrique, placé à la partie médiane et supérieure de la face, cet os est quadrilatère; il est aplati d'avant en arrière et de dehors en dedans.

Face antérieure. Lisse, convexe transversalement, légèrement concave de haut en bas, cette face présente quelques ouvertures pour des vaisseaux et des nerfs.

Face postérieure. Concave et convexe en sens inverse de la précédente, cette face est rugueuse; elle est dirigée vers les fosses nasales. On y remarque quelques trous, et un ou plusieurs sillons superficiels.

Bords. Le bord supérieur est épais, denticulé et uni à l'échancrure nasale du frontal. Le bord inférieur est plus long que le précédent; il est mince et uni, dans l'état frais, à un cartilage du nez. Le bord interne, plan dans toute son étendue, large en haut, étroit en bas s'unit sur la ligne médiane avec le

(1) Pour l'étudier, il faut diriger en haut son bord le plus court, en dedans son bord le plus épais, et en avant sa face convexe.

bord semblable de l'os opposé; il est ordinairement prolongé en arrière par une crête qui s'appuie sur l'épine nasale du frontal. Le bord externe est mince et taillé en biseau sur sa face antérieure, pour s'unir à l'apophyse montante de l'os maxillaire supérieur.

Structure et développement. L'os propre du nez a la structure de tous les os larges. Il se forme par un seul point d'ossification.

De l'os unguis ou lacrymal (1).

(Os lacrymal, *Chauss.*).

Pair, non symétrique, très petit, mince, quadrilatère et aplati de dehors en dedans, l'os unguis est placé derrière l'apophyse montante de l'os maxillaire supérieur, et présente deux faces et quatre bords.

Face externe, (orbitaire des auteurs). Lisse et tout à fait plane, cette face présente, en avant, une portion de gouttière qui s'unit à celle de l'apophyse montante de l'os maxillaire supérieur pour former la *gouttière lacrymale.* Cette gouttière est plus profonde inférieurement que supérieurement; elle est limitée en arrière par un bord saillant. Le reste de la face externe de l'os unguis n'offre rien de particulier.

Face interne, (nasale des auteurs). Moins lisse que la précédente, cette face offre, 1° une rainure placée à l'opposite de la crête extérieure de l'os; 2° des rugosités, quelquefois même des portions de cellules, qui s'abouchent avec celles de la partie antérieure de l'ethmoïde.

Bords. Des bords de l'os unguis, l'un est supérieur, un autre est inférieur, le troisième est antérieur, le quatrième est postérieur. *Le bord supérieur*, le plus court de tous, s'unit avec l'apophyse orbitaire externe du frontal. *Le bord inférieur* est divisé en deux parties par le bord de la gouttière lacrymale; prolongé en forme de crochet, il s'articule avec le cornet inférieur et avec l'os maxillaire supérieur. Le *bord antérieur* est uni au bord postérieur de l'apophyse fronto-nasale de l'os

(1) Pour étudier cet os, il faut tourner en dehors la face qui présente la *gouttière lacrymale*, placer en bas la partie la plus profonde de cette gouttière, et diriger en arrière la surface plane de la face externe.

maxillaire supérieur. Le *bord postérieur* est dirigé vers la partie antérieure de la lame plane de l'ethmoïde.

Structure et développement. L'os unguis est exclusivement formé d'une lame mince de substance compacte. Il se développe par un seul point d'ossification.

Du cornet inférieur (1).

(Cornet sous-ethmoïdal, *Chauss.*).

Pair, non symétrique, placé dans les narines, suspendu à la face interne des os maxillaire supérieur et palatin réunis, le cornet inférieur est une lame osseuse contournée sur elle même, en forme de gouttière. Il est étendu en longueur plus que dans tout autre sens, et présente deux faces, deux bords et deux angles.

Faces. La face interne est convexe et rugueuse. La face externe, concave et rugueuse comme la précédente, concourt à former le méat inférieur. Toutes deux sont simplement tapissées, dans l'état frais, par la membrane des fosses nasales.

Bords. Le bord supérieur, plus ou moins prolongé en haut vers l'ethmoïde et vers l'os unguis, est articulé ou même soudé avec ces os. Il présente, en dehors, un crochet qui est reçu dans l'ouverture du sinus maxillaire, et à la faveur duquel cet osselet est retenu contre cette ouverture. Dans tout le reste de son étendue, le bord supérieur du cornet inférieur appuie sur une crête de la face interne des os maxillaire supérieur et palatin. Le bord inférieur est roulé sur lui-même de bas en haut; il est épais et tapissé par la membrane des fosses nasales.

Angles. L'angle antérieur est moins effilé que le postérieur; il repose sur la partie interne de la racine de l'apophyse montante de l'os maxillaire supérieur. Tandis que l'angle postérieur très prolongé s'unit à l'os palais.

Structure. Le cornet inférieur est réticulé, très poreux, et formé, en entier, d'une substance presque semblable à la substance spongieuse, avec cette différence seulement, qu'ici la substance spongieuse n'est pas recouverte par une lame de substance compacte.

(1) Pour l'étudier, il faut placer en haut son bord pourvu d'un crochet, diriger en avant son angle le moins saillant, et en dedans sa face convexe.

Développement. Le cornet inférieur se forme à quatre mois, par un seul point d'ossification. Il se soude de bonne heure avec l'ethmoïde; de sorte qu'après vingt ans il pourrait réellement en être considéré comme une partie. Aussi bien offre-t-il absolument la forme et les usages des cornets ethmoïdaux proprement dits.

Du vomer (1).

(Vomer, *Chauss.*).

Impair, médian, peu symétrique, le vomer forme la partie inférieure et postérieure de la cloison des fosses nasales. Aplati transversalement, mince, et de forme quadrilatère, il présente deux faces et quatre bords.

Faces. Les faces du vomer sont tournées vers la fosse nasale correspondante. Elles ne sont pas parfaitement semblables : l'une, la droite, est presque toujours légèrement déprimée; tandis que l'autre est convexe dans une égale proportion.

Bords. Le bord supérieur plus épais que les autres, a la forme d'un soc de charrue. Il est partagé en deux lames, dans l'intervalle desquelles est reçue la crête sphénoïdale inférieure.

Le bord inférieur mince et irrégulier, est reçu dans une rainure formée par la réunion des os palatins, en arrière, des maxillaires supérieurs, en avant.

Le bord antérieur est parcouru dans toute sa longueur, par une rainure profonde qui reçoit supérieurement, la lame verticale de l'ethmoïde, et, inférieurement, dans l'état frais, le cartilage de la cloison du nez.

Le bord postérieur, lisse et dirigé vers la gorge ou pharynx, forme la séparation des ouvertures postérieures des fosses nasales.

Structure. Le vomer est presque totalement formé de substance compacte, si ce n'est supérieurement, où il présente quelque peu de cellulosité.

Développement. Le vomer s'ossifie de bonne heure par deux points : un pour chacune des deux lames qui se réunissent pour

(1) *Vomer*, soc de charrue. Pour étudier cet os, il faut le placer de champ, diriger en haut son bord renflé et disposé en forme de soc, et tourner en arrière son bord lisse non articulaire.

le former. Ces deux points se confondent promptement en arrière et en bas; tandis que supérieurement et antérieurement ils restent distincts pendant toute la vie.

Le vomer est tout-à-fait médian dans les premiers temps; ses deux faces sont également planes. Il ne commence à se dévier comme je l'ai dit, que lors du développement des sinus sphénoïdaux. Aussi, est-il évident que ce développement amène la déviation indiquée, parce que refoulé en bas et en avant par le sphénoïde dans la circonstance précédente, et qu'arc bouté, d'autre part, en sens opposé, sur les os maxillaires et palatins, le vomer ne peut céder à la pression qu'il éprouve, qu'en pliant latéralement.

De l'os maxillaire inférieur (1).

(Os maxillaire, *Chauss.*).

Impair, symétrique, de forme parabolique, l'os maxillaire inférieur est placé sur la ligne médiane, à la partie inférieure de la face. Il est formé de deux parties réunies à angles, le *corps* et les *branches* : le corps dirigé horizontalement, les branches plus ou moins relevées en haut ou ascendantes. Du reste, cet os présente deux faces, quatre bords et un canal intérieur.

Face antérieure ou externe. Convexe, très-superficielle, cette face est séparée par la ligne médiane en deux moitiés complètement semblables.

Au niveau de la ligne médiane, elle présente, 1° une saillie légère appelée la *symphyse du menton*, saillie qui indique le point vers lequel se réunissent les deux pièces primitives de l'os; 2° en bas *l'apophyse mentonnière*, éminence triangulaire, un peu tournée en haut, plus développée aux deux âges extrêmes de la vie que chez l'adulte, et sur laquelle se moulent les parties molles du menton.

Sur les côtés de la ligne médiane, la face antérieure et externe de l'os maxillaire inférieur présente : la *fossette mentonnière*, le *trou mentonnier*, *la ligne oblique externe et la surface quadrilatère de la branche de la mâchoire*. La fossette mentonnière, placée

(1) Pour étudier cet os, il faut placer dans un plan horizontal son bord dentaire, le diriger en haut, et tourner sa face convexe antérieurement.

près de la ligne médiane, sert à l'implantation d'un petit muscle (1). Le trou mentonnier, placé en dehors de la fossette précédente, est dirigé en haut et en avant; il est taillé obliquement et termine, en partie, un canal qui règne dans toute l'étendue de l'os. La ligne oblique externe procède de l'apophyse mentonnière, et se porte obliquement en haut et en arrière, vers le bord supérieur de l'os; elle sert à plusieurs insertions (2). La face externe de la branche de la mâchoire est rugueuse inférieurement pour servir à des insertions (3).

Face postérieure ou *interne*. Concave, dirigée vers la bouche, cette face est remarquable *sur la ligne médiane*, 1° par la face postérieure de la symphyse du menton; 2° par l'*apophyse génienne* ou *géni*, apophyse saillante, irrégulière, divisée en plusieurs tubercules qui servent à des insertions (4), mais qui n'offrent presque jamais la disposition symétrique et par paires, que les auteurs leur ont assignée; 3° par une *dépression* placée près du bord inférieur de l'os, et qui sert à une insertion (5).

Envisagée *sur les côtés de la ligne médiane*, la face postérieure de l'os maxillaire inférieur est plus compliquée qu'au niveau de cette ligne; elle est parcourue obliquement de bas en haut et d'avant en arrière, par la *ligne oblique interne* ou *myloïdienne* (6), qui procède des parties latérales de l'apophyse génienne, se porte vers le bord supérieur de l'os, et sert à une insertion (7). Cette ligne, placée à l'opposite de la ligne oblique externe, sépare deux enfoncemens très superficiels, l'un inférieur, l'autre supérieur (8). Enfin, tout-à-fait en arrière, cette face appartient à la branche de la mâchoire; elle présente, en bas, des inégalités d'insertions (9), et en haut, l'*ouverture supérieure du canal dentaire inférieur*.

L'ouverture supérieure du canal dentaire regarde en haut

(1) Le muscle de la houppe du menton.

(2) A celles des muscles *triangulaire, carré* et *peaucier*.

(3) A celles du muscle masséter.

(4) A celles des muscles genio-hyoïdiens et genio-glosses.

(5) A celle du ventre antérieur du muscle digastrique.

(6) Μύλη, *meule, dent molaire*.

(7) A celle du muscle mylo-hyoïdien.

(8) Le premier, destiné à la glande sous-maxillaire, le second, occupé par la glande sublinguale.

(9) Pour le muscle ptérygoïdien interne.

et en dedans. Son côté interne est garni d'une sorte de crochet aplati, sur lequel s'insère un ligament (1). Elle est prolongée inférieurement par un petit sillon superficiel (2), et livre passage à un nerf et à des vaisseaux fort importans (3).

Bords. Les bords de l'os maxillaire inférieur sont distingués en supérieur, inférieur, antérieur et postérieur.

Bord supérieur ou *alvéolaire*. Plus renflé que les autres, ce bord augmente graduellement d'épaisseur d'avant en arrière. Il est un peu dejeté en dedans, et creusé, dans toute son étendue, par des cavités coniques, simples en avant, divisées en arrière ; cavités *alvéolaires*, semblables à celles des os maxillaires supérieurs, et, comme elles, destinées à loger les dents.

Bord inférieur. Appelé aussi *base* de la mâchoire inférieure, ce bord est horizontal comme le premier. Arrondi partout, il donne attache à quelques fibres musculaires, au milieu (4), et est déprimé superficiellement en arrière, pour loger un vaisseau (5).

Bord antérieur. Ce bord appartient exclusivement à la branche de l'os. Il se réunit à angle rentrant avec le bord alvéolaire. Inférieurement, au-dessus des dernières alvéoles, il est déprimé en une gouttière dont les bords sont formés par le prolongement des deux lignes obliques externe et interne, gouttière qui sert à l'insertion d'un muscle (6). Sa partie la plus élevée est formée par l'apophyse *coronoïde*, éminence aplatie de dehors en dedans, vers la partie antérieure de laquelle s'étendent les deux lignes obliques, et terminée en haut par une extrémité plus ou moins arrondie et tranchante, sur laquelle se fixe un fort tendon (7). Enfin le bord antérieur est borné en haut par une échancrure appelée *sigmoïde*, qui sépare l'apophyse coronoïde du *condyle* de la mâchoire inférieure, et qui livre passage à des vaisseaux et à un nerf (8).

(1) Le ligament latéral interne de l'articulation temporo-maxillaire.
(2) Sillon qui loge l'artère et le nerf myloïdien.
(3) Aux vaisseaux et au nerf dentaires inférieurs.
(4) A des fibres du muscle peaucier.
(5) L'artère faciale ou maxillaire externe.
(6) Le buccinateur.
(7) Celui du muscle temporal.
(8) Aux vaisseaux et au nerf massétérins.

Bord postérieur ou parotidien. Libre, arrondi, ce bord appartient, comme le précédent, à la branche de l'os. Supérieurement, il se réunit au bord antérieur par l'intermédiaire du *condyle;* tandis que son extrémité opposée forme avec le bord inférieur l'*angle* de la mâchoire.

Le condyle de la mâchoire est lisse et articulaire en haut et en arrière. Plus étendu transversalement que dans tout autre sens, il est oblique de dehors en dedans et d'avant en arrière. En avant, sa surface est nettement terminée, par un bord saillant, tandis qu'en arrière elle se continue sans ligne de démarcation tranchée, avec le bord postérieur. Latéralement, cette éminence présente deux petits tubercules (1). Enfin, il est supporté par un retrécissement, *col du condyle de la mâchoire*, déprimé antérieurement pour une insertion (2).

L'angle de la mâchoire est un peu arrondi ; il est saillant en arrière, et plus ou moins ouvert, suivant les individus ; terme moyen, chez l'adulte, il présente 120°. Sa lèvre externe, sa lèvre interne et son interstice servent à différentes insertions (3).

Canal dentaire. L'os maxillaire inférieur est parcouru, dans toute son étendue, par un canal appelé *dentaire* ou *maxillaire inférieur*, qui renferme des vaisseaux et un nerf du même nom. Le canal dentaire commence sur la face interne de l'os maxillaire inférieur, par une ouverture qui a été signalée plus haut, et il vient se terminer en partie au trou mentonnier. Il est formé de deux portions, l'une qui appartient à la branche, l'autre qui parcourt le corps de la mâchoire inférieure ; la première partie est dirigée obliquement en bas et en avant ; la seconde est horizontale. Simple en arrière et en haut, le canal dentaire est bifide en bas et en avant : une de ses divisions, la plus courte et la plus large, vient aboutir au trou mentonnier ; l'autre se termine dans les alvéoles antérieures. Placé au-dessous des alvéoles, le canal dentaire communique avec elles par des ouvertures, à la faveur desquelles des vaisseaux

(1) L'externe, en particulier, sert à l'insertion du ligament latéral externe de l'articulation temporo-maxillaire.

(2) Celle du muscle ptérygoïdien externe.

(3) La lèvre externe est en rapport avec le masséter, la lèvre interne avec le grand ptérygoïdien et l'interstice avec le ligament stylo-maxillaire.

et des nerfs parviennent dans ces cavités. Plusieurs autres ouvertures particulières, véritables conduits de nutrition, le mettent également en relation avec les propres aréoles de l'os. Il est tapissé intérieurement par une lame mince de substance compacte.

Structure. L'os maxillaire inférieur est formé, en dehors, de deux lames très épaisses de substance compacte. A l'intérieur, il présente une substance celluleuse médiocrement dense. La substance compacte forme une couche plus épaisse dans le bord inférieur que partout ailleurs.

Développement. A la naissance, l'os maxillaire inférieur est formé de deux pièces qui se réunissent peu de temps après, au niveau de la symphyse du menton (1). Chacune de ces pièces commence par trois points : un pour l'angle, pour le bord postérieur, pour la partie postérieure du bord inférieur, et pour le condyle ; un autre pour le corps ; le dernier pour l'apophyse coronoïde et pour le bord antérieur de l'os. L'apparition première et la réunion de ces trois points ont lieu, chez l'homme, à une époque très peu avancée de la vie intrà-utérine, à la fin du premier mois. Meckel assure ne les avoir jamais rencontrés. Il est fort rare de les trouver distincts à trois mois, comme j'ai eu occasion de l'observer dans un cas (2).

Autenrieth, Béclard, MM. Serres et Geoffroy Saint-Hilaire, professent une opinion analogue à celle que je viens d'émettre, touchant le développement de l'os maxillaire inférieur. Spix adopte également cette manière de voir, mais, en outre, il admet un quatrième point pour la partie interne du bord alvéolaire. J'ai sous les yeux la mâchoire d'un jeune lézard sur laquelle ce point décrit par Spix est bien apparent. Existe-t-il également chez l'homme ? je n'ose l'assurer.

Indépendamment de cette formation première, l'os maxillaire inférieur subit encore une foule d'autres modifications, qui portent plus particulièrement, sur le corps, sur le canal dentaire, sur l'angle de cet os, sur son apophyse mentonnière, sur

(1) Chez beaucoup d'animaux, ces deux pièces restent distinctes pendant toute la vie.

(2) Ces trois points sont bien distincts dans la mâchoire inférieure du jeune crocodile.

son condyle et sur l'apophyse coronoïde, modifications qui sont, en grande partie, produites par le développement des dents, comme on le verra plus tard.

Changemens dans le corps. Le corps de l'os maxillaire inférieur est essentiellement constitué par deux parties, distinctes sous le rapport de la formation, comme sous celui des usages : la *base* et la *partie dentaire.* La base est inférieure au canal dentaire; la partie dentaire, au contraire, est supérieure à ce canal. Dans les premiers temps de la vie, la base existe seule ; la partie dentaire se développe un peu après, avec les dents. D'abord, la partie dentaire est représentée par une rigole peu profonde; plus tard, des cloisons s'y développent, et les alvéoles se dessinent. A mesure que les dents prennent de l'importance, la partie dentaire de l'os maxillaire en acquiert elle-même, elle s'élève, et sa hauteur devient à peu près équivalente à celle de la partie basilaire, comme on l'observe chez l'adulte. Chez le vieillard, les dents tombent, la partie dentaire s'atrophie, disparaît même par résorption, la hauteur du corps de l'os diminue de moitié, et l'état embryonnaire reparaît presque complètement sous ce rapport.

Changemens dans le canal dentaire. Dans les premiers temps de la formation de l'os maxillaire, son canal n'existe pas ; les vaisseaux et le nerf qu'il est appelé à loger occupent le fond de la rigole dentaire. Ce canal se développe plus tard, lorsque les alvéoles se séparent les unes des autres. Chez l'adulte, le canal dentaire est placé au milieu de l'os en hauteur, entre la partie basilaire et la partie dentaire. Chez le vieillard, après l'atrophie des alvéoles, le canal maxillaire occupe le bord supérieur de l'os ; mais il ne disparaît jamais complètement (1). Dans le jeune âge, ce canal répond exactement à la partie inférieure des alvéoles ; chez l'adulte, il est placé un peu en dedans d'elles, refoulé, vers ce point, suivant Cuvier, par le prolongement des racines dentaires. Enfin, à un âge plus avancé, comme on le verra par la suite, il reprend sa position première, lorsque les dents sont peu à peu refoulées hors de leurs alvéoles.

(2) C'est qu'en effet, les vaisseaux et le nerf que loge le canal dentaire, n'étant pas exclusivement destinés aux dents ne disparaissent pas avec ces ostéïdes.

Changemens dans l'angle. Dans les premiers temps de la vie, l'angle de la mâchoire inférieure est nul ou presque nul; plus tard, cet angle se développe, mais on le voit, avec l'âge, diminuer de nouveau et reprendre graduellement son premier degré d'ouverture. Très obtus d'abord, il devient presque droit chez l'adulte, et reprend son obtusité fœtale chez le vieillard

Changemens dans l'apophyse mentonnière. Ces changemens sont intimement liés aux précédens : lorsque l'angle de la mâchoire est obtus, comme chez l'enfant et chez le vieillard, l'apophyse mentonnière est saillante et retroussée en haut; lorsqu'au contraire, l'angle maxillaire s'approche de l'angle droit, comme chez l'adulte, l'apophyse mentonnière est peu saillante, et presque tout-à-fait tournée en avant.

Changemens dans le condyle et dans l'apophyse coronoïde. La surface du condyle, et le sommet de l'apophyse coronoïde se dirigent en arrière et en haut, chez l'enfant et chez le vieillard, en haut directement, chez l'adulte. Mais les modifications les plus remarquables de ces éminences, sont celles qui résultent des changemens qu'elles subissent dans leurs rapports de hauteur : chez le fœtus, l'apophyse coronoïde s'élève de toute sa hauteur au-dessus du condyle ; chez l'enfant, ces deux parties tendent de plus en plus à se placer sur le même plan ;enfin,chez le vieillard, les rapports de l'état fœtal se reproduisent une seconde fois.

De la face en général.

La face a la forme d'une pyramide quadrangulaire tronquée, dont la base serait tournée en avant et le sommet en arrière.

Divers diamètres menés à travers la face servent à estimer son volume : l'un deux, *vertical*, doit être tiré de la partie supérieure des os propres du nez à l'apophyse mentonnière; un autre *transversal*, ou *zygomatique*, mesure la distance qui sépare l'un de l'autre les angles postérieurs des os malaires; le troisième, *antéro-postérieur*, doit s'étendre de l'épine nasale antérieure à l'épine nasale postérieure. Le premier est le plus long, le second vient ensuite, le troisième est le plus petit. Comme on le conçoit du reste, le diamètre transverse doit paraître moins long, quand on le mesure dans des points différens de ceux que j'ai indiqués.

La direction de la face est oblique en bas et en avant; elle est exprimée par une ligne menée de la racine du nez à l'apophyse mentonnière.

Considérée extérieurement, la face présente six régions: l'antérieure, la postérieure, la supérieure, l'inférieure et les latérales.

La région antérieure de la face, la face dans le langage vulgaire, est bornée latéralement par la ligne mousse qui descend de la tubérosité malaire, et par la ligne oblique externe de l'os maxillaire inférieur. Elle offre une disposition assez compliquée: 1° on y trouve, *sur la ligne médiane*, le nez, l'ouverture cordiforme des fosses nasales qui sera décrite plus loin, l'épine nasale antérieure, les fossettes myrtiformes, la partie antérieure des bords alvéolaires supérieur, inférieur, et l'ouverture qui les sépare, la symphyse et l'apophyse du menton; 2° *sur les parties latérales*, la base de l'orbite, la fosse canine et le trou canin, la partie latérale des arcades dentaires et l'intervalle qui les sépare, le trou mentonnier et la fossette du même nom, caractérisent cette région de la face.

Le nez, partie saillante de la cavité olfactive, est une éminence de forme pyramidale, constituée, sur le squelette, par les os propres du nez et par les apophyses montantes des os maxillaires supérieurs. Il est fort court. Son extrémité supérieure ou sa *racine* en est la partie la plus mince; elle est convexe transversalement et concave de haut en bas.

La région postérieure de la face est à peu près perpendiculairement dirigée. Elle présente, au milieu, le bord postérieur du vomer; sur les côtés on y rencontre, 1° les ouvertures postérieures des fosses nasales, ouvertures qui seront décrites plus loin, 2° le bord postérieur de l'os du palais, 3° une dépression profonde qui concourt à la fosse zygomatique, dépression limitée en dehors par le bord parotidien de l'os maxillaire inférieur.

La région supérieure de la face, confondue avec la zône antérieure de la base du crâne, sera décrite à l'occasion des cavités et des articulations *crânio-faciales*.

La région inférieure comprend deux parties distinctes : l'une *horizontale*, l'autre *verticale*. La portion horizontale, constituée par l'apophyse palatine des os palatins et maxillaires supérieurs, présente : 1° *en avant et sur la ligne médiane*, l'union médiane des os précédens et l'extrémité inférieure du canal palatin antérieur, canal bifurqué supérieurement qui aboutit dans l'une et l'autre fosse nasale d'un côté, dans la bouche de l'autre; 2° *en arrière et de chaque côté*, l'ouverture inférieure du *canal palatin postérieur*. La portion verticale de cette face, formée par la face interne des bords alvéolaires supérieur et inférieur, présente la symphyse du menton, l'apophyse géni et la ligne myloïdienne.

Les régions latérales de la face se composent aussi de deux parties distinctes comme la précédente. La première, *superficielle*, comprend la face externe de l'os malaire et la branche de l'os maxillaire inférieur, branche qui présente, en dedans, l'ouverture supérieure du canal dentaire, le crochet qui surmonte cette ouverture, et le sillon qui lui fait suite inférieurement. La seconde, *profonde*, est représentée par un espace limité, en dehors, par la branche de la mâchoire inférieure, et en dedans, par la tubérosité molaire de l'os maxillaire supérieur, espace qui forme la plus grande partie de la *fosse zygomatique*.

Développement. La face se forme de bonne heure ; comme on l'a vu, en effet, les os maxillaires sont avec la clavicule les pièces du squelette par lesquelles commence le travail de l'ossification. Tous les points primitifs de formation des os de la face sont latéraux; le vomer, comme je l'ai dit plus haut, ne fait même pas exception à cette loi. Aussi comprend-on avec facilité comment il arrive que, dans certains vices de conformation, la face se trouve séparée sur la ligne médiane, soit en totalité, soit en partie seulement ; il suffit pour cela qu'un trouble survenu dans l'organisme, arrête l'évolution de la face à l'époque où cette évolution s'accomplit.

Bien que les os de la face se dessinent de très bonne heure, cependant le tout qu'ils forment conserve long-temps une petitesse qui contraste avec le grand développement du reste de la tête. Pendant toute la première enfance, on observe encore cette disproportion originelle; mais elle tend de plus en plus à s'effacer. L'extrême exiguité de la face, dans les premiers temps, fait ressortir le crâne en avant, et concourt à donner à la tête des enfans une beauté d'expression qu'elle perd, en partie, dans la suite.

Chez le fœtus, la face offre très peu de développement dans le sens vertical ; l'étendue transverse y prédomine, au contraire; sans doute, comme le fait observer Bichat, parce que liée à la base du crâne supérieurement, la face est forcée de suivre celui-ci dans son agrandissement en largeur. Après la naissance, la formation des dents et l'élévation des bords alvéolaires pour recevoir ces ostéïdes, commencent déjà à imprimer à la face une plus grande étendue verticale; mais le développement ultérieur du sinus maxillaire ne tarde pas à venir augmenter encore cette étendue. Chez le veillard, à la chute des dents, la face tend à reprendre sa disposition infantile, sous le rapport de la longueur; mais en même temps, sa partie inférieure se projette en avant, son apophyse mentonnière se recourbe un peu en haut, et donne à l'expression des caractères tout-à-fai particuliers.

Prosopométrie (1). Confondue avec le crâne, supérieurement, appuyée d'une manière presque invariable sur les apophyses ptérygoïdes, postérieurement, la face ne peut se développer en haut et en arrière, tandis qu'un champ libre lui est ouvert, sous ce rapport, en avant et en bas. Aussi toutes les modifications de volume que subit cette région par le fait de son accroissement, s'expriment-elles, en général, par des modifications proportionnées à la saillie de ses parties inférieure et antérieure, et surtout par une obliquité correspondante de son plan antérieur. On estime cette obliquité, et, jusqu'à un certain point, les variations de volume de la face, au moyen de la *ligne faciale proprement dite*, que l'on mène de la partie supérieure des os propres du nez à l'apophyse mentonnière (2). Si cette ligne est perpendiculaire, ou presque perpendiculaire, comme chez les enfans, c'est la preuve que la face est peu saillante en avant et en bas, peu développée, par conséquent, d'après ce qui a été dit plus haut. Si elle est très oblique, au contraire, soyez assurés que le volume de la face est considérable.

Variétés. La face est plus comprimée dans le sens transversal chez la femme que chez l'homme. Certaines races de l'espèce humaine,

(1) Πρόσωπον face, μετρον mesure.

(2) Cette ligne, *faciale*, proprement dite, exprime seulement l'obliquité particulière de la face ; différente de la *ligne faciale de Camper*, qui, menée du front à l'épine nasale antérieure, appartient à la fois au crâne et à la face, et dont la direction indique la saillie relative en avant de ces deux parties.

la race *malaie* en particulier, sont remarquables par l'étendue du développement transversal de cette partie. Le volume général, et partant la saillie de la face en avant, prédominent chez le nègre.

La face présente encore de nombreuses variétés individuelles, qui dépendent presque toujours de modifications dans l'étendue relative de ses trois diamètres; variétés pour l'appréciation desquelles il suffit, le plus souvent, d'appliquer la méthode *prosopométrique* qui a été citée.

La bouche, cavité orale.

La plupart des cavités généralement appelées *faciales*, les orbites, les fosses nasales, etc., n'appartiennent à la face qu'en partie ; elles résultent de l'union de la face et du crâne, et doivent, en conséquence, être étudiées seulement à l'occasion de la tête en général. A proprement parler, la bouche est la seule cavité particulière à la face.

Très incomplète sur le squelette, la bouche y est représentée par l'espace compris entre les deux mâchoires, espace limité par la voûte palatine supérieurement, par les bords alvéolaires en avant et sur les côtés, et librement ouvert en arrière et en bas.

De la tête en général.

Formée par la réunion du crâne et de la face, la tête a la figure d'un sphéroïde. Elle est supportée horizontalement par la colonne vertébrale, dans l'espèce humaine; mais elle devient de plus en plus oblique, à mesure qu'on l'examine dans des animaux plus inférieurs, jusqu'à ce qu'enfin elle ait acquis une direction tout-à-fait semblable à celle de cette tige osseuse, ainsi qu'on l'observe chez les poissons. Son volume peut être estimé d'une manière exacte, en mesurant ses principaux diamètres, ou simplement en prenant son périmètre de l'occiput au menton.

La conformation et le volume de la tête sont sujets à mille variétés, suivant les âges, les individus, les sexes et les races.

Développement. La tête a de bonne heure un volume très considérable. Elle représente, à elle seule, une des deux vésicules qui semblent former tout le jeune embryon. L'ossification des os qui composent cette extrémité du tronc est également très précoce : elle commence d'abord dans la face, et n'envahit le crâne que par la suite.

Variétés. Chez l'homme, la portion *crânienne* de la tête est plus développée proportionnellement à la portion *faciale* que chez la femme.

La tête présente également de nombreuses et importantes variétés de races; variétés dont je ne veux ici que constater l'existence, et pour la description desquelles je renvoye à l'ouvrage de Sœmmering (*de fabricâ corp. humani*).

La tête peut varier aussi dans son développement : elle manque chez certains fœtus monstrueux, *acéphalie*; chez d'autres, elle présente des imperfections de détails seulement, imperfections dont j'ai indiqué les principes dans les descriptions générales du crâne et de la face.

Mais, quelles qu'elles soient, les différences de la tête consistent, en général, dans des changemens de proportions entre le crâne et la face. Le crâne et la face, en effet, sont toujours opposés sous le rapport du développement : *quand le crâne est grand, la face est petite; quand la face est petite, le crâne est grand*.

Céphalométrie (1). Diverses méthodes appelées *céphalométriques*, ont été imaginées pour estimer le degré des variations précédentes, bien plus que pour apprécier directement le volume de la tête. Différentes de celles qui ont été déjà indiquées dans les descriptions du crâne et de la face, ces méthodes ne sont applicables qu'à la tête entière, tandis que les autres sont exclusivement propres au crâne ou à la face. Celles-ci, enfin, sont *crâniométriques* ou *prosopométriques*, celles-là sont *céphalométriques*.

Le but avoué de la *céphalométrie*, c'est l'appréciation du volume de l'encéphale, et par suite la déterminaton du degré d'intelligence des individus; mais, on doit se hâter de le dire, bien qu'utile, bien qu'avantageuse, sous quelques rapports, la céphalométrie peut et doit souvent induire en erreur. Considérée comme moyen d'apprécier le volume de l'encéphale, elle est nécessairement infidèle chez l'adulte et surtout chez le vieillard, parce que le

(1) Κεφαλὴ, tête, μετρον, mesure.

développement des sinus, l'augmentation d'épaisseur des parois crâniennes qui résulte de ce développement pour certains points, l'atrophie de ces parois dans quelques autres, toutes circonstances dont le calcul exact est impossible, introduisent dans le problême des difficultés presque insurmontables. Considerée comme moyen de calculer le degré de l'intelligence des individus, elle est bien plus infidèle encore, j'allais même dire plus illusoire. En admettant, en effet, ce qui n'est vrai qu'en partie, ainsi qu'on l'a vu précédemment, que la mensuration du crâne en dehors puisse fournir, des données exactes sur le volume de l'encéphale, pour que cette mensuration pût apprendre quelque chose de positif relativement aux facultés intellectuelles, il faudrait qu'elle fît connaître le développement spécial de la partie de l'encéphale (1) dont les fonctions sont en rapport plus ou moins immédiat avec l'intelligence ; or, cette donnée est évidemment au dessus de son pouvoir.

Parmi les méthodes céphalométriques, celle qui a obtenu le plus de vogue est celle de Camper. Cette méthode consiste dans la mensuration d'un angle, improprement appelé *angle facial* (2), et formé par la réunion de deux lignes menées du point le plus saillant du front et de la partie inférieure du conduit auditif externe, vers l'épine nasale antérieure. Cet angle est très ouvert, lorsque le crâne fait une saillie considérable en avant, sans que la face soit developpée de ce côté dans la même proportion; il devient, au contraire, très aigu, dans les circonstances inverses. L'angle facial n'exprime directement que la saillie proportionnelle du crâne et de la face en avant ; mais comme c'est en avant que se reproduisent surtout les variations de volume de ces deux parties (3), il en resulte que cette méthode fournit, en réalité, des données assez exactes sur leur

(1) On verra par la suite que l'encephale se compose de plusieurs masses nerveuses différentes sous le rapport fonctionnel. On conçoit, par conséquent, que l'encéphale peut être très volumineux et le crâne très grand, sans que l'organe intellectuel, si l'on peut ainsi dire, soit spécialement remarquable par son développement.

(2) Cet angle devrait être appelé *cranio-facial*, parce que les deux lignes qui servent à le former ont leur point de départ au crâne, et leur rendez-vous commun à la face.

(3) Voy. le crâne et la face en général, pages 100 et 129.

développemment proportionnel. Et, d'autre part, comme il est d'observation que le crâne et la face offrent des proportions inverses, on conçoit que, par voie d'induction, on puisse faire servir l'angle facial à une mensuration approximative de la boite crânienne et de l'organe important qu'elle renferme. En effet, si l'angle facial et très ouvert, le crâne est très développé; si l'angle facial est très aigu, le crâne est petit.

Toutes ces observations avaient été faites dans l'antiquité la plus reculée, et aujourd'hui même les notions qui s'y rattachent sont tombées dans le domaine vulgaire. Les peintres, et les sculpteurs grecs, pour donner à la figure de leurs dieux, de leurs héros, cette haute intelligence, cette majesté qui commandent le respect et l'admiration, avaient bien soin d'imprimer une ouverture considérable à leur angle facial. On attribue, en général, une grande intelligence à l'éléphant dont l'angle facial est très ouvert, tandis que l'on considère, au contraire, la grue et la bécasse dont l'angle facial est très aigu, comme le type de l'imbécillité et de la sottise.

L'angle facial très développé chez l'enfant, et d'autant plus que celui-ci est plus jeune, donne à ses traits une expression de finesse et d'intelligence qui n'échappe à personne. Avec l'âge, la face se développe plus que le crâne; l'angle facial, auparavant droit, ou même obtus, devient aigu, et la physionomie perd quelque chose des heureux caractères qu'elle offrait dans l'origine.

Dans la race *caucasique*, l'angle facial présente une ouverture de 80°, terme moyen; il a 75° dans la race *mongole*, et 70° seulement dans la race *africaine*.

La céphalométrie, au moyen de l'angle facial est entachée des vices nécessairement inhérens à la plupart des méthodes du même genre; il est inutile pour le prouver de reproduire ici les argumens que j'ai donnés précédemment; un seul exemple suffira pour montrer à quelles graves erreurs peut conduire la méthode de Camper: l'éléphant, qui a été cité, doit la beauté de son angle facial et la réputation de sagesse et d'intelligence que cette circonstance lui a value, bien plus au développement extraordinaire de ses sinus frontaux qu'à celui de son crâne et de la masse nerveuse qu'il renferme.

Pour éviter de semblables méprises, Cuvier a proposé de mesurer directement l'aire du crâne et celle de la face sur une coupe médiane antéro-postérieure de la tête, et d'établir la comparaison sur cette base. Cette méthode céphalométrique, sans contredit, est à l'abri de toute objection sérieuse; elle est bien autrement précise surtout que celle de Camper; mais elle a l'inconvénient de n'être applicable qu'au cadavre. Il n'en est pas de même de la méthode simple de Blumenbach.

Cette méthode consiste à considérer la tête d'arrière en avant, le crâne appuyé sur la mâchoire inférieure, et les os de la pommette horizontalement placés. Dans cet examen, tantôt on aperçoit latéralement les pommettes, et tantôt elles sont tout-à-fait masquées par le crâne. Le premier état est la preuve que la face l'emporte en développement sur le crâne; le second établit une proportion inverse.

Sans parler des cavités encéphalique et buccale qui ont déjà été décrites, et qui appartiennent, la première, au crâne, la seconde, à la face, la tête est creusée d'autres cavités auxquelles le crâne et la face concourent à la fois; je veux dire les orbites, et les fosses nasales, temporales, zygomatiques et sphéno-maxillaires.

1° *Les orbites.*

Placés vers les parties supérieure et latérales de la face, au dessous du front, en dedans des pommettes, en dehors des fosses nasales qui les séparent sur la ligne médiane, les deux orbites, cavités de protection des yeux, ont une disposition parfaitement symétrique. Sept os concourent à former chacun d'eux: le *sphénoïde*, le *frontal*, le *maxillaire supérieur*, le *palatin*, le *maxillaire*, l'*unguis* et l'*ethmoïde*. Leur forme est celle d'une pyramide quadrangulaire creuse. Leurs axes sont parallèles à l'horizon, mais ils sont obliquement dirigés de dehors et dedans et d'avant en arrière, de façon que prolongés dans le crâne, ils viennent se croiser au delà de la selle turcique.

Conformation. On distingue à l'orbite quatre parois, quatre angles, une base et un sommet.

1°. La paroi supérieure, *voûte de l'orbite*, est formée par la surface orbitaire du frontal et par la petite aile du sphénoïde. On y rencontre le trou optique, en arrière, la fossette lacrymale et le lieu d'insertion de la poulie du muscle grand oblique, en avant.

2°. La paroi inférieure, *plancher de l'orbite*, est formée par l'os malaire, par le maxillaire supérieur, et par l'apophyse orbitaire de l'os palatin. On y trouve la gouttière sous-orbitaire et le canal bifurqué qui lui fait suite.

3°. La paroi externe, *temporale*, est formée par l'os malaire et par la grande aile du sphénoïde. Elle est plus oblique en arrière et en dedans que les autres; de sorte même que l'obliquité générale de l'orbite dépend presque uniquement de l'obliquité particulière qu'elle présente. On y trouve plusieurs ouvertures qui font communiquer la tempe et l'orbite, et qui transmettent des vaisseaux et des nerfs de l'une à l'autre.

4°. La paroi interne, *olfactive*, est formée surtout par l'os unguis, et par la lame plane de l'ethmoïde. Cette paroi est tout-à-fait parallèle à la ligne médiane et à la paroi interne de l'orbite opposé.

Les *angles* de l'orbite sont distingués en supérieurs et en inférieurs, les uns internes, les autres externes.

1°. L'angle supérieur et externe répond, en avant, à l'union de l'os malaire avec le frontal. Au milieu, il présente l'union du dernier os avec la grande aile du sphénoïde; en arrière, il est interrompu par la fente sphénoïdale ou *orbitaire supérieure*.

2°. L'angle supérieur et interne est parcouru, dans toute son étendue, par la suture *fronto-ethmoïdale;* les deux trous orbitaires internes, l'un antérieur bien constant, l'autre postérieur qui l'est moins, s'y rencontrent également.

3°. L'angle inférieur et externe répond, en avant, à l'os malaire, tandis qu'en arrière il est occupé par la fente *sphéno-maxillaire* ou *orbitaire inférieure*. Cette fente, circonscrite par l'os maxillaire supérieur, par le sphénoïde, par l'apophyse orbitaire de l'os palatin et par l'os malaire, renferme l'origine de la gouttière sous-orbitaire; elle est parcourue, dans l'état frais, par quelques filets nervoso-vasculaires, et fait communiquer l'orbite avec la fosse zygomatique (1).

4°. L'angle inférieur et interne est occupé par l'articulation de l'os unguis et de l'ethmoïde, avec le maxillaire supérieur et le palatin. Il n'offre rien autre chose de spécial.

La *base* de l'orbite est tournée en avant et un peu en dehors (2). Elle est formée, en haut, par l'arcade orbitaire du frontal, en bas, par le bord antérieur de la surface orbitaire de l'os maxillaire supérieur, en dehors, par l'os malaire, et en dedans, par l'apophyse fronto-nasale du maxillaire supérieur. On y trouve, en haut, l'échancrure sus-orbitaire, et en dedans, la gouttière lacrymale, gouttière continue inférieurement avec le canal-nasal qui sera décrit plus loin, et constituée, en avant, par l'apophyse fronto-nasale, en arrière, par l'os unguis.

Le *sommet* de l'orbite est placé au point de réunion des deux fentes orbitaires supérieure et inférieure. Il communique avec le crâne par la première, avec les fosses sphéno-maxillaire et zygomatique par la seconde.

Développement. L'orbite est formé de bonne heure ; mais il est peu profond dans les premiers temps, et son diamètre transverse l'emporte sur le vertical.

Du reste, la formation régulière de l'orbite suppose le développement des fosses nasales : lorsque ces fosses n'existent pas, les deux orbites sont confondus en un seul sur la ligne médiane, et il en résulte un vice de conformation qu'on a appelé *cyclopie*, vice dont l'observation ancienne a probablement donné naissance à la fable des *cyclopes*.

2°. *Fosses nasales.*

Cavités destinées à loger la membrane olfactive, les fosses nasales sont placées au centre de la face, entre la base du crâne et la voûte palatine, entre les orbites, entre les fosses sphéno-maxillaires. Doubles en arrière, elles se réunissent antérieu-

(1) Cette fente est plus étroite chez l'homme que chez les animaux. On peut même dire, que plus on descend dans l'échelle, plus on voit sa largeur devenir considérable.

(2) L'homme est le seul des animaux chez lequel l'orbite regarde en avant d'une manière aussi marquée. Plus on s'éloigne de lui, plus on voit l'orbite s'écarter de cette direction.

rement en une seule cavité sur le squelette, mais sur le squelette seulement, comme on le verra par la suite.

Conformation. Les fosses nasales ont la figure d'un parallélipipède irrégulier. Elles sont très anfractueuses; leur surface est étendue de toute la surface des divers sinus. Elles présentent quatre parois et deux ouvertures.

1°. *La paroi interne* est formée par la cloison qui sépare les deux fosses nasales, cloison à laquelle concourent la lame perpendiculaire de l'ethmoïde en haut, le vomer en bas et en arrière. Cette paroi est lisse, à peine marquée de quelques sillons, quelquefois un peu déjetée à droite ou à gauche, le plus souvent dans le dernier sens. Sur le squelette elle est fort incomplète en avant; tandis que dans l'état frais elle est constituée de ce côté par une production cartilagineuse.

2°. *La paroi externe*, la plus anfractueuse et la plus compliquée de toutes, est formée par les os maxillaire supérieur, palatin, lacrymal, et par l'ethmoïde. Trois lamelles convexes en dedans, concaves en dehors, *les cornets*, y sont en quelque sorte suspendues les unes au-dessus des autres. Ces cornets sont distingués en supérieur, moyen et inférieur; les deux premiers appartiennent à l'ethmoïde, le troisième est formé par un os particulier. Le cornet inférieur est plus long et plus étendu en hauteur que le moyen, et celui-ci l'emporte à son tour, sous ce double rapport, sur le supérieur. L'extrémité postérieure des trois cornets est placée sur le même plan vertical; leur extrémité antérieure paraît d'autant plus voisine de l'ouverture antérieure des fosses nasales que l'on considère les cornets plus inférieurement.

Trois gouttières, *méats des fosses nasales*, circonscrites par les cornets, font encore partie de la paroi qui nous occupe. Ces méats sont distingués, comme les cornets, en supérieur, moyen et inférieur; et comme les cornets, ils vont en diminuant d'étendue du supérieur à l'inférieur.

Les cellules ethmoïdales postérieures s'ouvrent dans le méat supérieur, tandis que le trou sphéno-palatin est placé un peu en arrière de lui. Au méat moyen appartiennent l'ouverture commune des cellules ethmoïdales antérieures et du sinus frontal, et celle du sinus maxillaire; la première est placée en avant de la seconde. Enfin le méat inférieur reçoit antérieurement la fin du canal nasal.

Le *canal nasal*, sculpté, en quelque sorte, dans la paroi externe des fosses nasales, commence à la gouttière lacrymale, et se termine dans le méat inférieur, en arrière de la base de l'apophyse fronto-nasale de l'os maxillaire supérieur. Il a cinq ou six lignes de longueur environ (1). Son axe offre une légère courbure à convexité antérieure. Il est formé surtout par le maxillaire supérieur; mais l'os unguis et le cornet inférieur concourent également un peu à sa circonscription. En dehors et en arrière, il répond au sinus maxillaire et y forme un relief sensible; en avant il est en rapport avec l'apophyse fronto-nasale de l'os maxillaire supérieur, en dedans, il est séparé par une lame osseuse mince de la partie antérieure du méat moyen.

3° *La paroi supérieure, voûte des fosses nasales*, est formée de trois parties différentes par leur direction. La partie antérieure, constituée par les os propres du nez et les apophyses fronto-nasales, regarde en bas et en arrière. La partie moyenne, constituée par la lame criblée de l'ethmoïde, est horizontale. La partie postérieure, formée par le corps du sphénoïde, regarde en bas et en avant. La première n'offre rien de particulier. La seconde est percée à jour par les trous olfactifs. La troisième est remarquable par l'ouverture du sinus sphénoïdal.

4° *La paroi inférieure, plancher des fosses nasales*, est formée par les portions horizontales des os maxillaire supérieur et palatin. Elle est horizontalement dirigée, plane, un peu inclinée d'avant en arrière, et légèrement concave transversalement. A sa partie interne et antérieure, elle présente l'ouverture de l'une des subdivisions supérieures du canal palatin antérieur.

5° L'*ouverture antérieure* des fosses nasales est simple sur le squelette. Elle a la figure d'un cœur de cartes à jouer. Elle est formée, en haut, par le bord inférieur des os propres du nez, sur les côtés, par le bord antérieur de l'apophyse montante, et, en bas, par le bord antérieur de l'apophyse palatine des os maxillaires supérieurs. Elle présente, en bas et sur la ligne médiane, le relief de l'épine nasale antérieure.

6° L'*ouverture postérieure* des fosses nasales est double, et

(1) La plupart des canules que l'on met dans ce canal pour l'opération de la fistule lacrymale, sont fabriquées vicieusement, d'après l'idée fausse que ce canal est beaucoup plus long que je l'indique ici.

semblable à droite et à gauche. Elle est quadrilatère; son bord inférieur est formé par le bord postérieur de la partie horizontale de l'os palatin; le supérieur appartient à la face inférieure du corps du sphénoïde, et présente le trou *pterygo-palatin*; le côté interne est formé par le vomer, et l'externe par l'aileron interne de l'apophyse ptérygoïde.

Développement. Dans les premiers temps de la vie, les fosses nasales ont une cavité beaucoup plus simple, beaucoup moins anfractueuse, d'une surface beaucoup moins étendue que chez l'adulte. Alors, en effet, les sinus n'existent pas; les cornets sont très petits et les méats très peu profonds. Chez le vieillard, les fosses nasales présentent une conformation tout-à-fait opposée à celle qui les caractérise dans le jeune âge : leur profondeur, leurs anfractuosités n'offrent presque plus de limites.

Variétés. Il n'est pas rare de voir augmenter le nombre des cornets des fosses nasales, tandis que jamais, que je sache, on n'a vu ce nombre diminuer. J'ai rencontré souvent quatre, quelquefois cinq cornets, et, chose fort remarquable, cette variété m'a toujours paru dépendre d'une scission du cornet supérieur; le moyen et l'inférieur conservaient leur position et leurs caractères ordinaires.

Les fosses nasales manquent quelquefois, et alors les deux orbites sont confondus en un seul, comme il a été dit précédemment. D'autres fois les fosses nasales communiquent avec la bouche, soit qu'il y ait en même temps communication de ces fosses entre elles, leur cloisons manquant, soit que leur séparation médiane n'ait souffert aucune altération.

3° *Fosse temporale.*

Cette fosse appartient bien plus au crâne qu'à la face, comme on l'a vu précédemment. Elle est circonscrite, supérieurement, par la ligne courbe temporale qui a déjà été décrite, et inférieurement, par une crête saillante qui règne sur le milieu de la grande aile du sphénoïde. Elle est profonde en avant, et superficielle en arrière. Le frontal, la grande aile du sphénoïde, le temporal et l'os de la pommette, la forment exclusivement.

Couverte en dehors par l'arcade zygomatique, qui résulte de l'union de l'os malaire et de l'apophyse zygomatique du temporal, la fosse temporale communique largement en bas avec la fosse zygomatique; et des trous malaires établissent, en outre, quelques relations entre elle et l'orbite.

4° *Fosse zygomatique.*

On désigne ainsi une espace irrégulier, assez mal circonscrit, placé au-dessous de la tempe, en dehors de l'apophyse ptérygoïde, et en dedans de la branche de la mâchoire inférieure.

Supérieurement, la fosse zygomatique est formée par la grande aile du sphénoïde. En bas et en arrière, elle manque de paroi. En avant, elle est limitée par la tubérosité molaire de l'os maxillaire supérieur. En dedans, elle répond à l'apophyse ptérygoïde. En dehors elle s'étend jusqu'à la branche de l'os maxillaire inférieur.

La fosse zygomatique communique avec l'orbite, en haut et en avant, au moyen de la fente *sphéno-maxillaire*. En haut et en dedans, elle se continue avec la fosse suivante, par la fente *ptérygo-maxillaire*, ainsi nommée des deux os qui la circonscrivent.

5° *Fosse sphéno-maxillaire.*

(Sommet de la fosse zygomatique. *Boyer*).

Bichat a désigné sous le nom de fosse *sphéno-maxillaire*, et la plupart des auteurs sous celui de *sommet de la fosse zygomatique*, un espace étroit, circonscrit, en dedans, par l'os palatin, en haut, par la grande aile du sphénoïde, en arrière par l'apophyse ptérygoïde, et en avant, par la tubérosité molaire de l'os maxillaire supérieur. Cette fosse, plus étroite en bas qu'en haut, communique avec la précédente, par la fente *ptérygo-maxillaire*, avec le crâne, par la fente *sphénoïdale*, et avec l'orbite, par la fente *sphéno-maxillaire*. La fosse sphéno-maxillaire présente cinq ouvertures, qui sont : en dedans, celle du trou *sphéno-palatin;* en bas, celle du *canal palatin postérieur;* en avant, celle du trou *grand rond* du sphénoïde ; en arrière, celle des trous *vidien* et *ptérygo-palatin* (1).

Du tronc en général.

Conformation. Constitué par les os du rachis, du thorax, du bassin et de la tête, le squelette du tronc présente quatre faces et deux extrémités.

La face antérieure, *sternale*(Chauss.), offre de haut en bas: le front, la région antérieure de la face, une grande dépression qui correspond au col, le thorax, une profonde échancrure dite abdominale et la partie antérieure du bassin.

La face postérieure, *spinale* ou *dorsale* (Chauss.), présente les parties postérieures de la tête, de l'épine, du thorax et du bassin.

Les faces latérales, *costales*, sont remarquables, par les régions latérales du crâne et de la face, du col, du thorax, de l'échancrure abdominale et du bassin.

Les deux extrémités du tronc sont formées : la supérieure, par le sommet du crâne; l'inférieure, par le détroit inférieur du bassin.

Structure. Le tronc est uniquement composé d'os larges et d'os courts; nulle part on n'y rencontre d'os longs.

Les os courts constituent, dans cette partie du squelette, *une tige centrale* représentée, au milieu, par les corps des vertèbres, en bas, *dans le bassin*, par le corps du sacrum et par le coccyx, en haut, *dans la tête*, par l'apophyse basilaire, et par le corps du sphénoïde et de l'ethmoïde.

Les os larges forment, soit en avant, soit en arrière de la tige centrale du tronc, *des cavités* pour la protection d'organes importans. Représentés par les masses apophysaires des vertèbres, par celles du sacrum, et par les os de la voûte du crâne, les os larges postérieurs du tronc forment une longue cavité, dilatée supérieurement, et rétrécie par en bas, cavité appelée *céphalo-rachidienne*, et destinée à des centres nerveux. Représentés

(1) Dans les animaux un peu éloignés de l'homme, les fosses temporale, zygomatique et sphéno-maxillaire sont confondues avec l'orbite dans une seule et même cavité, et les fentes sphéno-et ptérigo-maxillaires demeurent effacées.

par les côtes, par les os coxaux et par ceux de la face, les os larges antérieurs du tronc forment plusieurs grandes cavités distinctes : celles du thorax, du bassin et de la face (1).

Développement. Le tronc est remarquable par la symétrie qu'il présente; toutefois, il ne possède ce caractère dans toutes ses parties que chez le fœtus, et dans les premiers momens de la vie. Plus tard, en effet, la colonne vertébrale se dévie de sa direction médiane, comme on l'a vu, et le plan médian ne peut plus la séparer en deux parties similaires.

Doctrine anatomique des homologues. Si j'ai réussi à formuler d'une manière convenable l'analogie qui rapproche les vertèbres, le sacrum, le coccyx et les os de la base du crâne, si surtout on a bien suivi ce que j'ai dit dans cet article même, de la *tige centrale du tronc* et des *cavités viscérales* qui sont placées, soit en avant, soit en arrière de cette tige, on comprendra parfaitement sur quelles bases repose la doctrine anatomique dite des *homologues* ; doctrine éminemment philosophique, qui représente toutes les tranches ou sections du tronc comme formées d'os de même nature, de vertèbres enfin, vertèbres dites *vraies* au centre du tronc, et appelées *fausses* dans le bassin et à la tête, où elles ont revêtu une physionomie spéciale, qui ne permet pas de les confondre avec les premières.

SECTION DEUXIÈME.

Os des membres.

Les membres, *prolongemens* ou *appendices* du tronc, sont au nombre de quatre. On les distingue, généralement, en *supérieurs* et en *inférieurs;* mais la qualification de membres *thoraciques* donnée aux premiers, et celle de membres *abdominaux* appliquée aux seconds, est plus philosophique et plus vraie : plus philosophique, parce qu'elle peut être étendue à tous les animaux vertébrés ;

(1) Les apophyses costiformes des vertèbres cervicales, côtes en rudimens, ne sont pas assez prolongées pour circonscrire une cavité viscérale dans la région du col.

plus vraie, parce que, chez l'homme même, certains membres ne sont *supérieurs*, et d'autres *inférieurs* que dans une position particulière du corps. Au reste, les membres sont formés de quatre *parties*, ou *sections*.

CHAPITRE PREMIER.

Os des membres thoraciques ou supérieurs.

Les membres thoraciques comprennent quatre parties qui sont, en allant de leur extrémité adhérente à leur extrémité libre : l'*épaule*, le *bras*, l'*avant-bras* et la *main*.

ARTICLE PREMIER.

De l'épaule.

Située sur les parties supérieure et latérale du thorax, l'*épaule* forme, par sa réunion avec le sternum, une demi-ceinture osseuse qui est le centre des mouvemens du membre thoracique. Elle est constituée par deux os, la *clavicule* et le *scapulum*.

1° *De la clavicule* (1).

La clavicule est un os long, pair, situé sur la ligne de démarcation du col et de la poitrine, entre le sternum et l'omoplate. Elle est contournée en *S* italique, arrondie en dedans, rétrécie au milieu et aplatie en dehors. Comme tous les os longs, elle présente un *corps* ou *partie moyenne*, et deux *extrémités*.

1° *Corps* ou *partie moyenne*. Le corps de la clavicule est aplati de haut en bas ; il présente deux faces, une supérieure, une inférieure, et deux bords.

(1) De *clavis*, κλεις, clé. Pour l'étudier, il faut la placer horizontalement, diriger en dedans son extrémité arrondie, et en haut sa face convexe.

La *face supérieure*, lisse, sous-cutanée, plus large en dehors que partout ailleurs, est arrondie en dedans, et donne attache à un muscle dans le même point (1).

La *face inférieure* est disposée m me la précédente relativement à la largeur, mais elle est plus inégale qu'elle. Elle offre, en dedans, une *surface rugueuse* pour l'insertion d'un ligament(2); au milieu, une *gouttière alongée* sur laquelle se fixe un muscle (3), et qui présente l'orifice externe du conduit de nutrition principal; en dehors, une *empreinte raboteuse* destinée à des insertions ligamenteuses (4).

Le *bord postérieur*, épais, concave et lisse en dedans, convexe et rugueux en dehors, peut être divisé artificiellement en trois parties : *tiers externe*, *tiers interne* et *tiers moyen*. Le tiers externe et le tiers interne servent chacun de leur côté à l'insertion d'un muscle (5); le tiers moyen est libre.

Le *bord antérieur*, épais comme le précédent, est au contraire convexe en dedans, concave en dehors; il peut être subdivisé aussi en *tiers externe*, *tiers interne* et *tiers moyen*. Le tiers externe et le tiers interne servent à l'insertion de deux muscles (6), le tiers moyen et libre.

M. Cruveilhier dit avoir vu quelquefois le corps de la clavicule traversé par un nerf.

2° *Extrémité interne* ou *sternale*. Cette extrémité est la partie la plus épaisse de l'os. Située plus en avant que l'externe, elle est renflée et terminée en dedans par une facette articulaire, arrondie ou de forme triangulaire, convexe et concave en sens opposés, et encroûtée de cartilage, pour s'unir à une facette beaucoup plus petite de la partie supérieure du sternum, (l'*échancrure latérale* de cet os). Le contour de cette extrémité est rugueux et donne attache à des ligamens.

3° *Extrémité externe* ou *scapulaire*. Aplatie de haut en bas, cette extrémité se termine par une facette étroite, oblongue

(1) Au sterno-mastoïdien.

(2) Le costo-claviculaire.

(3) Le muscle sous-clavier.

(4) A celles des ligamens coraco-claviculaires.

(5) L'externe au trapèze, l'interne au sterno-mastoïdien.

(6) L'externe au deltoïde, l'interne au grand pectoral.

d'arrière en avant, coupée obliquement et encroûtée de cartilage pour s'articuler avec une facette correspondante d'une des apophyses du scapulum, (l'*acromion.*).

Structure. La clavicule est composée de tissu compacte au milieu, et de tissu celluleux à ses extrémités. Son centre est creusé d'un canal médullaire très apparent chez les sujets avancés en âge.

Développement. Kerckring appelle la clavicule, d'après les auteurs qui l'ont précédé, l'*os premier né*, et dit qu'elle existe déjà à la sixième semaine de la vie intra-utérine. A cette époque elle a, en effet, près de trois lignes de long, et elle est quatre fois plus grande que l'humérus et le fémur. Un seul point d'ossification apparaît, à trente jours, dans le corps de cet os. De quinze à dix-huit ans, une épiphyse se développe dans son extrémité sternale et se soude promptement avec le premier point.

A la naissance, la clavicule a seize lignes de longueur.

Variétés. La clavicule est plus longue, mais moins épaisse, moins rugueuse et moins courbée chez la femme que chez l'homme. Sa courbure paraît être en raison directe de l'exercice auquel est soumis le membre thoracique; elle a pour effet d'augmenter la solidité de cet os en multipliant sa largeur. Aussi la clavicule gauche, moins souvent exercée que la droite, est-elle un peu moins courbée, un peu moins épaisse que celle-ci.

Quelquefois on voit manquer une portion de la clavicule, particulièrement l'extrémité externe (1), qui alors est remplacée par une apophyse plus mince venant du scapulum (2).

2° *Du scapulum ou de l'omoplate* (3).

Le scapulum est un os pair, irrégulier, large, aplati, triangulaire, et comme suspendu à l'extrémité externe de la clavicule.

(1) Martin.

(2) L'absence ou la présence de la clavicule, chez certains mammifères, a permis de les distinguer en *claviculés* et non *claviculés*.

(3) De ὠμοπλάται, épaules. Pour étudier cet os, il faut tourner en bas son angle le plus saillant, en dehors son angle articulaire, et en avant sa face concave.

Il forme la partie postérieure de l'épaule, et présente deux faces, trois bords et trois angles.

Face postérieure ou *dorsale*. Elle est irrégulière et partagée en deux parties par l'*épine*, éminence très-saillante qui s'élève vers le tiers supérieur de cette face, et qui se dirige obliquement en haut et en dehors, du bord interne à l'externe.

L'épine du scapulum est aplatie de haut en bas, et triangulaire. Elle présente un bord postérieur, épais, long, inégal, limité en dedans par une surface lisse, triangulaire, sur laquelle glisse une aponévrose d'insertion (1). Dans le reste de son étendue, ce bord est sous-cutané, et sert à des attaches musculaires (2). En dehors, l'épine se termine par un autre bord épais, mais concave et court, qui, réuni avec le précédent, forme un angle saillant duquel résulte l'*apophyse acromion*.

Cette apophyse, aplatie en sens inverse de l'épine, termine celle-ci en avant et en dehors, et présente: 1° une *face externe* et *supérieure*, convexe et recouverte par la peau; 2° une *face interne* et *inférieure*, concave, lisse, et concourant à former une voûte au-dessus de la tête de l'humérus; 3° un *bord interne*, qui offre en avant une facette, de forme ovalaire et encroûtée de cartilage, pour s'articuler avec la clavicule; 4° un *bord externe*, convexe, rugueux et inégal pour l'insertion d'un muscle (3); 5° un *sommet* arrondi qui sert encore à des insertions, particulièrement à celles d'un fort ligament (4).

Au-dessus et au-dessous de l'épine, dont la base est quelquefois percée d'un trou de transmission (Winslow), la face dorsale du scapulum présente deux régions d'étendue inégale, et appelées *fosses sus* et *sous-épineuses*.

La *fosse sus-épineuse* est placée au-dessus de l'épine; elle est large en arrière, plus étroite en avant, légèrement concave, et remplie par un muscle (5) qui s'insère à ses trois quarts postérieurs et internes.

La *fosse sous-épineuse* est placée au-dessous de l'épine;

(1) Celle du trapèze.

(2) A celles du trapèze supérieurement, à celles du deltoïde inférieurement.

(3) Le deltoïde.

(4) Au ligament acromio-coracoïdien.

(5) Le sus-épineux.

elle est convexe au milieu, concave en avant et en dehors, et, comme la précédente, destinée à des insertions musculaires, insertions pour lesquelles elle est divisée en deux parties par une crête verticale peu saillante, placée à peine à un travers de doigt en arrière du bord antérieur de l'os. En avant de cette crête, la fosse sous-épineuse présente une surface étroite, alongée de haut en bas, surface elle-même subdivisée obliquement par une autre crête moins prononcée, en deux régions plus petites et irrégulièrement triangulaires, qui donnent attache chacune à un muscle (1). En arrière de sa crête verticale, la fosse sous-épineuse offre un espace beaucoup plus étendu que le précédent, sur lequel se fixe un muscle spécial (2).

Face antérieure ou *axillaire*. La fosse *sous-scapulaire* occupe toute l'étendue de cette face. Inclinée légèrement en dedans vers la partie latérale du thorax, elle est traversée d'espace en espace par des lignes saillantes, et sillonnée par des gouttières superficielles obliques de haut en bas et de dehors en dedans, gouttières que les auteurs anciens, Vésale en particulier, attribuaient bien à tort à la pression des côtes. Les ligne s de la fosse sous-scapulaire sont plus nombreuses et plus élevées vers les deux tiers internes de cette face; et comme cette fosse elles donnent attache à un muscle (3).

Souvent la face antérieure du scapulum est bornée en dedans et en arrière par une surface rugueuse, sorte de crête saillante, étroite dans toute son étendue, surtout au milieu, surface qui donne attache à un muscle (4).

Bords. Les bords du scapulum sont au nombre de trois, distingués en postérieur, externe et supérieur.

Le bord postérieur, *spinal*, *vertébral*, *base de l'omoplate*, est le plus long; mince, et dirigé un peu en dedans, vers la colonne vertébrale, il donne attache à des muscles (5) dans toute son étendue.

(1) La supérieure au petit rond, l'inférieure au grand rond.

(2) Le sous-épineux.

(3) Au sous-scapulaire.

(4) Au grand dentelé.

(5) Par sa lèvre antérieure, au grand dentelé, par sa lèvre postérieure,

Le *bord externe* ou *axillaire*, nommé aussi *côte de l'omoplate*, répond à l'aisselle. Il est épais, surtout en haut, et regarde à la fois en dehors et en avant. Supérieurement, il présente une empreinte, quelquefois même une sorte d'épine, sur laquelle se fixe le tendon d'un muscle du bras (1); au milieu et en bas on y remarque aussi des rugosités destinées à des insertions musculaires (2).

Le *bord supérieur*, *cervical* (Chaussier), *coracoïdien* (Bichat), est le plus court et le plus mince; en avant et en dehors, il donne attache à un muscle (3), et se trouve interrompu par une échancrure profonde convertie en trou le plus ordinairement par un ligament, quelquefois par un bord osseux, et qui donne passage à un nerf (4). Enfin en avant et en dehors de cette échancrure, le bord supérieur du scapulum donne naissance à l'*apophyse coracoïde*.

Ainsi nommée à cause de sa ressemblance avec un bec de corbeau, l'apophyse coracoïde est une éminence alongée, recourbée sur elle-même, dirigée d'abord de bas en haut, puis de haut en bas et d'arrière en avant. Sa *face supérieure*, convexe, inégale pour l'insertion de ligamens (5), est quelquefois surmontée d'une petite facette lisse, qui s'articule avec la clavicule. Sa *face inférieure*, concave, lisse et un peu tournée en dehors, concourt à former la voûte qui protége la partie supérieure de l'humérus. Son *bord antérieur*, rugueux et convexe, sert à l'attache d'un muscle de la poitrine (6). Son *bord postérieur*, concave, est destiné à une insertion ligamenteuse (7). Son *sommet*, arrondi, est encore destiné à l'insertion de deux muscles (8).

aux muscles sus et sous-épineux, et par son interstice, au rhomboïde et à l'angulaire.

(1) Celui de la longue portion du triceps.

(2) En avant, pour le sous-scapulaire, en arrière, pour le petit et le grand ronds.

(3) Au scapulo-hyoïdien.

(4) Au nerf sus-scapulaire.

(5) Les ligamens coraco-claviculaires.

(6) Le petit pectoral.

(7) A celle du ligament acromio-coracoïdien.

(8) A celle du coraco-brachial et de la courte portion du biceps.

Angles. Les angles du scapulum sont au nombre de trois, comme les bords de cet os.

L'angle interne, *postérieur*, *cervical*(Chaussier), est formé par la rencontre des bords postérieur et supérieur ; il sert à des insertions (1).

L'angle externe, *antérieur* ou *glé noïdien*, est formé par la réunion des bords supérieur et externe ; il est épais, tronqué, et offre la *cavité glénoïde.*

La cavité glénoïde est une dépression destinée à l'articulation supérieure du bras. Elle est ovalaire, plus large inférieurement que supérieurement. Son grand diamètre est sensiblement vertical, et sa surface dirigée en dehors et un peu en bas. Cette cavité, superficielle, revêtue de cartilage, est rendue plus profonde dans l'état frais, par l'apposition sur son pourtour d'un bourrelet particulier (2). Sa partie supérieure sert à l'insertion d'un tendon (3). Sa base est supportée par un étranglement appelé *col du scapulum*, qui sert aussi à quelques insertions (4).

L'angle inférieur est plus effilé que les autres, bien qu'il soit arrondi à son sommet. Il sert à des insertions variées en avant et en arrière (5).

Structure. Le scapulum est celluleux, particulièrement à ses angles, dans ses apophyses et dans son bord axillaire. Au niveau de ses fosses, il est mince, compacte, transparent, quelquefois même perforé. Des trous nourriciers se voient près de l'épine, et dans les portions de cet os qui ont le plus d'épaisseur.

Développement. Le scapulum se développe par quatre points distincts, deux principaux et deux épiphysaires. Parmi les points principaux, l'un apparaît au centre de la fosse sous-scapulaire, à 40 jours de la vie intra-utérine, et forme toute la partie plate de l'os et l'épine ; tandis que l'autre constitue l'apophyse coracoïde, et ne se développe qu'à un an après la naissance. Par-

(1) A celles du muscle angulaire de l'omoplate.

(2) Le bourrelet glénoïdien.

(3) Au tendon du long faisceau du biceps.

(4) A celles de la capsule fibreuse scapulo-humérale.

(5) Il reçoit, en avant, le grand dentelé et le sous-scapulaire; en arrière, il est en rapport avec le muscle grand rond, et souvent avec un faisceau du grand dorsal.

mi les deux épiphyses, l'une appartient au sommet de l'acromion, l'autre à l'angle inférieur. Elles se développent à douze ou quinze ans environ.

C'est à quinze ou seize ans que l'apophyse coracoïde se soude avec le centre du scapulum ; tandis que les deux épiphyses de l'acromion et de l'angle inférieur ne se réunissent avec cette partie qu'à vingt-deux ans.

Les auteurs varient peu dans leurs descriptions sous le rapport de l'évolution du scapulum. Meckel parle seulement d'un noyau osseux qui se formerait à la base de l'apophyse coracoïde ; tandis que Riolan, Coiter et Kerckring en ont décrit un autre pour la cavité glénoïde. L'existence de ces deux points me paraît constituer une anomalie.

ARTICLE SECOND.

Du bras.

Le bras est formé par un seul os, l'*humérus*.

De l'humérus (1).

L'humérus est un os long, pair, irrégulier; c'est le quatrième des os longs pour la grandeur, et le plus fort de ceux du membre thoracique. Il est tordu sur lui-même un peu au-dessous de son milieu, et dirigé obliquement de haut en bas, de dehors en dedans. On lui reconnaît trois portions : le corps et les extrémités.

1° *Corps* ou *partie moyenne*. Le corps de l'humérus, arrondi supérieurement, triangulaire et aplati en bas, présente trois faces et trois bords.

Face interne. Cette face offre, 1° dans son milieu, une empreinte raboteuse destinée à une insertion (2) ; 2° un peu plus bas, le conduit de nutrition principal, conduit dirigé de haut en

(1) Pour étudier l'humérus, il faut diriger en haut son extrémité arrondie, tourner en dedans la surface articulaire, et, en avant, la coulisse que présente cette extrémité.

(2) A celle du muscle coraco-brachial.

bas et quelquefois double. Tout-à-fait inférieurement, elle est plus arrondie que partout ailleurs, et embrassée par un muscle(1). Supérieurement, elle est sillonnée par la *coulisse bicipitale*, dépression alongée, destinée au glissement d'un tendon(2) et limitée par deux lèvres, l'une antérieure, l'autre postérieure, qui donnent insertion à des muscles (3).

Face externe. Cette face, dirigée un peu en avant dans sa partie inférieure, offre vers son tiers supérieur l'*empreinte deltoïdienne*, surface raboteuse disposée en forme de *V*, dont la pointe est inférieure, et qui donne attache à un muscle (4). Au-dessous de cette empreinte un enfoncement superficiel, obliquement dirigé de haut en bas et d'arrière en avant, et appelé *coulisse radiale*, sert à loger un nerf et des vaisseaux (5).

Face postérieure. Cette face, arrondie supérieurement, plane, élargie et tournée un peu en dehors inférieurement, donne attache dans toute son étendue à l'un des muscles du bras (6).

Bords. Des bords de l'humérus un est antérieur, un autre est interne, le troisième est externe. Le *bord antérieur* commence, en haut, à la lèvre antérieure de la coulisse bicipitale; il est interrompu, au milieu, par l'empreinte deltoïdienne; et il s'arrondit, inférieurement, pour l'insertion d'un muscle (7). L'*interne*, peu prononcé en haut, plus marqué en bas, donne aussi attache à des muscles par ses lèvres antérieure et postérieure(8). Le *bord externe*, comme le précédent, est peu prononcé en haut; un peu au-dessous de sa partie moyenne, il est interrompu par la gouttière *radiale*; déjeté un peu en avant et fort

(1) Le brachial antérieur.

(2) Celui de la longue portion du muscle biceps brachial.

(3) L'antérieure, au grand pectoral; la postérieure, au grand dorsal et au grand rond.

(4) Au deltoïde.

(5) Le nerf radial et les vaisseaux huméraux profonds.

(6) Au triceps brachial.

(7) Celle du brachial antérieur.

(8) Au triceps brachial en arrière, au brachial antérieur et au coraco-brachial en avant.

saillant dans sa partie inférieure, il sert, en ce point particulierement, à des insertions musculaires (1).

2° *Extrémité supérieure* (*scapulaire*, Bichat). Cette extrémité présente trois parties bien distinctes : la *tête* et les *deux tubérosités*.

La tête de l'humérus est une éminence saillante, hémisphérique, lisse, encroûtée de cartilage, qui s'articule avec la cavité glénoïde du scapulum, et qui regarde en dedans et en haut. Cette tête est supportée par le *col de l'humérus*, espèce de rainure plus prononcée en avant, en bas et en dedans que partout ailleurs, et dont l'axe, oblique à celui de l'os, forme avec lui un angle obtus (2).

La grosse tubérosité, *trochiter* (Chaussier), aplatie, située en dehors, se prolonge en arrière jusqu'à la partie postérieure de la tête, et offre en haut et en arrière trois empreintes en forme de facettes, auxquelles s'insèrent d'avant en arrière trois muscles de l'épaule (3).

La petite tubérosité, *trochin* (Chaussier), plus grêle, plus antérieure et un peu plus saillante que la précédente, donne attache à un seul muscle (4).

Le trochiter et le trochin sont séparés l'un de l'autre par le commencement de la coulisse *bicipitale*, coulisse sur laquelle j'ai déjà appelé l'attention.

Extrémité inférieure, (*anti-brachiale*, Bichat). Cette extrémité, moins volumineuse que la précédente, aplatie d'arrière en avant, un peu recourbée dans le même sens et très-étendue transversalement, présente en dedans et en dehors une éminence nommée fort improprement *condyle* par les auteurs anciens,

(1) A celles du brachial antérieur en avant, du triceps en arrière, du grand supinateur et du premier radial externe au milieu.

(2) Dans l'anatomie chirurgicale, on distingue ce col d'une autre partie de l'humérus que l'on a appelée *col chirurgical*, réservant au col véritable le nom de *col anatomique*. Le col chirurgical de l'humérus, qui ne devrait peut-être pas nous occuper ici, est une partie tout-à-fait artificielle, formée de la portion comprise entre l'insertion des muscles grand pectoral, grand dorsal et grand rond, d'une part, et la tête de l'humérus, de l'autre.

(3) Les sus-épineux, sous-épineux et petit rond.

(4) Au sous-scapulaire.

et que Sabatier a proposé d'appeler *tubérosité de l'humérus*. La tubérosité externe, *épicondyle* (Chaussier), moins saillante et située sur un plan un peu plus inférieur que l'interne, donne attache à un ligament et à des muscles (1). La tubérosité interne, *épitrochée* (Chaussier), un peu déjetée en arrière, donne, comme la précédente, attache à un ligament et au tendon commun des muscles superficiels de la région antérieure de l'avant-bras (2).

Dans l'intervalle des deux tubérosités, l'extrémité inférieure de l'humérus est formée par une surface articulaire. Cette surface prolongée plus bas qu'elles, présente de dehors en dedans: 1° *la petite tête de l'humérus*, *condyle* (Chaussier), éminence arrondie et cartilagineuse qui est reçue dans la cavité de l'extrémité supérieure du radius; 2° *une coulisse* qui correspond à la portion interne du rebord de cette dernière; 3° *une crête* saillante et lisse, qui se loge dans l'intervalle du radius et du cubitus; 4° *une large surface* (*Trochlée*, Chaussier), surface convexe d'avant en arrière, concave transversalement, offrant la forme d'une poulie dont la gorge est peu profonde, dont le plan interne est plus étendu que l'externe, et destinée à recevoir la grande *cavité sigmoïde* du cubitus.

En avant l'extrémité inférieure de l'humérus présente 1° en dedans, la *fosse coronoïdienne*, ainsi nommée parce qu'elle reçoit l'apophyse coronoïde du cubitus dans la flexion de l'avant-bras sur le bras, 2° en dehors, une autre *fosse* plus petite que la précédente, fosse ovalaire transversalement, que tous les auteurs n'indiquent pas, et qui, dans la flexion forcée, reçoit le bord antérieur de l'extrémité supérieure du radius (Winslow, Sœmmering).

Enfin, en arrière, l'extrémité inférieure de l'humérus est creusée de la *fosse olécrânienne*, fosse plus large et plus profonde que les précédentes, ainsi nommée parce qu'elle sert à loger l'extrémité de l'*olécrâne* dans l'extension du coude.

(1) Au ligament latéral externe de l'articulation du coude, et aux muscles second radial externe, court supinateur, extenseur commun des doigts, extenseur propre du petit doigt, cubital postérieur et anconé.

(2) Au ligament latéral interne du coude et aux muscles rond pronateur, grand et petit palmaires, cubital antérieur et fléchisseur sublime.

Il n'est pas rare de voir les deux fosses *coronoïdienne* et *olécrânienne* communiquer entre elles, au moyen d'une perforation complète de l'os à leur niveau.

Structure. La structure de l'humérus ne diffère en rien de celle des os longs; il est creusé d'un vaste canal médullaire.

Développement. L'humérus commence à s'ossifier par son centre, à trente jours environ de la vie intra-utérine; ses extrémités restent cartilagineuses jusqu'après la naissance. A *deux ans*, deux épiphyses se développent à la fois, l'une dans la *tête* et l'autre dans le condyle; ensuite d'autres apparaissent successivement: à *deux ans et demi*, dans le *trochiter*; à *quatre ans et demi*, dans le *trochin*; dans l'*épitrochlée*, à sept ans; dans *la trochlée*, à *douze ans;* une dernière enfin dans l'*épicondyle*, à *seize ans*.

Les trois points de l'épiphyse supérieure de l'humérus se réunissent ensemble à six ans, et avec le corps de l'os à dix-huit. Les points inférieurs se soudent ensemble après seize ans, et avec le corps de l'os à dix-sept ans.

ARTICLE TROISIÈME.

De l'Avant-Bras.

L'avant-bras est formé par deux os placés parallèlement l'un à côté de l'autre : le *cubitus* et le *radius*.

1° *Du Cubitus* (1).

Le cubitus (*os du coude, ulna, canna major*, etc.), ainsi nommé parce qu'il forme la partie saillante du coude, est un os long, pair, irrégulier, situé à la partie interne de l'avant-bras, plus long que le radius de toute son éminence supérieure, et plus épais en haut qu'en bas. Légèrement courbé d'arrière en avant à son tiers supérieur, il est un peu disposé en forme d'*S* latéralement, de manière qu'il se rapproche du radius vers son milieu, s'en écarte ensuite, pour s'en rapprocher de nouveau tout-à-fait en bas. Il présente un corps et deux extrémités.

(1) Pour étudier cet os, il faut diriger en haut son extrémité la plus volumineuse ; ensuite, tourner en arrière la plus grosse des deux tubérosités de cette extrémité, et en dehors, la petite cavité articulaire de la même partie.

1° *Corps ou partie moyenne*. Le corps du cubitus est triangulaire d'une manière bien tranchée, et va successivement en diminuant d'épaisseur de haut en bas. Il présente trois faces et trois bords.

Face antérieure. Un peu concave, cette face présente en haut une empreinte rugueuse qui sert à une insertion (1). A la réunion de son quart supérieur avec ses trois quarts inférieurs, elle est percée par le conduit de nutrition principal, conduit dirigé de bas en haut. Au niveau de son quart inférieur elle offre quelques inégalités d'insertions (2).

Face postérieure. Cette face est parcourue dans son quart supérieur par une crête (*ligne oblique postérieure du cubitus*), qui descend obliquement de haut en bas et de dehors en dedans, et au-dessus de laquelle le cubitus reçoit l'insertion d'un petit muscle (3). Dans le reste de son étendue, cette face est inclinée en dehors, et divisée verticalement, par une ligne saillante, en deux parties : la partie interne, plus large que l'autre, donne attache à un muscle (4); l'externe, plus rétrécie, sert également à des insertions (5).

Face interne. Très-large en haut, rétrécie en bas, un peu inclinée vers l'antérieure, cette face est lisse dans toute son étendue, et recouverte dans ses trois quarts supérieurs par un muscle (6).

Bords. L'*externe*, mince et tranchant, comme bifurqué en haut pour se continuer avec les bords de la petite cavité sigmoïde, moins prononcé en bas, donne attache, dans presque toute son étendue, au ligament interosseux. Le *postérieur*, né derrière l'olécrâne, large supérieurement où il est aussi bifurqué, et continu avec la *ligne oblique postérieure*, sert de point d'insertion à plusieurs muscles (7), et se termine d'une manière insensible inférieurement. Le *bord antérieur* est

(1) A celle du muscle fléchisseur profond des doigts.

(2) Pour le carré pronateur.

(3) L'anconé.

(4) Au cubital postérieur.

(5) A celles des muscles court supinateur, long et court extenseurs du pouce, grand abducteur du même doigt et extenseur de l'index.

(6) Le cubital antérieur.

(7) A l'anconé et au cubital postérieur en arrière, au cubital antérieur en avant.

mousse et donne attache à des muscles dans toute son étendue (1).

2° *Extrémité supérieure* ou *humérale*. Beaucoup plus épaisse que l'inférieure, cette extrémité est principalement formée par deux éminences volumineuses, l'une postérieure, nommée *olécrâne*, l'autre antérieure, appelée *apophyse coronoïde*.

L'olécrâne, plus grande que l'autre, recourbée d'arrière en avant en forme de crochet et un peu inclinée en dehors, fait suite en haut à la partie postérieure du corps de l'os. Sa face postérieure, lisse et convexe en bas où elle est sous-cutanée, offre en haut une empreinte très-rugueuse, à laquelle s'attache le tendon d'un muscle (2), et sur les côtés de légères inégalités. Sa face antérieure, concave de haut en bas, convexe transversalement et encroûtée de cartilage, concourt à former la grande cavité sigmoïde du cubitus. Son sommet sert à l'insertion d'un ligament (3).

L'apophyse coronoïde, plus petite que la précédente, située sur un plan plus antérieur qu'elle, et dirigée presque horizontalement, offre une *face supérieure*, lisse, convexe transversalement, concave d'avant en arrière, encroûtée de cartilage, et une *face inférieure* rugueuse, convexe transversalement, un peu concave de haut en bas, qui sert à des insertions (4). Son côté interne présente quelques rugosités également destinées à des insertions (5). Son côté externe est creusé d'une cavité peu profonde, plus large en arrière qu'en avant, et incrustée de cartilage, la *petite cavité sigmoïde du cubitus*, qui s'articule avec la partie latérale de l'extrémité supérieure du radius.

Les apophyses olécrâne et coronoïde sont séparées l'une de l'autre par une dépression profonde, appelée *grande cavité sigmoïde du cubitus*, cavité plus enfoncée, plus étendue que la précédente, dirigée en haut et en avant, et interrompue transversalement par une sorte de scissure. La grande cavité sigmoïde est

(1) Supérieurement, au fléchisseur profond commun des doigts, inférieurement, au carré pronateur.

(2) Celui du triceps.

(3) A celle du ligament postérieur du coude.

(4) A celles du ligament antérieur de l'articulation du coude et du muscle brachial antérieur.

(5) A celles d'un faisceau du ligament latéral interne du coude.

partagée, par une ligne superficielle qui se porte de l'olécrâne à l'apophyse coronoïde, en deux moitiés latérales légèrement inclinées, l'interne plus large que l'externe; cette ligne roule, pendant les mouvemens de l'avant-bras, sur la gorge de la poulie de l'humérus.

3° *Extrémité inférieure* ou *carpienne*. Elle est très-petite et se distingue par deux parties : *l'apophyse styloïde*, et *la tête du cubitus*. L'apophyse styloïde (*éminence malléolaire*, Chaussier), est courte, pointue, convexe en dedans, légèrement recourbée en dehors, et donne attache par son sommet à un ligament de l'articulation du poignet (1). La tête du cubitus, éminence plus volumineuse que la précédente, arrondie et articulaire, est en rapport médiat, en bas, avec le carpe, immédiat, en dehors, avec la petite cavité sigmoïde du radius.

L'apophyse styloïde et la tête du cubitus sont séparées l'une de l'autre, en arrière, par une coulisse superficielle, dans laquelle glisse le tendon d'un muscle (2), en bas, par un enfoncement inégal où s'insère un ligament (3).

Structure. La structure du cubitus est celle des os longs.

Développement. Le cubitus commence à s'ossifier vers l'âge de 30 à 35 jours de la vie intra-utérine. A cette époque, un point apparaît dans le corps de l'os, et se prolonge pour former la plus grande partie de l'olécrâne et toute l'apophyse coronoïde. Long-temps après la naissance, au-delà de huit ans, une épiphyse se forme dans chaque extrémité : l'inférieure apparaît à neuf ans, la supérieure un peu plus tard; la première constitue la tête et l'apophyse styloïde, la seconde appartient uniquement au sommet de l'olécrâne. C'est tout-à-fait à tort que quelques personnes considèrent l'épiphyse de l'olécrâne comme peu constante; je l'ai toujours rencontrée; mais jamais je n'ai vu les trois points secondaires qui la formeraient primitivement d'après Meckel.

Quoi qu'il en soit, l'épiphyse inférieure du cubitus se soude avec le point central de cet os à 18 ans; tandis que l'épiphyse supérieure disparaît beaucoup plus tôt, à 16 ans.

(1) Au ligament latéral interne.

(2) Celui du muscle cubital postérieur.

(3) Le ligament triangulaire de l'articulation radio-cubitale inférieure.

Variétés. Le cubitus peut manquer en totalité ou en partie: Rosenmuller a vu l'olécrâne séparé sous la forme d'un os court; j'ai montré à mes leçons, il y a quelques années, un cubitus semblable, dont l'olécrâne était surmonté d'une sorte de petite rotule unie, au moyen d'un ligament, avec le reste de l'os.

2° *Le radius* (1).

Le radius est un os long, pair, non symétrique, plus court que le cubitus, plus épais inférieurement que supérieurement, situé au côté externe de l'avant-bras, et courbé sur lui-même de manière que sa partie moyenne est convexe en arrière et en dehors, et concave en avant et en dedans.

1o *Corps* ou *partie moyenne.* Plus mince en haut qu'en bas, prismatique et triangulaire, le corps du radius présente trois faces et trois bords. Sa *face antérieure*, plane ou un peu concave, est remarquable par la présence du conduit principal de nutrition, conduit placé à la réunion du tiers supérieur avec les deux tiers inférieurs de l'os; dans le reste de son étendue elle sert à des insertions (2). Sa *face externe*, convexe et arrondie dans toute son étendue, présente, au milieu de sa hauteur, une empreinte rugueuse bien marquée, et destinée à une insertion (3). Sa *face postérieure* est convexe en haut, légèrement concave au milieu, et arrondie inférieurement; dans ses trois quarts supérieurs, elle sert à des insertions musculaires (4).

Les *bords* du radius sont distingués en *interne*, *antérieur* et *postérieur*. L'*interne*, le plus marqué de tous, étendu de la tubérosité bicipitale à la petite cavité latérale et inférieure de l'os, mince surtout au milieu, sert d'attache au ligament *interosseux*. L'*antérieur*, à peine apparent, s'étend obliquement de la même

(1) Pour étudier le radius, il faut placer en bas l'extrémité la plus volumineuse de cet os, tourner en avant la face concave de son corps, et en dedans son bord mince et comme tranchant.

(2) En haut et au milieu, à celles du long fléchisseur propre du pouce; en bas à celles du carré pronateur.

(3) A celle du rond pronateur.

(4) Au court supinateur en haut, au grand abducteur et au petit extenseur du pouce au milieu.

tubérosité à l'apophyse styloïde ; il offre quelquefois dans son trajet l'orifice du conduit nourricier principal de l'os, et reçoit les insertions de plusieurs muscles (1). Le *postérieur*, moins prononcé encore que le précédent, n'est guère sensible qu'au milieu, et manque à peu près complètement en haut et en bas; il sert à bon nombre d'insertions (2).

2° *Extrémité supérieure* ou *humérale*. Improprement appelée *tête du radius* par Winslow, cette extrémité, arrondie latéralement et moins renflée que l'inférieure, est surmontée d'une cavité peu profonde, lisse et cartilagineuse, qui s'articule avec la petite tête de l'humérus. Cette cavité est entourée d'un rebord saillant, également cartilagineux, surtout en dedans, où il correspond à la petite cavité sigmoïde du cubitus.

L'extrémité supérieure du radius est supportée par un *col* alongé, étroit, et un peu courbé en dehors; ce col est limité inférieurement par la *tubérosité bicipitale*, éminence saillante, rugueuse en arrière pour l'attache d'un tendon (3), et lisse en avant pour le glissement de la même partie.

3° *Extrémité inférieure* ou *carpienne*. Nommée *base* du radius par Winslow, plus volumineuse que la précédente, et de forme à peu près carrée, cette extrémité présente inférieurement une surface articulaire alongée transversalement, concave, et divisée d'avant en arrière, par une ligne saillante, en deux facettes secondaires, l'externe triangulaire et large, l'interne quadrilatère et plus étroite que la première (4).

Deux bords terminent en avant et en arrière la cavité inférieure du radius. L'antérieur, presque droit et inégal, sert à l'insertion d'un ligament (5). Le postérieur, convexe, plus rugueux que le précédent, est destiné comme lui à des insertions, et présente en outre trois coulisses tendineuses remarquables. Parmi ces coulisses, l'*externe* et l'*interne* sont larges et verticales; la troisième, *inter-*

(1) Celles du court supinateur en haut, du fléchisseur superficiel commun des doigts au milieu, du carré pronateur en bas.

(2) A celles du court supinateur en haut, du rond pronateur au milieu, du grand abducteur et du court extenseur du pouce, un peu plus bas.

(3) Le tendon du biceps.

(4) La première répond à l'os au scaphoïde, la seconde au semi-lunaire.

(5) Au ligament antérieur de l'articulation radio-carpienne.

médiaire aux deux autres, est étroite et oblique de haut en bas et de dedans en dehors(1). L'extrémité inférieure du radius présente en dedans une petite surface concave d'avant en arrière, plane de haut en bas, *cavité sigmoïde* qui reçoit la tête du cubitus; tandis qu'on rencontre en dehors de la même partie, 1° l'*apophyse styloïde*, prolongement pyramidal et triangulaire, au sommet duquel s'attache un ligament (2); 2° derrière cette apophyse, *une coulisse tendineuse* large et perpendiculaire (3).

Structure. La structure du radius est identiquement la même que celle du cubitus. Comme dans ce dernier, le canal médullaire du radius est plus large en haut qu'en bas.

Développement. Le radius commence à s'ossifier à 30 ou 35 jours de vie intra-utérine. Un point paraît alors dans le corps de cet os, et se prolonge rapidement vers ses extrémités; mais celles-ci restent cartilagineuses jusqu'à l'âge de deux ans. A deux ans, une épiphyse se développe dans la partie inférieure du radius; tandis que celle de l'extrémité supérieure ne paraît qu'à 8 ans environ (4).

L'épiphyse supérieure du radius, plus tardive que l'autre dans sa formation première, se soude cependant avant elle avec le corps de l'os : elle disparaît vers l'âge de 12 ou 13 ans; tandis que c'est seulement à 18 ou 20 ans, que la réunion de l'épiphyse inférieure avec la même partie commence à s'effectuer.

ARTICLE QUATRIÈME.

De la main.

La main, (*manus*, χειρ), est l'extrémité terminale du membre thoracique. Etroite en haut, plus large en bas, cette partie

(1) L'interne loge les tendons des muscles extenseur commun des doigts, extenseur propre de l'indicateur; l'externe est destinée aux muscles radiaux externes; la moyenne appartient au tendon du long extenseur du pouce.

(2) Le ligament latéral externe de l'articulation radio-carpienne.

(3) Pour les tendons des muscles grand abducteur et court extenseur du pouce.

(4) L'épiphyse supérieure du radius et celle de la partie inférieure du cubitus se développent tardivement et en même temps; je les ai trouvées également volumineuses sur des enfans de 10 à 12 ans. Aussi bien les extrémités correspondantes de ces os de l'avant-bras en sont-elles les

se divise inférieurement en cinq appendices séparés, arrondis et mobiles, qu'on nomme *doigts*.

Le squelette de la main est formé de deux parties, l'une supérieure, constituée par des os courts, le *carpe;* l'autre inférieure, formée par des os longs, partie *métacarpo-phalangienne*. La division de la main en *paume* et en *doigts*, bonne pour cette région revêtue de ses parties molles, ne saurait presque en rien s'appliquer à son squelette.

1o *Du carpe.*

Comme on vient de le voir, le carpe est la portion la plus supérieure de la main, celle qui est formée par des os courts. Huit pièces entrent dans sa composition. Ces pièces sont placées sur deux *rangées :* l'une supérieure, l'autre inférieure, la première *anti-brachiale*, la seconde *métacarpienne*.

Première rangée des os du carpe.

Les os qui composent cette rangée sont au nombre de quatre, et ont été désignés de dehors en dedans, par Lyserus, sous les noms de *scaphoïde*, *semi-lunaire*, *pyramidal* et *pisiforme*. Avant cet anatomiste, on les distinguait, en procédant dans le même sens, par les dénominations de *premier*, *deuxième*, *troisième* et *quatrième*.

Scaphoïde (1). (*Os naviculare*, Sœmmering). Ainsi nommé en raison de la cavité en forme de nacelle qu'il présente en dedans, cet os est fort irrégulier. *En haut*, il offre une surface convexe, lisse et cartilagineuse, articulée avec le radius. *En bas*, convexe et lisse également, il répond aux deux premiers os de la deuxième rangée du carpe. *En avant*, *en arrière* et *en dehors*, il est rugueux, et sert à des insertions ligamenteuses; en arrière et en dehors il est convexe et marqué par une rainure; en avant, il est un peu concave dans toute sa longueur. En *dedans*, il offre deux facettes lisses et articulaires: l'une *supérieure*, plane pour l'os semi-lunaire; l'autre *inférieure*, concave, en forme de *nacelle*, pour la tête du grand os.

parties les moins importantes; celles qui disparaissent dans les quadrupèdes, quand les deux os de l'avant-bras se réunissent en un seul.

(1) Pour l'étudier, dirigez en avant sa face concave et rugueuse, en haut et en dehors la plus étendue de ses facettes articulaires, et en dedans sa cavité en forme de nacelle.

Semi-lunaire (1), (*os lunatum*, Sœmmering). Ainsi nommé, parce qu'une de ses facettes a la forme d'un croissant, cet os est moins gros et moins alongé que le précédent. Sa *face supérieure*, triangulaire, convexe et cartilagineuse, s'articule avec la facette interne de l'extrémité inférieure du radius. L'*inférieure*, plus étendue d'arrière en avant que transversalement, concave et cartilagineuse, s'unit au grand os et à l'os crochu : au grand os, en dehors, à l'os crochu, par son bord interne. L'*antérieure* et la *postérieure* convexes et rugueuses, donnent attache à des faisceaux ligamenteux. L'*interne* offre une facette un peu saillante, quadrilatère et cartilagineuse, qui touche à l'os pyramidal. L'*externe*, demi-circulaire, concave et lisse, répond au scaphoïde.

Pyramidal (2), (*os cunéïforme*, Sœmmering). Semblable à un coin dont la base serait en haut et en dehors, et le sommet en bas et en dedans, cet os est un peu moins volumineux que le précédent, en dedans duquel il est situé. Sa *face supérieure*, peu étendue, convexe, lisse et articulaire, est contiguë à un ligament de l'articulation du poignet (3). L'*inférieure* présente une surface légèrement concave, cartilagineuse et obliquement dirigée en dehors, pour s'unir à l'os crochu. L'*interne*, concave et irrégulière, sert à des insertions ligamenteuses. L'*externe*, quadrilatère, plane, lisse et cartilagineuse, s'articule avec le semi-lunaire. L'*antérieure*, rugueuse dans une partie de son étendue pour des attaches de ligamens, offre en dedans une facette arrondie, lisse et cartilagineuse, qui reçoit l'os pisiforme. Enfin, la *postérieure*, convexe et raboteuse, sert à l'insertion de ligamens.

Pisiforme (4). Cet os, que quelques anatomistes, (Winslow, Sœmmering) nomment aussi *orbiculaire*, que d'autres appellent *lenticulaire*, a été comparé avec assez d'exactitude à un pois; c'est le plus petit des os de la main. Arrondi et situé sur un plan

(1) Pour l'étudier, dirigez, en bas, sa cavité semi-lunaire, en avant, la plus convexe de ses deux faces rugueuses, et, en dedans, la plus étendue de ses deux facettes planiformes.

(2) Pour l'étudier, dirigez en avant sa facette plane et ronde, en bas, sa surface cartilagineuse la plus étendue, et en dedans, sa face irrégulière.

(3) Au ligament triangulaire.

(4) Pour l'étudier, tournez en arrière sa facette articulaire, et en dehors la concavité légère de son corps.

antérieur à celui des précédens, il offre postérieurement une facette articulaire, arrondie et plane, qui repose sur la face antérieure du pyramidal. En avant, il est convexe, et surmonté de rugosités qui donnent attache à diverses parties (1).

Deuxième rangée des os du carpe.

Cette rangée, comme la précédente, se compose de quatre os, qui depuis Lyserus ont été désignés par des noms propres; et qui sont, de dehors en dedans: le *trapèze*, le *trapézoïde*, le *grand os* et l'*os crochu*.

Trapèze (2). (*Os multangulum majus*, Sœmmering). Situé obliquement à la partie inférieure et externe du carpe, au-dessous du scaphoïde, le trapèze dépasse un peu en avant le niveau des autres os. Sa face *supérieure*, cartilagineuse et concave, s'unit au scaphoïde. Sa face *inférieure* offre une facette lisse, concave transversalement, légèrement convexe d'arrière en avant, pour s'articuler avec l'extrémité supérieure du premier os du métacarpe. Sa face *interne* est munie d'une double facette articulaire: la supérieure, large et concave, contiguë au trapézoïde, l'inférieure, plus petite et plane, destinée au second os du métacarpe. Sa face *antérieure* présente une gouttière verticale et peu profonde dans laquelle glisse le tendon d'un muscle (3), gouttière relevée en dehors par une éminence saillante et rugueuse destinée à des insertions (4). Ses faces *externe* et *postérieure* sont convexes, irrégulières, et servent à des insertions ligamenteuses.

Trapézoïde (5) (*pyramidal*, Winslow; *os multangulum minus*, Sœmmering). Le trapézoïde ressemble à une pyramide tron-

(1) Au muscle cubital antérieur et court adducteur du petit doigt, au ligament annulaire antérieur du carpe.

(2) Pour l'étudier, dirigez en avant sa face creusée d'une coulisse, en bas sa facette articulaire la plus étendue, et en dedans, son côté pourvu de deux facettes cartilagineuses.

(3) Celui du radial antérieur.

(4) Au ligament annulaire antérieur du carpe, et aux muscles court fléchisseur et opposant du pouce.

(5) Pour l'étudier, dirigez en arrière sa partie la plus volumineuse, en bas sa facette la plus large, et en dehors la plus étendue de ses facettes latérales.

quée, dont la base serait en arrière et le sommet en avant. Il est moins volumineux que le précédent et plus étendu d'avant en arrière que dans tout autre sens. Sa *face supérieure*, étroite, articulaire et légèrement concave, touche au scaphoïde. Sa face *inférieure*, convexe transversalement, concave d'avant en arrière et cartilagineuse, s'articule avec le deuxième os du métacarpe. Sa face *interne* offre en dedans une facette légèrement concave qui s'unit au grand os. Sa face *externe*, légèrement convexe et articulaire, est contiguë au trapèze. L'*antérieure* est peu étendue; la *postérieure* est plus large et plus convexe que la précédente; toutes deux sont raboteuses et servent à des insertions de ligamens.

Grand os (1). (*Os magnum*, *sive capitatum*, Sœmmering). Le grand os est le plus volumineux de tous les os du carpe. Epais dans sa partie inférieure, arrondi et hémisphérique dans la supérieure, il présente, dans ce dernier sens, une portion renflée, lisse, arrondie, dont la surface cartilagineuse est plus prolongée en arrière qu'en avant, et qu'on nomme la *tête du grand os*. Reçue dans une cavité résultant de la réunion du scaphoïde et du semi-lunaire, cette tête est supportée par une portion rétrécie en forme de col.

La *face inférieure* du grand os offre trois facettes articulaires: la *moyenne*, plus étendue, s'unit au troisième os du métacarpe; l'*externe* appartient au deuxième, et l'*interne* au quatrième os de cette région.

Sa *face interne* présente une surface articulaire, longue, un peu concave de haut en bas, qui se joint à l'os crochu, et qui est bornée, inférieurement et en avant, par des rugosités pour des insertions ligamenteuses.

Sa *face externe* offre aussi une facette plus petite et moins plane que la précédente, qui touche au trapézoïde.

Sa face *antérieure* est étroite; la *postérieure* est plus large toutes deux sont convexes, et servent, par les rugosités qu'elle présentent, à des attaches de ligamens.

Salzmann dit avoir trouvé, entre le scaphoïde et le grand os, un os surnuméraire, analogue à celui que l'on rencontre à l'état normal chez les singes.

(1) Pour l'étudier, tournez sa tête en haut, en dedans, sa surface articulaire la plus alongée, et, en arrière, la plus large et la plus aplatie de ses deux faces rugueuses.

Os crochu (1). (*Unciforme*, Winslow ; *os hamatum*, Sœmmering). L'os crochu, le second des os du carpe pour le volume, termine en dedans la deuxième rangée, et ressemble à un coin dont la base serait inférieure. Sa *face supérieure* représente le sommet du coin ; elle est étroite, lisse, comme comprimée, et en rapport avec l'os semi-lunaire. L'*inférieure*, plus large que la précédente, offre une double facette, qui s'articule en dedans avec le cinquième, et en dehors avec le quatrième métacarpiens. La face *externe*, convexe et lisse en haut et en arrière où elle est en rapport avec le grand os, est concave et rugueuse en bas et en avant, pour des insertions ligamenteuses. L'*interne*, à peu près disposée comme la précédente, s'unit au pyramidal. L'*antérieure*, rugueuse et irrégulière supérieurement, présente inférieurement et un peu en dedans une éminence saillante, aplatie transversalement, et un peu recourbée en dehors en forme de crochet; ce crochet donne attache à un ligament (2), à deux muscles du petit doigt (3), et a valu à cet os le nom qu'il porte. La *face postérieure*, large, triangulaire et rugueuse, sert à des insertions de ligamens.

Structure des os du carpe. Tous les os du carpe se ressemblent par leur structure, qui est celle des os courts : celluleux à l'intérieur, ils sont entourés extérieurement d'une couche mince de substance compacte.

Développement. Coïter et Riolan ont avancé que, même chez le fœtus à terme, le carpe est constitué par un *cartilage unique* et commun, dans l'épaisseur duquel les os de cette région se développent plus tard séparément, et en s'isolant les uns des autres. Kerckring, tout en avouant que ces os ne sont réellement que cartilagineux à cette époque, soutient qu'ils sont séparés, qu'on les distingue facilement les uns des autres ; et en cela il a parfaitement raison.

Chacun des os du carpe se développe par un seul point d'ossification; l'os crochu ne fait même pas exception, bien que Bichat prétende le contraire. Du reste, voici l'ordre dans lequel ce développement a lieu : dans le courant de la première année qui suit la naissance, un point paraît au centre du grand os et

(1) Pour l'étudier, dirigez en bas la base du coin qu'il représente ; placez en avant son crochet, et en dehors la concavité de cette saillie.

(2) Au ligament annulaire antérieur du carpe.

(3) Au court fléchisseur et à l'opposant du petit doigt.

de l'os crochu; ensuite on voit se former successivement : vers 3 ans, le pyramidal; de 4 à 5 ans, le trapèze et le semi-lunaire; entre 6 et 8 ans, le scaphoïde; à 9 ans, le trapézoïde. L'os pisiforme ne commence sa formation osseuse que vers la 12e année.

2° *Partie métacarpo-phalangienne de la main.*

Cette partie du squelette de la main se compose du *métacarpe et des doigts.*

1° *Du métacarpe.*

Le métacarpe, ainsi nommé, parce qu'il fait suite au carpe inférieurement, est compris entre lui et les doigts. Il est constitué par cinq os placés parallèlement les uns à côté des autres, contigus par leurs extrémités, et offrant entre leurs corps un intervalle vide que remplissent les muscles interosseux, et qui donne à leur ensemble l'apparence d'une grille. Les anciens anatomistes, Winslow lui-même, n'admettent que quatre os métacarpiens, parce qu'ils considèrent celui du pouce comme la première phalange de ce doigt. On verra plus loin tout ce que cette manière d'envisager les choses a de séduisant, toute l'analogie qui rapproche le premier os du métacarpe des phalanges des doigts. Toutefois, comme cet os ressemble encore plus aux os du métacarpe qu'à ceux des doigts, il y a avantage à le considérer comme appartenant à cette région. Par conséquent, je compterai cinq os métacarpiens, que je désignerai par les noms de *premier*, *deuxième*, *troisième*, *quatrième* et *cinquième*, en procédant de dehors en dedans, du pouce au petit doigt; et comme ces os sont tous formés sur le même type, j'en donnerai d'abord une description générale; je signalerai ensuite les différences individuelles légères que présentent chacun d'eux.

Caractères communs des os métacarpiens.

Les os du métacarpe sont des os longs. Plus épais à leurs extrémités qu'au milieu, ils présentent une *partie moyenne* ou *corps*, une *extrémité supérieure* ou *base*, une extrémité *inférieure* ou *tête*. Ils décrivent tous dans leur totalité une légère courbure à concavité antérieure ou *palmaire*, et à convexité postérieure ou *dorsale*.

1° *Corps* ou *partie moyenne*. Le corps des os métacarpiens, prismatique, triangulaire, aplati transversalement, et plus volumineux en haut qu'en bas, présente trois faces, deux *latérales* et une *postérieure*. Les deux faces latérales sont distinguées en *externe* ou *radiale*, et en *interne* ou *cubitale*; elles sont planes, légèrement rugueuses, et se regardent en général d'un os à l'autre, dans les *espaces interosseux* qui les séparent. La *face postérieure*, convexe et tournée vers le dos de la main, commence supérieurement par une surface étroite qui devient de plus en plus large et lisse en descendant, et qui se trouve en rapport avec des tendons (1).

En avant, les os du métacarpe sont dirigés vers la paume de la main, et présentent de ce côté un bord arrondi et mousse, qui est percé au-dessus de sa partie moyenne par le conduit de nutrition principal, conduit dirigé de bas en haut. Les deux autres *bords*, l'un *interne*, l'autre *externe*, séparent la face postérieure des latérales.

2° *Extrémité supérieure* ou *base*. Cette extrémité est la partie la plus épaisse et la plus volumineuse de l'os. Irrégulièrement sphénique, elle offre en haut une surface lisse, de forme variable et plane, qui s'articule avec les os de la seconde rangée du carpe. Son contour présente latéralement de petites facettes plus ou moins nombreuses suivant les os qu'on examine, et servant à l'articulation de ces os entre eux. Il est rugueux et irrégulier dans le reste de son étendue, pour des insertions ligamenteuses et musculaires.

3° *Extrémité inférieure* ou *digitale*. Cette extrémité des os métacarpiens est constituée par leur *tête*, éminence arrondie, comprimée dans le sens transversal, lisse, entièrement couverte de cartilage, et articulée avec la première phalange des doigts. Sur chacun de ses côtés, on remarque une petite cavité rugueuse qui donne attache à des ligamens.

Structure. Tous les métacarpiens ont la structure des os longs, et sont pourvus d'un petit canal médullaire.

Développement. Les os du métacarpe commencent à s'ossifier à 45 jours de la vie intra-utérine. Un point unique forme le cen-

(1) Ceux des muscles extenseurs des doigts.

tre et l'extrémité supérieure des quatre derniers, le centre et l'extrémité inférieure du premier. A deux ans et demi, une épiphyse vient compléter tous ces os : cette épiphyse appartient à la tête, dans les quatre derniers, et à l'extrémité supérieure, dans le premier.

A 19 ans, les épiphyses des os du métacarpe se soudent avec le point principal.

Caractères différentiels des os métacarpiens.

Le premier os du métacarpe est plus gros que tous les autres; ceux-ci vont en diminuant de grosseur du second au cinquième.

Le troisième os du métacarpe est le plus long; viennent ensuite successivement, sous ce rapport : le second, le quatrième, le cinquième et le premier.

A part ces grandes différences, les os du métacarpe ne se distinguent plus les uns des autres que par leur extrémité supérieure.

Premier métacarpien. L'extrémité supérieure de cet os est arrondie; elle est munie d'une facette concave d'avant en arrière et convexe transversalement qui l'unit au trapèze ; et présente en dehors un petit tubercule propre à une insertion (1). Enfin, l'épiphyse du premier os du métacarpe se forme dans son extrémité supérieure (2).

Deuxième métacarpien. Son extrémité supérieure est irrégulièrement quadrilatère ; elle présente : 1° en haut, une facette un peu concave transversalement, qui est contiguë au trapézoïde ; 2° en dehors, une petite facette plane qui le met en rapport avec le trapèze ; 3° en dedans, une facette convexe et alongée qui l'unit au troisième métacarpien, et un bord arrondi qui le met en rapport avec le grand os ; 4° en arrière, une empreinte destinée à une insertion (3). Enfin, comme les métacarpiens suivans, celui-ci a son épiphyse dans sa tête.

(1) A celle du muscle grand abducteur du pouce.

(2) Son développement est semblable par là à celui des phalanges.

(3) A celle du tendon du muscle premier radial externe.

Troisième métacarpien. Son extrémité supérieure est *sphénique.* En haut, elle offre une facette qui l'unit au grand os. Latéralement, deux petites facettes, l'externe plus alongée que l'interne, l'unissent au deuxième et quatrième métacarpiens. En arrière, elle présente une empreinte d'insertion (1).

Quatrième métacarpien. Son extrémité supérieure est *sphénique.* En haut, elle offre une double facette pour son union avec le grand os et l'os crochu. En dedans et en dehors, elle est munie de deux autres surfaces articulaires par lesquelles elle répond au troisième et quatrième métacarpiens.

Cinquième métacarpien. Son extrémité supérieure est arrondie. Elle offre en haut une facette concave transversalement et convexe d'avant en arrière, pour son union avec l'os crochu. En dehors, une facette plane l'unit au quatrième métacarpien. En dedans, elle présente une tubérosité d'insertion (2).

2° *Des doigts.*

Les doigts, au nombre de cinq, font suite inférieurement aux os métacarpiens. On les distingue de dehors en dedans par les noms de *premier*, *second*, *troisième*, *quatrième* et *cinquième*, ou par ceux de *pouce*, *indicateur*, *médius*, *annulaire* et *auriculaire.* Les doigts sont composés de quatorze os nommés *phalanges*, trois pour chacun; le pouce seul fait exception, il n'en a que deux. Les phalanges sont distinguées de haut en bas, en *supérieures*, *moyennes* et *inférieures*, ou bien en *premières*, *deuxièmes* et *troisièmes* ou *onguéales.* Chaussier les appelle encore, en procédant dans le même sens, *phalanges*, *phalangines* et *phalangettes.*

Quelles qu'elles soient, les phalanges ont entre elles la plus grande analogie. Il y a, par conséquent, avantage à les décrire d'abord d'une manière générale, et à noter seulement ensuite leurs caractères différentiels.

Caractères communs des phalanges. Les phalanges sont des

(1) Pour le muscle second radial externe.

(2) Pour le muscle cubital postérieur.

os longs ; elles sont symétriques , quoique paires et placées sur les côtés de la ligne médiane.

Elles sont convexes en arrière et planes en avant, ou même creusées, dans ce dernier sens , d'une gouttière longitudinale superficielle.

Leur structure est celle des os longs ; elles ont un petit canal médullaire.

Les phalanges commencent à s'ossifier à 50 jours environ de la vie intra-utérine. Le point qui paraît à cette époque forme le corps et l'extrémité inférieure de ces os. A l'âge de 3 ou 4 ans, une épiphyse se développe dans l'extrémité supérieure de chaque phalange, et se réunit à 20 ans avec le point primitif.

Caractères différentiels. Les noms de *phalanges, phalangines* et *phalangettes* font déjà pressentir une partie des différences qui séparent ces os; ils montrent, en effet, que les phalanges sont plus développées que les phalangines , et celles-ci plus que les phalangettes.

Les phalanges du pouce sont plus grosses que celles des autres doigts; viennent ensuite successivement, celles du médius, de l'index , de l'annulaire et du petit doigt.

Les phalanges du doigt médius sont les plus longues; et après elles, celles de l'index , de l'annulaire et du petit doigt. La première phalange du pouce est plus courte , la dernière est plus longue que toutes les autres.

A part ces grands caractères différentiels, les phalanges ne se distinguent plus les unes des autres que par la conformation de leurs extrémités.

Extrémité supérieure. Cette extrémité est semblable dans la *phalangine* et dans la *phalangette;* elle offre, au contraire, une conformation particulière dans la *phalange.*

L'extrémité supérieure de la phalangine et de la phalangette présente , en haut, deux petites cavités articulaires lisses, cartilagineuses, séparées l'une de l'autre par une *crête* peu saillante. Latéralement, elle offre deux tubercules pour l'insertion des ligamens latéraux des articulations phalangiennes. Postérieurement et antérieurement, elle sert à des insertions (1).

(1) *En avant,* la phalangine reçoit l'insertion du tendon du muscle fléchisseur superficiel, la phalangette est destinée à celle du tendon du fléchisseur profond; *en arrière,* l'une et l'autre donnent insertion aux tendons des muscles extenseurs.

L'extrémité supérieure de la phalange des doigts est munie d'une cavité simple, presque arrondie, qui reçoit la tête de l'os du métacarpe correspondant. Latéralement, elle offre deux tubercules pour l'insertion des ligamens latéraux de l'articulation métacarpo-phalangienne et pour des muscles (1).

Extrémité inférieure. Cette extrémité est disposée de la même manière dans la *phalange* et dans la *phalangine*, tandis qu'elle présente une forme particulière dans la *phalangette.*

L'extrémité inférieure de la phalange et de la phalangine des doigts rappelle exactement, en petit, l'extrémité inférieure du fémur. On y trouve, en effet, deux petits *condyles*, séparés l'un de l'autre par une *gorge* superficielle, qui reçoit la crête de l'extrémité supérieure de la phalangine et de la phalangette.

L'extrémité inférieure de la phalangette est fortement aplatie d'avant en arrière ; elle est terminée en rondache, et munie en avant d'inégalités très saillantes.

Des membres thoraciques en général.

Le membre thoracique forme une longue colonne brisée dont la base appuie sur le thorax, et dont le sommet dirigé inférieurement est libre de toute adhérence. Pour l'étudier, on le suppose ordinairement pendant sur le côté du tronc, la face concave de la main dirigée en avant. C'est aussi cette méthode que je suivrai; mais, comme je le montrerai par la suite, cette position n'est pas tout-à-fait celle qu'on doit donner à ce membre, pour le comparer au membre abdominal.

Quoi qu'il en soit, le membre thoracique offre une longueur proportionnée à la longueur générale du corps ; de telle sorte, par exemple, que chez un individu bien conformé, dans la position indiquée, son extrémité inférieure vient correspondre à la partie moyenne de la cuisse.

Conformation extérieure. Le membre thoracique présente une partie centrale et deux extrémités.

(1) Les muscles interosseux dans les doigts du milieu ; le court abducteur, le court fléchisseur et l'adducteur du pouce dans la phalange de ce doigt ; un muscle interosseux abducteur, le court adducteur et le court fléchisseur dans le doigt auriculaire.

Le centre du membre thoracique comprend le bras et l'avant-bras. Sa face antérieure, un peu arquée de haut en bas, présente la face correspondante de l'humérus, celle des deux os de l'avant-bras, et un espace circonscrit par ceux-ci, espace appelé *interosseux de l'avant-bras*. Sa face postérieure est convexe et formée par la partie postérieure de l'humérus, par celle des deux os de l'avant-bras et de l'espace interosseux. Son bord externe est appelé *radial*, parce qu'il appartient en bas au radius; il est remarquable par trois saillies sensiblement placées sur le même plan vertical : le *trochiter*, l'*épicondyle* et l'*apophyse styloïde* ou *malléolaire du radius*. Son bord interne est appelé *cubital*, parce qu'il correspond au cubitus; il est remarquable comme le premier par trois éminences : le *trochin*, l'*épitrochlée* et *l'apophyse styloïde* ou *malléolaire du cubitus;* mais ces éminences ne sont pas disposées sur le même plan vertical, comme celles du bord externe. La moyenne, l'épitrochlée, est beaucoup plus saillante en dedans que les deux autres.

L'*extrémité supérieure* ou *base* du membre thoracique est représentée par l'épaule.

L'*épaule* forme un levier coudé dont les deux branches sont réunies à angle droit. L'une de ces branches, constituée par la clavicule, est horizontale; l'autre, formée par le scapulum, est perpendiculairement dirigée.

L'épaule embrasse à la fois les parties supérieure, latérale, antérieure et postérieure du thorax. Réunie à celle du côté opposé au moyen de l'extrémité supérieure du sternum, elle forme une ceinture presque complète.

La largeur de l'épaule est mesurée par la clavicule; sa hauteur est représentée par la hauteur du scapulum.

L'angle formé par la réunion des deux branches du levier de l'épaule est rentrant en dedans et en arrière, et saillant en dehors et un peu en avant. Sur le saillant de cet angle on trouve deux choses : la cavité *glénoïde*, et la *voûte* formée au-dessus de cette cavité, sur un squelette artificiel, par l'acromion, par l'apophyse coracoïde et par la clavicule, et complétée, sur un squelette naturel, par le ligament *acromio-coracoïdien*.

L'*extrémité inférieure* du membre thoracique est représentée par la main.

La *main* est plus étendue en hauteur qu'en largeur. Sa largeur augmente d'une manière graduelle de haut en bas. Elle est fortement aplatie d'avant en arrière, et présente *deux faces*, *deux bords*, et *deux extrémités*.

La face antérieure, la *paume* de la main, est concave transversalement et de haut en bas. La concavité transversale est beaucoup plus marquée au niveau du carpe que partout ailleurs: dans ce point, elle forme une gouttière qui sert de coulisse aux tendons des muscles fléchisseurs des doigts. Au milieu, la face antérieure de la main présente les espaces interosseux du métacarpe qui sont au nombre de quatre, et qu'on appelle *inter-métacarpiens*.

La face postérieure, *le dos* de la main, est convexe dans tous les sens. Elle est couverte, dans l'état frais, par les tendons des muscles extenseurs. Au milieu, elle présente la partie postérieure des espaces inter-métacarpiens.

Les bords de la main sont distingués en *externe* et en *interne*. L'externe, *radial*, ainsi nommé parce qu'il fait suite au radius, est plus court que l'autre; fortement incliné en dehors, il est continué par le pouce. L'interne, *cubital*, ainsi nommé parce qu'il fait suite au cubitus, est plus long et plus droit que le premier; il est continué par le petit doigt, et présente à la réunion de son tiers supérieur avec ses deux tiers inférieurs, la saillie de l'extrémité supérieure du cinquième os du métacarpe.

L'extrémité supérieure de la main est représentée par la première rangée du carpe; elle forme une saillie convexe, plus étendue transversalement que d'avant en arrière, un véritable condyle brisé, qui sert à unir la main avec l'avant-bras.

L'extrémité inférieure de la main est subdivisée en cinq doigts comme il a été déjà dit. Qu'il suffise d'ajouter ici: 1° que le doigt du milieu est le plus long de tous, que l'index, l'annulaire, le petit doigt et le pouce viennent ensuite successivement; 2° que le pouce est le plus gros, et que le médius, l'index, l'annulaire et le petit doigt suivent celui-ci, sous le rapport du volume, dans l'ordre où je les ai rangés.

Structure. Le membre thoracique est formé de quatre sections, comme il a été dit en commençant: le bras et l'avant-bras forment sa partie moyenne ; l'épaule et la main en constituent les extrémités.

Développement. Le membre thoracique est très précoce sous le rapport du développement : ses os s'ossifient avant ceux du membre abdominal, à très peu d'exceptions près, que les détails mettront en lumière par la suite.

La formation précoce des os du membre thoracique donne à ce membre, pendant le jeune âge, une longueur qui n'est pas exactement celle de l'adulte. Chez l'enfant, et surtout chez le fœtus, son extrémité digitale dépasse le milieu de la cuisse, lorsqu'on le laisse pendant sur le côté du tronc.

Variétés. Chez la femme l'épaule est plus développée en largeur que chez l'homme ; mais en revanche elle est un peu moins élevée.

La longueur des membres thoraciques varie un peu, suivant les différentes races de l'espèce humaine : chez le nègre, par exemple, l'extrémité libre de ces membres descend au-dessous de la partie moyenne de la cuisse.

CHAPITRE SECOND.

Os des membres abdominaux ou inférieurs.

Prolongemens de la partie abdominale du tronc, les membres abdominaux, *pelviens*, *ou inférieurs*, se composent de quatre parties : la *hanche*, la *cuisse*, la *jambe* et le *pied*.

La première section de ces membres, la *hanche*, confondue avec le tronc beaucoup plus que la section correspondante des membres thoraciques, concourt à former le bassin, et appartient autant à cette partie qu'aux membres abdominaux. Elle a été décrite à l'occasion du tronc ; par conséquent, je n'ai pas à y revenir ici.

ARTICLE PREMIER.

De la cuisse.

Le squelette de la cuisse est formé par un seul os, le *fémur*.

Du fémur (1).

Le fémur, os *femoris*, est la plus longue des pièces du squelette. C'est un os pair, irrégulier, courbé d'avant en arrière, et dirigé obliquement de haut en bas et de dehors en dedans. Le fémur est à peine tordu sur son axe; mais en revanche son corps est plus arqué que celui des autres os longs.

1° *Corps* ou *partie moyenne*, plus arrondi que prismoïde, plus volumineux supérieurement et inférieurement qu'à son centre, le corps du fémur présente à peine les trois faces et les trois bords qu'on distingue dans les autres os longs. Sa face antérieure est fortement convexe. Ses faces externe et interne sont presque planes. Toutes trois sont couvertes par le même muscle, et destinées aux mêmes insertions (2). Ses bords externe et interne sont arrondis, et très peu marqués; le postérieur seul mérite une description particulière. Les deux premiers servent aux mêmes insertions que les trois faces de l'os; le dernier constitue la *ligne âpre*.

La ligne âpre, ainsi nommée à cause des inégalités qui la distinguent, est le point occupé par le conduit de nutrition principal de l'os. Ce conduit, le plus souvent simple, quelquefois double, est placé au milieu du corps du fémur, ou un peu au-dessous; il est dirigé de bas en haut. Supérieurement et inférieurement, la ligne âpre se bifurque; et de la sorte elle se met en relation, dans le premier point, avec les deux trochanters, dans le second, avec les deux condyles qui forment l'extrémité inférieure de l'os. Entre les branches de ses bifurcations supérieure et inférieure, la ligne âpre intercepte un espace triangulaire remarquable: l'inférieur correspond à la partie supérieure du creux du jarret, et est en rapport, dans l'état frais, avec les vaisseaux importans de cet espace (3). Dans toute son étendue, la ligne âpre sert

(1) Pour étudier le fémur il faut diriger en haut et en dedans son extrémité arrondie en tête, et tourner en avant la partie convexe de son corps.

(2) A celles du muscle triceps.

(3) L'artère et la veine poplitées.

à des insertions musculaires, par ses lèvres externe, interne, et par son interstice (1).

2° *Extrémité supérieure ou iliaque.* Cette extrémité est remarquable par trois éminences particulières : la *tête* et les deux *trochanters.*

La tête est la partie la plus élevée de l'extrémité supérieure du fémur. Elle est arrondie, un peu plus qu'hémisphérique, et reçue dans la cavité cotyloïde de l'os coxal. Elle est dirigée en dedans et en haut. Sa surface est lisse et cartilagineuse partout, excepté en haut et en dedans, où elle offre une dépression qui sert à l'insertion d'un ligament (2). Elle est supportée par un pédicule rétréci que l'on appelle le *col.*

Le col du fémur est arrondi, très peu comprimé d'avant en arrière et dirigé en haut et en dedans ; il forme avec le corps de l'os un angle obtus, saillant en dehors et en haut. Ses faces inférieure et postérieure sont plus étendues que ses faces supérieure et antérieure. Un rebord saillant le distingue de la tête en haut ; et deux lignes qui vont d'un trochanter à l'autre, forment la limite naturelle de son extremité inférieure ou de sa base. De ces lignes, l'antérieure, moins prononcée que la postérieure, sert seule à des insertions (3).

Les deux trochanters,sont placés vers la base du col du fémur; ils sont distingués en *grand* et en *petit*, ou en *trochanter* et *trochantin.*

Le grand trochanter (*trochanter*, Chauss.) est placé en dehors de la base du col du fémur ; il est aplati de dehors en dedans, rugueux et quadrilatère. Sa face externe convexe et irrégulière, est destinée à des insertions (4). Sa face interne est creusée d'une

(1) La lèvre externe reçoit l'insertion du muscle vaste externe; la lèvre interne est en rapport avec le vaste interne ; tandis que l'interstice est destiné aux adducteurs. Les branches de la bifurcation supérieure servent particulièrement, l'interne, à l'insertion du pectiné, l'externe à celle du grand fessier. La branche externe de la bifurcation inférieure est reservée à la courte portion du biceps.

(2) Le ligament moyen de l'articulation coxo-fémorale.

(3) A celles de la partie antérieure de la capsule-fibreuse de l'articulation coxo-fémorale.

(4) A celles du muscle vaste externe.

cavité appelée *digitale* ou *trochantérienne*, qui reçoit l'insertion de plusieurs muscles (1). Ses bords supérieur, antérieur et postérieur, servent également à des insertions (2) : le dernier, le plus long des trois, se continue avec la branche externe de la bifurcation supérieure de la ligne âpre.

Le petit trochanter (*trochantin*, Chauss.) est placé en dedans et un peu en arrière de la base du col du fémur. Il est beaucoup plus petit que le précédent et de forme conique. Son sommet est tuberculeux et embrassé par un fort tendon (3). Cette éminence est unie à la ligne âpre, au moyen de la branche interne de la bifurcation supérieure de cette ligne.

3° *Extrémité inférieure*, ou *tibiale*. Cette extrémité est la partie la plus volumineuse du fémur. Elle est plus étendue transversalement que d'avant en arrière, et paraît formée par la réunion de deux éminences appelées *condyles*, éminences lisses et cartilagineuses antérieurement et inférieurement, plus étendues d'avant en arrière que de dehors en dedans, et articulées surtout avec la partie supérieure du tibia. Le condyle interne est plus saillant en arrière, et moins en avant que l'externe. Lorsque le fémur est tenu perpendiculairement, le premier descend plus bas que le second, mais il se trouve à peu près sur le même niveau que lui, quand on donne à l'os la direction oblique qu'il a naturellement.

En avant et en bas, les deux condyles du fémur se réunissent en formant une *poulie*, dont la gorge, lisse, cartilagineuse et peu profonde, correspond, immédiatement, à la rotule en avant, médiatement, au tibia en bas. Le plan de cette poulie qui appartient au condyle externe est le plus étendu et le plus saillant. Une dépression profonde non articulaire, (*fosse inter-condylienne postérieure*, Meckel), dont les parties latérales servent à des insertions ligamenteuses (4), sépare les deux condyles l'un de l'autre en arrière. Du même côté, chaque condyle est arrondi et surmonté d'un enfoncement superficiel qui sert

(1) Celle du pyramidal, des jumeaux et des obturateurs.

(2) Le supérieur au muscle moyen fessier, l'antérieur au petit fessier, le postérieur au carré crural.

(3) Le tendon commun aux muscles grand psoas et iliaque.

(4) A celles des ligamens croisés.

à des insertions (1). En dehors, le condyle externe, en dedans, le condyle interne, sont fortement bombés et rugueux, l'interne plus que l'externe, et ils forment ce qu'on appelle les *tubérosités du fémur*, tubérosités qui servent à des insertions (2). La face externe du condyle externe, en particulier, présente en arrière une dépression rugueuse destinée à un tendon (3).

Structure. Le fémur est organisé comme tous les os longs; la substance compacte qui constitue son corps est fort dense, et plus vitreuse, peut-être, que celle du corps des autres os du même genre.

Développement. Le fémur commence à s'ossifier de très-bonne heure, un peu avant l'humérus, environ à vingt-huit ou trente ours de la vie intra-utérine.

Le premier point osseux apparaît au centre de l'os, à l'époque qui vient d'être indiquée. A huit mois de la vie intra-utérine, un point nouveau se développe dans le cartilage de l'extrémité inférieure. D'autres se forment après la naissance : à un an, dans la tête de l'os; vers trois ans, dans le trochanter, à quatorze, ans dans le trochantin.

Le col est constamment formé par le prolongement du point central du fémur. L'épiphyse inférieure se soude avec le corps de l'os après la supérieure, contrairement à ce qui a lieu pour l'humérus. C'est à vingt ans que cette réunion commence pour l'épiphyse inférieure; tandis qu'à dix-huit ans elle est déjà effectuée pour les trois épiphyses supérieures.

Le fémur est déjà tordu à la naissance, mais sa grande courbure n'est bien développée que quelque temps après cette époque. A terme, le col est peu développé; dans l'enfance, il forme avec le corps un angle plus droit que chez l'adulte; chez le vieillard, il tend à reprendre sa disposition infantile.

Variétés. Chez la femme, le corps du fémur est moins courbé, le col est plus court et moins oblique, la ligne âpre est moins saillante que chez l'homme.

(1) Cet enfoncement reçoit des deux côtés le muscle jumeau correspondant ; celui du condyle externe, appartient, en outre, au muscle plantaire grêle, celui du condyle interne au grand adducteur.

(2) A celles des ligamens latéraux de l'articulation du genou.

(3) Au tendon du muscle poplité.

ARTICLE SECOND.

De la jambe.

Trois os forment le squelette de la jambe : la *rotule*, le *tibia* et le *péroné*. La rotule, à vrai dire, est une pièce à part, développée dans le tendon des muscles triceps et droit antérieur ; mais l'usage a consacré sa description à l'occasion du squelette de la jambe.

1° *De la rotule* (1).

La rotule, *de rotula, petite roue*, (*potella* de Sœmmering), est un os court, épais, triangulaire, aplati d'avant en arrière et placé à la partie antérieure du genou. Elle présente deux *faces*, *deux bords*, *une base et un sommet.*

La face antérieure de la rotule est convexe et presque sous-cutanée. La face postérieure, lisse, cartilagineuse et articulée avec la *partie antérieure* des condyles du fémur, est subdivisée en deux plans obliques, par une crête émoussée reçue dans la gorge de la poulie fémorale antérieure. De ces deux plans, l'externe est le plus étendu.

Les bords de la rotule sont inégalement épais ; l'interne est un peu plus renflé que l'externe : tous deux servent à des insertions (2).

La base ou *bord supérieur*, est la partie la plus épaisse de la rotule ; elle sert à une insertion (3).

Le sommet, ou *extrémité inférieure*, est pointu et embrassé par un ligament (4).

Structure. La rotule est formée de fibres longitudinales, et parallèles les unes aux autres, fibres que l'on reconnaît as-

(1) Pour étudier cet os, il faut diriger sa face cartilagineuse en arrière, en bas son extrémité pointue, et en dedans son bord le plus épais.

(2) A celles de quelques fibres du triceps.

(3) A celle du tendon commun aux muscles droit antérieur et triceps.

(4) Le ligament rotulien.

sez facilement sur sa partie antérieure. Une lame très mince de substance compacte forme l'écorce de cet os ; son centre est tout-à-fait aréolaire.

Développement. La rotule s'ossifie entre deux et trois ans ; jusque-là elle reste cartilagineuse. Un seul point préside à son développement ; c'est par exception que Portal et Rudolphi y ont rencontré plusieurs noyaux séparés. La rotule se développe au centre du tendon des muscles extenseurs de la jambe, et par une véritable d'incrustation de ce tendon, à la manière des os *sésamoïdes*, qui seront bientôt décrits. Aussi conserve-t-elle une disposition fibrillaire analogue à celle de ce tendon, qui lui sert en quelque sorte de matrice.

2° *Du tibia* (1).

Le tibia, (*tibia, flûte*) (2), est un os long, pair, dépourvu de symétrie, légèrement arqué en dedans à la réunion de son tiers inférieur avec ses deux tiers supérieurs, situé à la partie interne de la jambe, et le plus volumineux des os de cette partie du membre pelvien. Comme les autres os longs il présente un *corps* et *deux extrémités*.

1° *Corps* ou *partie moyenne*. Plus volumineux supérieurement qu'inférieurement, plus mince à la réunion de ses deux tiers supérieurs avec son tiers inférieur que partout ailleurs, un peu tordu sur lui-même, et très-exactement prismoïde, le corps du tibia présente trois faces et trois bords bien marqués.

Les faces du tibia sont distinguées en interne, externe et postérieure. *La face interne* est convexe, lisse et sous-cutanée dans la plus grande partie de son étendue ; en haut seulement, elle offre quelques rugosités d'insertion (3). *La face externe* est légèrement concave en haut, convexe et un

(1) Pour étudier cet os, il faut diriger en haut son extrémité la plus volumineuse, en avant son bord le plus saillant, et en dehors la face légèrement concave de son corps.

(2) Suivant Winslow, il a été ainsi nommé parce qu'il ressemble à une flûte dont se servaient les anciens.

(3) Pour les muscles qui forment l'aponévrose appelée la *patte d'oie* : le couturier, le droit interne et le demi tendineux.

peu antérieure en bas. Dans le premier point seulement, elle sert à une insertion (1). *La face postérieure* est convexe dans toute son étendue ; elle est remarquable par le conduit de nutrition principal de l'os, conduit placé à la réunion du quart supérieur avec les trois quarts inférieurs de cette face, dirigé de haut en bas, et plus large que tous les autres. Cette face est séparée en deux parties par une ligne qui se dirige obliquement de haut en bas, et de dehors en dedans, au-dessus du conduit précédent, ligne appelée *oblique postérieure du tibia.* L'espace triangulaire placé au-dessus de cette ligne et la partie osseuse beaucoup plus étendue qui est située au-dessous, sont destinées à plusieurs insertions musculaires (2).

Des bords du tibia l'un est antérieur, un autre est externe, le troisième est interne. *Le bord antérieur,* le plus saillant de tous, a reçu le nom de *crête du tibia ;* il est plus prononcé au milieu que partout ailleurs ; superficiel dans toute son étendue, il se renfle supérieurement en une éminence appelée *tubérosité antérieure du tibia,* sur laquelle se fait une remarquable insertion (3). *Le bord externe,* moins saillant, plus mince que le précédent, un peu arqué, sert à une insertion dans toute sa longueur (4). Le *bord interne* épais, arrondi, et assez superficiel, sert à des insertions dans ses deux tiers supérieurs (5).

2° *Extrémité supérieure*, ou *fémorale.* Cette partie, la plus volumineuse du tibia, est plus étendue transversalement que d'avant en arrière. *En haut,* elle est séparée en deux cavités articulaires par une crête irrégulière nommée *épine du tibia*, qui est bornée elle-même, en avant et en arrière par deux *enfoncemens.* Cette crête et les enfoncemens qui la terminent, servent à des insertions liga-

(1) A celle du muscle jambier antérieur.

(2) Au-dessus de la ligne oblique, le tibia sert à l'insertion du muscle poplité ; au-dessous de cette ligne, il reçoit celle des muscle long fléchisseur commun des orteils et jambier postérieur.

(3) Celle du tendon des muscles extenseurs de la jambe, ou ligament rotulien.

(4) Il reçoit le ligament interosseux.

(5) En haut il reçoit l'insertion du ligament latéral interne du genou et du muscle poplité ; au milieu il appartient au soléaire et au jambier postérieur.

menteuses (1). Les deux cavités articulaires de la face supérieure du tibia sont peu profondes, plus étendues d'avant en arrière que transversalement, lisses, cartilagineuses, et en rapport avec les condyles du fémur. La cavité interne est plus profonde et plus étendue d'avant en arrière que l'externe. Toutes deux sont rendues plus profondes, dans l'état frais, par certaine disposition ligamenteuse qui sera indiquée par la suite (2).

L'extrémité supérieure du tibia est bornée *en avant*, par une surface triangulaire lisse, qui surmonte la tubérosité antérieure de l'os(3). Arrondie et renflée *latéralement*, cette extrémité forme les *tubérosités du tibia*. La tubérosité externe présente en arrière une facette tournée en bas et en dehors, qui est en rapport avec la partie supérieure du péroné. La tubérosité interne sert à une insertion (4)

3° *Extrémité inférieure*, ou *tarsienne*. Moins volumineuse que la supérieure, cette extrémité est comme elle plus étendue transversalement que d'avant en arrière. Inférieurement elle est creusée d'une cavité en forme de *mortaise*, mortaise incomplète en dehors, subdivisée en deux parties par une crête superficielle dirigée d'avant en arrière, et bornée en dedans par un bord qui descend au-dessous des deux autres.

Cette cavité, lisse et cartilagineuse, repose sur la partie supérieure d'un des os du pied (l'*astragale*). Ses bords antérieur et postérieur sont à peu près également saillans ; ils sont irréguliers et destinés à quelques insertions ligamenteuses. Son côté interne est formé par la *malléole interne*, éminence arrondie et sous-cutanée en dedans, aplatie et articulaire en dehors, et terminée, en avant, par un bord un peu arrondi, en arrière, par une coulisse tendineuse superficielle (5) souvent partagée en deux coulisses secondaires, inférieurement, par une pointe émoussée sur laquelle se fixe un ligament (6). Son

(1) La première reçoit les ligamens croisés, les seconds sont en rapport avec les cartilages semi-lunaires.

(2) Par les ligamens semi-lunaires.

(3) Le ligament rotulien frotte contre cette surface à la faveur d'une petite membrane synoviale.

(4) A celle du muscle demi-membraneux.

(5) Pour les tendons des muscles jambier postérieur et long fléchisseur commun des orteils.

(6) Le ligament latéral interne de l'articulation du coude-pied.

côté externe se continue à angle avec une surface concave transversalement, plane de haut en bas et rugueuse, surface qui sert à des insertions (1).

Structure. Le tibia est organisé comme le fémur, comme les autres os longs.

Développement. Le tibia s'ossifie par trois points, un pour le corps et un pour chaque extrémité. Le point du corps apparaît à trente jours de la vie intra-utérine. Béclard et la plupart des anatomistes assurent que l'épiphyse supérieure du tibia se développe un an après la naissance ; elle se forme beaucoup plus tôt; je l'ai toujours rencontrée vers la fin de la vie intrà-utérine. L'éphyse inférieure paraît à deux ans. Quelques personnes ont parlé d'un noyau osseux particulier pour la malléole interne; M. Hypp. Cloquet dit en avoir rencontré un dans la tubérosité antérieure ; mais je puis assurer que ces circonstances sont tout à fait exceptionnelles.

L'épiphyse supérieure du tibia se soude la dernière au corps de l'os, à vingt, ou à dix-huit ans.

3° *Du Péroné* (2).

Le péroné, (*fibula*, Sœmmering) (3) est un os pair, non symétrique, situé au côté externe de la jambe, et dirigé un peu obliquement de haut en bas et d'arrière en avant. Il est un peu plus court que le tibia, mais beaucoup moins qu'il ne le semble au premier abord ; en effet, s'il ne s'élève pas supérieurement à la hauteur de cet os, par compensation, il le dépasse d'une certaine quantité inférieurement. Du reste, on le divise en trois parties, comme les autres os longs.

1° *Corps* ou *partie moyenne.* Cette partie du péroné est très-exactement prismoïde ; elle est tordue sur elle-même d'une manière très notable, et assez fortement arquée vers sa partie inférieure,

(1) A celles du ligament moyen de l'articulation péronéo-tibiale inférieure.

(2) Pour étudier le péroné, il faut diriger en bas son extrémité la plus volumineuse, puis tourner en dehors la surface convexe, et en arrière la coulisse tendineuse de cette extrémité.

(3) Ainsi nommé, suivant Sabatier, parce qu'il ressemble à une sorte d'agraphe dont se servaient les anciens.

de telle façon qu'elle est un peu concave en dehors et convexe en dedans (1). On lui distingue trois faces et trois bords.

La *face externe*, un peu antérieure en haut, et postérieure en bas, n'est véritablement externe qu'au milieu; elle est rugueuse dans ses deux tiers supérieurs, et destinée, en ces points, à des insertions (2).

La *face interne*, un peu postérieure en haut, est antérieure en bas; elle est divisée longitudinalement en deux parties au moyen d'une crète verticale et oblique de haut en bas et d'arrière en avant, qui se réunit supérieurement au bord antérieur, et inférieurement au bord interne, crète qui sert à une insertion dans toute son étendue (3). La partie antérieure de cette face est en rapport avec les muscles antérieurs de la jambe (4); la postérieure sert à l'insertion de l'un des muscles postérieurs de la même région (5).

La *face postérieure* est remarquable par la présence du conduit de nutrition principal, conduit assez variable sous le rapport de la position et de la direction, mais le plus ordinairement placé un peu au-dessus de la partie moyenne de l'os, et dirigé tantôt de haut en bas, tantôt de bas en haut. Cette face sert à une insertion (6).

Les bords du péroné sont distingués en antérieur, postérieur et interne. L'*antérieur* est le plus saillant des trois, on lui donne quelquefois le nom de *crète du péroné*. Placé sur la limite des faces externe et interne de l'os, il sert à l'insertion d'une cloison fibreuse commune aux muscles de ces deux faces. *Le bord postérieur*, dirigé en dedans et en arrière, est peu prononcé. Placé entre les faces externe et postérieure de l'os, il sert à de nombreuses insertions (7). *Le bord interne*, dirigé sur-

(1) Winslow et Sabatier rapportent cette courbure à la manière vicieuse avec laquelle on emmaillotte les enfans. Il est peu nécessaire d'insister pour montrer l'erreur renfermée dans cette explication.

(2) A celles des muscles péroniers latéraux.

(3) A celle du ligament inter-osseux.

(4) Elle reçoit en haut, le muscle extenseur commun des orteils, au milieu l'extenseur propre du gros orteil, en bas, le péronier antérieur.

(5) A celle du muscle jambier postérieur.

(6) A celle du muscle long fléchisseur propre du gros orteil.

(7) En dehors aux péroniers latéraux, en arrière au soléaire et au long fléchisseur propre du gros orteil.

tout en arrière, reçoit l'attache de plusieurs des muscles postérieurs de la jambe.

2° *Extrémité supérieure*, ou *tibiale*. Irrégulièrement arrondie, on lui a donné le nom de *tête du péroné*. Elle présente en dedans et en haut une facette lisse, ovalaire, plane, rarement concave, tournée un peu en avant, et dirigée vers une facette correspondante de la tubérosité externe du tibia. Son contour est irrégulier et sert à des insertions (1). Cette extrémité est supportée par une partie légèrement rétrécie, qu'on a coutume d'appeler *col du péroné*.

3° *Extrémité inférieure*, ou *tarsienne*. Cette extrémité constitue la *malléole externe*; elle est aplatie transversalement et de forme triangulaire. Sa face externe est rugueuse et sous-cutanée. Sa face interne présente une *surface articulaire*, et *un enfoncement*. La surface articulaire est antérieure, lisse, cartilagineuse et dirigée vers l'astragale; elle est surmontée d'une empreinte raboteuse, qui sert à l'insertion d'un ligament (2). L'enfoncement est placé en arrière de la facette articulaire; il sert aussi à une insertion (3). Le bord antérieur de la malléole externe est mince, et reçoit un ligament (4). Son bord postérieur est déprimé en une coulisse tendineuse (5). Son sommet est terminé par une pointe émoussée, qui donne insertion au ligament latéral externe du coude-pied.

Structure. Sous ce rapport, le péroné ne diffère pas des autres os longs. Son canal médullaire est placé un peu plus près de sa face postérieure que de l'antérieure.

Développement. Le péroné se forme par trois points d'ossification, un pour le corps et un pour chaque extrémité. Le point du corps paraît vers le quarantième jour de la grossesse, un peu plus tard que celui du tibia. L'épiphyse inférieure se développe à deux ans, la supérieure à quatre ans et demi.

De dix-huit à vingt ans les deux épiphyses du péroné se réunissent au corps de cet os, l'inférieure plus tôt que la supérieure.

(1) Divers ligamens et le muscle biceps fémoral viennent s'y terminer.

(2) Le ligament moyen de l'articulation péronéo-tibiale inférieure.

(3) Le ligament péronéo-tarsien postérieur de l'articulation du coude-pied.

(4) Le ligament péronéo-tarsien antérieur.

(5) Pour les tendons des deux muscles péroniers latéraux.

ARTICLE TROISIÈME.

Du pied.

Le pied (*pes*), est l'extrémité terminale du membre pelvien. Rétréci en arrière, et large antérieurement, il est divisé en avant, comme la main, en cinq segmens qui constituent les orteils. Le squelette du pied se compose de deux parties : l'une postérieure, constituée par des os courts, le *tarse ;* l'autre, antérieure, formée par des os longs, la *partie métatarso-phalangienne.* La division du pied en *plante* et en *orteil*, bonne pour le pied dans son état complet, n'est pas applicable au squelette de cette partie. Par l'expression de *plante du pied* on entend, à la fois, la partie non divisée et, plus souvent même, la face inférieure du pied.

1° *Du tarse.*

Le tarse est la partie postérieure du pied, celle qui est formée d'os courts. Sept pièces disposées sur deux rangs ou *rangées* entrent dans sa composition. Des deux rangées du tarse, l'une *postérieure*, dirigée d'arrière en avant, comprend trois os : le *calcanéum, l'astragale* et le *scaphoïde ;* l'autre, *antérieure*, dirigée transversalement, en présente quatre : les trois *cunéiformes* et le *cuboïde.*

Os de la rangée postérieure du tarse.

Ces os sont au nombre de trois, comme il a été dit : le *calcanéum*, l'*astragale* et le *scaphoïde.*

Du Calcanéum (1).

Le calcanéum, de *calcare, fouler*, est le plus volumineux des

(1) Pour étudier cet os, tournez en haut sa région munie de deux surfaces articulaires, en arrière son extrémité la plus grosse, et en dedans sa face concave.

os du tarse. Il occupe la région postérieure et inférieure de cette partie. Il est plus alongé d'avant en arrière que dans tout autre sens, et un peu comprimé transversalement. Sa forme est irrégulièrement cubique. On lui distingue six faces.

La face supérieure présente deux facettes, lisses, cartilagineuses, qui répondent à l'astragale; facettes séparées l'une de l'autre par une rainure destinée à l'insertion de ligamens, et différentes sous le rapport de la conformation: la postérieure, large, convexe, est tournée en avant et en dehors; l'antérieure, étroite, oblongue, est concave d'arrière en avant. En arrière de ces facettes articulaires, la face supérieure du calcanéum est convexe transversalement, concave d'avant en arrière, et plus ou moins prolongée suivant la saillie du talon. La facette articulaire antérieure de la région supérieure du calcanéum, est supportée par une partie qu'on a appelée la *petite apophyse de cet os*.

La face inférieure, étroite au milieu, est large en avant et en arrière, plus dans le dernier que dans le premier sens. De toutes parts elle sert à de nombreuses insertions ligamenteuses et musculaires. La partie postérieure de cette face présente deux tubérosités très-fortes, qui constituent le talon proprement dit.

La face antérieure est spécialement formée par la région de l'os qu'on a appelé la *grande apophyse du calcanéum*. Elle présente une facette articulaire lisse, convexe de dehors en dedans, concave de haut en bas, qui correspond au cuboïde.

La face postérieure est renflée, convexe et tuberculeuse. En bas, elle présente une empreinte fort irrégulière pour l'insertion du plus fort de tous les tendons (1). En haut, on y remarque une surface lisse, souvent cartilagineuse sur laquelle glisse le tendon précédent.

La face externe est large, un peu convexe, irrégulière de toutes parts, et en rapport avec quelques ligamens. Plus élevée en arrière qu'en avant, cette face est creusée d'une ou de deux coulisses plus ou moins apparentes, suivant les sujets (2).

La face interne, large, concave, moins irrégulière que la pré-

(1) Le tendon d'Achille.

(2) Pour les tendons des muscles peroniers latéraux.

cédente, forme une sorte de voûte pour les parties molles de la plante du pied. En haut, au-dessous de la *petite apophyse de l'os*, elle présente une coulisse tendineuse (1).

De l'astragale (2).

L'astragale est le plus volumineux des os du tarse, après le calcanéum. Il est aplati de haut en bas, et principalement remarquable par sa poulie supérieure, et par la tête qui le termine antérieurement.

En *haut*, cet os constitue une poulie dont la gorge est peu profonde, dont la convexité est dirigée d'arrière en avant, et qui est articulée avec la partie inférieure du tibia.

En *bas*, l'astragale présente deux surfaces articulaires, lisses, cartilagineuses: la *postérieure*, grande, concave, dirigée en arrière et en dedans; l'*antérieure* alongée et convexe d'arrière en avant. Ces deux surfaces sont séparées par un enfoncement destiné à des insertions ligamenteuses.

En *avant*, l'astragale est pourvu d'une *tête*, convexe, un peu plus étendue transversalement que de haut en bas, lisse, cartilagineuse, et unie au scaphoïde. Un rétrécissement appelé *col* de l'astragale supporte cette tête, et reçoit des insertions ligamenteuses. En bas la surface cartilagineuse de la tête de l'astragale se continue avec celle de la facette antérieure et inférieure de cet os.

En *arrière*, l'astragale offre une surface fort étroite sur laquelle est tracée une coulisse dirigée de haut en bas et de dehors en dedans, coulisse dont le bord externe est plus élevé que l'interne (3).

En *dehors*, l'astragale présente une facette triangulaire à base supérieure, lisse, dont la surface cartilagineuse se continue avec celle de la poulie supérieure; et qui répond immédiatement à la malléole externe.

En dedans Enfin, l'astragale, rugueux dans la plus grande

(1) Pour le tendon du muscle long fléchisseur propre du gros orteil.

(2) Pour l'étudier, tournez en haut sa poulie, en avant sa tête, et en dehors celle de ses facettes latérales qui est la plus considérable.

(3) Pour le tendon du muscle long fléchisseur propre du gros orteil.

partie de son étendue, présente une facette plus prolongée d'avant en arrière que verticalement, continue comme la précédente avec la surface de la poulie supérieure, et unie avec la malléole interne.

Du scaphoïde (1).

Le scaphoïde (*os naviculare tarsi*, Sœmm). Placé à la partie interne et moyenne du tarse, cet os est aplati d'avant en arrière, et présente deux faces et une circonférence.

Face postérieure. Elle offre une surface articulaire, concave, ovalaire, plus large en dehors qu'en dedans, et dirigée vers la tête de l'astragale.

Face antérieure. Cette face est occupée toute entière par une grande facette articulaire, lisse, subdivisée, par deux crêtes verticales, en trois facettes secondaires. L'*interne*, la plus grande, est dirigée en dedans et en avant; la *moyenne*, la plus petite, regarde tout-à-fait en avant; l'*externe*, moyenne pour la grandeur, est tournée en avant et un peu en dehors; toutes trois sont en rapport avec les os cunéiformes.

Circonférence. Cette partie du scaphoïde est remarquable par ses rugosités, et destinée à une foule d'insertions. En dedans et en bas, elle présente une éminence considérable, *tubérosité du scaphoïde*, qui a une importance très-grande en anatomie chirurgicale et qui sert à des insertions (2).

Os de la rangée antérieure du tarse.

Ces os sont au nombre de quatre, comme il a été déjà dit : les *cunéiformes* et le *cuboïde*.

Des os cunéiformes (3).

Ainsi nommés en raison de leur forme, ces os, au nombre de

(1) Pour l'étudier, tournez en arrière sa face concave, en haut la partie convexe de sa circonférence, et en dedans sa tubérosité.

(2) Entre autres à celles du muscle jambier postérieur.

(3) Pour étudier ces os, il faut les réunir ensemble, et les articuler avec le scaphoïde.

trois, sont placés à la partie interne de la rangée antérieure du tarse, en avant du scaphoïde, en arrière des premiers os du métatarse. On les désigne généralement par les noms numériques de *premier*, *second* et *troisième*, en procédant de dedans en dehors ; ou encore, d'après leur volume, par les qualifications de *grand*, *moyen* et *petit*.

Le grand cunéiforme est le premier, le plus interne. Le moyen est le troisième, le plus externe ; le petit ou le second, est placé entre les deux autres.

1° *Le premier cunéiforme* (*grand* ou *interne*), est situé à la partie interne et antérieure du tarse; la base du coin qu'il représente est dirigée en bas, et le sommet en haut. Sa hauteur, surtout en avant, est beaucoup plus considérable que celle des autres. Il est un peu courbé en dehors. Sa *face postérieure*, concave, lisse, triangulaire, se joint à la facette interne du scaphoïde. Sa *face antérieure*, très légèrement convexe, est lisse, cartilagineuse et articulée avec le premier os du métatarse. Sa *face interne* est convexe, rugueuse et sous-cutanée. *Sa face externe*, un peu concave ou aplatie, offre deux facettes articulaires séparées par des inégalités d'insertions ligamenteuses : la postérieure, la plus grande, se joint au second cunéiforme ; l'antérieure, plus petite, appartient au second métatarsien.

Sa *base* et son *sommet* sont rugueux et destinés à des insertions ligamenteuses et musculaires (1).

2° Le *second cunéiforme* (*petit* ou *intercalaire*), est placé entre les deux autres ; c'est le plus petit des trois. Sa base est tournée en haut, et son sommet en bas. Sa *face postérieure*, plane et triangulaire, est unie à la facette moyenne de la région antérieure du scaphoïde. Sa *face antérieure*, de même forme que la précédente, se joint au deuxième os du métatarse. Ses *faces latérales* offrent chacune une facette lisse, et des empreintes d'insertion ; la facette interne est oblongue, l'externe est arrondie ; la première répond au premier, et la seconde au troisième cunéiformes. La *base* et le *sommet* de cet os servent à des insertions ligamenteuses.

3° Le *troisième cunéiforme* (*moyen* ou *externe*), est placé en de-

(1) Les deux muscles jambiers antérieur et postérieur se fixent sur sa base.

hors des deux autres. Il est le moyen pour le volume. Sa base est tournée en haut, et son sommet en bas. Sa *face postérieure*, dirigée un peu en dedans, est aplatie ; triangulaire et appliquée sur la partie externe de la face antérieure du scaphoïde. Sa *face antérieure*, de même forme que la précédente, reçoit l'extrémité postérieure du troisième os du métatarse. Sa *face externe* présente une surface arrondie et plane qui l'unit au cuboïde, et des inégalités d'insertions ligamenteuses. Sa *face interne* offre deux facettes séparées par des empreintes raboteuses : une postérieure un peu convexe l'unit au second cunéiforme ; une autre antérieure, étroite, est en rapport avec le second métatarsien. Sa *base* et son *sommet* servent à des insertions de ligamens.

Du cuboïde (1).

Situé à la partie antérieure et externe du tarse, le cuboïde présente une forme qui justifie assez mal la dénomination qu'il porte, et que Gallien lui a donnée. Il a six faces :

Sa *face postérieure* offre une facette concave transversalement et convexe de haut en bas, qui l'unit au calcanéum.

Sa *face antérieure*, lisse et cartilagineuse, est subdivisée en deux plans par une arête verticale : l'un, externe, oblique en avant et en dehors, s'articule avec le cinquième os du métatarse ; l'autre, interne, moins oblique que le précédent, est en rapport avec le quatrième métatarsien.

Sa *face interne* présente une facette lisse, arrondie, qui l'unit au troisième cunéiforme ; facette entourée d'empreintes ligamenteuses, et quelquefois placée en avant d'une autre surface beaucoup plus petite qu'elle, qui correspond au scaphoïde.

Sa *face externe* est très-peu élevée ; c'est plutôt un bord qu'une face véritable. Elle est partagée en deux par une coulisse (2).

(1) Pour étudier cet os, il faut diriger en avant sa double facette articulaire, en bas son apophyse ou *crochet*, et en dehors sa face la plus étroite.

(2) La coulisse du long péronier latéral, coulisse qui règne surtout sur la face inférieure de cet os.

Sa *face supérieure*, rugueuse, convexe et inclinée en dehors, donne attache à des ligamens.

Sa *face inférieure*, enfin, offre une coulisse profonde, limitée en arrière par une apophyse ou crochet saillant, sur lequel se font des insertions (1). Cette coulisse se continue obliquement avec celle de la face externe.

Structure et développement des os du tarse.

Les os du tarse ne présentent rien de particulier, sous le rapport de la structure ; ils sont organisés comme tous les os courts. Leur surface est criblée d'une foule de trous de nutrition du second genre.

Le calcanéum excepté, tous les os du tarse se forment par un seul point d'ossification. Le calcanéum commence à s'ossifier à quatre mois et demi, et l'astragale à cinq mois et demi de la vie intra-utérine. Le cuboïde et le premier cunéiforme se développent quelques mois après la naissance. Enfin le troisième cunéiforme devient osseux à quatre ans, et le scaphoïde à cinq.

A dix ans, le calcanéum présente une épiphyse dans son extrémité postérieure restée osseuse jusques-là. A quinze ans, cette épiphyse se réunit au reste de l'os.

2° *Partie métatarso-phalangienne du pied.*

Cette partie est placée en avant du pied. Elle se compose de deux régions secondaires : du *métatarse* et des *orteils*.

1° *Du métatarse.*

Le métatarse est formé de cinq os placés horizontalement, et désignés, comme les os du métacarpe, par les noms numériques de *premier*, *second*, *troisième*, *quatrième* et *cinquième*. Ces os ont entre eux beaucoup d'analogie, de sorte qu'il y a avantage à les décrire d'abord d'une manière générale.

(1) Surtout celles des ligamens calcanéo cuboïdiens inférieurs.

Caractères communs des os métatarsiens.

Les os du métatarse présentent une courbure légère à convexité supérieure et à concavité inférieure. Ils appartiennent à la classe des os longs.

Leur *corps*, prismatique et triangulaire, présente trois faces : une *supérieure* et deux *latérales*. La face supérieure de ces os est convexe et dirigée vers le dos du pied. Les faces latérales sont planes et concourent, dans un pied entier, à former les espaces interosseux. Les trois bords sont distingués en *latéraux* et en *inférieurs*. Le dernier, beaucoup plus saillant que les autres, répond à la plante du pied.

L'*extrémité postérieure* des os du métatarse en est la partie la plus volumineuse. Elle a généralement la forme d'un *coin* dont la base est dirigée en haut, et dont le sommet est en bas. En général aussi cette extrémité porte une facette postérieure, *tarsienne*, et deux latérales, par lesquelles ces os se correspondent. Mais, sous tous ces rapports, l'extrémité postérieure des os du métatarse établit entre eux des différences qui seront indiquées un peu plus loin.

L'*extrémité antérieure* ou *phalangienne* des os du métatarse est constituée par une *tête* arrondie, plus étendue de haut en bas que transversalement. Cette tête est terminée par une surface lisse et cartilagineuse, plus prolongée en bas qu'en haut, qui s'articule avec la première phalange des orteils ; latéralement, elle présente une dépression dans laquelle se font des insertions ligamenteuses; tandis qu'en arrière elle est supportée par un *collet* ou rainure superficielle.

Structure. La structure des os du métatarse n'offre rien qui ne soit déjà bien connu : c'est celle des os du métacarpe, celle des os longs en général.

Développement. Les os métatarsiens se développent absolument comme les métacarpiens : un point constitue leur corps et une de leurs extrémités ; une épiphyse se développe dans l'autre extrémité. Dans le premier métatarsien, l'épiphyse appartient à l'extrémité postérieure; dans les quatre derniers, elle constitue la tête.

Le premier noyau osseux se forme dans les métatarsiens vers cinquante jours de vie intra-utérine, tandis que l'épiphyse paraît après deux ans.

Caractères différentiels des os du métatarse.

Le premier os du métatarse est le plus gros de tous; la grosseur diminue dans les autres de dedans en dehors, jusqu'au cinquième.

Le plus long des os du métatarse est le second ; viennent ensuite successivement le troisième, le cinquième, le quatrième et le premier. Le cinquième est long à cause de sa tubérosité postérieure et externe.

A part ces grandes différences, les os du métatarse ne se distinguent plus les uns des autres que par leur extrémité postérieure ou tarsienne.

Ier *Métatarsien.* Son extrémité postérieure offre une facette *tarsienne*, ovalaire et concave, dirigée vers le premier cunéiforme. Cette extrémité est renflée et irrégulière en dedans et en bas pour des insertions(1). Son épiphyse se forme dans son extrémité tarsienne.

IIe *Métatarsien.* Son extrémité postérieure est sphénique. Elle offre une facette tarsienne, large en haut, et rétrécie en bas. En dedans elle est munie d'une facette fort petite qui correspond au premier os cunéiforme, tandis qu'en dehors elle en a deux autres qui s'unissent au troisième cunéiforme et au troisième métatarsien. L'épiphyse de cet os, comme celle des métatarsiens suivans, appartient à son extrémité antérieure.

IIIe *Métatarsien.* Son extrémité postérieure est sphénique. Elle offre une facette tarsienne, conformée comme celle de l'os précédent. Latéralement elle est munie de plusieurs facettes *métatarsiennes*, deux en dedans, une seule en dehors.

IVe *Métatarsien.* Son extrémité postérieure est sphénique. Sa facette tarsienne, semblable à celle des deux os précédens, se réunit au cuboïde. Latéralement, cette extrémité présente aussi plusieurs facettes articulaires : deux en dedans qui sont dirigées, l'une, petite, vers le troisième cunéiforme, l'autre, plus grande, vers le troisième métatarsien; une en dehors, un peu concave, en rapport avec le métatarsien suivant.

(1) Celles du muscle jambier antérieur en bas et en dedans, celles du long péronier latéral en bas et en dehors.

V° *Métatarsien.* L'extrémité postérieure de cet os est plus volumineuse que celle des deuxième, troisième et quatrième métatarsiens, ce qu'elle doit à une tubérosité considérable, qui naît de son côté externe, tubérosité obliquement dirigée en dehors et en arrière, et sur laquelle se fixe un muscle (1). La facette tarsienne de ce métatarsien, oblique de dehors en dedans et d'arrière en avant, correspond au cuboïde. Cet os n'offre qu'une facette *métatarsienne* simple qui l'unit, en dedans, au quatrième métatarsien.

2° *Les orteils.*

Comme les doigts, les orteils sont au nombre de cinq. Ils sont distingués par les qualifications numériques de *premier*, *deuxième*, *troisième*, *quatrième* et *cinquième*. Le premier est spécialement appelé *gros orteil*, et le cinquième *petit orteil.*

Les orteils sont formés de pièces osseuses appelées *phalanges;* le gros orteil n'en a que deux ; tous les autres en ont trois. Les phalanges des orteils sont distinguées, comme celles des doigts, en *phalanges*, *phalangines* et *phalangettes.*

Du reste, les phalanges des orteils sont tellement semblables à celles des doigts, sous le triple rapport de la *conformation extérieure*, de la *structure* et du *développement*, qu'il serait tout-à-fait superflu d'en donner la description; ce serait seulement répéter, en effet, ce qui a été dit à l'occasion des doigts.

Qu'il me suffise d'ajouter, afin de caractériser les phalanges des orteils, qu'à l'exception de celles du pouce, elles sont moins longues et moins grosses que les phalanges des doigts; que ce sont des phalanges en miniature, et en quelque sorte *à demi-atrophiées.*

Membres abdominaux en général.

Séparé de la hanche, le membre abdominal a la forme d'une colonne brisée dont la base est inférieure et dont le sommet est tourné en haut. Sa longueur est à peu près égale à celle du membre thoracique, bien que les os qui lui appartiennent soient beaucoup plus développés que ceux de ce membre. Cette der-

(1) Le péronier antérieur.

nière circonstance dépend de ce que le pied ne concourt à la longueur du membre abdominal que par son épaisseur; tandis que la main prolonge réellement le membre thoracique de toute la longueur qui lui appartient.

Le membre abdominal est dirigé un peu obliquement de haut en bas, d'arrière en avant et de dehors en dedans vers sa partie supérieure; ce qu'il doit à la direction particulière du fémur. Dans sa partie inférieure, au contraire, il est perpendiculaire à l'horizon.

Conformation extérieure. Le membre abdominal présente une *partie centrale* et deux *extrémités.*

Le centre du membre abdominal comprend la cuisse et la jambe. Sa face antérieure est convexe et présente la face correspondante du fémur et de la rotule, la crête du tibia, du péroné et la partie antérieure de l'espace interosseux que circonscrivent ces deux os. Sa face postérieure est concave, et se distingue par la ligne âpre du femur, par la fosse inter-condylienne postérieure, et par la face postérieure du tibia, du péroné, et de l'espace interosseux. Son bord externe est appelé *peronier*, parce qu'il répond inférieurement au péroné; il est remarquable par trois éminences qui sont sensiblement placées sur le même plan, le *grand trochanter*, la *tête du péroné* et la *malléole externe.* Son bord interne, appelé *tibial*, parce qu'il est formé en bas par le tibia, présente également trois saillies, celles du petit *trochanter*, du *condyle interne du femur* et de la *malléole interne;* mais différentes de celles du bord externe du membre abdominal, ces saillies ne sont pas placées sur le même plan vertical : l'interne déborde les deux autres en dedans d'une quantité variable suivant les individus.

L'extrémité supérieure du membre abdominal est représentée par la hanche. Son extrémité inférieure est formée par le pied.

Le *pied*, partie terminale ou base d'appui du membre abdominal, est disposé horizontalement. Sa longueur est d'un quart environ plus considérable que celle de la main (1). Sa largeur

(1) Ce qui distingue essentiellement le pied de la main, c'est que dans celle-ci le premier os métacarpien est détaché des autres, comme on le verra plus loin, tandis que dans celui-là le premier métatarsien est réuni avec les autres.

s'accroît progressivement d'arrière en avant. Sa hauteur présente une diminution inverse de celle-ci : elle est plus considérable en arrière qu'en avant, plus en dedans qu'en dehors.

Le pied offre deux faces, deux bords et deux extrémités.

La face supérieure, ou *dorsale*, reçoit en arrière l'articulation de la jambe, tandis qu'en avant elle est libre. Convexe dans tous les points, elle est un peu obliquement inclinée en dehors et en avant.

La face inférieure, ou *plantaire*, est concave au milieu, surtout en dedans. Sa concavité, très-manifeste transversalement et d'avant en arrière, sert à loger les vaisseaux, les nerfs et les autres parties molles du pied, de manière à les protéger contre la pression des corps extérieurs. En arrière, en avant et en dehors, la face plantaire du pied est saillante, et repose sur le sol dans la station.

Le bord interne, ou *tibial*, est concave en dedans et en bas; il n'appuie réellement sur le sol qu'en avant au niveau de la tête du premier os du métatarse et à la hauteur du gros orteil. Il est remarquable par deux saillies d'inégal développement, celle du scaphoïde et celle de l'extrémité postérieure du premier os du métatarse. La première est beaucoup plus considérable que la seconde. Celle-ci occupe le milieu en longueur du bord interne du pied ; celle-là est placée plus en arrière.

Le bord externe, ou *péronier*, est plus court, plus aplati en bas que le précédent. Aussi, bien différent de lui, peut-il appuyer sur un plan horizontal presque dans toute son étendue. Convexe en dehors, ce bord est relevé, au milieu de sa longueur, par l'apophyse volumineuse de l'extrémité tarsienne du cinquième os du métatarse.

L'extrémité postérieure du pied constitue le *talon*, et sert à l'insertion des muscles du mollet (1).

L'extrémité antérieure du pied est divisée en cinq segmens, qui constituent les orteils, parties dont la nomenclature a déjà été indiquée. Le plus long des orteils est le second (2).

(1) Ceux qui produisent le tendon d'Achille, les jumeaux, le soléaire et le plantaire grêle.

(2) Sous ce rapport, comme sous plusieurs autres qui seront indiqués plus tard, le second orteil est l'analogue du doigt médius de la main.

Structure. L'organisation du membre abdominal est fondamentalement la même que celle du membre thoracique. Seulement, dans le pied, le tarse est plus développé que les orteils; tandis qu'à la main, le carpe l'est beaucoup moins que les doigts; circonstances qui sont tout-à-fait en rapport avec la différence de destination de l'un et de l'autre, le pied devant former surtout une base d'appui, la main étant avant tout, un organe de sensibilité et de mobilité.

Développement. En général, le membre abdominal est plus tardif dans sa formation que le membre thoracique : le femur commence à s'ossifier après l'humérus, le tibia après le cubitus, le péroné après le radius, les os du métatarse et les phalanges des orteils après les os du métacarpe et les phalanges des doigts. A la naissance, les membres abdominaux n'ont pas encore, relativement aux membres thoraciques, la longueur qu'ils auront par la suite.

Mais il ne faudrait pas conclure des données précédentes, que tout, dans le squelette du membre abdominal, offre cette lenteur relative dans la formation que je viens de signaler. La règle générale que j'ai posée, est plus vraie, en effet, pour la formation première ou embryonaire des membres que pour leur perfectionnement ultérieur; car ce perfectionnement marche avec plus de rapidité dans les membres abdominaux que dans les membres thoraciques. Les épiphyses de la tête et de l'extrémité inférieure du femur se développent avant celles de la tête et de l'extrémité inférieure de l'humerus. Du reste, il est facile de concevoir cette différence, en faisant attention que la nécessité spéciale pour les membres abdominaux de soutenir promptement le poids du corps dans la station et pendant la marche, impliquait un perfectionnement rapide de ces membres.

Variétés. Chez la femme, les membres abdominaux sont plus longs proportionnellement que chez l'homme. Chez la première, en outre, ces membres séparés l'un de l'autre supérieurement par un bassin plus large, sont plus écartés en ce point, et plus obliques de haut en bas et de dehors en dedans que chez l'homme.

Parallèle des membres thoraciques et abdominaux sous le rapport du squelette.

Ce qui a formé jusqu'ici le caractère des descriptions particulières des os des membres, ce sont les différences qui séparent ces os. Abandonnons maintenant ce terrain, et plaçons-nous sur celui des analogies qui rapprochent les mêmes parties. Ces analogies d'ailleurs sont beaucoup plus grandes qu'on ne se l'imagine au premier abord; et leur recherche aura le double avantage, de piquer la curiosité, et de faciliter la mémoire des choses entre lesquelles elle révélera quelque point de contact.

Qu'on n'oublie pas, avant d'aller plus loin: 1° qu'un parallèle ne suppose que deux choses à comparer; 2° que ce rapprochement peut avoir pour but de rendre saillantes, soit les différences, soit les analogies entre ces deux choses; 3° que l'on peut mettre en parallèle les objets les plus dissemblables; 4° que les analogies qui ressortent d'un parallèle entre deux choses, n'impliquent pas similitude entre elles; car *analogie* n'est pas synonyme de *similitude*. Après cela j'espère que l'on trouvera tout simple, contrairement à l'opinion de quelques personnes, que l'on termine la description des membres par un coup-d'œil comparatif jeté sur chacun d'eux.

L'analogie des os des membres se traduit à l'extérieur par divers caractères : par la position, par la forme, par les usages, par les rapports qu'ils ont entre eux, par leur développement primitif, et par les insertions musculaires auxquelles ils fournissent. Tous ces caractères devront être invoqués; le dernier seul ne pourra l'être que très-rarement, parce que ce serait anticiper sur des notions que ce livre ne doit fournir qu'un peu plus loin.

Il est à peine nécessaire d'insister sur l'analogie générale des membres; ces faits sont vulgaires, et là d'ailleurs n'est pas la difficulté qu'il s'agit de résoudre; ce sont les analogies de détails, en effet, qui doivent surtout nous occuper.

Les membres, comme on l'a déjà vu, sont des appendices ou prolongemens du tronc; ils appuient sur cette partie supérieurement; aussi est-il nécessaire, pour que leur comparaison soit aussi complète, aussi exacte que possible, de les examiner dans une telle position, que leurs rapports soient les mêmes avec elle. Or, la solution de cette première difficulté est de la plus haute importance. Pour l'avoir négligée, ou mal résolue, plus d'une analogie a été méconnue, plus d'une erreur a été accréditée.

La première condition, celle qu'il importe le plus de remplir pour rendre comparables les membres thoraciques et abdominaux, c'est de placer l'homme dans l'attitude d'un quadrupède, de faire reposer à la fois sur le sol le pied et la main, et de mettre le tronc dans la position horizontale ; toutefois cette condition n'est pas la seule. Jusque dans ces derniers temps, tous les anatomistes avaient cru que l'avant-bras et la main devaient être mis dans la *pronation*, les doigts dirigés en avant sur le sol, comme cela a lieu dans les animaux, chez lesquels la pronation est habituelle. Mais ils n'avaient pas vu que la pronation est une attitude forcée que la nature a dû donner aux animaux, pour la progression en avant, et que nous sommes même obligés de prendre accidentellement, quand nous voulons un instant marcher comme eux. De cette première manière de considérer les choses sont résultées comme conséquence les erreurs variées et contraires dans lesquelles on est tombé : de là, en effet, les divergences d'opinions touchant les rapports des os de l'avant-bras et de la jambe, de la main et du pied; de là cette assertion erronée de Vicq d'Azyr, que le membre thoracique d'un côté est l'analogue du membre abdominal du côté opposé.

M. le professeur Gerdy (1) a le premier considéré la question sous son véritable jour; il a montré que pour comparer le membre thoracique au membre abdominal, il faut placer l'avant-bras dans la *supination forcée*, dans un état tel, en un mot, que les deux os de cette section du membre thoracique soient parallèles entre eux, comme le sont les os de la jambe, et qu'ils ne soient pas croisés, comme la chose a lieu dans la pronation. De la sorte, suivant moi, il a tranché victorieusement la difficulté, et a rendu la comparaison naturelle et facile.

Dans l'attitude conseillée par M. le professeur Gerdy, toutes les parties des membres sont disposées de la même manière, relativement au tronc. La face rotulienne du membre abdo-

(1) Mémoire lu à la société hippocratique.

minal est dirigée vers le centre du tronc, comme la face olécrânienne du membre thoracique. Les faces opposées aux précédentes regardent l'extrémité correspondante du tronc, celle du membre abdominal, l'extrémité, coccygienne, celle du membre thoracique, l'extrémité céphalique. Le bord tibial est interne dans le membre abdominal, comme le bord cubital dans le membre thoracique. Le bord peronier est externe comme le bord radial. Les doigts du pied regardent le centre du tronc comme ceux de la main ; et le talon est tourné vers le coccyx au pied, comme l'*extrémité anti-brachiale* de la main est tournée vers la tête. La main seulement présente le pouce en dehors et le petit doigt en dedans ; tandis que l'inverse a lieu pour le pied. Mais, je m'empresse de le dire, cette circonstance, qui a dérouté la plupart des anatomistes, résulte de la destination particulière de la main ; et bien loin de déposer contre ce qui a été dit précédemment, de l'attitude à donner aux membres pour les comparer, elle en est, au contraire, la plus complète confirmation, comme on le verra un peu plus bas, dans les détails.

1° *Première section des membres*. La constitution du squelette de l'épaule par deux os, celle de la hanche par le seul os *coxal*, n'établit pas, comme on va s'en convaincre, d'aussi grandes différences entre ces parties qu'il le semblerait au premier abord. D'ailleurs, les deux os de l'épaule sont solidement unis ensemble, et par conséquent ils peuvent, à la rigueur, être considérés comme n'en formant qu'un seul.

Quoi qu'il en soit, sous le double rapport de la position et de la forme, il est impossible, d'abord, de méconnaître l'analogie des parties suivantes :

1° De la partie iliaque de l'os coxal avec la partie plate du scapulum ; (la fosse iliaque interne représente la fosse sous-scapulaire, et la fosse iliaque externe les fosses sus et sous-épineuses) ;

2° De la crète iliaque, avec l'angle inférieur et le bord spinal du scapulum ;

3° De la cavité cotyloïde avec la cavité glenoïde ;

4° De l'épine iliaque antérieure et supérieure, avec la tubérosité *sous-glénoïdienne* du bord axillaire du scapulum ; (toutes deux servent à l'insertion du même muscle) (1) ;

(1) Comme on le verra plus tard, le droit antérieur de la cuisse est la

5° De l'épine iliaque antérieure et supérieure, avec la saillie antérieure de l'angle inférieur du scapulum;

6° Du pubis avec la clavicule; (ces deux parties se réunissent de l'un et de l'autre côté, sur la ligne médiane, avec une pièce semblable du côté opposé);

7° De l'ischion avec l'apophyse coracoïde; (même position sous les cavités cotyloïde ou glénoïde; insertions musculaires analogues);

8° Du trou sous-pubien avec le trou coraco-acromien; (le premier est formé par la réunion des trois pièces principales de l'os coxal, comme le second est entouré par les trois pièces principales de l'épaule, la *clavicule*, l'*apophyse coracoïde* et la *partie plate du scapulum*);

9° Des échancrures sciatiques et coracoïdienne;

10° Des ligamens qui convertissent en trous les échancrures sciatiques et coracoïdienne.

Ensuite, sous le rapport de la formation, l'analogie de la hanche et de l'épaule n'est pas moins frappante : trois pièces principales concourent par leur réunion à la formation de l'os coxal, l'*iléum*, le *pubis* et l'*ischium*. Trois pièces également sont réunies dans l'épaule, la *partie plate du scapulum*, la *clavicule* et l'*apophyse coracoïde*. Les deux premières restent séparées dans l'épaule, voilà la seule différence essentielle, sous ce rapport. Trois épiphyses viennent, dans la hanche, compléter le développement; même chose a lieu pour l'épaule; et surtout, ce qui paraîtra décisif, j'espère, des deux côtés, ces épiphyses sont disposées de la même manière :

L'épiphyse de la crète iliaque est reproduite, dans l'épaule, par celle de l'angle inférieur et du bord postérieur du scapulum, parties analogues à la crète iliaque;

L'épiphyse de la tubérosité sciatique est retracée, dans l'épaule, par celle de l'acromion qui fait suite à l'apophyse coracoïde par le moyen du ligament *coraco-acromien*;

Enfin, l'épiphyse de l'angle ou extrémité interne du pubis a son analogue dans celle de la tête ou extrémité interne de

longue portion du triceps fémoral; or c'est ce muscle qui se fixe sur l'épine iliaque antérieure et inférieure, comme la longue portion du triceps brachial s'insère sur la tubérosité du bord axillaire du scapulum.

la clavicule. La clavicule, en effet, est le pubis du bassin supérieur, si l'on peut s'exprimer ainsi.

Dans la hanche, les trois pièces osseuses principales se réunissent autour de la cavité cotyloïde et concourent à la former; dans l'épaule, les trois pièces principales se réunissent également autour de la cavité glénoïde ; et si une seule d'entre elles constitue toute cette cavité, les deux autres au moins appartiennent à la voûte placée au-dessus d'elle.

2° *Seconde section des membres.* Le fémur et l'humérus ne sont pas plus analogues entre eux que la hanche et l'épaule ; mais leur analogie est plus facile à saisir, et pour cette raison elle est d'une connaissance plus vulgaire; ainsi :

1° Le fémur et l'humérus sont un peu courbés en arc ;

2° La concavité de l'arc de ces os regarde vers l'extrémité correspondante du tronc.

3° Leur convexité est dirigée vers le centre du tronc, et est couverte, de l'un et de l'autre côtés, par le muscle triceps crural ou brachial.

4° L'extrémité supérieure du fémur présente une tête, un col, deux éminences rotatoires ou tranchanters, absolument comme l'extrémité supérieure de l'humérus.

5° L'extrémité inférieure du fémur présente une poulie articulaire ou *trochlée* ; l'extrémité inférieure de l'humérus en présente une également; seulement cette extrémité est pourvue, en outre, d'une petite tête ou condyle.

6° Le centre et l'extrémité supérieure du fémur se développent comme le centre et l'extrémité supérieure de l'humérus. Il y a moins d'analogie sous le rapport de la formation entre l'extrémité inférieure de ces os : le fémur n'a qu'une épiphyse de ce côté, tandis que l'humérus en a quatre.

3° *Troisième section des membres.* Tout le monde a reconnu l'analogie de la jambe et de l'avant-bras, tout le monde a compris que les espaces interosseux sont la représentation l'un de l'autre, que les os de la jambe doivent, un à un, représenter les os de l'avant-bras ; mais il n'a pas paru aussi facile de sortir de ces généralités, pour établir les analogies de détails. Des anatomistes de la plus haute distinction ont été d'opinions différentes, quelques-uns ont même commis de graves erreurs, sous ce rapport. Aussi, pour ne pas s'égarer dans cette difficile question, est-il nécessaire de se rappeler que pour la comparaison du membre thoracique avec le membre abdominal, l'avant-bras et la main doivent être mis dans la supination forcée, de façon que la face dorsale du premier regarde la face antérieure de la jambe, et que l'une et l'autre soient dirigées vers le centre du tronc.

Trois opinions ont été émises touchant l'analogie des os de la jambe et de l'avant-bras : *celle de Vicq-d'Azyr*, dans laquelle le tibia est considéré comme l'analogue du cubitus, le péroné comme l'analogue du radius; *celle de M. Blainville*, suivant laquelle, au contraire, le tibia serait représenté à l'avant-bras par le radius et le péroné par le cubitus; enfin *celle de Meckel* et de *M. Cruveilhier*, qui tient le milieu entre les deux premières, et dans laquelle ces anatomistes présentent le tibia comme analogue au cubitus supérieurement, et au radius inférieurement.

La doctrine de Vic-d'Azyr est celle que M. Gerdy a adoptée dans le travail que j'ai cité précédemment, c'est celle que je professe, la seule qui soit fondée à la fois sur des analogies de *position*, d'*insertions musculaires*, etc. Plusieurs circonstances ont concouru, suivant moi, à abuser Meckel et M. Blainville : 1° le volume peu considérable du cubitus par en bas, et le développement considérable, au contraire, du tibia du même côté; 2° la disposition croisée des os de l'avant-bras dans la pronation, attitude que ces savans ont choisie à tort pour la comparaison; 3° la position en dedans de l'extrémité inférieure du radius dans la pronation; 4° l'atrophie de l'extrémité inférieure du cubitus dans les grands quadrupèdes; 5° l'importance du radius dans l'articulation du poignet; 6° la position du radius sur le bord de la main qui supporte le pouce, comme le tibia est placé sur le bord du pied qui présente le gros orteil.

Quoi qu'il en soit, j'aurai prouvé, je pense, *que le cubitus est l'analogue du tibia, et le radius l'analogue du péroné*, si j'établis que la position générale, que les extrémités supérieure et inférieure de ces os, que les insertions musculaires auxquelles ils fournissent sont analogues.

1° *La position générale du cubitus est analogue à celle du tibia.* En effet, dans l'attitude que le membre thoracique doit avoir pour permettre sa comparaison avec le membre abdominal, la *supination*, le cubitus est interne comme le tibia. Vicq-d'Azyr, qui avait reconnu l'analogie de ces deux os, et qui voulait la démontrer en tenant l'avant-bras dans la pronation, avait été embarrassé de concilier cette analogie avec la position externe du cubitus, dans cette attitude; et pour échapper à cette difficulté, il avait supposé que le membre thoracique droit est l'analogue du membre abdominal gauche. Cette idée est fort ingénieuse, mais elle manque de vérité.

2° *Les extrémités supérieure et inférieure du cubitus sont analogues aux extrémités supérieure et inférieure du tibia.* Supérieurement, le cubitus entre pour une grande part dans l'articulation du coude, et se réunit avec la trochlée de l'humérus, comme le tibia le fait relativement au fémur. Inférieurement, le cubitus est très petit sans doute; sans doute aussi, il est peu important dans l'articulation du poignet, tandis que le tibia entre pour la plus grande partie dans l'articulation du coude-pied, mais le cubitus repose sur l'os pyramidal comme le tibia sur l'astragale. Or, le *pyramidal* est *l'astragale* de la main, comme je me réserve de le prouver un peu plus loin.

3° *Les insertions musculaires qui ont lieu sur le cubitus, sont analogues à celles qui ont lieu sur le tibia.* Le triceps du bras s'insère sur le cubitus par l'intermédiaire de l'olécrâne, comme le triceps de la cuisse s'insère sur le tibia par l'intermédiaire de la rotule. Le long fléchisseur profond commun des doigts est *cubito-phalangettien commun*, comme le long fléchisseur commun des orteils est *tibio-phalangettien commun*, etc.

Il est superflu maintenant de chercher a établir directement *que le radius est la représentation du péroné*; car, si j'ai prouvé *que le cubitus est l'analogue du tibia*, j'ai établi d'une manière indirecte *que le radius est l'analogue du péroné*, malgré les différences que présentent ces deux os. Toutefois cette analogie ressort directement des circonstances suivantes: 1° le radius est placé en dehors de l'avant-bras, comme le péroné est placé en dehors de la jambe; 2° Le radius sert à l'insertion du biceps brachial, comme le péroné sert à celle du biceps crural; 3° le long fléchisseur propre du pouce est *radio-phalangettien du pouce*, comme le long fléchisseur propre du gros orteil est *péronéo-phalangettien du gros orteil*; 4° le ligament inter-osseux, à l'avant-bras, est dirigé obliquement de haut en bas du *radius vers le cubitus*, comme à la jambe il est dirigé du *péroné vers le tibia*.

Du reste, il est facile de rendre raison des différences importantes qui caractérisent les os de la jambe et ceux de l'avant-bras; en effet, de l'un et de l'autre côté, la structure a été calculée pour des fonctions différentes. Destinée à former une colonne d'appui, la jambe a dû présenter plus de résistance que l'avant-bras; le même os, le tibia, a dû recevoir de la cuisse, et transmettre au pied le poids des parties supérieures du corps; tandis que le péroné, inutile pour cette transmission, n'a pas eu besoin de s'unir au fémur, et a pu recevoir une autre destination : de là son union solide avec le tibia, et son prolongement en bas pour soutenir d'une manière efficace le côté externe du pied. Partie, au contraire, essentiellement mobile, l'avant-bras n'avait pas besoin d'un cubitus également volumineux en haut et en bas, comme le tibia l'est à la jambe; aussi en même temps que le cubitus est resté chargé, comme le tibia, de former surtout l'articulation supérieure, l'os externe, le radius, a reçu la mission d'établir la relation de l'avant-bras avec la main; de là : 1° Le volume de l'extrémité inférieure de cet os, afin que cette extrémité puisse embrasser la main, et l'entraîner avec facilité dans son mouvement; 2° L'ascension de sa partie supérieure jusqu'à l'humérus, pour y prendre un point d'appui sans lequel la rotation eût été beaucoup moins facile. Du reste l'os externe, l'os qui représente le péroné à l'avant-bras, pouvait seul devenir utilement le levier de la rotation de la main, car, devant être surtout dirigé vers nous, ce mouvement devait procéder du point le plus excentrique du membre.

4° *Quatrième section des membres*. L'analogie de la main et du pied a été reconnue et proclamée depuis long-temps, *pes altera manus*, a-t-on dit. La main et le pied ont une face *dorsale* convexe, une face *inférieure* ou *antérieure* concave, deux bords, l'un *radial* ou *péronier*, l'autre *cubital* ou *tibial*, et deux extrémités, l'une *digitale*, l'autre *calcanienne*. Mais tandis qu'au pied le bord tibial répond au gros orteil, et le bord péronier au petit, à la main le bord cubital est continué par le doigt auriculaire et le radial par le pouce. Cette dernière circonstance est fort remarquable; elle frappe dès l'abord, et généralement mal interprêtée, comme on le verra plus loin, elle a été la cause de l'erreur dans laquelle sont tombés la plupart des anatomistes, lors de la recherche des analogies qui rapprochent les os de la jambe et de l'avant-bras.

Huit os entrent dans la composition du carpe, et sept seulement sont réunis dans le tarse. Toutefois ce premier fait n'établit pas une différence aussi grande entre ces deux régions qu'on pourrait le croire. Ce n'est pas que je pense, avec Meckel, que l'os sésamoïde qui se développe dans le tendon du muscle long péronier latéral puisse être considéré comme le huitième os du tarse ; cet os, en effet, n'a aucune connexion avec les autres parties du squelette du pied; et il est par trop évident qu'il ne saurait, pour cette raison, être attribué à celui-ci; c'est ailleurs, par conséquent, qu'il faut chercher les faits propres à concilier cette apparente différence des parties qui nous occupent, avec les analogies qu'elles présentent réellement. Or, deux os du carpe, le scaphoïde et le semi-lunaire, se trouvent certainement réunis en un seul dans le scaphoïde du tarse. Ces deux os, en effet, concourent à former la cavité *énarthrodiale* qui reçoit la tête carpienne, cavité qui est constituée au pied par le seul scaphoïde.

Dans le carpe comme dans le tarse on trouve une tête osseuse, ainsi qu'il vient d'être dit; mais sa disposition n'est pas la même de l'un et de l'autre côté. Dans le carpe, elle appartient à un os de la seconde rangée, dans le tarse, elle est placée sur un os de la première. Au carpe, elle est tournée en arrière; au tarse, elle regarde en avant. Vicq-d'Azir a montré le premier que cette différence est nécessaire pour la régularité de l'action de la main et du pied. En effet, comme il l'observe, dans une articulation énarthrodiale, l'os pourvu de la tête est plus mobile que celui qui fournit la cavité; de sorte que la main qui se meut des doigts vers le poignet, devait avoir son énarthrose carpienne formée par une tête appartenant à la seconde rangée du carpe, et par une cavité placée sur la première; tandis que le pied, qui se meut du talon vers les orteils, devait avoir son énarthrose tarsienne disposée en sens inverse de la précédente.

Ce premier point une fois établi, les analogies de détail de la main et du pied seront beaucoup plus faciles à saisir. D'abord la angée métatarsienne du tarse est reproduite de la manière la plus xacte, par la rangée inférieure du carpe. A la main, en effet, le remier cunéiforme devient le trapèze; le deuxième cunéiforme st représenté par le trapezoïde; le troisième cunéiforme trouve on analogue dans le grand os, moins la tête; et enfin le cuboïde st retracé très-exactement par l'os crochu. A la main, le traèze, le trapézoïde et le grand os forment une véritable morise qui reçoit le second métacarpien, comme la chose a eu au pied entre les trois cunéiformes et le deuxième métarsien. Enfin, l'os crochu s'articule avec deux os du métacarpe, omme le cuboïde s'articule avec deux os du métatarse.

Les analogues des os de la rangée tibiale ou antéro-postéeure du tarse, sont plus difficiles à retrouver dans le carpe. 'outefois ils s'y rencontrent cependant: ainsi, le calcanéum st reproduit à l'état rudimentaire par l'os pisiforme (1); astragale est représenté par le pyramidal, auquel on ajouerait la tête du grand os; enfin le scaphoïde du pied, scindé en eux os à la main, comme je l'ai déjà remarqué, rappelle dans ette région le scaphoïde et le semi-lunaire.

Vicq-d'Azir et M. le professeur Cruveilhier ont décrit le seminaire comme l'analogue de l'astragale. Je ne puis partager l'onion de ces savans, et j'ai adopté la précédente: 1° parce que semi-lunaire qui concourt essentiellement à former la cavité arthrodiale du carpe, ne me paraît pouvoir être comparé qu'à la ortion externe du scaphoïde du pied qui offre les mêmes usages les mêmes connexions; 2° parce que l'os pyramidal, qui t placé au-dessus de l'os pisiforme, lorsque la main pose à plat sur le sol, est seul disposé relativement à cet , calcanéum de la main, comme l'astragale est disposé sur calcanéum du pied; 3° parce que si on admet, comme je pense voir démontré, que le cubitus est l'analogue du tibia, l'os pymidal est évidemment placé au-dessous de cet os dans l'articution du poignet, comme l'astragale est placé au-dessous du tia dans l'articulation du coude-pied. Vainement alléguerait-on ntre l'analogie du pyramidal et de l'astragale, que le premier

(1) Dans les animaux on voit l'os pisiforme acquérir de plus en plus volume à mesure qu'on s'éloigne de l'homme, et dans le singe déjà ressemble beaucoup plus au calcanéum que chez nous.

s'articule avec l'os crochu, tandis que le second n'a aucun rapport avec le cuboïde, l'analogue de ce dernier. Il est aisé de voir, en effet, que le pyramidal n'a contracté ce rapport étranger à l'os son analogue au pied, que parceque, d'une part, il a été privé de la tête de celui-ci, et que, de l'autre, le pisiforme est un calcanéum tellement rudimentaire, qu'il n'a pu former articulation avec l'os crochu.

Quoi qu'il en soit des difficultés précédentes, il est encore moins aisé de comprendre cette inversion de la partie antérieure de la main, en vertu de laquelle le pouce est placé sur le bord radial de cette partie, bord qui cependant est analogue au bord péronier du pied. Les auteurs n'ont rien écrit de bien satisfaisant à cet égard ; Vicq-d'Azir seul a tranché la difficulté d'une manière séduisante au premier abord, mais spécieuse, en soutenant que la main droite est l'analogue du pied gauche, et réciproquement. J'ai beaucoup réfléchi sur ce point de la comparaison des membres ; or voici ce qui me paraît résulter de l'observation rigoureuse des faits.

Le pisiforme et le pyramidal ont seuls conservé, à la main, la position du calcanéum et de l'astragale, au pied. Mais au carpe, la tête ayant été attribuée au troisième os de la seconde rangée, os qui représente le troisième cunéiforme, l'inversion du scaphoïde est devenue nécessaire, pour que sa concavité correspondît toujours à cette tête, celle du grand os. Or cette inversion a eu lieu en effet ; et par suite, le scaphoïde a été porté en dehors, tandis que l'os crochu est devenu interne, bien qu'il représente un os placé en dehors du pied.

Le transport du scaphoïde vers le bord radial de la main, et sa rotation autour de la tête du grand os, qui a été le centre de tout ce mouvement, a entraîné en dehors les deux os trapèze et trapezoïde qui s'articulent avec lui, de manière que l'os crochu a dû être chassé vers le côté opposé.

Ce double déplacement a produit à son tour le transport des deux premiers métacarpiens et des doigts supportés par ceux-ci, du bord cubital au bord radial, et réciproquement, celui des deux derniers métacarpiens et des deux derniers doigts vers le bord cubital de la main ; de sorte que le bord radial de la main est devenu l'analogue du bord tibial, le bord cubital l'analogue du bord péronier du pied.

Il est peu nécessaire d'insister pour démontrer l'analogie des parties métacarpo et métatarso-digitales de la main et du pied. Ces analogies sont d'une telle évidence, qu'elles vont presque jusqu'à la similitude. A part, en effet, le développement plus considérable des phalanges à la main, des os du métatarse au pied, on ne trouve plus des deux côtés qu'identité, soit que l'on considère la forme, les connexions, la structure, soit que l'on étudie plus particulièrement le développement de ces différentes parties.

Os hyoïde (1).

(Os lingual).

L'hyoïde est un arceau osseux, médian et symétrique, placé au col, au devant la colonne vertébrale, un peu plus près de la tête que du thorax, au-dessus de l'appareil de la voix, au-dessous de la langue, en apparence détaché du reste du squelette, mais réuni à la tête, en réalité, au moyen d'un ligament fort alongé.

L'os hyoïde est horizontalement dirigé. Il a la forme parabolique de la mâchoire inférieure. Il est constitué par cinq pièces articulées d'une manière mobile : le *corps* et les *cornes*.

Corps de l'os hyoïde. Le corps de l'os hyoïde en est la pièce la plus volumineuse. Il est aplati d'avant en arrière.

Sa face antérieure est convexe transversalement et de haut en bas. Sur la ligne médiane, elle présente une petite crête plus saillante chez les animaux que chez l'homme (2). Sur les côtés, elle est pourvue de deux fossettes qui servent à des insertions musculaires (3), fossettes subdivisées par fois en deux dépressions secondaires à la faveur d'une crête transversale.

Sa face postérieure est concave, dirigée en bas et en arrière, et libre d'insertions (4).

(1) De υ et ειδος, forme. Pour l'étudier, placez-le horizontalement, dirigez en avant sa face convexe, et en haut, ses petites cornes.

(2) Cette crête est la représentation rudimentaire du prolongement lingual de l'hyoïde des oiseaux. Chez l'homme, elle sert à l'insertion du cartilage médian de la langue.

(3) A celles des muscles mylo-hyoïdien, génio-hyoïdien, stylo-hyoïdien et digastrique.

(4) La concavité du corps de l'os hyoïde est en rudiment chez nous. Elle représente un sinus très-développé chez les singes *stentors*, sinus qui communique avec le larynx, et dans lequel la voix de ces animaux acquiert, par son retentissement, un volume considérable.

Son bord supérieur est un peu tourné en arrière, et sert à quelques insertions (1).

Son bord inférieur est dirigé tout-à-fait en bas ; il sert également à des insertions (2).

Ses extrémités sont munies d'une facette lisse et cartilagineuse, destinée à recevoir les cornes thyroïdiennes du même os.

Cornes de l'os hyoïde. Les cornes de l'os hyoïde sont au nombre de quatre. On les distingue généralement en *grandes* et en *petites ;* mais cette distinction est mauvaise, non-seulement parce qu'elle n'est pas applicable aux animaux chez lesquels les cornes que l'on appelle *petites* chez nous, sont les plus longues ; mais encore parce que chez certains sujets les *petites cornes* prennent un accroissement considérable, et deviennent supérieures aux autres sous le rapport de la longueur. Les noms de cornes *styloïdiennes* et de cornes *thyroïdiennes*, déduits des rapports de ces parties avec quelques organes voisins, sont beaucoup plus convenables, et ont surtout le mérite d'être exacts dans toutes les circonstances.

1o *Cornes thyroïdiennes,* ou *grandes.* Horizontalement dirigées, continues en arrière au corps de l'os hyoïde, les cornes thyroïdiennes sont symétriquement disposées, elles sont aplaties de haut en bas, concaves supérieurement, minces au milieu et renflées à leurs extrémités. En dedans et en avant, elles sont unies au corps de l'os, à l'aide d'une facette lisse et cartilagineuse. En haut, elles servent à quelques insertions (3), et se continuent près du corps avec les cornes styloïdiennes. En bas, elles servent également à des insertions (4).

2o *Cornes styloïdiennes*, ou *petites.* Obliques de bas en haut et d'avant en arrière, très-petites sur la plupart des sujets, très-longues, continues même avec l'apophyse styloïde sur d'autres, les cornes styloïdiennes ont la forme et le volume d'un grain d'orge. Leur sommet est embrassé par un ligament (5)

(1) A celles de la membrane glosso-hyoïdienne et à quelques fibres du muscle hyo-glosse.

(2) A celles des muscles sterno-hyoïdien, scapulo-hyoïdien et thyro-hyoïdien.

(3) A celles des muscles hyo-glosse, et constricteur moyen du pharynx.

(4) A celles des muscles thyro-hyoïdien et scapulo-hyoïdien.

(5) Le stylo-hyoïdien.

qui s'unit d'autre part à l'apophyse styloïde du temporal. Leur base est articulée avec la partie supérieure du corps de l'os et des cornes thyroïdiennes. Leur partie moyenne sert à quelques insertions (1).

Structure. L'os hyoïde est celluleux dans son corps, comme les os courts. Tandis que ses cornes rappellent, au contraire, la structure plus compacte des os larges.

Développement. L'os hyoïde se forme par six points principaux : deux pour le corps et un pour chaque corne. Une épiphyse se développe, en outre, dans l'extrémité postérieure des cornes thyroïdiennes.

Le corps et les cornes thyroïdiennes de l'os hyoïde apparaissent de bonne heure. Les cornes styloïdiennes restent fort longtemps cartilagineuses. Les cinq pièces de l'os hyoïde sont séparées les unes des autres, et articulées d'une manière mobile pendant la plus grande partie de la vie ; leur soudure n'a lieu qu'à un âge avancé. Les cornes thyroïdiennes se réunissent au reste de l'os avant les cornes styloïdiennes.

Os sésamoïdes (2).

On désigne ainsi en anatomie des os souvent irréguliers, peu volumineux, qui se forment dans certaines parties fibreuses sous l'influence de frottemens.

La rotule est le plus remarquable des os sésamoïdes ; toutefois on en trouve beaucoup d'autres en différens points de l'économie : dans les ligamens antérieurs des articulations métacarpo, métatarso-phalangiennes et phalangiennes, plus souvent au pied qu'à la main ; dans le ligament calcanéo-scaphoïdien inférieur ; dans le tendon du muscle long péronier latéral, etc.

Le nombre des os sésamoïdes est variable, suivant l'âge et la condition des individus. Suivant l'âge, on n'en rencontre jamais avant deux ans, époque à laquelle apparaît la rotule ; plus tard il s'en développe un assez grand nombre. Suivant la condition des individus, les hommes qui s'exercent à des

(1) En avant, au faisceau chondro-glosse du muscle hyoglosse, en arrière, au muscle constricteur moyen du pharynx.

(2) Σησαμος, ειδος, forme d'une graine de sésame.

fonctions pénibles ont plus d'os sésamoïdes que ceux qui passent leur vie dans l'oisiveté, ou dans les travaux de cabinet ; les femmes en ont moins que les hommes.

Les os sésamoïdes développés au devant d'une articulation, sont en général aplatis, lisses et cartilagineux du côté de cette articulation. (La *rotule*, les *os sésamoïdes des ligamens antérieurs des articulations digitales*). Ceux qui sont formés loin d'une articulation, sont aplatis vers l'os sur lequel ils sont appuyés. (*Celui du tendon du long peronier*).

Structure. Les os sésamoïdes sont presque exclusivement formés de substance aréolaire. Long-temps on y distingue une direction fibrillaire, analogue à celle de la partie fibreuse dans laquelle ils se sont formés.

Développement. L'irritation qui résulte du frottement de certaines parties fibreuses sur des os, ou de certains os sur des parties fibreuses, est la cause de la formation des os sésamoïdes. La rotule seule fait exception à cette règle; cet os commence à se former dès la vie intra-utérine, à une époque par conséquent où le tendon des muscles extenseurs de la jambe n'a pas encore frotté contre le fémur; à la naissance, par exemple, ce tendon est déjà fibro-cartilagineux. La rotule est donc un os sésamoïde à part, un os sésamoïde qui est dans la destinée primitive de l'organisation.

L'irritation est si bien la cause du développement des os sésamoïdes ordinaires, que des productions du même genre se forment quelquefois sous l'influence de frottemens accidentels, dans des parties dans lesquelles on ne les voit jamais paraître sans le concours de ces circonstances. J'ai trouvé, par exemple, un os sésamoïde très-beau à la partie inférieure de l'avant-bras, dans le tendon du muscle second radial externe d'un individu qui portait depuis long-temps un cal vicieux suite d'une fracture du radius. Dans les mouvemens de l'avant-bras, une apophyse saillante du radius frottait rudement contre ce tendon, là où l'os sésamoïde s'était développé.

Au reste, on conçoit très-bien qu'une irritation produise au sein des parties fibreuses la secrétion d'une matière plastique, qui se concrète, prend la consistance du cartilage, et prépare ainsi une formation osseuse plus ou moins prompte (1).

(1) Dans l'état pathologique, on voit souvent les membranes séreuses

Usages. Les os sésamoïdes sont le produit d'une sorte de réaction de l'organisation contre le frottement qui tend à détruire les parties fibreuses dans lesquelles ils se développent. Une fois formés, ils mettent la partie fibreuse, qui leur a servi de matrice, à l'abri de toute désorganisation sous l'influence des frottemens, et en outre, véritables poulies de renvoi pour les tendons, ils rendent moins oblique l'insertion de ces parties sur les os, et plus efficace la puissance déployée par les muscles pour mouvoir ces leviers du squelette.

enflammées secréter des pseudo-membranes qui se concrètent et deviennent cartilagineuses.

Nota. En terminant la partie de ce livre qui a trait au système osseux, je ne dois pas omettre de citer un fait fort intéressant qui vient d'être annoncé par M. Gerdy, dans un Mémoire qu'il a lu à l'Institut depuis l'impression des pages précédentes.

D'après ce savant professeur, les divers filamens qui se croisent à l'intérieur des os, pour former leur substance celluleuse, sont creux; ils renferment des canalicules destinés à des vaisseaux, et qui aboutissent toujours à des trous ou à des porosités de la surface extérieure de la pièce du squelette dans laquelle on les étudie.

SECOND GENRE.

DES ARTICULATIONS OU DE L'ARTHROLOGIE (1).

Considérations générales.

Les articulations, *synthèses*, *syntaxes*, *commissures des os*, *articles*, *jointures*, *symphyses* (2), sont des parties qui résultent de l'assemblage, de la réunion de deux ou plusieurs os voisins.

On a donné divers noms à la partie de l'anatomie dans laquelle on étudie les articulations : *syndesmologie*, *symphyséologie*, *arthrologie*. Le nom de syndesmologie s'appliquerait plutôt à l'histoire des ligamens qu'à celle des articulations proprement dites. Ceux de symphyséologie ou d'arthrologie sont plus convenables ; le dernier a été plus spécialement consacré.

Une articulation est un tout constitué dans un but particulier très-variable, mais qu'il importe de bien apprécier pour avoir une idée entière de cette partie de l'organisation. Du reste on distingue deux choses dans une articulation : le tout formé par l'union des parties osseuses, et les moyens employés par la nature pour constituer cette union.

Les *moyens articulaires* sont très nombreux et très variés : les uns sont destinés à assurer la solidité ; les autres sont uniquement en rapport avec la mobilité de l'articulation. Ils sont fournis par les *os* eux-mêmes, par des *cartilages*, par des *fibro-cartilages* et par des *organes fibreux* et *séreux*.

1° Les *élémens osseux* des articulations présentent des surfaces diversement configurées, tantôt planes, tantôt convexes, concaves ou pointues, celles-ci rugueuses, celles-là lisses et revêtues de cartilages. La plupart des surfaces articulaires appartiennent à des parties renflées des os, de manière que les points de contact soient rendus par là plus nombreux et plus multipliés.

2° Les *cartilages articulaires* ne sont pas moins variés que les surfaces osseuses auxquelles ils sont appliqués. On en distingue de trois espèces : les *cartilages synarthrodiaux*, les *cartilages*

(1) Ἄρθρον, articulation, λόγος, discours.

(2) Συμφύειν, coalescere.

diarthrodiaux et les *ménisques*, ou *cartilages inter-articulaires*.

Les *cartilages synarthrodiaux* (1) se rencontrent dans certaines articulations immobiles (*celles du crâne par exemple*). Ils ont une configuration calquée sur celles des os entre lesquels ils sont placés : ils sont planiformes dans les articulations à surfaces planes, ondulés dans les articulations à surfaces engrenées, etc. Leurs faces opposées sont intimement unies aux os articulés ensemble. Développés en raison inverse de l'âge, ils sont autant destinés à l'accroissement des os en surface, qu'à leur réunion. L'ossification, en effet, les envahit graduellement; de telle sorte qu'ils finissent par disparaître dans un âge avancé, et que l'articulation s'atrophie, comme je le dirai par la suite (2).

Les *cartilages diarthrodiaux* (3), *d'incrustation*, etc., appartiennent aux articulations les plus mobiles. Ce sont des lames adhérentes par une de leurs faces à l'un des os contigus, et libres par l'autre. Sur les surfaces planes, ils offrent une épaisseur égale dans tous les points; sur les surfaces convexes, ils sont plus épais au centre qu'à la circonférence; sur les surfaces concaves, ils sont plus épais, au contraire, à la circonférence qu'au centre. Ils ont une couleur d'un blanc mat, et jouissent d'une remarquable élasticité. Ils sont unis aux os par un tissu cellulaire extrêmement serré, que l'on appelle *sous-chondral*, tissu que la macération et les maladies développent et rendent très évident. La surface libre de ces élémens articulaires est-elle revêtue par la synoviale? Je ne le pense pas. Du reste, j'examinerai cette question un peu loin, en parlant de cette membrane.

Quand on coupe les cartilages diarthrodiaux, ou qu'on les déchire, on n'y remarque ni *fibres*, ni *lames*; à la suite de la macération prolongée, ils paraissent bien se décomposer en fibres perpendiculaires comme celles du velours; même chose a bien lieu à la suite de certaines maladies, quand ces cartilages ont été plongés pendant long-temps dans la sérosité ou dans le pus; mais ces expé-

(1) Συν, avec, *αρθρον*, articulation.

(2) Voyez articulations du crâne.

(3) Δια, entre, *ἀρθρον*, articulation.

riences, ces observations n'y dénotent pas de fibres réelles. Les agens que j'ai cités agissent sur le cartilage diarthrodial en le replaçant dans son état primitif, ils dissolvent sa partie la plus molle, et mettent en lumière ce que l'observation directe démontre également, savoir que les cartilages diarthrodiaux se forment par une sorte de cristallisation perpendiculaire à la surface des os, mais ils ne démontrent rien de plus. Semblable à la matière des cornes, avec laquelle M. Chevreul a montré qu'elle a beaucoup d'analogie sous le point de vue de la composition chimique, la matière constituante des cartilages diarthrodiaux est un produit de secrétion, elle est formée par le tissu cellulaire sous-chrondral. Les cartilages diarthrodiaux ne contiennent ni nerfs, ni vaisseaux; on ne peut pas dire qu'ils sont *inorganiques*, et cependant ils n'ont rien de l'organisation, ils sont *inorganisés*. Les frottemens les usent et les détruisent; une foule de maladies les font disparaître, et souvent ils se reforment ensuite, comme on voit se reformer l'épiderme, les ongles, etc. Ils sont uniquement destinés à protéger les extrémités osseuses contre les frottemens, et à augmenter le poli de leur surface.

Les *ménisques* ou *cartilages inter-articulaires* sont des lames libres dans les articulations par leurs faces opposées, et adhérentes par leur seule circonférence. Ils sont généralement minces au centre et épais à la circonférence; quelquefois même leur centre est percé d'un trou. Toujours ils partagent l'articulation qu'ils occupent en deux sections plus ou moins complètement séparées l'une de l'autre. Les ménisques ont été long-temps considérés, mais à tort, comme fibro-cartilagineux; ce sont des cartilages membraneux. Long-temps aussi on leur a donné le nom de *ligamens inter-articulaires*; toutefois, ils ne constituent rien moins que des ligamens, ils facilitent seulement les glissemens des surfaces osseuses.

Les cartilages articulaires diffèrent beaucoup les uns des autres : les cartilages synarthrodiaux ont une grande tendance à s'ossifier, et s'ossifient constamment avec l'âge; tandis que les cartilages diarthrodiaux et les ménisques ne subissent presque jamais une semblable transformation (1).

(1) Quand une articulation diarthrodiale s'ankylose, ce ne sont presque

3° *Fibro-cartilages articulaires.* Le tissu fibro-cartilagineux est employé pour deux buts différens dans les articulations : il forme *des liens*, *des ligamens*, ou bien il constitue des *bourrelets* qui augmentent la profondeur de certaines cavités.

Les *ligamens fibro-cartilagineux* sont assez rares et n'appartiennent qu'à une classe d'articulations (1). Ils représentent des lames unies par leurs faces aux os voisins. On en trouve de très beaux, par exemple, entre les corps des vertèbres. Ces ligamens sont remarquables par leur résistance et par leur flexibilité.

Les *bourrelets fibro-cartilagineux* couronnent le pourtour de certaines cavités articulaires, et en augmentent la profondeur de toute la saillie qui leur est propre. Ils sont formés de fibres obliques ou spiroïdes, qui naissent d'un point du rebord osseux auquel ils appartiennent, et qui se terminent sur un autre point plus ou moins éloigné, après s'être contournées d'une manière variable. Ils offrent toujours la forme d'un prisme triangulaire, circonstance que l'on n'apprécie parfaitement sur une coupe pratiquée verticalement sur un point de leur trajet.

4° *Organes fibreux articulaires.* Le tissu fibreux forme à lui seul presque tous les ligamens des articulations ; il joue par conséquent un rôle fort important dans ces parties de notre organisation. Presque toujours c'est le tissu fibreux blanc, et non le tissu jaune ou élastique qui a été employé pour constituer les liens articulaires ; toutefois le dernier est aussi quelquefois affecté à la même destination. Le tissu fibreux élastique, véritable ressort, n'aurait pu être remplacé par l'autre dans certaines articulations dont les surfaces devaient être solidement réunies, sans que cette condition de structure nuisît à leur mobilité. On verra, par exemple, que des ligamens non élastiques placés en arrière de l'épine, eussent empêché la flexion de cette tige osseuse ; tandis que les ligamens de tissu fibreux jaune qu'on y rencontre, satisfont aux deux conditions essentielles de solidité et de mobilité de cette partie.

jamais les cartilages d'incrustation qui s'ossifient et qui se réunissent ; ces cartilages disparaissent par absorption ou sont rejetés au dehors par lames, et les os se confondent. Avant la destruction des cartilages diarthrodiaux, les os ne me paraissent pas plus capables de se souder dans leurs articulations, que la peau d'adhérer à elle-même quand son épiderme est intact.

(1) Aux amphiarthroses.

Quoi qu'il en soit de l'espèce particulière du tissu fibreux qui forme les ligamens articulaires, ces ligamens sont membraniformes ou fasciculés. Les ligamens membraniformes ou aponévrotiques, sont tantôt bornés à un point de la circonférence d'une articulation, et tantôt étendus à toute cette circonférence. Dans le dernier cas, ils constituent les *capsules fibreuses*, sortes de sacs annexés aux extrémités articulaires des os, adhérens, d'un côté, à la membrane synoviale, et contigus, de l'autre, avec les parties extra-articulaires.

Enfin, les ligamens sont placés, tantôt à l'extérieur, et tantôt à l'intérieur des articulations; aussi les a-t-on justement distingués en *extra* et *intra-articulaires*. La classe des ligamens *extra-articulaires* est bien plus nombreuse que celles des ligamens *intra-articulaires*.

5° *Membranes séreuses articulaires*, ou *synoviales*. Ces membranes se rencontrent dans beaucoup, mais non dans toutes les articulations. Elles présentent deux faces, l'une, adhérente, l'autre, libre dans l'articulation, lisse, polie et naturellement humectée d'une humeur gluante, alcaline qui porte le nom de synovie (1).

Jusque dans ces derniers temps l'histoire du trajet des membranes synoviales n'avait pas fait l'objet du plus léger doute; tout le monde se les représentait comme formant un sac complet, interposé aux surfaces osseuses, et appliqué dans une partie de son étendue sur la face libre des cartilages diarthrodiaux. Toutefois, M. Magendie et M. le professeur Cruveilhier ont cru reconnaître, et moi-même j'ai soutenu avec eux, que les membranes synoviales ne passent pas sur les cartilages diarthrodiaux, mais qu'elles viennent se terminer à leur circonférence. L'état presque inorganique de ces cartilages, la facilité avec laquelle ils sont attaqués et détruits dans les maladies, ce qui n'arriverait certainement pas s'ils étaient protégés par

(1) Μυξα των αρθρων des Grecs, *unguen articulorum* des Latins, la *synovie* ainsi appelée par Paracelse, est un liquide filant, un peu salé, plus lourd que l'eau, et formé, d'après les recherches de Margueron, de Fourcroy, de J. Davy, d'Hildebrandt et de M. le professeur Orfila : d'eau, d'albumine, de mucus, ou d'une matière incoagulable regardée par quelques-uns comme de la gélatine, d'une matière filandreuse qui paraît être de la fibrine, de soude, de muriate de soude, de phosphate de chaux et d'une matière animale que l'on dit être de l'acide urique.

les membranes synoviales, me paraissent établir ce fait anatomique sur des bases peu attaquables. L'expérience de Béclard (1), dont on a fait tant de bruit, et que j'ai vu répéter souvent à cet illustre professeur, dans ses leçons, n'est rien moins que probante; elle montre, non que la membrane synoviale revêt les cartilages diarthrodiaux, mais que ces cartilages réduits en lames minces sont flexibles et peu cassans, comme on le savait depuis long-temps (2).

Aujourd'hui je ne suis pas revenu de l'opinion que j'avais adoptée, après MM. Magendie et Cruveilhier, touchant l'absence de la synoviale sur les cartilages diarthrodiaux; toutefois de nouvelles recherches m'ont conduit à établir que cette membrane ne cesse pas brusquement autour de ces cartilages, mais qu'elle se continue avec le tissu cellulaire dense qui unit le cartilage à l'os. La macération met ce fait en lumière; mais il ressort surtout très-clairement de certaines observations pathologiques. Dans quelques tumeurs blanches articulaires, en effet, tantôt les cartilages sont tout-à-fait détachés des os, ceux-ci restant couverts seulement par le tissu *sous-chondral* devenu fongueux, et continu alors d'une manière bien évidente avec la membrane synoviale; tantôt les cartilages diar-

(1) Soulevez une lame mince d'un cartilage diarthrodial avec un bistouri et achevez de la séparer par fracture. Le cartilage se rompt seul, dit-on; tandis que, plus flexible, la membrane synoviale qui recouvre celui-ci resiste, et maintient encore les parties réunies.

(2) Récemment j'ai examiné avec grand soin une articulation affectée d'une synovite chronique. Au premier abord, on eût dit que la membrane synoviale passait sur les cartilages diarthrodiaux; mais un examen plus attentif ne tarda pas à me démontrer que cette membrane s'avançait seulement un peu sur les cartilages, près de leur circonférence, et que bientôt elle s'arrêtait. La circonférence des cartilages diarthrodiaux est-elle disposée relativement à la synoviale, comme le sont les bords de l'ongle relativement à la peau qui l'entoure? La chose est possible.

Il est un fait pathologique qui me paraît avoir abusé, et qui long-temps encore abusera plusieurs personnes, touchant la disposition relative des membranes synoviales et des cartilages diarthrodiaux, je veux parler des fausses membranes que l'on trouve parfois interposées aux os, et appliquées sur les cartilages, dans certaines articulations depuis long-temps enflammées. Certainement plus d'une fois ces fausses membranes ont été prises pour la synoviale elle-même.

throdiaux sont seulement soulevés sans être complètement détachés, et l'on voit bien que la membrane synoviale ne les recouvre pas, mais qu'au contraire elle se glisse sous eux, et se jette dans le tissu sous-chondral, comme je l'ai dit précédemment.

On voit d'après cela que les membranes synoviales forment bien un sac complet dans les articulations qui en sont pourvues, mais qu'elles passent sous le cartilage, au lieu de le revêtir par sa face articulaire; et que celui-ci peut être considéré comme une sorte d'épiderme donné à la portion des synoviales qui recouvre les os, pour assurer la protection des unes et des autres dans les frottemens et dans les chocs.

Les membranes synoviales soulevées dans certains points par des pelotons cellulo-graisseux ou par des vaisseaux, forment des franges plus ou moins saillantes. Ces franges et les pelotons graisseux desquels elles procèdent le plus souvent, ont été considérés par Cl. Havers comme formant des appareils secréteurs de la synovie. Mais cette opinion est une erreur depuis long-temps revélée, qu'il suffit de signaler ici, sans qu'il y ait nécessité de reproduire les argumens qui ont été employés pour la combattre.

Mécanisme des articulations. Ainsi que le remarque justement M. le professeur Cruveilhier, il existe un rapport étroit et nécessaire entre la manière d'être, la structure d'une articulation, et les mouvemens que permet cette partie. Ainsi, les articulations dont les surfaces sont continues sont-elles moins bien partagées sous le rapport de la mobilité, que celles dont les surfaces sont contiguës; aussi les articulations dans lesquelles il y a un emboîtement étroit des surfaces opposées, ne permettent-elles que des mouvemens extrêmement bornés.

Le mouvement le plus simple auquel puisse se prêter une articulation suppose un *glissement* de deux surfaces contiguës, ou le *tiraillement* et la flexion de la substance intermédiaire à deux surfaces continues. Les mouvemens bien caractérisés qui se passent dans les articulations peuvent être rapportés à la *flexion*, à l'*extension*, à l'*inclinaison latérale*, à la *circumduction* ou à la *rotation*.

Dans la flexion, les os de l'articulation qui entre en action forment un angle plus ou moins aigu, et la partie du corps dans laquelle se passe le mouvement se racourcit.

Dans l'extension, mouvement opposé au précédent, les os tendent à revenir à une direction telle, que leurs axes se confondent, et que les parties reprennent tout ce qu'elles avaient perdu de longueur par le fait de la flexion.

L'inclinaison latérale consiste en une déviation de la partie qui se meut, soit vers la ligne médiane, soit en dehors de cette ligne. Elle porte le nom d'*adduction*, dans le premier cas, et celui d'*abduction* dans le second.

La circumduction est un mouvement combiné de la flexion, de l'extension, de l'inclinaison latérale et même des mouvemens intermédiaires à ceux-ci. Un os qui se meut de cette sorte dans l'articulation placée au-dessus de lui, décrit un cône dont la base est tracée par son extrémité inférieure, et dont le sommet correspond, à son extrémité supérieure, ou à l'articulation qui est le centre du mouvement.

La rotation consiste en un mouvement circulaire exécuté par un os dans une articulation. Elle a lieu de plusieurs manières : tantôt cet os tourne sur lui-même, sur son axe propre; tantôt il tourne autour d'un autre os qui fournit l'axe ou le pivot de la rotation; tantôt enfin le mouvement circulaire s'exécute autour d'un axe fictif.

Nomenclature et classification des articulations. La configuration des surfaces articulaires, les moyens employés par la nature pour maintenir ces surfaces réunies, et le mécanisme varié des articulations, toutes ces choses ont été et devaient être tour-à-tour invoquées par les anatomistes, pour la nomenclature et la classification des articulations. A une époque fort ancienne, Hippocrate, Galien surtout, ont imprimé, sous ce rapport, un grand pas à l'arthrologie; leur classification est même, à peu de chose près, encore adoptée généralement aujourd'hui dans les écoles. Ces médecins distinguaient avec soin l'*articulation* de la *symphyse*. L'*articulation* (ἄρθον), résultait pour eux du mode de rapport des surfaces osseuses entre elles, et la *symphyse* (σύμφυσις), de l'ensemble des moyens par lesquels l'union de ces surfaces est établie; et adoptant alternativement ces deux bases, ils avaient fondé une double classification articulaire, dont on prendra une bonne idée dans les deux tableaux qui suivent :

- ARTICULATIONS
  - très mobiles. DIARTHROSE.
    - Tête reçue dans une cavité profonde. *enarthrose.*
    - Tête reçue dans une cavité superficielle . . . . *arthrodie.*
    - Charnière . . . . *ginglyme.*
  - peu ou point mobiles. SYNARTHROSE.
    - Mouvemens obscurs . . . . . *articulation planiforme.*
    - mouvemens nuls
      - *suture.*
      - *harmonie.*
      - *gomphose.*

- SYMPHYSES
  - immédiates. (Celles du menton, du front, etc.)
  - médiates. .
    - *synchondrose.*
    - *synévrose.*
    - *syssarcose.*

Fallope ajouta un genre nouveau à la première classification ; la *trochoïde* (1), qu'on avait jusque-là confondue avec le *ginglyme ;* enfin plus tard, selon L. Heïster, on créa le genre *amphiarthrose* (2), auquel on rapporta les articulations mobiles à surfaces continues.

De nos jours, Bichat, voulant imprimer un cachet plus philosophique à la classification des articulations, tenta de l'établir sur l'unique base du mécanisme de ces parties. Mais, d'une part, il n'a réussi qu'incomplètement ; et de l'autre, il n'a fait que reproduire, avec les changemens attribués à Fallope et à Winslow, la classification généralement adoptée avant lui, celle de Galien. Du reste, qu'on en juge par le tableau suivant, qui est extrait littéralement de l'anatomie générale, et auquel j'ai seulement ajouté, pour rendre la comparaison plus facile, l'indication des genres anatomiques de Galien, auxquels répondent ceux de notre célèbre compatriote.

(1) De τροχος roue.

(2) Αμφω tous deux, αρθρον articulation.

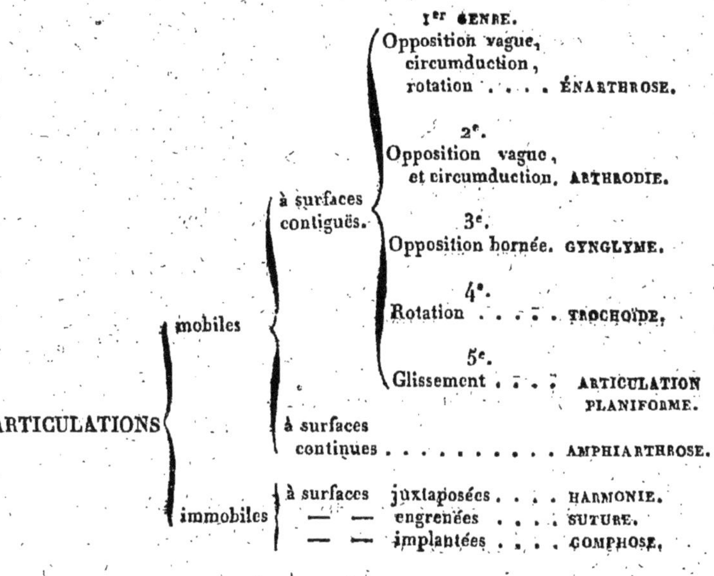

ARTICULATIONS
- mobiles
  - à surfaces contiguës.
    - 1er GENRE. Opposition vague, circumduction, rotation . . . . . ÉNARTHROSE.
    - 2e. Opposition vague, et circumduction. ARTHRODIE.
    - 3e. Opposition bornée. GYNGLYME.
    - 4e. Rotation . . . . . TROCHOÏDE.
    - 5e. Glissement . . . . ARTICULATION PLANIFORME.
  - à surfaces continues . . . . AMPHIARTHROSE.
- immobiles
  - à surfaces juxtaposées . . . . HARMONIE.
  - — — engrenées . . . . SUTURE.
  - — — implantées . . . . GOMPHOSE.

M. le professeur Cruveilhier vient aussi de payer son tribut particulier à la partie de la science qui nous occupe ; il a créé le genre *condylarthrose*, qui correspond à l'*arthrodie vague* des auteurs ; et il a modifié de la manière suivante la classification la plus généralement adoptée.

ARTICULATIONS
- diarthrose.
  - *énarthrose.*
  - *emboitement réciproque.*
  - *condylarthrose.*
  - *ginglyme.*
  - *trochoïde.*
  - *arthrodie.*
- synarthrose.
  - *suture dentée.*
  - *........ écailleuse.*
  - *........ harmonique.*
- amphiarthrose.

Voici maintenant la classification que je suis depuis long-temps dans mon cours.

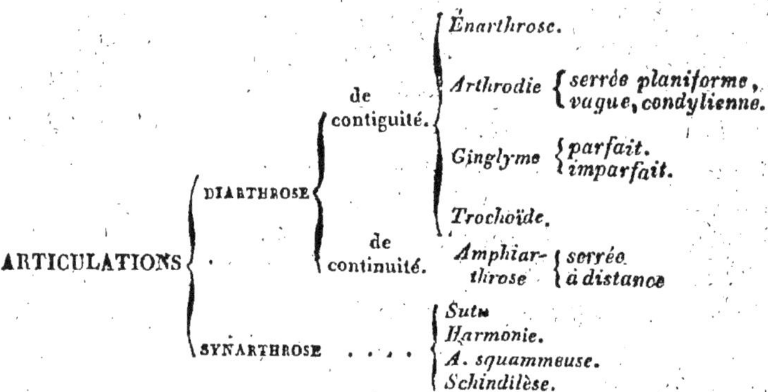

Du reste, cette classification ne diffère de celle de Galien, que sous les rapports suivans :

1° Le genre *énarthrose* y réunit toutes les articulations formées par une tête reçue dans une cavité, que celle-ci soit profonde, ou qu'elle soit superficielle.

2° Le genre *arthrodie* y comprend non-seulement les articulations condyliennes que renfermait, selon toute apparence, l'*arthrodie* de Galien ; mais encore l'*articulation planiforme* que ce médecin rangeait, à tort, parmi les synarthroses.

3° On y trouve le genre *trochoïde* de Fallope, et *l'amphiarthrose* de Winslow.

4° Enfin, la *gomphose* y est rayée de la liste des articulations, parce que les dents auxquelles elle appartient, ne sont pas des os, et qu'ainsi, d'après la définition adoptée, leur implantation dans les alvéoles ne saurait constituer une articulation.

PREMIÈRE CLASSE. — Diarthrose. Formée de toutes les articulations qui présentent des mouvemens bien sensibles, cette classe est divisée en deux ordres : 1° la *diarthrose de contiguité* ; 2° la *diarthrose de continuité*.

ORDRE PREMIER.— Diarthrose de contiguité. Cet ordre comprend toutes les articulations mobiles dont les surfaces sont simplement contiguës, les seules aussi qui soient pourvues de cartilages diarthrodiaux et de membranes synoviales. Il renferme quatre genres : l'*énarthrose*, l'*arthrodie*, le *ginglyme* et la *trochoïde*.

1° Le *genre énarthrose* est formé d'articulations qui sont constituées par une tête reçue dans une cavité.

2° Le *genre arthrodie* est caractérisé par le contact de surfaces planes ou presque planes. Il présente deux sous-genres : tantôt en effet, les surfaces des articulations qui le forment sont tout-à-fait planes ; tantôt, au contraire, un condyle y est reçu dans une cavité superficielle. Dans le premier cas, c'est l'*arthrodie serrée planiforme*, (*motus obscurus* de Galien) ; dans le second, c'est l'*arthrodie vague* ou *condylienne*, (*condylarthrose* de M. le professeur Cruveilhier).

3° Le *ginglyme* est caractérisé anatomiquement par une réception alternative des surfaces articulaires les unes par les autres, et, physiologiquement, par une mobilité bornée à deux sens opposés. La plupart des articulations gynglymoïdales, comme l'a montré Dupuytren (1), sont pourvues de ligamens latéraux placés plus près du sens de la flexion que de celui de l'extension, et plus courts que les rayons des sphéroïdes représentés par les extrémités osseuses auxquelles ils sont annexés. Pour cette double raison, ces ligamens sont tendus dans l'extension et relâchés dans la flexion, de manière à borner la première, sans s'opposer en rien à la seconde. Du reste, le gynglyme est *parfait*, quand les surfaces qui le constituent sont tellement disposées, qu'elles ne peuvent se mouvoir les unes sur les autres que dans deux sens opposés ; il est *imparfait*, lorsqu'indépendamment des mouvemens de charnière qui le caractérisent avant tout, il en permet quelques autres beaucoup plus obscurs.

4° La *trochoïde* enfin est pourvue d'une organisation propre à permettre la rotation, et seulement la rotation des parties.

ORDRE DEUXIÈME. — DIARTHROSE DE CONTINUITÉ. (*Amphiarthrose*). Cet ordre comprend les articulations dont les surfaces sont continues les unes aux autres, au moyen d'une substance qui leur est interposée. Il renferme deux genres.

(1) Voyez sa thèse inaugurale. Paris. 1803.

Tantôt, en effet, la substance ligamenteuse qui constitue essentiellement l'amphiarthrose est courte, et les os sont presqu'immédiatement continus les uns aux autres; tantôt, au contraire, cette substance est longue, et les os sont tenus à une distance assez éloignée; d'où la distinction nécessaire de l'*amphiarthrose serrée* et de l'*amphiarthrose à distance*. On trouvera dans le rachis de nombreux exemples de ces deux genres d'articulations à surfaces continues. Les corps, les apophyses épineuses dorsales et lombaires, les lames des vertèbres sont réunies, les premières, par *amphiarthrose serrée*, les secondes par *amphiarthrose lâche*, ou *à distance*. Il y a des amphiarthroses fibreuses, tandis que d'autres sont fibro-cartilagineuses.

DEUXIÈME CLASSE. — SYNARTHROSE. Cette classe est formée par des articulations qui ne permettent aucun mouvement, ou plutôt dont les mouvemens sont tellement obscurs, qu'ils peuvent être considérés comme nuls. A vrai dire, toutes les articulations synarthrodiales ont quelqu'analogie avec les amphiarthroses; en effet, comme dans celles-ci, une substance cartilagineuse est interposée aux surfaces qui les forment. Cependant elles diffèrent des articulations de cet ordre, par une nature beaucoup plus serrée, et par l'absence de mouvemens sensibles. Ajoutons encore que la substance intermédiaire est toujours fibreuse ou fibro-cartilagineuse dans les amphiarthroses, tandis qu'elle est cartilagineuse dans les synarthroses.

Il y a quatre genres de synarthroses : la *suture*, l'*harmonie*, l'*articulation squammeuse*, et la *schindilèse*. Comme il a été dit précédemment, la *gomphose* de Galien doit être rayée de la classe des synarthroses, parce que les dents n'étant pas des os, ne sauraient présenter de véritables articulations; et que d'ailleurs il existe des différences tranchées, comme on le verra par la suite, entre les articulations et l'implantation des dents dans les alvéoles.

1° La *suture* est caractérisée par un entrelacement étroit et plusieurs fois répété des surfaces osseuses qui la constituent.

2° L'*harmonie* est constituée par des surfaces planes ou presque planes.

3° L'*articulation squammeuse* est formée par des surfaces planes, mais taillées obliquement à la direction des os; surfaces différentes, sous ce rapport, de celles de l'harmonie qui sont perpendiculaires.

4° La *schindilèse* est fondée sur la réception d'une lame dans une scissure plus ou moins profonde.

SECTION PREMIÈRE.

Articulations des os du tronc.

Les articulations des os du tronc appartiennent au centre, ou bien aux extrémités de cette partie.

CHAPITRE PREMIER.

Articulations de la partie centrale du tronc.

Les articulations centrales du tronc se rapportent à la colonne vertébrale et au thorax.

ARTICLE PREMIER.

Articulations de la colonne vertébrale.

Les vertèbres se réunissent par quatre points de leur surface : *par les apophyses articulaires*, *par les corps*, *par les lames*, *et par les épines*. Au niveau des apophyses articulaires, le contact des vertèbres est immédiat. Au niveau des corps, des lames et des épines le contact est médiat, des substances ligamenteuses sont interposées aux parties osseuses. Les premières articulations sont des *diarthroses de contiguité*, les secondes sont des *diarthroses de continuité*, ou *amphiarthroses*.

§ 1er. *Diarthroses de contiguité de la colonne vertébrale.*

Ces articulations résultent du contact des apophyses articulaires des vertèbres, ce sont des *arthrodies*. Une lame mince de cartilage diarthrodial revêt chacune de ces apophyses sans offrir rien de particulier ; quelques fibres irrégulières les entourent ; une membrane synoviale très humide de synovie, et plus étendue au col que partout ailleurs, tapisse leur surface.

§ 2° *Amphiarthroses* ou *diarthroses de continuité de la colonne vertébrale.*

Ces articulations appartiennent aux corps, aux lames et aux épines des vertèbres. Leurs ligamens sont nombreux, très forts, et plus ou moins serrés. Ils sont de deux ordres : les uns, placés entre deux vertèbres voisines, sont pour cela appelés *inter-vertébraux* ; les autres, placés en dehors des vertèbres, sont *extra* ou *juxta-vertébraux*, et destinés à la fois aux diverses articulations de l'épine. Ceux-là sont propres à deux vertèbres ; ceux-ci appartiennent à tous ces os ensemble.

Ligamens inter-vertébraux. On en compte quatre : *un ligament inter-vertébral* proprement dit, ou *inter-corporel ;* deux *ligamens jaunes*, ou *inter-laminaires ;* un *ligament inter-épineux.*

1° Les *ligamens inter-corporels* (*substances inter-vertébrales, fibro-cartilages inter-vertébraux* des auteurs), occupent l'intervalle des corps vertébraux depuis l'axis jusqu'à la base du sacrum. Leur forme rappelle exactement celle des corps des vertèbres auxquels ils sont interposés. Plus étendus transversalement que d'avant en arrière au col et aux lombes, ils présentent une disposition inverse au dos. Leur épaisseur est proportionnée à celle des corps des vertèbres ; et, en outre, de même que ceux-ci, ils sont plus élevés en avant qu'en arrière au col et aux lombes, plus en arrière qu'en avant au dos. Leurs faces adhèrent très intimement aux faces opposées des corps vertébraux (1). Leur circonférence est arrondie en avant, et un peu échancrée en arrière, pour concourir à la formation du canal rachidien ; en dehors, elle répond aux trous de conjugaison ; dans la région dorsale, en particulier, elle forme le fond des cavités destinées à la réception de la tête des côtes.

Les ligamens inter-corporels des vertèbres sont d'un blanc terne au centre, et d'un blanc nacré à la circonférence. Ils sont très résistans, sans cependant que ce caractère leur fasse rien perdre de leur mollesse et de leur flexibilité. Ils sont très élastiques ; ils s'affaissent beaucoup par la pression, ils diminuent de hauteur dans la station long-temps prolongée ; et ils reviennent proportionnellement sur eux-mêmes quand la pression a cessé.

(1) L'intimité de cette adhérence est telle, que, chez l'adulte, dans les chutes d'un lieu élevé, on observe plutôt la rupture des vertèbres, que la séparation de la substance inter-corporelle de la surface de ces os.

Les ligamens inter-corporels sont formés d'une sorte de tissu fibreux très humide (1). Ce tissu s'y arrange en lames concentriques, placées de champ, adhérentes supérieurement et inférieurement aux deux vertèbres voisines, de plus en plus écartées les unes des autres à mesure qu'elles deviennent plus centrales, et composées elles-mêmes de fibres albuginées obliques de haut en bas, les unes, de droite à gauche, les autres, de gauche à droite. Une matière blanchâtre, mollasse, onctueuse, interposée aux lames précédentes, et de plus en plus abondante à mesure qu'on examine ces lames plus près de leur centre, abreuve les ligamens inter-corporels et leur donne la mollesse et l'apparence des fibro-cartilages.

Les lames fibreuses manquent tout-à-fait au centre et en arrière des ligamens inter-corporels des vertèbres ; dans ces lieux on ne trouve plus qu'une substance pulpeuse, homogène, très hygrométrique. Cette susbstance est habituellement soumise à une pression considérable de la part des parties qui l'entourent ; elle fait hernie au dehors sur une coupe verticale ou horizontale de ces ligamens. Sorte de sphère liquide qui est le pivot de rotation des vertèbres, d'après Monro et Béclard (2), la pulpe centrale des substances inter-corporelles a quelque analogie avec de la synovie concrète ; et même, suivant M. Pailloux, elle est secrétée par une petite membrane synoviale qui occuperait le centre de chaque ligament inter-vertébral. Toutefois cette dernière particularité ne me paraît rien moins que démontrée.

Dans le jeune âge, les ligamens inter-corporels sont très mous ; leur pulpe centrale est proportionnellement plus volumineuse, plus fluide et plus blanche que par la suite. Chez l'adulte, ces ligamens acquièrent plus de rigidité, ils sont moins brillans, leur pulpe est moins fluide. Chez les vieillards, ils s'affaissent, leur pulpe desséchée et jaunâtre devient grenue et friable ; ils augmentent de densité, mais ils s'ossifient rarement. Toutefois, lorsque l'ossification s'empare des ligamens inter-

(1) Ces ligamens sont généralement considérés comme le type du tissu fibro-cartilagineux ; cependant, comme le fait remarquer M. le professeur Cruveilhier, la vérité est qu'on n'y aperçoit qu'un tissu fibreux très humide, et rien qui ressemble à de la matière cartilagineuse.

(2) Thèse inaugurale, Paris, 1812.

corporels, elle a lieu de la circonférence au centre de manière que les vertèbres sont soudées en dehors, bien long-temps avant l'époque à laquelle leurs corps sont tout-à-fait confondus intérieurement.

Dans le jeune âge, les ligamens inter-corporels adhèrent peu aux corps vertébraux; ils en sont séparés par une lame de cartilage aux dépens de laquelle la vertèbre s'accroît en hauteur; aussi, à cette époque de la vie, a-t-on quelquefois observé la séparation de ces lames. Chez l'adulte et chez les vieillards, au contraire, l'adhérence de ces ligamens devient extrême, et, comme je l'ai déjà dit, leur arrachement est presque tout-à-fait impossible.

2° Les *ligamens jaunes*, (*substances inter-laminaires*), sont placés dans l'intervalle des lames des vertèbres, un à droite, un autre à gauche. On les rencontre partout, excepté entre l'atlas et l'axis. Leur forme est celle d'un losange. Ils sont plus développés au col et aux lombes qu'au dos. Leurs bords supérieur et inférieur sont fixés sur la lèvre interne des lames vertébrales supérieure et inférieure de l'espace qu'ils occupent. Leur bord postérieur est placé à la base des apophyses épineuses, et séparé par un interstice cellulaire du bord correspondant du ligament jaune opposé. Leur bord antérieur forme la partie postérieure des trous de conjugaison. Leur face antérieure est libre dans le canal vertébral, et en rapport avec les membranes de la moëlle. Leur face postérieure, dirigée vers les gouttières vertébrales, s'aperçoit facilement entre les vertèbres, au col et aux lombes, où les lames ne sont pas imbriquées; mais au dos, elle est tout-à-fait cachée par l'imbrication très forte des lames vertébrales de ces régions.

Les ligamens jaunes sont jaunes, comme leur nom l'indique. Ils sont très élastiques, et formés de fibres parallèles dirigées verticalement. Le tissu de ces ligamens appartient à la classe du tissu fibreux jaune si bien décrit par M. le professeur Duméril. Ils s'ossifient rarement avec l'âge; cependant j'ai eu occasion d'observer cette transformation dans la région du dos, mais d'un seul côté.

3° Les *ligamens inter-épineux* sont placés entre les apophyses épineuses lombaires et dorsales. On ne les rencontre pas au col; ils y sont remplacés par de petits muscles. Ils sont quadrilatères, et placés de champ. Une de leurs faces est dirigée à droite et l'autre à gauche; toutes deux servent à des insertions musculaires. Leurs bords supérieur et inférieur sont insérés sur les bords correspondans des apophyses épineuses. Leur bord postérieur est confondu avec la partie antérieure du ligament *sur-épineux*. (Voyez *plus loin*). Ces ligamens sont jaunâtres, élastiques, comme les précédens; leurs fibres sont parallèles, obliques et de la nature du tissu fibreux jaune.

Les ligamens inter-épineux sont peu développés au dos, où les apophyses épineuses sont couchées les unes sur les autres et voisines du point de contact. Ils sont, au contraire, très larges aux lombes, où les espaces interlaminaires présentent des circonstances inverses.

Ligamens extra-vertébraux. Ces ligamens sont au nombre de trois : le *vertébral commun antérieur*, le *vertébral commun postérieur* et le *sur-épineux*.

1° Le *ligament vertébral commun antérieur*, (*grand surtout ligamenteux antérieur*, Weitbreck), occupe la partie antérieure de l'épine. Il est étendu de l'axis au sacrum, et mesure toute la distance qui sépare ces deux points. Il a la forme d'un ruban plus large et plus fort aux lombes et au dos qu'au col. Sa face antérieure est presque partout libre d'adhérences; aux lombes, elle reçoit l'épanouissement de deux forts tendons, ceux du diaphragme (1). Sa face postérieure est dirigée vers les corps vertébraux et les ligamens qui les séparent; elle adhère intimement aux derniers et aux bords des premiers; mais elle est seulement unie par du tissu cellulaire au fond de la gouttière du corps des vertèbres. Son extrémité supérieure s'insère sur la partie antérieure du corps de l'axis. Son extrémité inférieure se prolonge jusque sur le sacrum. Ses bords sont vaguement terminés sur les côtés de l'épine.

Le ligament vertébral commun antérieur est essentiellement formé de tissu fibreux non élastique. Ses fibres sont nacrées, blan-

(1) *Au col*, elle est en rapport avec les muscles longs du col, avec le pharynx, avec l'œsophage, avec le nerf récurrent droit, et un peu avec la trachée artère; *au dos*, l'aorte descendante, l'œsophage, la veine azygos, le canal thoracique appuient sur elle; aux *lombes*, les piliers du diaphragme, la racine du mésentère, l'aorte, la veine cave inférieure et quelques vaisseaux et nerfs moins importans la recouvrent immédiatement.

ches, point extensibles ; quelques-unes mesurent par leur longueur, presque toute la longueur du ligament ; tandis que d'autres, plus profondes que les premières, se portent d'une vertèbre supérieure à la sixième, cinquième, ou même à la deuxième vertèbre inférieure.

2° Le *ligament vertébral commun postérieur*, (*grand surtout ligamenteux postérieur*, Weitbreck), est placé dans le canal vertébral, sur la face postérieure des corps et des ligamens inter-corporels des vertèbres. Il est étendu de la partie supérieure à la partie inférieure de l'épine. Aplati comme le précédent, il en diffère, sous cet autre rapport, qu'il est large en haut et très étroit inférieurement. Il est plus large au niveau des substances inter-corporelles qu'à la hauteur des corps des vertèbres. Sa face antérieure est appliquée contre les corps et contre les substances inter-corporelles : elle adhère intimement aux secondes ; et ne tient qu'aux bords supérieur et inférieur des premiers, séparée de leur partie moyenne par un espace cellulaire que traverse une veine importante (1). Sa face postérieure est libre et en rapport avec les membranes de la moëlle. Ses extrémités supérieure et inférieure tiennent à l'axis et au sacrum. Ses bords sont nettement terminés, et contrastent, sous ce rapport, avec ceux du ligament précédent.

La structure du ligament vertébral commun postérieur est absolument la même que celle de l'antérieur.

3° Le *ligament sur-épineux* s'étend du sacrum à l'occipital. Il est plus long que l'épine, et constitué de deux parties assez distinctes : l'une *dorso-lombaire*, l'autre *cervico-occipitale*. La plupart des anthropotomistes décrivent à peine la seconde. Les zootomistes, au contraire, ont dû lui consacrer une attention toute spéciale; car elle est très-développée dans les grands quadrupèdes, et constitue chez eux le ligament *cervical postérieur*.

La portion *dorso-lombaire* du ligament sur-épineux est fixée sur le sommet des apophyses épineuses du dos et des lombes, et confondue, dans l'intervalle de ces apophyses, avec les ligamens inter-épineux. Elle est plus forte aux lombes qu'au dos. Elle sert latéralement à une foule d'insertions musculaires.

La portion *cervico-occipitale* commence à l'apophyse épineuse de la première vertèbre du dos, et se termine sur la crête et sur

(1) Le sinus transverse.

la protubérance occipitales externes. Elle est aplatie transversalement, et représente une lame placée de champ au milieu des muscles de la nuque. Ses deux faces sont latérales, et servent à une foule d'insertions musculaires. Un de ses bords, l'antérieur, adhère au sommet des apophyses épineuses cervicales; tandis que l'autre, le postérieur, beaucoup plus fort que le premier, fait suite à la portion dorso-lombaire du même ligament.

Le ligament sur-épineux est formé de fibres jaunes de tissu fibreux élastique. C'est tout-à-fait à tort qu'il a été représenté, par quelques anatomistes, comme le produit de l'union sur la ligne médiane des aponévroses des muscles des gouttières vertébrales. En effet, non-seulement il a des fibres propres; mais encore ces fibres sont d'un tissu différent de celui des aponévroses indiquées.

§ 3e. *Mécanisme des articulations de la colonne vertébrale.*

Les articulations de la colonne vertébrale sont généralement très-serrées; elles ne permettent que des mouvemens peu étendus d'une vertèbre à une autre; ce qui n'empêche pas que la somme de tous leurs mouvemens partiels ne soit encore assez considérable. On comprend combien il était important qu'il en fût ainsi: d'une part, sans leur nature serrée, les articulations rachidiennes eussent par trop affaibli la tige centrale du tronc; d'un autre côté, si les mouvemens eussent été plus étendus entre deux vertèbres voisines, le canal vertébral eût pu être fléchi angulairement dans une foule de points, et par suite, la moëlle qu'il renferme eût couru le risque d'une compression nuisible.

Quoi qu'il en soit, les articulations vertébrales sont susceptibles de mouvemens de flexion, d'extension, d'inclinaison latérale, de circumduction et de rotation. Tous ces mouvemens ont leur centre dans la sphère liquide des ligamens intercorporels, par conséquent un peu en arrière de la partie centrale des corps vertébraux.

Pendant les mouvemens de l'épine, tous les ligamens placés du côté opposé à celui vers lequel le tronc s'incline, sont tendus; tandis que ceux qui sont placés dans le sens du mouvement sont relâchés.

La *flexion* est le mouvement le plus étendu ; il est facilité par l'élasticité de tous les ligamens postérieurs, *sur-épineux*, *inter-épineux*, *inter-laminaires*, ligamens qui s'alongent en proportion du renversement du corps en avant.

L'*extension* est doublement bornée par la rencontre des apophyses épineuses, et par le défaut d'élasticité du ligament vertébral commun antérieur. Ce mouvement est plus borné au dos qu'au col et aux lombes, parce que les apophyses épineuses sont plus imbriquées, et partant plus près du point de contact, dans la première région que dans les autres.

L'*inclinaison latérale* n'offre rien de particulier.

La *circumduction* résulte de la succession de tous les mouvemens de flexion, d'extension et d'inclinaison latérale de l'épine ; par conséquent elle résume en elle tous les phénomènes caractéristiques de ces mouvemens.

La *rotation* est très-bornée ; en effet, elle suppose une torsion de tous les ligamens vertébraux ; or cette torsion est fort difficile en raison de la résistance de ces ligamens.

Tous ces mouvemens sont plus étendus au col et aux lombes qu'au dos, où les ligamens intercorporels sont plus serrés que partout ailleurs. Le col est lui-même mieux partagé, sous ce rapport, que les lombes, à cause de la direction plane et oblique des apophyses articulaires de ses vertèbres, tandis que celles des lombes sont perpendiculaires et engrenées.

Dans l'enfance, les mouvemens de l'épine sont rendus très faciles par la mollesse des ligamens vertébraux, et par le peu de longueur, peut-être même par la flexibilité de certaines apophyses des vertèbres. C'est, par exemple, cet âge que les bateleurs choisissent pour exercer leurs enfans à ces mouvemens d'extension, dans lesquels on voit l'épine se courber en un arc à concavité postérieure, mouvemens extraordinaires au premier abord, et que l'imbrication des apophyses épineuses rend tout-à-fait impossibles chez l'adulte. Dans la vieillesse les mouvemens deviennent de plus en plus difficiles, par suite de la rigidité que les articulations vertébrales acquièrent graduellement avec l'âge.

La souplesse, l'élasticité des ligamens vertébraux donnent

à la colonne vertébrale les conditions d'un grand ressort, et augmentent beaucoup de la sorte la force et la résistance de cette tige osseuse. La force d'un ressort, en effet, *est en raison du quarré du nombre de ses courbures plus un*; d'où il suit que la colonne vertébrale, avec ses trois grandes courbures, résiste *seize fois* plus que si ces courbures lui manquaient.

ARTICLE SECOND.

Articulations thoraciques.

Les articulations thoraciques doivent être distinguées en antérieures et en postérieures.

§ 1er. *Articulations thoraciques antérieures.*

Les articulations thoraciques antérieures sont *chondro-costales*, *chondro-sternales*, ou *chondrales*, suivant qu'elles réunissent les cartilages costaux avec les côtes, avec le sternum, ou qu'elles résultent du contact de ces cartilages entre eux.

1° *Articulations chondro-costales.*

Ces articulations résultent de l'union des côtes avec leurs cartilages, union qui, à vrai dire, mérite peu le nom d'articulation. Les côtes présentent pour les former une petite cavité peu profonde, tandis que les cartilages sont arrondis en une sorte de tête qui est reçue dans la cavité précédente. Ces deux parties sont continues l'une à l'autre; on voit bien nettement le lieu où cesse l'os et où commence le cartilage, mais rien n'apparaît dans l'intervalle. En dehors de cette union, le périoste de la côte se continue avec le périchondre du cartilage.

Spécialités. La première articulation chondro-costale fait quelquefois exception à la règle générale qui vient d'être posée; on la trouve alors constituée par une petite *arthrodie planiforme* munie d'une membrane synoviale, et de quelques ligamens irréguliers.

2° *Articulations-chondro-sternales.*

Ces articulations résultent de l'union des cartilages costaux avec le sternum; elles n'appartiennent qu'aux sept premières côtes, aux côtes *vraies* ou *sternales*; ce sont des *arthrodies serrées*. Pour les constituer, les cartilages costaux présentent une surface lisse, formée de deux plans réunis par une crête ou arête; tandis que les bords du sternum sont creusés de cavités angulaires, qui correspondent toutes, excepté la première, aux points d'union des pièces primitives de l'os. Trois ligamens, deux extérieurs, un intérieur, maintiennent les rapports articulaires.

Ligamens extra-articulaires. Ils sont appelés *rayonnés* et distingués en antérieur et en postérieur. Leurs fibres se portent en divergeant de l'extrémité interne du cartilage costal vers le sternum, et se continuent avec le périoste de celui-ci. L'antérieur est plus fort que le postérieur.

Ligament inter-articulaire. Il est peu constant. Sa forme est également sujette à quelques variétés. Il se porte de l'arète du cartilage costal, vers le fond de la cavité angulaire du sternum, et partage quelquefois l'articulation en deux petites cavités secondaires, l'une supérieure, l'autre inférieure. On le rencontre plus souvent dans la seconde articulation chondro-sternale que dans les autres. Ce ligament est fibro-cartilagineux, et continu avec la substance du cartilage costal.

Membranes synoviales. Une ou deux petites membranes synoviales très-peu humides tapissent ces articulations, et se déploient au-dessus et au-dessous du ligament inter-articulaire.

Spécialités. Deux des articulations chondro-sternales, la première et la dernière ou septième, méritent une mention particulière. La première est de la même nature que les articulations chondro-costales, le cartilage et le sternum y sont presque toujours continus l'un à l'autre. La septième est pourvue d'un ligament accessoire, appelé costo-xiphoïdien.

Le *ligament costo-xiphoïdien* se porte obliquement de dehors en dedans et de haut en bas, depuis le bord inférieur du cartilage de la septième côte, jusque sur la face antérieure de l'appendice xiphoïde, où il s'insère en s'entrecroisant avec celui du côté opposé.

3° *Articulations chondrales.*

Il y a deux espèces d'articulations chondrales : les unes sont des arthrodies, les autres sont des diarthroses de continuité. Les premières appartiennent aux bords correspondans des sixième, septième, huitième, et souvent des cinquième et neuvième cartilages. Les secondes sont formées par l'extrémité des cartilages asternaux.

1° Les articulations chondrales à surfaces contiguës, sont constituées par des facettes alongées, qui appartiennent aux bords des cartilages indiqués. Deux ligamens aplatis, en forme de rubans, servent à maintenir les rapports des facettes contiguës : un de ces ligamens est placé en avant et l'autre en arrière ; le premier est le plus fort.

2° Les articulations chondrales à surfaces continues, résultent d'une imbrication renversée des cartilages des fausses côtes, imbrication par suite de laquelle le cartilage de la huitième côte vient s'appuyer sur celui de la septième, le cartilage de la neuvième sur celui de la huitième, et ainsi de suite. Des brides fibreuses irrégulières un peu lâches, sont placées entre ces cartilages, et maintiennent les rapports articulaires.

Spécialités. Le cartilage de la douzième côte, et souvent celui de la onzième manquent d'articulations chondrales ; ces cartilages restent libres et, pour cette raison, ils ont mérité aux côtes qu'ils prolongent la qualification de *côtes flottantes.*

§ 2e *Articulations thoraciques postérieures.*

Les articulations thoraciques postérieures sont de deux sortes : les unes sont appelées *costo-vertébrales*, les autres portent le nom de *costo-transversaires*.

1° *Articulations costo-vertébrales.*

Ces articulations résultent du contact de la tête des côtes avec les facettes latérales du corps des vertèbres dorsales ; ce sont des *arthrodies vagues.*

Pour former ces articulations, la tête des côtes présente une surface composée de deux plans réunis par une crête ou arête saillante ; la région dorsale de l'épine offre, au contraire, des facettes angulaires, auxquelles concourent les demi-facettes des deux vertèbres contiguës, et dont le fond est occupé par la substance intervertébrale correspondante. Des deux côtés les surfaces osseuses sont revêtues d'une couche mince de cartilage.

Deux ligamens, l'un extra-articulaire, l'autre inter articulaire, le premier nommé *rayonné*, le second sans dénomination spéciale fortifient cette articulation. On y trouve également deux membranes synoviales.

Ligament rayonné. Ce ligament occupe la partie antérieure de l'articulation. Il est formé de fibres qui divergent de la tête de la côte vers la colonne vertébrale, et qui vont s'insérer par trois faisceaux, sur la vertèbre supérieure, sur le ligament inter-vertébral, et sur la vertèbre inférieure. En avant, ce ligament offre des rapports variés (1). En arrière, il est uni aux parties intra-articulaires.

Ligament inter-articulaire ou *moyen*. Ce ligament est placé horizontalement entre les surfaces contiguës. Il s'insère d'un côté, à l'arête terminale de la tête de la côte, et de l'autre, au fond de l'angle de la facette vertébrale, en s'y continuant avec la substance inter-corporelle correspondante. Il est aplati de haut en bas, et subdivise l'articulation en deux cavités secondaires, l'une supérieure, l'autre inférieure.

Membranes synoviales. Deux petites membranes synoviales peu humides, se déploient dans cette articulation. L'une appartient à sa section supérieure, l'autre à sa section inférieure.

Spécialités. Les première, onzième et douzième articulations costo-vertébrales diffèrent un peu des autres : la tête des côtes y est dépourvue d'arête ; la colonne vertébrale y concourt par des facettes planes et simples, qui appartiennent aux première, onzième et douzième vertèbres ; enfin, on n'y trouve pas de ligamens inter-articulaires, leur ligament rayonné n'est pas partagé en trois faisceaux comme les autres, et leur membrane synoviale est tout-à-fait simple.

2° *Articulations costo-transversaires.*

Les articulations costo-transversaires sont formées par le contact de la tubérosité des côtes, et du sommet de l'apophyse transverse des vertèbres dorsales ; ce sont des *arthrodies vagues*.

La tubérosité des côtes concourt à ces articulations au moyen d'une surface très-légèrement convexe ; tandis que l'apophyse transverse, de son côté, présente une petite cavité arrondie. Ces

(1) Surtout avec le nerf grand sympathique et la plèvre.

deux parties opposées sont recouvertes par une couche peu épaisse de cartilage diarthrodial.

Trois ligamens maintiennent cette articulation, et sont placés en dehors des surfaces qui y correspondent, surfaces lubréfiées par une membrane synoviale très humide.

Ligament costo-transversaire postérieur. Placé en arrière de l'articulation, ce ligament s'insère sur le tubercule de l'apophyse transverse et sur celui de la tubérosité de la côte. Il est aplati et formé de fibres tendineuses parallèles. En arrière, il répond aux gouttières vertébro-costales. En avant, il est en rapport avec la membrane synoviale de l'articulation.

Ligament costo-transversaire moyen (1). Ce ligament est placé entre l'apophyse transverse et le col de la côte, inséré, d'un côté, sur la partie antérieure de la première, et, de l'autre, sur la partie postérieure du second. A moins de faire la préparation qui a été indiquée, on ne peut l'apercevoir qu'en séparant violemment la côte de l'apophyse transverse. Ses fibres sont très fortes et irrégulièrement assemblées.

Ligament costo-transversaire inférieur. Tendu entre une apophyse transverse et la côte qui est immédiatement inférieure à celle-ci, ce ligament n'appartient que très-accessoirement à l'articulation qui nous occupe. Il s'insère, d'un côté, sur le bord inférieur de l'apophyse transverse, et, de l'autre, à la partie supérieure du col de la côte. Il est aplati, large de plusieurs lignes, dirigé de haut en bas, de dedans en dehors, et plus large inférieurement que supérieurement. En avant, il répond à l'espace intercostal. En arrière, il est tourné vers les gouttières vertébrales. Son bord externe fait suite au plan du muscle intercostal externe. Son bord interne forme avec l'épine un trou que traversent quelques organes nerveux et vasculaires (2).

Spécialités. La première, la onzième et la douzième articulations costo-transversaires offrent quelques caractères différentiels; la première et la dernière sont dépourvues de ligament *costo-transversaire inférieur;* la onzième et la douzième manquent

(1) Pour bien étudier ce ligament, il est nécessaire de scier la côte et l'apophyse transverse correspondante dans le sens de leur longueur.

(2) Les branches postérieures des vaisseaux et nerfs intercostaux.

quelquefois tout-à-fait, ou bien elles sont formées seulement par quelques fibres irrégulières, qui représentent un ligament *costo-transversaire moyen* fort lâche, et jamais elles n'offrent de contiguité entre la côte et l'apophyse transverse.

§ 3° *Mécanisme des articulations thoraciques.*

Le mécanisme des articulations thoraciques est un point fort important de l'histoire de ces articulations. Les mouvemens qui s'y passent, en effet, appartiennent aux côtes et au sternum ; et ils sont presque tout dans la partie mécanique de la respiration.

Les mouvemens des côtes, se réduisent à trois : l'*élévation*, l'*abaissement* et la *rotation*.

Dans l'élévation, les côtes tendent à faire, avec la colonne vertébrale, un angle inférieur de plus en plus ouvert ; tandis que l'opposé a lieu dans l'abaissement. Dans la rotation, les côtes tournent autour de la corde de l'arc qu'elles représentent, ou, en d'autres termes, autour d'un axe fictif qui passerait par leurs deux extrémités.

Les mouvemens d'élévation et d'abaissement ont leur centre dans l'articulation costo-vertébrale. Le mouvement de rotation se passe à la fois dans les articulations thoraciques antérieures et postérieures ; il suppose une torsion des ligamens de ces articulations, et même des cartilages costaux.

L'étendue des mouvemens d'élévation et d'abaissement est proportionnelle à la laxité des articulations vertébro-costales. L'étendue du mouvement de rotation est soumise aux conditions précédentes ; mais elle est subordonnée, en outre, à d'autres circonstances plus compliquées : 1° à l'articulation plus ou moins exacte des côtes par leurs deux extrémités à la fois ; 2° à la plus ou moins grande liberté des côtes par leur partie moyenne ; 3° à la gracilité et à la souplesse des cartilages costaux.

Les diverses côtes sont loin d'être également partagées, sous le rapport des conditions qui viennent d'être indiquées ; aussi sont-elles loin de présenter toutes la même mobilité.

Si l'on n'a égard d'abord qu'à l'élévation et à l'abaissement, qui se passent exclusivement dans l'articulation costo-vertébrale, il est évident que la première, la onzième et la douzième côtes sont plus avantageusement disposées que les autres pour ces mouvemens. En effet, les articulations vertébrales de ces côtes sont beaucoup plus lâches: leur articulation *costo-vertébrale* est formée par des surfaces planes, point angulaires, et manque de ligament inter-articulaire ; l'articulation *costo-transversaire* de la première et de la dernière est dépourvue de ligament inférieur, et souvent celle des deux dernières, en particulier, est à peine fortifiée par quelques fibres irrégulières très-lâches, qui se portent de l'apophyse transverse à la côte correspondante. Du reste, on conçoit que les premières côtes devaient jouir de mouvemens plus étendus en arrière que les moyennes ; car liées au sternum en avant comme celles-ci, s'élevant et s'abaissant effectivement avec elles, d'une somme égale à la leur, pour suppléer à la diminution de longueur de leur rayon, leur mobilité devait être accrue proportionnellement.

En résumé, toutes les côtes réunies ensemble directement, ou par l'intermédiaire du sternum, jouissent de mouvemens d'élévation et d'abaissement absolument égaux à leur extrémité antérieure ; mais ces mouvemens sont d'autant plus étendus en arrière, que les côtes sont plus courtes ; ils le sont beaucoup plus, par conséquent, dans la première, dans la onzième et dans la douzième côtes que dans toutes les autres.

Les côtes ne sont pas disposées sous le rapport de la rotation comme sous celui de l'élévation et de l'abaissement. En effet, pour que le mouvement rotatoire soit facile, comme on l'a vu précédemment, il est nécessaire que les côtes soient appuyées par leurs deux extrémités; or les fausses côtes manquent d'articulations antérieures proprement dites. Il faut également que les côtes soient dégagées dans leur partie moyenne; or, les dernières côtes sternales et les premières asternales ont leurs cartilages réunis par leurs bords. Il faut enfin que les cartilages soient assez minces et assez souples pour se plier à une certaine torsion ; or, la seconde, la troisième, la quatrième et quelquefois la cinquième côtes sont seules bien partagées sous ce rapport ; tandis que, d'une part, la première côte est pourvue d'un cartilage gros, court, qui s'ossifie de bonne heure, et qui, par conséquent, est peu souple ; et que, de l'autre, les dernières vraies côtes ont des cartilages très-larges en certains points, au niveau de leurs articulations chondrales, par exemple. Aussi résulte-t-il de la réunion de toutes ces circonstances, que la seconde, la troisième et la quatrième côtes sont les plus favorablement disposées pour la rotation.

En dernière analyse, les seconde, troisième et quatrième côtes sont celles qui présentent les mouvemens réels les plus étendus(1): car elles s'élèvent et s'abaissent, absolument parlant, autant que les autres; et, en outre, elles jouissent du mouvement de rotation d'une manière plus marquée.

Sans doute, M. Magendie avait en vue seulement la mobilité des articulations postérieures des côtes, pendant l'élévation et l'abaissement, quand il a soutenu que la première côte est plus mobile que les autres. Sans doute, le célèbre Haller faisait allusion surtout à la rotation, lorsqu'il proclamait que la première côte est de toutes la moins mobile. Il est évident, en effet, que les théories contraires de physiologistes d'un aussi rare mérite que ceux-là, n'avaient et ne pouvaient avoir que le tort d'être trop exclusives. Or l'observation exacte des faits établit, comme on l'a vu, que ces théories ne sont qu'incomplètes, qu'elles s'appliquent seulement à une espèce des mouvemens des côtes, tandis que ces mouvemens sont des actions complexes, qui résultent de la combinaison des mouvemens qui sont possibles dans les articulations antérieures et postérieures de ces os.

Il est à peine nécessaire maintenant de parler des mouvemens attribués au sternum. Fixé aux côtes supérieures, cet os est élevé et abaissé par elles; et comme les côtes, en s'élevant, éloignent du rachis leur extrémité antérieure, et l'en rapprochent en s'abaissant, le sternum est poussé en avant dans l'élévation et porté en arrière dans l'abaissement. Enfin, comme la projection du sternum est surtout proportionnée au degré de l'inclinaison des côtes sur l'épine, et nullement, ainsi qu'on l'a dit, à la longueur de ces os qui ne sont pas également mobiles en arrière, et qui ne présentent d'ailleurs que des mouvemens

(1) Un fait pathologique vulgaire, *l'apparition du point pleurétique au niveau du sein*, trouve sa source dans ces phénomènes physiologiques. En effet, en raison de la plus grande mobilité des 2e, 3e, 4e et 5e côtes, la plèvre malade qui leur adhère est plus tiraillée dans ce point, et par conséquent plus irritée pendant l'inspiration.

égaux à leur extrémité antérieure ; comme les côtes supérieures sont moins obliques sur l'épine que les inférieures, et que pour cette raison elles se rapprochent beaucoup plus qu'elles de la perpendiculaire à cette tige osseuse dans l'élévation, le sternum exécute, en s'élevant, le mouvement de bascule sur son extrémité supérieure qui a été décrit par Haller, et jamais il ne conserve son écartement primitif de la colonne vertébrale, comme Borelli l'avait annoncé. J'ai pris des mesures qui ne permettent aucun doute sous ce rapport.

L'élévation des côtes tend à rendre ces os perpendiculaires à la colonne vertébrale ; mais elle ne saurait aller au-delà. L'abaissement est également renfermé dans certaines limites ; le ligament costo-transversaire inférieur le borne d'une manière assurée. Les espaces intercostaux sont élargis dans l'élévation, et rétrécis dans l'abaissement des côtes.

CHAPITRE SECOND.

Articulations des extrémités du tronc.

Ces articulations se rapportent au bassin et à la tête.

ARTICLE PREMIER.

Articulations du bassin (1).

Les articulations du bassin doivent être distinguées en celles qui sont propres à cette partie du tronc, et en celles qu'elle partage avec le rachis et le fémur.

§ 1er. *Articulations pelviennes proprement dites.*

Les articulations pelviennes proprement dites sont médianes ou latérales. Ce sont les articulations *sacrées*, *coccygiennes*, *sacro-coccygienne*, *pubienne* et *sacro-iliaques*.

Indépendamment des ligamens véritables dont il abonde, le bassin est encore pourvu d'une membrane fibreuse qui sert bien à réunir entre elles diverses parties de l'os coxal, mais qui n'est point réellement articulaire, et qui porte le nom de *membrane obturatrice*.

(1) On a donné spécialement le nom de *symphyse* aux articulations du bassin ; c'est un vice évident du langage anatomique. Le mot *symphyse union*, *articulation* ne s'applique pas plus aux articulations pelviennes qu'à toutes les autres.

La membrane obturatrice, (*sous-pubienne*, Chauss.), très-mince, percée de plusieurs ouvertures vasculaires, adhère par sa circonférence à tous les points du contour du trou sous-pubien, si ce n'est en haut et en dehors, là où ce contour est déprimé en une gouttière oblique. Fixée seulement sur les bords de cette gouttière, la circonférence de la membrane obturatrice concourt à la formation de l'*anneau sous-pubien*, anneau osseux en haut et en dehors, fibreux en bas et en dedans, et destiné à la transmission de vaisseaux et d'un nerf de ce nom. En avant, la membrane sous-pubienne forme le fond de la fosse obturatrice externe, et reçoit l'insertion d'un muscle (1). En arrière, elle forme le fond de la fosse obturatrice interne et sert également à des insertions musculaires (2).

1° *Articulations sacrées.*

Ces articulations sont propres au jeune âge seulement, et réunissent ensemble les vertèbres sacrées avant leur soudure. Elles sont entièrement semblables à celles de la colonne vertébrale. Des substances *inter-corporelles*, *inter-laminaires*, *inter-épineuses*, s'y rencontrent, comme entre les pièces de cette partie du tronc; et en outre, les *ligamens vertébraux communs antérieur*, *postérieur* et le *sur-épineux* s'y prolongent en s'amincissant de plus en plus.

Les articulations des pièces du sacrum ne sont que temporaires. Différentes des autres sous ce rapport, mais seulement sous ce rapport, elles disparaissent vers l'âge de 12 à 15 ans, comme il a été dit dans l'ostéologie.

2° *Articulations coccygiennes.*

Temporaires comme les précédentes, plus persistantes qu'elles cependant, les articulations des pièces du coccyx présentent l'image des articulations des corps vertébraux. Des substances inter-corporelles et la fin des ligamens vertébraux communs antérieur et postérieur les fortifient.

Les articulations coccygiennes sont plus durables chez la femme que chez l'homme. Chez la femme, l'articulation de la première et de la deuxième pièces du coccyx ne disparaît pas

(1) Celle de l'obturateur externe.

(2) A celles du muscle obturateur interne.

avant l'âge de cinquante ans ; les autres s'atrophient plus promptement.

3° *Articulation sacro-coccygienne.*

Véritable amphiarthrose comme les articulations sacrées et coccygiennes, celle-ci résulte du rapprochement du sommet du sacrum et de la base du coccyx. Une lame intercorporelle est placée entre ces deux surfaces; et deux ligamens, l'un antérieur et l'autre postérieur, achèvent d'assurer les rapports articulaires.

La substance intercorporelle de cette articulation n'offre rien de particulier.

Ligament sacro-coccygien antérieur. Ce ligament est très mince. Il est formé par le ligament vertébral commun antérieur, au moment où ce ligament passe du sacrum sur le coccyx. En avant, il est en rapport avec le rectum. En arrière, il répond à l'articulation.

Ligament sacro-coccygien postérieur. Ce ligament s'insère supérieurement sur les bords de l'échancrure qui termine le canal sacré ; et inférieurement il se fixe sur la face postérieure du coccyx. En réalité, ce ligament est constitué par la fin du ligament sur épineux de la colonne vertébrale. Il termine le canal sacré. En avant, il répond au canal vertébral et à la fin des membranes de la moëlle. En arrière, il sert à quelques insertions.

4° *Articulation ou symphyse pubienne.*

Cette articulation est semi-*amphiarthrodiale* et semi-*arthrodiale.* Elle est placée sur la ligne médiane. Pour la former, les os coxaux présentent, chacun de leur côté, une surface ellyptique, un peu irrégulière, qui appartient à la région la plus élevée de leur bord inférieur. Un ligament *inter-pubien*, un *pubien antérieur*, un *pubien inférieur*, des *cartilages diarthrodiaux* et une *membrane synoviale* sont disposés en dehors, ou dans l'intervalle des parties osseuses.

Ligament interpubien. Ce ligament occupe la partie antérieure de l'interstice articulaire; c'est une lame placée de champ, adhérente de l'un et de l'autre côté à la surface pubienne des os coxaux, et unie en bas et en avant avec les ligamens *pubiens inférieur et antérieur.* Ce ligament est plus épais en avant qu'en arrière. Il est formé de lames concentriques, et courbées de manière à offrir leur concavité en arrière, lames formées de fibres obliques comme celles des substances inter-corporelles des vertèbres, et comme elles abreuvées d'une matière glutineuse qui remplit leurs interstices.

Ligament pubien antérieur. Ce ligament est fort peu important. Il est représenté par quelques fibres croisées au-devant de l'articulation, et continues avec celle d'une partie fibreuse qui sera décrite par la suite (*arcade crurale*).

Ligament pubien inférieur. Ce ligament a beaucoup plus d'importance que le précédent. Il occupe la partie la plus élevée de l'arcade pubienne. Sa forme est celle d'un triangle à base inférieure et à sommet supérieur. Une de ses faces regarde en avant, et l'autre en arrière. Ses deux bords latéraux adhèrent à la branche descendante des pubis, au-dessous de la surface pubienne de ces os. Sa base forme le sommet de l'arcade pubienne ; dans l'état frais, elle se continue avec une aponévrose importante qui sera décrite plus loin. (1). Son sommet est continu avec le ligament *inter-pubien.* Ses fibres sont un peu jaunes, transversales, très-serrées, d'autant plus longues qu'on les considère plus inférieurement, et constituées par du tissu fibreux.

Indépendamment des ligamens précédens, on rencontre encore ici quelques fibres rares, placées vers les parties supérieure et postérieure de la symphyse des pubis ; mais ces fibres ne méritent pas le nom de ligamens.

Cartilages diarthrodiaux et membrane synoviale. La partie postérieure des surfaces de la symphyse des pubis, libre d'adhérence avec le ligament inter-pubien, est revêtue d'une lame mince de cartilage diarthrodial, et tapissée par une petite membrane synoviale.

Variétés. La symphyse pubienne présente, d'une manière plus complète chez la femme que chez l'homme, les caractères qui viennent d'être exposés; aussi c'est chez la femme, et chez la femme jeune, qu'il est important de l'étudier. Chez

(1) Le ligament de Carcassone, partie antérieure de l'aponévrose moyenne du périnée.

l'homme, les surfaces de cette articulation forment souvent une saillie considérable en arrière.

5° *Articulation ou symphyse sacro-iliaque.*

Cette articulation résulte du contact des facettes latérales du sacrum et de l'os coxal, facettes lisses et assez analogues au pavillon de l'oreille, comme on l'a vu précédemment. Des ligamens nombreux et très-forts, des cartilages et une membrane synoviale en forment les autres élémens. Elle appartient au genre des *arthrodies serrées planiformes.*

Ligamens sacro-iliaques. Très-nombreux et très-forts, ces ligamens sont placés en arrière de l'articulation, dans les gouttières sacrées. Ils sont formés de faisceaux variés, qui s'insèrent d'un côté, sur les inégalités de la face interne de l'os iliaque, et de l'autre, sur les tubercules de la face postérieure du sacrum. Les faisceaux de ces ligamens sont généralement obliques du sacrum vers l'os coxal; un seul appelé *sacro-épineux* est vertical.

Ce faisceau, qui ne constitue pas un ligament à part, comme les descriptions des auteurs le feraient supposer, se fixe en haut particulièrement sur l'épine iliaque postérieure et supérieure, et en bas sur le tubercule qui correspond au côté externe du troisième trou sacré postérieur.

Les ligamens sacro-iliaques sont couverts en arrière par les muscles des gouttières vertébrales, et leur fournissent des points d'insertion; en avant, ils correspondent à l'articulation sacro-iliaque. Ils sont formés de tissu fibreux non élastique.

Ligamens sacro-sciatiques. Destinés à la fois à fortifier l'articulation que je décris, et à transformer en trous les échancrures sciatiques, les ligamens sacro-sciatiques procèdent des parties latérales du sacrum, et du coccyx et se portent obliquement vers l'épine et vers la tubérosité sciatiques. Il y a deux ligamens de ce nom, le *grand et le petit.*

Le *grand ligament sacro-sciatique*, est placé en arrière de l'autre. Il a la forme d'un triangle à base supérieure. Il est un peu plus large vers ses deux extrémités qu'à sa partie moyenne. Il procède supérieurement des parties latérale et postérieure du sacrum et du coccyx, en se continuant du côté du sacrum, avec le ligament sacro-épineux, et va s'insérer inférieurement sur la lèvre interne de la tubérosité sciatique et de la branche ascendante de l'ischion. Ce ligament se réunit en dedans, par un repli falciforme, avec l'une des aponévroses du périnée (1).

Le grand ligament sacro-sciatique est dirigé de haut en bas, d'arrière en avant, et de dedans en dehors. Une de ses faces regarde en arrière et en bas, l'autre en avant et en haut. Un de ses bords est interne, l'autre est externe. Sa face postérieure sert à des insertions (2). Sa face antérieure est confondue en haut avec le petit ligament sacro-sciatique, et en est séparée en bas par le petit *trou sciatique*. Son bord interne est concave, il forme une partie du cintre du détroit inférieur du bassin, et se continue, comme je l'ai déjà dit, avec une des aponévroses du périnée(3). Son bord externe concourt immédiatement à la formation des trous sciatiques.

Les fibres du grand ligament sacro-sciatique convergent les unes vers les autres, du sacrum vers la tubérosité sciatique; mais un peu avant d'atteindre ce point, les supérieures se croisent avec les inférieures, et toutes s'écartent les unes des autres pour se terminer sur l'ischion.

Le *petit ligament sacro-sciatique* est antérieur au précédent, et plus exactement triangulaire que lui. Il s'insère supérieurement sur le bord du sacrum et du coccyx, et se porte de là, en se retrécissant de plus en plus, vers le sommet de l'épine sciatique, sur laquelle il se termine. Il est oblique en bas, en dehors et en avant, mais un peu moins que le précédent, de sorte qu'il croise légèrement sa direction. Sa face antérieure tournée vers le bassin, est couverte, dans l'état frais, par un petit muscle (4). Sa face postérieure est unie au ligament précédent.

(1) L'aponévrôse périnéale moyenne. Le grand ligament sacro-sciatique à l'aide de son repli falciforme, retient contre l'ischion les vaisseaux et e nerf honteux internes.

(2) Elle reçoit beaucoup de fibres du muscle grand fessier.

(3) L'aponévrôse moyenne.

(4) Le muscle ischio-coccygien.

Trous sciatiques. Les ligamens sacro-sciatiques transforment les échancrures de ce nom en deux trous, l'un *grand*, l'autre *petit*. Le grand trou sciatique est formé, à parties égales, par les deux ligamens sacro-sciatiques. Le petit trou sciatique est formé aussi par l'un et par l'autre ligament, mais plus par le grand que par le petit. Ces ouvertures osséo-fibreuses livrent passage à des organes nerveux et vasculaires. Chacune d'elles, en outre, transmet un muscle hors du bassin (1).

Cartilages diarthrodiaux et *membrane synoviale.* Des cartilages diarthrodiaux minces revêtent les surfaces de l'articulation sacro-iliaque. On y trouve également une membrane synoviale, peu humide chez l'homme, surtout chez les sujets âgés, mais très apparente chez la jeune femme, à l'époque de la gestation.

La synovie qui est interposée aux surfaces cartilagineuses de l'articulation sacro-iliaque, est souvent demi-concrète et disposée par flocons; circonstance qui a induit en erreur plus d'un anatomiste, et qui a fait souvent méconnaître la nature véritable de cette substance.

6° *Aperçu général sur les articulations propres du bassin.*

Les articulations pelviennes ont leurs ligamens placés à l'extérieur du bassin, comme le sont les cercles d'un tonneau relativement à celui-ci. Ces articulations sont beaucoup plus molles chez la femme que chez l'homme. Chez la femme, elles acquièrent une mollesse particulière pendant la gestation. Chez l'homme de bonne heure, chez la femme après l'âge de retour, elles ont de la tendance à s'atrophier et à disparaître; à cette époque, la synovie s'y dessèche, devient concrète et les os s'y soudent.

Dans l'état ordinaire, les mouvemens sont fort obscurs dans les articulations pelviennes; ils deviennent très apparens, chez la femme, pendant la grossesse, et surtout à l'époque de l'ac-

(1) Le *grand trou sciatique* livre passage au muscle pyramidal, aux vaisseaux et nerfs fessiers, aux vaisseaux et nerfs sciatiques et honteux internes; *le petit trou sciatique* est destiné au muscle obturateur interne, aux vaisseaux.

couchement (1). Quelquefois même la démarche en devient vacillante, et la station douloureuse et mal assurée.

Les mouvemens des articulations du bassin consistent en de simples glissemens fort obscurs; le coccyx seul dans son articulation sacro-coccygienne jouit de mouvemens bien marqués de *prépulsion*, de *rétropulsion*, et même d'*inclinaison latérale*.

§ 2ᵉ *Articulations communes au bassin et à d'autres parties.*

Le bassin s'unit à la colonne vertébrale et aux fémurs, dans les articulations *pelvi-vertébrale* et *pelvi-crurales*. Celles-ci appartiennent aux deux cuisses, et seront décrites seulement avec les autres articulations des membres

Articulation pelvi-vertébrale.

Constituée essentiellement par la réunion du sacrum avec la dernière vertèbre des lombes, cette articulation est *semi-arthrodiale* et *semi-amphiarthrodiale*, comme celles des vertèbres. *Un ligament inter-corporel* très-épais, *deux ligamens jaunes*, *un ligament inter-épineux*, quelques portions *des ligamens vertébraux communs antérieur*, *postérieur et du ligament sur-épineux*, se rencontrent dans cette articulation comme dans celles du rachis. Les deux faisceaux suivans lui donnent seuls un caractère spécial.

Ligament iléo-lombaire. Ce ligament procède du sommet de l'apophyse transverse de la dernière vertèbre lombaire, et va se terminer sur la lèvre interne de la crête iliaque, au niveau de la courbure posterieure de cette crête. Il est aplati d'avant en arrière. Sa direction est horizontale. Il est souvent séparé en plusieurs faisceaux bien distincts. En avant, il est caché par un

(1) On ne saurait douter que la mollesse, que l'alongement des ligamens des symphyses qui surviennent pendant la grossesse, ne soient destinés à rendre l'accouchement plus facile : en effet, dans quelques animaux, dans la femelle du *cochon d'Inde*, en particulier, cet acte serait impossible, sans les remarquables modifications que subissent, sous les deux rapports indiqués, les parties de la symphyse pubienne.

muscle (1). En arrière, il répond aux gouttières vertébrales. Supérieurement, il sert à des insertions (2). Inférieurement, il est continu avec le ligament suivant.

Ligament sacro-vertébral. Faisceau fibreux peu important, aplati, ce ligament se dirige obliquement en dehors, de la partie antérieure et inférieure de l'apophyse transverse de la dernière vertèbre lombaire, vers la base du sacrum et la partie supérieure de l'articulation sacro-iliaque. Il manque quelquefois.

L'articulation pelvi-vertébrale forme en avant une saillie qui constitue l'angle *sacro-vertébral* ou *promontoire*, partie plus développée chez la femme que chez l'homme. Cette articulation permet des mouvemens tout-à-fait semblables à ceux qui se passent entre les vertèbres lombaires.

ARTICLE SECOND.

Articulations de la tête.

Les articulations de la tête doivent être distinguées en celles qui appartiennent spécialement au crâne, ou à la face, et en celles qui sont communes à ces deux parties, ou qui réunissent l'extrémité supérieure du tronc avec la colonne vertébrale.

§ 1er *Articulations crâniennes proprement dites.*

Toutes les articulations crâniennes sont des synarthroses. Elles ne permettent aucun mouvement, ou plutôt les mouvemens qui s'y passent sont tellement obscurs, qu'ils deviennent presque insensibles. L'entrelacement réciproque des surfaces de ces articulations, leur a fait donner le nom particulier de *suture*.

1° *Articulations du crâne en général.*

Espèces. La plupart des synarthroses se trouvent réunies dans le crâne : la *suture dentée*, *la suture harmonique*, la *suture*

(1) Le grand psoas.

(2) A celles du muscle carré des lombes.

écailleuse. On y rencontre même une sorte de suture *mixte*, dans laquelle les surfaces sont dentées comme dans la suture *dentée*, et taillées en biseau comme dans la suture *écailleuse*.

Position relative. Ce n'est pas au hasard que les précédentes espèces de synarthroses sont placées dans le crâne; elles y occupent, au contraire, des positions très heureusement calculées pour la résistance de cette partie : ainsi les *sutures dentées*, sont placées à la voûte; les *harmonies*, sont propres à la base; les *sutures écailleuses*, sont réservées pour les parties latérales; tandis que la *suture mixte* occupe un point intermédiaire entre la voûte et les parties latérales.

Disposition générale. Dans toutes les articulations du crâne, surtout à la voûte, les os sont plus serrés les uns contre les autres en dedans qu'en dehors.

Structure. On connaît les variétés de forme des parties osseuses qui concourent à former les articulations crâniennes : les unes présentent des saillies plus ou moins épineuses, séparées par enfoncemens profonds; d'autres offrent des surfaces planes ou presque planes; ici, ce sont des bords taillés en biseau; là, ce sont des surfaces semi-écailleuses et semi-dentées.

Un cartilage appelé *synarthrodial* occupe toujours l'intervalle des articulations crâniennes. Il est configuré comme les surfaces osseuses auxquelles il est appliqué, et il adhère intimement à ces surfaces. Il est épais, chez l'enfant, et devient mince chez l'adulte, lorsque le crâne a acquis les dimensions qui le caractérisent. Ce cartilage joue un rôle fort important dans l'accroissement des os du crâne en largeur : il est continuellement envahi par l'ossification et continuellement renouvelé, jusqu'à l'époque où cet accroissement est terminé.

Enfin, le périoste des os du crâne passe de l'un à l'autre de ces os, au niveau des sutures; il adhère intimement aux bords des os contigus; et forme une sorte de ligament, qui assure d'autant mieux les rapports de l'articulation, qu'il l'enveloppe presque de toutes parts.

Formation. Pendant long-temps les sutures du crâne n'existent pas; les os rudimentaires de cette cavité n'ont entre eux aucun point de contact, et sont séparés par des espaces membraneux appelés *menyngoses* (1). Plus tard, les me-

(1) Μενιγξ ιγγος, membrane.

nyngoses disparaissent à la base du crâne; il ne reste plus qu'à voûte et sur les côtés (*fontànelles*). Plus tard encore, les os se réunissent de toutes parts, et les sutures sont constituées.

Bichat a parfaitement exposé comment le mode particulier de développement des os du crâne détermine l'apparition de *sutures dentées* à la voûte, et d'*harmonies* à la base. En effet, d'une part les os de la voûte, s'accroissant par un rayonnement de l'ossification du centre à la circonférence, ont leurs bords dentelés au moment de leur rencontre, et s'entrelacent naturellement entre eux; tandis que d'autre part, les os de la base qui se forment sans rayonnement aucun, dont les bords sont planes dès l'origine, comme on peut s'en assurer d'une manière directe, ne peuvent se correspondre que par des surfaces planes, lorsqu'ils arrivent au point de contact.

Avec l'âge, les articulations crâniennes s'atrophient, les os qui s'y rencontraient se soudent, et le crâne n'est plus formé que d'une seule pièce. Plus serrées en dedans qu'en dehors, ces articulations disparaissent plus promptement dans le premier sens que dans le second : telle articulation, qui paraît encore bien entière à l'extérieur du crâne, est quelquefois soudée depuis quelque temps à l'intérieur. La suture qui réunit l'apophyse basilaire et le corps du sphénoïde est celle qui disparaît la première. Cette circonstance, comme on l'a déjà vu, a même engagé Sœmmering à considérer le sphénoïde et l'occipital comme ne formant qu'un seul os.

Mécanisme. A mesure que l'âge avance, les articulations crâniennes présentent des mouvemens de plus en plus obscurs; mais jusqu'à ce que la soudure des os qui les composent soit commencée, elles sont le siége d'une mobilité bien réelle (1).

Du reste, la disposition des sutures dentées, écailleuses et harmoniques, dans les parois du crâne, est merveilleusement en rapport avec la résistance de cette cavité : qu'une pression

(1) Cette circonstance doit être comptée au nombre de celles qui rendent raison de la rareté des fractures du crâne dans le jeune âge, et de leur fréquence dans un âge avancé. En effet, un choc égal fracture plus difficilement le crâne d'un enfant que celui d'un adulte, entre autres causes, parce qu'une partie de ce choc est employée, chez l'enfant, à produire un ébranlement des articulations, tandis que, chez l'adulte, tout ou presque tout est réservé à l'ébranlement des fibres osseuses.

soit exercée sur le sommet du crâne, au niveau des pariétaux, par exemple, ces os, solidement unis entre eux, résisteront ensemble; mais, sollicités vers le cerveau, ils chercheront un point d'appui sur la partie écailleuse du temporal; le temporal, à son tour, résistera d'autant plus efficacement qu'il appuie sur le pariétal par un biseau interne, et que, pour céder, il devrait subir, en totalité, un mouvement de bascule de haut en bas et de dedans en dehors, mouvement qui est empêché par le point d'appui solide, que trouve le rocher dans ses articulations harmoniques *pétro-occipitale* et *pétro-sphénoïdale*.

Il suit également du système particulier des articulations crâniennes, que tous les ébranlemens de la voûte du crâne sont transmis avec la plus grande facilité vers la base de cette partie, et que le crâne, dans son ensemble, résiste à la manière d'une voûte dont l'arc-boutant serait représenté par le plan horizontal de sa région inférieure.

2° *Articulations du crâne en particulier*.

Le fait qui ressort le plus clairement de l'étude particulière des articulations du crâne c'est celui-ci : savoir, que la plupart d'entre ces articulations procèdent de la circonférence du sphénoïde. Aussi y a-t-il avantage pour la description à les rapporter à cet os, comme on a l'habitude de le faire.

En avant du sphénoïde, on trouve la suture *sphéno-frontale*, (*sphénoïdale* des auteurs). Cette suture est constituée, d'un côté, par les petites et par une faible portion des grandes aîles du sphénoïde, et, de l'autre, par l'ethmoïde au milieu, et par le frontal sur les côtés. Elle est transversalement dirigée en avant de la tête. Elle appartient à la voûte des fosses nasales et des orbites, et se termine à la partie antérieure des fosses temporales. Elle est constituée de telle sorte, qu'en dedans les petites aîles du sphénoïde appuient de haut en bas sur le frontal, tandis que dans le reste de son étendue les surfaces sont simplement juxta-posées, comme dans les harmonies.

En arrière du sphénoïde, sur la ligne médiane, on rencontre la suture *sphéno-occipitale*, (*basilaire* des auteurs). Cette suture est une harmonie formée par l'angle tronqué de l'apophyse basilaire et par le corps du sphénoïde. Elle offre plus d'un trait d'analogie avec les amphiarthroses des corps vertébraux. Elle renferme un cartilage synarthrodial plus épais que tous ceux qu'on rencontre dans les autres articulations du crâne.

En arrière du sphénoïde, mais sur les côtés de la ligne médiane, existe la suture *spheno-pétrée*. Cette articulation est une harmonie formée par le bord antérieur du rocher, par la partie postérieure du sphénoïde, et interrompue en dedans par le trou déchiré antérieur, (*hiatus spheno-pétreux*). Quelque grande que soit la distance qui sépare les parties osseuses qui forment cette suture, elles sont cependant réunies par une lame cartilagineuse à peine interrompue par le passage de quelques filets nerveux ou vasculaires (1).

Sur les côtés du sphénoïde, on voit la suture *spheno-temporale*. Cette suture est une articulation mixte avec entrelacement tel des surfaces opposées, que le sphénoïde appuie sur le temporal inférieurement, tandis qu'il le supporte supérieurement.

Vers le sommet de la grande aile du sphénoïde, apparaît la petite suture *spheno-pariétale*, articulation écailleuse dans laquelle l'aile du sphénoïde appuie de dehors en dedans sur l'angle antérieur et inférieur du pariétal, et qui appartient à la fosse temporale.

De l'extrémité antérieure de la suture précédente, procède la suture *fronto-pariétale*, articulation mixte, dans laquelle le frontal appuie sur le pariétal supérieurement, tandis qu'il le supporte inférieurement. Cette suture passe transversalement sur le crâne, à l'union de son quart antérieur avec ses trois quarts postérieurs.

De l'extrémité postérieure de la suture spheno-pariétale, procède la suture *temporo-pariétale*, (*squammeuse* des auteurs). Cette articulation latérale du crâne, écailleuse par excellence, est formée par le contact du bord inférieur du pariétal avec la partie supérieure du temporal. Elle est disposée de telle façon, que le dernier de ces os appuie de dehors en dedans sur le premier.

De la suture spheno-frontale procède à angle droit et par

(1) Le nerf vidien et un rameau de l'artère pharyngienne inférieure.

deux branches la suture *fronto-ethmoïdale.* Cette articulation formée par l'échancrure ethmoïdale du frontal et par l'ethmoïde, présente dans son trajet les trous orbitaires internes sur les côtés, le trou fronto-ethmoïdal sur la ligne médiane et en avant.

De l'extrémité de la suture sphéno-occipitale on voit partir la suture *occipito-pétrée*, articulation harmonique, constituée par le bord postérieur du rocher, et par la partie latérale de l'apophyse basilaire, et dont les surfaces s'écartent en arrière pour former le trou déchiré postérieur, (*hiatus occipito-pétreux.*)

La suture *mastoïdo-occipitale*, (*mastoïdienne*, des auteurs), fait suite à la précédente, et va se réunir à la suture temporo-pariétale. Cette articulation, presque harmonique, placée en arrière du crâne, est formée par le contact de la moitié la plus élevée du bord inférieur de l'occipital avec la partie postérieure de la région mastoïdienne du temporal.

La suture *occipito-pariétale*, (*lambdoïde* des auteurs), naît de l'angle de réunion des sutures écailleuse et mastoïdienne. C'est une articulation dentée par excellence, à laquelle concourent le bord postérieur des deux pariétaux et les deux bords supérieurs de l'occipital. Cette suture est souvent déformée par des os wormiens.

La suture *pariétale*, (*bi-pariétale*, ou *sagittale* des auteurs), naît de l'angle supérieur de la suture précédente. C'est une articulation dentée, placée sur la ligne médiane, à la partie la plus élevée de la tête, et formée par le bord supérieur des deux pariétaux.

Variétés. Indépendamment des variétés qui résultent, pour elles, du développement particulier du crâne, les articulations de cette partie en présentent d'autres qui caractérisent certains individus. Une des plus remarquables et des plus communes, consiste dans la persistance de la suture médiane du frontal. On donne le nom de *capita cruciata* aux têtes qui présentent cette variété, parce qu'en effet, deux sutures s'y entrecroisent crucialement vers leur sommet, la suture *fronto-pariétale* et les sutures *sagittale* et *frontale* réunies. Vésale, Eustachi et Ruisch ont observé une suture, qui s'étendait jusqu'au trou occipital, et qui divisait l'occipital, sur la ligne médiane, en deux moitiés semblables. Les os wormiens introduisent également des modifications plus ou moins considérables dans les articulations crâniennes.

§ 2. *Articulations faciales proprement dites.*

1° *Généralités.*

Les articulations de la face sont des synarthroses, comme celles du crâne. Elles réunissent toutes les espèces de ce genre articulaire : l'*engrenure*, l'*harmonie*, la *squamme* et la *schindilése* (1). La nature serrée de ces articulations, et plus que cela, l'entrelacement des os qui s'y trouvent réunis, leur ont fait aussi donner le nom de *suture*.

Parmi les articulations faciales propres, les harmonies et les schindilèses sont le plus souvent médianes; tandis que les sutures dentées et squammeuses sont presque toujours latérales.

Du reste, sous tous les autres rapports, les articulations de la face ont la plus grande analogie avec celles du crâne.

2° *Articulations de la face en particulier.*

Les articulations propres à la face doivent être distinguées en médianes et en latérales.

Les articulations médianes de la face sont au nombre de trois :

1°. La suture *bi-maxillo-palatine*, harmonie formée par la partie horizontale des os maxillaires supérieurs et palatins ; et qui partage la voûte du palais en deux parties. Le trou palatin antérieur est engagé dans son extrémité antérieure.

2°. La suture *maxillo-vomérienne*, schindilèse qui est placée au dessus de l'articulation précédente, et qui résulte de la réception du bord inférieur du vomer dans une rainure formée, à

(1) On se rappelle que dans la description générale des articulations j'ai exclu de ces parties l'union des dents avec les mâchoires.

la fois, par les os maxillaires supérieurs et palatins, par les premiers surtout.

3°. La suture *médiane du nez*, ou *bi-nasale*, harmonie formée par la réunion du bord interne des os propres du nez.

Les articulations latérales de la face sont plus nombreuses que les premières; on en compte cinq :

1°. La suture *maxillo-palatine*, qui est formée, comme son nom l'indique, par l'union des os maxillaires supérieur et palatin. Cette suture se compose de deux branches réunies à angle droit, l'une *horizontale*, l'autre *verticale*. La branche horizontale, placée transversalement en arrière du palais, est une articulation squammeuse, dans laquelle le bord antérieur de la portion horizontale de l'os palatin appuie, de haut en bas, sur le bord postérieur de l'apophyse palatine de l'os maxillaire supérieur. La branche verticale, placée en arrière de la paroi externe de la fosse nasale est, à la fois, une schindilèse et une harmonie : la schindilèse y est formée par la réception du bord antérieur de l'os palatin dans une fissure de l'ouverture du sinus maxillaire; l'harmonie y est constituée par le contact des portions verticales des os maxillaires supérieur et palatin. Le conduit palatin postérieur se trouve engagé, en partie, dans la branche verticale de cette suture.

2°. La suture formée par le cornet inférieur et par les os maxillaires supérieur et palatin, suture qui n'a pas reçu de nom particulier, et dans laquelle un crochet du cornet inférieur sert à fixer cet os contre l'ouverture du sinus maxillaire.

3°. La suture latérale du nez, *maxillo-nasale*, formée par le bord externe de l'os propre du nez et par le bord antérieur de l'apophyse fronto-nasale de l'os maxillaire supérieur. Dans cette suture, à la faveur d'une coupe en biseau, l'os maxillaire appuie de dehors en dedans contre l'os du nez.

4°. La suture *maxillo-lacrymale*, formée par le bord postérieur de l'apophyse fronto-nasale de l'os maxillaire supérieur et par le bord antérieur de l'os lacrymal. Cette suture occupe le fond de la gouttière lacrymale.

5°. La suture *zygomato-maxillaire*, à laquelle concourent la tubérosité malaire de l'os maxillaire supérieur et une apophyse rugueuse et triangulaire de l'os malaire ou zygomatique. Cette suture présente trois angles : le premier répond à la partie inférieure du contour de l'orbite ; le second se voit dans la cavité précédente, au-dessus de la fente spheno-maxillaire ; le troisième apparaît en haut et en dehors de la fosse canine.

§ 3°. *Articulations communes au crâne et à la face.*

Ces articulations, qu'on peut appeler *crânio-faciales*, servent à former un tout du crâne et de la face. La plupart sont des synarthroses, comme les articulations crâniennes et faciales proprement dites; une seule appartient au genre diarthrose de contiguité, celle de la mâchoire inférieure avec le temporal. Examinons d'abord les premières.

1°. *Synarthroses crânio-faciales.*

Toutes les synarthroses crânio-faciales appartiennent à la mâchoire supérieure. Elles sont très-nombreuses, et, pour cette raison, elles doivent être distinguées, afin d'en faciliter la mémoire, en *médianes* et en *latérales*.

Les *articulations crânio-faciales médianes* sont au nombre de trois :

1°. La suture *fronto-nasale*, formée par l'échancrure nasale du frontal, et par l'extrémité supérieure des os propres du nez et de l'apophyse montante de l'os maxillaire supérieur.

2°. La suture *ethmoïdo-vomérienne*, schindilèse véritable, formée par la réception de la partie postérieure du bord inférieur de la lame perpendiculaire de l'ethmoïde dans une rainure du bord antérieur du vomer.

3°. La suture *spléno-vomérienne*, schindilèse compliquée, dans laquelle le bord supérieur du vomer reçoit la crête sphénoïdale inférieure et est reçu, à son tour, dans de petites rainures qui ont été indiquées sur la face inférieure du corps du sphénoïde.

Les *articulations crânio-faciales latérales* sont plus nombreuses que les précédentes. On en compte cinq :

1°. La suture *maxillo-ethmoïdale*, dans laquelle les bords antérieur, inférieur et postérieur de la lame plane de l'ethmoïde et la partie externe de l'ouverture du sinus sphénoïdal se réunissent avec l'os unguis, en avant, avec le maxillaire supérieur, au milieu, avec l'apophyse orbitaire de l'os du palais, en arrière. Cette suture appartient à l'angle inférieur et interne et à la paroi interne de l'orbite.

2°. La suture *ptérygo-palatine*, schindilèse qui résulte de la double réception des ailerons de l'apophyse ptérygoïde dans deux rainures de la tubérosité de l'os palatin.

3°. La suture *zygomato-frontale*, formée par l'angle supérieur de l'os malaire ou zygomatique, et par l'apophyse orbitaire externe du frontal.

4°. La suture *zygomato-sphénoïdale*, qui fait suite en arrière à la précédente dans la paroi externe de l'orbite, et qui résulte de la réunion de la crête postérieure de l'os malaire ou zygomatique avec la grande aile du sphénoïde.

5°. La suture *zygomato-temporale*, suture mixte, formée par l'angle postérieur de l'os malaire, par le sommet de l'apophyse zygomatique du temporal, et dans laquelle cette dernière appuie de haut en bas sur l'os malaire.

Mécanisme. En résumé, comme l'a bien fait remarquer le savant professeur Cruveilhier, les articulations crânio-faciales de la mâchoire supérieure réunissent le crâne et la face dans quatre points principaux, véritables *colonnes* suivant la direction desquelles les chocs sont transmis de la face au crâne : la colonne *fronto-nasale*, la colonne *zygomato-frontale*, ou *jugale*; la colonne *zygomato-temporale*, ou simplement *zygomatique*; la colonne *ptérygo-palatine*, ou *ptérygoïdienne*.

Il est facile de voir combien est admirable la disposition des sutures qui surmontent ces quatre colonnes de réunion de la face et et du crâne.

Les colonnes *fronto-nasale* et *zygomato-frontale* qui doivent résister de bas en haut, sont surmontées l'une et l'autre d'une articulation *dentée*, dans laquelle les surfaces se correspondent de bas en haut. La colonne *zygomato-temporale*, qui devait résister de bas en haut et d'avant en arrière, en raison de sa direction, présente une articulation *squammeuse*, dans laquelle l'os zygomatique appuie sur le temporal de bas en haut et d'avant en arrière. Enfin, la colonne *pterygo-palatine* qui transmet au crâne les pressions exercées sur la mâchoire supérieure d'avant en arrière, présente une articulation, la *pterygo-palatine*, dans laquelle les surfaces sont opposées suivant le sens antéro-postérieur.

2°. *Diarthrose crânio-faciale.*

Articulation temporo-maxillaire.

L'articulation temporo-maxillaire résulte du contact de la mâchoire inférieure et du temporal ; c'est une *arthrodie vague.* les parties osseuses qui la forment sont: le condyle de l'os maxillaire inférieur, la cavité glénoïde du temporal et la racine transverse de l'apophyse zygomatique. La cavité glénoïde ne concourt à l'articulation temporo-maxillaire que par sa partie antérieure. La racine transverse de l'apophyse zygomatique, (*condyle du temporal*, Chauss.), est beaucoup plus articulaire que cette cavité.

Trois ligamens, un cartilage inter-articulaire, des cartilages d'incrustation, et une ou deux membranes synoviales, tels sont les autres élémens de cette jointure.

1°. *Ligament latéral externe.* Faisceau fibreux court et mal dessiné sur ses bords, ce ligament s'insère à ses extrémités sur un tubercule spécial de la base de l'apophyse zygomatique, et sur le côté externe du condyle maxillaire. En dehors, il est libre d'adhérences (1). En dedans, il est uni aux parties intra-articulaires, (cartilage et membranes synoviales). Ses bords sont confondus avec quelques fibres irrégulières qui entourent le reste de l'articulation.

2°. *Ligament latéral interne.* Plus mince, plus long, plus large, plus éloigné de l'articulation que l'externe, ce ligament s'insère en haut sur l'épine du sphénoïde, et se termine en bas sur le petit crochet qui surmonte le côté interne de l'ouverture supérieure du canal dentaire inférieur. Il est plus

(1) Il est caché par la glande parotide.

large en bas qu'en haut. Sa face externe est séparée du col et du condyle maxillaires, par un espace triangulaire alongé à base supérieure (1). Sa face interne offre des rapports importans (2).

3°. *Ligament stylo-maxillaire*. Ce ligament s'insère sur le sommet et sur le bord antérieur de l'apophyse styloïde du temporal, et se porte obliquement en bas et en dehors, vers l'interstice de l'angle de la mâchoire. Il est aplati, rubaniforme, plus large en bas que près de l'apophyse styloïde, et très-lâche. Il se continue avec l'aponévrose cervicale, comme on le verra par la suite; et il est bien plutôt destiné aux insertions du muscle stylo-glosse, qu'à assurer la solidité de l'articulation temporo-maxillaire (3).

Cartilage inter-articulaire. Ce cartilage est une lame alongée de dehors en dedans, comme le condyle de la mâchoire, plus épaisse à la circonférence qu'au centre, quelquefois même percée d'un trou dans ce dernier point. Sa face supérieure, lisse, et concave d'avant en arrière, est en rapport avec la racine transverse de l'apophyse zygomatique. Sa face inférieure est disposée de la même manière pour s'adapter à la forme du condyle maxillaire. Sa circonférence est unie en dehors au ligament latéral externe; tandis qu'en avant elle sert à des insertions (4).

Cette lame est véritablement *cartilagineuse*; c'est un cartilage membraneux, souple et très-flexible, comme tous les cartilages de cette espèce. Elle divise l'articulation en deux cavités secondaires: l'une, supérieure, *temporale*, l'autre, inférieure, *maxillaire*.

Cartilage diarthrodiaux et *membrane synoviale*. Des cartilages diarthrodiaux très-simples revêtent les surfaces opposées des

(1) L'artère et la veine maxillaires internes, le nerf temporal-superficiel, les vaisseaux et le nerf dentaires inférieurs, séparent ce ligament de l'os de la mâchoire.

(2) Avec le nerf lingual et le muscle ptérygoïdien interne. Ce ligament est interposé aux deux muscles ptérygoïdiens.

(3) On a encore décrit comme appartenant à cette articulation, un ligament qu'on a appelé *inter-maxillaire*, et le ligament *stylo-hyoïdien*; mais le premier n'est qu'une aponévrose commune aux muscles buccinateur et constricteur supérieur du pharynx, aponévrose qui sera décrite avec ces muscles; tandis que le second appartient exclusivement à l'articulation de l'hyoïde avec la base du crâne.

(4) Elle reçoit quelques fibres du muscle ptérygoïdien externe.

condyles maxillaire et temporal, ainsi que la partie antérieure de la cavité glénoïde.

Une ou deux membranes synoviales, suivant que le cartilage inter-articulaire est ou non percé d'un trou, se rencontrent aussi dans cette articulation. L'une en tapisse la partie temporale ; l'autre se déploie dans sa partie maxillaire ; toutes deux se réfléchissent sur la face correspondante du cartilage intérieur, et se réunissent en une seule, si ce cartilage est percé d'un trou.

Mécanisme. L'articulation temporo-maxillaire permet des mouvemens d'abaissement, d'élévation, de prépulsion, de rétropulsion de la mâchoire inférieure, et une sorte de mouvement de rotation dont les limites sont très-bornées. Les mouvemens latéraux proprement dits sont absolument nuls.

Dans l'*abaissement*, le menton est déprimé, la mâchoire inférieure s'écarte de la supérieure, et la bouche est ouverte. L'articulation temporo-maxillaire n'est pas, à proprement parler, le centre de ce mouvement ; l'os maxillaire inférieur tourne, au contraire, autour d'un axe fictif qui passerait par le milieu en hauteur de ses branches ; de sorte que sa partie condylienne décrit un arc de cercle à concavité antérieure, tandis que sa partie mentale décrit un arc de cercle à concavité postérieure.

Dans ce mouvement le condyle s'éloigne du conduit auditif, et se porte en avant sous la racine transverse de l'apophyse zygomatique.

Dans l'*élévation* on observe des phénomènes inverses de ceux qui caractérisent l'abaissement : le menton est élevé ; la mâchoire inférieure est rapprochée de la supérieure ; et les parties condylienne et mentale de l'os maxillaire décrivent des arcs de cercle opposés à ceux qui ont été indiqués.

Dans la *prépulsion*, le condyle passe tout-à-fait sous la racine transverse de l'apophyse zygomatique, abandonne la cavité glénoïde et s'éloigne du conduit auditif ; les dents inférieures frottent sur les supérieures d'arrière en avant, et le menton est porté un peu en avant.

Dans la *rétropulsion*, il se passe des phénomènes complètement inverses des précédens : le condyle rentre simplement dans la cavité glénoïde, les dents frottent les unes sur les autres d'avant en arrière, et le menton se porte dans le même sens. Ce mouvement et le précédent supposent un très léger abaissement préalable de la mâchoire inférieure.

La *rotation* n'a jamais lieu dans les deux articulations temporo-maxillaires à la fois: pendant que l'un des condyles roule sur lui-même dans sa cavité glénoïde, l'autre se porte sous la racine transverse de l'apophyse zygomatique par un mouvement de prépulsion simple, comme celui qui a été décrit. Cette rotation uni-latérale de la mâchoire inférieure produit les mouvemens de latéralité du menton, mouvemens qui peuvent se succéder très-rapidement, et qui ont lieu, à droite, lorsque le condyle droit roule sur son axe dans la cavité glénoïde, l'autre se portant en avant, à gauche, lorsque les phénomènes articulaires sont opposés aux précédens.

Dans tous ses mouvemens, le condyle de la mâchoire inférieure est suivi par le cartilage inter-articulaire (1).

§. 4°. *Articulation céphalo-rachidienne* (2).

Les deux premières vertèbres, l'atlas et l'axis, concourent, avec l'occipital, à former cette articulation importante et compliquée. L'atlas se réunit immédiatement à l'occipital, puis ensuite confondue avec l'occipital, cette vertèbre s'articule avec l'axis. L'articulation céphalo-rachidienne se compose, par conséquent, de deux articulations secondaires: 1° de l'articulation *occipito-atloïdienne*; 2° de l'articulation *occipito-atloïdo-axoïdienne*.

(1) Le muscle ptérygoïdien externe, qui est l'agent du mouvement de traction en avant du condyle, s'insère à la fois sur ce cartilage, et sur le col du condyle; de sorte que quand il se contracte pour attirer celui-ci, le cartilage subit nécessairement la même influence.

(2) Pour étudier l'articulation *céphalo-rachidienne*, sciez le crâne transversalement à un pouce au devant du trou occipital, préparez immédiatement et étudiez les ligamens *occipito-atloïdiens* et *atloïdo-axoïdiens antérieurs* et *postérieurs*.

Cette première tâche accomplie, ouvrez le canal vertébral et le trou occipital en arrière, à l'aide de deux traits de scie qui tombent un peu en arrière des apophyses transverses des vertèbres; enlevez la moëlle épinière et la membrane fibreuse qui l'entoure (*dure-mère*); et en avant, sous cette membrane fibreuse, vous apercevrez le ligament *occipito-axoïdien*. Quand vous aurez étudié ce ligament, coupez-le à son attache sur la gouttière basilaire; ensuite renversez-le de haut en bas, d'avant en arrière,

1°. *Articulation occipito-atloïdienne.*

Cette articulation est une arthrodie serrée. Les deux condyles de l'occipital et les apophyses articulaires supérieures de l'atlas, deux ligamens, l'un antérieur, l'autre postérieur, deux cartilages diarthrodiaux et deux membranes synoviales en constituent les seuls élémens.

On se rappelle la convexité, la direction en dehors du plan des condyles de l'occipital, et la concavité opposée des apophyses articulaires supérieures de l'atlas ; ces circonstances ne doivent plus nous occuper ici. Notons seulement que l'état des surfaces osseuses est telle dans l'articulation qui nous occupe, qu'elles présentent un emboîtement très serré.

Ligament occipito-atloïdien antérieur. Placé en avant de l'articulation, entre l'atlas et l'occipital, ce ligament s'insère, en haut, sur l'apophyse basilaire, et, en bas, sur la partie supérieure de l'arc antérieur de l'atlas. En avant, il correspond à quelques muscles (1). En arrière, il appuie sur l'apophyse odontoïde de l'axis, et sur les deux membranes synoviales latérales de l'articulation que je décris maintenant. Le ligament occipito-atloïdien antérieur est formé de deux faisceaux : l'un, antérieur, médian et arrondi, procède de l'apophyse basilaire, et se termine en particulier sur le tubercule de l'arc antérieur de l'atlas (2) ; l'autre, large, postérieur au précédent, remplit tout l'espace *atloïdo-occipital.* Ce ligament présente en dehors un arceau fibreux à concavité supérieure, fixé, d'un côté, sur l'apophyse jugulaire de l'occipital, et, de l'autre, sur la partie ex-

et, de la sorte, vous mettrez à nu, en haut, les ligamens *odontoïdiens* et *transverse.*

Si vous avez plusieurs sujets à votre disposition, préparez, sur une pièce, les ligamens occipito-atloïdiens et atloïdo-axoïdiens antérieurs et postérieurs; ouvrez sur un autre le canal vertébral, et préparez les ligamens odontoïdiens; sur un troisième, sciez l'occipital et les premières vertèbres sur la ligne médiane pour voir de profil le ligament *occipito-axoïdien* et les trois lames qui le terminent en bas; enfin ayez un atlas séparé de l'axis, afin de bien voir le ligament transverse et l'anneau qu'il concourt à former.

(1) Aux grands et petits droits antérieurs de la tête.

(2) Ce faisceau est l'origine véritable du ligament vertébral commun antérieur.

terne du condyle de cet os, arceau qui supporte des organes vasculaire et nerveux très-importans (1).

Ligament occipito-atloïdien postérieur. Placé en arrière de l'articulation, entre l'atlas et l'occipital, ce ligament s'insère, en haut, sur l'occipital, derrière le trou du même nom, et en bas, sur la partie supérieure de l'arc postérieur de l'atlas. En avant, il est en rapport avec les parties renfermées dans le canal vertébral (2). En arrière, il est recouvert par plusieurs muscles (3). Il concourt avec l'échancrure de l'arc postérieur de l'atlas, à former un trou que traversent en sens inverses deux organes importans (4). Ce ligament représente, pour la position, les premiers *ligamens jaunes*. Quelquefois il est formé de deux lames réunies par du tissu cellulaire.

Membranes synoviales. Ces membranes sont au nombre de deux dans l'articulation qui nous occupe, l'une placée à droite, l'autre à gauche. Elles se déploient sur les surfaces osseuses opposées, et les débordent quelquefois un peu en avant.

Cartilages diarthrodiaux. Ces cartilages n'offrent rien de spécial.

2°. *Articulation occipito-atloïdo-axoïdienne.*

Réunis ensemble d'une manière très-solide, et comme identifiés l'un avec l'autre, l'occipital et l'atlas s'articulent avec l'axis, et forment l'articulation occipito-atloïdo-axoïdienne, articulation qui appartient au genre trochoïde. Un anneau *osséo-fibreux*; un pivot reçu dans cet anneau, et plusieurs facettes lisses concourent à former cette articulation.

1°. *L'anneau* de cette articulation est osséo-fibreux, comme il a été dit précédemment : sa partie osseuse est constituée par l'arc antérieur de l'atlas ; sa partie fibreuse est formée par le *ligament transverse*.

(1) La veine et les nerfs du trou déchiré postérieur ; la veine jugulaire interne, les nerfs pneumo-gastrique, glosso-pharyngien et spinal.

(2) Avec la dure-mère immédiatement.

(3) Les muscles droits et obliques postérieurs de la tête.

(4) L'artère vertébrale, le nerf sous-occipital.

Ligament transverse. Ce ligament n'est pas transversalement dirigé comme son nom l'indique; mais il décrit une courbe à concavité antérieure et à convexité postérieure. Il est inséré, de chaque côté, sur la partie interne des masses latérales de l'atlas. Il est plus épais et plus dur dans sa partie moyenne que partout ailleurs; dans ce point, en particulier, il est fibro-cartilagineux, quelquefois même il subit, avec l'âge, la transformation osseuse. Ce ligament subdivise l'anneau de l'atlas en deux anneaux secondaires: l'antérieur, qui appartient à l'articulation céphalo-rachidienne; le postérieur, qui commence le canal vertébral.

2°. Le *pivot* de l'articulation occipito-atloïdo-axoïdienne est représenté par l'apophyse odontoïde, dont on se rappelle les deux facettes antérieure et postérieure.

3°. Les *facettes* opposées dans l'articulation occipito-atloïdo-axoïdienne, sont: 1° celles des apophyses articulaires supérieures de l'axis et inférieures de l'atlas, facettes planes, et réunies suivant un plan légèrement oblique en dehors; 2° celles des parties antérieure et postérieure de l'apophyse odontoïde; 3° enfin celles qui appartiennent à l'anneau de l'atlas et du ligament transverse et qui sont pratiquées, l'une sur l'arc antérieur de la première vertèbre, l'autre sur le ligament transverse.

Sans compter le ligament transverse que j'ai décrit plus haut, sans parler des cartilages diarthrodiaux qui sont disposés sur les diverses facettes de cette articulation comme sur toutes les surfaces planiformes, on y trouve encore cinq ligamens et plusieurs membranes synoviales.

Ligamens atloïdo-axoïdiens. Ces ligamens sont au nombre de deux, distingués en antérieur et en postérieur.

Le *ligament atloïdo-axoïdien antérieur*, très-étroit, commence sur l'arc antérieur de l'atlas, en se continuant avec le faisceau superficiel du ligament occipito-atloïdien antérieur, et va se terminer, en bas, sur le corps de l'axis, en s'unissant avec le ligament vertébral commun antérieur. En avant, il est en rapport avec plusieurs muscles (1). En arrière, il est dirigé vers l'apophyse odontoïde.

(1) Les muscles longs du col, grands droits antérieurs de la tête, et constricteurs du pharynx.

Le *ligament occipito-axoïdien postérieur* tient entre les deux premières vertèbres, la place qu'occupent les ligamens jaunes entre les autres pièces du rachis. Il s'insère à la fois sur l'arc postérieur de l'atlas et sur les lames de l'axis. En avant, il est en rapport avec les parties renfermées dans le canal vertébral. En arrière, il est couvert par les muscles les plus profonds de la nuque. Ce ligament et le précédent sont remarquables par leur laxité.

Ligamens odontoïdiens. Ce sont deux faisceaux fibreux très-forts, insérés, par une extrémité, sur le sommet de l'apophyse odontoïde, et par l'autre, sur la partie interne des condyles de l'occipital. Obliques en haut et en dehors chez l'enfant, lorsque l'apophyse odontoïde est encore peu développée, ils sont sensiblement horizontaux chez l'adulte. Leurs fibres sont un peu plus serrées du côté de l'apophyse odontoïde que vers l'occipital. Leur longueur est un peu supérieure à celle de l'espace dans lequel ils sont placés ; de sorte qu'ils peuvent se prêter à des mouvemens de rotation assez étendus.

Souvent, mais non toujours, quelques-unes des fibres supérieures du ligament odontoïdien droit passent sur le sommet de l'apophyse odontoïde, lui adhèrent et se continuent avec la partie supérieure du ligament odontoïdien gauche ; disposition qui donne naissance à un ligament accessoire, qu'on a appelé *odontoïdien transverse.*

Ligament occipito-axoïdien. A vrai dire, ce ligament n'est autre chose que le ligament *vertébral commun postérieur* prolongé jusqu'à l'occipital. Placé dans le crâne et dans le canal vertébral, il s'insère supérieurement sur la gouttière basilaire, et se porte en bas vers la partie postérieure du corps de l'axis. Parvenu à la hauteur du ligament transverse de l'atlas, il se divise en trois lames : la première, postérieure, se continue avec le ligament vertébral commun postérieur ; la seconde, moyenne, se fixe sur la face postérieure du corps de l'axis ; la troisième, antérieure, très mince, adhère au bord supérieur du ligament transverse de l'atlas. En avant, le ligament occipito-axoïdien est en rapport avec l'occipital, avec les ligamens odontoïdiens, avec le ligament transverse de l'atlas, avec celui de l'apophyse odontoïde, quand il existe, et avec le corps de l'axis. En arrière, il est uni très intimement à la dure-mère.

Membranes synoviales. Les membranes synoviales de l'articulation occipito-atloïdo-axoïdienne sont au nombre de quatre : Deux très lâches et fort grandes se déployent sur la surface des apophyses articulaires de l'atlas et de l'axis ; deux autres plus petites appartiennent, l'une, à l'apophyse odontoïde et à l'arc antérieur de l'atlas, l'autre, à l'apophyse odontoïde et au ligament transverse. Cette dernière est souvent fort étendue; il n'est même pas rare de la trouver réunie antérieurement avec l'autre.

3° *Mécanisme.*

Les divers mouvemens de l'articulation céphalo-rachidienne appartiennent aux articulations occipito-atloïdiennes, ou occipito-atloïdo-axoïdiennes ; ceux qui se passent dans le premier point sont très bornés, à cause de l'emboîtement réciproque des condyles et des apophyses articulaires supérieures de l'atlas ; ceux qui s'accomplissent dans le second, au contraire, sont très étendus. A la rigueur, l'articulation occipito-atloïdienne permet des mouvemens dans tous les sens ; l'articulation occipito-atloïdo-axoïdienne, au contraire, ne permet, pour ainsi-dire, que la rotation. La *flexion*, l'*extension* et l'*inclinaison latérale* de la tête sur le rachis n'appartiennent presque point à l'articulation céphalo-rachidienne, mais bien aux articulations des vertèbres cervicales inférieures.

L'articulation occipito-atloïdienne est tellement serrée, que l'atlas suit presque toujours l'occipital dans ses mouvemens.

La rotation, bien que fort étendue dans l'articulation occipito-atloïdo-axoïdienne, a cependant des bornes qu'il lui est impossible de franchir sans de graves dangers. Les ligamens odontoïdiens sont chargés de poser ces bornes ; un peu lâches, comme on l'a vu, ils permettent d'abord la rotation de la tête sur le pivot de l'axis, en se roulant, pour ainsi dire, autour de son sommet ; mais bientôt ils se tendent, et arrêtent le mouvement. Si par l'effet de quelques violences extérieures, la rotation était portée plus loin que je viens de le dire, les ligamens odontoïdiens seraient rompus, et l'atlas pourrait se luxer sur l'axis.

SECTION DEUXIÈME.

Articulations des os des membres.

Ces articulations appartiennent aux membres thoraciques et aux membres abdominaux.

CHAPITRE PREMIER.

Articulations des membres thoraciques.

Les articulations des membres thoraciques se rapportent à l'épaule, au bras, à l'avant-bras et à la main.

ARTICLE PREMIER.

Articulations de l'épaule.

Les articulations de l'épaule doivent être subdivisées en celles qui sont propres aux deux os qui constituent cette section du membre thoracique, et en celles que cette section partage avec le tronc.

§ 1er. *Articulations propres aux os de l'épaule* ou *scapulo-claviculaires.*

Il y a deux articulations de ce genre : l'articulation *acromio-claviculaire*, et l'articulation *coraco-claviculaire.*

1° *Articulation acromio-claviculaire.*

Cette articulation est une *arthrodie*, constituée par deux petites facettes planes appartenant à l'extrémité externe de la clavicule et à l'apophyse acromion, facettes sur lesquelles se déploie une couche fort mince de cartilage diarthrodial. Deux ligamens et une membrane synoviale complètent les élémens de cette articulation. A la vérité Weitbrecht a signalé encore dans la même partie un cartilage inter-articulaire, que chacun a décrit depuis cet anatomiste; mais ce cartilage manque tout-à-fait, ou plutôt les cas dans lesquels il a été rencontré constituent de simples exceptions.

Ligamens. Aplatis, très forts, les ligamens de l'articulation acromio-claviculaire s'insèrent sur la partie externe des faces supérieure et inférieure de la clavicule, et sur les régions correspondantes de l'acromion. Ils sont distingués en *supérieur* et en *inférieur*. Le premier, beaucoup plus fort que l'autre, sert à quelques insertions musculaires (1). Le second est en rapport par sa face inférieure avec le ligament *acromio-coracoïdien*. Tous les deux sont assez lâches pour permettre quelques mouvemens de diduction entre les surfaces contiguës; aussi, dans l'état de repos, ils débordent un peu ces surfaces en dedans, disposition qui a fait croire faussement à l'existence d'un cartilage inter-articulaire dans l'articulation que je décris.

Membrane synoviale. Cette membrane est très simple et n'offre rien de particulier, si ce n'est son rapport avec les divers élémens de cette articulation.

2° *Articulation coraco-claviculaire.*

L'articulation coraco-claviculaire est sans contact de surface. Elle appartient à l'espèce que j'ai appelée *amphiarthrose à distance;* c'est une *synévrose* des anciens anatomistes. Un seul ligament très fort, appelé *coraco-claviculaire*, établit les rapports médiats des faces inférieure de la clavicule et supérieure de l'apophyse coracoïde, parties qui sont réunies dans cette articulation.

Ligament coraco-claviculaire. Ce ligament est fixé, en haut,

(1) Il reçoit quelques fibres du *trapèze* en arrière, et du *deltoïde* en avant.

sur une empreinte raboteuse placée à l'union du quart externe avec les trois quarts internes de la face inférieure de la clavicule, et, en bas, sur la face supérieure de l'apophyse coracoïde, près de la base de cette apophyse. Il est très fort et composé de trois faisceaux distincts. De ces faisceaux, les deux plus remarquables, réunis sous un angle saillant en dehors, ouvert en dedans et comblé par du tissu cellulaire, ont été appelés *conoïde* et *trapézoïde*.

Le ligament *conoïde* est triangulaire, et placé en arrière des deux autres. Il se fixe à la clavicule par sa base, et à l'apophyse coracoïde par son sommet.

Le ligament *trapézoïde* est quadrilatère. Il est placé en dehors et en avant du premier. Sa direction est oblique de haut en bas et de dehors en dedans. Une de ses faces regarde en haut et en dedans vers la clavicule; l'autre est tournée en dehors et en bas, vers le ligament *acromio-claviculaire*. Ce ligament tient au précédent par son bord postérieur.

Le troisième faisceau du ligament coraco-claviculaire est plus mince et plus aponévrotique que les deux précédens. Il se fixe sur le milieu du bord antérieur de la clavicule, et sur la partie supérieure et antérieure de l'apophyse coracoïde. Il se continue avec l'aponévrose sous-claviculaire que je décrirai plus tard.

Variétés. Chez certains sujets la clavicule et l'apophyse coracoïde se touchent immédiatement, et se réunissent par une articulation arthrodiale.

Parties fibreuses non-articulaires de l'épaule. Indépendamment des ligamens qui ont été décrits, l'épaule en présente encore deux autres, qui servent de moyen d'union entre des parties opposées d'un même os, et qui, par conséquent, ne sont pas articulaires; ce sont les ligamens *coracoïdien* et *coraco-acromien*.

Ligament coracoïdien. Destiné à convertir en trou l'échancrure coracoïdienne ou sus-scapulaire, ce ligament s'insère sur les deux bords opposés de cette partie du scapulum. Il est long chez l'enfant dont l'échancrure sus-scapulaire est superficielle; mais avec l'âge, sa longueur diminue parce que l'ossification l'envahit successivement vers ses extrémités. Chez le vieillard, il est quelquefois remplacé par un arceau osseux; mais ce serait une erreur de croire que, dans ces cas, le trou sous-scapulaire était primitivement osseux, et que le ligament coracoïdien manquait (1).

Ligament coraco-acromien. Tendu horizontalement entre l'acromion et l'apophyse coracoïde, ce ligament concourt à former la voûte protectrice de l'articulation supérieure du bras. Il est triangulaire. Sa base se fixe sur le bord externe de l'apophyse coracoïde. Son sommet adhère au sommet de l'acromion. Son bord antérieur est continu avec une lame cellulaire mince qui recouvre l'articulation *scapulo-humérale*. Son bord postérieur adhère à une aponévrose (2). Sa face supérieure est en rapport avec la clavicule et avec le ligament inférieur de l'articulation acromio-claviculaire. Sa face inférieure est appliquée sur un muscle (3) et est séparée par un tissu cellulaire lâche ou par une membrane synoviale de la capsule fibreuse de l'articulation scapulo-humérale. Ce ligament est presque toujours divisé en deux faisceaux réunis vers l'acromion, et séparés du côté de l'apophyse coracoïde. Du reste toutes ses fibres sont divergentes vers cette dernière apophyse.

§ 2. *Articulations communes à l'épaule et au tronc.*

L'épaule appuie immédiatement sur la partie thoracique du tronc. Le scapulum lui est uni par des muscles (*syssarcose* des anciens anatomistes). La clavicule seule forme une véritable articulation avec le sternum et avec la première côte. D'après ce qui vient d'être dit, l'articulation thoraco-claviculaire se divise en deux articulations secondaires : l'articulation *sterno-claviculaire*, et l'articulation *costo-claviculaire*.

1° *Articulation sterno-claviculaire* (4).

Cette articulation est une *arthrodie vague*. Le nom de tête, donné improprement par les auteurs à l'extrémité interne de

(1) Le trou sus-scapulaire formé, en partie, par ce ligament, donne passage au nerf du même nom que lui; les vaisseaux sus-scapulaires ne s'y engagent pas.

(2) L'aponévrose sus-épineuse (*Voyez plus loin*).

(3) Le sus-épineux.

(4) Pour l'étudier convenablement, préparez, d'un côté, les parties extra-articulaires, tandis que du côté opposé vous couperez le ligament

la clavicule, pourrait bien un instant faire croire que l'articulation *sternale* de cet os doit être une *énarthrose ;* mais l'examen approfondi des choses ne tarderait pas à montrer qu'il n'en est absolument rien. En effet, d'un côté, la surface de l'extrémité interne de la clavicule est tout-à-fait plane ; et, de l'autre, la cavité latérale du sternum est également aplatie d'avant en arrière, et concave seulement dans le sens transversal.

Trois ligamens, un cartilage inter-articulaire, deux membranes synoviales, des cartilages d'incrustation et deux bourrelets destinés à augmenter la cavité sternale, tels sont les élémens de cette articulation importante.

1° *Ligament antérieur.* Aplati et très fort, ce ligament s'insère sur la partie antérieure de la tête de la clavicule, se porte obliquement en bas et en dedans, et vient se fixer sur la partie antérieure de l'extrémité supérieure du sternum. En avant, il a des rapports musculaires (1). En arrière, il est uni aux parties intra-articulaires, (*synoviale et cartilage inter-articulaire*).

2° *Ligament postérieur.* Plus faible et de même forme que le précédent, ce ligament procède de la partie postérieure de la tête de la clavicule, et se porte en bas et en dedans, vers la pratie postérieure de la cavité articulaire du sternum. En avant, il est uni aux parties intra-articulaires. En arrière, il est dirigé vers l'ouverture supérieure du thorax, et recouvert par des muscles (2).

3° *Ligament inter-claviculaire.* Aplati d'avant en arrière et placé de champ entre les deux têtes claviculaires, ce ligament est inséré à droite et à gauche sur la tête de la clavicule et sur le cartilage qui la sépare du sternum. Par son bord inférieur il adhère un peu à l'extrémité supérieure du sternum et se continue, en haut, avec un feuillet aponévrotique (3). Souvent il est formé de plusieurs faisceaux séparés par des interstices cellulaires. En avant, il est presque sous-cutané. En arrière, il est en rapport

antérieur, vous séparerez la clavicule de la première côte, et vous luxerez à moitié l'articulation, pour observer la disposition du cartilage inter-articulaire.

(1) Avec le muscle-sterno-mastoïdien.

(2) Par le sterno-thyroïdien et le sterno-hyoïdien.

(3) Le feuillet moyen de l'aponévrose cervicale.

avec des muscles (1). Il prolonge en quelque sorte le sternum vers le col, et il établit une véritable symphyse entre les deux épaules (2).

Cartilage inter-articulaire. Très mince, de même forme que la tête de la clavicule, ce cartilage est placé entre les surfaces de l'articulation sterno-claviculaire. Il est incliné en bas et en dehors comme la facette sternale. Une de ses faces, externe et supérieure, est en rapport avec la clavicule; l'autre, inférieure et interne, appuie sur le sternum. Sa circonférence est unie, en avant et en arrière, aux ligamens correspondans, en dedans, au ligament inter-claviculaire. Son épaisseur est sensiblement égale dans tous les points. Son analogie avec le cartilage intérieur de l'articulation temporo-maxillaire l'a fait faussement représenter comme plus mince au centre qu'à la circonférence; il ne présente jamais de trou central comme ce dernier. Quelquefois il est détruit plus ou moins complètement; mais cet état est toujours une anomalie, ou le produit d'une maladie. Il divise l'articulation en deux parties: l'une *claviculaire*, l'autre *sternale*.

Bourrelets sternaux. On trouve en avant et en arrière de la cavité sternale deux faisceaux fibro-cartilagineux très forts, distincts l'un de l'autre. Ces faisceaux procèdent de la partie externe, et se prolongent transversalement vers le côté interne de la cavité sternale, sans cependant arriver tout-à-fait jusqu'à ce dernier point. Ils servent à donner à la surface du sternum une concavité antéro-postérieure qu'elle n'a pas sur un os sec. Ces bourrelets n'ont pas été indiqués par les auteurs, et cependant ils sont bien constans.

Membranes synoviales et cartilages diarthrodiaux. Deux membranes synoviales occupent cette articulation: l'une appartient à sa partie sternale, l'autre à sa partie claviculaire; toutes deux se déploient à la fois sur l'os correspondant, et sur une des faces du cartilage inter-articulaire. Les cartilages diarthrodiaux de cette articulation n'offrent rien de spécial.

(1) Le sterno-hyoïdien et le sterno-thyroïdien.

(2) La symphyse inter-claviculaire est certainement l'analogue de la symphyse *inter-pubienne* ou *pubienne*, comme on le verra plus tard.

2° *Articulation costo-claviculaire.*

Dans l'état le plus ordinaire, la première côte et la clavicule sont unies par un ligament, que l'on pourrait, à la rigueur, rapporter à l'articulation précédente, comme le font la plupart des anatomistes ; mais qui me paraît former une union d'autant plus distincte de celle-là, que quelquefois ces deux os se correspondent par des surfaces planes, et forment une véritable articulation arthrodiale. Dans le dernier cas, une petite membrane synoviale et quelques fibres ligamenteuses irrégulières forment toute l'articulation costo-claviculaire. Dans le premier, un ligament appelé *costo-claviculaire* réunit simplement la clavicule à la première côte.

Ligament costo-claviculaire. Placé à quelques lignes en dehors de l'articulation sterno-claviculaire, entre la clavicule et la première côte, ce ligament commence, en haut, sur une empreinte raboteuse de la face inférieure de la clavicule, et se termine, en bas, sur la partie supérieure du cartilage qui prolonge la première côte vers le sternum. Il est dirigé obliquement en bas en dedans et en avant. Sa face antérieure est cachée par un petit muscle (1). Sa face postérieure est dirigée vers l'ouverture supérieure du thorax. Ses fibres sont serrées, parallèles et très résistantes.

§ 3me. *Mécanisme des articulations de l'épaule.*

Les mouvemens de l'épaule doivent être distingués en *intrinsèques* et en *extrinsèques*. Les premiers se passent dans les articulations propres de cette partie. Les seconds appartiennent aux articulations thoraco-claviculaires proprement dites.

Les mouvemens intrinsèques de l'épaule sont assez bornés, en raison de la nature serrée de l'articulation acromio-claviculaire à laquelle ils appartiennent exclusivement. Ils consistent en des glissemens de haut en bas, ou d'avant en arrière, et en une véritable rotation du scapulum sur la clavicule.

(1) Le muscle sous-clavier.

Dans la rotation, le scapulum roule autour d'un axe fictif qui passerait par le centre de la fosse sous-scapulaire. Ce mouvement a lieu tantôt d'avant en arrière, et tantôt d'arrière en avant. Le moignon de l'épaule est élevé et l'angle inférieur du scapulum porté en avant dans le dernier cas; des phénomènes inverses s'accomplissent dans le premier. Des muscles distincts sont les agens de ces mouvemens opposés, comme on le verra par la suite (1).

Les mouvemens extrinsèques de l'épaule sont beaucoup plus étendus que les précédens. Ils se passent dans l'articulation sterno-claviculaire, et consistent en mouvemens d'élévation, d'abaissement, de prépulsion, de rétropulsion et de circumduction.

Bien qu'étendus ces mouvemens ne vont pas au-delà de certaines limites : l'élévation est bornée par le ligament costo-claviculaire, l'abaissement par la rencontre de la clavicule et de la première côte, la prépulsion par les chairs qui de l'épine se portent au bord postérieur du scapulum, la rétropulsion par la tension du ligament antérieur de l'articulation sterno-claviculaire, ligament qui a reçu une très-grande force pour cette raison. Dans la circumduction, on voit se succéder, presque au même instant, tous les phénomènes des mouvemens précédens, car elle est produite par la réunion de tous.

Les mouvemens extrinsèques de l'épaule sur le sternum se combinent toujours avec les mouvemens de l'articulation scapulo-humérale, de telle sorte, qu'à moins d'une sérieuse attention, il est fort difficile d'apprécier la part de chacun d'eux dans les mouvemens de la partie supérieure du membre thoracique (2).

ARTICLE SECOND.

Articulation du bras ou *scapulo-humérale* (3).

L'articulation scapulo-humérale est une *énarthrose*. Elle est

(1) Le grand dentelé, par exemple, fait rouler le scapulum d'arrière en avant, attire en avant son angle inférieur, et relève son angle glénoïdien; tandis que l'angulaire agit d'une manière entièrement opposée.

(2) La raideur anormale de l'articulation scapulo-humérale a souvent été méconnue, pour cette raison.

(3) Rien de spécial pour la préparation de cette articulation. Etudiez

placée sur le saillant de l'angle du levier coudé de l'épaule. La cavité glénoïde, d'un côté, la tête de l'humérus, de l'autre, sont les parties osseuses qui la forment immédiatement; mais il est juste d'ajouter, que l'épaule y concourt encore d'une manière indirecte, par la voûte protectrice qu'elle forme au-dessus d'elle, au moyen de l'acromion, de l'apophyse coracoïde et du ligament coraco-acromien.

Sans doute on se rappelle la forme ovalaire de la cavité glénoïde, son grand diamètre dirigé de haut en bas, le plan de sa surface tourné en dehors et en bas, et la position inférieure de la grosse extrémité de l'ovoïde qu'elle représente; sans doute on n'a pas oublié davantage la rondeur, la direction en haut et en dehors de la tête de l'humérus et du col assez court qui la supporte. Tous ces détails ostéologiques qui ont été développés précédemment, sont ici d'une immédiate application. Mais indépendamment des parties qui viennent d'être mentionnées, une capsule fibreuse, une autre ligament simple, un bourrelet fibro-cartilagineux, des cartilages diarthrodiaux, un tendon, une membrane synoviale, concourent encore à cette articulation, ou la traversent dans le sens de son plus grand diamètre.

Capsule fibreuse (*ligament orbiculaire*, *capsulaire* des auteurs). C'est un sac fibreux, annexé aux extrémités articulaires du scapulum et de l'humérus, et qui entoure toute l'articulation. En haut, cette capsule s'insère sur le col de la cavité glénoïde. En bas, elle adhère à tout le pourtour du col de l'humérus, excepté vers le niveau de la coulisse bicipitale. A l'extérieur elle offre des rapports nombreux et variés (1); elle est sous-jacente, en particulier, à l'acromion, à l'apophyse coracoïde, au ligament qui unit ces parties, et en est séparée par un tissu cellulaire lamelleux très lâche, ou bien par une petite membrane syno-

d'abord le ligament capsulaire, et n'abordez qu'en second lieu l'examen des parties intra-articulaires. Or, pour accomplir le dernier point, ouvrez l'articulation en bas, puis étudiez le bourrelet glénoïdien, et terminez en suivant le trajet de la membrane synoviale.

(1) Elle est en rapport, en haut et en dehors, avec les muscles deltoïde, sus-épineux, sous-épineux et petit rond; en dedans, avec le sous-scapulaire et les vaisseaux et nerfs axillaires; en bas, avec la longue portion du triceps, avec le nerf et les vaisseaux circonflexes.

viale. En dedans, elle est entièrement unie à la membrane synoviale.

La capsule fibreuse scapulo-humérale est très lâche, et permet un écartement fort grand entre les surfaces articulaires. Elle est plus faible en dedans que partout ailleurs, ou plutôt elle manque dans ce point, et est remplacée par le tendon d'un muscle (1) tendon qui, d'ailleurs, s'identifie très peu avec elle. En bas, elle est réduite à ses propres élémens, et son épaisseur est fort peu considérable ; tandis qu'en haut et en dehors elle est très résistante, non-seulement parce que ses propres fibres sont nombreuses, mais encore parce que les tendons de trois muscles (2) s'épanouissent sur elle. Cette capsule s'entrouvre inférieurement pour laisser passer un tendon (3) ; tandis qu'en dedans elle offre une autre ouverture, au dessous du tendon du muscle sous-scapulaire.

Ligament coraco-huméral. On désigne par ce nom un faisceau fibreux, mince, peu important, qui descend du bord externe de l'apophyse coracoïde vers la partie supérieure de la capsule précédente et qui va se fixer sur le trochiter. Ce ligament est uniquement destiné à augmenter la force et la résistance de la capsule fibreuse.

Bourrelet glénoïdien. Placé sur le bord de la cavité glénoïde pour en augmenter la profondeur, ce bourrelet décrit un ovale complet à grosse extrémité inférieure, comme cette cavité. Il a la forme d'un prisme triangulaire : une de ses faces adhère à l'os ; les deux autres sont libres, ainsi que le bord qui les sépare. En haut, le bourrelet glénoïdien reçoit une partie des fibres du tendon du biceps. Il est formé de tissu fibro-cartilagineux. La plupart de ses fibres émanent du tendon précédent qui se bifurque en quelque sorte pour embrasser la cavité glénoïde; quelques-unes seulement naissent de la marge de cette cavité, et viennent s'entrecroiser obliquement avec les premières.

Cartilages diarthrodiaux. Ces cartilages ne présentent rien de particulier : celui de la tête de l'humérus est plus épais au

(1) Celui du sous-scapulaire.

(2) Ceux des muscles sus-épineux, sous-épineux et petit rond.

(3) Celui de la longue portion du muscle biceps.

centre qu'à la circonférence, tandis que celui de la cavité glénoïde est disposé en sens inverse.

Tendon du biceps. Le tendon de la longue portion du muscle biceps traverse l'interstice articulaire scapulo-huméral de bas en haut, en se réfléchissant sur la tête de l'humérus, comme sur une poulie de renvoi, et vient se terminer, ainsi qu'il a été dit, à la partie supérieure de la cavité glénoïde. Ce tendon pénètre l'articulation par une ouverture formée, d'un côté, par la coulisse bicipitale de l'humérus, et, de l'autre, par le bord inférieur de la capsule fibreuse. Placé entre les os et la capsule qui les réunit, ce tendon est réellement dans l'articulation, et cependant il n'occupe pas la cavité de la membrane synoviale ; cette membrane l'entoure à l'extérieur en manière de gaîne.

Membrane synoviale. La membrane synoviale revêt la face antérieure de la capsule fibreuse, descend vers la partie inférieure de cette capsule, entre dans la coulisse bicipitale, et, après avoir parcouru un trajet d'un pouce environ hors de l'articulation, elle se réfléchit sur le tendon du biceps, et l'entoure de toutes parts jusqu'à son insertion glénoïdienne. Arrivée à l'insertion humérale de la capsule fibreuse, la membrane synoviale scapulo-humérale ne se borne pas à descendre dans la coulisse bicipitale, elle se réfléchit encore sur l'humérus, tapisse sa partie articulaire antérieurement, descend vers la face postérieure de la capsule, se réfléchit sur elle, la suit en remontant jusqu'à la cavité glénoïde, se déploie sur cette cavité, et revient en avant de la capsule, lieu que j'ai pris pour son point de départ dans cette description.

Cette membrane secrète beaucoup de synovie. Elle forme deux et quelquefois trois petits cul-de-sacs hors de l'articulation : 1° à l'endroit où elle se réfléchit pour passer de l'humérus sur le tendon du biceps, afin de rentrer dans l'articulation ; 2° au dessous du tendon du muscle sous-scapulaire, entre ce muscle et la fosse du même nom ; 3° quelquefois enfin, au dessous de l'acromion, à travers un écartement des fibres de la capsule.

Mécanisme. L'articulation scapulo-humérale témoigne à elle seule de la destination primitive du membre thoracique chez nous : très bien disposée pour la mobilité, elle est, au contraire, très peu favorable à la solidité du membre auquel elle appartient. Cette articulation permet des mouvemens d'*élévation* ou d'*abduction*, d'*abaissement* ou d'*adduction*, de *prépulsion*, de *rétropulsion*, de *circumduction* et de *rotation*. Tous ces mouvemens, excepté celui de rotation, sont fort étendus.

Dans l'élévation ou l'abduction, le bras est écarté du corps, de façon à faire avec lui un angle de plus en plus ouvert, angle qui peut aller jusqu'à devenir obtus.

Dans l'abaissement ou l'adduction, on observe des phénomènes inverses de ceux qui caractérisent l'élévation : le bras est rapproché du thorax, jusqu'à lui devenir contigu et parallèle.

Dans la prépulsion, le bras est porté en avant d'une manière directe. La prépulsion peut se combiner avec l'adduction, de manière à ce que le bras soit porté au devant de la poitrine, et tende à se croiser avec celui du côté opposé.

La rétropulsion est tout-à-fait inverse de la prépulsion.

Dans la circumduction, le bras exécute successivement tous les mouvemens précédens, et décrit un cône dont la base est inférieure et dont le sommet répond à la cavité glénoïde.

La rotation a lieu autour d'un axe *fictif* représenté par une ligne qui passerait par le sommet de la tête de l'humérus et par le centre de l'extrémité inférieure du même os. Le rayon de ce mouvement est le col de l'humérus ; or, comme ce col est fort court, on conçoit que la rotation doit être assez bornée dans l'articulation scapulo-humérale.

Le tendon du biceps est relâché dans l'élévation ; il est tendu, au contraire, dans l'abaissement.

ARTICLE TROISIÈME.

Articulations de l'avant-bras.

Les articulations de l'avant-bras réunissent cette région avec le bras, ou le radius et le cubitus l'un avec l'autre.

§ 1er. *Articulation du coude*, ou *huméro-cubitale*.

L'articulation du coude est un *ginglyme parfait*. Elle est principalement formée par l'humérus et le cubitus ; le radius n'y prend qu'une faible part par sa petite cavité supérieure ; l'humérus y présente sa trochlée, son condyle et la petite gorge qui sépare ces deux parties; le cubitus y concourt par sa grande cavité sygmoïde.

La crète superficielle de la cavité sygmoïde du cubitus est reçue, à frottemens, dans la gorge de la trochlée de l'humérus, et la petite cavité du radius reçoit de la même manière le condyle de l'humérus ; de sorte qu'il existe un véritable entrelacement entre les surfaces qui sont opposées dans l'articulation du coude.

Des ligamens, des cartilages diarthrodiaux et une membrane synoviale forment, avec les os, tous les élémens de cette articulation.

Ligamens. Quatre ligamens, deux latéraux, un antérieur, un autre postérieur, constituent tout l'appareil d'union de l'articulation huméro-cubitale.

1° *Ligamens latéraux.* Placés plus près du sens de la flexion que de celui de l'extension, très serrés et beaucoup plus importans que les deux autres, ces ligamens sont distingués en externe et interne.

Le *ligament latéral externe* s'insère, en haut, sur l'épicondyle, et en bas, sur le ligament annulaire du radius (1). Ses fibres sont divergentes vers le radius, et convergentes vers l'humérus. Il a la forme d'un triangle à base inférieure. Dans l'état frais, il est en partie confondu avec un tendon (2), auquel il correspond en dehors. En dedans, il est uni à la membrane synoviale de l'articulation.

Le *ligament latéral interne* est plus fort, plus beau que le précédent. Ses fibres sont plus étalées inférieurement que les siennes. Il s'insère, en haut, sur l'épitrochlée, tandis qu'en bas il se termine par deux faisceaux distincts sur le côté interne des apophyses coronoïde et olécrâne. En dedans, il est en rapport avec des organes nerveux et vasculaires (3). En dehors, il est uni à la membrane synoviale.

2° *Ligament antérieur.* Très mince, aplati d'avant en arrière, ce ligament recouvre toute la face antérieure de l'articulation. Il s'insère, supérieurement, au-dessus de la cavité coronoïdienne de

(1) Ce ligament ne tient en aucune façon au radius ; s'il en était autrement, la rotation de cet os serait gênée.

(2) Celui du muscle petit supinateur.

(3) Avec le nerf cubital et ses vaisseaux satellites.

l'humérus, et vient se terminer, en bas, sur l'apophyse coronoïde du cubitus, et sur le ligament annulaire du radius. En avant, il est caché par un muscle(1). En arrière, il est uni à la membrane synoviale. Il est formé de fibres de directions variées : les unes, en plus grand nombre, parallèles à l'axe du membre ; les autres qui suivent une marche oblique.

3° *Ligament postérieur*. Beaucoup plus mince que le précédent et presque nul, ce ligament commence au-dessus de la cavité olécrânienne de l'humérus, et vient se terminer sur le sommet de l'olécrâne. En arrière, il est caché par un tendon(2). En avant, il est appuyé sur la membrane synoviale de l'articulation.

Cartilages diarthrodiaux. Ces cartilages n'offrent rien de particulier, sinon que ceux qui appartiennent au cubitus et au radius, se prolongent vers les surfaces qui sont contiguës dans l'articulation radio-cubitale supérieure.

Membrane synoviale. Cette membrane n'est pas exclusivement destinée à l'articulation huméro-cubitale ; elle pénètre aussi dans l'articulation radio-cubitale supérieure. Partie de la face postérieure du ligament antérieur, elle se porte en descendant vers les os de l'avant-bras. En dedans, elle se réfléchit, sans intermédiaire, de ce ligament sur la grande cavité sygmoïde du cubitus, et successivement, de celle-ci, sur le ligament postérieur de l'articulation, sur l'extrémité inférieure de l'humérus et sur le ligament antérieur, lieu d'où je l'ai fait procéder pour cette description. Mais, en dehors, son trajet est un peu plus compliqué : elle descend sur le ligament annulaire du radius, se réfléchit vers le col de cet os, tapisse la partie antérieure de ce col, pénètre dans la petite cavité sygmoïde du cubitus, remonte sur la cavité radiale supérieure, descend en arrière du col du radius, se réfléchit vers la partie postérieure du ligament annulaire de cet os, et ensuite seulement elle revient sur le ligament postérieur de l'articulation.

Dans le fond des cavités olécrânienne et coronoïdienne la membrane synoviale du coude tapisse des pelotons adiposo-cellulaires, que l'on a long-temps considérés comme glanduleux. Elle forme un cul-de-sac remarquable au-dessous du col du radius.

(1) Le brachial antérieur.

(2) Celui du muscle triceps.

Mécanisme. L'articulation huméro-cubitale ne permet que la flexion et l'extension ; toute inclinaison latérale y est empêchée par l'emboîtement réciproque des surfaces qui la forment, emboitement qui a été signalé plus haut. Les ligamens latéraux sont tendus dans l'extension et ils borneraient ce mouvement, si l'olécrâne ne lui servait promptement de limite, en prenant un point d'appui sur la cavité olécrânienne. L'apophyse coronoïde apporte seule des limites à la flexion.

§ 2me. *Articulations des os de l'avant-bras entre eux*, ou *radio-cubitales* (1).

Les os de l'avant-bras se touchent immédiatement à leurs extrémités, tandis qu'ils sont unis à distance dans leur partie moyenne par un ligament inter-osseux. Les articulations radio-cubitales supérieure et inférieure sont des diarthroses de contiguité ; l'articulation radio-cubitale moyenne, si l'on peut appeler articulation la réunion des os de l'avant-bras par le ligament interosseux, est une amphiarthrose à distance. Du reste les trois articulations radio-cubitales appartiennent plus spécialement au genre *trochoïde*, (*ginglyme latéral* des auteurs).

1° *Articulation radio-cubitale supérieure* (2).

L'articulation radio-cubitale supérieure résulte du contact de la circonférence de la tête du radius, et de la petite cavité sygmoïde du cubitus, parties tapissées à cet effet de cartilages diarthrodiaux. Un seul ligament, l'*annulaire du radius*, maintient le contact de ces surfaces osseuses.

Le ligament annulaire du *radius* ne forme pas un anneau complet, comme son nom l'indique ; il en constitue seulement les trois quarts environ. La courbe qu'il forme est con-

(1) On ne doit étudier ces articulations qu'après celles du coude et du poignet, et après avoir isolé l'avant-bras du bras et de la main.

(2) Lorsque le bras a été séparé du tronc, le ligament annulaire qui est tout dans cette articulation s'offre naturellement aux regards.

tinuée par celle de la petite cavité sigmoïde du cubitus. Il entoure le col du radius immédiatement au-dessous de la tête de cet os. Il s'insère sur les deux bords opposés de la petite cavité sigmoïde du cubitus. Par son bord supérieur il reçoit l'insertion des ligamens latéral externe et antérieur de l'articulation du coude. Son bord inférieur est libre.

La membrane synoviale de l'articulation radio-cubitale supérieure est une dépendance de celle du coude. Elle se termine en cul-de-sac sous le ligament annulaire, et tapisse tout le col du radius.

2° *Articulation radio-cubitale moyenne* (1).

L'articulation radio-cubitale moyenne est formée par deux ligamens : la *membrane interosseuse*, et la *corde de Weitbrecht*.

Membrane interosseuse. Cette membrane comble l'espace interosseux, depuis le niveau de la tubérosité bicipitale jusqu'au poignet. Ses bords sont fixés sur les bords correspondans du radius et du cubitus, sur le bord interne du premier, sur le bord externe du second. Son extrémité supérieure concourt avec le ligament suivant à former une ouverture de transmission (2). Son extrémité inférieure est placée immédiatement au-dessus de l'articulation radio-cubitale inférieure. Ses faces antérieure et postérieure servent à quelques insertions (3). La membrane interosseuse présente plusieurs ouvertures de transmission dans son trajet : la plus remarquable et la plus large est placée en bas (4).

Les fibres de ce ligament sont nacrées et dépourvues d'élasticité; elles sont obliques de haut en bas et de dehors en dedans, du radius vers le cubitus.

(1) Rien de particulier pour la préparation du ligament qui constitue cette articulation.

(2) Pour les vaisseaux interosseux postérieurs.

(3) La face antérieure sert à l'insertion de quelques fibres des muscles long fléchisseur propre du pouce et long fléchisseur profond commun des doigts. La face postérieure a des adhérences avec le muscle grand abducteur, avec les deux extenseurs du pouce et avec celui de l'index.

(4) Cette ouverture inférieure laisse passer d'avant en arrière la fin des vaisseaux et nerf interosseux antérieurs; les autres sont réservées aux vaisseaux perforans de l'avant-bras.

Corde de Weitbrecht, (*ligament rond* des auteurs). Ce ligament est placé à la partie supérieure de l'espace interosseux; c'est un faisceau alongé et aplati, tendu entre la partie externe de l'apophyse coronoïde du cubitus et la tubérosité bicipitale du radius. Il est dirigé obliquement en bas et en dehors, en sens inverse des fibres du ligament interosseux. Il sépare la partie supérieure de l'espace interosseux en deux ouvertures secondaires, la supérieure comblée par du tissu cellulaire, l'inférieure destinée à des vaisseaux (1).

3° *Articulation radio-cubitale inférieure* (2).

Cette articulation est formée par la tête du cubitus et par la cavité sigmoïde du radius, parties revêtues de cartilages diarthrodiaux. Un seul ligament appelé *triangulaire*, et une petite membrane synoviale complètent tout l'appareil de cette articulation.

Ligament triangulaire. Ce ligament est triangulaire, comme son nom l'indique. Il est placé horizontalement à la partie inférieure de l'articulation radio-cubitale inférieure. Sa base est fixée sur le bord qui sépare la cavité sigmoïde de la grande cavité inférieure du radius. Son sommet s'insère sur l'angle de séparation de la tête et de l'apophyse styloïde du cubitus. Sa face inférieure continue, en dedans, avec le plan de la cavité articulaire inférieure du radius, concourt à l'articulation du poignet et s'y trouve en rapport spécial avec l'os pyramidal. Sa face supérieure est contiguë à la partie inférieure de la tête du cubitus. Ce ligament est formé de matière cartilagineuse, et est beaucoup plus épais en dedans, en avant et en arrière, que près du radius; il n'est même pas rare de le trouver percé d'une ouverture dans le dernier point, ouverture qui met en communication les articulations radio-cubitale inférieure et radio-carpienne.

La membrane synoviale de l'articulation radio-cubitale inférieure est très simple. Elle est distincte de la membrane synoviale

(1) Les vaisseaux interosseux postérieurs.

(2) Pour étudier cette articulation, séparez le radius et le cubitus supérieurement, coupez le ligament interosseux, puis écartez les os de l'avant-bras en bas, sans couper le ligament triangulaire.

radio-carpienne, ou continue avec elle, suivant que le ligament précédent est complet, ou qu'il présente une ouverture dans le point indiqué.

4°. *Mécanisme des articulations radio-cubitales.*

Les articulations radio-cubitales sont exclusivement destinées à la rotation; le radius y est seul mobile; tandis que le cubitus, engrené supérieurement avec la poulie de l'humérus, n'est et ne peut être que le centre du mouvement. Vicq-d'Azir s'est trompé, quand il a avancé que le cubitus était pour quelque chose dans les mouvemens des os de l'avant-bras l'un sur l'autre.

Supérieurement, le radius tourne autour de son axe propre sur la petite tête de l'humérus(1) et dans l'anneau osséo-fibreux qui entoure son col; tandis qu'en bas il pivote autour du cubitus qui devient à son tour l'axe de la rotation. Dans ses mouvemens tantôt le radius se porte en avant, (*mouvement de pronation*); tantôt, il se porte en arrière, (*mouvement de supination*). La main est toujours entraînée dans ces mouvemens opposés, comme on le verra plus loin.

Dans la pronation, la face antérieure de l'avant-bras devient interne; le radius est croisé en avant avec le cubitus; et l'espace interosseux est presque effacé.

Dans la supination, la face antérieure de l'avant-bras reprend sa direction normale: les os de cette partie deviennent parallèles l'un à l'autre; et l'espace interosseux a le plus de largeur possible.

ARTICLE QUATRIÈME.

Articulations de la main.

Les articulations de la main sont celles qui réunissent cette partie du membre thoracique à l'avant-bras, et celles qui résultent du contact des divers os qui la composent elle-même.

(1) On conçoit l'avantage qui résulte pour la rotation du radius, de l'appui qu'il trouve sur la convexité de la petite tête de l'humérus.

§ 1er. *Articulation du poignet* ou *radio-carpienne* (1).

L'articulation radio-carpienne est une *arthrodie vague*, constituée par les os de la première rangée du carpe, et par ceux de l'avant-bras.

Les os de l'avant-bras ne concourent pas tous les deux également à l'articulation radio-carpienne; le radius s'y trouve presque seul; le cubitus en est séparé par le ligament triangulaire de l'articulation radio-cubitale inférieure. Quoi qu'il en soit, l'avant-bras fournit pour l'articulation du poignet une cavité beaucoup plus étendue de dehors en dedans que dans tout autre sens, dont le bord antérieur est un peu moins saillant que le postérieur, et dont le plan est légèrement incliné de dehors en dedans et de bas en haut.

Trois os seulement de la première rangée du carpe, le *scaphoïde*, le *semi-lunaire* et le *pyramidal* entrent dans la composition de l'articulation qui nous occupe. Réunis, comme on le verra plus loin, par des *cartilages interosseux*, ces os offrent une surface convexe beaucoup plus étendue transversalement que d'avant en arrière, et d'une forme assez analogue à celle d'un condyle. La ligne de jonction des surfaces qui constituent l'articulation radio-carpienne décrit une courbe à concavité inférieure, étendue d'une apophyse styloïde à l'autre, et plus prolongée en dehors qu'en dedans.

Quatre ligamens lâches, des cartilages diarthrodiaux fort simples et une membrane synoviale servent à maintenir en rapport les surfaces articulaires précédentes, et à leur donner le poli nécessaire aux mouvemens.

1° *Ligament latéral externe.* Fixé sur l'apophyse styloïde du radius supérieurement, sur la face externe du scaphoïde inférieurement, ce ligament est peu distinct des parties fibreuses voisines. Il se continue du côté du carpe avec le ligament externe de l'articulation des deux rangées de cette région. En dehors, il est en rapport avec la coulisse tendineuse externe du poignet (2).

(1) La préparation de cette articulation n'offre rien de spécial; étudiez-la d'abord à l'extérieur, et terminez par l'examen de ses parties intérieures.

(2) Celle des tendons des muscles grand abducteur et petit extenseur du pouce.

En dedans, il est uni à la membrane synoviale de l'articulation.

2° *Ligament latéral interne.* Aussi peu distinct que le précédent, ce ligament procède du sommet de l'apophyse styloïde du cubitus, et va se terminer sur le côté interne de l'os pyramidal, en se continuant avec le ligament interne de l'articulation des deux rangées du carpe. En dedans, il est en rapport avec la coulisse tendineuse interne du poignet (1). En dehors, il est uni à la membrane synoviale.

3° *Ligament antérieur.* Aplati et plus large que les précédens, ce ligament s'insère en haut sur le bord antérieur de la cavité articulaire du radius. De là il se porte en bas et en dedans, et se termine sur la partie antérieure de la première rangée du carpe. Ses fibres sont nacrées et parallèles les unes aux autres. Il est beaucoup plus fort que les précédens et se continue, comme eux, avec le ligament correspondant de l'articulation des deux rangées du carpe. En avant, il est en rapport avec les tendons des muscles fléchisseurs de la main et des doigts. En arrière, il est uni à la membrane synoviale de l'articulation.

4° *Ligament postérieur.* De même forme que le précédent, à peu près de même force que lui, et obliquement dirigé comme lui, ce ligament s'insère supérieurement sur le bord postérieur de la cavité articulaire du radius, en se continuant avec le tissu fibreux des gaines tendineuses postérieures du poignet, et il va se terminer inférieurement sur la face postérieure de la première rangée du carpe, en s'identifiant avec le ligament postérieur de l'articulation de cette rangée avec la seconde. Il est couvert en arrière par les tendons des muscles extenseurs de la main et des doigts. En avant, il est uni à la membrane synoviale de l'articulation.

Synoviale. Cette membrane est ordinairement très simple; mais par fois, elle se continue, en haut, avec la synoviale de l'articulation radio-cubitale inférieure, et, en bas, avec celle des articulations carpiennes, lorsque les cartilages triangulaire du cubitus et interosseux des articulations carpiennes supérieures sont incomplets. Son trajet n'offre rien de spécial: dans l'état ordinaire, elle revêt tous les élémens de l'articula-

(1) Celle du tendon du muscle cubital postérieur.

tion radio-carpienne par leur face articulaire, si l'on peut s'exprimer ainsi.

Mécanisme. L'articulation radio-carpienne permet des mouvemens très étendus de flexion, d'extension, d'inclinaison latérale et de circumduction.

L'extension présente ceci de remarquable dans l'articulation qui nous occupe, qu'elle est presque aussi étendue que la flexion, et surtout qu'elle dépasse le point où l'axe de la main et celui de l'avant-bras se confondent ensemble. Le peu de profondeur de la cavité anti-brachiale, l'état de laxité des ligamens qui concourent à cette articulation, expliquent suffisamment cette grande étendue de tous les mouvemens. Mais qu'on ne s'y trompe pas, quoique très lâche, l'articulation radio-carpienne est moins mobile qu'il semble au premier abord ; en effet, les mouvemens de la partie supérieure de la main qu'on lui attribue presque exclusivement, ne lui appartiennent qu'en partie, ils se passent également entre les deux rangées du carpe.

Sans parler ici de toute l'importance chirurgicale(1) de la donnée physiologique précédente, on comprend que partagés ainsi entre deux articulations voisines, les mouvemens de la main fatiguent moins les ligamens de ces articulations, et que, de la sorte, les chances de rupture de ces ligamens, et celles des déplacemens qui en seraient la conséquence sont singulièrement diminuées.

La constitution de l'articulation radio-carpienne presque uniquement par le radius du côté de l'avant-bras, rend la main satellite de cet os, dans tous ses mouvemens de rotation ; de sorte que la pronation et la supination, ainsi qu'on l'a déjà vu, appartiennent à la main autant au moins qu'à l'avant-bras. Le radius est véritablement le manche de la main, *manubrium manûs*, comme on l'a dit.

§ 2e. *Articulations propres de la main.*

Les articulations propres de la main appartiennent spécialement au carpe, au métacarpe, et aux doigts, ou bien elles réunissent ensemble le carpe et le métacarpe, le métacarpe et les doigts.

(1) Voyez, à cet égard, mon anat. top. 2e. édit. p. 546.

1° *Articulations carpiennes* (1).

Toutes les articulations du carpe, excepté celle de la tête du grand os avec le scaphoïde et le semi-lunaire, sont des *arthrodies serrées planiformes ;* l'articulation de la tête du grand os est une *énarthrose.*

Les articulations carpiennes sont de trois sortes : celles de la première rangée ; celles de la seconde rangée; celles de la première rangée avec la seconde.

Articulations carpiennes de la première rangée.

Ces articulations sont de deux espèces : 1° celle de l'os pisiforme avec le pyramidal ; 2° celles du pyramidal avec le semi-lunaire et du semi-lunaire avec le scaphoïde. La première, plus antérieure que les autres et placée hors de rang, est une *arthrodie* assez lâche. Les secondes, beaucoup plus serrées, sont *semi-arthrodiales* et *semi-amphiarthrodiales.*

L'articulation de l'os pisiforme avec le pyramidal est formée par deux facettes tout-à-fait planes et cartilagineuses. Plusieurs fibres irrégulières, quelquefois subdivisées en ligamens distincts, d'autres fois réunies en une sorte de capsule fibreuse, entourent l'articulation, et maintiennent en contact les os qui la constituent. Cette petite jointure possède une membrane synoviale particulière.

Les articulations du scaphoïde avec le semi-lunaire et du semi-lunaire avec le pyramidal, sont amphiarthrodiales supérieurement, du côté de l'articulation radio-carpienne, et arthrodiales inférieurement. Deux cartilages inter-articulaires interposés dans le premier point aux surfaces latérales de ces os et insérés, à la fois, sur les unes et sur les

(1) On ne peut pas bien étudier sur une seule main toutes les articulations du carpe ; trois pièces sont nécessaires pour les représenter toutes d'une manière convenable : une sur laquelle les os de la première rangée et leurs ligamens ont été seuls conservés ; une autre, qui présente la même préparation pour les os de la rangée métacarpienne ; une troisième enfin, qui comprend le carpe tout entier, et sur laquelle on a préparé l'articulation de la première et de la seconde rangées de cette partie.

autres, séparent la cavité de ces petites articulations de celle de l'articulation du poignet. En haut, ces cartilages concourent à l'articulation précédente, et sont en rapport avec la membrane synoviale qui lui appartient. En bas, ils correspondent à la membrane synoviale carpienne. Leur hauteur n'a pas plus d'une ligne.

Indépendamment de ces cartilages qui établissent une continuité entre les trois premiers os du carpe, deux ligamens *dorsaux* et deux *palmaires* transversalement dirigés, fortifient encore les articulations de ces os. Le premier se porte du scaphoïde au semi-lunaire; le second est étendu du semi-lunaire au pyramidal.

Articulations carpiennes de la seconde rangée.

Ces articulations sont moins compliquées que les précédentes; toutes sont placées sur le même niveau; et toutes aussi sont de simples *arthrodies serrées.* Trois ligamens *dorsaux,* trois ligamens *palmaires* et quelques *fibres interosseuses,* assurent les rapports des quatre os contigus. Les ligamens dorsaux et palmaires sont transversalement dirigés : l'un d'eux se porte du trapèze au trapézoïde; un autre va du trapézoïde au grand os; le dernier est tendu entre le grand os et l'os crochu. Les fibres interosseuses sont peu importantes, on ne les rencontre guères qu'entre le trapézoïde et le grand os, entre celui-ci et l'os crochu.

Articulation des deux rangées du carpe entre elles.

Cette articulation est une combinaison compliquée de l'*énarthrose* et de l'*arthrodie planiforme;* et par une circonstance remarquable de sa structure, l'énarthrose y est comprise entre deux arthrodies. L'énarthrose résulte de la réception de la tête du grand os dans la cavité formée à la fois par le scaphoïde et le semi-lunaire. Les arthrodies sont constituées en dehors par le scaphoïde, le trapèze et le trapézoïde; en dedans, par le semi-lunaire, le pyramidal et l'os crochu. La surface articulaire de la tête du grand os offre encore ceci de remarquable, qu'elle est plus prolongée en arrière qu'en avant (1).

(1) Cette disposition indique *à priori,* que l'articulation qui nous occupe est plus favorable à l'extension qu'à la flexion de la main.

Quatre ligamens principaux fortifient cette articulation : deux latéraux ; un antérieur et un postérieur ; ligamens très lâches en comparaison de ceux qui appartiennent aux articulations des os de la première et de la seconde rangées du carpe.

Ligamens latéraux. Le ligament latéral externe se porte du scaphoïde au trapèze ; l'interne s'insère à la fois sur le pyramidal et sur l'os crochu.

Ligamens antérieur et *postérieur.* Ces ligamens sont plus larges et plus forts que les précédens ; ils naissent des faces antérieure ou postérieure des os de la première rangée, et se rendent obliquement en bas et en dedans, vers les faces correspondantes des os de la seconde rangée du carpe.

Tous les ligamens que je viens de décrire se confondent à leur insertion supérieure avec ceux de l'articulation radio-carpienne. Les ligamens latéraux appartiennent plus spécialement aux arthrodies externe et interne ; tandis que les ligamens antérieur et postérieur sont plutôt destinés à l'énarthrose de l'articulation à laquelle ils concourent.

Membranes synoviales carpiennes.

A l'exception de l'articulation des os pyramidal et pisiforme, toutes les articulations carpiennes sont revêtues par la même membrane synoviale. Que dis-je, même ? cette membrane n'est pas bornée à ces seules articulations : elle pénètre encore dans l'articulation carpo-métacarpienne et dans les articulations latérales des quatre derniers os du métacarpe.

Cette membrane synoviale compliquée tapisse de toutes parts les surfaces de l'articulation des deux rangées du carpe entre elles ; puis de là elle envoie, supérieurement, deux prolongemens, l'un, entre le scaphoïde et le semi-lunaire ; l'autre, entre le semi-lunaire et le pyramidal ; tandis qu'en bas, elle en fournit trois autres qui descendent, entre le trapèze et le trapézoïde, entre celui-ci et le grand os, entre le grand os et l'os crochu. Les prolongemens supérieurs de la membrane synoviale carpienne se terminent en cul-de-sacs sur le cartilage interosseux des articulations carpiennes supérieures. Le prolongement que la même membrane envoie entre l'os crochu et le grand os se termine souvent en cul-de-sac, près de l'articulation carpo-métacarpienne, tandis que les deux autres établissent constamment une continuité entre la membrane synoviale carpienne et celle des articulations carpo-métacarpienne et métacarpiennes qui ont été indiquées.

Quelquefois la membrane synoviale carpienne est continue avec celle de l'articulation radio-carpienne, comme il a été déjà dit à l'occasion de celle-ci. Il peut même arriver qu'elle soit unie médiatement avec la membrane synoviale de l'articulation radio-cubitale inférieure, lorsque le cartilage de cette articulation est incomplet.

Mécanisme des articulations carpiennes.

Ce qui a été dit précédemment de la disposition des articulations carpiennes, suffit presque à l'intelligence des mouvemens qui peuvent être exécutés par ces remarquables articulations. Celles des os de la première rangée, celles des os de la seconde rangée sont très serrées, et permettent seulement quelques mouvemens obscurs et peu importans, sous le rapport du mécanisme de la main; mais il n'en est pas de même de l'articulation des deux rangées entre elles. Cette articulation, en effet, est non seulement susceptible de mouvemens étendus de flexion, d'extension, d'inclinaison latérale et de circumduction; mais encore elle combine son action avec celle de l'articulation radio-carpienne, pour produire les mouvemens du poignet, mouvemens que l'on attribue trop exclusivement à l'articulation radio-carpienne, et qui appartiennent en réalité à cette articulation et à celle des deux rangées du carpe.

Cette circonstance du mécanisme de l'articulation qui nous occupe est de la plus haute importance, comme je l'ai déjà fait remarquer; elle permet de concevoir que la main exécute supérieurement des mouvemens aussi étendus que ceux dont nous sommes témoins à chaque instant, sans que cela nuise le moins du monde à la solidité de son articulation supérieure.

Du reste, l'extension est un peu plus étendue que la flexion dans l'articulation moyenne du carpe.

2° *Articulations carpo-métacarpiennes* (1).

Ces articulations résultent du contact des facettes inférieures des os de la seconde rangée du carpe, et de celles que présentent supérieurement les os métacarpiens. Ce sont des *arthrodies* de deux espèces : l'articulation carpo-métacarpienne du premier os métacarpien est une *arthrodie vague* ; les autres sont des *arthrodies très-serrées*.

Articulation carpo-métacarpienne du premier os métacarpien.

Cette articulation résulte du contact du trapèze et de la partie supérieure du premier os métacarpien. Les surfaces par lesquelles ces os se correspondent ne sont pas planiformes : le trapèze offre une sorte de *condyle*, dont la convexité est dirigée dans l sens antéro-postérieur ; tandis que le premier métacarpien est concave dans la même direction.

Une petite capsule fibreuse fortifie cette articulation ; elle s'insère, d'un côté, sur le contour de la surface du trapèze, et de l'autre, sur l'extrémité supérieure du premier métacarpien. Ses fibres ne sont pas toujours très serrées les unes contre les autres ; par fois elles laissent entre elles des espaces assez larges à travers lesquels on découvre la membrane synoviale.

Enfin cette articulation est pourvue d'une membrane synoviale particulière, très humide de synovie.

Articulation carpo-métacarpienne des quatre derniers métacarpiens.

Cette articulation est fort compliquée : le trapézoïde, le grand os, l'os crochu et une facette du trapèze y concourent du côté du carpe ; l'extrémité supérieure des quatre derniers métacarpiens s'y trouve du côté opposé. Le second métacarpien est contigu au trapézoïde, un peu au grand os et moins encore

(1) On doit étudier ces articulations après les précédentes ; leur préparation n'offre d'ailleurs rien de spécial.

au trapèze. Le troisième ne touche que le grand os. Le quatrième a des rapports, à la fois, avec l'os crochu et avec le grand os, surtout avec le premier. Enfin le cinquième ne s'articule qu'avec l'os crochu.

Les surfaces des os qui se réunissent dans les quatre dernières articulations carpo-métacarpiennes sont planes; la ligne suivant laquelle elles se touchent est peu sinueuse et sensiblement transversale, excepté au niveau du trapézoïde. Dans ce dernier point, en effet, la ligne articulaire est un peu déprimée en une mortaise à laquelle concourent le trapézoïde, le grand os et le trapèze.

La hauteur de cette articulation est indiquée, en dedans de la main, par la saillie de l'extrémité supérieure du cinquième os du métacarpe, saillie placée un peu au-dessous d'elle.

Des ligamens nombreux, au nombre de dix-sept ordinairement, fortifient cette articulation; ils sont distingués en *dorsaux* et en *palmaires*. En général, on peut établir en règle, que les os métacarpiens reçoivent d'autant plus de ligamens des os du carpe, qu'ils correspondent immédiatement à un plus grand nombre de ces os.

Ainsi, le deuxième métacarpien, qui touche à la fois le trapèze, le trapézoïde et le grand os, reçoit de chacun d'eux un ligament *dorsal* et un ligament *palmaire*. Le ligament qui lui vient du trapézoïde est perpendiculaire; les deux autres sont obliques, celui du trapèze en bas et en dedans, celui du grand os en sens inverse.

Le troisième métacarpien ne touche que lé grand os, et il en reçoit un ligament *dorsal* et un autre *palmaire*. Cet os du métacarpe fait cependant exception, sous le rapport des ligamens qu'il reçoit, à la règle que j'ai posée primitivement; car, indépendamment des deux ligamens qui viennent d'être cités, il en reçoit encore trois autres: deux *palmaires*, qui viennent de la gaîne trapézienne du tendon du muscle grand palmaire et de l'os crochu; un autre *interosseux*, qui est placé entre le troisième et le quatrième métacarpien, et qui, par un trajet tout-à-fait vertical, se porte de la partie interne et inférieure du grand os, vers l'intervalle raboteux qui est placé entre les deux facettes internes du troisième métacarpien.

Le quatrième métacarpien est pourvu de deux ligamens *dor-*

saux et de deux *palmaires*, l'un qui procède obliquement du grand os, l'autre qui descend verticalement de l'os crochu. Le cinquième métacarpien ne s'articule qu'avec l'os crochu, et il en reçoit un ligament *dorsal* et un *palmaire*.

La membrane synoviale de l'articulation carpo-métacarpienne des quatre derniers os du métacarpe n'offre rien de particulier ; elle est continue avec celle des articulations carpiennes et métacarpiennes supérieures, comme il a déjà été dit précédemment.

Mécanisme des articulations carpo-métacarpiennes.

L'articulation carpo-métacarpienne du premier métacarpien est remarquable par sa mobilité ; les autres sont, au contraire, aussi peu mobiles que possible. La première permet des mouvemens de *flexion*, d'*extension*, d'*abduction*, d'*adduction*, de *circumduction* et d'*opposition*. Ce dernier mouvement, intermédiaire à la flexion et à l'adduction, est un des plus importans dans le mécanisme de la main : c'est par lui que le pouce est opposé aux autres doigts, et que la main jouit du précieux avantage de pouvoir saisir et embrasser exactement les corps extérieurs.

3°. *Articulations métacarpiennes.*

Les os du métacarpe s'articulent ensemble par leurs extrémités supérieure et inférieure ; dans leur partie moyenne, ils sont séparés par les espaces interosseux de la main. Aussi distingue-t-on leurs articulations en supérieures et en inférieures. Les premières sont des *arthrodies serrées* ; les dernières sont des *amphiarthroses à distance*.

Articulations métacarpiennes supérieures.

Ces articulations n'existent, à vrai dire, qu'entre les quatre derniers métacarpiens, et sont constituées par les facettes planes que ces os présentent latéralement. Toutefois le premier métacarpien est un peu réuni au second, au moyen d'un petit ligament interosseux qui passe transversalement de l'un à l'autre. Sans compter le faisceau précédent, trois ligamens *dorsaux*, trois ligamens *palmaires*, et quelques *fibres interosseuses irrégulières* maintiennent ces articulations.

Dorsaux ou palmaires, les ligamens qui nous occupent sont tous transversalement dirigés, un du second au troisième, un autre du troisième au quatrième, le dernier du quatrième au cinquième métacarpiens.

Le ligament interosseux, qui réunit les deux premiers métacarpiens, est arrondi et très lâche ; on le trouve constamment.

Membrane synoviale. Cette membrane est une dépendance de la membrane synoviale carpienne, comme il a été déjà dit plus haut.

Articulations métacarpiennes inférieures.

Ces articulations n'appartiennent qu'aux quatre derniers os du métacarpe ; le premier est tout-à-fait séparé des autres par son extrémité inférieure. Les os du métacarpe sont placés à distance dans ces articulations, le ligament *métacarpien transverse inférieur* les réunit seulement ensemble.

Couché en avant sur les têtes des quatre derniers os métacarpiens, le ligament métacarpien transverse inférieur s'insère sur la face palmaire du ligament antérieur des articulations métacarpo-phalangiennes, et seulement par l'intermédiaire de ce ligament aux parties latérales des têtes métacarpiennes. Sa face postérieure est confondue avec ces ligamens ; l'antérieure, déprimée en gouttière, au niveau de chaque doigt, forme le commencement de la coulisse des tendons fléchisseurs de ceux-ci. Ce ligament ferme inférieurement les quatre derniers espaces interosseux. Ses fibres sont différentes les unes des autres sous le rapport de la longueur : les superficielles mesurent toute l'étendue du ligament ; les profondes se rendent d'un os métacarpien à celui qui lui est contigu.

Mécanisme des articulations métacarpiennes.

Les articulations métacarpiennes supérieures sont très serrées; elles permettent à peine quelques glissemens en avant et en arrière ; celle qui réunit le quatrième et le cinquième métacarpiens est seule un peu plus lâche que les autres.

Les derniers os du métacarpe sont susceptibles, dans les articulations qui nous occupent, d'une sorte de mouvement borné d'opposition, mouvement plus prononcé pour le cinquième que pour les autres, et qui concourt, dans certains cas, à augmenter la concavité transversale de la paume de la main.

4° *Articulations métacarpo-phalangiennes* ou *métacarpo-digitales* (1).

Les articulations métacarpo-phalangiennes sont des *énarthroses :* pour les constituer, une tête un peu plus alongée d'avant en arrière que transversalement, appartenant aux os du métacarpe, est reçue dans une cavité superficielle de l'extrémité supérieure des premières phalanges des doigts. Trois ligamens, un antérieur, les deux autres latéraux, maintiennent ces parties en contact ; tandis qu'une membrane synoviale est chargée par sa secrétion d'entretenir le poli des lames cartilagineuses qui revêtent les surfaces contiguës.

Ligament antérieur. De forme à peu près quadrilatère, ce ligament recouvre toute la partie antérieure de l'articulation. En haut, il est uni très faiblement à l'os du métacarpe, tandis qu'en bas il se fixe solidement à la phalange correspondante. Latéralement, il s'insère sur les ligamens latéraux de l'articulation. Sa face antérieure, confondue avec le ligament métacarpien transverse, offre une concavité pour recevoir les tendons fléchisseurs des doigts. Sa face postérieure est concave également, de manière à embrasser la partie antérieure de l'articulation.

Ce remarquable ligament est plus épais sur les côtés que vers sa partie moyenne. Il est formé d'un tissu fibro-cartilagineux. ses fibres sont transversales ou croisées en sautoir ; plus souvent elles affectent la première direction. Deux petits os sésamoïdes se développent avec l'âge dans ses parties latérales.

(1) La seule partie de cette articulation dont l'étude offre quelque difficulté, c'est le ligament antérieur. Pour le bien voir, il faut désunir les os, en coupant ce ligament tantôt près de la phalange, en le laissant uni à l'os du métacarpe, et tantôt près de l'os du métacarpe en le laissant adhérer à la phalange.

Ligamens latéraux. Placés par exception, comme dans les articulations ginglymoïdales, un peu plus près du sens de la flexion que de celui de l'extension, très forts et bien dessinés, ces ligamens se portent obliquement en bas et en avant, de la partie latérale de la tête de l'os du métacarpe, vers les côtés de l'extrémité supérieure de la première phalange des doigts. Ils sont formés de fibres parallèles. En avant, ils sont unis au ligament précédent. En arrière, ils sont en rapport avec la membrane synoviale. En dehors, ils sont en contact avec les tendons des muscles adducteurs ou abducteurs des doigts.

Membrane synoviale. Cette membrane est fort lâche; elle forme un cul-de-sac très prolongé entre le ligament antérieur de l'articulation et le col de l'os du métacarpe, et constitue le seul moyen d'union immédiate entre cet os et le bord supérieur du ligament indiqué.

Mécanisme. Les articulations métacarpo-phalangiennes permettent des mouvemens très étendus de flexion, d'extension, d'adduction, d'abduction et de circumduction. L'extension est bornée par la tension des ligamens latéraux; mais la flexion va très loin. La faible adhérence du ligament antérieur de l'articulation à la tête de l'os du métacarpe facilite la flexion, et lui permet de dépasser les limites ordinaires; elle rend surtout facile l'extension du métacarpe sur les doigts, lorsque la main se meut de son extrémité anti-brachiale vers son extrémité digitée. Du reste, il ne faudrait pas que ce mouvement allât trop loin, car la tête métacarpienne passerait sous le bord supérieur du ligament antérieur, et il en résulterait une luxation d'autant plus difficile à réduire que ce ligament demeurerait alors interposé aux parties déplacées (1).

Chez le vieillard, la mobilité de l'articulation métacarpo-phalangienne est un peu limitée par les os sésamoïdes, et par la rigidité qu'ils communiquent au ligament antérieur de l'articulation.

5° *Articulations digitales* ou *phalangiennes* (2).

Les articulations phalangiennes sont des *ginglymes parfaits*

(1) M. le docteur Pailloux a signalé cette cause de difficulté dans la réduction des luxations métacarpo-phalangiennes des doigts.

(2) On ne voit bien le ligament antérieur de ces petites articulations,

dans lesquels les surfaces osseuses sont entrelacées, comme dans l'articulation du coude. La phalange supérieure fournit toujours, pour cette articulation, deux petits condyles séparés par une gorge peu profonde ; tandis que la phalange inférieure lui correspond à la faveur de deux petites cavités séparées par une crête antéro-postérieure. Toutes ces parties sont revêtues de cartilages diarthrodiaux et disposées de telle sorte, que les condyles de la phalange supérieure sont reçus dans les deux cavités de la phalange inférieure et réciproquement, que la gorge de la première reçoit la crête de la seconde.

Trois ligamens disposés comme ceux des articulations métacarpo-phalangiennes et une membrane synoviale forment le reste de l'appareil de ces petites articulations.

Les ligamens latéraux sont placés beaucoup plus près de la partie antérieure que de la partie postérieure de ces articulations.

Le ligament antérieur est aplati du côté de l'articulation, et plus adhérent à la phalange inférieure qu'à la supérieure. Il est tout-à-fait semblable, en petit, au ligament antérieur de l'articulation métacarpo-phalangienne ; seulement les os sésamoïdes s'y développent beaucoup plus tard.

La membrane synoviale n'offre rien de spécial.

Du reste, qu'elles aient lieu entre les phalanges et les phalangines, entre celles-ci et les phalangettes, qu'on les observe sur un doigt ou sur un autre, ces articulations offrent toujours la même organisation.

Mécanisme. Les articulations phalangiennes ne permettent que la flexion et l'extension ; l'entrelacement de leurs surfaces et la brièveté des ligamens latéraux, empêchent tout mouvement de latéralité. La flexion y est fort étendue. L'extension, au contraire, bornée par la tension croissante des ligamens latéraux, ne va guère au-delà du point vers lequel l'axe de la phalange supérieure se continue avec celui de la phalange inférieure.

qu'en séparant les deux phalanges contiguës et le laissant adhérer à l'une d'elles. Les ligamens latéraux n'ont pas besoin de cette préparation.

CHAPITRE DEUXIÈME.

Articulations des membres abdominaux.

Ces articulations se rapportent à la hanche, à la cuisse, à la jambe et au pied.

Nous n'avons pas à nous occuper ici des articulations de la hanche, il en a été question à l'occasion du bassin.

ARTICLE PREMIER.

Articulation de la cuisse, ou *coxo-fémorale* (1).

L'articulation coxo-fémorale est une *énarthrose* des plus parfaites. Elle réunit la première et la deuxième sections du membre abdominal. La cavité cotyloïde de l'os coxal, et la tête du fémur en sont les seuls élémens osseux.

Sans doute on se rappelle la profondeur de la cavité cotyloïde, sa direction en dehors, en avant, et un peu en bas, sa surface lisse partout, excepté vers sa partie la plus profonde, les trois échancrures de sa marge, l'interne très prononcée, l'antérieure superficielle, la postérieure plus superficielle encore. Sans doute on n'a pas oublié non plus la saillie plus qu'hémisphérique de la tête du fémur, sa surface lisse, la dépression de sa partie supérieure et interne, la longueur du col qui la supporte, et la direction de ces deux parties en haut et en dedans.

Une capsule fibreuse, un ligament inter-articulaire, un bourrelet cotyloïdien, des cartilages diarthrodiaux et une membrane synoviale, complètent avec ces parties tout l'appareil articulaire.

Capsule fibreuse. Cette capsule est la plus forte des membranes de ce genre. Elle forme, comme partout ailleurs, un sac qui embrasse complètement les extrémités articulaires des deux os.

(1) Etudiez d'abord la capsule de cette articulation ; coupez ensuite circulairement cette partie, pour constater ses variétés d'épaisseur, pour voir le ligament inter-articulaire, et pour étudier le bourrelet cotyloïdien. Enfin terminez par l'examen du trajet de la membrane synoviale.

Elle s'insère, supérieurement, sur le pourtour de la cavité cotyloïde, excepté au niveau de l'échancrure interne de cette cavité, sur l'épine iliaque antérieure et inférieure, et même un peu sur la partie externe du bourrelet cotyloïdien. En bas, elle se termine sur la base du col du fémur antérieurement, et sur le milieu de ce col en arrière; mais sur ce dernier point elle ne prend aucune insertion; elle présente seulement une arcade fibreuse sous laquelle on aperçoit un repli de la membrane synoviale.

Ce ligament est beaucoup moins lâche que celui de l'articulation scapulo-humérale. Il est mince en dedans et en arrière, et très épais en haut et en dehors. Au niveau de l'épine iliaque antérieure et inférieure, il offre quelquefois deux ou trois lignes d'épaisseur, parce qu'il est fortifié par un faisceau fibreux spécial qui descend de cette épine vers lui. En dehors, il est en rapport avec une foule de muscles (1). En dedans, il est intimement uni à la membrane synoviale de l'articulation.

Ligament inter-articulaire, ligament intérieur, (*ligament rond* des auteurs). Ce ligament occupe l'intérieur de l'articulation, étendu de la tête du fémur à la cavité cotyloïde. Il a plutôt la forme d'un triangle à base appuyée sur la cavité cotyloïde que celle d'un faisceau arrondi, comme l'indiquerait sa dénomination de *ligament rond*. Il se fixe, supérieurement, sur l'enfoncement du sommet de la tête du fémur, et en bas, sur les deux bords de l'échancrure interne de la cavité cotyloïde, au moyen de deux faisceaux distincts réunis par la membrane synoviale. Arrondi vers le fémur, le ligament inter-articulaire est aplati du côté de l'os coxal. La membrane synoviale le recouvre de toutes parts. Une de ses faces, la supérieure, est contiguë à la cavité cotyloïde; l'autre, l'inférieure, est appliquée sur la tête du fémur.

Ce ligament est très fort et formé de fibres albuginées longitudinales. Il manque quelquefois, soit primitivement, soit par le fait de quelque maladie.

(1) En haut et en avant, le faisceau qui résulte de l'union des muscles psoas et iliaque et la bourse muqueuse sous-jacente à ces derniers; en haut et en dehors, le tendon courbe du muscle droit antérieur de la cuisse et le petit fessier; en arrière, le pyramidal, les deux obturateurs, les jumeaux et le carré; en dedans, le pectiné.

Bourrelet cotyloïdien (ligament cotyloïdien des auteurs). Improprement qualifié du nom de ligament, uniquement destiné à augmenter la profondeur de la cavité cotyloïde, le bourrelet cotyloïdien est appuyé sur le pourtour de cette cavité, et y représente un cercle complet. Il a la forme d'un prisme triangulaire. Une de ses faces est adhérente à l'os; une autre, l'interne, est libre et continue avec la surface cartilagineuse de la cavité cotyloïde; la troisième, l'externe, libre en grande partie, reçoit, près de sa base, quelques insertions de la capsule fibreuse. Un de ses bords forme, à l'état frais, la marge de la cavité cotyloïde.

Le bourrelet cotyloïdien est plus élevé au niveau des échancrures antérieure et postérieure de la cavité cotyloïde que partout ailleurs, de manière à les effacer à la faveur de cette disposition. Toutefois, il ne comble pas toutes ces échancrures également, il se borne à convertir l'interne en un trou de transmission.

Le bourrelet cotyloïdien est formé de fibres spiroïdes qui naissent de tous les points du bord de la cavité cotyloïde, se contournent autour de l'axe de ce bourrelet, et viennent se terminer sur l'os plus ou moins loin du lieu de leur origine.

Membrane synoviale et *cartilages diarthrodiaux*. La membrane synoviale de l'articulation coxo-fémorale offre une disposition très simple; de la tête du fémur elle se réfléchit sur le ligament inter-articulaire qu'elle entoure d'une gaîne complète; ensuite elle abandonne ce ligament pour le fond de la cavité cotyloïde, tapisse toute cette cavité, passe sur le bord tranchant et sur la face externe du bourrelet cotyloïdien, se réfléchit sur la face interne de la capsule, la suit jusqu'à ses adhérences fémorales, se réfléchit de ce point sur le col du fémur, et revient ainsi sur la tête de cet os d'où je l'ai supposée partir.

Au fond de la cavité cotyloïde la membrane synoviale est appuyée sur un gâteau cellulo-graisseux considérable, qui a été long-temps regardé comme une glande synoviale, et qui n'a rien moins que la structure glandulaire.

Variétés. En haut et en avant, l'articulation coxo-fémorale présente assez souvent une ouverture que partagent, à la fois, la capsule fibreuse et la membrane synoviale, ouverture qui fait communiquer l'articulation avec la bourse muqueuse des muscles psoas et iliaque (1).

Quelquefois on trouve l'articulation coxo-fémorale très imparfaite chez l'enfant : la cavité cotyloïde est trop petite pour loger la tête du fémur, cette tête placée sur la partie inférieure de la fosse iliaque externe, s'y est creusée une cavité très incomplète (2).

Mécanisme. L'articulation coxo-fémorale est plus serrée que l'articulation supérieure du bras, entre autres raisons, parce que la cavité cotyloïde est relativement beaucoup plus profonde que la cavité glénoïde. Aussi les mouvemens sont-ils moins étendus dans l'articulation qui nous occupe, quoique identiquement les mêmes que dans l'articulation scapulo-humérale. La flexion et l'adduction y sont plus faciles que l'extension et l'abduction.

Dans l'extension et dans l'adduction, le ligament inter-articulaire est tendu ; dans l'adduction, comme l'a montré M. le professeur Gerdy, ce ligament tend à se rouler autour de la tête du fémur, et cette tête soulevée ainsi du fond de la cavité cotyloïde, est plus disposée à s'en échapper pour faire luxation (3).

La circumduction n'offre rien de particulier. La rotation est développée en raison directe de la longueur du col du fémur, et elle a lieu autour d'un axe fictif qui passerait par les deux extrémités de l'os ; c'est le seul mouvement qui soit plus étendu dans l'articulation de la cuisse que dans celle du bras.

(1) J'ai vu le pus d'un abcès par congestion s'introduire, par cette voie, de la gaîne du psoas dans l'articulation qui nous occupe.

(2) C'est la luxation dite congéniale sur laquelle l'attention a été éveillée, dans ces derniers temps, par M. Humbert de Morley. Cet état a-t-il sa source première dans un arrêt de développement, ou bien dans un déplacement secondaire des surfaces articulaires ? la seconde opinion me paraît seule admissible. Voyez *Essai et observations sur la manière de réduire les luxations*, par F. Humbert et N. Jacquier. Paris, 1835. in-8, et atlas de 30 pl. in-4.

(3) Ce fait était seul capable d'expliquer la fréquence des luxations coxo-fémorales en haut et en dehors ; car de ce côté la cavité cotyloïde offre un bord plus élevé, et la capsule est plus épaisse que partout ailleurs.

ARTICLE SECOND.

Articulations de la jambe.

Les articulations de la jambe réunissent cette région avec la cuisse, ou le tibia avec le péroné.

§ 1er. *Articulation fémoro-tibiale*, ou *du genou* (1).

L'articulation du genou est un *ginglyme* un peu moins parfait que celui du coude. Le fémur, le tibia et la rotule y concourent en haut, en bas et en avant.

L'articulation du genou est formée du côté du fémur, par deux condyles séparés en arrière par une dépression profonde et non articulaire, et réunis en bas et en avant par une gorge ou poulie articulaire. De son côté, le tibia présente deux cavités peu profondes, séparées par une crête non cartilagineuse, et destinée à des insertions. La rotule enfin présente une surface formée par deux plans réunis par une arête saillante et lisse.

Les cavités tibiales reçoivent directement les condyles du fémur, mais la crête tibiale supérieure ne repose pas sur la gorge qui sépare ces deux éminences; de sorte qu'on ne remarque point au genou cet entrelacement articulaire étroit qui caractérise si bien l'articulation du coude.

Quatre ligamens extra-articulaires, deux ligamens inter-articulaires, deux bourrelets semi-lunaires, une membrane synoviale et des cartilages d'incrustation, sont les autres élémens de l'articulation qui nous occupe.

1° *Ligament rotulien.* Ce faisceau fibreux n'est pas un liga-

(1) Étudiez d'abord ici les ligamens extérieurs; ensuite, coupez les ligamens latéraux, renversez la rotule de haut en bas et d'avant en arrière, observez 1° le cul-de-sac que forme la synoviale entre le triceps et le fémur, 2° la bride synoviale qui parcourt l'articulation, puis coupez cette bride, et préparez les ligamens *croisés*, et les bourrelets *semi-lunaires*. Pour bien voir les ligamens *croisés*, séparez les condyles du fémur l'un de l'autre par un trait de scie parallèle à l'axe de l'os.

ment véritable, mais bien la portion sous-rotulienne du tendon des muscles extenseurs de la jambe. Quoi qu'il en soit, il occupe le devant du genou, et est remarquable par sa largeur et par son épaisseur. Son extrémité supérieure est continue avec la rotule; l'inférieure s'insère sur la tubérosité antérieure du tibia. En avant, il est presque sous-cutané. En arrière, il appuie de haut en bas sur un peloton cellulo-graisseux considérable, et sur une surface triangulaire de l'extrémité supérieure du tibia, surface de laquelle il est séparé par une bourse muqueuse fort humide.

2° *Ligament postérieur*. Très mince, et aponévrotique, ce ligament s'insère au-dessus des condyles du fémur supérieurement, et derrière l'extrémité supérieure du tibia inférieurement. Il est en rapport, en avant, avec de la graisse et du tissu cellulaire, qui le séparent des ligamens inter-articulaires *ou croisés*. En arrière, il est contigu aux parties profondes du creux du jarret (1). Il est formé de fibres de deux ordres : les unes, les plus nombreuses, obliques de bas en haut et de dedans en dehors, lui sont fournis par le tendon d'un muscle (2); les autres, sensiblement verticales, lui appartiennent en propre, et se portent de l'insertion supérieure vers l'insertion inférieure de ce ligament. Entre ces diverses fibres, le ligament postérieur de l'articulation du genou présente plusieurs ouvertures vasculaires (3).

3° *Ligamens latéraux*. Placés, comme dans les articulations ginglymoïdales, plus près du sens de la flexion que du sens de l'extension, ces ligamens sont tendus dans l'extension et relâchés dans la flexion. On les distingue en externe et en interne.

Le *ligament latéral externe*, court, arrondi, quelquefois formé de deux faisceaux, s'insère supérieurement sur la face externe du condyle externe du fémur, et sur l'extrémité supérieure du péroné. Il est dirigé perpendiculairement. En dehors, il est caché par un tendon (4). En dedans, il correspond à un

(1) L'artère poplitée, le muscle poplité, de la graisse et du tissu cellulaire.

(2) Le demi-membraneux.

(3) Pour les branches de l'artère articulaire moyenne.

(4) Celui du muscle biceps.

tendon également (1), aux parties intra-articulaires et à des vaisseaux (2).

Le *ligament latéral interne*, une fois plus long que le précédent, aplati en forme de ruban, s'insère, en haut, sur la face interne du condyle interne du fémur, et en bas, sur la partie la plus élevée du bord interne du tibia. Il est un peu oblique en bas et en arrière. Sa face interne est sous-jacente à une expansion tendineuse remarquable (3). Sa face externe appuie sur les os, sur les parties intra-articulaires et sur des vaisseaux (4).

4° *Ligamens inter-articulaires* ou *croisés*. Ces ligamens se fixent, en haut, sur les condyles du fémur, dans la rainure qui sépare ces condyles l'un de l'autre, et en bas, sur la crête supérieure du tibia. Au nombre de deux, ils sont croisés comme les deux branches d'un X; l'un est antérieur, l'autre est postérieur.

Le *ligament croisé antérieur* se fixe à la partie interne du condyle externe du fémur, se dirige en bas, en dedans et en avant, et vient se terminer sur la partie antérieure de la crête tibiale supérieure, en se continuant un peu avec la partie antérieure du bourrelet semi-lunaire interne.

Le *ligament croisé postérieur* se fixe à la partie externe du condyle interne du fémur (5); il se dirige en bas, en dehors et en arrière, et vient se terminer sur la partie postérieure de la crête tibiale supérieure, en se continuant avec l'extrémité postérieure du bourrelet semi-lunaire externe.

Les ligamens croisés, placés plus près du sens de la flexion que du sens de l'extension, servent à borner la seconde. Ils sont inextensibles et très forts. Leur face antérieure est en rapport avec la membrane synoviale de l'articulation; la posté-

(1) A celui du muscle poplité.

(2) Aux vaisseaux articulaires inférieurs externes.

(3) La *patte d'oie*, aponévrôse formée par les tendons des muscles couturier, demi-tendineux et droit interne.

(4) Les vaisseaux articulaires inférieurs et internes.

(5) Il est facile de se représenter à l'esprit l'insertion supérieure des ligamens croisés en retenant l'association des lettres A E, P I; ligament croisé antérieur, condyle externe; ligament croisé postérieur, condyle interne.

rieure est séparée du ligament postérieur de l'articulation par un peloton cellulo-graisseux.

Bourrelets semi-lunaires. Placés sur le bord des cavités tibiales, ces bourrelets ont la forme semi-lunaire, comme leur nom l'indique. Ils sont un peu plus que demi-circulaires, aplatis de haut en bas et libres par leurs deux faces. L'une de ces faces, l'inférieure, est en rapport avec la partie supérieure du tibia; l'autre est contiguë au condyle correspondant du fémur. Leur bord le plus excentrique est convexe, épais de quelques lignes, et adhérent au ligament latéral correspondant. Leur bord concave est mince, tranchant et libre. Leurs extrémités sont fixées en avant et en arrière sur la crête tibiale supérieure, et l'une d'elles est continue avec l'extrémité inférieure des ligamens croisés. Du reste, ces ligamens sont distingués en externe et en interne.

Le *bourrelet semi-lunaire externe*, décrit un cercle presque complet, il couvre presque tout-à-fait la cavité externe du tibia, et il adhère par son extrémité postérieure au ligament croisé postérieur.

Le *bourrelet semi-lunaire interne*, décrit un cercle moins étendu et est moins large que l'externe il se continue en avant avec le ligament croisé antérieur.

Les bourrelets semi-lunaires ont de l'analogie avec les bourrelets cotyloïdien et glénoïdien; et ils ressemblent également aux lames intérieures des articulations temporo-maxillaire et sterno-claviculaire. Comme les premiers, en effet, ils sont destinés à augmenter la profondeur de la cavité sur le bord de laquelle ils sont déposés. Comme les secondes, ils sont simplement contigus aux os de l'articulation par les deux faces; ils sont minces au centre, épais à la circonférence et formés de matière cartilagineuse. Les bourrelets semi-lunaires sont des *cartilages membraneux.*

Membrane synoviale et *cartilages diarthrodiaux.* La membrane synoviale de l'articulation du genou offre une assez grande complication dans son trajet. Partie de la face postérieure de la rotule, elle descend derrière le ligament rotulien et derrière le peloton cellulo-graisseux qui protége celui-ci du côté de l'articulation. Dans le dernier point, elle rencontre quelques vaisseaux qui traversent l'articulation d'avant en arrière pour se porter vers les condyles du fémur, elle les enveloppe et forme ce qu'on a improprement appelé *ligament adipeux*. Après cette digression, la membrane synoviale du genou passe du ligament rotulien sur la partie supérieure du tibia, tapisse les deux faces et le bord tranchant des bourrelets semi-lunaires, la partie supérieure du tibia, se réfléchit sur la face antérieure des ligamens croisés, arrive en les suivant jusqu'aux condyles du fémur, se déploie sur les faces inférieure et antérieure de ces condyles, puis se réfléchit une dernière fois, pour revenir vers la région postérieure de la rotule, en formant un cul-de-sac entre le fémur et les muscles extenseurs de la jambe (1). Dans son trajet, la membrane synoviale de l'articulation du genou est unie à une foule de parties très différentes par leur nature. En haut elle reçoit l'insertion de deux petits muscles (2).

Tel est l'état normal de la membrane synoviale de l'articulation du genou; mais quelquefois cette membrane est disposée d'une manière un peu différente: ainsi je l'ai vue se continuer avec la bourse muqueuse qui tapisse la partie postérieure du ligament rotulien; ainsi MM. Bérard aîné et Cruveilhier ont observé sa réunion avec la membrane synoviale de l'articulation péronéo-tibiale supérieure. Sur quarante sujets que M. Lenoir a examinés, quatre offraient la communication précédente; et vingt autres présentaient un simple prolongement de la membrane synoviale du genou sur la tête du péroné, sans communication aucune avec l'articulation péronéo-tibiale supérieure.

Les cartilages diarthrodiaux du fémur, du tibia et de la rotule n'offrent rien de particulier, rien qui n'ait été dit dans la description générale des articulations.

Mécanisme. L'articulation du genou ne permet guère que des mouvemens de flexion et d'extension. La flexion y est fort étendue, elle n'a presque pas de bornes; mais il n'en est pas de même de l'extension. Ce mouvement ne peut aller au-delà du point où l'axe de la cuisse et celui de la jambe se confondent; les ligamens latéraux, d'une part, et les ligamens croisés, de l'autre, empêchent qu'il en soit autrement. Du reste, on comprend que cette limitation de l'extension de la jambe sur la cuisse était une chose indispensable, pour former du membre pelvien

(1) Le triceps et le droit antérieur réunis.

(2) Les muscles sous-cruraux de Meckel.

une colonne rectiligne ; et pour le mettre dans des conditions favorables à la station.

Quelque serrée que soit l'articulation du genou, elle se prête cependant à quelques mouvemens de latéralité, mais seulement lorsqu'elle est dans une position particulière, dans la demi-flexion. Alors les ligamens latéraux et les ligamens croisés étant relâchés, les mouvemens de latéralité sont d'autant plus faciles à concevoir, que rien dans la disposition des surfaces articulaires ne s'oppose à leur production ; ici, en effet, comme on l'a vu, on ne trouve rien de l'entrelacement osseux serré de l'articulation du coude.

§ 2e. *Articulations des deux os de la jambe* ou *péronéo-tibiales* (1).

Comme les os de l'avant-bras, le tibia et le péroné se réunissent latéralement de manière à constituer les articulations *péronéo-tibiales*, articulations que l'on distingue en *supérieure*, *moyenne* et *inférieure*. Ces articulations sont beaucoup plus serrées que celles qui leur correspondent à l'avant-bras, et elles ne sont rien moins que *trochoïdes*.

1°. *Articulation péronéo-tibiale supérieure.*

L'articulation péronéo-tibiale supérieure est une *arthrodie serrée*, dans laquelle les surfaces osseuses opposées appartiennent à la tubérosité externe du tibia, et à l'extrémité supérieure du péroné. Ces surfaces se réunissent suivant un plan oblique en bas et en dehors, et sont maintenues en rapport par deux ligamens. Des cartilages diarthrodiaux et une membrane synoviale très simple en constituent les autres élémens.

(1) Préparez d'abord l'articulation péronéo-tibiale supérieure ; étudiez cette articulation ainsi que le ligament *inter-osseux*. Préparez ensuite les deux ligamens extérieurs de l'articulation péronéo-tibiale inférieure ; mais remettez pour voir le ligament moyen de cette articulation, jusqu'au moment où vous aurez terminé l'étude de l'articulation *tibio-tarsienne*. Alors, pour bien voir ce ligament, disjoignez les surfaces de l'articulation péronéo-tibiale supérieure, coupez le ligament interosseux et séparez lentement les deux os de la jambe ; toutes les fibres que vous déchirerez dans cette préparation, seront celles du ligament qui nous occupe.

Ligamens. Les ligamens de l'articulation péronéo-tibiale supérieure sont au nombre de deux, distingués en antérieur et en postérieur ; le premier est un peu plus fort que le second, tous les deux sont obliques de haut en bas et de dedans en dehors, du tibia vers le péroné sur lesquels ils s'insèrent, et tous deux sont en rapport par leur face opposée avec la synoviale de l'articulation.

La membrane synoviale n'offre rien de spécial dans l'état ordinaire ; mais quelquefois, comme on l'a vu dans le chapitre précédent, elle est une dépendance de la membrane synoviale de l'articulation du genou. Les cartilages diarthrodiaux sont disposés comme sur toutes les surfaces planes.

2°. *Articulation péronéo-tibiale moyenne.*

Le ligament interosseux forme à lui seul cette articulation, véritable *amphiarthrose à distance.*

Ligament interosseux. Analogue au ligament interosseux de l'avant-bras, celui-ci est inséré sur le bord externe du tibia et sur une crête de la face interne du péroné. En haut il commence un peu au-dessous de la partie supérieure de l'espace interosseux, tandis qu'en bas il descend, au contraire, jusqu'à la partie inférieure de cet espace et va se continuer avec le ligament moyen de l'articulation péronéo-tibiale inférieure. En avant, il fait partie de la région antérieure de la jambe et est en rapport avec les organes profonds de cette région (1). En arrière, il a les mêmes connexions avec les parties les plus profondes de la région postérieure de la jambe (2). En haut, il concourt à la formation d'un trou qui livre passage à des vaisseaux (3). Dans le reste de son étendue, il présente d'autres pertuis destinés aux mêmes usages que le trou précédent (4). Ses fibres sont albuginées comme celles des ligamens

(1) Les muscles jambier antérieur, extenseur propre du gros orteil, extenseur commun des orteils, les vaisseaux tibiaux antérieurs et le nerf du même nom.

(2) Le muscle jambier et les vaisseaux péroniers postérieurs.

(3) Aux vaisseaux tibiaux antérieurs.

(4) Ces pertuis livrent passage aux vaisseaux perforans de la jambe et péroniers antérieurs.

ordinaires, et dirigées de haut en bas, de dehors en dedans, du péroné vers le tibia (1).

3°. *Articulation péronéo-tibiale inférieure.*

A proprement parler, cette articulation est une *diarthrose de continuité*, un ligament placé entre les deux os leur sert d'intermédiaire, il n'y a pas entre eux de contiguité proprement dite. Trois ligamens en tout fortifient cette articulation, deux sont extérieurs, un est intérieur.

Ligamens extra-articulaires. Très forts, distingués en antérieur et en postérieur, aplatis, formés de fibres parallèles très serrées, ces ligamens sont dirigés obliquement de haut en bas et de dedans en dehors, du tibia vers le péroné sur lesquels ils s'insèrent. Tous deux ont une face extérieure en rapport avec des tendons (2), et une face par laquelle ils se regardent, face unie au ligament inter-articulaire. Tous les deux débordent un peu, en bas, les surfaces de l'articulation péronéo-tibiale inférieure, se mettent en rapport avec la membrane synoviale tibio-tarsienne, et concourent à former la *mortaise tibio-péronière*.

Ligament inter-articulaire. Ce ligament est formé de fibres très courtes, très serrées et très fortes qui se fixent d'un côté, sur la face interne du péroné un peu au-dessus de la malléole externe, et qui vont se terminer, de l'autre, sur la rainure longitudinale par laquelle le tibia s'articule inférieurement avec le péroné. Ses fibres sont inextensibles et transversalement dirigées.

4°. *Mécanisme des articulations péronéo-tibiales.*

Les articulations péronéo-tibiales sont très serrées; elles permettent à peine quelques glissemens obscurs en avant et en

(1) Le ligament interosseux de l'avant-bras est oblique de haut en bas, du radius vers le cubitus, c'est-à-dire de l'os analogue au péroné vers l'os analogue au tibia.

(2) La face antérieure du ligament antérieur est cachée par les tendons des muscles extenseur commun des orteils et péronier antérieur ; la face postérieure du ligament postérieur est en rapport avec les tendons des muscles péroniers latéraux.

arrière; tout mouvement d'écartement du péroné et du tibia y est impossible. Lorsque le péroné est rompu ou lorsqu'il a été scié à la hauteur de sa diaphyse, il peut exécuter un mouvement de bascule dont le centre est l'articulation péronéo-tibiale inférieure, et dans lequel le sommet de la malléole externe se porte en dehors; mais, comme on le voit, ce mouvement est le produit d'un état tout-à-fait anormal (1).

ARTICLE TROISIÈME.

Articulations du pied.

Les articulations du pied sont celle qui réunit toute cette partie du membre pelvien avec la jambe, et celles qui résultent du contact des divers os qui la composent elle-même.

§ 1er. *Articulation tibio-tarsienne* ou *du coude-pied* (2).

L'articulation du coude-pied est un *ginglyme parfait*, formé par la réunion de la jambe et du pied. La jambe y concourt au moyen de la mortaise tibio-péronière, et le pied par la poulie et les faces latérales de l'astragale. Enfin des ligamens, une membrane synoviale et des cartilages diarthrodiaux complètent tout l'appareil d'union et de glissement de cette articulation.

Mortaise tibio-péronière. Cette mortaise est constituée, au fond, par le tibia. Ses faces antérieure et postérieure sont également formées par cet os, et, dans une petite étendue par les ligamens antérieur et postérieur de l'articulation péronéo-tibiale inférieure. Ses deux côtés formés par les malléoles, sont inégaux sous le rapport de la longueur, l'externe descend beaucoup plus bas que l'interne.

Surfaces astragaliennes. La partie articulaire de l'astragale a

(1) En effet, je le répète, il ne se manifeste jamais tant que le péroné reste intact.

(2) Rien n'est simple comme la préparation de cette articulation; ses ligamens sont tous extra-articulaires. Il faut étudier d'abord ces parties, après quoi on les coupe, pour faire l'examen de la membrane synoviale et des cartilages diarthrodiaux.

déjà été décrite dans l'ostéologie : on se rappelle ce qui a été dit de la poulie de la face supérieure et des deux facettes latérales de cet os, de la forme triangulaire et de l'étendue spéciale de la facette latérale externe ; à cet égard je n'ai pas la plus petite chose à ajouter. Qu'il me suffise de noter que le diamètre transverse de l'astragale offre une longueur exactement semblable à celle du diamètre transverse de la mortaise tibio-péronière, de sorte que le premier est étroitement embrassé par la seconde.

Ligamens. Les ligamens de l'articulation tibio-tarsienne ont été distingués en externes et en internes, ou bien en latéraux, en antérieur et en postérieur ; ils sont *péronéo-tarsiens* ou *tibio-tarsiens*.

1° *Ligamens péronéo-tarsiens.* Ces ligamens sont au nombre de trois : un externe, un autre antérieur, le dernier postérieur.

Ligament péronéo-tarsien externe, (*Ligament latéral externe* des auteurs). Long, presque arrondi et parfois double, ce ligament naît du sommet de la malléole externe, se dirige en bas et un peu en arrière, et se fixe sur un tubercule de la face externe du calcanéum. En dehors, il a quelques rapports avec des tendons (1). En dedans, il répond à la membrane synoviale de l'articulation.

Ligament péronéo-tarsien antérieur. Aplati et beaucoup plus court que le précédent, ce ligament s'insère en avant de la malléole externe. De là il se porte en bas et en dedans, et se termine sur la partie antérieure de la facette articulaire externe de l'astragale. Il est quelquefois divisé en deux faisceaux.

Ligament péronéo-tarsien postérieur. Conique, très fort et placé en arrière de la malléole externe à l'opposite du précédent, il s'insère par son sommet sur le fond de la cavité inférieure du péroné, se dirige presque horizontalement, ou suivant un trajet très peu oblique en bas et en dedans, et se termine sur les bords de la coulisse postérieure de l'astragale (2).

2° *Ligamens tibio-tarsiens.* Ces ligamens sont au nombre de trois comme les précédens : un interne, un antérieur, le dernier postérieur.

(1) Ceux des muscles péroniers latéraux.

(2) Coulisse destinée au tendon du muscle long fléchisseur propre du gros orteil.

Ligament tibio-tarsien interne, (*ligament latéral interne* des auteurs.) Plus fort que tous les autres, aplati et placé en dedans de l'articulation, ce ligament s'insère, d'un côté, sur le sommet de la malléole interne, et, de l'autre, sur la partie interne de l'astragale et du calcanéum. Il est formé de fibres très nombreuses qui constituent plusieurs couches superposées. Sa face interne est cachée par un tendon (1) ; l'externe est en rapport avec la membrane synoviale de l'articulation.

Ligament tibio-tarsien antérieur, (*Ligament antérieur* des auteurs.) Très faible, aplati et très large, ce ligament commence sur la partie antérieure du tibia, et va se terminer sur le haut du col de l'astragale en se continuant avec le ligament supérieur de l'articulation *astragalo-scaphoïdienne*. En avant, il est couvert par les tendons des muscles fléchisseurs du pied (2). En arrière, il est tapissé par la membrane synoviale de l'articulation.

Ligament tibio-tarsien postérieur, (*Ligament postérieur* des auteurs.) On décrit généralement sous ce nom quelques fibres très faibles qui procèdent de la partie postérieure du tibia, et qui vont se terminer sur l'astragale ; mais, à vrai dire, il existe à peine un ligament de ce côté.

Membrane synoviale et *cartilages diarthrodiaux*. La membrane synoviale de l'articulation tibio-tarsienne est très simple ; elle tapisse les ligamens et les surfaces osseuses et pénètre entre le tibia et le péroné à une certaine distance, arrêtée bientôt par le ligament moyen de l'articulation péronéo-tibiale inférieure. Le cartilage diarthrodial ne suit pas la membrane synoviale dans la dépression précédente, il reste borné aux surfaces osseuses de l'articulation du coude-pied.

Mécanisme. L'articulation tibio-tarsienne ne permet que des mouvemens opposés de flexion et d'extension; tout mouvement de latéralité y est rendu impossible par l'emboîtement exact de l'astragale dans la mortaise tibio-péronière, et par la nature

(1) Le tendon du muscle jambier postérieur.

(2) Les tendons des muscles jambier antérieur, extenseur propre du gros orteil, et extenseur commun des orteils.

serrée des ligamens latéraux. Cette impossibilité même est telle, qu'une violence extérieure ne peut produire ces mouvemens que sous la condition de donner préalablement naissance à des désordres graves dans la partie (1).

Du reste, pour peu que l'on réfléchisse, 1° que c'est au niveau de l'articulation du coude-pied, que s'opère la transmission du poids des parties supérieures du corps de la jambe au pied, 2° que cette articulation est placée au-dessus du bord interne de celui-ci, 3° que ce bord interne porte *à faux* sur le sol dans le point correspondant, on se rendra parfaitement compte de la grande tendance du pied à se renverser en dehors pendant la station, et des circonstances anatomiques les plus remarquables de cette articulation : *la longueur prépondérante de la malléole externe, le nombre et la force des ligamens péronéo-tarsiens, et l'emboîtement étroit de l'astragale par les os de la jambe.*

§ 2°. *Articulations propres du pied* (2).

Les articulations du pied appartiennent spécialement au tarse, au métatarse et aux orteils; ou bien elles réunissent ensemble le tarse et le métatarse, le métatarse et les orteils.

1.° *Articulations tarsiennes.*

Toutes les articulations du tarse, excepté celle de l'astragale et du scaphoïde, sont des *arthrodies serrées planiformes;* cette dernière seule est une *énarthrose.* Le tableau suivant montrera d'un seul coup-d'œil le nombre de ces articulations, et les os qui concourent à former chacune d'elles.

ARTICULATIONS DU TARSE.	Calcanéo.....	Astragalienne.
		Cuboïdienne.
		Scaphoïdienne.
	Astragalo.....	Scaphoïdienne.
	Scaphoïdo....	Cuboïdienne.
		Cunéenne.
	Cunéo.......	Cunéennes.
		Cuboïdienne.

(1) Pour de plus amples détails, voyez *anatomie topographique*, 2e édit. page 645.

(2) La dissection et l'étude des ligamens du pied sont plus faciles que celles de la main; ces parties sont beaucoup plus développées. Au reste rien de particulier, rien surtout qui puisse être formulé d'une manière générale, pour la préparation de ces petites articulations.

Articulation calcanéo-astragalienne.

L'articulation calcanéo-astragalienne résulte du contact de deux facettes de l'astragale et du calcanéum. Trois ligamens forts, mais assez lâches en assurent la solidité : 1° un *ligament interosseux* (1) fixé sur les rainures opposées du calcanéum et de l'astragale, et placé entre ces os comme son nom l'indique ; 2° un *ligament externe*, parallèle au ligament péronéo-tarsien externe, et inséré d'un côté, sur le bas de la facette externe de l'astragale, et de l'autre, sur une saillie de la région externe du calcanéum ; 3° un *ligament postérieur* très peu développé, et confondu presque tout entier avec la partie fibreuse de la coulisse du tendon du muscle long fléchisseur propre du gros orteil.

Articulation calcanéo-cuboïdienne.

L'articulation calcanéo-cuboïdienne résulte du contact des facettes antérieure du calcanéum et postérieure du cuboïde. Elle est fortifiée par trois forts ligamens : le *ligament calcanéo-cuboïdien supérieur* et les deux ligamens *calcanéo-cuboïdiens inférieurs*, distingués en *superficiel* et en *profond*.

Le ligament calcanéo-cuboïdien supérieur, plus faible que les autres, est placé sur le dos du pied, et fixé sur les parties voisines des deux os contigus.

Le ligament calcanéo-cuboïdien inférieur superficiel, le plus long, le plus fort des ligamens du pied, se fixe en arrière, sur la face inférieure du calcanéum, et en avant, sur la tubérosité inférieure du cuboïde et sur l'extrémité postérieure des troisième et quatrième os du métatarse. Il se porte directement en avant. Ses fibres sont très brillantes et parallèles les unes aux autres. A l'aide de son faisceau métatarsien il transforme en un canal la gouttière inférieure du cuboïde (2). En bas il est en rapport avec les parties profondes de la plante du pied. En haut, il est uni avec le ligament suivant.

Le ligament calcanéo-cuboïdien inférieur profond, un peu moins long que le précédent, mais aussi fort que lui, s'insère

(1) On ne le voit bien qu'en séparant violemment les deux os contigus.

(2) Il concourt ainsi à former la gaîne du tendon du muscle long péronier latéral.

en arrière sur le calcanéum, et en avant sur la crête inférieure du cuboïde. En arrière, il est confondu avec le ligament précédent. En haut il est contigu à la membrane synoviale de l'articulation.

Articulation calcanéo-scaphoïdienne.

L'articulation calcanéo-scaphoïdienne est une simple *amphiarthrose à distance*, sans contact osseux. Deux ligamens, l'un inférieur, l'autre externe, la fortifient exclusivement.

Ligament calcanéo-scaphoïdien inférieur (1). Ce ligament est un faisceau aplati et pourtant d'une épaisseur assez remarquable, qui s'insère, en arrière, sur la petite apophyse du calcanéum, en avant, sur la partie inférieure de la circonférence du scaphoïde, et qui est dirigé obliquement en dedans et en avant. Il est quelquefois formé de deux faisceaux, suivant Weitbrecht, l'un interne et l'autre externe. En bas, il est en rapport avec un tendon (2). En haut, la tête de l'astragale frotte contre lui dans ses mouvemens. Ce ligament est presque toujours fibro-cartilagineux; j'ai même trouvé plusieurs fois un os sésamoïde développé dans son épaisseur. M. le professeur Cruveilhier a fait représenter un os de ce genre (3).

Ligament calcanéo-scaphoïdien externe. Ce ligament est un faisceau court et arrondi, situé au dos du pied, dans un enfoncement placé en dehors de l'astragale. Il est inséré, d'un côté, sur la partie interne de l'extrémité antérieure du calcanéum, en dehors de la petite facette antérieure de cet os, et, de l'autre, sur la partie externe de la circonférence du scaphoïde. Semblable au ligament précédent, le ligament calcanéo-scaphoïdien externe supporte les frottemens de la tête de l'astragale dans les mouvemens qu'elle exécute.

Articulation astragalo-scaphoïdienne.

Cette articulation est une *enarthrose*. Elle est très solidement constituée, bien qu'un seul ligament très faible lui appartienne en propre, le ligament *astragalo-scaphoïdien*.

(1) Pour voir ce ligament et le suivant, il est nécessaire que vous sépariez l'astragale du calcanéum et du cuboïde.

(2) Celui du muscle jambier postérieur.

(3) *Anatomie pathologique*. 2e liv. pl. IV.

Le ligament astragalo-scaphoïdien est placé au dos du pied, il est mince et demi-capsulaire. Il s'insère sur le col de l'astragale et sur la partie supérieure de la circonférence du scaphoïde.

L'astragale et le scaphoïde sont très intimement unis au calcanéum, chacun de leur côté, par les articulations *astragalo* et *scaphoïdo-calcaniennes;* d'où il suit que leur union est presque aussi bien fortifiée que si des ligamens robustes passaient directement de l'un à l'autre.

Articulation scaphoïdo-cuboïdienne.

L'articulation scaphoïdo-cuboïdienne est quelquefois une simple amphiarthrose à distance, sans contact de surfaces; mais le plus souvent elle est formée par le rapport de deux facettes, l'une *scaphoïdienne*, l'autre *cuboïdienne*.

Trois ligamens, un dorsal, un autre palmaire, le dernier interosseux et placé derrière les surfaces contiguës, appartiennent à cette petite jointure. Ces trois ligamens sont serrés et dirigés transversalement.

La membrane synoviale de l'articulation scaphoïdo-cuboïdienne se continue doublement avec celles de l'articulation *scaphoïdo-cunéenne* et *cunéo-cuboïdienne*, comme on le verra plus loin.

Articulation scaphoïdo-cunéenne.

L'articulation scaphoïdo-cunéenne est formée par le contact des os cunéiformes et du scaphoïde. Trois ligamens dorsaux et trois ligamens plantaires la fortifient; tous sont dirigés d'arrière en avant, de la face dorsale du scaphoïde vers la face dorsale du cunéiforme correspondant. Un ligament dorsal et un plantaire appartiennent à chacun de ces os.

Articulation cunéo-cunéennes.

Les articulations cunéo-cunéennes sont au nombre de deux; elles résultent du contact réciproque des facettes latérales des os cunéiformes. Un ligament *dorsal* et un ligament *plantaire* appartiennent à l'une et à l'autre articulation. Ces ligamens se portent transversalement du premier au second, et du second au troisième cunéiformes.

Articulation cunéo-cuboïdienne.

L'articulation cunéo-cuboïdienne est exactement semblable aux articulations cunéennes : comme celles-là elle est maintenue par deux ligamens transversaux, l'un *dorsal* et l'autre *plantaire.*

De forts ligamens *interosseux* sont aussi placés entre les cunéiformes, ou bien entre le troisième cunéiforme et le cuboïde, dans les points où il n'y a pas contiguité entre ces os (1).

Membranes synoviales et *cartilages d'incrustation des articulations tarsiennes.*

Les cartilages diarthrodiaux n'ont rien de particulier dans les articulations du tarse ; mais il n'en est pas de même pour les membranes synoviales.

1° Une membrane synoviale particulière fort simple, appartient aux facettes postérieures de l'articulation calcanéo-astragalienne.

2° Une seconde membrane synoviale, un peu plus compliquée que la précédente, est commune aux deux facettes antérieures de l'articulation calcanéo-astragalienne, et à l'articulation de l'astragale et du scaphoïde.

3° Une troisième membrane synoviale très simple se déploie dans l'articulation calcanéo-cuboïdiene.

4° Enfin, une quatrième membrane synoviale plus compliquée que les autres, est commune aux articulations *scaphoïdo-cunéenne*, *scaphoïdo-cuboïdienne*, *cunéo-cunéennes* et *cunéo-cuboïdienne.* Cette membrane se prolonge même entre les deux premiers cunéiformes (2) jusque dans l'articulation tarso-métatarsienne, comme on le verra plus loin.

2° *Articulations tarso-métatarsiennes.*

Constituée par les os de la rangée antérieure du tarse (les *cunéiformes* et le *cuboïde*), et par l'extrémité postérieure des

(1) On ne peut voir ces ligamens interosseux qu'en séparant les os entre lesquels ils sont placés.

(2) Depuis long-temps j'ai signalé cette importante communication des membranes synoviales tarsiennes et métatarsiennes. *Voyez mon mémoire sur l'amputation partielle du pied. bibl. méd.* février 1823 et *anat. top.* 2e éd. p. 656.

cinq os du métatarse, cette articulation appartient à la classe des *arthrodies serrées planiformes*. Elle est remarquable par la disposition sinueuse de la ligne de réunion des surfaces qui la constituent : 1° en dehors, au niveau du cuboïde, cette ligne est oblique de dehors en dedans et d'arrière en avant, à quelques différences près à la hauteur du cinquième et du quatrième os du métatarse; 2° au niveau du troisième os cunéiforme elle est transversale, et plus antérieure d'une demi ligne que dans le point précédent; 3° au niveau du second cunéiforme, elle se déprime en une sorte de mortaise, dont le fond est formé par second, les côtés par le premier et le troisième cunéiformes, et dont le côté externe est plus court et plus oblique que l'interne ; 4° au niveau du premier cunéiforme, la ligne de l'articulation tarso-métatarsienne est légèrement oblique de dedans en dehors, et d'arrière en avant. Enfin, en dedans et en dehors la ligne de l'articulation tarso-métatarsienne commence au milieu des bords interne et externe du pied ; en dehors spécialement, elle est placée derrière la tubérosité de l'extrémité postérieure du cinquième métatarsien (1).

Sans parler de ses cartilages diarthrodiaux qui n'offrent rien de particulier, l'articulation tarso-métatarsienne est fortifiée par quinze ligamens au moins, sept *dorsaux* sept *plantaires*, et un *interosseux*.

Un ligament dorsal et un plantaire se portent d'arrière en avant du premier cunéiforme au premier métatarsien.

Sept appartiennent au deuxième métatarsien, et lui viennent des trois cunéiformes : un dorsal et un plantaire se portent obliquement de dedans en dehors et d'arrière en avant, du premier cunéiforme vers le second os du métatarse; un troisième très fort, interosseux et transversal, se porte du premier cunéiforme vers le second métacarpien ; un ligament dorsal et un autre plantaire se dirigent d'arrière en avant, du second cunéiforme au second métatarsien ; le troisième cunéiforme enfin, en envoie deux autres, l'un dorsal et l'autre plantaire, suivant un trajet oblique en avant et en dedans.

Enfin, un ligament dorsal et un ligament plantaire s'insè-

(1) Tout est important à noter dans la constitution de l'article tarso-métatarsienne, mais ces détails suffisent ici ; voyez pour de plus amples renseignemens, *Anatomie topographique*, 2e édit. p. 653.

rent sur chacun des trois derniers métatarsiens et procèdent du troisième cunéiforme et du cuboïde, en suivant un trajet sensiblement antéro-postérieur.

Les cartilages diarthrodiaux n'offrent rien de particulier, si non toutefois que celui qui appartient au côté interne de la mortaise du second métatarsien, se continue avec celui de la première articulation cunéenne.

Trois membranes synoviales distinctes se déploient dans l'articulation tarso-métatarsienne : la première, la plus simple, appartient à la contiguité du premier cunéiforme et du premier métatarsien. La seconde est commune aux articulations tarsiennes du second et du troisième métatarsiens. La troisième, s'étend aux deux derniers métatarsiens. La seconde est continue entre les deux premiers cunéiformes avec la plus compliquée des membranes synoviales tarsiennes, comme on l'a vu plus haut.

L'articulation tarso-métatarsienne ne permet que quelques glissemens obscurs semblables à ceux des dernières articulations du tarse.

Mécanisme des articulations du tarse.

Tout dans les articulations tarsiennes a été disposé pour assurer la solidité aux dépens de la mobilité, le nombre, la force et la nature serrée des ligamens, l'étendue des surfaces contiguës. Les ligamens plantaires y sont toujours plus développés que les ligamens dorsaux, parce que, placés vers la concavité de la voûte de cette partie, ils devaient, par leur résistance, assurer l'intégrité de cette voûte pendant la station.

Cependant les articulations des os du tarse ne sont pas toutes également serrées : celles des os de la rangée antérieure ou métatarsienné ne permettent que des mouvemens très obscurs, de simples glissemens ; mais celles des trois os de la rangée postérieure jouissent entre eux d'une assez grande mobilité. L'astragale, en effet, dans sa double articulation avec le calcanéum et le scaphoïde, exécute des mouvemens de flexion, d'extension, d'adduction, d'abduction et de circumduction, mouvemens qu'on atribue, au premier abord, à l'articulation tibio-tarsienne; mais c'est avec d'autant moins de raison, qu'ils ne sont pas de la même nature que ceux qui appartiennent à cette articulation, le modèle des gynglymes, comme on l'a vu précédemment.

La grande mobilité de l'articulation astragalo-calcanienne et scaphoïdienne a le double avantage d'augmenter l'étendue des mouvemens de totalité du pied, sans diminuer la solidité de l'articulation de cette partie avec la jambe, et de permettre une première brisure du levier du pied, qui rend la marche en avant plus graduée et plus facile (1).

3° *Articulations métatarsiennes.*

Les os du métatarse s'articulent entre eux par leurs extrémités postérieure et antérieure; tandis qu'à leur partie moyenne ils sont séparés par les espaces interosseux. Aussi distingue-t-on leurs articulations en *postérieures* et en *antérieures*. Les premières sont des *arthrodies serrées;* les dernières sont des *amphiarthroses à distance.*

Articulations métatarsiennes postérieures.

Ces articulations n'appartiennent qu'aux quatre derniers métatarsiens; elles résultent de la contiguité des petites facettes latérales de ces os, et sont réunies par des ligamens *dorsaux*, *plantaires* et *interosseux*, qui se portent transversalement d'un os à l'autre, soit au dos, soit à la plante du pied, ou dans l'intervalle des os contigus.

La membrane synoviale de la mortaise des os cunéiformes se prolonge entre le second et le troisième métatarsiens. Quant à celle qui appartient à la dernière et à l'avant dernière articulation métatarsienne postérieure, elle est continue avec la membrane synoviale qui revêt la face antérieure du cuboïde dans l'articulation tarso-métatarsienne.

Articulations métatarsiennes antérieures.

Différentes des articulations métacarpiennes inférieures, leurs analogues à la main, celles-ci appartiennent à tous les os du métatarse. Du reste, il n'y a pas ici de contiguité entre ces os; le ligament *métatarsien transverse inférieur* est leur seul moyen d'union.

Le ligament métatarsien transverse est presque exactement

(1) Dans les entorses simples, c'est la rotation exagérée de l'articulation astragalo-calcanienne et scaphoïdienne qui produit la distension et les douleurs qui accompagnent cette lésion.

semblable au ligament métacarpien transverse; il en diffère seulement par sa force plus grande, et par cette circonstance qu'il n'est pas borné, comme lui, aux quatre derniers os, mais qu'il embrasse également la tête du premier.

Mécanisme des articulations métatarsiennes.

Les articulations métatarsiennes postérieures sont aussi peu mobiles que les articulations tarso-métatarsiennes.

La force du ligament métatarsien transverse rend également fort limités les mouvemens des têtes des os du métatarse; et son extension au premier métatarsien, en empêchant tout-à-fait l'opposition du premier orteil, donne au pied de l'homme un caractère particulier qu'il importe de ne jamais perdre de vue (1).

Articulations métatarso-phalangiennes et phalangiennes.

Ces articulations sont tellement semblables aux articulations métacarpo-phalangiennes et phalangiennes de la main, que les décrire, serait inutilement répéter ce qui a été dit à l'occasion de celles-ci. J'ajouterai seulement qu'on rencontre plus souvent au pied qu'à la main des os sésamoïdes dans le ligament antérieur de ces articulations.

APPENDICE.

Articulations hyoïdiennes.

Les différentes pièces de l'os hyoïde sont jointes entre elles par de petites articulations, tandis que d'autre part l'os en totalité se réunit avec la base du crâne et avec le larynx. D'où la distinction des articulations hyoïdiennes en intrinsèques et en extrinsèques.

Les *articulations intrinsèques* de l'os hyoïde sont encore distinguées, en celles des cornes thyroïdiennes et celles des cornes styloïdiennes.

Les cornes thyroïdiennes se réunissent par arthrodie aux

(1) Les singes n'ont pas notre organisation sous ce rapport : leur ligament métatarsien transverse ne s'étend pas au premier os du métatarse. Aussi ont-ils un premier orteil opposable aux autres, comme le pouce, et sont-ils réellement *quadrumanes*.

extrémités du corps de l'os. Deux surfaces cartilagineuses et une membrane synoviale occupent l'intérieur de ces petites articulations; et l'on trouve en dehors une sorte de capsule, que forme le périoste en passant de la corne au corps de l'os.

Les cornes styloïdiennes s'articulent, par arthrodie également, à la fois avec le corps et les cornes thyroïdiennes. Les facettes sur lesquelles elles s'appuyent répondent à la partie supérieure de l'articulation précédente, et sont pour cette raison pratiquées à la fois sur le corps et sur les grandes cornes. Cette petite jointure est plus lâche que la précédente; elle renferme une bourse synoviale fort humide, et est encore maintenue par une sorte de capsule fibreuse.

Les *articulations extrinsèques* de l'os hyoïde sont crânienne ou laryngée comme il a été déjà dit; il ne sera question ici que de la première; la seconde trouvera sa place dans la description du larynx.

L'os hyoïde et le crâne se réunissent ensemble par l'intermédiaire d'un ligament fort alongé appelé *stylo-hyoïdien*, (*ligament suspenseur de l'hyoïde* de quelques auteurs). Ce ligament s'insère sur le sommet de l'apophyse styloïde et sur celui de la petite corne hyoïdienne. Il est arrondi, très alongé, assez grêle, moins cependant en bas qu'en haut. Sa longueur est variable suivant la longueur du col des individus sur lesquels on l'étudie. Il est formé de fibres parallèles et longitudinales, de couleur jaune ou grisâtre, qui appartiennent au tissu fibreux élastique; il jouit effectivement d'une grande extensibilité de tissu. Avec l'âge, des granulations osseuses se forment de distance en distance dans son épaisseur, de sorte qu'il paraît alors offrir une série de renflemens et de rétrécissemens variables pour l'étendue. Tous ces points osseux se réunissent quelquefois à un âge plus avancé encore, et le temporal et l'os hyoïde ne forment plus qu'une seule pièce. La transformation osseuse de tout le ligament stylo-hyoïdien peut aussi arriver d'une manière prématurée, comme M. Geoffroy de Saint-Hilaire en a montré un bel exemple. Enfin, dans d'autres cas assez peu rares et fort remarquables, le ligament qui nous occupe est remplacé par un petit muscle fusiforme, fort alongé, qu'on ne doit pas confondre avec le muscle stylo-hyoïdien normal (1).

(1) Dès la première édition de l'anatomie topographique, j'ai signalé

ORDRE SECOND.

ORGANES ACTIFS DES MOUVEMENS OU MUSCLES.

Les muscles (1) sont des parties de couleur rouge plus ou moins prononcée, qui constituent, à proprement parler, la chair des animaux, et que l'on rencontre dans l'organisation partout où des mouvemens sont nécessaires pour les besoins de celle-ci.

Les muscles diffèrent beaucoup les uns des autres, suivant les fonctions auxquelles ils sont destinés. Ceux qui concourent aux fonctions intérieures, et qui entrent dans la composition des organes immédiats de ces fonctions, sont généralement plus pâles que les autres (2), et sont dans leur action soustraits à l'empire de la volonté; tandis qu'au contraire, ceux qui servent à la locomotion, et qui se fixent sur le squelette, plus rouges que les premiers, sont le plus souvent volontaires. Aussi, je me hâte de le dire, distingue-t-on les muscles en *intérieurs* et *extérieurs*, ou en *involontaires* et *volontaires*.

Les muscles extérieurs, *muscles du squelette*, *muscles de la vie animale*, *muscles proprement dits*, etc., doivent seuls nous occuper en ce moment.

Les muscles du squelette sont très nombreux et très-développés; ils forment une masse considérable qui représente plus de la moitié de celle de tout le corps. Leur nombre a été estimé différemment par les anatomistes : Chaussier l'a porté à 368; d'autres en ont compté un plus grand nombre. Ces variations sur une matière qui paraît fixe et constante, ne déposent cependant ni contre la perfection de la science de l'organisation, ni contre les hommes qui la cultivent; pour peu qu'on y

cette curieuse variété anatomique, et j'ai attribué sa fréquence à la structure élastique du ligament stylo-hyoïdien. Le tissu élastique, en effet, offre beaucoup des propriétés du tissu musculaire, et il me paraît être la transition entre le tissu cellulaire et celui-ci. La nature n'a par conséquent pas beaucoup d'efforts à faire, elle n'a pas besoin de se beaucoup dévier de l'ordre normal, soit pour élever le tissu élastique à la condition de tissu musculaire, soit pour faire descendre celui-ci à la condition du premier.

(1) Μῦς, muscle, mouvement.

(2) Le cœur fait cependant exception sous ce rapport.

réfléchisse, il est, en effet, facile de comprendre que la multiplicité des faisceaux de certains muscles, multiplicité qui a permis aux uns de grouper en un seul muscle ce que d'autres ont représenté comme constituant des organes distincts, est la seule cause de cette divergence d'opinions.

Semblables aux autres organes qui sont destinés à nous permettre des rapports avec le monde extérieur, les muscles affectent une disposition symétrique, un peu moins parfaite que Bichat l'avait dit, mais qui n'en est pas pour cela moins remarquable.

La forme des muscles offre une foule de variétés; ce que l'on peut dire de plus général à cet égard, c'est que, parmi ces organes, les uns sont alongés, et que les autres sont plus étendus en largeur ou en épaisseur. Les muscles longs se rencontrent aux membres, les muscles larges appartiennent au tronc ou à la partie voisine des membres; les muscles courts se trouvent à la fois dans les membres et au tronc, autour des os courts. Les muscles longs sont presque toujours renflés au centre et fusiformes, disposition inverse de celle des os longs, et qui concourt, comme Bichat l'a justement remarqué, à l'élégance de la forme des membres.

Tous les muscles du squelette sont pleins; beaucoup d'entre eux concourent bien à circonscrire des cavités viscérales, mais aucun ne présente une cavité intérieure qui lui appartienne. Quelques-uns seulement, et encore c'est par une véritable confusion des choses que ceux-là ont été rangés parmi les muscles du squelette, forment des anneaux, ou plutôt des ellypses, et ont reçu le nom de *sphincters* (2).

On distingue dans tous les muscles un centre ou partie moyenne, et des extrémités, ou une circonférence. La partie moyenne est presque toujours libre d'adhérences, tandis que les extrémités ou la circonférence sont destinées aux insertions. Dans quelques muscles les extrémités ont reçu le nom de *têtes*.

Les insertions sont les points par lesquels les muscles se fixent sur les parties. Rien n'est plus important à connaître dans leur histoire; sans ces notions, en effet, il est impossible de se faire une idée de l'action de ces organes. On doit recher-

(1) Σφιγγω, stringo, je serre.

cher dans les insertions des muscles, le *lieu*, la *direction* et le *mode*.

Les insertions des muscles qui nous occupent maintenant ont lieu presque toujours sur les os; quelques-uns seulement qui forment la transition entre les muscles extérieurs et les muscles intérieurs, ont des insertions étrangères au squelette.

La direction des muscles vers leurs insertions est d'autant plus importante, qu'ils représentent les puissances motrices des leviers des os(1), et que la force qu'ils déploient est d'autant plus fructueusement employée, que ces insertions se rapprochent davantage de la perpendiculaire. Excepté quelques muscles privilégiés qui avaient besoin de déployer une force considérable dans la station ou la progression, tous les autres s'insèrent très-obliquement sur les os. La nature quelquefois, à la vérité, a fait des efforts pour modifier un peu cette disposition, en développant des os sésamoïdes dans les tendons, et diminuant ainsi l'obliquité des insertions; la rotule, par exemple, n'a pas d'autre usage bien marqué

Les insertions musculaires ont presque toujours lieu au moyen de parties fibreuses plus ou moins apparentes, tantôt disposées en lames ou *aponévroses*, tantôt fasciculées et formant des *ten-*

(1) En mécanique on appelle *levier* une ligne inflexible qui tourne autour d'un point. On distingue trois parties dans un levier : le *point d'appui*, le *lieu où s'insère la puissance*, *celui où s'applique la résistance*. Ces trois parties varient dans leurs rapports entre elles : tantôt c'est le point d'appui, tantôt c'est celui de la résistance, tantôt c'est celui de la puissance qui est placé entre les deux autres. Dans le premier cas, c'est le levier du 1er *genre* (*inter-mobile*. DUMÉRIL); dans le second, c'est le levier du 2e *genre* (*inter—résistant*. DUM.). Dans le troisième cas, c'est le levier du 3e *genre* (*inter—puissant*. DUM.). On appelle bras du levier l'espace compris entre le point d'appui et celui de la puissance, ou entre le point d'appui et celui de la résistance; un levier a par conséquent deux bras, *celui de la puissance*, *celui de la résistance*. Plus le bras de la puissance est alongé relativement à celui de la résistance, plus la première a d'avantage sur la seconde, et réciproquement, moins le bras de la puissance est développé relativement à celui de la résistance, moins la puissance a d'avantage sur la résistance. Il suit de là nécessairement que le levier du 2e genre, *inter-résistant*, est le plus favorable à la puissance; que celui du 1er genre, *inter-mobile*, est le plus avantageux pour l'équilibration de la puissance et de la résistance, et enfin que le levier du 3e genre, *inter-puissant*, le plus employé dans l'organisation, est le plus favorable à l'étendue des mouvemens.

dons, plus rarement constituées de fibres isolées qui font suite à autant de fibres charnues. Ce n'est pas le tissu osseux lui-même qui reçoit les insertions des muscles, mais le périoste qui l'entoure; et dans tous ces lieux, cette membrane devient plus épaisse et plus adhérente à l'os, sans doute, parce qu'elle se trouve fortifiée par les fibres qui lui arrivent, et que ses lames profondes s'identifient avec les couches osseuses superficielles. Il est digne de remarque, en effet, que dans les efforts les plus énergiques, on n'observe presque jamais l'arrachement des muscles à leurs insertions.

La direction générale des muscles varie autant que la forme de chacun d'eux. Je ne reviendrai pas sur ce qui a été déjà dit de la direction de ces organes près de leurs insertions, il sera question seulement ici de celle de leur corps ou partie moyenne. La direction d'un muscle doit être considérée dans ses rapports avec l'axe du corps, avec celui de la région qu'il occupe, et aussi relativement au centre des mouvemens des articles sur lesquels il passe dans son trajet.

Un autre point qu'il n'est pas moins important de fixer que le précédent, est relatif à la direction propre des muscles : ceux-ci sont droits, ceux-là sont courbes ; quelques-uns conservent la même direction dans tout leur trajet; d'autres sont réfléchis dans une poulie de renvoi. Chaque faisceau, chaque fibre de certains muscles présente une direction différente, d'où il suit que celle de l'organe entier est la *résultante* de toutes ces directions particulières. Sans parler de tous les genres d'utilité de ces notions, qu'il suffise de dire que c'est avec elles, et seulement avec elles, qu'il est possible de déterminer l'action musculaire d'une manière précise.

La direction extrêmement oblique de la plupart des muscles à leurs insertions sur les os, et plus encore l'extrême variété des mouvemens, ont rendu nécessaire la grande multiplication des muscles ; de sorte que dans chaque partie du corps ils sont réunis en masses plus ou moins considérables, et superposés les uns aux autres d'une certaine façon. Or, il importe par-dessus tout, dans le but de la topographie organique, de bien apprécier cette manière d'être des muscles. Leurs faces, leurs bords, leurs angles doivent être passés en revue sous ce rapport; je le ferai avec tout le soin possible. Mais ici, comme précédemment, je m'efforcerai autant qu'il sera en mon pouvoir de procéder du connu à l'inconnu, afin de ne pas anticiper sur des connaissances qui doivent venir plus tard, et pour rendre l'étude plus facile et plus fructueuse. Pour cela j'indiquerai minutieusement les rapports de contiguité des muscles avec les os et les articulations qui ont toutes été décrites ; tandis que je ne mentionnerai que d'une manière générale ceux des mêmes parties avec les vaisseaux, les nerfs, etc., dont l'histoire ne sera tracée que dans la suite de ce livre (1).

Les muscles sont presque partout entourés par des aponévroses qui leur forment des enveloppes plus ou moins spéciales, enveloppes ou gaînes fort importantes, qui seront décrites, à part, dans une partie de ce livre qui suivra immédiatement la myologie ; mais en dedans de ces parties fibreuses ou cellulo-fibreuses qui les environnent et qui les soutiennent pendant leur action, les muscles sont en rapport de toutes parts avec un tissu cellulaire particulier, lamelleux, lâche, peu ou point adipeux, abreuvé d'une grande quantité de sérosité onctueuse, tissu nécessaire pour la liberté de leurs mouvemens. Dans quelques points spéciaux, où les frottemens musculaires contre les os ou contre d'autres muscles sont plus répétés et plus forts que partout ailleurs, ce tissu cellulaire se transforme en bourses plus ou moins subdivisées en loges par des cloisons, et revêt les caractères de membranes synoviales véritables, qu'on appelle *bourses muqueuses* ou *synoviales des muscles.* C'est le plus ordinairement au niveau des parties tendineuses des muscles, que ces bourses muqueuses se rencontrent ; tantôt elles sont simples, tantôt elles sont multiloculaires ; quelques-unes, simples d'abord, se subdivisent ensuite et offrent une disposition digitée (2).

Indépendamment des nerfs, des vaisseaux qui entrent dans leur composition, et dont il sera question par la suite, les muscles sont formés de deux élémens principaux, la *fibre charnue proprement dite*, et la *fibre albuginée* ; très-peu d'entre eux au moins sont dépourvus de la dernière.

La fibre charnue en général est rouge, molle et très-résis-

(1) Du reste, on trouvera indiqués en notes placées au bas des pages, les rapports de contiguité que la sévérité de la méthode ne permettra pas de passer en revue dans le cours des descriptions.

(2) Celle des muscles péroniers derrière la malléole externe, par exemple.

tante ; toutefois il ne faudrait pas juger de sa résistance par celle qu'elle présente sur le cadavre ; alors, en effet, cette fibre est très-fragile; tandis que pendant la vie, surtout lorsqu'elle est animée par la contraction, elle supporte des efforts considérables. Examinée au microscope, la fibre musculaire paraît aplatie et d'un volume qui est égal à celui des globules du sang, d'après *Bauer* et *E. Home*. On a long-temps admis que les fibres des muscles sont creuses, mais jamais l'observation directe n'a rien montré de semblable ; il en est de même des rides ou flexuosités, caractères, en effet, qui ne leur sont pas inhérents, mais qui résultent pour elles de leur contraction spontanée, ou de la crispation qu'elles subissent sous l'influence du feu ou des acides. Ce qui est plus positif, c'est que ces fibres sont formées par des séries de globules réunis par une matière glutineuse, sorte de tissu cellulaire à l'état natif, et que ces globules, d'après MM. Prévost, Dumas et M. Edwards, ont 1/300e de millimètre en diamètre.

La fibre albuginée occupe presque toujours les extrémités ou la circonférence des muscles et sert à leurs insertions ; c'est toujours par exception qu'on la rencontre au centre de ces organes. Dans ces cas, les muscles paraissent comme coupés en plusieurs parties, et ils ont reçu les noms de muscles *interséqués*, de *muscles à plusieurs ventres*.

Les parties fibreuses des muscles, parties tantôt disposées en tendons plus ou moins arrondis, tantôt étalées en aponévroses de formes variées, plus rarement disséminées fibres par fibres, comme il a été déjà dit, se mettent en rapport de diverses manières avec les fibres charnues. Quelquefois l'une est continuée directement par l'autre, de telle façon qu'il est aisé de voir le lieu où s'établit cette continuité, quoiqu'il ne le soit pas également d'en apprécier les moyens (1). Dans d'autres cas, les fibres charnues se terminent obliquement sur les fibres albuginées. Le plus souvent, dans les muscles du squelette, les fibres tendineuses commencent en dedans des fibres charnues, et sont entourées par elles pendant quelque temps ; parfois cependant on observe une disposition inverse. Quoi qu'il en soit, voici ce qu'on peut

(1) Suivant le docteur Thompson, la fibre musculaire et la fibre albuginée seraient à peu-près identiques, la seconde serait une transition à la première.

dire de plus général sur la disposition relative des fibres charnues et albuginées dans les muscles eux-mêmes : quelques-uns présentent un tendon central qui s'épanouit pour recevoir les fibres charnues à sa surface. D'autres, au contraire, ont l'extrémité de leurs fibres charnues implantée dans une sorte de *cornet aponévrotique*, formé par l'épanouissement de leur portion albuginée en dehors des fibres charnues. Dans ceux-ci, la partie aponévrotique est étalée sur une des faces de l'organe. Dans ceux-là, on la rencontre sur un des bords. Dans le dernier cas, les fibres charnues sont insérées obliquement sur un des côtés de la partie tendineuse, et le muscle est appelé *semi-penniforme*, parce qu'il ressemble à une plume dont les barbes auraient été enlevées seulement d'un côté. Enfin, d'autres fois la portion aponévrotique n'est qu'en partie cachée par les fibres charnues; celles-ci couvrent seulement deux de ses bords opposés, et se terminent obliquement sur leur tendon, comme les barbes d'une plume sur la tige de celle-ci, de façon que le muscle est réellement *penniforme*.

Quoi qu'il en soit, les fibres élémentaires des muscles sont réunies en fascicules, ceux-ci en faisceaux, et ces faisceaux en un tout qui constitue le muscle. Un tissu cellulaire extrêmement fin et comme muqueux entoure les fibres; ce tissu devient plus consistant autour des fascicules et des faisceaux, et enfin, il est plus dense encore à l'extérieur du muscle.

Soumis à l'analyse chimique, les muscles fournissent de la fibrine, de l'albumine, de la gélatine, de l'osmazome, des phosphates de soude, de chaux, d'ammoniaque et du carbonate de chaux. Berzélius y a trouvé, en outre, une petite quantité d'acide lactique, et M. Braconnot en a extrait une substance particulière qu'il a appelée *leucine*.

C'est à l'état de repos, sans doute, que l'anatomiste étudie le système des muscles; par conséquent il n'a pas positivement mission de rechercher les propriétés vitales de ces organes; mais comme les idées d'organisation et de vie se rapprochent invinciblement dans notre esprit, il est impossible de séparer tout-à-fait l'examen anatomique de la physiologie des muscles. C'est ainsi du moins, que l'ont entendu tous les auteurs, et c'est également de cette manière que je me propose de procéder. Or, dans l'état de vie, les muscles possèdent deux propriétés essentielles : la *sensibilité* et l'*irritabilité*.

La sensibilité est peu marquée dans les muscles; tout y a été disposé pour un autre but, les mouvemens; aussi l'irritabilité y est-elle développée aux dépens de la première (1).

L'irritabilité est la propriété en vertu de laquelle les muscles déterminent les mouvemens. Mise en jeu, l'irritabilité produit la contraction, le racourcissement des muscles, et de cette circonstance résultent immédiatement les mouvemens. Il est, du reste, inutile de faire remarquer que la partie charnue des muscles entre seule en contraction, et que la partie fibreuse est tout-à-fait étrangère à celle-ci. Pendant la contraction, les deux extrémités ou la circonférence tendent à se rapprocher du centre du muscle. Néanmoins il ne peut pas toujours en être ainsi : on rencontre par fois des muscles dont les extrémités sont fixes, et dont l'action se borne à communiquer à ces organes une rigidité qui leur était étrangère auparavant. La contraction produit un effet différent sur les muscles à fibres courbées : elle tend à effacer la courbure de celles-ci, et l'efface quelquefois complètement; alors, et seulement alors, les deux extrémités du muscle peuvent être rapprochées, si les parties sur lesquelles elles s'insèrent peuvent le permettre.

On a long-temps disserté sur la question de savoir si les muscles augmentent ou non de volume pendant leur contraction; mais cette difficulté est résolue aujourd'hui négativement, malgré les expériences de Swammerdam, de Glisson, de Goddart et de M. Ermann, qui assurent qu'il y a affaissement, et celles d'Hamberger de Prochaska et de Carlisle qui professent une opinion inverse.

Ce qu'il y a de plus positif dans les phénomènes de la contraction, c'est que la fibre musculaire se plisse sur elle-même et forme des zig-zags, que l'on n'observe pas pendant l'état de relâchement. On comprend dès lors que l'étendue de la contraction soit en rapport exact avec la longueur des fibres d'un muscle; car, plus celles-ci sont longues, plus elles doivent former de flexuosités, plus par conséquent elles doivent se raccourcir.

(1) Cette proposition est facile à comprendre aujourd'hui, depuis les recherches relatives aux sources différentes de la sensibilité et de la motilité dans le système nerveux lui-même.

La force de contraction d'un muscle est, au contraire, nécessairement proportionnée au nombre de ses fibres ; chaque fibre, en effet, est une petite puissance, plus elles sont multipliées, plus la somme de leurs efforts doit être considérable. Du reste, on comprend que la force réelle des muscles doive être soigneusement distinguée de leur force efficace : la première se calcule surtout d'après une condition très appréciable des muscles, le nombre de leurs fibres ; la seconde, au contraire, est modifiée par un si grand nombre de causes, les frottemens, la direction de l'insertion, l'espèce du levier qui reçoit cette insertion, etc., que son calcul est impossible. Ce qui apparaît plus clairement sous ce rapport, c'est que le déchet de la force musculaire déployée est très considérable, et plus que double de la force qui est utilement employée pour la production des mouvemens.

Quoi qu'il en soit, on distingue deux choses dans un muscle en contraction, le *point fixe* et le *point mobile*. Le point fixe est celui qui n'obéit pas à la traction du muscle et qui demeure invariable pendant l'action de celui-ci ; le point mobile est, au contraire, celui auquel le mouvement est imprimé. Tous les muscles cependant ne sont pas disposés de la même manière sous ce rapport : quelques-uns, ceux qui sont cintrés, ont leurs extrémités ou leur circonférence fixes et leur centre mobile. D'autres sont également mobiles à leurs deux extrémités, et prennent, en quelque sorte, leur point fixe sur leur centre. Le point fixe d'un muscle est tantôt fixe naturellement (1), tantôt il est rendu tel artificiellement, par la contraction de muscles plus ou moins voisins (2). Pour rendre certaines parties osseuses susceptibles de fournir un point fixe à des muscles, il faut quelquefois qu'un très grand nombre d'autres entrent en contraction. La plupart des grands efforts fournissent de fréquens exemples de ces combinaisons d'actions musculaires, de ces *Synergies musculaires*, suivant l'expression adoptée.

Le point fixe et le point mobile des muscles ne sont invariables que dans un petit nombre d'entre eux ; le plus souvent,

(1) Par exemple celui du muscle temporal et des petits muscles faciaux sur la tête.

(2) L'extrémité hyoïdienne des muscles sus-hyoïdiens ne devient point fixe de ces muscles que par la contraction des muscles sous-hyoïdiens.

ils changent comme le mouvement qui doit être produit : certains muscles, par exemple, qui se fixent à la fois sur l'os hyoïde et sur l'os maxillaire inférieur, prennent leur point fixe, tantôt sur le premier et tantôt sur le second ; de sorte que leurs extrémités opposées deviennent tour à tour le point mobile.

Des muscles sont affectés à toutes les espèces de mouvemens ; aussi ces organes sont-ils généralement nombreux autour des articulations très mobiles, et rares autour de celles qui présentent des conditions inverses ; aussi, entourent-ils complètement les articulations orbiculaires, tandis qu'ils sont placés seulement sur deux faces opposées des ginglymes.

Un muscle peut suffire, et suffit quelquefois à la production d'un mouvement, mais cela est fort rare ; presque toujours, au contraire, les mouvemens résultent de la combinaison d'action d'un certain nombre de muscles. On appelle *congénères* les muscles qui se réunissent pour une même action, et *antagonistes*, ceux qui sont opposés sous ce rapport. Un muscle peut être congénère d'un autre dans certains instans, et devenir son antagoniste un peu plus tard (1).

Les mouvemens les plus communs, les plus étendus, ceux pour lesquels le plus grand nombre des muscles a été réservé, sont les mouvemens de flexion et d'extension. Long-temps on a discuté la question de savoir si les fléchisseurs, considérés en général, l'emportent sur les extenseurs de nos parties. Borelli, M. Richerand et Meckel se sont prononcés pour l'affirmative ; tandis que Béclard établit une distinction à cet égard : suivant lui, les extenseurs l'emportent sur les fléchisseurs, au tronc et aux membres pelviens, tandis qu'au contraire ils leur sont inférieurs dans les membres thoraciques. L'observation directe et les efforts musculaires considérables que la station verticale nécessite, de la part des muscles extenseurs du tronc et des extrémités inférieures, pour empêcher ces parties d'obéir aux influences qui les sollicitent constamment en sens opposé, sont tout-à-fait favorables à l'opinion de Béclard. La circonstance de la flexion des membres chez le fœtus, établirait tout au plus la plus grande force des fléchisseurs à cet âge ; mais elle peut

(1) On verra plus loin que les muscles splénius et grand complexus combinent leur action pour étendre la tête sur l'épine ; tandis qu'ils sont antagonistes pour la rotation de la même partie.

d'autant moins être invoquée à l'appui de la doctrine de la prédominance de ceux-ci, chez l'adulte, que les choses ont alors une disposition inverse de celle qu'elles offraient chez le fœtus ou chez l'enfant naissant ; car la station verticale, impossible chez celui-ci, devient naturelle chez celui-là.

Quelque nombreux que soient les muscles, non-seulement ils ont tous ou presque tous reçu un nom particulier, mais encore ces noms présentent presque autant de variétés qu'il existe d'auteurs qui ont écrit sur la myologie. Aussi, la nomenclature de cette partie de l'anatomie est-elle un des points les plus difficiles à débrouiller. On a généralement fait entrer des considérations de plusieurs ordres dans la fondation de la nomenclature musculaire : l'ordre de position, la forme, les usages, etc. Avant Sylvius, presque tous les muscles étaient désignés par des noms de nombre ; le premier, il s'occupa de donner des noms particuliers à chacun d'eux, mais sans s'attacher à choisir une base unique de nomenclature. Ce vice du langage anatomique a frappé presque à la fois Chaussier et MM. les professeurs Duméril et Dumas, qui ont proposé d'attribuer aux muscles un nom qui rappelât quelque chose de leurs attaches et par conséquent de leurs usages, un nom enfin qui donnât à lui seul une idée sommaire de ces organes. Pénétrés du même principe, ces trois savans fondèrent néanmoins des nomenclatures un peu différentes: M. Duméril désigna les muscles d'après leurs principaux points d'insertion, et pour distinguer nettement leurs noms de ceux des autres organes ou des régions, il leur donna la désinence *ien*, *sterno-mastoïdien*, *occipito-frontien*, etc. Chaussier n'attacha aucune importance à la désinence des noms, tandis qu'il s'appliqua à former ceux-ci avec les deux principaux points d'insertion des muscles. Dumas enfin, faisant une application plus large du principe qui avait guidé Chaussier et M. Dumeril, fit entrer dans ses dénominations de muscles toutes les attaches de chacun d'eux. Les noms qu'il forma de la sorte furent sans doute plus expressifs, car ils constituèrent des descriptions abrégées ; mais par cela même sa nomenclature devint trop compliquée et d'une mémoire trop difficile.

Tout le monde convient du grand avantage que l'on trouverait dans une bonne nomenclature des muscles. Eh bien ! le croirait-on ? telle est l'influence de l'habitude, que malgré l'excellence incontestée de la nomenclature de Chaussier, malgré la grande influence que ce professeur a long-temps exercée sur l'anatomie et sur l'école de Paris en particulier, il n'a pu réussir à la faire adopter, et que les noms anciens sont encore les seuls qui aient généralement cours dans le langage. Espérons cependant qu'il n'en sera pas toujours ainsi, et en attendant, mettons constamment en regard, comme l'ont déjà fait plusieurs anatomistes, la nomenclature ancienne et celle de Chaussier; c'est le seul moyen qui puisse réussir, avec le temps, à faire prévaloir cette dernière.

Quoi qu'il en soit, l'ordre dans lequel les os ont été décrits dans la première partie de cet ouvrage implique nécessairement et naturellement celui dans lequel les muscles doivent être étudiés maintenant. Aussi examinerons-nous d'abord les muscles du tronc, ensuite ceux des membres.

PREMIER GENRE.

Muscles du tronc.

Les muscles du tronc sont, comme les os de cette partie, les uns à son centre, les autres à ses extrémités.

SECTION PREMIÈRE.

Muscles de la partie centrale du tronc.

Les muscles du centre du tronc peuvent être distingués en deux grandes sections, suivant leur position relativement à la colonne vertébrale : les uns, en effet, sont postérieurs, les autres sont antérieurs à cette tige osseuse.

CHAPITRE PREMIER.

Muscles de la partie postérieure du tronc (1).

Les muscles de la partie postérieure du tronc sont nombreux et très développés, ce sont : en procédant de dehors en

(1) Pour préparer ces muscles, couchez le cadavre sur le ventre, placez un billot au-dessous de la poitrine, et laissez aller la tête à son propre poids; enlevez ensuite avec précaution et du premier coup, la peau, et la couche cellulo-fibreuse qui est appliquée sur les muscles superficiels. Du reste, ici, comme dans toute préparation musculaire, pour bien réussir il importe de faire toujours marcher le scalpel suivant la direction des fibres des muscles.

dedans, le *trapèze*, le *grand dorsal*, le *rhomboïde*, l'*angulaire du scapulum*, les *deux petits dentelés*, le *splenius*, les *deux complexus*, les *droits et obliques postérieurs de la tête*, le *sacro-spinal proprement dit*, le *transversaire épineux*, et les *inter-épineux*.

Muscle trapèze (1).

(Dorso-sus-acromien. CHAUSS.)

Le trapèze est placé à la partie postérieure du col et du dos. Il a la forme d'un triangle, plutôt que celle d'un trapèze. Il est large, mince et tendu entre l'occiput, l'épaule et la colonne vertébrale. Il s'insère en dedans et en haut, sur le tiers interne de la ligne courbe supérieure de l'occipital, sur le ligament sur-épineux cervical, sur l'apophyse épineuse de la vertèbre proéminente et sur toutes celles de la région dorsale. De tous ces points les fibres du trapèze se portent vers l'épaule, en convergeant les unes vers les autres, et en suivant diverses directions : celles qui procèdent de l'occipital et de la moitié supérieure du ligament sur-épineux cervical, marchent obliquement en bas et en dehors, et vont se terminer sur le tiers externe du bord postérieur de la clavicule ; celles qui émanent de la moitié inférieure du ligament sur-épineux cervical et de la partie supérieure du dos, se dirigent horizontalement, et viennent s'insérer sur l'acromion et sur la lèvre supérieure de l'épine du scapulum ; enfin les fibres que fournissent les dernières vertèbres du dos, se portent obliquement en haut et en dehors, vers l'extrémité postérieure de l'épine du scapulum, et s'y fixent sur un petit tubercule particulier.

Les insertions du trapèze ont lieu par l'intermédiaire de fibres aponévrotiques d'inégale longueur. A l'occipital, ces fibres sont longues, et constituent une mince aponévrose ; à la partie supérieure du col, elles sont très courtes ; au bas du col et sur les premières vertèbres du dos, elles offrent une longueur assez grande, qui va croissant d'abord de haut en bas, et qui diminue ensuite dans le même sens, de manière à produire une aponévrose de forme demi-elliptique, qui constitue une ellipse

(1) Dans la préparation, redoublez de soin, lorsque vous séparerez la peau de la partie supérieure de ce muscle. L'adhérence est telle, en effe dans ce point, que vous enlèveriez facilement les fibres charnues.

entière par sa réunion médiane avec l'aponévrose semblable du côté opposé; au milieu du dos, elles deviennent très courtes, tandis qu'à la partie inférieure de cette région, elles reprennent d'assez grandes dimensions, et donnent naissance à une aponévrose triangulaire, qui est unie à celle du grand dorsal; sur la clavicule, les fibres aponévrotiques sont courtes, quelquefois nulles, et toujours entrelacées avec les fibres charnues; sur la racine de l'acromion, elles sont beaucoup plus longues, surtout en bas, où elles constituent une belle aponévrose triangulaire, terminée par son sommet sur le scapulum, et glissant, à l'aide d'un tissu cellulaire lâche ou d'une bourse muqueuse, sur une facette lisse du bord postérieur de cet os.

La *face postérieure* du trapèze est en rapport avec la peau, et en est séparée par un tissu cellulaire très dense, surtout supérieurement. Sa *face antérieure* ou profonde appuie sur l'occipital, sur le scapulum, sur quelques côtes moyennes, et sur une série de muscles que je ferai successivement connaître (1). Le tissu cellulaire qui sépare cette face de ces parties est lâche et peu graisseux, si ce n'est cependant au niveau de la fosse sus-épineuse; dans ce point, en effet, on trouve de la graisse sous le trapèze, même chez les individus les plus épuisés.

Action. Le muscle trapèze peut prendre son point fixe d'action sur la tête et sur l'épine, ou sur l'épaule. Dans le premier cas, il tire l'épaule en arrière et en haut, et il élève la région de l'articulation scapulo-humérale ou moignon de l'épaule. Son faisceau supérieur attire le moignon de l'épaule directement en haut, tandis que son faisceau inférieur produit la même action, en faisant rouler le scapulum autour d'un axe fictif qui passerait par le centre de cet os, et en imprimant à sa partie inférieure un mouvement d'arrière en avant. Son faisceau moyen porte toute l'épaule directement en arrière. Dans le second cas, c'est-à-dire lorsque le trapèze prend son point fixe d'action sur l'épaule, à l'aide de son faisceau claviculaire, le seul qui se porte à la tête et à la partie supérieure du col, il étend la tête et l'incline de son côté, s'il se contracte seul, il l'étend directement, s'il agit avec celui du côté opposé; mais

(1) Ces muscles sont de haut en bas: le grand complexus, le splénius, l'angulaire, le scapulo-hyoïdien, le petit dentelé postérieur et supérieur, le rhomboïde, le sacro-spinal, le grand dorsal et les sus et sous-épineux.

lorsque le muscle se contracte en totalité, comme dans l'action de s'élever par les bras, il attire le tronc sur ceux-ci.

Variétés. J'ai vu plusieurs fois le trapèse inseré sur la moitié, ou même les deux tiers externes du bord postérieur de la clavicule, de manière à couvrir tout le creux sus-claviculaire, et à s'unir au muscle sterno-mastoïdien.

Muscle grand dorsal.

(Lombo huméral. Chauss.)

Le muscle grand dorsal occupe surtout la partie postérieure et inferieure du tronc. Il est aplati, très-large inférieurement, très-étroit supérieurement, et de forme à peu près triangulaire. Il s'insère, en bas, sur les apophyses épineuses des cinq ou six dernières vertèbres du dos, de toutes les vertèbres lombaires et sacrées, sur la partie postérieure de la lèvre externe de la crête iliaque, et sur la face externe et le bord supérieur des trois ou quatre dernières côtes. Ses insertions dorsales, lombaires, sacrées et iliaques ont lieu par le moyen d'une vaste aponévrose de forme irrégulièrement triangulaire, large en bas, étroite en haut, à fibres dirigées à peu près comme les fibres charnues, et dont le bord externe, concave, donne naissance à celles-ci. Ses insertions costales se font presque sans intermédiaire de fibres tendineuses, et par trois ou quatre languettes ou digitations qui s'entrelacent, à angle aigu, avec des faisceaux semblables d'un des muscles de la paroi abdominale (1).

De ces points variés d'insertion, les fibres du muscle grand dorsal se portent en dehors et en haut, en convergeant vers l'angle inférieur du scapulum; les supérieures marchent presque horizontalement, les moyennes sont dirigées obliquement, les inférieures s'élèvent presque perpendiculairement.

Au niveau de l'angle inférieur du scapulum, le muscle grand dorsal offre peu de largeur, et il est assez souvent fortifié par un petit faisceau qui se détache de cette partie de l'épaule. Au delà de ce point, il continue à se porter en haut et en dehors, et donne bientôt naissance à un tendon très-aplati, large de quinze à seize lignes environ, qui se termine sur la lèvre postérieure de la coulisse bicipitale de l'humérus, en envoyant une

(1) Le grand oblique.

double expansion fibreuse dans l'aponévrose d'enveloppe du bras et dans la coulisse bicipitale, et surtout après s'être réuni au tendon d'un des muscles de l'épaule par son bord inférieur (1).

La *face postérieure* du muscle grand dorsal, est en rapport avec la peau dans presque toute son étendue, avec le trapèze près de l'épine, avec le muscle grand rond et l'humérus en haut et en dehors. Sa *face antérieure* est appliquée sur les côtes, sur l'angle inférieur du scapulum, sur le muscle grand rond, sur les parties importantes renfermées dans le creux de l'aisselle, et sur bon nombre de muscles qui seront décrits par la suite (2). Son *bord externe* est séparé du bord postérieur du muscle grand oblique de l'abdomen, par un petit intervalle triangulaire dont la base est formée par la crête iliaque, et dans le fond duquel on rencontre l'aponévrose postérieure du muscle oblique interne.

Une bourse muqueuse est ordinairement placée entre la face postérieure de son tendon et l'humérus, près de la coulisse bicipitale.

Supérieurement le grand dorsal concourt, avec le grand rond, à former le bord postérieur de l'aisselle, et il contourne ce muscle, de manière à passer successivement, de sa face postérieure sur son bord inférieur et sur sa face antérieure. Du reste, non-seulement le grand dorsal se contourne autour du grand rond, mais encore, près du scapulum, ses propres fibres se roulent les unes autour des autres : les supérieures deviennent postérieures et inférieures, tandis que les inférieures sont antérieures et supérieures.

Action. Le grand dorsal peut se contracter en prenant son point fixe d'action sur l'humérus, ou sur le tronc. Quand il prend son point d'appui sur l'humérus, cet os ayant été préalablement fixé, comme dans l'action de grimper, il attire la partie infé-

(1) Le grand rond. De cette réunion des tendons du grand dorsal et du grand rond résulte un sinus ouvert en haut, rempli d'un tissu cellulaire lâche, et tout-à-fait analogue à celui du tendon du muscle grand pectoral dans la paroi antérieure de l'aisselle.

(2) Le sacro-spinal, le petit dentelé postérieur et inférieur, le bord postérieur des muscles obliques externe et interne de l'abdomen, les muscles intercostaux externes inférieurs, le muscle sous-épineux, le rhomboïde et le grand dentelé.

rieure du tronc vers les bras. A l'aide de ses digitations costales, en particulier, il peut élever les côtes et concourir à l'inspiration, dans les cas où la respiration est difficile. Quand au contraire le muscle grand dorsal prend son point fixe d'action sur le tronc, il porte le bras dans la rotation en dedans, le rapproche du tronc, et tend à l'amener en arrière de cette partie. Les anatomistes allemands ont très-bien caractérisé cette action, par la dénomination obscène d'*ani-tersor* qu'ils lui ont quelquefois donnée.

Variétés. Un petit faisceau réunit parfois les bords inférieurs du grand dorsal et du grand pectoral. Rosenmuller a vu un prolongement du même muscle vers l'apophyse coracoïde, où il se confondait avec un des tendons qui s'insèrent sur cette partie (1).

Muscle rhomboïde.

(Dorso-scapulaire. Chauss.)

Le rhomboïde est placé à la partie postérieure et inférieure du col, postérieure et supérieure du dos. Il est aplati et de forme losangique. Une ligne celluleuse le sépare près de sa partie supérieure en deux portions d'inégale étendue : la supérieure plus petite, l'inférieure plus grande, portions dont on a tenté (2) de faire deux muscles distincts, sous les noms de *petit* et de *grand rhomboïdes*. Ce muscle s'insère sur la partie inférieure du ligament sur-épineux cervical, sur les apophyses épineuses de la septième vertèbre du col et des cinq premières du dos, et sur les ligamens inter-épineux, au moyen de fibres aponévrotiques plus longues en bas qu'en haut, et à chacune desquelles succèdent les fibres charnues.

De là toutes les fibres se dirigent en bas et en dehors, parallèlement les unes aux autres, vers le bord postérieur du scapulum, aux quatre cinquièmes inférieurs duquel elles se terminent. L'insertion scapulaire du rhomboïde offre ceci de remarquable, que supérieurement et inférieurement, elle a lieu sans l'intermédiaire de fibres aponévrotiques; tandis qu'au milieu les fibres charnues sont reçues immédiatement par un tendon,

(1) Celui du muscle coraco-brachial.

(2) Vésale, Albucasis, Sœmmering et Meckel.

qui longe le bord postérieur de l'os réuni à lui par du tissu cellulaire, et qui s'y insère lui-même, tantôt par ses deux extrémités et tantôt par l'inférieure seulement.

La *face postérieure* du muscle rhomboïde est en rapport avec le trapèze dans presque toute son étendue, avec le grand dorsal près de l'angle inférieur du scapulum, et avec la peau dans un intervalle triangulaire formé par le scapulum, le grand dorsal et le trapèze. Sa *face antérieure* est appliquée sur les côtes supérieures, et sur différens muscles de la région postérieure du tronc qui vont être décrits successivement (1).

Action. Le rhomboïde rapproche le scapulum de l'épine, en relevant l'angle inférieur de celui-là, et déprimant le moignon de l'épaule, ou bien, comme dans l'action de grimper, il attire le tronc vers l'épaule, suivant qu'il prend son point son fixe d'action sur l'épine ou sur l'épaule. Congénère du trapèze dans l'élévation générale de l'épaule et son rapprochement de l'épine, il est son antagoniste relativement à la région scapulo-humérale; en effet, il déprime cette partie, tandis que le trapèze l'élève par un mouvement de rotation inverse de celui qu'il lui imprime.

Muscle angulaire du scapulum.

(Trachélo-scapulaire. CHAUSS.)

Situé à la partie postérieure et latérale du col, le muscle angulaire est alongé, plus large inférieurement que supérieurement, et plus long en arrière qu'en avant. Il s'insère, en bas, à l'angle cervical ou supérieur du scapulum, et à la partie supérieure du bord postérieur de cet os, au niveau de la fosse sus-épineuse, directement et sans intermédiaire de fibres tendineuses.

De là ce muscle se porte en haut, en dehors et en avant, et se sépare en trois ou quatre faisceaux aplatis, qui vont se terminer, par autant de petits tendons, sur le tubercule postérieur de l'apophyse transverse des trois ou quatre premières vertèbres.

La *face postérieure et externe* du muscle angulaire est en rapport avec le trapèze inférieurement, avec la peau au milieu, et avec un muscle de la partie antérieure du col (2), supérieure-

(1) Le petit dentelé postérieur supérieur et son aponévrose, le splénius et quelques muscles intercostaux externes.

(2) Le sterno-mastoïdien.

ment. Sa *face antérieure et interne* est appliquée sur la face externe des côtes supérieures, sur quelques vaisseaux (1), et sur plusieurs des muscles suivans (2).

Action. Le muscle angulaire du scapulum élève cet os en déprimant le moignon de l'épaule, comme le fait le rhomboïde, quand il prend son point fixe d'action sur le col; mais s'il le prend, au contraire, sur le scapulum, il incline le col latéralement, s'il se contracte seul, et il le fixe ou l'étend un peu sur le dos, s'il se contracte avec celui du côté opposé.

Variétés. Le muscle angulaire de l'omoplate envoie quelquefois un faisceau vers l'apophyse mastoïde. Quelquefois aussi il s'insère sur l'épine du scapulum, ou sur l'une des côtes supérieures, ordinairement sur la seconde.

Muscles petits dentelés postérieurs.

Il existe deux muscles de ce nom à la partie postérieure de la région lombo-dorsale. Ces muscles ont entre eux de telles analogies, qu'on pourrait presque les comprendre dans une seule et même description. Tous les deux, en effet, s'insèrent, en dedans, sur les apophyses épineuses des vertèbres, et sur le ligament sur-épineux. Tous deux se portent obliquement en dehors vers les côtes, et s'y terminent par des languettes charnues ou digitations. Tous deux sont demi-charnus et demi-aponévrotiques, charnus en dehors, et aponévrotiques en dedans. Tous deux donnent insertion à une aponévrose qui sera décrite par la suite (3), et qui est appelée *aponévrose des muscles petits dentelés*. Enfin tous deux sont essentiellement moteurs des côtes.

Quoi qu'il en soit, on distingue les muscles petits dentelés postérieurs, en *supérieur* et en *inférieur*.

Muscle petit dentelé postérieur et supérieur.

(Dorso-costal. Chauss.)

Placé à la partie inférieure du col et supérieure du dos, le muscle petit dentelé postérieur et supérieur s'insère, en dedans,

(1) La branche profonde des vaisseaux scapulaires postérieurs.

(2) Le petit dentelé postérieur et supérieur, le splénius, le petit complexus et le sacro-spinal.

(3) L'aponévrose vertébrale.

sur la partie inférieure du ligament sur-épineux cervical et sur les apophyses épineuses des trois ou quatre premières vertèbres du dos, par des fibres aponévrotiques très-longues, dirigées en bas et en dehors. A ces fibres aponévrotiques succèdent des fibres charnues qui se portent également en bas et en dehors, et viennent se fixer sur le bord supérieur et sur la face externe des deuxième, troisième, quatrième et cinquième côtes, par autant de digitations d'autant plus longues qu'elles sont plus inférieures.

Le muscle petit dentelé postérieur et supérieur s'élève un peu au-dessus du bord supérieur du rhomboïde. Sa *face postérieure* est cachée par ce muscle, par le trapèze, par l'angulaire, et, dans certains mouvemens du scapulum en arrière, par le grand dentelé. Sa *face antérieure* est appliquée sur les côtes supérieures, sur les espaces inter costaux et sur plusieurs des muscles suivans (1). Son *bord inférieur* donne insertion à l'aponévrose vertébrale.

Action. Il élève les côtes, et contribue à l'inspiration.

Muscle petit dentelé postérieur et inférieur.

(Lombo-costal. Chauss.)

Placé principalement dans la région lombaire, le muscle petit dentelé postérieur et inférieur s'insère, en dedans, sur les apophyses épineuses des deux dernières vertèbres dorsales et des trois ou quatre premières lombaires, à la faveur d'une aponévrose mince, à fibres obliques en haut et en dehors, et confondue en partie avec celle du muscle grand dorsal.

Aux fibres de cette aponévrose, succèdent des fibres charnues qui suivent la même direction que les premières, et qui viennent se terminer, après un court trajet, par trois ou quatre faisceaux très larges, sur le bord inférieur des quatre dernières côtes.

Les faisceaux supérieurs de ce muscle, sont plus longs que les autres. Sa *face postérieure* est tout à fait cachée par le muscle grand dorsal, à l'aponévrose duquel elle adhère en dedans. Sa *face antérieure* est appliquée sur les dernières côtes, sur leurs

(1) Le splénius, le long dorsal, le sacro-lombaire et le transversaire du col.

espaces intercostaux, et sur d'autres muscles que je décrirai par la suite (1).

Action. Le petit dentelé postérieur et inférieur abaisse les dernières côtes et concourt à l'inspiration. Il est antagoniste du précédent.

Muscles splénius.

(Cervico-mastoïdien et dorso-trachélien. CHAUSS.)

Placé obliquement à la partie postérieure du col et supérieure du dos, le muscle splénius est partagé par ses insertions supérieures en deux faisceaux, que beaucoup d'auteurs ont décrits comme deux muscles distincts. Il s'insère à l'aide de fibres aponévrotiques plus longues en bas qu'en haut, sur la partie inférieure du ligament sur-épineux cervical, sur l'apophyse épineuse de la dernière vertèbre du col, sur celles des cinq ou six premières vertèbres du dos, et sur les ligamens inter-épineux. De là, ses fibres se portent toutes obliquement en haut et en dehors, parallèlement les unes aux autres, et viennent se terminer, après s'être séparées en deux faisceaux distincts, partie sur le crâne, partie sur les apophyses transverses des premières vertèbres cervicales. Le faisceau supérieur (*splénius de la tête, cervico-mastoïdien, Chauss.*), plus considérable que l'autre, vient s'insérer sur la moitié externe de l'intervalle compris entre les deux lignes courbes de l'occipital, et sur la face externe de l'apophyse mastoïde, au moyen de fibres tendineuses plus prononcées vers l'apophyse mastoïde que du côté de l'occipital, et surtout apparentes sur la face antérieure du muscle. Le faisceau inférieur (*splénius du col, dorso-trachélien, Chauss.*), le plus petit des deux, se divise en deux ou trois faisceaux, qui par autant de petits tendons, viennent se fixer sur le tubercule postérieur de l'apophyse transverse des deux ou trois premières vertèbres cervicales.

La *face postérieure* du muscle splénius est recouverte par le trapèze, par le petit dentelé postérieur et supérieur, par le rhomboïde, par l'angulaire, par la peau dans un point fort circonscrit et par un muscle de la partie antérieure du col (2). Sa

(1) Les aponévroses postérieures réunies des muscles petit oblique et transverse de l'abdomen, et le sacro-spinal.

(2) Le sterno-mastoïdien.

face antérieure est appliquée sur quelques-uns des muscles suivans (1). Son *bord interne* est séparé de celui du muscle opposé par un intervalle triangulaire, dans lequel on aperçoit une partie de deux muscles plus profonds (2). Son *bord externe* est côtoyé et quelquefois uni à un petit muscle (3).

Action. Le splénius peut prendre son point fixe d'action en bas ou en haut. Dans le premier cas, s'il se contracte seul, il est essentiellement rotateur de la tête et du col, et dirige vers lui la face antérieure de ces parties du tronc; tandis qu'au contraire il produit seulement l'extension des mêmes parties, s'il se contracte avec celui du côté opposé. Le faisceau mastoïdien agit particulièrement sur la tête, et le faisceau trachélien sur le col; mais les mouvemens de la tête et de la partie supérieure du col sont tellement liés entre eux, que la contraction de l'une des parties du muscle splénius les entraîne l'une et l'autre à la fois.

Lorsque ce muscle agit en prenant son point fixe en haut, s'il se contracte seul, il fait rouler la partie inférieure du col sur la supérieure et sur la tête, de façon à diriger la face antérieure du tronc du côté qui lui est opposé; il étend le tronc directement sur la tête, lorsqu'il combine son mouvement avec celui du muscle opposé.

Muscle petit complexus (4).

(Trachélo-mastoïdien. CHAUSS.)

Placé entre le splénius et le muscle suivant (5), à la partie postérieure du col, le petit complexus s'insère, inférieurement, sur les apophyses articulaires des quatre ou cinq dernières vertèbres cervicales et sur les deux ou trois premières apophyses transverses du dos. De petits tendons aplatis, plus developpés en bas qu'en haut, forment ces insertions et donnent naissance aux fibres charnues; celles-ci séparées d'abord, se réunissent bientôt, et forment un faisceau général qui monte verticalement vers

(1) Le petit et le grand complexus, le long dorsal et son faisceau supérieur le muscle transversaire du col.

(2) Les deux grands complexus.

(3) Le transversaire du col, ou extrémité supérieure du long dorsal.

(4) M. Cruveilhier considère, à juste titre, le petit complexus comme la partie la plus élevée du muscle grand-dorsal.

(5) Le grand complexus.

l'apophyse mastoïde, sur la partie postérieure de laquelle il se termine à l'aide de fibres aponévrotiques plus longues en arrière qu'en avant, et qui se prolongent surtout en dedans du muscle.

La *face postérieure* du petit complexus est couverte par le splénius, et par un des muscles suivans (1), avec lequel il est souvent confondu. Sa *face antérieure* est appliquée sur le grand complexus et sur quelques autres parties qui seront décrites par la suite (2).

Action. Le petit complexus incline la tête sur le col, ou réciproquement, suivant qu'il prend son point fixe en bas ou en haut. Avec son semblable, il concourt pour quelque chose à l'extension de la tête.

Variétés. Il est souvent interrompu par des intersections fibreuses; par fois aussi sa partie supérieure est subdivisée en plusieurs languettes.

Muscle grand complexus.

(Trachélo-occipital. CHAUSS.)

Le muscle grand complexus est beaucoup plus considérable que le précédent, et plus profondément placé que lui à la partie postérieure du col et supérieure du dos. Il naît, inférieurement, de la base des apophyses transverses des cinq ou six premières vertèbres du dos et des apophyses articulaires des six dernières vertèbres du col. De petits tendons aplatis, les dorsaux plus apparents en arrière, les cervicaux plus visibles en avant du muscle, dont les fibres s'entrelacent avec les fibres charnues, et qui sont souvent unis à ceux du petit complexus, servent à ces insertions.

Les divers faisceaux du grand complexus se dirigent obliquement en haut et en dedans, d'une manière qui paraît d'autant plus marquée qu'on les examine plus supérieurement; et après un trajet dont l'étendue est surtout mesurée par la longueur du col, ils se terminent tous ensemble sur la moitié interne de l'espace compris entre les deux lignes courbes de l'occipital.

(1) Le transversaire du col, extrémité supérieure du long dorsal.

(2) Les deux muscles obliques de la tête, l'extrémité postérieure du digastrique et l'artère occipitale.

Le grand complexus est interrompu dans sa partie moyenne par une intersection fibreuse, autrement disposée près de son bord interne et vers sa partie externe. Dans le premier point, elle est formée par un tendon rétréci dans son milieu, étalé en aponévrose à ses extrémités, et qui donne au faisceau du grand complexus qui lui appartient la forme d'un muscle digastrique particulier (*biventer cervicis* des auteurs). Dans la seconde partie, l'intersection fibreuse du grand complexus est moins complète ; elle est aponévrotique et disposée en *zig-zag*, *ou en* V ouvert supérieurement, et dont la branche externe est beaucoup moins prononcée que l'interne.

La *face postérieure* du grand complexus est en rapport avec le trapèze, avec le splénius ; avec le petit complexus et l'extrémité supérieure du muscle sacro-spinal. Sa *face antérieure* est appliquée sur l'occipital et sur des muscles et des vaisseaux qui seront décrits plus tard (1).

Action. Le grand complexus est surtout extenseur de la tête sur l'épine et réciproquement ; il n'a même pas d'autre action lorsqu'il se contracte avec le muscle opposé ; mais seul, il peut imprimer, en outre, à la tête un mouvement de rotation tel que la face soit dirigée du côté qui lui est opposé.

Muscle grand droit postérieur de la tête.

(Axoïdo-occipital. CHAUSS.)

Aplati et de forme d'un triangle à base dirigée en haut, le muscle grand droit est placé derrière l'articulation céphalo-rachidienne, en avant du muscle précédent. Il se fixe, en bas, sur le sommet de l'apophyse épineuse de l'axis, par de courtes aponévroses, se dirige en haut, en dehors et un peu en arrière, et vient se terminer, en s'étalant, sur la ligne courbe inférieure de l'occipital et sur l'espace raboteux placé au-dessous d'elle, au moyen de fibres tendineuses très prononcées en arrière.

Sa *face postérieure* est couverte par le muscle grand complexus. L'*antérieure* est appliquée sur le petit droit, sur les ligaments atloïdo-axoïdien, et occipito-atloïdien postérieurs et

(1) Les muscles droits et obliques postérieurs de la tête, le transversaire épineux, l'artère cervicale profonde et la dernière courbure de la vertébrale.

sur les deux premières vertèbres. Il forme avec les deux muscles obliques un espace triangulaire, dans lequel on aperçoit quelques vaisseaux et nerfs (1).

Action. Ce muscle étend la tête sur la seconde vertèbre et l'incline vers lui, ou lui imprime un mouvement de rotation par lequel la face se dirige de son côté, s'il agit seul. Avec celui du côté opposé, il n'est absolument qu'extenseur.

Muscle petit droit postérieur de la tête.

(Atloïdo-occipital. Chauss.)

Placé en avant et en dedans du grand droit, plus grêle et de même forme que lui, le petit droit postérieur de la tête commence sur le tubercule médian de l'arc postérieur de l'atlas par un petit tendon, qui règne sur la face antérieure des fibres charnues, se dirige verticalement vers l'occipital et se termine, en s'étalant, et presque sans le secours de fibres aponévotiques, sur les empreintes placées au-dessous de la ligne courbe inférieure de cet os.

Sa *face postérieure* est couverte par le grand complexus et par le grand droit ; une couche épaisse de tissu cellulo-graisseux la sépare du premier. Sa *face antérieure* est appliquée sur l'atlas et sur le ligament occipito-atloïdien postérieur.

Action. Il étend la tête sur l'atlas, ou celle-ci sur la tête.

Muscle grand oblique de la tête.

(Axoïdo-atloïdien. Chauss.)

Fusiforme et alongé, le muscle grand oblique, ou *oblique inférieur* de la tête, s'attache sur l'apophyse épineuse de l'axis, sans l'intermédiaire de fibres aponévrotiques. De là il se porte obliquement en haut et en dehors, et vient se terminer sur l'extrémité de l'apophyse transverse de l'atlas, sans autres fibres tendineuses que quelques unes qui se montrent en dehors.

Sa *face postérieure* est en rapport avec le grand et le petit complexus. L'*antérieure* est appliquée sur l'arc postérieur de l'axis,

(1) Le dernier coude de l'artère vertébrale et la branche postérieure du nerf sous-occipital.

sur le ligament atloïdo-axoïdien postérieur et sur une artère importante (1). Ce muscle concourt à former l'espace triangulaire indiqué plus haut.

Action. Le grand oblique imprime à la première vertèbre, et partant à la tête, un mouvement de rotation par lequel la face se dirige vers le muscle contracté.

Muscle petit oblique de la tête.

(Atloïdo-sous-mastoïdien. CHAUSS.)

Placé au-dessus du précédent, derrière l'articulation occipito-atloïdienne, et de forme très-analogue à celle des muscles droits, le muscle petit oblique ou oblique supérieur de la tête, s'insère en bas, sur le sommet de l'apophyse transverse de l'atlas, au moyen d'un petit tendon qui s'étale d'abord sur la face postérieure des fibres charnues, et qui s'enfonce ensuite au milieu d'elles. De là, il se porte en haut et en dedans, et se termine sur l'empreinte raboteuse placée au-dessous de la ligne courbe inférieure de l'occipital, à l'aide de fibres aponévrotiques très fortes qui commencent sur sa face antérieure.

Sa *face postérieure* est cachée par le grand complexus, par le petit complexus et par le splénius. L'*antérieure* est en rapport avec l'artère vertébrale, avec le ligament occipito-atloïdien postérieur, et un peu avec le muscle grand droit. Il concourt à former l'espace triangulaire indiqué plus haut.

Action. Le muscle petit oblique est rotateur et extenseur de la tête sur l'atlas; mais comme la rotation est fort obscure et presque nulle entre ces deux parties, il est principalement extenseur.

Muscle sacro-spinal.

Chaussier a désigné de la sorte toute la masse musculaire qui remplit les gouttières vertébrales (2), masse composée de plusieurs faisceaux assez distincts les uns des autres. Cette innovation a sans doute quelques avantages, mais il ne faut pas pour-

(1) L'artère vertébrale.

(2) Sans y comprendre cependant, ni le grand complexus, ni les droits et obliques postérieurs de la tête, qui occupent aussi les gouttières vertébrales tout-à-fait en haut.

tant les exagérer ; car, après tout, si dans la nomenclature on inscrit le sacro-spinal comme muscle unique, pour sa description, il n'en faut pas moins le diviser en plusieurs portions. Afin d'éviter ce désaccord, sans rejeter, sous le point de vue qui m'occupe, le langage de l'auteur de la nomenclature anatomique moderne, je n'appellerai sacro-spinal que la réunion des muscles *sacro-lombaire*, *long dorsal*, et *transversaire du col* des auteurs.

Ainsi constitué, le sacro-spinal occupe la partie la plus superficielle des gouttières vertébrales, depuis la pointe du sacrum jusqu'au col. Fort épais et fort alongé, il est simple en bas et bifurqué supérieurement. Ses deux divisions supérieures constituent le *sacro-lombaire* et le *long dorsal*, tandis que sa portion indivise inférieure forme ce qu'on appelle la *masse commune* de ces muscles.

Portion indivise du sacro-spinal (*masse commune du sacro-lombaire et du long dorsal* des auteurs). Cette partie du muscle occupe les régions lombaire et sacrée. Large supérieurement et terminée en bas par un prolongement pointu, elle est recouverte par une belle et brillante aponévrose, très-épaisse et très-forte qui se fixe, sur la crête des apophyses épineuses lombaires et sacrées, sur la partie postérieure de l'interstice de la crête iliaque et sur les aspérités qui entourent l'échancrure inférieure du canal sacré. Cette aponévrose donne insertion, à son tour, au plus grand nombre des fibres charnues par sa face antérieure, et elle se prolonge particulièrement, en haut, sur le faisceau interne du muscle, en se divisant en un grand nombre de bandes réunies ensemble par une toile aponévrotique mince.

Indépendamment des fibres charnues qui émanent de l'aponévrose précédente, la masse commune en présente d'autres qui viennent directement de la crête iliaque, de l'extrémité inférieure du sacrum et des dernières apophyses épineuses lombaires. Toutes ces fibres se portent en haut, perpendiculairement, ou suivant une direction très-peu oblique ; les plus internes se terminent promptement, par quatre ou cinq tendons courts et gros, sur les tubercules articulaires des vertèbres lombaires ; tandis que le plus grand nombre, après avoir formé un gros et simple faisceau presque carré, se séparent près de la dernière côte, pour former les deux suivans.

Faisceau externe du sacro-spinal (*sacro-lombaire* des auteurs). Ce faisceau s'étend de la masse commune à la région inférieure du col inclusivement. Il est placé à la partie externe de la gouttière vertébrale. Son volume est à peu près égal dans toute son étendue, parce que de nouvelles fibres lui arrivent, à mesure que les premières viennent se terminer sur les côtes.

Ce faisceau est formé de deux ordres de fibres ; les unes qui sont la continuation de la masse commune ; les autres qui naissent des côtes par de petits tendons particuliers, en nombre égal à ces os. Ces tendons, placés en dedans du muscle, d'autant plus alongés et d'autant plus grêles qu'ils sont plus supérieurs, se fixent au-dessus de l'angle de toutes les côtes ; et donnent naissance à autant de petites bandes charnues imbriquées les unes sur les autres, qui ne tardent pas à se réunir ensemble.

Cependant, à mesure que le faisceau externe du muscle sacro-spinal s'élève vers le col, à mesure qu'il reçoit, en dedans, des faisceaux nouveaux qu'on a appelés *de renforcement*, il s'épuise en dehors par ses insertions sur les côtes. Douze tendons, en effet, d'autant plus longs et plus grêles qu'ils sont plus supérieurs, réunis ensemble par de minces aponévroses sur la face postérieure du muscle, reçoivent les fibres charnues, et viennent se fixer au-dessus de l'angle des côtes ; tandis que deux ou trois autres, plus élevés, se continuent jusqu'aux deux ou trois dernières apophyses transverses du col.

Ainsi, le faisceau sacro-lombaire du muscle sacro-spinal est formé de deux parties, comme je l'avais annoncé : l'une qui émane de la masse commune et qui se termine au milieu du dos ; l'autre qui naît de l'angle des côtes, et prolonge le muscle jusqu'au col (1). Ainsi, il est pourvu de tendons de deux ordres, les uns servant à l'origine, les autres destinés à la terminaison du muscle ; les premiers, au nombre de douze, placés en-dedans ; les seconds, au nombre de quinze ou seize, placés en dehors.

Faisceau interne du sacro-spinal (*long dorsal et transversaire*

(1) C'est cette portion que Diemerbroëck et Albinus ont décrite sous le nom de *cervical descendant*, Stenon sous celui d'*accessoire du sacro-lombaire*, et Winslow sous celui de *transversaire grêle*.

du col des auteurs). Réuni dans plusieurs points avec les muscles transversaires épineux et inter-épineux dorso-lombaires, ce faisceau s'étend de la masse commune à la partie inférieure du col. Il occupe la partie interne du muscle auquel il appartient. Son volume va en diminuant graduellement de la partie inférieure à la supérieure.

Semblable sous ce rapport au précédent, le faisceau interne du sacro-spinal est formé de deux ordres de fibres : les unes qui émanent de la masse commune, les autres qui naissent des apophyses transverses des premières vertèbres du dos, et qui constituent le muscle *transversaire* des auteurs.

Les premières (*muscle long dorsal* des auteurs), infiniment plus nombreuses que les autres, viennent se terminer par deux séries de tendons sur les côtes et sur l'épine. Les tendons de la série externe, réunis entre eux d'abord et en quelque sorte aponévrotiques, d'autant plus longs qu'ils sont plus élevés, vont se terminer en nombre variable, (sept à onze), sur la partie inférieure des sept ou onze dernières côtes, près de l'articulation costo-transversaire. Les tendons de la série interne, au nombre de douze, placés entre le sacro-spinal et le suivant (1), d'autant plus longs et plus grêles qu'ils sont plus haut placés, viennent se terminer sur le sommet de l'apophyse transverse de toutes les vertèbres dorsales.

Les fibres du second ordre, (*fibres de renforcement*, *muscle transversaire du col* des auteurs), naissent par quatre ou cinq petits tendons sur les apophyses transverses des premières vertèbres du dos, se réunissent en un seul faisceau, qui se porte obliquement en haut et en dehors vers le col, et vient se terminer, par quatre ou cinq tendons aussi grêles que les premiers et accompagnés par les fibres charnues jusqu'à leur insertion, sur les apophyses transverses des dernières vertèbres du col.

Ainsi le faisceau long dorsal du muscle sacro-spinal est formé de deux parties, comme je l'avais avancé ; la plus considérable qui fait suite à la masse commune et qui se termine à la partie supérieure du dos, la plus petite qui commence à la partie supérieure du dos et se termine au col.

Les deux grands faisceaux du muscle sacro-spinal sont séparés

(1) Le transversaire épineux.

l'un de l'autre par un interstice cellulaire, que traversent quelques branches des vaisseaux et des nerfs dorsaux. Leur *face postérieure* est en rapport, avec les muscles petits dentelés supérieur et inférieur et avec l'aponévrose qui les réunit, avec le grand dorsal, avec l'aponévrose postérieure de deux muscles larges de l'abdomen (1), avec le trapèze, le rhomboïde, le splénius et l'angulaire du scapulum. Leur *face antérieure* est appliquée sur les gouttières vertébrales, et particulièrement sur les côtes, sur les apophyses transverses, sur les ligamens costo-transversaires postérieurs, sur le sacrum, sur les ligamens sacro-iliaques, sur les muscles sur-costaux (2), sur la partie postérieure des intercostaux externes, sur les vaisseaux et nerfs dorsaux, sur les muscles inter-transversaires lombaires, sur le feuillet moyen de l'aponévrose du muscle transverse de l'abdomen et sur les muscles transversaires épineux. *En dedans*, ils sont toujours confondus avec quelques faisceaux inter-épineux (3), et souvent avec le grand et le petit complexus. *En dehors*, ils correspondent à l'angle des côtes au dos, au muscle angulaire au col, à l'aponévrose de l'un des muscles de l'abdomen (4) dans la région lombaire, et à la partie postérieure de la crète iliaque au niveau du sacrum.

Action. Le muscle sacro-spinal est essentiellement extenseur du tronc ; il étend cette partie directement, avec le muscle du côté opposé ; il l'étend vers lui et la porte dans la rotation de son côté, s'il se contracte seul. Son faisceau long dorsal agit directement sur l'épine ; tandis que le sacro-lombaire meut cette tige osseuse par l'intermédiaire des côtes. Le faisceau de renforcement ou transversaire du long dorsal, peut imprimer au col un mouvement de rotation vers lui, lorsqu'il se contracte seul. Le sacro-lombaire concourt à l'abaissement ou à l'élévation des côtes, suivant qu'il prend son point fixe d'action inférieurement ou supérieurement ; mais il est assez mal disposé pour mouvoir les côtes, parce qu'il s'insère très-près de leur

(1) L'oblique interne et le transverse.

(2) Petits muscles confondus avec les intercostaux externes.

(3) L'inter-épineux dorso-lombaire.

(4) Au point de jonction des deux feuillets postérieur et moyen de l'aponévrose postérieure du muscle transverse.

centre de mouvemens, et que par conséquent, il agit sur elles, par un bras de levier fort court.

Muscles transversaires épineux.

(Portion lombo-cervicale du sacro-spinal. CHAUSS.)

On désigne ainsi des faisceaux charnus, juxta posés les uns aux autres au fond et en dedans des gouttières vertébrales, depuis l'axis jusqu'à la face postérieure du sacrum.

Ces muscles ne méritent réellement le nom de transversaires épineux qu'au dos; au col et aux lombes, ils seraient plus justement appelés *articulaires épineux*, ainsi que je l'ai fait remarquer dans la première édition de l'Anatomie topographique. Aux lombes, au col et dans la région sacrée, ils naissent, en effet, sur les tubercules articulaires des vertèbres, tandis qu'au dos seulement ils viennent des apophyses transverses. De tous ces points, au reste, ils se portent obliquement en haut, en dedans et un peu en arrière, et viennent se terminer sur la partie latérale correspondante de l'apophyse épineuse de vertèbres plus ou moins éloignées.

Les faisceaux des muscles transversaires épineux sont superposés les uns aux autres, et peuvent à la rigueur être distingués en *superficiels* et en *profonds*. Les premiers se portent d'une vertèbre inferieure à la troisième, quatrième, cinquième ou même sixième placée au-dessus. Les seconds s'étendent au contraire, d'une vertèbre à la voisine, à celle qui est superposée à celle-ci. Les fibres les plus profondes de ces muscles ne bornent pas leurs insertions aux apophyses épineuses proprement dites, les lames vertébrales en reçoivent également un certain nombre.

Les muscles transversaires épineux sont plus développés au col et aux lombes, dans la première région surtout; qu'au dos et dans la région sacrée. Dans cette dernière, et cela pour une raison facile à saisir (1), ils sont même tout-à-fait rudimentaires. Au col, les faisceaux les plus superficiels et les plus élevés de ces muscles se réunissent supérieurement en un seul, viennent se terminer sur le sommet de l'apophyse épineuse de l'axis,

(1) La soudure des vertèbres sacrées.

et forment le muscle qu'Albinus a décrit sous le nom de *spinalis cervicis.*

La *face postérieure* des muscles transversaires épineux est en rapport de contiguité avec le sacro-spinal, avec le grand complexus et avec quelques vaisseaux et nerfs (1). L'*antérieure* est immédiatement appliquée sur la partie interne des gouttières vertébrales, et spécialement sur les apophyses épineuses, sur les lames, sur les apophyses articulaires des vertèbres, sur les ligamens inter-laminaires et inter-épineux.

Action. Les différens faisceaux des muscles transversaires épineux sont rotateurs et extenseurs des vertèbres, s'ils se contractent seulement d'un côté; lorsqu'il en est autrement, ils ne peuvent que produire l'extension. Si tous ces faisceaux agissent ensemble, ils concourent puissamment à l'extension du tronç, comme cela a lieu dans la station. Ensuite, suivant que telle ou telle portion de ces muscles se contracte, l'épine peut être redressée dans un point ou dans un autre isolément. Congénères du sacro-spinal, sous le rapport de l'extension du tronc, les muscles transversaires-épineux lui sont opposés pour la rotation qu'ils peuvent imprimer à cette partie.

Muscles inter-épineux.

Dépourvues de ligamens inter-épineux, les apophyses épineuses des vertèbres cervicales sont, en revanche, séparées par de petits muscles qui ont reçu le nom d'*inter-épineux cervicaux.* Quelques autres faisceaux placés en dehors, plutôt que dans l'intervalle des apophyses épineuses dorsales et lombaires, ont encore été improprement appelés *inter-épineux dorso-lombaires.*

Muscle inter-épineux cervicaux (2).

(Inter-cervicaux, Chauss.)

Au nombre de douze, ces muscles sont placés, comme leur nom l'indique, entre les apophyses épineuses cervicales, depuis l'axis jusqu'à la première vertèbre du dos, et disposés par paire entre ces apophyses. Aplatis, quadrilatères, et placés de

(1) L'artère cervicale profonde et les branches postérieures des vaisseaux et nerfs latéraux du tronc.

(2) Pour les préparer, dégagez tout-à-fait les vertèbres du ligament sur-épineux cervical; et des muscles transversaires épineux.

champ les uns à côté des autres, ils s'insèrent supérieurement et inférieurement sur la bifurcation correspondante des apophyses épineuses voisines, presque sans intermédiaire de fibres aponévrotiques.

La *face interne* de chacun de ces muscles est séparée de celle du côté opposé par un petit intervalle cellulaire étroit. Leur *face externe* est en rapport avec les faisceaux supérieurs des muscles transversaires épineux et avec le grand complexus. Leur *bord antérieur* avoisine les ligamens jaunes. Leur *bord postérieur* est contigu au ligament sur-épineux cervical.

Action. Les inter-épineux cervicaux étendent directement les vertèbres cervicales les unes sur les autres, ou le col en totalité sur le dos, s'ils se contractent tous ensemble.

2° *Muscles inter-épineux dorso-lombaire* (1).

(Portion du sacro-spinal. Chauss.)

Mieux nommés *juxta-épineux*, comme je l'ai proposé depuis long-temps, ces muscles sont placés en dehors des apophyses épineuses du dos et des lombes, en dedans du muscle sacro-spinal, avec lequel ils sont toujours en partie confondus. Winslow les a distingués en *grands* et en *petits*. Les grands ou superficiels s'insèrent, par trois ou quatre tendons aplatis qui sont unis à l'aponévrose postérieure du muscle sacro-spinal, sur la partie latérale des apophyses épineuses des premières vertèbres lombaires et des dernières dorsales. De là, ils se dirigent en haut et un peu en dehors, et viennent se terminer, par un nombre de tendons à peu près égal à celui du premier, mais plus grêles, sur les apophyses épineuses des vertèbres moyennes du dos. Les petits ou profonds sont représentés par quelques fibres rares accolées aux parties latérales des ligamens inter-épineux, et fixés, comme ceux-ci, sur les apophyses épineuses voisines.

En dedans, les faisceaux de l'inter-épineux dorso-lombaire sont appliqués sur les apophyses épineuses des vertèbres lombaires et dorsales et sur les ligamens qui les séparent. *En dehors*, ils sont unis au faisceau long dorsal du muscle sacro-

(1) Il faut toujours, pour les préparer, couper quelques fibres du bord interne de l'aponévrose du long dorsal.

spinal. *En arrière*, ils ont les mêmes rapports que ce dernier.

Action. Les muscles inter-épineux dorso-lombaires sont extenseurs des vertèbres dorsales sur les lombaires.

Coup-d'œil général sur les muscles postérieurs du tronc.

Les muscles postérieurs du tronc diffèrent beaucoup entre eux sous le rapport de la forme : les superficiels appartiennent à la classe des muscles larges, tandis que les profonds se rapportent à celles des muscles longs et courts.

Leur direction n'est pas moins variée que leur figure ; toutefois on peut encore les séparer, sous ce rapport, en trois classes. Les uns, en effet, sont formés de fibres rayonnantes, le *trapèze* et le *grand dorsal*. Les autres sont droits, ou mieux, parallèles à l'axe du corps, les *inter-épineux*, les *droits postérieurs* qui ne sont autre chose que les premiers inter-épineux cervicaux, et l'*angulaire du scapulum*. Un plus grand nombre affectent une direction oblique, ceux-ci de bas en haut et de dedans en dehors, le *sacro-spinal*, le *splénius*, l'*oblique inférieur* et le *petit complexus*, ceux-là, de bas en haut et de dehors en dedans, le *rhomboïde*, les *petits dentelés*, le *grand complexus*, le *transversaire épineux* et l'*oblique supérieur de la tête*.

Les muscles postérieurs du tronc s'insèrent sur le rachis, sur la tête, sur les côtes, ou sur les os de la première section des membres thoraciques et abdominaux.

L'action de ces muscles sur la tête et sur le rachis se réduit à l'extension et à la rotation. L'extension est tantôt directe, et tantôt inclinée, suivant que les muscles droits et gauches, ou que ceux d'un côté seulement entrent en contraction. La rotation a lieu de manière que la face antérieure du tronc est dirigée tantôt vers le muscle contracté, et tantôt en sens opposé. Les muscles obliques de bas en haut et de dedans en dehors produisent la rotation du premier genre. Ceux qui se dirigent, au contraire, de bas en haut et de dehors en dedans produisent celle du second genre.

L'action des muscles postérieurs du tronc sur les côtes est très-peu énergique, parce qu'ils agissent sur elles par un bras de levier extrêmement court, relativement au bras de la résistance. Tantôt ils élèvent les côtes, tantôt ils les abaissent, suivant qu'ils prennent leur point fixe en haut ou en bas.

Ceux des muscles postérieurs du tronc qui meuvent le membre thoracique, agissent plus particulièrement sur l'épaule ; un seul, le grand dorsal, est destiné au bras. Tous rapprochent le membre thoracique de la ligne médiane et surtout de l'épine. Quelques-uns seulement élèvent ou abaissent le moignon de l'épaule par un mécanisme à la fois curieux et généralement mal apprécié ; pour cela, ils impriment au scapulum un mouvement de rotation autour d'un axe fictif, qui passerait par le centre de la fosse sous-scapulaire. Ceux qui dans ce mouvement abaissent et portent en avant l'angle inférieur du scapulum, élèvent le moignon de l'épaule, comme le faisceau inférieur du trapèze ; ceux, au contraire, qui relèvent et portent en arrière l'angle inférieur du scapulum, dépriment le moignon de l'épaule, comme le rhomboïde et l'angulaire.

Enfin, les muscles qui nous occupent ont une action infiniment plus bornée sur le membre pelvien que sur le membre thoracique, en raison de la fixité de la hanche ; elle se réduit à quelques mouvemens d'extension du bassin sur l'épine.

Ces divers organes forment plusieurs plans superposés, qu'il importe de résumer ici pour donner une idée complète de la topographie musculaire de cette partie du corps. Une première couche sous-cutanée est composée par le trapèze, par le grand dorsal et par une petite partie du rhomboïde. Une seconde est constituée par le splénius, le grand complexus, l'angulaire, le bord supérieur du petit dentelé supérieur, le rhomboïde, le sacro-spinal et le petit dentelé postérieur inférieur. Une troisième présente le grand et le petit complexus, le sacro-spinal et les inter-épineux. Enfin à la quatrième et dernière appartiennent les droits et obliques de la tête et les transversaires épineux.

Les muscles profonds de la partie postérieure du tronc, appliqués sur le rachis et sur la partie postérieure de la tête, devaient reproduire par leur disposition et par leurs usages, les analogies qui rapprochent les différentes vertèbres et le crâne, analogies qui nous ont occupé dans l'ostéologie ; c'est, en effet, ce que l'on observe. Aussi est-il non seulement curieux, mais encore nécessaire, pour appuyer ce que j'ai précédemment avancé touchant ces analogies osseuses, de dire quelque chose de celles qui signalent les muscles qui nous occupent.

Il est facile de montrer, non-seulement que le crâne, portion modifiée du rachis, est mu par des muscles analogues à ceux qui appartiennent aux autres portions de celui-ci ; mais encore qu'il n'en possède aucun autre dans la région postérieure du tronc. En effet, parmi les muscles qui viennent d'être passés en revue, ceux qui agissent directement sur la tête sont les deux droits postérieurs, l'oblique supérieur, le grand complexus, le splénius, le petit complexus et le trapèze. Or, 1° le trapèze s'insère sur la partie de l'occipital qui représente l'apophyse épineuse de cette vertèbre céphalique, comme il se fixe sur les apophyses épineuses dorsales, et il étend la tête comme il étend la colonne vertébrale ; 2° le splénius et le petit complexus représentent à la tête, pour le trajet et pour la direction, le sacro-spinal à la colonne vertébrale, et ils étendent et portent la tête dans la rotation, comme celui-ci le fait pour les vertèbres ; 3° Le grand complexus et le petit oblique qui est en quelque sorte un faisceau détaché de celui-ci, sont réellement, pour la forme, pour la direction et pour les usages, le transversaire épineux de la tête ; 4° enfin, les deux muscles droits postérieurs de la tête représentent, entre cette partie et les deux premières vertèbres, les muscles inter-épineux entre les autres pièces du rachis, et ils étendent la tête directement, comme ceux-ci étendent les vertèbres sur lesquelles ils s'insèrent.

CHAPITRE PREMIER.

Muscles de la partie antérieure du tronc.

Ces muscles appartiennent au col, au thorax et à l'abdomen.

ARTICLE PREMIER.

Muscles de la partie antérieure ou trachélienne du col.

Les muscles de cette région sont distingués en superficiels, moyens et profonds.

§ 1er *Muscles superficiels de la partie antérieure du col.*

Ces muscles sont au nombre de deux de chaque côté, le peaucier et le sterno-mastoïdien ; tous les deux sont plus longs que la région cervicale.

Muscle peaucier (1).

(Latissimus colli. ALB. — Thoraco-facial, CHAUSS.)

Placé immédiatement sous la peau, très mince, de forme quadrilatère, le peaucier s'étend de la partie supérieure de la poitrine à la partie inférieure de la face. Il s'insère, en bas, sur le derme de la peau qui recouvre l'acromion et la partie externe et antérieure de la poitrine. De là ses fibres se portent obliquement en haut et en dedans, et parallèlement les unes aux autres; toutes arrivent à la face et s'insèrent : 1° sur le bord inférieur de l'os maxillaire inférieur, 2° sur la ligne oblique externe de cet os, 3° sur le derme de la peau de la joue et du menton. Deux des faisceaux du peaucier s'associent aux muscles carré et triangulaire, et vont se terminer avec eux vers la lèvre inférieure et vers la commissure; le dernier a reçu le nom de *musculus risorius Santorini.*

Le *bord antérieur* du muscle peaucier, oblique de bas en haut et de dehors en dedans, forme, avec celui du côté opposé, un intervalle triangulaire à base inférieure, et est uni au feuillet superficiel de l'aponévrose cervicale (2).

Son *bord postérieur* est vaguement terminé dans le tissu cellulaire latéral et postérieur du col.

Sa *face superficielle* est unie à la peau par un tissu cellulaire serré, peu adipeux ; sa *face profonde* a des rapports compliqués avec la clavicule, l'acromion, l'articulation acromio-claviculaire, le muscle trapèze, l'os hyoïde, la mâchoire inférieure et une foule d'autres organes qui seront décrits plus tard (3).

Action. Le peaucier fronce les tégumens de la partie latérale

(1) La préparation du peaucier est difficile, en raison du peu de développement de ce muscle; il importe de le chercher immédiatement sous la peau.

(2) Voyez plus loin *péridesmologie.*

(3) Les muscles deltoïde, grand pectoral, sterno-mastoïdien, scapulo-hyoïdien, sterno-hyoïdien, sterno-thyroïdien, digastrique, mylo-hyoïdien, stylo-hyoïdien, masséter, buccinateur, triangulaire, carré, la veine jugulaire externe, les branches superficielles du plexus nerveux cervical, l'artère carotide, la veine jugulaire interne, les glandes parotide et sous-maxillaire et une foule de ganglions lymphatiques.

du col, à la faveur des adhérences intimes qui l'unissent avec elle; il tiraille la peau des parties supérieures de la poitrine et inférieure de la face; il déprime la commissure des lèvres, et la lèvre inférieure en particulier; enfin il peut concourir à l'abaissement de l'os maxillaire inférieur.

Variétés. Par fois des fibres du peaucier se dirigent vers l'oreille, ou vers la paupière inférieure, et s'associent dans cette dernière au muscle orbiculaire. Il n'est pas rare de trouver les deux peauciers réunis sous le menton par un faisceau transversal. Zagorski a vu un faisceau qui se portait en arrière et se fixait à l'occipital.

Le muscle peaucier est rudimentaire chez l'homme; il y représente un des vestiges de ce pannicule charnu, si developpé dans une foule d'animaux.

Muscle-sterno-cleïdo-mastoïdien (1).

(Sterno-mastoïdien. Chauss.)

Placé successivement sur les parties antérieure, latérale et postérieure du col, oblique de bas en haut et d'avant en arrière, aplati, plus large à ses extrémités qu'à sa partie moyenne, le muscle sterno-mastoïdien s'étend de la partie supérieure et antérieure de la poitrine à la région *mastoïdo-occipitale* de la tête. Il commence par deux faisceaux distincts sur le sternum et sur la clavicule. Son faisceau sternal est le plus fort; il s'insère sur la partie supérieure de la face antérieure du sternum par un tendon très beau, qui règne long-temps en avant des fibres charnues. Son faisceau claviculaire, plus faible et plus aplati que le précédent, s'insère sur le tiers interne du bord postérieur et de la face supérieure de la clavicule, à l'aide de fibres aponévrotiques, étalées, courtes en dehors et longues en dedans.

D'abord séparés l'un de l'autre par un intervalle triangulaire à base inférieure, les deux faisceaux du muscle sterno-mastoïdien se réunissent bientôt angulairement; le faisceau sternal marche obliquement en haut et en dehors; le faisceau claviculaire est presque perpendiculaire. Au moment de leur ren-

(1) Le muscle sterno-mastoïdien sous-jacent au peaucier, est partout d'une préparation très facile, excepté en haut et en arrière; de ce côté, il faut se garder de couper son aponévrose qui adhère intimement à la peau.

contre, l'un et l'autre se croisent un peu, le sternal passe en dehors, et le claviculaire se glisse en dedans du premier. Quelque temps encore ces deux faisceaux restent distincts, à la faveur d'un interstice dans lequel se glisse un nerf important (1); mais ensuite ils se réunissent beaucoup plus intimement l'un à l'autre.

Ainsi constitué, le muscle sterno-mastoïdien vient se terminer sur l'apophyse mastoïde et sur la moitié externe de la ligne courbe supérieure de l'occipital; sur l'apophyse mastoïde, par un tendon très-fort qui reçoit les fibres du faisceau claviculaire et, qui est placé en avant et en dedans d'elles; sur la ligne occipitale, à l'aide d'une aponévrose qui appartient plus spécialement aux fibres du faisceau sternal.

Les deux muscles sterno-mastoïdiens circonscrivent, en avant, un intervalle triangulaire, dont la base embrasse la mâchoire inférieure, et dont le sommet est au sternum. Leur *bord postérieur*, plus mince que l'antérieur, concourt, avec le trapèze et la clavicule, à former le triangle *sus-claviculaire*. Leur *face superficielle* ou *externe* est sous-cutanée en bas et en haut, et sous-jacente au peaucier dans sa partie moyenne. Leur *face profonde* appuie sur le sternum, sur l'articulation sterno-claviculaire, sur le temporal, sur l'occipital; sur les muscles splénius, angulaire de l'omoplate, et sur une foule d'autres organes antérieurs, latéraux et postérieurs du col, qui seront décrits par la suite (2).

Action. Seul, le muscle sterno-mastoïdien fait tourner la tête sur la colonne vertébrale, dirige la face du côté opposé au sien, et, après avoir porté la rotation de la tête aussi loin que possible, il incline cette partie vers lui. Avec son semblable, ce muscle cesse d'être rotateur : à l'aide de son faisceau occipital, il est extenseur de la tête, tandis que son faisceau mastoïdien, placé en dehors du centre des mouvemens de l'articulation cephalo-rachidienne, n'est ni extenseur ni fléchisseur. En combinant long-

(1) Le nerf spinal.

(2) Les muscles sterno-hyoïdien, scapulo-hyoïdien, sterno-thyroïdien, thyro-hyoïdien, le feuillet moyen de l'aponévrose cervicale, le corps thyroïde, les vaisseaux carotidien et jugulaire interne, le nerf pneumo-gastrique, le grand sympathique, le plexus nerveux cervical superficiel, une foule de ganglions lymphatiques.

temps leur action, les deux muscles sterno-mastoïdiens, après avoir étendu la tête et la partie supérieure du col, peuvent fléchir les dernières vertèbres cervicales les unes sur les autres, de manière à faire faire le *col de cygne*. Lorsque la tête est fixée, les muscles sterno-mastoïdiens peuvent y prendre leur point d'appui, pour élever le sternum et concourir à l'inspiration.

Variétés. Quelquefois le muscle sterno-mastoïdien s'insère jusqu'au milieu de la clavicule et se réunit au trapèze. Il n'est pas rare de le trouver divisé très-avant en deux faisceaux. D'autres fois il est partagé en trois parties inférieurement. *Brugnone* l'a vu inséré, en haut, sur l'angle de la mâchoire.

§ 2. *Muscles moyens de la partie antérieure du col.*

Ces muscles sont très-nombreux. Les uns sont placés dans la région sus-hyoïdienne, et les autres dans la région sous-hyoïdienne. En général ils ne mesurent, par leur longueur, qu'une portion de la face antérieure du col.

Muscles de la région sus-hyoïdienne (1).

La région sus-hyoïdienne, ou sous-maxillaire, comprend les muscles *digastrique*, *stylo-hyoïdien*, *mylo-hyoïdien*, *génio-hyoïdien*, *génio-glosse*, *stylo-glosse*, *hyo-glosse* et ceux du *pharynx du voile du palais* et du *larynx*. Les muscles du larynx, tout-à-fait étrangers au squelette par leurs insertions, ne seront décrits qu'à l'occasion de l'appareil vocal auquel ils appartiennent exclusivement.

Muscle digastrique.

(Mastoïdo-génien. Chauss.)

Alongé, arrondi, tendineux au centre, mince, fléchi sur lui-même dans sa partie moyenne, ventru à ses deux extrémités, le muscle digastrique s'étend de l'apophyse mastoïde à l'os hyoïde et à la mâchoire inférieure. Il ne se fixe pas précisément à l'apophyse mastoïde, mais en dedans d'elle, dans la rainure *di-*

(1) Pour préparer ces muscles, renversez la tête en arrière, faites tenir la mâchoire inférieure appliquée contre la supérieure, et enlevez le peaucier et le sterno-mastoïdien.

gastrique. Il tient à l'os hyoïde médiatement, par une anse fibreuse, fixée par ses deux extrémités à la partie supérieure et latérale du corps de cet os, et dans laquelle il se réfléchit comme dans une poulie de renvoi ; enfin il se termine sur la face postérieure de l'os maxillaire inférieur, au-dessous de l'apophyse génienne, près de la symphyse du menton. Les insertions du muscle digastrique ont lieu au moyen de fibres tendineuses, qui n'ont aucun rapport avec le tendon moyen ; celui-ci est mince, arrondi et fort long; il occupe la partie moyenne du muscle, reçoit les fibres charnues du faisceau ou ventre postérieur, et donne naissance à celle du ventre antérieur. L'insertion postérieure se fait au moyen d'un tendon qui règne en dedans du muscle ; tandis que l'antérieure a lieu à l'aide de quelques fibres aponévrotiques rares placées au-dessus et au-dessous des fibres charnues.

Le muscle digastrique présente une double direction : de l'apophyse mastoïde vers sa poulie hyoïdienne, il est oblique en bas; entre sa poulie hyoïdienne et l'os maxillaire, il se dirige au contraire de bas en haut ; pendant tout son trajet, il se porte d'arrière en avant et de dehors en dedans, et il forme par sa réflexion un angle obtus, ouvert en haut, qui embrasse la glande sous-maxillaire. Son tendon central traverse l'extrémité inférieure du petit muscle stylo-hyoïdien, et dans sa poulie de renvoi il est entouré par une bourse muqueuse, ou par un tissu cellulaire lamelleux très-lâche.

La *face externe* du muscle digastrique est en rapport surtout avec le muscle peaucier ; en arrière, elle est quelque peu sous-jacente aux muscles petit complexus, splénius et sterno-mastoïdien, et à la glande parotide. Sa *face interne* est appuyée sur le muscle mylo-hyoïdien, sur les petits muscles *styliens*, et sur les vaisseaux et nerfs latéraux du col. Le digastrique est contigu à celui du côté opposé en avant; mais il s'en écarte de plus en plus, à partir de ce point. Au niveau de l'os hyoïde, tous les deux sont séparés par un intervalle triangulaire dans lequel on trouve une aponévrose (1).

Action. En raison de sa réflexion, le muscle digastrique est parfaitement disposé pour abaisser la mâchoire inférieure, quand il se contracte en prenant son point fixe sur le temporal ; il

(1) L'aponévrose inter-digastrique

agit alors absolument comme s'il s'insérait à l'hyoïde. Quelques personnes ont avancé que ce muscle devient extenseur de la tête, quand il prend son point fixe sur l'os maxillaire; il est nécessaire de bien s'entendre à cet égard. Le muscle digastrique, on le comprend aisément, ne saurait mouvoir la tête dans son articulation rachidienne, puisqu'il appartient en totalité à la tête; mais lorsque le menton est fixé sur un plan résistant, les condyles de l'os maxillaire deviennent les points sur lesquels le reste de la tête peut être mu par lui et renversé en arrière. Ce muscle peut élever l'os hyoïde, lorsque la mâchoire inférieure est fixée; alors, en effet, son anse hyoïdienne est soulevée, et l'os hyoïde est entraîné avec elle.

Variétés. Les deux muscles digastriques sont quelquefois réunis en avant par un petit raphé, ou par un faisceau transverse. Souvent ils reçoivent quelques fibres de l'os hyoïde ou de l'aponévrose sus-hyoïdienne. Platner a vu le ventre antérieur de ce muscle fixé sur l'os maxillaire, à distance du menton.

Muscle mylo-hyoïdien.

(Mylo-hyoïdien. CHAUSS.)

Large, aplati, triangulaire, placé au-dessus du ventre antérieur du digastrique, le muscle mylo-hyoïdien s'insère sur toute la longueur de la ligne myloïdienne, presque partout immédiatement, en quelques points seulement au moyen de fibres tendineuses rares. De là ses fibres se portent en bas et en dedans; les plus externes atteignent l'os hyoïde et se fixent sur ses parties supérieure et antérieure; les autres, beaucoup plus nombreuses que les premières, rencontrent, entre l'hyoïde et l'os maxillaire, les fibres semblables du muscle opposé, et forment avec elles un raphé médian. Les fibres externes de ce muscle se rapprochent un peu de la direction perpendiculaire; les internes sont plus voisines de la direction horizontale.

La *face externe*, *inférieure* ou *antérieure* du muscle mylo-hyoïdien est en rapport avec le ventre antérieur du muscle digastrique, avec l'aponévrose qui unit ce muscle à celui du côté opposé, avec le peaucier et la glande sous-maxillaire. Sa *face interne*, *supérieure* ou *postérieure*, est appliquée sur les muscles génio-hyoïdien, hyo-glosse, stylo-glosse, sur la membrane interne de la bouche, sur une partie de la glande sous-maxillaire, et sur un nerf de la langue (1). Son *bord externe*, le seul qui soit libre d'adhérences, est embrassé par la glande sous-maxillaire.

Action. Le muscle mylo-hyoïdien abaisse la mâchoire, ou élève l'os-hyoïde, suivant qu'il prend son point fixe en bas ou en haut. Il soulève, en outre, le plancher de la bouche, en redressant ses fibres, et il peut, de la sorte, concourir à l'expulsion de l'air hors de cette cavité, ou favoriser le dégagement de substances alimentaires qui se seraient placées sous la pointe de la langue.

Variétés. Le muscle mylo-hyoïdien est parfois divisé en deux faisceaux par un interstice que traverse une artère (2).

Muscle stylo-hyoïdien.

(Stylo-hyoïdien. Chauss.)

Alongé, plus large inférieurement que supérieurement, placé en dehors de la région sus-hyoïdienne, le muscle stylo-hyoïdien s'insère, en haut, à la partie inférieure et moyenne de l'apophyse styloïde du temporal, à l'aide d'un tendon qui s'épanouit au-dessus du muscle. De là, il se dirige en bas, en avant et en dedans, et vient se terminer, à l'aide d'un tendon aplati, sur la partie supérieure de l'os hyoïde, à l'union du corps avec la grande corne de cet os. Ordinairement il est divisé près de l'hyoïde en deux faisceaux, entre lesquels se glisse le tendon moyen du muscle digastrique; quelquefois on voit manquer cette disposition; mais presque toujours le tendon précédent reçoit quelques fibres du muscle que je décris.

La *face externe* du muscle stylo-hyoïdien est cachée par le ventre postérieur du muscle digastrique qui marche quelque temps de concert avec elle; le peaucier et la glande parotide lui sont également contigus. Sa *face interne* est appliquée sur les vaisseaux et nerfs latéraux du col, et sur les autres muscles styliens (3).

Action. Le muscle stylo-hyoïdien élève l'os hyoide et le porte un peu en arrière.

(1) Le lingual de la cinquième paire.

(2) Tantôt la sublinguale qui vient de la sous-mentale; tantôt la seconde qui procède de la première.

(3) Le muscle stylo-hyoïdien est séparé des autres muscles styliens par l'artère carotide externe.

Variétés. Il arrive souvent que le muscle stylo-hyoïdien reste simple près de l'os hyoïde. Dans ce cas, il est placé en dehors du tendon digastrique. Il n'est pas rare de trouver un second muscle stylo-hyoïdien qui vient de la pointe de l'apophyse styloïde, et qui se termine sur le sommet de la petite corne de l'os hyoïde; ce muscle remplace alors le ligament stylo-hyoïdien, comme je l'ai dit plus haut.

Muscle génio-hyoïdien.

(Génio-hyoïdien. CHAUSS.)

Alongé, sous-jacent au muscle mylo-hyoïdien, le génio-hyoïdien s'insère sur la partie inférieure de l'apophyse génienne par un petit tendon qui s'enfonce dans le milieu des fibres charnues; de là, il se dirige en bas et un peu en arrière, et vient se terminer sur la partie antérieure et supérieure du corps de l'os hyoïde. Le muscle mylo-hyoidien est presque médian; il est parallèle à celui du côté opposé, et séparé de lui par un intervalle cellulaire si peu apparent, que souvent les deux muscles paraissent se confondre l'un et l'autre.

Les *faces inférieure et externe* de ce muscle sont en rapport avec le mylo-hyoïdien et avec les glandes sous-maxillaire et sub-linguale. Sa *face supérieure* est contiguë au génio-glosse.

Action. Le muscle génio-hyoïdien élève l'os hyoïde ou abaisse a mâchoire inférieure, suivant qu'il prend son point fixe supérieurement ou inférieurement.

Muscle génio-glosse (1).

(Génio-glosse. CHAUSS.)

Aplati transversalement et de forme triangulaire, le muscle génio-glosse est placé au-dessous du précédent, et engagé par sa base dans la profondeur de la langue; il tient à l'os maxillaire inférieur d'un côté, et de l'autre à la langue. Son extrémité

(1) Pour préparer le génio-glosse, il faut scier l'os maxillaire inférieur sur la symphyse, écarter l'une de l'autre les deux moitiés de cet os, enlever le tissu cellulaire qui unit les deux muscles de ce nom, et faire élever et attirer la langue hors de la bouche, au moyen d'une érigne appliquée sur sa pointe. A l'occasion de l'organe du goût, je dirai comment les fibres de ce muscle doivent être suivies dans la profondeur de cet organe.

maxillaire est fixée sur l'apophyse géni par un tendon très fort, confondu en partie avec les fibres charnues, et plus prolongé en dehors qu'en dedans. Son extrémité linguale traverse toute l'épaisseur de l'organe gustatif, suivant un mode qui sera indiqué par la suite (1), et va se terminer principalement sur le derme de la membrane muqueuse qui revêt la face supérieure de celui-ci.

Les fibres du muscle génio-glosse diffèrent beaucoup les unes des autres sous le rapport de la direction : les supérieures, qui sont aussi les plus élevées et les plus courtes, se portent vers la pointe de la langue, en décrivant une courbe à concavité antérieure ; les moyennes sont obliques, tandis que les inférieures, les plus longues de toutes, ont à peu près la direction du muscle génio-hyoïdien.

La *face externe* du muscle génio-glosse est en rapport avec la glande-sublinguale et avec les muscles mylo-hyoïdien, hyo-glosse et stylo-glosse. Sa *face interne* est contiguë à celle du muscle opposé. Son *bord inférieur* est sous-jacent au muscle génio-hyoïdien. Son *bord supérieur*, beaucoup plus court que le précédent, est recouvert par la membrane muqueuse du plancher de la bouche.

Action. Le muscle génio-glosse est essentiellement moteur de la langue, car sa partie réellement mobile est son extrémité linguale ; toutefois on comprend qu'il puisse, à la rigueur, devenir congénère des autres muscles sous-hyoïdiens, dans l'abaissement de la mâchoire inférieure, et qu'ainsi il prenne son point fixe d'action sur la langue. Quoi qu'il en soit, lorsqu'il prend son point fixe sur la mâchoire, le muscle génio-glosse soulève et porte en avant la base de la langue, et facilite sa traction hors de la bouche, à l'aide de ses fibres inférieures ; tandis que les supérieures tendent à ramener la pointe de l'organe dans la bouche, lorsqu'elle en est sortie (2). En totalité, ce muscle applique la langue contre le plancher de la bouche et dilate d'autant cette cavité (3).

(1) Voyez à l'article *langue*.

(2) Le muscle génio-glosse a peu d'influence sur la pointe de la langue dans la plupart des animaux ; car il ne se rend pas chez eux, comme chez l'homme, jusqu'à cette partie.

(3) Je reviendrai sur l'action du génio glosse et des autres muscles de la langue à l'occasion de cet organe.

Muscle stylo-glosse.

(Stylo-glosse. Chauss.)

Alongé et aplati, le muscle stylo-glosse naît de l'apophyse styloïde, comme le stylo-hyoïdien et comme le stylo-pharyngien qui sera décrit plus loin. Il constitue, avec eux, ce qu'on connaît en myologie sous le nom de *bouquet anatomique de Riolan.*

Le muscle stylo-glosse ne s'insère pas seulement sur le sommet de l'apophyse styloïde par un petit tendon; il procède encore du ligament stylo-maxillaire. De là il se porte obliquement en bas, en avant et en dedans, vers la base de la langue, et s'y sépare en deux faisceaux fort différens pour l'étendue et pour le trajet : l'un, le plus considérable, marche longitudinalement et superficiellement sous la langue, et va se terminer à la pointe de cet organe; l'autre, le plus petit, s'entrelace avec l'hyo-glosse, marche transversalement dans le tissu de la langue, près de l'os hyoïde, et s'y termine en se confondant avec les autres fibres transverses de cet organe, comme on le verra plus loin (1).

La *face externe* du muscle hyo-glosse est en rapport avec les muscles digastrique, stylo-hyoïdien, mylo-hyoïdien, avec les glandes sous-maxillaire et parotide, avec des vaisseaux et des nerfs (2). Sa *face interne* est appliquée sur les muscles stylo-pharyngien, constricteur supérieur du pharynx et hyo-glosse.

Action. Le muscle stylo-glosse porte la langue en arrière et en haut. Son faisceau transversal soulève la base, tandis que l'autre recourbe en haut la pointe de cet organe. Seul, il incline la langue de son côté, ce qui n'arrive plus si son semblable se contracte avec lui et avec une énergie égale à la sienne.

Variétés. Le muscle stylo-glosse est parfois formé de trois faisceaux dans la langue. Alors son faisceau surnuméraire est supérieur aux deux autres et placé au-dessous de la membrane muqueuse sus-linguale.

(1) Art. *Langue.*

(2) Surtout le nerf grand hypoglosse et l'artère carotide externe.

Muscle hyo-glosse.

(Hyo-glosse. Chauss. — Basio-glosse, cérato-glosse et chondro-glosse réunis d'Alb.)

Plus mince et plus large que les précédens, le muscle hyo-glosse est placé tout-à-fait à la base de la langue. Sa direction varie comme celle de la langue: en général, il est presque vertical à la base de cet organe, tandis qu'il devient horizontal en avant. Il est quadrilatère. Il se fixe à la fois sur le corps, sur la grande et sur la petite cornes de l'os hyoïde, par autant de faisceaux distincts, auxquels Albinus a donné des noms particuliers.

Le premier faisceau, (*basio-glosse* Alb.), le plus épais, le moins large et le plus long des trois, est placé en avant et en bas du muscle. Il s'insère sur la partie supérieure du corps de l'os hyoïde, se porte un peu obliquement en haut, en dehors et en avant, vers le bord de la langue, le suit presque jusqu'à la pointe de celle-ci, et se termine sur sa membrane muqueuse et sur celle du voisinage, comme on le verra plus loin.

Le second faisceau, (*cérato-glosse* Alb.), est plus large et plus court que le précédent. Placé en dehors de lui, il en est séparé près de l'os hyoïde par un intervalle triangulaire étroit. Il commence sur la face supérieure de la grande corne de l'os hyoïde par des fibres albuginées très courtes. De là il se porte en haut et en avant, vers le bord et la face supérieure de la membrane linguale sur laquelle il se termine en arrière du basio-glosse.

Le troisième faisceau, (*chondro-glosse* Alb.), est séparé des deux premiers par plusieurs des élémens de la langue, particulièrement par son artère; de sorte qu'on pourrait avec Haller en faire un muscle distinct (1). Il est de beaucoup le plus petit et placé à la base de la langue au-dessous de la membrane muqueuse de la face supérieure de cet organe. Fixé à la partie antérieure de la petite corne de l'hyoïde, il se dirige en haut et en avant, en s'isolant de plus en plus, et se termine bientôt en s'insérant sur la muqueuse qui le recouvre.

(1) Cette position en rend la recherche fort difficile pour les commençans. On doit le disséquer de haut en bas, en enlevant la membrane muqueuse du frein *Glosso-épiglottique*.

Le basio-glosse et le cérato-glosse sont séparés du chondro-glosse par le faisceau transversal du stylo-glosse. Leur *face inférieure* est en contact immédiat avec le faisceau longitudinal du même muscle, avec le mylo-hyoïdien, avec le stylo-glosse et le digastrique dans un point très circonscrit en dehors, et avec des nerfs importans (1). Leur *face supérieure* est en rapport avec le tissu de la base de la langue (2). Le *bord antérieur* du basio-glosse est embrassé par la réunion du faisceau longitudinal du muscle stylo-glosse et du *lingual* DES AUTEURS (3).

Le chondro-glosse est couvert par la membrane muqueuse linguale supérieurement, tandis que sa face opposée est confondue avec le tissu de la langue.

Action. L'action d'un muscle formé de faisceaux aussi distincts, aussi différens pour la direction et la position que ceux de l'hyoglosse, est nécessairement complexe : ses deux grands faisceaux inférieurs inclinent la langue de leur côté, s'ils se contractent seuls, ou concourent à la ramener directement dans la bouche, s'ils agissent avec ceux du côté opposé. Le petit chondro-glosse attire la langue directement vers l'hyoïde et la fait rentrer dans la bouche. Tous ensemble peuvent encore, à la rigueur, élever l'os hyoïde en prenant leur point fixe dans la langue.

Muscles du pharynx (4).

Les muscles du pharynx servent à la fois à la constitution et aux mouvemens de cette portion du canal digestif. Ils forment une couche mince que l'on peut subdiviser en plusieurs

(1) Le grand hypoglosse et des filets qui unissent celui-ci au nerf lingual.

(2) Elle est séparée du muscle constricteur moyen du pharynx par l'artère linguale.

(3) C'est à tort que l'on décrit le muscle lingual parmi les muscles extrinsèques de la langue. Il est tout-à-fait intrinsèque ; il n'en sera question que plus tard.

(4) Pour préparer les muscles pharyngiens : 1° séparez la tête de l'atlas avec précaution, et en procédant pour cela d'arrière en avant ; 2° bourrez le pharynx et la bouche avec de l'étoupe ; 3° séparez le pharynx et l'œsophage de la face antérieure des vertèbres cervicales, et renversez la tête sur la poitrine ; 4° enfin, enlevez avec soin le tissu cellulaire lâche qui unissait le pharynx et le rachis.

faisceaux ou muscles distincts. Toutefois les auteurs ont beaucoup varié sur cette subdivision, depuis Santorini, qui a attribué au pharynx presque autant de muscles que la couche charnue de cette cavité présente de points d'attache, jusqu'à Chaussier qui n'en reconnaît qu'un seul, qu'il appelle stylo pharyngien. Quoi qu'il en soit, la distinction des muscles qui nous occupent en *constricteurs* et *stylo-pharyngien* a généralement prévalu; aussi c'est elle que nous adopterons.

Muscles constricteurs du pharynx.

Ces muscles sont au nombre de six, trois de chaque côté. Minces, aplatis, recourbés sur eux-mêmes et imbriqués, ils occupent les parties postérieure et latérales du pharynx. On les distingue, de chaque côté, en *inférieur*, *moyen* et *supérieur*.

Muscle constricteur inférieur.

Le muscle constricteur inférieur du pharynx est placé à la partie inférieure et postérieure de cette cavité. Il a la forme d'une losange irregulière. Il est mince et recourbé sur lui-même d'arrière en avant comme les deux autres. Il se fixe latéralement sur le côté correspondant du larynx (1) et du premier cerceau de la trachée-artère. De là ses fibres se dirigent toutes en haut et en arrière, en embrassant les parties correspondantes du pharynx, et viennent se terminer sur la ligne médiane, dans un raphé fibro-celluleux dans lequel elles se confondent avec celles du côté opposé.

Toutes les fibres du muscle constricteur inférieur du pharynx sont obliques, mais d'une manière qui n'est pas partout la même : les plus inférieures se rapprochent un peu de la direction horizontale et circulaire des fibres de *l'œsophage* (2); les supérieures sont plus obliques que toutes les autres.

La *face postérieure et latérale* du muscle constricteur inférieur du pharynx est convexe ; elle est en rapport avec la colonne

(1) Les origines de ce muscle sur le larynx ont lieu, comme on le verra plus tard, sur le côté du cartilage cricoïde et sur la bande fibreuse improprement appelée *ligne oblique externe* du cartilage thyroïde.

(2) C'est ainsi qu'on nomme la portion du conduit digestif qui fait suite inférieuremen' au pharynx.

vertébrale cervicale et avec les muscles qui la recouvrent (1), avec les vaisseaux et nerfs latéraux du col (2), et avec le corps thyroïde; elle est unie à ces parties au moyen d'un tissu cellulaire lamelleux et très lâche. Sa *face antérieure* est concave; elle est contiguë à la membrane muqueuse du pharynx inférieurement, et au muscle suivant supérieurement. Son *bord inférieur* est soulevé par un nerf très important (3).

Muscle constricteur moyen.

Triangulaire et placé à la partie moyenne et postérieure du pharynx, ce muscle naît en dehors, par une extrémité pointue, dans l'angle formé par la réunion de la grande et de la petite cornes de l'os hyoïde. De là ses fibres se portent vers la ligne médiane, où elles s'unissent dans un raphé fibro-cellulaire avec celles du côté opposé.

Rapprochées près de l'os hyoïde, les fibres du muscle constricteur moyen du pharynx sont étalées dans cette partie : les inférieures sont dirigées obliquement en bas, en dehors et en dedans; les moyennes sont horizontales; les supérieures sont ascendantes. Sa *face postérieure et latérale* est convexe et en rapport avec le muscle précédent, avec le rachis et les muscles qui le recouvrent immédiatement, avec les vaisseaux et nerfs latéraux du col, et avec le muscle hyo-glosse dont il est séparé par une artère (4). Sa *face antérieure,* concave, est appliquée sur la membrane muqueuse du pharynx inférieurement, et sur les deux muscles suivans en haut (5).

Muscle constricteur supérieur.

Placé à la partie postérieure et supérieure du pharynx, de forme d'un quadrilatère irrégulier, ce muscle est plus compliqué que les précédens, sous le point de vue de ses attaches latérales. Il commence, en effet, à la fois sur les parties latérales de la base de la langue, sur l'extrémité postérieure de la ligne my-

(1) Les muscles longs du col et grands droits antérieurs de la tête.

(2) L'artère carotide, la veine jugulaire interne, les nerfs pneumo-gastrique et grand sympathique.

(3) Le nerf récurrent ou laryngé inférieur.

(4) La linguale.

(5) Le constricteur supérieur et le stylo-pharyngien.

loïdienne de la mâchoire inférieure, sur une aponévrose appelée *buccinato-pharyngienne*, et sur l'aileron interne de l'apophyse ptérygoïde.

L'insertion linguale a lieu sur le raphé médian de la langue. Les fibres qui naissent de ce point marchent transversalement unies à celles du premier faisceau du stylo-glosse, et sont bien distinctes de celles du muscle *génio-pharyngien* de Vinslow (1).

Les fibres de l'insertion myloïdienne, peu nombreuses, commencent par une petite aponévrose qui se continue avec l'aponévrose *buccinato-pharyngienne*.

L'aponévrose buccinato-pharyngienne, qui forme le troisième point d'insertion externe, est commune au muscle buccinateur (2) et à celui qui nous occupe. Elle est tendue obliquement entre la partie postérieure de la ligne myloïdienne et l'apophyse ptérygoïde. C'est par son bord postérieur qu'elle sert à l'insertion du muscle constricteur supérieur du pharynx (3).

L'insertion ptérygoïdienne n'offre rien de particulier.

De tous ces points, les fibres du muscle constricteur supérieur se portent en arrière vers la ligne médiane, et s'y perdent dans un raphé fibro-cellulaire, plus dense en ce point que dans les autres parties du pharynx, fixé en haut à l'apophyse basilaire, et nommé, pour cette raison, aponévrose *céphalo-pharyngienne*.

Toutes les fibres du muscle constricteur supérieur sont loin d'avoir la même direction: les plus inférieures sont descendantes ou horizontales; les moyennes sont obliques; les plus élevées décrivent des courbes à concavité supérieure qui embrassent le muscle péristaphylin interne (4).

La *face postérieure et latérale* du muscle constricteur supérieur du pharynx est cachée, en bas, par le muscle constricteur moyen et par le stylo-pharyngien; dans le reste de son étendue, elle est appliquée sur la face antérieure des vertèbres cervicales supérieures et sur les muscles qui les recouvrent,

(1) Voyez mon Mémoire sur la structure de la langue (*Archives de méd.*).

(2) Le buccinateur est un muscle de la face.

(3) Pour bien voir cette aponévrose, il faut scier la branche de la mâchoire en bas, et enlever toute la partie supérieure de celle-ci.

(4) C'est un des muscles du voile du palais.

elle avoisine le muscle stylo-glosse, et concourt, avec la branche de la mâchoire et le muscle ptérygoïdien interne, à former un espace triangulaire qui renferme des organes fort importans (1). Sa *face antérieure*, concave, est en rapport avec la membrane muqueuse du pharynx, et avec les muscles péristaphylin interne et pharyngo-staphylin.

Variétés. Il n'est pas rare de voir le muscle constricteur supérieur du pharynx pourvu d'un faisceau qui procède de la face inférieure du rocher, faisceau qui a été décrit par Albinus sous le nom de *pétro-pharyngien.*

Description générale des muscles constricteurs du pharynx.

Il est facile de reconnaître, d'après ce qui précède, combien sont grandes et tranchées les analogies qui rapprochent les trois muscles constricteurs du pharynx ; c'est à tel point même que l'on pourrait presque comprendre ces muscles dans une seule description. Tous les trois, en effet, sont placés en arrière et sur les côtés du pharynx. Tous les trois sont minces, aplatis et recourbés sur eux-mêmes dans le sens transversal, de manière à présenter une concavité antérieure et une convexité postérieure. Tous les trois enfin naissent en dehors, sur des parties étrangères au pharynx, se portent en arrière vers la ligne médiane et viennent se terminer sur le raphé fibro-cellulaire qui a été indiqué.

Les trois muscles constricteurs présentent une imbrication renversée, de telle façon que d'arrière en avant, l'inférieur recouvre le moyen, et celui-ci le supérieur. Tous sont en rapport en arrière avec le rachis; mais l'inférieur seul est appliqué sur cette partie par toute son étendue. Tous sont en rapport avec la membrane muqueuse du pharynx en avant ; mais le seul constricteur supérieur en est recouvert presque complètement.

Action. Tous les muscles constricteurs resserrent le pharynx et le portent en haut, double circonstance fort importante pour la déglutition. L'inférieur et le moyen peuvent, en outre, élever le larynx et l'os hyoïde.

(1) L'artère carotide interne, la veine jugulaire interne, les nerfs pneumo-gastrique, grand sympathique, grand hypoglosse, glosso-pharyngien et spinal.

Muscle stylo-pharyngien.

Alongé, plus mince et plus rond supérieurement que vers son extrémité opposée, le muscle stylo-pharyngien occupe les parties latérales et supérieure du pharynx. C'est le dernier des petits muscles styliens qui forment le bouquet anatomique de Riolan. Il s'insère, en haut, sur la partie interne de la base de l'apophyse styloïde. De là il se porte en bas, en dedans et un peu en arrière, passe sous le bord supérieur du muscle constricteur moyen, et va se terminer, en partie, dans le pharynx même, et, en partie, sur le bord postérieur du cartilage thyroïde et sur la grande corne de l'hyoïde. Les fibres du stylo-pharyngien qui se terminent dans le pharynx s'y étalent beaucoup, et se dirigent les unes obliquement en haut, les autres en arrière directement; les dernières obliquement en bas.

Le muscle stylo-pharyngien présente deux portions: l'une extra-pharyngienne, l'autre pharyngienne. La première, de beaucoup la plus considérable, est en rapport, *en dehors*, avec le muscle stylo-glosse et avec une artère volumineuse (1); *en dedans* elle répond aux vaisseaux et nerfs les plus volumineux du col (2); son côté externe est côtoyé par un gros cordon nerveux (3). La portion pharyngienne est placée entre le muscle constricteur moyen qui est en arrière, et les muscles constricteur supérieur et pharyngo-staphylin qui sont en avant.

Action. Le muscle stylo-pharyngien élève le pharynx et accessoirement le larynx.

Variétés. Il est assez souvent divisé en deux, quelquefois même en trois faisceaux, qui forment comme autant de muscles distincts. J'ai vu un de ces faisceaux accessoires venir de l'épine du sphénoïde. Sur un autre sujet une partie seulement du stylo-pharyngien se plaçait au-devant du constricteur moyen, l'autre était placée entre ce muscle et le constricteur inférieur.

(1) La carotide externe.

(2) L'artère carotide interne, la veine jugulaire interne, les nerfs pneumo-gastrique, grand sympathique, grand hypoglosse et spinal.

(3) Le nerf glosso-pharyngien.

Muscles du voile du palais (1).

L'histoire de ces muscles appartient au moins autant à la splanchnologie qu'à la myologie proprement dite. Toutefois, et parce que l'on a coutume de les étudier comme ceux du pharynx avec les muscles du squelette, et aussi parce qu'ils tiennent presque tous à celui-ci par une de leurs extrémités, j'en placerai ici la description particulière, me réservant de les mentionner de nouveau, lorsqu'il sera question du voile du palais (2). Ces muscles sont au nombre de dix, cinq de chaque côté, les *péristaphylins interne* et *externe*, le *palato-staphylin*, le *pharyngo-staphylin* et le *glosso-staphylin*.

Muscle péristaphylin interne.

(Pétro-staphylin. Chauss.)

Grêle et alongé, ce muscle est placé en arrière du voile du palais, et en dehors de l'ouverture postérieure de la fosse nasale correspondante. Il s'insère, en haut, sur la face inférieure du rocher, au devant du canal carotidien et à la partie voisine du cartilage de la trompe d'Eustache, à l'aide d'un petit tendon aplati placé en dehors des fibres charnues. De là il se dirige en bas, en dedans et un peu en arrière, gagne le voile du palais, s'y étale un peu en prenant une direction presque transversale, et vient se terminer, partie en formant un raphé médian avec le muscle opposé, partie en se fixant sur la face postérieure de l'aponévrose du muscle suivant.

Le muscle péristaphylin interne est en rapport, *en arrière*, avec le muscle constricteur supérieur du pharynx, avec la mem-

(1) Il convient de préparer et d'étudier ces muscles après ceux du pharynx. Pour cela, fendez le pharynx de haut en bas, en arrière et sur la ligne médiane ; écartez avec des airignes ces parties divisées ; enfin tendez le voile du palais de haut en bas avec une airigne. Tout étant ainsi disposé, enlevez la muqueuse postérieure du voile, et vous découvrirez les muscles péristaphylins sur les côtés et le palato-staphylin, sur la ligne médiane. Ensuite relevez le voile du palais, tendez-le dans cette position avec une airigne, et sous la muqueuse des piliers vous trouverez les muscles pharyngo et glosso-staphylins.

(2) Dans la *splanchnologie*.

brane muqueuse de cette partie, avec celle du voile du palais, et avec le muscle *palato-staphylin* (1). *En avant*, il répond au muscle suivant et au *pharyngo-staphylin*.

Action. Il est élévateur du voile du palais.

Muscle péristaphylin externe.

(Ptérygo-staphylin.)

Placé à la fois dans la fosse ptérygoïdienne et dans le voile du palais, ce muscle s'insère en haut, sur l'enfoncement scaphoïdien de la première, et sur la partie voisine du cartilage de la trompe d'Eustache. De là, il se porte verticalement en bas et dégénère bientôt en un tendon aplati comme lui. Ce tendon commence très haut en dehors du muscle, se réfléchit de dehors en dedans sur le crochet de l'aileron interne de l'apophyse ptérygoïde, se change en une aponévrose qui se dirige transversalement dans l'épaisseur du voile, et qui s'y termine, en s'unissant à celui du côté opposé, et prenant des insertions sur la crête et sur le bord postérieur de l'os palatin.

L'aponévrose du muscle péristaphylin externe forme la partie la plus solide, la charpente, en quelque sorte, du voile du palais; c'est elle qui reçoit secondairement l'insertion de la plupart des autres muscles de la même région. Une bourse muqueuse facilite ses glissemens dans sa poulie de réflexion; et une corde fibreuse la retient dans cette poulie.

Le muscle péristaphylin externe est formé de deux portions distinctes, l'une verticale, l'autre horizontale. La première, placée vers le bord interne de la fosse ptérygoïde, est contigüe, *en dehors*, au muscle *ptérygoïdien interne*, un des muscles moteurs de la mâchoire inférieure, et, *en dedans*, au péristaphylin interne et à la membrane muqueuse de l'ouverture postérieure des fosses nasales. La seconde, placée dans le voile du palais, transversalement dirigée et aponévrotique, est en rapport; *en arrière*, avec la muqueuse et les muscles *péristaphylin interne*, *palato-staphylin* et *pharyngo-staphylin*, *en avant*, avec la muqueuse et le muscle *glosso-staphylin* (2).

Action. Le muscle péristaphylin externe est tenseur transver-

(1) C'est le muscle médian du voile du palais.

(2) Muscle du pilier antérieur du voile du palais.

sal du voile du palais; il peut aussi, jusqu'à un certain point, dilater la trompe d'Eustache.

Muscle palato-staphylin.

(Palato-staphylin. CHAUSS. — Azygos de la luette de QUELQUES AUTRES).

Le muscle palato-staphylin n'est pas impair, comme on l'a dit, il est parfaitement double, au contraire. Alongé, un peu fusiforme et placé sur la médiane, il commence sur l'épine nasale postérieure, descend dans l'épaisseur de la luette, en suivant la même direction, et vient se terminer en bas sur la membrane muqueuse de cet appendice.

En arrière, ce muscle est couvert par la membrane muqueuse. *En avant*, il est appliqué sur le raphé des muscles péristaphylins internes et sur l'aponévrose des péristaphylins externes.

Action. Il relève la luette et la raccourcit.

Muscles pharyngo-staphylin.

(Palato-pharyngien. CHAUSS.)

Grêle et membraniforme, ce muscle est placé dans l'épaisseur du pilier postérieur du voile du palais. Il s'insère, en bas, sur le bord postérieur du cartilage thyroïde. De là, il se porte en haut et un peu en avant, gagne le voile du palais et s'y partage en deux faisceaux : l'un qui se termine sur le bord inférieur et sur la face postérieure de l'aponévrose du muscle péristaphylin externe, l'autre qui se réunit sur la ligne médiane dans un raphé avec celui du côté opposé et avec les muscles péristaphylins internes.

Le muscle pharyngo-staphylin soulève la membrane muqueuse du pharynx *en dedans*, et en est entouré presque de toutes parts. *En dehors*, il répond au muscle constricteur, supérieur du pharynx. Dans le voile du palais, il est en rapport avec les péristaphylins.

Action. Le muscle pharyngo-staphylin abaisse le voile du palais, et élève le pharynx et le larynx. Il est fort actif dans la déglutition.

Muscle glosso-staphylin.

(Glosso-staphylin. CHAUSS.)

Plus grêle que tous les autres muscles du voile du palais, et souvent à peine developpé, celui-ci est placé dans l'épaisseur du pilier antérieur de ce voile. Il commence, inférieurement, sur les côtés de la base de la langue, et se termine dans le voile du palais, sur la partie antérieure de l'aponévrose du muscle péristaphylin externe.

Ce muscle est entouré presque partout par la membrane muqueuse du pilier antérieur du voile du palais.

Action. Il abaisse le voile du palais et concourt à l'élévation de la base de la langue.

Muscles de la région sous-hyoïdienne.

Quatre muscles, le *sterno-hyoïdien*, le *scapulo-hyoïdien*, le *sterno-thyroïdien* et le *thyro-hyoïdien* occupent cette région. Les deux premiers forment un plan superficiel, derrière lequel apparaissent les deux autres (1).

Muscle sterno-hyoïdien.

(Sterno-hyoïdien. CHAUSS.)

Mince, alongé et rubaniforme, le muscle sterno-hyoïdien est placé près de la ligne médiane, dans la couche la plus superficielle de la région sous-hyoïdienne. Il s'insère, en bas, sur la partie postérieure de l'extrémité supérieure du sternum, de la tête de la clavicule et du bourrelet intérieur de l'articulation sterno-claviculaire, disposition qui varie du reste un peu suivant les sujets. De là il se dirige en haut, parallèlement à la ligne médiane, gagne l'os hyoïde, et s'insère sur le bord inférieur du corps de cet os.

Les fibres du muscle sterno-hyoïdien sont parallèles les unes

(1) Pour préparer ces muscles, renversez la tête du sujet en arrière, et faites saillir la partie antérieure du col, en plaçant un billot sous la nuque; enlevez les deux peauciers et les deux sterno-mastoïdiens; puis étudiez successivement le *sterno-thyroïdien*, le *scapulo-hyoïdien*, le *sterno-thyroïdien* et le *thyro-hyoïdien*.

aux autres; elles sont souvent interrompues, en bas, par une petite intersection fibreuse, plus apparente en avant qu'en arrière, et qui appartient plus particulièrement à son bord interne.

Sa *face postérieure* est en rapport immédiat, dans toute son étendue, avec une lame fibreuse mince (1) ; tandis qu'en bas seulement elle est cachée par le muscle sterno-mastoïdien et par l'articulation sterno-claviculaire. Sa *face postérieure* est appuyée sur les muscles sterno-thyroïdien, thyro-hyoïdien, et, médiatement, sur le larynx et sur la trachée-artère.

Action. Le sterno-hyoïdien abaisse l'os hyoïde ou concourt à l'élévation du sternum, suivant qu'il prend son point fixe d'action en bas ou en haut. Il peut, avec les autres muscles de sa région, fixer seulement l'os hyoïde, pour permettre un point d'appui aux muscles sus-hyoïdiens, dans l'abaissement de la mâchoire.

Variétés. J'ai vu le sterno-hyoïdien réuni au muscle sterno-thyroïdien, par un faisceau qui passait de l'un à l'autre.

Muscle scapulo-hyoïdien.

(Scapulo-hyoïdien. CHAUSS.)

Plus alongé que le précédent, le muscle scapulo-hyoïdien est placé en dehors de lui, et occupe à la fois les régions sous-hyoïdienne et sus-claviculaire. Il s'insère, en bas, sur le bord supérieur du scapulum, un peu en arrière de l'échancrure coracoïdienne, au moyen d'un tendon aplati qui se prolonge sur le côté interne des fibres charnues. De là il se dirige presque horizontalement en dedans, caché sous le bord postérieur de la clavicule auquel il est fixé par un feuillet fibreux (2). Vers la réunion du tiers externe et du tiers moyen de la clavicule, ce muscle change de direction, il se porte obliquement en haut et en dedans, passe au-dessous du muscle sterno-mastoïdien, se place en dehors du sterno-hyoïdien, à peu de distance de l'hyoïde, et se termine enfin sur le bord inférieur du corps de cet os.

Le scapulo-hyoïdien est un muscle digastrique ; en effet, il est interrompu dans sa partie moyenne par une aponévrose,

(1) Le feuillet moyen de l'aponévrose cervicale.

(2) Le feuillet moyen de l'aponévrose cervicale.

quelquefois par un tendon alongé qui se continue avec l'aponévrose cervicale. Il est formé de deux portions, l'une horizontale, l'autre oblique ou diagonale. La première est accolée à la clavicule et au muscle sous-clavier. La seconde en est séparée par un intervalle triangulaire, dont le troisième côté est formé par le muscle sterno-thyroïdien.

Superficiellement, le muscle scapulo-hyoïdien est en rapport avec le trapèze, l'aponévrose cervicale, le peaucier, le sterno-mastoïdien et la clavicule. *Profondément*, il repose sur les deux muscles suivans, sur le larynx, le corps thyroïde, les vaisseaux et nerfs latéraux du col, les vaisseaux axillaires, les nerfs du plexus brachial et les muscles scalènes.

Action. Il abaisse l'os hyoïde, en le portant un peu en arrière et de son côté, s'il agit seul, directement, s'il se contracte avec son semblable du côté opposé.

Variétés. Le muscle scapulo-hyoïdien se termine quelquefois, en bas, à la clavicule; toutefois cela est fort rare. L'adhérence naturelle de ce muscle avec la clavicule au moyen de l'aponévrose cervicale, me paraît avoir été prise par quelques anatomistes pour une origine véritable.

Muscle sterno-thyroïdien.

(Sterno-thyroïdien. Chauss.)

Plus large et moins alongé que les deux précédens, ce muscle leur est immédiatement sous-jacent. Il commence, en bas, sur la partie postérieure de l'extrémité supérieure du sternum, de l'articulation sterno-claviculaire, et souvent du cartilage de la première côte. De là, il se porte verticalement en haut, et vient se terminer sur la face externe du cartilage thyroïde, et spécialement sur la ligne oblique externe de ce cartilage, en avant des insertions du muscle constricteur inférieur du pharynx.

Le muscle sterno-thyroïdien est interrompu à une hauteur variable par une intersection fibreuse. Sa *face antérieure* est cachée par le muscle sterno-thyroïdien, dans la plus grande partie de son étendue, par le sterno-mastoïdien en bas, et par le scapulo-hyoïdien en haut. Sa *face postérieure* appuie sur la trachée-artère, sur le larynx, sur le corps thyroïde et sur un grand nombre de vaisseaux fort importans (1).

Action. Ce muscle déprime le larynx ou élève le sternum, suivant qu'il prend son point fixe d'action en bas ou en haut.

Variétés. Il arrive souvent que le muscle sterno-thyroïdien est en grande partie continu et confondu avec le suivant. Du reste, son insertion thyroïdienne n'est jamais qu'une intersection fibreuse avec adhérence au cartilage thyroïde. Je l'ai vu uni au sterno-hyoïdien.

Muscles thyro-hyoïdien.

(Hyo-thyroïdien. Chauss.)

Quadrilatère et beaucoup plus court que les autres muscles sous-hyoïdiens, celui-ci commence sur la ligne oblique externe du cartilage thyroïde, en se continuant souvent avec le muscle précédent, comme il a été dit. De là il se porte verticalement en haut vers l'os hyoïde, et s'insère sur le bord inférieur du corps et de la grande corne de cet os.

Les fibres du muscle thyro-hyoïdien sont toutes parallèles les unes aux autres. Sa *face antérieure* est en rapport avec les muscles sterno-hyoïdien, scapulo-hyoïdien et l'aponévrose cervicale. La *profonde* appuie sur le corps thyroïde et sur le larynx.

Action. Ce muscle rapproche l'un de l'autre le cartilage thyroïde et l'os hyoïde. Dans la déglutition, il fait glisser le bord supérieur du premier derrière le corps du second.

§ 3. *Muscles profonds de la face antérieure du col.*

Je rapporte à cette région tous les muscles qui reposent immédiatement sur les faces antérieure et latérales des vertèbres cervicales, *les longs du col, les grands et petits droits antérieurs de la tête, les scalènes et les inter-transversaires cervicaux* (2).

(1) En dehors, sur la carotide primitive et la veine jugulaire interne, en bas, sur le tronc brachio-céphalique, sur l'artère et la veine sous-clavières gauches et sur les veines thyroïdiennes inférieures.

(2) Pour préparer ces muscles, sciez la tête transversalement et de façon

Muscle long du col.

(Prédorso-atloïdien. Chauss.)

Aplati, et fort alongé, le muscle long du col est placé près de la ligne médiane, depuis l'atlas jusqu'à la partie supérieure du dos. Il est formé de trois faisceaux principaux, bien distincts; de sorte qu'on pourrait, à la rigueur, le considérer comme formé de trois muscles.

Le premier faisceau que l'on appelle *atloïdien*, commence sur le tubercule de l'arc antérieur de l'atlas, par un tendon épanoui en aponévrose sur la face antérieure du muscle. De là il se dirige en bas et en dehors, et vient se terminer, par quatre petits tendons, sur le tubercule antérieur des apophyses transverses des troisième, quatrième, cinquième et sixième vertèbres cervicales.

Le second faisceau, qui est nommé *axoïdien*, se fixe en haut sur la partie antérieure du corps de la seconde et de la troisième vertèbres, à l'aide d'un tendon aplati qui règne sur le bord interne et sur la face antérieure des fibres charnues. De là il se porte directement en bas, et vient se terminer, par une aponévrose bien prononcée, qui commence en arrière et en dehors du muscle, sur la face antérieure du corps de la septième vertèbre du col et des trois premières du dos, et sur les substances intercorporelles qui les séparent.

Le troisième faisceau est destiné à renforcer la partie inférieure du précédent. Il commence par deux petits tendons sur le tubercule antérieur des apophyses transverses des quatrième et cinquième vertèbres cervicales, et se dirige vers ce faisceau en suivant une marche oblique de haut en bas et de dehors en dedans.

La *face antérieure* du muscle long du col est contigue au muscle grand droit antérieur de la tête, au pharynx, à l'œsophage, à la trachée-artère et aux gros vaisseaux et nerfs latéraux du col, à l'aide d'un tissu cellulaire lamelleux fort lâche.

à ce que la section tombe un peu en avant du trou occipital, puis en l c vez entièrement le pharynx et l'œsophage. De la sorte les muscles longs du col et droits de la tête seront tout-à-fait à nu; il ne restera qu'à dé gager latéralement les scalènes et les inter-transversaires.

Sa *face postérieure* appuie immédiatement sur les corps des vertèbres et sur les substances qui les séparent. Les deux muscles longs du col sont toujours réunis supérieurement; quelquefois même ils offrent cette disposition dans toute leur étendue. Presque toujours ils reçoivent quelques fibres de l'extrémité inférieure des muscles grands droits.

Action. Le faisceau atloïdien du muscle long du col est essentiellement rotateur : il tourne la tête de son côté (1), s'il prend son point fixe d'action en bas ; il agit de la même manière sur la partie inférieure du col, s'il prend son point fixe d'action sur l'atlas. Le faisceau axoïdien fléchit directement la région cervicale sur la région dorsale de l'épine, ou réciproquement, suivant qu'il prend son point fixe d'action en bas ou en haut. Les fibres obliques du troisième faisceau peuvent produire une rotation inverse de celle qui résulte de l'action du faisceau atloïdien.

En définitive, le muscle long du col d'un côté fléchit la tête et la partie supérieure du dos sur la poitrine, ou réciproquement, et il imprime à la tête un léger mouvement de rotation vers lui. Lorsqu'au contraire les deux muscles se contractent ensemble, le mouvement rotatoire devient nul, et la flexion est directe.

Variétés. Le muscle long du col présente de fréquentes anomalies dans sa disposition ; les plus communes ont trait au nombre de ses languettes insérées sur les apophyses transverses.

Muscle grand droit antérieur de la tête.

(Grand trachélo-sous-occipital. CHAUSS.)

Aplati et triangulaire, le muscle grand droit antérieur de la tête est placé au-devant de l'articulation céphalo-rachidienne. Elargi en haut, et pointu en bas, il s'insère supérieurement à la partie inférieure de la surface basilaire, au-devant du trou occipital, au moyen d'une aponévrose qui recouvre très loin sa face antérieure et son côté externe. De là, il se porte en bas et un peu en dehors, en se rétrécissant de plus en plus,

(1) Il tourne la tête, parce que la tête suit l'atlas dans tous ses mouvemens.

et se sépare en quatre faisceaux imbriqués les uns sur les autres de haut en bas. Ces faisceaux donnent naissance à autant de petits tendons qui apparaissent en dedans et en arrière, et qui, après s'être nettement dégagés des fibres charnues, vont se terminer sur le tubercule antérieur de l'apophyse transverse des troisième, quatrième, cinquième et sixième vertèbres cervicales.

Le grand droit antérieur de la tête est dirigé obliquement, à peu près comme le faisceau atloïdien du muscle précédent. Son *extrémité inférieure* est confondue avec le muscle long du col. Sa *face antérieure* est contiguë au pharynx et aux vaisseaux et nerfs latéraux du col. Sa *face postérieure* est en rapport avec la partie antérieure de l'articulation céphalo-rachidienne, avec les vertèbres cervicales supérieures et avec le muscle petit droit. Son *bord interne* est contigu au muscle long du col, et le recouvre légèrement.

Action. Seul, le grand droit antérieur de la tête fléchit cette partie sur le col, ou le col sur la tête, en leur imprimant un mouvement de rotation vers lui. Avec son semblable, il est seulement fléchisseur.

Muscle petit droit antérieur de la tête.

(Petit trachélo-sous-occipital. CHAUSS.)

Très-grêle, le muscle petit droit antérieur de la tête n'est réellement qu'un faisceau détaché du muscle grand droit, derrière lequel il est placé. Il s'insère, en haut, sur la partie inférieure et latérale de l'apophyse basilaire, au devant du trou occipital, et quelque peu sur la substance cartilagineuse de l'articulation *occipito-pétrée*, à l'aide d'une aponévrose placée en arrière de ses fibres charnues. De là, il se porte en bas, et se termine bientôt sur la face antérieure de l'apophyse transverse de l'atlas, et sur la partie voisine de l'arc antérieur de cette vertèbre, par un petit tendon aplati, placé en avant des fibres charnues.

Sa *face antérieure* est cachée presque entièrement par le muscle grand droit. La *postérieure* appuie sur le ligament occipito-atloïdien antérieur.

Action. Ce muscle est fléchisseur de la tête sur le col.

Muscles scalènes.

(Costo-trachélien. Chauss.)

Les scalènes sont placés sur les parties inférieure, antérieure et latérale du col. Leur disposition est telle, qu'on peut indifféremment les réunir, avec *Chaussier*, en un seul, ou bien, avec la plupart des anatomistes, en faire deux, trois, ou un plus grand nombre de muscles distincts. Les faisceaux dont ils se composent s'insèrent, par un certain nombre de petits tendons, sur les tubercules antérieurs et postérieurs des apophyses transverses cervicales. De là, ils se dirigent en bas et en dehors, et viennent se fixer sur la face externe et supérieure des deux premières côtes. Leurs deux principaux faisceaux sont séparés par le passage des nerfs brachiaux et de l'artère axillaire.

Action. Ces muscles inclinent la région cervicale de l'épine sur la poitrine, quand ils se contractent seulement d'un côté; dans le cas contraire, leur action devient moins énergique, ils sont un peu extenseurs du col. S'ils prennent leur point fixe en haut, ils élèvent les premières côtes, et concourent directement à l'inspiration.

Les deux faisceaux principaux des scalènes sont distingués en *antérieur* et en *postérieur*.

Muscle scalène antérieur.

Ce muscle s'insère, en haut, à l'aide de quatre petits tendons, sur les tubercules antérieurs des apophyses transverses des troisième, quatrième, cinquième et sixième vertèbres cervicales. A ces tendons succèdent promptement des fibres charnues, qui, réunies en un seul faisceau, viennent se terminer sur le bord antérieur du sillon de la première côte. Cette insertion du scalène antérieur a lieu au moyen d'un tendon resplendissant, qui commence sous la forme d'une aponévrose autour de l'extrémité inférieure du muscle, et forme une sorte de cornet dans lequel sont reçues les fibres charnues.

La *face antérieure et externe* de ce muscle est en rapport variable avec la clavicule et le muscle sous-clavier, suivant que le moignon de l'épaule est élevé ou abaissé; en bas, elle est cachée par une veine (1); au milieu, elle est croisée par un nerf (2); en haut, elle est contiguë au muscle scapulo-hyoïdien. L'aponévrose cervicale la recouvre plus médiatement. Sa *face interne* est appliquée sur les apophyses transverses des vertèbres cervicales et sur les muscles inter-transversaires. Son *bord postérieur* concourt, avec le scalène postérieur et la première côte, à former un espace triangulaire duquel on voit émerger l'artère et les nerfs du membre thoracique.

Action. Elle a été indiquée dans la description générale.

Muscle scalène postérieur.

Plus long et plus gros que le précédent, placé en arrière de lui, le scalène postérieur s'insère en haut, par six tendons d'autant plus longs qu'ils sont plus élevés, aux tubercules postérieurs des six dernières apophyses transverses cervicales. De là, il se porte en bas, en dehors et quelque peu en arrière, se sépare plus ou moins promptement en deux ou trois faisceaux, et vient se terminer, sur la face externe de la première côte, derrière le sillon artériel qu'elle présente, et sur le bord supérieur de la seconde. Son insertion sur la première côte se fait comme celle du scalène antérieur, à l'aide d'un tendon qui commence à l'extérieur du muscle, sous la forme d'un cornet aponévrotique qui reçoit les fibres charnues. Son insertion sur la seconde côte a lieu au moyen d'une aponévrose qui règne en dehors du muscle.

En avant, le scalène postérieur forme, avec la clavicule et le scalène antérieur, un espace triangulaire qui renferme l'artère et les nerfs du membre thoracique. *En arrière*, il est en rapport avec les muscles sacro-lombaire, angulaire du scapulum, splénius, rhomboïde et trapèze. *En dehors*, il est recouvert de bas en haut, par le grand dentelé, par la clavicule et le muscle sous-clavier, par le muscle scapulo-hyoïdien et par le trapèze. *En dedans*, il est appliqué sur les vertèbres et sur les muscles inter-transversaires cervicaux.

Action. Elle a été indiquée plus haut.

(1) La veine axillaire.

(2) Le nerf diaphragmatique.

Muscles inter-transversaires cervicaux.

(Inter-trachélien. CHAUSS.)

Ces muscles occupent l'intervalle des apophyses transverses des vertèbres cervicales, depuis l'occipital jusqu'à la première vertèbre du dos. On en compte *vingt-six*, treize de chaque côté. On n'en trouve qu'un seul, de chaque côté, entre l'occipital et l'atlas, entre l'atlas et l'axis, entre la septième et la huitième vertèbres. Celui qui occupe l'intervalle de l'occipital et de l'atlas constitue le muscle *droit latéral* des auteurs.

Ces petits muscles sont quadrilatères. Tous sont placés entre des apophyses transverses, excepté le premier qui est intermédiaire à la surface jugulaire de l'occipital et à l'atlas. Tous, excepté celui-ci, se fixent en haut et en bas sur une apophyse transverse. Tous ont un bord dirigé en dedans et un autre en dehors.

Les muscles interversaires cervicaux sont placés de champ, de manière qu'une de leur face est antérieure et l'autre postérieure. Quand il en existe deux du même côté, ils sont séparés par le nerf qui sort par le trou de conjugaison. Lorsqu'au contraire, on n'en rencontre qu'un seul, le nerf répond à sa partie antérieure.

Action. Ces muscles inclinent latéralement, la tête, une seule vertèbre, ou toute la région cervicale, suivant que quelques-uns d'entre eux, ou que toute la série entrent en contraction.

ARTICLE SECOND.

Muscles de la poitrine.

Les muscles de la poitrine sont placés en dehors des côtes, dans leurs interstices, ou bien au-dessous d'elles, dans les régions *sus-costale*, *inter-costale* et *sous-costale*.

§ 1. *Région musculaire sus-costale* (1).

En dehors des côtes on trouve quatre muscles de chaque

(1) La préparation de ces muscles est fort simple : le grand pectoral presque sous-cutané, doit ête étudié d'abord ; immédiatement après on

côté ; les *deux pectoraux* et le *sous-clavier* en avant, le *grand dentelé* en dehors.

Muscle grand pectoral.

(Sterno-huméral. CHAUSS.)

Triangulaire, étendu de la partie antérieure de la poitrine au bras, large, à fibres rayonnantes, le muscle grand pectoral s'insère, en dedans, sur toute la longueur de la face antérieure du sternum, sur les cartilages des deuxième, troisième, quatrième, cinquième et sixième côtes, sur la portion osseuse de la dernière, près du point où elle se réunit avec son cartilage de prolongement, et sur le tiers interne du bord antérieur de la clavicule.

Sur le sternum, l'insertion du muscle grand pectoral a lieu par des fibres aponévrotiques, d'autant plus longues qu'elles sont plus inférieures, et qui se croisent obliquement en bas avec celles du muscle grand pectoral du côté opposé. Sur les côtes, ses insertions sont unies à celles de deux muscles de l'abdomen(1). Sur la clavicule les fibres charnues naissent immédiatement de l'os.

De ces trois points d'insertion distincts, les fibres du muscle grand pectoral se portent vers l'humérus, celles du faisceau claviculaire obliquement en bas et en dehors, celles de la partie supérieure du sternum horizontalement, et les autres de plus en plus obliquement en haut et en dehors, à mesure qu'on les considère plus inférieurement. Toutes ces fibres enfin se terminent sur un tendon aplati, qui s'insère sur la lèvre antérieure de la coulisse bicipitale de l'humérus, en envoyant une expansion fibreuse dans l'aponévrose brachiale.

Le tendon du muscle grand pectoral est aplati d'avant en arrière et presque aponévrotique. Il est plié sur lui-même de bas en haut et inséré sur l'humérus en cet état. Par suite de cette

découvrira le petit pectoral et le sous-clavier, qui sont sous-jacents au premier. Pour bien voir le muscle grand dentelé enfin, on coupera les muscles précédens, on luxera l'articulation sterno-claviculaire, et on portera la scapulum un peu en arrière et en dehors.

(1) Le muscle droit et le grand oblique. Quelques fibres aponévrotiques du grand pectoral se continuent avec la partie supérieure de la paroi antérieure de la gaîne du premier.

disposition ce tendon présente deux feuillets, l'un antérieur l'autre postérieur, feuillets réunis sous un angle ouvert en haut, saillant en bas, et dont le fond est rempli par un tissu cellulaire lâche (1). Le feuillet antérieur sert plus spécialement à l'insertion des fibres du faisceau claviculaire du muscle, le postérieur à celle des fibres des faisceaux sternal et costal.

La *face antérieure* du muscle grand pectoral est sous-jacente au peaucier en haut, à la mamelle en bas et en dehors, et à la peau dans le reste de son étendue. Sa *face profonde* appuie sur le sternum, sur les côtes, sur les muscles inter-costaux, sur le muscle suivant, sur quelques-uns de ceux du bras (2) et sur les organes axillaires. Son *bord externe et inférieur*, libre et arrondi, forme sous la peau le relief antérieur du creux de l'aisselle. Son *bord externe et supérieur* est séparé du muscle deltoïde, par un interstice cellulaire que parcourt une veine du bras (3), interstice élargi supérieurement en un triangle dont la base est représentée par la clavicule. Son faisceau claviculaire est, en outre, séparé du reste du muscle par un interstice cellulaire particulier.

Action. Adducteur et élévateur du bras par son faisceau claviculaire, adducteur et abaisseur du moignon de l'épaule par son faisceau costal, le muscle grand pectoral est adducteur simple et un peu rotateur en dedans, quand il se contracte en totalité, prenant son point d'appui sur la poitrine. S'il prend son point fixe, au contraire, sur le bras, il élève les côtes et devient inspirateur.

Variétés. On rencontre quelquefois, en avant du muscle grand pectoral, un ou plusieurs faisceaux charnus adhérens à lui, au sternum ou au tendon du muscle sterno-mastoïdien, quelquefois même étendus de ce dernier au muscle droit de l'abdomen. Un faisceau particulier du muscle grand pectoral se termine quelquefois isolément sur l'aponévrose du bras.

(1) Cette disposition est analogue à celle des tendons réunis des muscles grand dorsal et grand rond, dans le bord postérieur de l'aisselle.

(2) Le biceps et le coraco-brachial.

(3) La veine céphalique.

Muscle petit pectoral.

(Costo-coracoïdien. Chauss.)

Triangulaire, plus petit que le précédent et placé derrière lui, le petit pectoral s'insère inférieurement à l'aide de petites aponévroses très resplendissantes et très longues, sur le bord supérieur des troisième, quatrième et cinquième côtes par autant de faisceaux distincts. Ses fibres se dirigent ensuite en haut et en dehors, vers l'apophyse coracoïde, en convergeant un peu les unes vers les autres; et se terminent sur cette apophyse au moyen d'un tendon aplati. Ce tendon commence en dedans des fibres charnues, se dégage plutôt sur le bord inférieur que sur le bord supérieur du muscle, et s'insère spécialement sur la face supérieure de l'apophyse coracoïde, après avoir glissé sur son bord antérieur au moyen d'un tissu cellulaire lâche ou d'une bourse muqueuse.

La *face antérieure* du muscle petit pectoral est couverte par le grand pectoral, par la peau et par la mamelle en bas et en dehors. Sa *face postérieure* appuie sur les côtes supérieures, sur les muscles qui séparent ces os et sur les organes axillaires. Son *bord supérieur* forme, avec la clavicule et la poitrine, un espace triangulaire, dans l'aire duquel nous trouverons plus tard une petite aponévrose (1). Son *bord inférieur* est libre en bas, tandis qu'il est uni, près de l'apophyse coracoïde, avec une bride fibreuse qui se porte vers le bas de l'aisselle.

Action. Le muscle petit pectoral élève les côtes et sert à l'inspiration, ou bien il attire en avant et en bas le moignon de l'épaule, suivant qu'il prend son point fixe d'action sur le scapulum, ou sur les côtes.

Variétés. Il n'est pas rare de voir ce muscle formé de quatre faisceaux au lieu de trois. Dans ce cas, le petit pectoral se fixe sur la seconde ou sur la sixième côte.

Muscle sous-clavier.

(Costo-claviculaire. Chauss.)

Alongé, semi-penniforme, placé entre la première côte et la clavicule, le muscle sous-clavier s'insère sur le tiers moyen de

(1) Le fascia sub-clavicularis.

la face inférieure de la clavicule, en dedans des ligamens coraco-claviculaires, partie sans intermédiaire de fibres aponévrotiques, partie au moyen d'un tendon qui longe son bord supérieur (1). De là, le muscle se dirige en dedans, en avant et un peu en bas, vers la première côte, et s'y termine par un tendon grêle qui règne le long de son bord inférieur, et qui s'insère sur cette côte à l'endroit où elle s'unit à son cartilage sternal. Les fibres du muscle sous-clavier sont toutes parallèles, et plus obliques en bas et en avant que le muscle lui-même. Toutes aussi se rendent sur le bord supérieur du tendon costal, à peu près comme les barbes d'une plume sur un côté de leur tige.

La *face antérieure* du muscle sous-clavier est couverte par le muscle grand pectoral et par une petite aponévrose (2). Sa *face postérieure* est dirigée vers le col et vers les muscles scalènes. *En haut*, le muscle sous-clavier est appliqué sur la clavicule. *En bas* il touche les organes importans de l'aisselle.

Action. Ce muscle est élévateur de la première côte, ou dépresseur de l'extrémité externe de la clavicule, mais dans des limites extrêmement étroites, suivant qu'il prend son point fixe d'action sur la clavicule ou sur la première côte.

Muscle grand dentelé.

(Costo-scapulaire. CHAUSS.)

Large, quadrilatère, placé sur les côtés de la poitrine, le muscle grand dentelé s'insère sur la face exerne des huit ou neuf premières côtes, et sur l'interstice du bord postérieur et de l'angle inférieur du scapulum.

L'insertion costale ne se fait pas à la même hauteur sur toutes les côtes : la ligne suivant laquelle elle a lieu est plus antérieure supérieurement qu'inférieurement, et représente une courbe à concavité postérieure et supérieure, et à convexité antérieure et inférieure. Huit ou neuf faisceaux ou digitations constituent le muscle dès ce point. Les digitations supérieures sont horizontalement dirigées vers le scapulum; les autres deviennent de plus en plus obliques en haut, à mesure qu'on les considère plus in-

(1) Ce tendon du muscle sous-clavier longe la clavicule, à peu près comme celui du rhomboïde longe le scapulum.

(2) Le fascia sub-clavicularis.

férieurement. La première digitation tient à la fois aux deux premières côtes, et à une arcade tendineuse qui s'étend de l'un à l'autre de ces os. Les autres sont insérées sur les deuxième, troisième, quatrième, cinquième, sixième, septième, huitième et neuvième côtes, et entrecroisées avec les digitations du muscle oblique externe de l'abdomen.

L'insertion scapulaire du grand dentelé n'offre que ceci de particulier : 1° les cinq faisceaux les plus inférieurs du muscle s'insèrent ensemble sur l'angle inférieur du scapulum, tandis que les autres appartiennent au bord postérieur de cet os; 2° les fibres aponévrotiques qui servent à cette insertion sont peu nombreuses, placées en dedans des fibres charnues et plus développées en bas et en haut qu'au milieu.

Le muscle grand dentelé se moule, dans son trajet, sur la convexité latérale de la poitrine. Sa *face externe*, convexe pour cette raison, est en rapport avec les muscles pectoraux en avant, avec le scapulum et son muscle sous-scapulaire en arrière, et avec la peau inférieurement, tandis qu'en haut elle concourt à former le creux de l'aisselle, et se met en relation avec les organes de cette région. Sa *face interne* est appuyée sur les côtes et sur les muscles inter-costaux externes.

Action. Le muscle grand dentelé peut mouvoir les côtes ou le scapulum, suivant qu'il prend son point fixe d'action supérieurement ou inférieurement. Dans le premier cas, il élève les côtes et est inspirateur. Dans le second, il attire le scapulum en avant et relève le moignon de l'épaule, en faisant tourner le scapulum d'arrière en avant sur un axe fictif qui passerait par le centre de la fosse sous-scapulaire. Ce mouvement de rotation du scapulum est d'autant plus facile, que la plus grande partie du muscle grand dentelé est fixée sur l'angle inférieur de l'os, et que cet angle est attiré par lui en avant plus fortement que les autres. Le grand dentelé agit comme il vient d'être dit dans la sustentation des fardeaux ; mais pour cela il est nécessaire que les côtes, sur lesquelles il prend son point fixe, soient préalablement fixées par d'autres muscles, comme on le verra plus loin.

Le grand dentelé est beaucoup plus développé chez les quadrupèdes que chez l'homme. Presque réunis ensemble, chez ces animaux, les deux muscles de ce nom représentent, comme on l'a dit, une sorte de sangle fixée sur les scapulum par ses extrémités, et destinée à soutenir la partie antérieure du tronc.

§ 2. *Région musculaire inter-costale.*

Cette région renferme un grand nombre de muscles appelés inter-costaux.

Muscles inter-costaux (1).

(Inter-costaux Chauss.)

On compte vingt-deux muscles intercostaux de chaque côté, deux dans chaque espace inter-costal, un en dedans, l'autre en dehors.

Les muscles inter-costaux comblent entièrement les espaces inter-costaux; cependant ils sont moins longs un à un que chaque espace inter-costal. L'un d'eux appartient plus spécialement à la partie antérieure de cet espace, l'autre à sa partie postérieure. Ces muscles s'insèrent, à la fois, sur le bord supérieur de la côte inférieure et sur le bord inférieur de la côte supérieure de l'espace intercostal qu'ils occupent. Leurs fibres sont obliques, semi-musculeuses et semi-aponévrotiques; celles qui sont tendineuses supérieurement, sont charnues en bas, et réciproquement, celles qui sont charnues en haut, sont tendineuses inférieurement.

Action. Les muscles inter-costaux sont alternativement élévateurs et abaisseurs des côtes, suivant qu'ils prennent leur point fixe supérieurement ou inférieurement.

Il est une circonstance que les anatomistes ont quelquefois interprétée d'une manière défavorable à l'action de ces muscles, et qui ne doit pas être passée sous silence: les côtes s'écartent les unes des autres dans l'élévation, de sorte que les muscles inter-costaux sont tendus dans ce moment; tandis qu'elles se rapprochent dans l'abaissement, et que les muscles inter-costaux sont alors relâchés. Au premier abord, il semble que la tension des muscles inter-costaux, dans le premier cas, doive s'opposer à leur contraction, et que leur relâchement, dans le second, doive

(1) Pour bien étudier ces petits muscles, il convient d'isoler un espace inter-costal, en détachant du reste du thorax deux côtes, avec les portions de l'épine et du sternum auxquelles elles sont unies.

rendre nul l'effet de cette contraction sur les côtes; mais il n'en est réellement rien: la longueur des fibres de ces muscles a été calculée, en effet, de manière à prévenir ces inconvéniens.

Les muscles inter-costaux ne sont pas seulement des agens des mouvemens de la poitrine, ils concourent aussi à former la paroi de cette cavité; et ils la constituent d'autant plus solidement, que les fibres de l'un croisent celles de l'autre, comme je l'ai déjà fait remarquer.

1° *Muscle inter-costal externe*. Il commence à la partie postérieure des espaces inter-costaux, en se continuant avec les petits muscles sur-costaux (1), et se termine, en avant, au niveau de l'union des côtes avec leur cartilage de prolongement. Ce muscle s'insère sur la lèvre externe des deux bords opposés des côtes. Ses fibres sont obliques de haut en bas et d'arrière en avant.

Sa *face externe* est en rapport, en arrière, avec le grand dorsal, le rhomboïde, le trapèze, l'angulaire de l'omoplate, les petits dentelés postérieurs et le sacro-lombaire, au milieu, avec le grand dentelé, en avant, avec les pectoraux et le grand oblique de l'abdomen. Sa *face interne* appuie sur le muscle inter-costal interne; sur les vaisseaux et nerfs inter-costaux et sur la plèvre. Une mince aponévrose continue son extrémité antérieure jusqu'au sternum.

Action. Quand les deux côtes auxquelles il s'insère sont également mobiles, le muscle inter-costal externe élève plutôt la côte inférieure qu'il n'abaisse la supérieure; car il agit par un bras de levier plus long sur la première que sur la seconde.

2° *Muscle inter-costal interne*. Ce muscle commence à la partie antérieure des espaces inter-costaux, et se termine, en arrière, au niveau de l'angle des côtes. Il s'insère sur la lèvre interne des côtes. Ses fibres sont obliques de haut en bas et d'avant en arrière.

La *face externe* du muscle intercostal externe est en rapport

(1) Les muscles *sur-costaux* sont les faisceaux les plus postérieurs des muscles inter-costaux externes. On en compte douze de chaque côté. Ils commencent, en haut, sur le sommet de l'apophyse transverse supérieure, et se portent de là obliquement vers le bord supérieur et vers la face postérieure de la côte inférieure. Ils étendent leurs insertions jusqu'à l'angle des côtes; de sorte qu'ils sont d'autant plus alongés qu'on les considère plus inférieurement.

avec le muscle précédent, avec le nerf et les vaisseaux intercostaux, et, antérieurement, avec le muscle grand pectoral en haut, et avec l'oblique externe de l'abdomen en bas. Sa *face interne* est appuyée sur la plèvre et sur les muscles rares de la région sous-costale.

Action. Quand les deux côtes auxquelles il tient sont également mobiles, le muscle intercostal interne abaisse plutôt la côte supérieure qu'il n'élève l'inférieure; car il agit par un bras de levier plus long sur la première que sur la seconde.

§ 3. *Région musculaire sous-costale.*

Le muscle triangulaire du sternum forme presque à lui seul cette région; on y rencontre moins constamment les muscles sous-costaux.

Muscle triangulaire du sternum (1).

(Sterno-costal. CHAUSS.)

Mince, aplati, formé de faisceaux bien distincts, placé derrière les cartilages de prolongement des côtes sternales, le muscle triangulaire du sternum commence par des fibres aponévrotiques courtes, sur le bord et sur la face postérieure du sternum, depuis son extrémité inférieure jusqu'au point où il s'articule avec le cartilage de la quatrième ou de la cinquième côte. De là ses fibres se portent obliquement en haut et en dehors, et vont s'insérer, par autant de digitations terminées par de longues fibres aponévrotiques, sur le bord inférieur et sur la face interne des cartilages de la deuxième, de la troisième, de la quatrième, de la cinquième et de la sixième côtes, près du point où ces cartilages se réunissent avec les côtes.

La *face postérieure* de ce muscle est en rapport avec les organes intérieurs de la poitrine. Sa *face antérieure* est appliquée sur les muscles inter-costaux internes, sur les cartilages des côtes sternales, et sur des vaisseaux (2) qui la séparent des précédentes parties.

(1) Pour le voir convenablement, sciez les côtes sternales des deux côtés, à un pouce en dehors de leurs cartilages de prolongement, et retournez tout-à-fait le sternum et les portions de côtes et de cartilages qui y tiennent.

(2) Les vaisseaux mammaires internes.

Action. Le muscle triangulaire du sternum est abaisseur des côtes et expirateur.

Variétés. Ce muscle est sujet à un grand nombre de variétés : tantôt il est très développé, tantôt il est réduit à un ou à deux faisceaux.

Muscles sous-costaux.

Peu constans sous le rapport du nombre et de la position, ces muscles sont placés au-dessous des côtes. Ils s'insèrent sur le bord interne de l'un de ces os, et vont se terminer sur un point correspondant d'une côte inférieure ou supérieure plus ou moins éloignée de la première, en passant en dedans de la côte voisine. Leurs fibres ont l'obliquité de celles des muscles intercostaux internes.

Action. Faisceaux échappés, en quelque sorte, des muscles intercostaux internes, les muscles sous-costaux ont une action entièrement semblable à la leur.

ARTICLE TROISIÈME.

Région musculaire de l'abdomen.

Les muscles de l'abdomen sont très-nombreux ; ils sont placés dans les parois antérieure, latérales, postérieure et supérieure de cette cavité.

§ 1er. *Muscles des parois antérieure et latérales de l'abdomen.*

Les muscles de cette grande région sont généralement désignés sous le nom de muscles *larges de l'abdomen.* On en compte cinq de chaque côté : *le droit*, *le pyramidal*, *les deux obliques et le transverse.* Les trois derniers concourent, par leur réunion avec ceux du côté opposé, à fortifier la ligne blanche, ligne qu'il importe de décrire avant tout, parce qu'elle reçoit l'insertion de plusieurs parties importantes.

Ligne blanche ou médiane de l'abdomen.

Les uns désignent simplement sous ce nom la ligne mathématique, sans largeur ni épaisseur, qui réunirait le sternum et le pubis. Les autres, au contraire, qualifient ainsi tout l'espace compris entre les deux muscles droits. La dernière manière de voir est le plus généralement adoptée ; c'est d'après elle que sera faite cette description.

La ligne blanche est marquée dans sa partie moyenne par l'ombilic, cicatrice froncée qui remplace, chez l'adulte, une ouverture arrondie, qui livrait passage, chez le fœtus, aux parties du cordon ombilical (1). Autour de l'ombilic, au-dessus et au-dessous de cette partie, mais surtout au-dessus, la ligne blanche présente un certain nombre d'ouvertures vasculaires très-petites, dans lesquelles sont ordinairement engagés des pelotons adipeux.

La ligne blanche est plus large supérieurement et au milieu qu'inférieurement. En avant, elle adhère à la peau d'une manière intime, à l'aide d'un tissu cellulaire non adipeux. En arrière, elle est unie d'une manière encore plus serrée à la membrane séreuse abdominale (2).

La ligne blanche est principalement formée par l'entre-croisement oblique des fibres aponévrotiques des grands muscles de la région qui nous occupe. Toutefois elle renferme, en outre, quelques fibres longitudinales étendues du sternum au pubis, fibres qui lui appartiennent en propre, et qui sont de la nature du tissu fibreux élastique dans les grands animaux quadrupèdes.

Muscle droit (3).

(Sterno-pubien. Chauss.)

Placé à la partie antérieure de l'abdomen, près de la ligne blanche, plus étendu en longueur qu'en largeur, le muscle droit commence, en bas, sur la partie supérieure du corps du pubis, à la faveur de deux tendons : l'un, externe, large et court, se prolonge un peu sur le bord externe et sur la face antérieure des fibres charnues ; l'autre, interne, plus grêle que le premier, occupe le bord interne et la face postérieure du muscle. En haut il se termine, 1° sur la partie antérieure de l'appendice xiphoïde, sur le ligament costo-xiphoïdien et sur le bord inférieur du cartilage de la septième côte, 2° sur le cartilage de la sixième et sur celui de la cinquième, près du point où ils se réunissent avec les côtes correspondantes. Au niveau de ces dernières

(1) Cordon vasculaire par lequel le fœtus reçoit ses élémens nutritifs.

(2) Le péritoine.

(3) Pour l'étude, il faut seulement mettre à nu un de ces muscles, et conserver sur l'autre la gaîne qui le recouvre.

insertions, le muscle est uni au grand pectoral, ordinairement même des fibres passent de l'un à l'autre.

Le muscle droit est un peu oblique en haut et en dehors. Il est beaucoup plus large et plus mince supérieurement qu'inférieurement. Ses fibres sont interrompues un certain nombre de fois dans leur trajet par des intersections fibreuses.

Les intersections du muscle droit adhèrent intimement à la paroi antérieure de la gaîne fibreuse de ce muscle. Elles sont beaucoup plus apparentes en avant qu'en arrière. Elles sont dirigées en zig-zag. Rarement elles divisent complètement le muscle dans toute sa largeur. Elles sont toujours plus nombreuses au-dessus de l'ombilic qu'au-dessous : lorsqu'il y en a trois, l'une d'elles est inférieure à l'ombilic et les deux autres sont plus élevées que cette partie; lorsqu'il y en a quatre, deux peuvent être sous-ombilicales et trois sus-ombilicales, ou bien une occupe le niveau de l'ombilic, une lui est inférieure, et deux sont supérieures, etc. Ces intersections multiplient considérablement les fibres du muscle.

Le muscle droit est renfermé dans une gaîne qui lui est formée, comme on le verra, par les aponévroses des trois grands muscles de la région qui nous occupe. Mais cette gaîne offre ceci de remarquable, qu'elle est incomplète en arrière, dans son quart inférieur ; de sorte que, dans ce point, le muscle est en rapport immédiat avec le péritoine.

Action. Le muscle droit fléchit le bassin sur la poitrine, ou celle-ci sur le bassin, suivant qu'il prend son point fixe en haut ou en bas. Il abaisse les côtes et le sternum dans l'expiration. Il combine son action avec les autres muscles larges de l'abdomen, pour presser les viscères de cette cavité, ainsi qu'on le verra plus loin. Les intersections de ce muscle, en augmentant le nombre de ses fibres, rendent certainement plus grande la force qu'il déploie dans sa contraction ; mais augmentent-elles sa puissance d'action sur le sternum et sur le bassin? Il est permis d'en douter, si l'on réfléchit à la perte de force qui résulte de la traction en sens contraire qui est exercée sur les intersections, par les fibres qui s'y insèrent supérieurement et inférieurement. Les intersections ne diminuent pas non plus l'étendue de la contraction du muscle droit ; car, ainsi que le fait justement remarquer M. le professeur Cruveilhier, la somme de raccourcissement de toutes les petites fibres du muscle, équivaut, à peu près, au raccourcissement qu'auraient de longues fibres, qui s'étendraient sans interruption du sternum au pubis.

Variétés. Il n'est pas rare de voir un faisceau volumineux du muscle droit se détacher de sa partie supérieure, et se jeter dans le muscle grand pectoral. On a quelquefois rencontré, comme je l'ai dit précédemment, un petit muscle anormal qui réunissait le muscle droit et le sterno-mastoïdien, en avant du grand pectoral.

Muscle pyramidal.

(Pubio-sous-ombilical. CHAUSS.)

Peu constant, très-petit, triangulaire, placé en avant de l'extrémité inférieure du muscle droit, le muscle pyramidal s'insère, en bas, sur le pubis, et, en haut, sur la ligne blanche, à un pouce ou deux de son insertion inférieure et à l'aide de quelques fibres tendineuses. Il est oblique de bas en haut et de dehors en dedans. Son extrémité supérieure est terminée en pointe; l'inférieure est remarquable par sa largeur. Les fibres de ce muscle qui naissent en dedans, vers le pubis, sont les plus courtes et les premières insérées sur la ligne blanche; les externes, au contraire, sont les plus longues et celles qui s'insèrent les dernières sur la ligne médiane.

Le muscle pyramidal est placé dans l'épaisseur de la paroi antérieure de la gaîne du muscle droit. Le feuillet fibreux qui le sépare de ce muscle est beaucoup plus mince que celui qui le recouvre lui-même; il manque même quelquefois.

Action. Le muscle pyramidal est tenseur de la ligne blanche.

En rudimens chez l'homme, ce muscle, d'après M. Geoffroy-Saint-Hilaire, est très-développé chez les animaux didelphes.

Muscle oblique externe ou grand oblique (1).

(Costo-abdominal. CHAUSS.)

Très-large, mince et placé dans la paroi antérieure et latérale de l'abdomen, le muscle grand oblique commence sur la

(1) La préparation de ce muscle n'offre rien de particulier; après l'avoir étudié il faut le renverser vers la ligne médiane, sans le couper de ce côté,

ace externe et sur le bord inférieur des six ou huit dernières côtes, par des faisceaux ou digitations qui s'entrecroisent, en arrière, avec les digitations du muscle grand dorsal, en avant, avec celles du grand dentelé, digitations dont l'extrémité est formée par une petite aponévrose qui se prolonge un peu plus en dedans qu'en dehors du muscle, et dont les fibres sont dirigées obliquement. De ces divers points, toutes les fibres, parallèles les unes aux autres, se portent obliquement en bas et en avant, et viennent se terminer : 1° celles qui viennent des deux dernières côtes, sur la lèvre externe de la crête de l'os des îles, à deux pouces en arrière de son épine antérieure et supérieure, à l'aide de fibres tendineuses, plus longues en avant qu'en arrière, et qui se continuent avec celles du fascia lata (1); 2° toutes les autres, sur le bord externe, concave, d'une vaste aponévrose, qui prolonge le muscle en bas et en avant de l'abdomen.

L'aponévrose du muscle grand oblique est étendue de la base du thorax au bassin. Elle est irrégulièrement quadrilatère, et formée de deux ordres de fibres qui s'entrecroisent obliquement et souvent d'une manière nattée : les unes qui appartiennent au muscle du côté que l'on examine, les autres qui viennent de celui du côté opposé. Ces deux sortes de fibres sont très marquées surtout en haut et au milieu. Les fibres les plus inférieures ne s'entrecroisent pas sur la ligne médiane, elles se rassemblent pour former l'arcade crurale. Son bord externe, concave, et dirigé en haut et en dehors, reçoit l'insertion des fibres charnues. Son bord interne se réunit sur la ligne médiane et s'y croise obliquement en bas, avec le bord interne de l'aponévrose semblable du côté opposé. Son bord supérieur est vaguement terminé sur la base de la poitrine, et fournit, par fois, quelques insertions au muscle grand pectoral. Son bord inférieur, oblique de haut en bas et de dehors en dedans, de l'épine iliaque antérieure et supérieure vers le pubis, constitue l'*arcade crurale*, *ligament de Poupart ou de Fallope.*

Pour constituer l'arcade crurale qui est unie inférieurement à l'aponévrose de la cuisse, l'aponévrose du muscle grand

afin de bien voir les connexions de son aponévrose avec celles des muscles suivans.

(1) Aponévrose de la cuisse.

oblique ne se termine pas brusquement, elle se replie de bas en haut, se réfléchit vers la face postérieure de la paroi antérieure de l'abdomen, de manière à se continuer en dehors et au milieu avec deux autres aponévroses (1), et va s'insérer, en dedans, sur la crête du pubis, pour former le ligament de Gimbernat. L'arcade crurale présente ainsi un sinus ouvert en haut et saillant en bas, qui donne naissance au canal inguinal, et dans lequel s'insèrent quelques fibres des muscles suivans. Simple vers l'épine iliaque, l'arcade crurale est séparée, près du pubis, en deux faisceaux (2) que sépare une ouverture appelée *anneau inguinal*. L'un de ces faisceaux, externe et inférieur, *pilier externe de l'anneau*, se termine nettement sur l'épine. L'autre, interne et supérieur, *pilier interne de l'anneau*, se fixe sur la partie antérieure de la symphyse pubienne, en s'entrecroisant avec celui du côté opposé (3). L'anneau inguinal, lui-même, est une ouverture ovalaire, dirigée de haut en bas et de dehors en dedans, formée, en bas, par le pubis; en dehors, par le pilier externe, en dedans, par le pilier interne de l'anneau, et supérieurement, par quelques fibres qui passent d'un pilier à l'autre, et qui émoussent leur angle de séparation. Cet anneau livre passage à des organes différens suivant les sexes (4). Il est plus large chez l'homme que chez la femme.

Le ligament de Gimbernat, formé par l'insertion de l'arcade crurale sur la crête du pubis, est une production fibreuse libre et concave en dehors, de forme triangulaire, continue avec le pilier externe de l'anneau, adhérente à la crête du pubis en arrière, et dirigée en haut et en arrière.

L'aponévrose du muscle grand oblique passe toute entière au devant du muscle droit, elle concourt à former la paroi antérieure de la gaîne fibreuse de ce muscle, et s'unit à cet effet avec celle des muscles suivans. Ses fibres suivent une direction oblique en bas, comme celles de la partie charnue du muscle.

(1) Le fascia transversalis, en dedans, le fascia iliaca, en dehors.

(2) A vrai dire cependant, le pilier externe de l'anneau appartient seul à l'arcade crurale.

(3) C'est cet entrecroisement qui constitue le faible ligament *pubien antérieur*.

(4) Au cordon testiculaire, chez l'homme; au cordon sus-pubien de l'utérus, chez la femme.

Le muscle grand oblique est recouvert, *en avant*, par la peau et par une aponévrose mince qui lui adhère en quelques points (1). Sa *face profonde* est appuyée sur les côtes, sur les muscles inter-costaux externes inférieurs, sur les muscles droit, pyramidal et petit oblique. Son *bord postérieur* est libre d'adhérences ; il forme, avec la crête iliaque et avec le bord externe du muscle grand dorsal, un intervalle triangulaire à base inférieure, au niveau duquel la paroi abdominale est plus faible que partout ailleurs, et dans lequel on aperçoit le muscle petit oblique.

Action. Le muscle grand oblique agit sur les côtes, ou pour les abaisser, comme dans l'expiration, ou seulement dans le but de les fixer et de leur permettre de fournir un point fixe d'action à d'autres muscles, au grand dentelé, par exemple. Il peut aussi concourir à la flexion du bassin sur l'épine, s'il se contracte en prenant son point fixe supérieurement. Pressé de dedans en dehors par les viscères abdominaux, ce muscle bombe en avant dans une foule de circonstances. Dans d'autres momens, au contraire, il réagit sur les viscères, en se contractant et en rendant à ses fibres la direction droite qu'elles avaient perdue un instant. Dans le dernier cas, le muscle grand oblique rétrécit l'abdomen, surtout dans le sens antéro-postérieur; et comme son insertion thoracique est plus antérieure que son insertion pelvienne, il forme un plan qui regarde en haut et en arrière, et qui est directement opposé à celui du diaphragme, comme je le montrerai plus loin. Entre le grand oblique et le diaphragme, il y a ordinairement une opposition complète, par exemple, lorsque le diaphragme se contracte pour l'inspiration, le grand oblique se relâche et bombe en avant; et lorsque le grand oblique se contracte pour l'expiration, le diaphragme se relâche et est refoulé en haut. Il faut des circonstances spéciales, comme celles des efforts pour soulever un fardeau sur les épaules, pour vomir, pour que ces deux muscles combinent leur action.

(1) Le fascia superficialis.

Muscle oblique, interne ou petit oblique (1).

(Iléo-abdominal. CHAUSS.)

De même force que le précédent, placé au-dessous de lui, le muscle oblique interne s'insère, en dehors et en bas, sur trois points : sur le tiers externe de l'arcade crurale, sur les trois quarts antérieurs de l'interstice de la crête iliaque et sur une aponévrose mince qui s'insère sur la crête iliaque, sur les apophyses épineuses des vertèbres lombaires et qui est confondue, en arrière de la masse commune du sacro-spinal, avec le feuillet postérieur de l'aponévrose du muscle transverse, et avec les aponévroses des muscles grand dorsal et petit dentelé postérieur et inférieur. Les fibres qui procèdent de l'arcade crurale se dirigent horizontalement vers la ligne médiane ; celles qui viennent de la crête iliaque sont d'autant plus obliques en haut et en avant qu'elles sont plus postérieures ; celles qui naissent de l'aponévrose postérieure sont presque verticales. Les fibres postérieures vont se terminer sur le bord inférieur et sur l'extrémité interne des cartilages des fausses côtes, à l'aide de petites aponévroses, et en se continuant entre les deux derniers, avec les muscles inter-costaux correspondans. Les fibres antérieures se rendent sur le bord externe d'une aponévrose très-forte qui continue le muscle vers la ligne médiane, et qui va se jeter dans la ligne blanche.

L'aponévrose du muscle oblique interne a la forme d'un quadrilatère très-alongé. Son bord interne est confondu dans la ligne blanche avec le bord interne de l'aponévrose opposée. Son bord externe reçoit l'insertion des fibres charnues antérieures du muscle. Son bord supérieur est fixé sur les cartilages de la septième et de la huitième côtes. Son bord inférieur est horizontal, et ne descend pas tout-à-fait jusqu'à la partie inférieure de la paroi abdominale. Arrivée au niveau du bord externe du muscle droit, l'aponévrose du muscle petit oblique se sépare en deux feuillets : l'antérieur passe au devant du muscle droit et va s'unir à l'aponévrose du muscle grand

(1) Pour préparer ce muscle, renversez le précédent avec les précautions indiquées ; et pour étudier son aponévrose antérieure, coupez, dans une petite étendue, son feuillet antérieur en dehors du muscle droit.

oblique ; le postérieur passe derrière le muscle droit, va concourir à la formation de la paroi postérieure de la gaîne de ce muscle, et ne descend pas au-dessous du tiers moyen de la paroi abdominale. Tous les deux s'unissent dans la ligne blanche avec l'aponévrose du muscle petit oblique du côté opposé.

Le muscle petit oblique est recouvert, *en avant*, par le muscle précédent, et par la peau dans un intervalle triangulaire formé par la crête iliaque, par le muscle grand dorsal et par le grand oblique. Sa *face interne* est en rapport avec le muscle transverse. Son *bord inférieur*, horizontal, est uni au bord inférieur du muscle transverse, et croisé dans sa direction, par un cordon qui traverse le canal inguinal, et sur lequel il envoie quelques fibres qui sortent par l'anneau et qui vont former le muscle *crémaster* (1).

Action Le muscle oblique interne a les mêmes usages que le précédent.

Muscle transverse (2).

(Lombo-abdominal. Chauss.)

De même forme que le précédent, et placé au-dessous de lui, le muscle transverse s'insère, en dehors et en arrière, sur la base de la poitrine, sur le bassin et sur la région lombaire de l'épine; sur la base de la poitrine, en dedans des cartilages des dernières côtes, au moyen de digitations qui s'entrelacent avec les digitations du diaphragme; sur le bassin, aux trois quarts antérieurs de la lèvre interne de la crête iliaque et au tiers externe de l'arcade crurale; enfin, sur la colonne vertébrale, au moyen d'une aponévrose compliquée.

L'aponévrose vertébrale (3) du muscle transverse est simple en dehors, vers les fibres charnues; mais en dedans, vers la colonne vertébrale, elle est trifoliée de la manière la plus distincte. Son feuillet postérieur passe derrière la masse commune du sacro-lombaire et du long dorsal, s'unit aux aponévroses des muscles petit oblique, petit dentelé postérieur et inférieur et

(1) Pour la description de ce muscle, voyez les enveloppes du testicule.

(2) Pour l'étudier, enlevez le petit oblique, et vous reconnaîtrez facilement que vous êtes arrivés sur lui à la direction horizontale de ses fibres.

(3) Pour bien l'étudier, examinez-la sur une coupe horizontale du tronc pratiquée au niveau de la région lombaire.

grand dorsal, et va se fixer sur les apophyses épineuses des vertèbres lombaires. Son feuillet moyen passe en avant de la masse du sacro-spinal, derrière le carré des lombes, et va se terminer sur le sommet des apophyses transverses lombaires. Son feuillet antérieur se glisse au-devant du muscle carré des lombes, et va adhérer à la base des apophyses transverses lombaires et à la dernière côte. Cette aponévrose forme ainsi deux gaînes musculaires distinctes, l'une pour la masse du sacro spinal, l'autre pour le carré des lombes.

De cette triple insertion postérieure à la base de la poitrine, au bassin et au rachis, le muscle transverse se dirige horizontalement en avant. Ses fibres sont horizontales et parallèles les unes aux autres. Elles contournent la partie latérale du ventre, et viennent se terminer sur le bord externe d'une aponévrose qui va se jeter dans la ligne blanche, comme celles des muscles précédens.

L'aponévrose antérieure du muscle transverse présente la même forme quadrilatère que celle du petit oblique, à laquelle elle adhère intimement, si ce n'est en dehors près des fibres charnues. Parvenue près du bord externe du muscle droit, elle se sépare transversalement en deux portions : l'une supérieure, formée des trois quarts de la longueur de cette lame, l'autre inférieure, qui en représente le quart seulement. La première passe derrière le muscle droit et concourt, avec le feuillet postérieur de l'aponévrose du muscle petit oblique, à former la paroi correspondante de la gaîne de ce muscle. L'autre passe en avant du muscle droit, s'unit au feuillet antérieur de l'aponévrose du petit oblique et à l'aponévrose entière du grand, pour former la paroi antérieure de la gaîne du muscle droit (1).

La *face externe* du muscle transverse est en rapport avec le muscle oblique interne et les dernières côtes. L'*interne* est ap-

(1) La gaîne du muscle droit est formée de deux parois, l'une antérieure, l'autre postérieure. L'antérieure loge dans son épaisseur et inférieurement le muscle pyramidal; elle est formée par l'aponévrose du muscle petit oblique et par le feuillet antérieur de celle du petit supérieurement, par le quart inférieur de celle du transverse en bas. La paroi postérieure cesse à l'union du quart inférieur de l'abdomen avec ses trois quarts supérieurs; elle est uniquement formée par le feuillet postérieur de l'aponévrose du muscle petit oblique, et par les trois quarts supérieurs de celle du transverse.

pliquée sur une mince aponévrose (1) en bas, et partout ailleurs sur le péritoine. Les rapports des aponévroses postérieure et antérieure de ce muscle ont été déjà indiqués. Son *bord inférieur*, horizontal, confondu avec la partie correspondante du muscle petit oblique, concourt un peu, avec lui, à la formation du muscle crémaster.

Action. Le muscle transverse a les mêmes usages que les muscles précédens. Plus qu'eux cependant il resserre la cavité abdominale dans le sens transverse.

§ 2. *Muscles des parois supérieure et postérieure de l'abdomen.*

Ces deux parois comprennent un grand nombre de muscles : le *diaphragme*, les *petit* et *grand psoas*, le *carré*, l'*iliaque interne* et les *inter-transversaires des lombes*.

Le diaphragme (2).

(Diaphragma, septum transversum. CHAUSS.)

Impair, incomplètement symétrique, enchâssé dans l'aire de la circonférence inférieure du thorax, entre la poitrine et l'abdomen, le diaphragme est aponévrotique au centre et charnu dans presque tous les points de sa circonférence.

L'aponévrose centrale du diaphragme (*centre tendineux*, *phrénique*, ou *tendon moyen*), est fortement échancrée en arrière, du côté du rachis, tandis qu'en avant et sur les côtés sa circonférence est découpée comme une feuille de trèfle. Des trois lobes de cette aponévrose l'un est antérieur, les deux autres sont latéraux. L'antérieur est le plus grand, le droit vient ensuite, le gauche est le plus petit. A l'union de son lobe antérieur et de son

(1) Le fascia transversalis.

(2) Le diaphragme, *διάφραγμα*, *cloison*, doit être étudié après les muscles des parois antérieure et latérales de l'abdomen; c'est par en bas qu'il faut le préparer, en prenant la précaution de ne pas ouvrir auparavant la poitrine, afin de conserver au muscle sa tension en haut. Pour le mettre à nu, après avoir enlevé les viscères abdominaux qui lui adhèrent, il suffit de séparer avec les doigts le péritoine qui le revêt; le scalpel ne doit être employé que pour enlever le tissu cellulo-graisseux qui recouvre ses attaches postérieures; partout ailleurs son usage est d'un mauvais effet. Pour bien étudier la face supérieure du diaphragme, il faut ouvrir la poitrine sans intéresser les parois abdominales.

lobe droit, l'aponévrose phrénique présente une large ouverture, de forme irrégulièrement quadrilatère, qui livre passage à la veine cave inférieure, et que, pour ces deux raisons, on a appelée *ouverture carrée, ou de la veine cave inférieure*. Dans le même point, l'aponévrose diaphragmatique présente souvent quelques petites ouvertures vasculaires (1) beaucoup moins importantes que la précédente. En général, les fibres de cette aponévrose se portent en divergeant de l'échancrure postérieure vers les parties antérieures et latérales de sa circonférence. Toutefois, il en est aussi quelques-unes qui suivent d'autres directions, et qui croisent les premières en natte, sous divers angles soit supérieurement, soit inférieurement. Le contour de l'ouverture carrée est formé en particulier, par quatre plans de fibres, qui se rencontrent les uns les autres aux quatre angles de cette ouverture.

Toutes les fibres charnues du diaphragme, sans exception, procèdent de la circonférence de l'aponévrose précédente. Celles qui naissent de son lobe antérieur, se dirigent vers la partie antérieure de la base de la poitrine, et s'insèrent particulièrement sur l'appendice xiphoïde et sur la face interne du cartilage de la septième côte. Entre le faisceau sternal et celui qui se termine à la septième côte, de chaque côté, on trouve un espace *triangulaire*, auquel Bichat a donné une importance beaucoup trop grande, et qui fait communiquer le tissu cellulaire sous-sternal avec celui de la paroi abdominale antérieure. Les fibres qui naissent des lobes latéraux de l'aponévrose, se rendent vers la face interne des fausses côtes et de leurs cartilages de prolongement, puis s'insèrent sur leur face interne et leur bord supérieur, en s'entrecroisant avec les digitations du muscle transverse (2). Enfin, les fibres qui naissent de l'échancrure prévertébrale de l'aponévrose diaphragmatique se portent en bas et un peu en arrière; quelques-unes postérieures et latérales, se terminent sur une arcade tendineuse, *ligament cintré*, qui tient, d'un côté, au sommet de la dernière côte, et, de l'autre, à la base de l'apophyse transverse de la première vertèbre lombaire,

(1) Pour quelques veines *sus-hépatiques*.

(2) Souvent deux arcades tendineuses analogues au ligament cintré, reçoivent ces fibres entre la dixième et la onzième, entre la onzième et la douzième côtes.

arcade formée par le bord supérieur du feuillet antérieur de l'aponévrose vertébrale du muscle transverse. Quelques autres, moins nombreuses, se terminent sur une petite arcade fibreuse qui embrasse l'extrémité supérieure du muscle psoas, et qui, née de la base de l'apophyse transverse de la première vertèbre lombaire, vient se terminer au corps de la seconde. Mais la plupart se rassemblent en deux cordons, *jambes* ou *piliers du diaphragme*, qui vont se terminer, chacun par un tendon particulier, au-devant de la colonne vertébrale, en se continuant avec le ligament vertébral commun antérieur. Le pilier droit, plus volumineux que le gauche, donne naissance à un tendon fort et long qui s'insère ordinairement au corps de la quatrième vertèbre lombaire. Le tendon du pilier gauche se termine sur la seconde ou la troisième vertèbre de la même région. La partie interne des tendons des piliers du diaphragme est réunie sur la ligne médiane, au moyen d'une petite arcade aponévrotique qu'on peut appeler *sus-aortique*, dont la concavité, dirigée en bas et en arrière, embrasse l'artère principale du corps(1). Cette arcade reçoit l'insertion des fibres les plus internes des piliers du diaphragme, fibres tantôt croisées de droite à gauche et de gauche à droite, et tantôt seulement convergentes vers la ligne médiane (2).

Au moment de leur origine, les deux piliers du diaphragme sont séparés l'un de l'autre par un intervalle, qui concourt à former une ouverture appelée *hiatus œsophagien* (3), ouverture formée, en haut, par le centre phrénique, latéralement, par le côté interne des piliers du diaphragme, et terminée, en bas, par les fibres croisées ou convergentes de ces piliers et par l'arcade sur laquelle elles s'insèrent.

Au-dessous de l'hiatus œsophagien, et après s'être réunis au moyen de l'arcade tendineuse *sus-aortique*, les piliers du diaphragme s'écartent de nouveau, et forment une autre ouverture

(1) L'aorte.

(2) Les auteurs varient dans leur description sous le rapport de ces fibres; le fait est que le plus souvent elles ne sont pas entre-croisées. Lorsque cet entre-croisement a lieu, presque toujours les fibres du pilier droit sont antérieures à celles du pilier gauche.

(3) Cette ouverture livre passage à l'œsophage.

appelée *hiatus aortique* (1), ouverture taillée obliquement ou *en bec de flûte*, de haut en bas et d'avant en arrière, et formée par le rachis en arrière, par les tendons des piliers du diaphragme latéralement, et par l'arcade *sus-aortique* en avant.

Le diaphragme est courbé en une voûte à concavité inférieure, et à convexité supérieure. Sa vouture est plus considérable à droite (2) qu'à gauche. Sa *face inférieure* regarde en bas, en avant et à droite; elle est en rapport avec les viscères les plus élevés de l'abdomen (3). Sa *face supérieure* est dirigée en haut, en arrière et à gauche; en rapport avec le cœur, les poumons et les membranes séreuses de ces organes, elle est unie d'une manière intime à l'enveloppe fibreuse du cœur, au niveau du centre phrénique. Cette face remonte naturellement à une certaine hauteur en dedans de la poitrine, s'applique sur la région interne des côtes et des muscles intercostaux internes, et en est séparée par un espace angulaire appelé *sinus costo-diaphragmatique*.

Action. Dans son état ordinaire, le diaphragme est relevé vers la poitrine et ses fibres sont courbées; aussitôt qu'il se contracte, ses fibres tendent à se redresser, et toute la cloison *thoraco-abdominale* s'abaisse; quand il se relâche, ses fibres reprennent la direction courbe qu'elles avaient perdue, et la cloison *thoraco-abdominale* s'élève. Dans les circonstances ordinaires, lorsque le diaphragme se contracte, les muscles de la paroi abdominale antérieure, se relâchent, et réciproquement, quand ceux-ci se contractent, le diaphragme se relâche à son tour.

Le diaphragme est essentiellement *inspirateur*; sa contraction produit l'agrandissement de la poitrine, suivant son diamètre vertical, d'un côté, parce qu'alors la cloison qu'il forme s'abaisse vers l'abdomen, et de l'autre, ainsi que l'a démontré M. Magen-

(1) Pour l'aorte, la veine azygos et le canal thoracique.

(2) On attribue généralement cette différence au rapport du foie avec le côté droit du diaphragme, et au volume considérable de cet organe; mais cette explication est d'autant moins admissible, que, chez l'embryon, chez lequel le foie presse également le côté droit et le côté gauche du diaphragme, ce muscle offre la même convexité que chez l'adulte.

(3) Le foie à droite, la rate à gauche, l'estomac au milieu, les reins, les capsules surrénales, le pancréas et le duodenum en arrière.

die, parce qu'il élève les dernières côtes. Au premier abord, on pourrait bien croire que ce muscle concourt activement à l'expiration par son élévation, mais avec un peu d'attention, il est facile de se convaincre qu'en cette circonstance il est tout-à-fait passif, et qu'en un mot, il s'élève en suivant seulement le mouvement de retrait de la poitrine et du poumon.

Le diaphragme contracté presse les viscères abdominaux d'arrière en avant, de haut en bas et un peu de gauche à droite (1). Dans les cas ordinaires, comme les muscles antérieurs de l'abdomen se relâchent quand le diaphragme se contracte, la pression de ce muscle sur les organes de cette cavité ne les met pas à l'étroit, elle se réduit, pour eux, à un simple ballottement favorable à l'exercice de leurs fonctions. Mais dans les efforts il n'en est plus ainsi ; alors, en effet, contractés ensemble, le diaphragme et les muscles abdominaux antérieurs pressent les viscères avec d'autant plus d'énergie, qu'ils sont directement opposés entre eux, comme je l'ai montré précédemment.

Le diaphragme se contracte quelquefois simplement pour fixer les côtes, et pour leur permettre de fournir un point d'action à d'autres muscles, au grand dentelé, par exemple ; alors, après s'être abaissé, il attire les côtes en dedans, et rétrécit légèrement l'aire de la circonférence inférieure du thorax.

La contraction du diaphragme ne rétrécit point ses ouvertures carrée et aortique, et il n'en résulte jamais de compression pour les vaisseaux importans qui les traversent ; car, d'une part, l'ouverture carrée est entièrement creusée dans le centre phrénique qui est étranger à toute contraction, et, d'un autre côté, l'hiatus aortique est formé par un cintre osséo-fibreux, sur une partie duquel s'insèrent des fibres charnues ; de sorte que si cette dernière éprouvait quelques modifications dans sa manière d'être, ce serait un agrandissement par suite de la traction de ces fibres, bien plutôt qu'un rétrécissement ; des accidens seraient à chaque instant survenus, s'il en avait été autrement. On ne peut pas en dire autant pour l'œsophage, l'ouverture qui lui livre passage est en grande par-

(1) Le refoulement plus particulier des viscères abdominaux vers le côté droit par le diaphragme contracté, rend raison de la fréquence plus grande des hernies de ce côté.

tie musculaire, et certainement ce tube est plus ou moins serré chaque fois que le diaphragme se contracte (1).

§ 3. *Muscles de la paroi postérieure de l'abdomen.*

Les muscles de cette région sont beaucoup moins grands, beaucoup moins larges que les précédens ; ce sont les *psoas*, *l'iliaque* et le *carré des lombes* (2).

Muscle petit psoas.

(Prélombo-pubien. CHAUSS.)

Alongé, plus fibreux que charnu, placé sur les côtés de l'épine, depuis la partie inférieure du dos jusqu'au bord antérieur de l'os coxal, le muscle petit psoas s'insère, supérieurement, à la partie latérale du corps de la dernière vertèbre du dos et des deux premières lombaires, et aux fibro-cartilages qui les séparent, au moyen de fibres aponévrotiques courtes, qui tiennent seulement aux bords supérieur et inférieur des vertèbres indiquées. De ces points, ce muscle se dirige en bas et un peu en dehors, s'écarte de la partie inférieure de l'épine, passe en dedans de la fosse iliaque interne, et vient se fixer à l'éminence ilio-pubienne, par un tendon qui succède promptement aux fibres charnues.

Le muscle petit psoas est placé en avant du grand, en haut, tandis qu'il est en dedans de lui inférieurement. Son tendon s'aplatit beaucoup en descendant, et, sur la partie interne de la fosse iliaque, il est tout-à-fait confondu avec l'aponévrose de cette région (3). *En avant*, ce muscle est en rapport avec divers organes de l'abdomen (4). *En arrière*, il est appliqué sur le muscle grand psoas.

(1) Toutefois, cette constriction ne saurait être complète, car la partie antérieure de l'hiatus œsophagien est fibreuse chez l'homme. Chez le cheval, cette ouverture est, au contraire, entièrement entourée de fibres charnues; aussi l'œsophage est-il comprimé très-fortement chaque fois que le diaphragme se contracte, et tout vomissement est-il par là rendu impossible chez cet animal.

(2) La préparation et l'étude de ces muscles n'offrent rien de spécial.

(3) Le fascia iliaca.

(4) Les vaisseaux du rein, le pancréas, le duodenum, l'uretère, le cordon sus-pubien, ou le canal déférent, etc.

Action. Le petit psoas est fléchisseur du bassin sur l'épine, ou de l'épine sur le bassin, suivant qu'il prend son point d'action supérieurement ou inférieurement.

Variétés. Ce muscle manque souvent, plus souvent peut-être qu'il ne se rencontre. Souvent il est remplacé par une bride tendineuse qui va se fixer, comme lui, sur l'éminence ilio-pectinée.

Muscle grand psoas.

(Prélombo-trochantinien. CHAUSS.)

Alongé, fusiforme, placé derrière le précédent, le grand psoas s'étend de la partie inférieure de la région dorsale de l'épine vers le petit trochanter. Il est fixé, en haut, sur la dernière vertèbre du dos, sur les quatre premières lombaires et sur les fibro-cartilages qui séparent les corps de ces vertèbres. Son insertion aux vertèbres a lieu par deux points : sur les corps et sur les apophyses transverses. Il se fixe au corps des vertèbres indiquées vers leurs bords supérieur et inférieur seulement, soit d'une manière directe, soit à la faveur d'une arcade tendineuse qui tient elle-même à ces bords par ses deux extrémités, arcade qui forme avec la vertèbre un petit canal, traversé par des vaisseaux et des nerfs (1). Il s'insère aux apophyses transverses, par autant de petits faisceaux aplatis, qui sont séparés des fibres précédentes par un espace qu'occupe le plexus lombaire.

De cette insertion supérieure, le grand psoas se dirige en bas et un peu en dehors, passe sur le côté interne de la fosse iliaque interne, s'introduit sous l'arcade crurale, contourne les parties antérieure et interne de l'articulation coxo-fémorale, et va se terminer sur la partie postérieure du petit trochanter. Cette insertion se fait au moyen d'un tendon très-fort, qui commence dans le centre du muscle, qui paraît de bonne heure sur sa partie externe et antérieure, et qui reçoit en dehors les fibres du muscle iliaque, comme il sera dit à l'occasion de celui-ci.

Au-dessus de l'arcade crurale, le muscle grand psoas est en

(1) Les vaisseaux lombaires et les filets de communication du grand sympathique et des nerfs lombaires.

rapport, *en avant* et *en dehors*, avec les mêmes parties que le petit; en outre celui-ci est appliqué successivement sur ses faces antérieure et interne. Au-dessous de l'arcade crurale, il est en rapport avec l'aponévrose de la cuisse et avec un des muscles de cette région (1). *En arrière*, il repose sur le muscle carré des lombes, supérieurement, sur le ligament iléo-lombaire et sur la partie interne de la fosse iliaque, au milieu, sur la portion du bord antérieur de l'os coxal qui est en dehors de l'éminence iléo-pectinée et sur les parties antérieure et interne de la capsule fibreuse coxo-fémorale, inférieurement. En contact, supérieurement, avec la colonne vertébrale par sa partie interne, le grand psoas est ensuite séparé de la dernière vertèbre lombaire par un intervalle triangulaire. Tout-à-fait en bas, il est parallèle au bord externe du muscle pectiné. Enfin, il renferme dans son intérieur le plexus lombaire.

Le muscle grand psoas est séparé du bord antérieur de l'os coxal par une bourse muqueuse très-grande(2), très-humide de synovie, qui accompagne ordinairement ce muscle jusqu'au trochantin, et qui communique, par fois, avec la membrane synoviale de l'articulation coxo-fémorale.

Action. Le muscle grand psoas porte la cuisse dans la rotation en dehors et dans la flexion, lorsqu'il se contracte de haut en bas. Dans le cas contraire, il fléchit la colonne vertébrale sur le fémur, dans le salut profond, par exemple.

Muscle iliaque.

(Iliaco-trochantinien. Chauss.)

Aplati, rayonné, placé dans la fosse iliaque interne, en dehors du précédent, le muscle iliaque s'insère, 1° sur la lèvre interne de la crête de l'os des îles, depuis l'épine iliaque antérieure et supérieure, jusqu'au ligament iléo-lombaire, 2° sur le ligament iléo-lombaire lui-même, 3° sur le périoste de la fosse iliaque, dans les trois quarts supérieurs de cette fosse. De tous ces points,

(1) Le couturier.

(2) Pour bien voir cette bourse muqueuse, il faut couper les muscles psoas et iliaque à un pouce au-dessus de l'arcade crurale, et les renverser de haut en bas et d'arrière en avant.

les fibres de ce muscle se portent, dans différentes directions, vers le bord externe du tendon du grand psoas, et s'y terminent en très-grande partie. Quelques-unes seulement, les plus inférieures, se fixent directement sur le petit trochanter. Les fibres supérieures de ce muscle, celles qui procèdent du ligament iléo-lombaire et de la partie moyenne de la crête iliaque, sont presque perpendiculaires; les autres sont de plus en plus obliques, à mesure qu'elles sont plus inférieures.

Au-dessous de l'arcade crurale, le muscle iliaque a les mêmes rapports que le psoas, avec lequel il est confondu. Au-dessus de cette arcade, il est en rapport, *antérieurement*, avec le gros intestin (1) et avec des branches du plexus nerveux lombaire. Il est séparé du muscle psoas par un interstice cellulaire, dans lequel on trouve un gros nerf (2). *En arrière*, il est appliqué sur la fosse iliaque interne, et il est séparé du bord antérieur de l'os coxal et des parties antérieure et interne de la capsule fibreuse de l'articulation coxo-fémorale, par la membrane synoviale que j'ai déjà indiquée à l'occasion du psoas. Il est enveloppé d'une gaîne fibreuse jusqu'au petit trochanter (3).

Action. Le muscle iliaque a les mêmes usages que le grand psoas, avec cette différence seulement, qu'il ne peut exercer aucune traction sur l'épine.

Variétés. Il n'est pas rare de voir un faisceau tout-à-fait détaché de la partie antérieure du muscle iliaque se porter en bas, comme lui, vers le tendon du muscle grand psoas.

Muscle carré des lombes.

(Iléo-costal. Chauss.)

Aplati, quadrilatère, placé sur les côtés de la région lombaire de l'épine, le muscle carré des lombes est inséré, en bas, sur la lèvre interne de la crête de l'os des îles et sur le ligament iléo-lombaire, au moyen d'une aponévrose formée de fibres longitudinales et transverses. Toutes ses fibres sont obliques en haut et en dehors, comme le muscle qu'elles forment par leur

(1) Le cœcum à droite, l'S romaine du colon à gauche.

(2) Le nerf crural.

(3) Voyez dans la péridesmologie, fascia iliaca.

réunion. La plupart de celles qui viennent de la crète iliaque se rendent vers le bord inférieur de la dernière côte, et s'y fixent, à l'aide d'une aponévrose placée en arrière d'elles. La plupart de celles qui émanent du ligament iléo-lombaire se terminent, par plusieurs petits faisceaux, sur la partie antérieure et inférieure des apophyses transverses des vertèbres lombaires supérieures, en se continuant avec le plan des muscles inter-transversaires.

Le muscle carré des lombes est renfermé dans une gaîne formée, comme on l'a vu, par les feuillets antérieur et moyen de l'aponévrose vertébrale du muscle transverse de l'abdomen. *En avant*, en outre, il est en rapport avec le grand psoas et avec quelques filets nerveux. *En arrière*, il répond à la masse du muscle sacro-spinal. Son *bord externe* est libre d'adhérences et oblique de bas en haut et de dehors en dedans.

Action. Le carré des lombes élève la hanche, ou abaisse la dernière côte, suivant qu'il prend son point fixe d'action sur la dernière ou sur la première. Il peut fixer la dernière côte seulement, pour lui permettre de fournir un point d'action aux derniers muscles inter-costaux, pendant l'expiration.

Variétés. Il n'est pas rare de rencontrer quelques faisceaux charnus qui croisent la direction de la face antérieure de ce muscle de dedans en dehors et de bas en haut, faisceaux qui se dirigent des apophyses transverses lombaires vers la dernière côte. J'ai plusieurs fois observé cette variété.

SECTION DEUXIÈME.

Muscles des extrémités du tronc.

Ces muscles appartiennent à la tête et au périnée. Pour être conséquent, je décrirai d'abord ceux de la dernière région, parce que j'ai placé l'histoire du bassin osseux avant celle du crâne et de la face.

CHAPITRE PREMIER.

Muscles du périnée (1).

Moins nombreux que ceux de la tête, les muscles de cette région se rapportent au *coccyx*, à l'*anus* et aux *organes génitaux.*

(1) Περι autour, ναως temple. Les anciens considéraient comme sacrées les parties génitales et celles qui les avoisinent. Le périnée formé par

ARTICLE PREMIER.

Muscles coccygiens.

Nombreux et forts chez les animaux qui ont une queue, les muscles coccygiens sont rudimentaires, chez l'homme, comme le coccyx. L'extrémité inférieure du muscle *sacro-spinal* envoie bien quelques fibres sur la partie postérieure de cet os. Par fois aussi, au-devant de l'articulation sacro-coccygienne, on trouve quelques fibres charnues irrégulières, que Meckel a décorées du nom de muscle *sacro-coccygien*. Mais le seul muscle qui mérite réellement ici une description particulière, c'est l'*ischio-coccygien*.

Muscle ischio-coccygien (1).

(Ischio-coccygien. CHAUSS.)

Mince, aplati et triangulaire, le muscle ischio-coccygien est placé dans le bassin, en avant et au-dessus du petit ligament sacro-sciatique, et en partie confondu avec lui. Il s'insère, par son sommet, sur la partie interne du sommet de l'épine sciatique, et, par sa base, sur le bord correspondant et sur la face antérieure du coccyx.

Formé de fibres charnues entremêlées de fibres aponévrotiques, ce muscle est en rapport, en haut, avec les organes pelviens (2). En bas, il est confondu avec le petit ligament sacro-sciatique.

Action. Le muscle ischio-coccygien fléchit et incline latéralement le coccyx.

ces parties, est compris dans l'aire du détroit inférieur du bassin. Placé à l'opposite de la tête, il représente réellement à lui seul l'extrémité inférieure du tronc. Le coccyx termine, de ce côté, la colonne vertébrale, comme le crâne la termine vers la tête; et les muscles de l'extrémité inférieure du tube digestif ne sont pas sans quelque analogie avec les muscles de l'extrémité faciale de ce conduit.

(1) On ne doit étudier l'ischio-coccygien qu'après tous les autres muscles périnéaux. Pour le préparer, il faut emporter un des os coxaux, laisser en place le sacrum, le coccyx et l'os coxal opposé, renverser de côté le rectum et la vessie, et enlever une lame mince de l'aponévrose pelvienne.

(2) Surtout avec le rectum.

Article second.

Muscles de l'anus.

Ces muscles sont au nombre de deux : le *sphincter* et le *releveur de l'anus.*

Muscle sphincter de l'anus (1).

(Coccygio-anal. Chauss.)

Elliptique, placé sous la peau, autour de l'anus, à la partie postérieure du périnée, le muscle sphincter de l'anus est simple en arrière. Il s'insère, de ce côté, sur la face postérieure du coccyx, directement, ou par l'intermédiaire de fibres tendineuses. De là il se porte ensuite horizontalement en avant, se sépare en deux faisceaux semi-elliptiques qui embrassent l'anus et qui se regardent par leur concavité, faisceaux qui se terminent entre l'anus et les organes génitaux, sur la face inférieure d'une des aponévroses périnéales (2), près du lieu où commence, d'autre part, le muscle *ano-caverneux*. En particulier, chez l'homme, la partie antérieure du sphincter de l'anus s'insère de fait sur deux points : 1° au dessous du bulbo-caverneux, sur le raphé médian de ce muscle ; 2° au-dessus du bulbo-caverneux, sur l'extrémité postérieure du bulbe de l'urètre. La dernière surtout a lieu au moyen de fibres tendineuses très belles.

Le muscle sphincter est en rapport, *inférieurement*, avec la peau. *En haut*, il est uni au muscle releveur de l'anus, dont les fibres très obliques d'avant en arrière, sont presque parallèles aux siennes. *En dedans*, il est revêtu par la membrane muqueuse. Les fibres inférieures de la tunique charnue de l'intestin rectum descendent jusqu'à ce muscle, et forment, en dedans de lui, un bourrelet que les anatomistes ont appelé le sphincter *interne*.

Action. Le muscle sphincter ferme l'anus par sa contraction. Les organes génitaux éprouvent toujours une légère secousse pendant son action, parce que son extrémité antérieure est unie,

(1) Pour le préparer, il faut bourrer le rectum, tourner le cadavre, de manière à diriger l'anus en haut, puis enlever la peau et le tissu cellulaire de la marge de l'anus.

(2) L'aponévrose inférieure.

par un raphé fibreux, à l'extrémité postérieure du muscle ano-caverneux qui est alors tiraillé.

Muscle releveur de l'anus (1).

(Sous-pubio-coccygien. CHAUSS.)

Aplati, large, concave supérieurement, convexe inférieurement, le muscle releveur de l'anus forme à lui seul presque tout le plancher de l'excavation du bassin. Il s'insère, en haut et en dehors, à l'aide d'une belle aponévrose étalée sur sa face inférieure et externe, et plus longue en avant qu'en arrière, sur une arcade tendineuse dont la concavité regarde en haut, et dont les deux extrémités sont fixées sur le corps du pubis et sur l'épine sciatique (2). De là, ses fibres se portent en bas et en dedans, convergeant les unes vers les autres. Les antérieures sont très obliques en arrière. Les postérieures descendent à peu près directement, toutes viennent se rendre sur la ligne médiane, ou près de cette ligne. Les plus postérieures, s'unissent simplement derrière le rectum, dans un raphé fibreux, avec celles du côté opposé. Les antérieures ont une disposition beaucoup plus compliquée; les unes passent très obliquement sur les côtés de l'anus, au-dessus du sphincter, parallèlement à ce muscle, et vont se terminer au-devant du coccyx, comme les premières; les autres, en très-petit nombre, restent, chez l'homme, en avant de l'anus, embrassent les parties latérale et inférieure de l'urètre, s'identifient avec le tissu musculaire de ce conduit, ou se terminent en raphé au-dessous de lui, et constituent le *muscle de Wilson*.

Le muscle releveur de l'anus est placé dans une gaîne fibreuse que lui forment deux des aponévroses périnéales. *Supérieurement*, du côté du bassin, il est couvert par l'aponévrose de cette excavation (*périnéale supérieure*), et par l'intermédiaire de cette lame fibreuse; il est en rapport avec tous les organes pelviens (3).

(1) Pour préparer ce muscle, bourrez le rectum, et disséquez-le d'abord du côté du périnée ; puis, pour voir son arcade et sa face supérieure, divisez le bassin, comme il a été dit à l'occasion du muscle ischio-coccygien.

(2) Plus tard on verra que cette arcade est une dépendance de l'aponévrose supérieure du périnée.

(3) L'évasement inférieur du rectum, la prostate, les vésicules séminales et la vessie, chez l'homme, le vagin et un peu la vessie, chez la femme.

Sa *face inférieure* ou *périnéale* est en rapport avec l'aponévrose moyenne du périnée. Cette face est accolée, supérieurement, au muscle obturateur interne ; elle en est séparée, inférieurement, par un espace angulaire rempli de tissu cellulo-graisseux ; tout-à-fait en bas enfin, elle est un peu cachée par le muscle sphincter de l'anus.

Le *bord postérieur* du muscle releveur de l'anus est uni au bord antérieur de l'ischio-coccygien. Son *bord antérieur* constitue le *muscle de Wilson.*

Chez la femme, le muscle releveur de l'anus est beaucoup moins développé que chez l'homme, et il a la même disposition que chez lui, si ce n'est qu'il contracte avec le vagin, les rapports qu'il a avec l'urètre chez l'homme.

Action. Le muscle releveur de l'anus soulève le plancher du bassin, et rétrécit de haut en bas la cavité abdominale, dans les efforts qui ont pour but la défécation, l'expulsion de l'urine, etc.; il concourt de la sorte, avec les muscles abdominaux et le diaphragme, à presser le rectum, la vessie, etc. Il agit spécialement sur le rectum, à la fois, comme il vient d'être indiqué, et, en soulevant l'anus pour le porter à la rencontre des matières fécales qui doivent le franchir. Dans l'expulsion de l'urine, il élève le bas fond de la vessie au niveau du col de ce réservoir, et il chasse ainsi les dernières gouttes d'urine. Dans l'éjaculation, il presse de bas en haut les vésicules séminales, la prostate et l'origine de l'urètre.

Article troisième.

Muscles de la région génitale (1).

Les muscles de cette région sont au nombre de trois : l'*ano-caverneux*, *l'ischio-caverneux* et le *transverse du périnée.* On les rencontre également dans les deux sexes. Les différences qui les séparent de l'un et de l'autre côté ne sont pas aussi grandes qu'on serait tenté de le penser au premier abord ; elles sont

(1) Pour bien préparer ces muscles, il faut placer le sujet sur le dos, le périnée approché sur le bord d'une table ; les jambes fléchies sur les cuisses, et celles-ci sur le bassin ; il faut enlever, avec précaution, le tissu cellulaire antérieur du périnée et préparer l'aponévrose superficielle, comme on le verra plus loin.

moins grandes, surtout, que le font supposer les descriptions isolées qu'en donnent les auteurs.

Muscle ano-caverneux.

(**Bulbo-caverneux et constricteur du vagin des Auteurs (1).**)

Simple en arrière, fourchu en avant, le muscle ano-caverneux s'étend de la partie antérieure de l'anus à l'extrémité antérieure du périnée. Il commence, en arrière, au niveau de la ligne médiane : 1° sur la face supérieure de l'aponévrose inférieure du périnée, séparée par elle du muscle sphincter anal; 2° sur raphé médian que les fibres droites forment avec les fibres gauches du muscle, raphé qui présente une étendue variable suivant les sexes. De là, il se porte en avant, à peu près horizontalement, et se sépare plus ou moins promptement en deux faisceaux, qui viennent se terminer sur les parties inférieure et interne de la racine correspondante du corps caverneux de la *verge* ou du *clitoris*, et sur la partie voisine de l'aponévrose moyenne du périnée.

Inférieurement, le muscle ano-caverneux est en rapport avec la peau et l'aponévrose superficielle du périnée. *Supérieurement*, il est appliqué sur l'aponévrose moyenne du périnée, sur un des faisceaux du sphincter anal et sur la portion périnéale des organes génitaux.

Le muscle ano-caverneux est plus développé chez l'homme que chez la femme. Il porte le nom de *bulbo-caverneux*, chez le premier, et celui de *sphincter du vagin*, chez la seconde.

1°. Le *muscle bulbo-caverneux* est placé sous la partie bulbeuse de l'urètre. Les fibres qui lui viennent du raphé médian sont fort nombreuses; ce raphé lui-même est très-adhérent au bulbe; il est aussi très prolongé en avant, de sorte que la bifurcation antérieure du muscle est fort tardive. A son insertion sur les côtés du corps caverneux, il envoie, dit-on, sur le dos de la verge quelques fibres pâles, qui constituent le *muscle érecteur* du docteur Houston. Je n'ai jamais rencontré cette disposition. Du

(1) La dénomination d'*ano-caverneux* convient à ces deux muscles; et il me paraît d'autant meilleur de l'adopter, comme je l'ai proposé, qu'elle montre, dès l'abord, l'analogie qui rapproche les muscles *bulbo-caverneux* et *constricteur du vagin*, analogie que les auteurs ont méconnue dans leurs descriptions isolées.

reste, le muscle de Houston est bien loin d'être aussi constant que l'auteur a l'air de le croire.

Le muscle bulbo-caverneux est concave *supérieurement*, et convexe *inférieurement*. Il est surtout en rapport, dans le premier sens, avec le bulbe de l'urètre.

Action. Le muscle bulbo-caverneux tiraille la verge en avant, pendant l'érection. Il soulève le bulbe de l'urètre, et facilite l'éjaculation, dans certains cas, et l'éjection des dernières gouttes d'urine, dans d'autres. Sa contraction implique nécessairement le tiraillement du muscle sphincter de l'anus, à cause de leurs adhérences intimes.

2° Le *muscle constricteur du vagin* est placé sur les parties latérales de l'extrémité inférieure du vagin. Les fibres qui lui viennent du raphé médian sont peu nombreuses. Il est presque uniquement constitué par celles qui naissent de l'aponévrose périnéale inférieure; de sorte que sa bifurcation antérieure commence très-peu de temps après son origine postérieure (1). Ses deux faisceaux antérieurs embrassent les parties latérales du vagin, et viennent se terminer sur les racines du corps caverneux du clitoris.

Le muscle constricteur du vagin ne forme pas une ellipse complète autour du vagin; ses deux faisceaux restent séparés l'un de l'autre en avant. Aussi, bien qu'analogue aux sphincters sous quelques rapports, en diffère-t-il essentiellement sous celui-là. Ce muscle est en contact, *en dedans*, avec la muqueuse des voies génitales.

Action. Le muscle constricteur du vagin rétrécit l'ouverture inférieure de ce conduit et tiraille un peu le clitoris en avant, pendant l'érection de ce petit corps. Du reste, il a peu d'énergie, et il est d'autant plus faible que la femme a eu des accouchemens plus répétés.

Muscle ischio-caverneux.

(Ischio-pénien, chez l'homme, ischio-clitoridien, chez la femme. CHAUSS.)

Alongé, aplati de dehors en dedans, le muscle ischio-caverneux est placé sur les limites latérales de la partie antérieure

(1) C'est en cela qu'il diffère surtout du muscle précédent.

du périnée. Il s'insère, en arrière, sur la partie interne de la tubérosité sciatique et de la branche ascendante de l'ischion, au moyen d'une aponévrose roulée en cornet autour des fibres charnues. De là, il se porte vers la racine du corps caverneux, et, bientôt après, s'insère sur la partie interne et inférieure de cette racine, au moyen d'une aponévrose qui naît de bonne heure au milieu des fibres charnues, et qui s'identifie avec sa membrane fibreuse, tandis qu'il envoie souvent sur le dos du corps érectile un très-petit faisceau qui concourt à former le muscle de Houston, lorsqu'il existe.

Le muscle ischio-caverneux est très-développé, chez l'homme, et très-mince, chez la femme; il est pénien chez le premier et clitoridien chez la seconde. *En bas*, il est caché par l'aponévrose superficielle du périnée. *En haut et en dehors*, il est appliqué sur le corps caverneux. *En dedans*, il forme, avec le muscle ano-caverneux, un espace triangulaire dont la base regarde en arrière.

Action. Le muscle ischio-caverneux tiraille le pénis en avant, et presse la racine correspondante du corps caverneux contre le pubis.

Muscle transverse du périnée.

Triangulaire, fort inconstant sous le rapport de l'existence, comme sous celui de la direction, le muscle transverse du périnée est placé au-dessus et dans l'intervalle de l'ischio caverneux et de l'ano-caverneux. Il est mince, aplati de haut en bas. Il s'insère, en dehors, sur la partie interne de la tubérosité sciatique, au-dessus de la branche du corps caverneux. De là il se dirige en dedans et un peu en avant; rarement il est transversal, comme son nom l'indique. Il vient se terminer sur le côté du bulbe de l'urètre chez l'homme, sur le côté du vagin chez la femme. Quelquefois aussi, il forme au-devant de l'anus un petit raphé avec celui du côté opposé.

Le muscle transverse du périnée est caché, *inférieurement*, par l'aponévrose inférieure du périnée et par les muscles ano-caverneux et ischio-caverneux. *En haut*, il est appuyé sur l'aponévrose moyenne du périnée.

Action. Le transverse tiraille latéralement le bulbe de l'urètre ou le vagin, et tend transversalement la partie voisine du périnée.

CHAPITRE SECOND.

Muscles de la tête.

Ces muscles sont nombreux ; ils appartiennent au crâne ou à la face. Toutefois, cette division, bonne dans toute autre partie de l'anatomie, n'est qu'imparfaitement applicable à la myologie de la tête. Aussi diviserai-je les muscles de ce point du corps, en muscles *crâniens* et *faciaux* proprement dits, et en muscles qui meuvent la mâchoire inférieure.

ARTICLE PREMIER.

Muscles crâniens.

On compte parmi ces muscles l'*occipito-frontal* et les *petits muscles extrinsèques du pavillon de l'oreille.*

Muscle occipito-frontal. (1)

(Occipito-frontal. CHAUSS)

Très-mince, large, irrégulièrement quadrilatère, charnu en avant et en arrière, interrompu dans sa partie moyenne par une aponévrose, le muscle occipito-frontal est étendu, d'avant en arrière, du front à l'occiput, et, transversalement, du sommet de la tête jusqu'à la partie supérieure de la tempe. Il est formé d'un faisceau *frontal*, d'un faisceau *occipital* et d'une *aponévrose moyenne.*

1° *Faisceau frontal.* Il commence, 1° près de la ligne médiane, sur le dos du nez, par un petit prolongement qui constitue le muscle pyramidal des auteurs, 2° en dehors, dans la région du sourcil. Dans le premier point, il est inséré sur l'os propre du nez ; dans le second, il se continue avec le muscle orbiculaire des paupières et adhère à la peau du sourcil. De là, ses fibres se portent, parallèlement les unes aux autres, en haut et un peu en dehors, et viennent se terminer sur le bord antérieur de l'aponévrose moyenne.

2° *Faisceau occipital.* Plus petit que le précédent, ce faisceau

(1) La préparation de ce muscle est rendue difficile par ses intimes adhérences avec la peau ; pour l'achever heureusement, il faut enlever celle-ci avec le plus grand soin.

commence, par une aponévrose mince, à la partie supérieure de la ligne courbe supérieure de l'occipital. De là, ses fibres se dirigent en haut et un peu en dehors, parallèlement les unes aux autres, et viennent se terminer sur le bord postérieur de l'aponévrose moyenne ;

3° *Aponévrose moyenne*, *épicrânienne*, (*galea capitis*). Cette aponévrose occupe la partie supérieure du crâne, placée entre les deux faisceaux charnus précédens. En avant, elle reçoit les insertions du premier; en arrière, elle se continue avec le second. En haut, sur la ligne médiane, elle est confondue avec celle du côté opposé. En bas et en dehors, elle se termine vaguement sur la tempe et vers l'oreille, en se continuant avec le tissu cellulaire sous-cutané de cette région. Ses fibres sont blanches, nacrées, longitudinales et parallèles dans la plus grande partie de leur étendue.

La *face superficielle* du muscle occipito-frontal est unie à la peau, au moyen d'un tissu cellulaire serré, dans lequel on rencontre un peu de graisse et tous les troncs nerveux et vasculaires de la région supérieure du crâne. Sa *face profonde* est appliquée, en avant, sur le muscle surcilier, latéralement, sur le muscle temporal, et, dans le reste de son étendue, sur les os de la voûte du crâne. Elle est unie à toutes ces parties, au moyen d'un tissu cellulaire lamelleux, fort lâche, dans lequel on ne rencontre jamais de graisse.

Action. Le muscle occipito-frontal est moteur de la peau de la partie supérieure du crâne, à cause de ses adhérences intimes avec la face profonde de cette membrane, au moyen du tissu cellulaire qui le recouvre. Lorsque son faisceau occipital se contracte, l'aponévrose épicrânienne et la peau sont attirées en arrière ; les mêmes parties sont ensuite ramenées en avant, lorsque la contraction du faisceau frontal succède à celle du faisceau occipital. Le faisceau frontal du muscle occipito-frontal restitue ordinairement les parties dans la position dans laquelle elles étaient, avant la contraction du faisceau occipital. Dans d'autres cas, ce muscle se contracte en totalité, en prenant son point fixe en arrière, attire les tégumens du front de ce côté, et élève les sourcils. Il imprime aussi quelques mouvemens au pavillon de l'oreille, en raison des adhérences de son aponévrose avec le petit muscle auriculaire supérieur.

Muscles auriculaires (1).

Le pavillon de l'oreille est pourvu de deux ordres de muscles : les uns qui appartiennent à cette partie par leurs deux extrémités, les autres qui lui sont étrangers par une portion de leur étendue. Les uns sont *intrinsèques* et les autres *extrinsèques*. Il ne sera question ici que des derniers qui sont au nombre de trois : le *supérieur*, le *postérieur* et l'*antérieur*.

Muscle auriculaire supérieur.

(Temporo-auriculaire. CHAUSS.)

Très-mince et de forme d'un triangle à base supérieure, ce petit muscle est placé sur la tempe. Il s'insère sur le bord externe de l'aponévrose épicrânienne, se porte en bas, et vient se terminer à la partie supérieure du pavillon de l'oreille.

Le muscle auriculaire supérieur est en rapport, *superficiellement*, avec la peau. *Profondément*, il est appliqué sur le muscle temporal et son aponévrose.

Action. Il élève le pavillon de l'oreille.

Muscle auriculaire postérieur.

(Mastoïdo-auriculaire. CHAUSS.)

Moins large, plus fort que le précédent, et souvent formé de deux faisceaux, ce muscle est inséré sur la face externe de la région mastoïdienne du temporal. De là, il se dirige en avant, et vient s'insérer à la partie postérieure du pavillon de l'oreille.

En dehors, le muscle auriculaire postérieur est en rapport avec la peau. *En dedans*, il est appliqué sur le muscle temporal et sur les vaisseaux et nerfs auriculaires postérieurs.

Action. Ce muscle tire le pavillon de l'oreille en arrière, et l'applique sur la partie latérale du crâne.

Muscle auriculaire antérieur.

(Zygomato-auriculaire. CHAUSS.)

Moins développé que les deux autres et placé en avant, ce muscle s'insère sur la racine de l'apophyse zygomatique et se

(1) Ces petits muscles sont tout-à-fait sous-cutanés ; il suffit d'enlever la peau avec beaucoup de soin pour les préparer.

porte horizontalement de ce point, vers la partie antérieure du pavillon de l'oreille.

En dehors, le muscle auriculaire antérieur est caché par la peau seulement. *En arrière*, il est appliqué sur des vaisseaux et sur un nerf (1).

Action. Il tire en avant le pavillon de l'oreille, et le détache un peu de la partie latérale du crâne.

ARTICLE SECOND.

Muscles faciaux.

Les muscles de la face sont groupés autour des cavités formées par les os de cette partie pour les organes des sens; et la plupart appartiennent à ces organes. On les divise en muscles *orbitaires*, *nasaux* et *buccaux*.

§ 1er *Muscles orbitaires.*

Les muscles de l'orbite sont placés en dehors ou en dedans de cette cavité. Les premiers sont *extra-orbitaires* et les seconds *intra-orbitaires*.

1° *Muscles extra-orbitaires.*

Deux muscles sont placés en dehors de l'orbite, le *surcilier* et l'*orbiculaire des paupières*.

Muscle surcilier (2).

(Naso-surcilier. CHAUSS.)

Alongé et placé profondément sur l'arcade surcilière du frontal, le muscle surcilier s'insère, en dedans, sur la partie externe de la bosse nasale. De là, il se porte en dehors, en suivant la courbe légère du sourcil, traverse fibres à fibres les interstices fibrillaires du muscle frontal, et vient se terminer sur le derme de la peau de la partie externe du sourcil.

En avant, le muscle surcilier est couvert par l'union des

(1) L'artère et la veine temporales et le nerf temporal superficiel.

(2) Pour préparer ce petit muscle, il faut rabattre de haut en bas la partie inférieure du muscle frontal, et ménager la peau de la partie externe du sourcil, vers laquelle se terminent ses fibres.

muscles frontal et orbiculaire des paupières. *En arrière*, il est appliqué sur l'arcade surcilière et sur les vaisseaux et nerf sus-orbitaires.

Action. Ce muscle attire la partie externe du sourcil vers la ligne médiane, et redresse les poils de cette petite région.

Muscle orbiculaire des paupières. (1)

(Naso-palpébral. Chauss.)

Aplati, fort large, à fibres elliptiques, le muscle orbiculaire des paupières est placé sur la base de l'orbite et dans l'épaisseur des paupières. Il est formé de deux portions, l'une *palpébrale supérieure*, l'autre *palpébrale inférieure*, toutes les deux réunies en dedans et en dehors des paupières.

En dedans de l'orbite, le muscle orbiculaire s'insère principalement sur le bord antérieur de la gouttière lacrymale, au moyen d'un petit tendon qui va se terminer, en dehors, sur les cartilages palpébraux auxquels il appartient également, comme on le verra plus loin. Ce tendon appelé *direct*, est horizontalement dirigé, il croise la direction de la gouttière lacrymale un peu au-dessus de sa partie moyenne, en s'unissant à la membrane fibreuse qui transforme cette gouttière en un canal, et donne insertion aux fibres charnues par ses bords supérieur et inférieur. Quelques fibres, moins nombreuses de ce muscle, se fixent également, les unes, sur la membrane fibreuse à laquelle adhère le tendon précédent, membrane que les auteurs ont improprement qualifiée du titre de *tendon refléchi du muscle orbiculaire*, les autres, sur l'apophyse montante de l'os maxillaire supérieur.

De ces points divers, les fibres du muscle orbiculaire des paupières se portent en dehors, en décrivant des courbes à concavité supérieure dans la paupière inférieure, à concavité inférieure dans la paupière supérieure, et viennent se réunir ensemble, au niveau de la partie antérieure de la tempe. Ou plutôt, les fibres de la paupière inférieure contournent la partie externe de l'orbite, se jettent dans la paupière supérieure, forment la par-

(1) Ce muscle est immédiatement sous-cutané, mais sa préparation n'est pas difficile, à cause de la laxité du tissu cellulaire qui le recouvre.

tie correspondante du muscle orbiculaire et se terminent, pour la plupart, à la partie supérieure du tendon direct. En effet, quelqu'attention qu'on apporte à l'examen du muscle que je décris, il est impossible d'y reconnaître un raphé externe, dans lequel les fibres supérieures viendraient se réunir aux inférieures.

Le muscle orbiculaire des paupières présente des fibres plus nombreuses dans la paupière inférieure que dans la supérieure. Une partie de ces fibres se répandent dans l'épaisseur de la joue, au lieu de remonter, en se contournant, vers la paupière supérieure. La *face antérieure* de ce muscle est en rapport avec la peau, et lui est unie au moyen d'un tissu cellulaire non adipeux et fort lâche. Sa *face postérieure* est appliquée sur la base de l'orbite, sur les élémens fibro-cartilagineux des paupières (1), sur le muscle surcilier supérieurement, sur le temporal en dehors, et sur les muscles supérieurs de la joue inférieurement (2). Souvent quelques-unes de ses fibres, les plus inférieures, s'unissent avec le muscle peaucier.

Action. Le muscle orbiculaire des paupières fronce l'ouverture palpébrale. Prenant nécessairement son point fixe d'action en dedans de l'orbite, il attire vers ce point la partie externe des paupières, en même temps que, par le redressement de ses fibres supérieures et inférieures, il rapproche l'un de l'autre les bords palpébraux.

Variétés. Quelquefois un faisceau se détache de ce muscle supérieurement, et va s'unir au petit ou au grand zygomatique.

2° *Muscles intra-orbitaires* (3).

Placés dans l'intérieur de l'orbite, rassemblés presque tous autour et en arrière du globe de l'œil, de manière à former la

(1) Le Ligament large, et les cartilages tarses.

(2) L'élévateur propre de la lèvre supérieure, l'élévateur commun de cette lèvre et de l'aile du nez, le petit et le grand zygomatiques, le canin et le masseter.

(3) Pour préparer les muscles intra-orbitaires, il faut attaquer l'orbite par sa paroi supérieure, au moyen de deux traits de scie : l'un appliqué tout-à-fait en dehors près de la paroi externe, un peu même sur cette paroi;

plus grande partie de son pédicule, ces muscles sont au nombre de sept, six pour l'œil, *les quatre droits* et *les deux obliques*, un seul pour la paupière supérieure, *le releveur de cette paupière*. Tous, excepté le petit oblique, s'insèrent vers la partie postérieure de l'orbite, autour du trou optique et du nerf qui le traverse, sur une partie fibreuse appelée *aponévrose de Zinn.*

Cette aponévrose, ce tendon commun des muscles intra-orbitaires est formé par un prolongement de la *dure mère* (1) qui pénètre dans l'orbite par le trou optique. Au devant de ce trou, ce prolongement membraneux se divise en deux feuillets : l'un qui continue à suivre le nerf de l'œil jusqu'à cet organe ; l'autre qui va se jeter dans le périoste de l'orbite. Or, c'est précisément sur le point de dédoublement de ces deux feuillets que se fixent les muscles orbitaires ; c'est là en un mot toute l'*aponévrose de Zinn.*

Muscle releveur de la paupière supérieure.

(Orbito-palpébral. CHAUSS.)

Alongé, aplati, placé à la partie supérieure de la cavité orbitaire, le muscle élévateur de la paupière supérieure s'insère sur le point le plus élevé de l'*aponévrose de Zinn.* De là, il se dirige horizontalement et d'arrière en avant, au-dessus du globe de l'œil, jusqu'à la partie antérieure de l'orbite. Arrivé à ce point, il se réfléchit en bas et en avant, sur le globe de l'œil, se dirige vers la paupière supérieure, et vient s'insérer, en étalant ses fibres, sur le milieu du bord supérieur du cartilage palpébral ou tarse supérieur.

Le muscle élévateur de la paupière supérieure est pâle antérieurement, à cause de la raréfaction de ses fibres; mais il ne devient pas aponévrotique en ce point, comme tout le monde le répète. Sa *face supérieure* est en rapport avec la voûte de l'orbite et avec la paupière supérieure. Sa *face inférieure* est appliquée

l'autre qui intéresse la paroi supérieure, à trois lignes en dehors de son bord interne, afin de laisser intacte la poulie de renvoi du muscle grand oblique. Il faut étudier d'abord le releveur de la paupière supérieure, ensuite les deux obliques, et terminer par les muscles droits.

(1) La plus externe des membranes du cerveau.

sur le muscle droit supérieur en arrière, et sur la conjonctive en avant.

Action. Le muscle releveur porte en haut la paupière supérieure, et lorsqu'il l'a élevée autant que possible, il l'enfonce un peu dans l'orbite.

Muscle oblique supérieur.

(Grand oblique. Chauss.)

Fusiforme, plus alongé que tous les autres muscles de la même région, placé à la partie supérieure et interne de l'orbite, au niveau de l'angle *fronto-ethmoïdal* de cette cavité, le grand oblique s'insère, en arrière, sur l'aponévrose de Zinn. De là, il se dirige horizontalement en avant, et dégénère bientôt en un tendon arrondi qui, parvenu vers l'apophyse orbitaire interne, se réfléchit dans une *poulie de renvoi*, se porte de haut en bas, d'avant en arrière et de dedans en dehors à partir de ce point, et se termine, en s'aplatissant, à la partie externe et postérieure du globe de l'œil, près de l'entrée du nerf optique dans cet organe.

La *poulie de renvoi* du muscle grand oblique est formée par une anse de tissu fibreux ou fibro-cartilagineux, dont les deux extrémités sont fixées sur un enfoncement, ou sur des inégalités de la surface orbitaire du frontal qui ont été signalées précédemment (1). Une membrane synoviale tapisse, à la fois, la face interne de cette poulie et le tendon qui s'y réfléchit.

Le muscle grand oblique présente deux portions distinctes, l'une *horizontale* ou *directe*, l'autre *oblique* ou *réfléchie*. La première est en rapport, *en haut* et *en dedans*, avec les os, tandis qu'en bas et en dehors, elle est contiguë aux muscles droit interne, droit supérieur, releveur de la paupière, et au globe de l'œil. La seconde est recouverte, *supérieurement*, par les muscles droit supérieur et droit externe, tandis qu'elle appuie, *en bas*, sur le globe de l'œil.

Action. Le muscle grand oblique fait tourner le globe de l'œil sur lui-même, de dehors en dedans, de bas en haut et d'arrière en avant, de façon à diriger la pupille en bas et en dedans.

(1) Voyez Ostéologie, page 77.

Muscle oblique inférieur. (1)

(Petit oblique. CHAUSS.)

Beaucoup plus court et plus aplati que le précédent, placé à la partie antérieure de l'orbite, au-dessous du globe de l'œil, le muscle petit oblique s'insère sur la partie inférieure de la base de l'orbite, là où se réunissent l'angle antérieur de l'os malaire et l'os maxillaire supérieur. De là, il se dirige en dedans, en arrière et en haut, se glisse, en se recourbant, entre le plancher de l'orbite et le globe de l'œil, et vient se terminer, par une aponévrose mince, à la partie externe et postérieure de l'œil, près de l'entrée du nerf optique, et non loin de l'insertion oculaire du muscle précédent.

Le petit oblique est réfléchi sur la partie inférieure du globe de l'œil, comme sur une poulie de renvoi. Il est en rapport, *inférieurement*, avec le plancher de l'orbite et avec le muscle droit externe. *En haut*, il correspond au globe de l'œil et au tendon du muscle droit inférieur.

Action. Le petit oblique fait rouler le globe de l'œil sur lui-même de dehors en dedans, de haut en bas et d'arrière en avant, de façon à tourner la pupille en haut et en dehors.

Lorsque les deux muscles obliques continuent leur action, le globe de l'œil n'est pas porté dans la rotation, parce que l'un et l'autre le sollicitant en sens contraire, se font équilibre, mais il est attiré en avant et en dedans. On dit même que la partie postérieure du globe peut être aplatie entre ces deux muscles, qu'ils peuvent rendre les milieux de l'œil plus étendus dans le sens antéro-postérieur, et produire sur l'instrument de la vision un effet assez analogue à celui que l'on obtient sur une lunette en l'alongeant.

(1) Pour se faire une bonne idée de la position et de la direction de ce muscle, il faut le préparer le premier de tous les muscles orbitaires, avant d'ouvrir l'orbite; et, pour cela, enlever la paupière inférieure complètement, laisser le globe oculaire en place, et suivre ce muscle entre ce globe et le plancher orbitaire.

Muscles droits.

Aplatis, au nombre de quatre, placés au quatre points cardinaux du globe de l'œil, tous ces muscles sont à peu près disposés de la même manière; de sorte qu'une description générale suffit presque pour en reproduire tous les traits.

Généralités. Séparés par le nerf optique en arrière, par le globe de l'œil en avant, les muscles droits s'insèrent, en arrière, sur l'aponévrose de Zinn. De ce point, ils se dirigent horizontalement en avant, s'appliquent sur les faces supérieure, inférieure, interne, externe du globe de l'œil, dégénèrent, chacun de leur côté, en un tendon aplati, et s'insèrent sur la membrane fibreuse de l'œil, à quelques lignes en arrière de son union avec la cornée.

D'un côté, les muscles droits sont appliqués sur le nerf optique et sur le globe de l'œil. De l'autre, ils regardent la paroi orbitaire correspondante.

Action. Les muscles droits attirent le globe de l'œil en arrière, et le tournent chacun de leur côté, quand ils se contractent isolément. Ensemble, ils l'attirent simplement en arrière. Deux muscles droits opposés ont encore la même action sur l'œil que tous ces muscles réunis. Mais les deux muscles droits voisins impriment au globe de l'œil une direction moyenne entre les directions vers lesquelles chacun d'eux l'entraînerait en particulier. Enfin la contraction successive de tous les muscles droits communique au globe de l'œil un mouvement de circumduction analogue à ceux qui se passent dans certaines articulations.

Spécialités. Les muscles droits sont distingués en *supérieur*, *inférieur*, *externe* et *interne*.

1° Le muscle droit supérieur est fixé à la partie supérieure de l'aponévrose de Zinn. Il est couvert, *supérieurement*, par le muscle releveur de la paupière supérieure. *Inférieurement*, il appuie sur le tendon du muscle grand oblique et sur des vaisseaux et des nerfs (1). Il tourne le globe de l'œil en haut.

2° Le muscle droit inférieur est fixé à la partie inférieure de l'aponévrose de Zinn. Il est en rapport spécial, en avant et

(1) L'artère ophtalmique, le nerf nasal, les vaisseaux et les nerfs ciliaires.

en bas avec le muscle petit oblique. Il tourne le globe de l'œil en bas.

3° Le muscle droit externe s'insère sur la partie externe de l'aponévrose de Zinn par deux faisceaux, entre lesquels se glissent trois nerfs (1). Il est en rapport, *en dehors* et *en avant*, avec la glande lacrymale, tandis qu'*en dedans*, il appuie *spécialement* sur le tendon des muscles obliques et sur un ganglion nerveux (2). Il tourne le globe en dehors.

4° Le muscle droit interne se fixe à la partie interne de l'aponévrose de Zinn. Il est en rapport, *supérieurement*, avec le muscle grand oblique et avec les vaisseaux ophtalmiques *en dedans*. Il tourne le globe de l'œil en dedans.

§ 2. *Muscles nasaux.*

Les muscles du nez sont peu nombreux et fort peu développés : ce sont le *pyramidal*, le *triangulaire* et le *myrtiforme*. Encore le pyramidal peut-il être considéré tout simplement comme un faisceau antérieur, ou *sus-nasal*, du muscle occipito-frontal.

Muscle pyramidal.

(Fronto-nasal. CHAUSS.)

Placé sur le dos et sur la racine du nez, ce petit muscle s'insère sur la partie moyenne de l'os propre du nez et se porte, en s'élargissant, vers la bosse nasale, au niveau de laquelle il se continue avec le muscle frontal.

En avant, il est sous-cutané. *En arrière*, il appuie sur le nez osseux et sur la bosse nasale.

Action. Le muscle pyramidal du nez concourt, avec le muscle frontal, à tirer en avant l'aponévrose épicrânienne et les tégumens du crâne.

(1) Le nerf moteur oculaire externe, la branche inférieure du moteur oculaire commun et le nasal de l'ophtalmique de Willis.

(2) Le ganglion ophtalmique.

Muscle triangulaire du nez (1).

(Sus-maxillo-nasal. CHAUSS.)

Mince, aplati, triangulaire, placé sur les côtés du nez cartilagino-membraneux, le muscle triangulaire du nez s'insère, par la pointe du triangle qu'il représente, sur la partie interne de la fosse canine. De là ses fibres, les unes ascendantes, les autres horizontales ou descendantes, se portent, en divergeant, vers l'aile du nez, et viennent se fixer sur le cartilage et sur la membrane fibreuse de cette partie.

En dehors, le muscle triangulaire est en rapport avec la peau et avec le muscle élévateur commun de l'aîle du nez et de la lèvre supérieure. *En dedans*, il est appliqué sur l'aile du nez. *En bas*, il est uni au muscle suivant.

Action. Ce muscle tire l'aile du nez en dehors. Il est dilatateur de l'ouverture de la narine. C'est lui qui opère la dilatation des naseaux du cheval, lorsque cet animal est haletant.

Muscle myrtiforme (2).

Petit, très-irrégulier, le muscle myrtiforme est placé au-dessous de l'aile du nez. Il s'insère dans la fossette myrtiforme de l'os maxillaire supérieur, et se porte de là, en haut, en dehors et un peu en avant, pour se terminer sur la partie postérieure de la branche externe du cartilage de l'ouverture de la narine.

Ce muscle est couvert par la peau, *en dehors*, par la membrane muqueuse et par quelques-unes des fibres du muscle orbiculaire des lèvres, *en dedans*. Il est uni en haut en dehors avec le triangulaire.

Action. Le muscle myrtiforme abaisse l'aile du nez et rétrécit l'ouverture de la narine. Il est antagoniste du muscle précédent.

(1) Pour préparer son extrémité maxillaire, il faut jeter en dehors le muscle élévateur commun de l'aile du nez et de la lèvre supérieure.

(2) Pour le préparer, il faut relever la lèvre supérieure, inciser la muqueuse qui l'unit à la gencive, et le chercher dans la fossette myrtiforme.

§ 3. *Muscles buccaux.*

Les muscles de la bouche viennent presque tous, en définitive, se terminer, d'une manière plus ou moins immédiate, vers l'ouverture antérieure de cette cavité; et on le conçoit, en effet, car c'est à ce point que se rapportent tous les mouvemens dont ils sont les agens. Sans parler du muscle qui entoure l'ouverture de la bouche, on distingue les muscles buccaux en *maxillaires supérieurs*, en *maxillaires inférieurs* et en *inter-maxillaires*, suivant qu'ils s'insèrent sur la mâchoire supérieure, sur la mâchoire inférieure ou que, placés entre l'une et l'autre, ils tiennent aux deux à la fois. Tous les muscles buccaux, quels qu'ils soient, sont fixés sur le squelette de la face seulement par une de leurs extrémités, par l'autre ils tiennent à la peau.

1° *Muscles maxillaires supérieurs* (1).

Ces muscles sont au nombre de cinq, *l'élévateur commun de l'aile du nez et de la lèvre supérieure*, *l'élévateur propre de cette lèvre*, le *canin* et les *deux zygomatiques*.

Muscle élévateur commun de l'aile du nez et de la lèvre supérieure.

(Grand sus-maxillo-labial. CHAUSS.)

Alongé, triangulaire, placé en dehors de l'aîle du nez, sur les limites de cette partie et de la joue, simple supérieurement et double inférieurement, le muscle élévateur commun se fixe, 1° sur l'apophyse montante de l'os maxillaire supérieur, par une extrémité pointue qui s'élève jusqu'à la hauteur du tendon direct du muscle orbiculaire, 2° sur la base de l'orbite, 3° quelquefois sur le sac lacrymal. De là, il se porte en bas et un peu en dehors, et se partage bientôt en deux faisceaux : l'un interne, qui se termine sur la partie externe du cartilage de l'ouverture nasal; l'autre externe, qui descend un peu plus bas, et se fixe sur le derme de la peau qui tapisse le sillon *naso-labial*, se bornant ainsi à la base de la lèvre supérieure, au lieu d'atteindre

(1) La préparation de ces muscles n'offre rien de particulier.

le bord libre de cette partie, comme on le croit ordinairement (1).

Le muscle élévateur commun est recouvert, *en avant*, par la peau et par la partie inférieure du muscle orbiculaire des paupières. *En arrière et en dedans*, il est appliqué sur l'os maxillaire supérieur et sur les muscles triangulaire du nez et myrtiforme.

Action. Ce muscle élève l'aîle du nez et la lèvre supérieure.

Variétés. Le muscle élévateur commun se continue quelquefois supérieurement, suivant Meckel, avec le muscle occipito-frontal.

Muscle élévateur propre de la lèvre supérieure.

(Moyen sus-maxillo labial.)

Aplati, large et de forme quadrilatère, le muscle élévateur propre de la lèvre supérieure est placé au-dessus de la fosse canine, en dehors du précédent. Il s'insère sur la partie inférieure du contour de l'orbite, au-dessus du trou canin. De là, il se dirige en bas et en dedans, vers le sillon *naso-labial*, et s'y termine sur le derme de la peau, en dehors du précédent.

Les fibres du muscle élévateur propre de la lèvre supérieure sont parallèles les unes aux autres, et dirigées de haut en bas et de dehors en dedans. *En avant*, ce muscle est caché par la peau et par le muscle orbiculaire des paupières. *En arrière*, il repose sur les vaisseaux et nerfs qui sortent par le trou sous-orbitaire, sur la fosse canine et sur le muscle de ce nom.

Action. L'élévateur propre porte en haut la lèvre supérieure et l'attire légèrement en dehors.

Muscle petit zygomatique.

(Petit zygomato-labial. Chauss.)

Alongé, placé en dehors du précédent et beaucoup plus oblique que lui, ce muscle s'insère sur la partie moyenne de la face externe de l'os malaire. Il se dirige très-fortement en bas

(1) Pour bien voir cette disposition, il faut couper d'un seul trait la peau et le muscle dans le sens des fibres de celui-ci; de la sorte on aperçoit les fibres se rendant obliquement sur le derme.

et en dedans, vient s'unir au bord externe du muscle élévateur propre et se termine, comme lui, sur la peau du sillon naso-labial.

Le muscle petit zygomatique n'est guère qu'un faisceau du muscle élévateur propre de la lèvre supérieure. Il a les mêmes rapports que lui.

Action. Il élève la lèvre supérieure, et la porte un peu plus fortement en dehors que le précédent.

Variétés. Le petit zygomatique manque quelquefois complètement. Dans d'autres cas, il est moins détaché du muscle élévateur propre que d'ordinaire.

Muscle grand zygomatique.

(Grand zygomato-labial. Chauss.)

Alongé, plus long et plus oblique encore que le petit zygomatique, celui-ci s'insère, en haut, sur l'angle postérieur de l'os malaire, au moyen d'un petit tendon aplati, qui reste collé pendant quelque temps sur l'os. De là, il se porte ensuite très obliquement en bas, en avant et en dedans, et vient se terminer à la commissure des lèvres, après s'être uni au canin et au triangulaire, en se séparant en trois faisceaux : un qui se fixe sur la muqueuse de la commissure, les deux autres, qui se jettent dans les lèvres et concourent à former le muscle orbiculaire.

En dehors, le muscle grand zygomatique est recouvert par la peau, par l'orbiculaire des paupières et par la réunion des muscles canin et triangulaire de la lèvre inférieure. *En dedans*, il est appliqué sur l'os malaire, sur le masseter, sur le conduit parotidien et sur le buccinateur.

Action. Le grand zygomatique porte la commissure des lèvres en haut et en dehors. Il agit surtout dans le rire.

Muscle canin.

(Petit sus-maxillo-labial.)

Alongé, aplati et charnu dans toute son étendue, le muscle canin naît, en haut, dans la fosse canine, au-dessous du trou sous-orbitaire. De là, il se porte perpendiculairement en bas, et vient se terminer en dehors de la commissure des lèvres, en s'unissant surtout au muscle triangulaire et se continuant avec lui.

En avant, le muscle canin est en rapport avec les muscles élévateurs propre et commun, avec le petit zygomatique et l'orbiculaire des paupières. *En arrière*, il recouvre la fosse canine, les muscles buccinateur, grand zygomatique, et l'artère de la face.

Action. Il élève et porte un peu en dedans la commissure des lèvres.

2° *Muscles maxillaires inférieurs.*

Ces muscles sont au nombre de trois : le *triangulaire*, le *carré* et le *muscle du menton*.

Muscle triangulaire des lèvres.

(Sous-maxilo-labial. CHAUSS.)

Aplati, de forme d'un triangle à base inférieure, le muscle triangulaire est placé un peu en dehors de la lèvre inférieure, plutôt que dans son épaisseur. Il s'insère, en bas, sur la ligne oblique externe et sur le bord inférieur de la mâchoire inférieure. De là il se dirige en haut, vers la commissure des lèvres. Ses fibres suivent trois directions différentes : les antérieures, sont obliques en haut et en dehors, et quelque peu recourbées en avant, autour du relief du menton ; les postérieures sont obliques en haut et en dedans, tandis que les moyennes sont verticales. Il se termine en dehors de la commissure, en se continuant avec le canin, comme il a été dit plus haut.

Le muscle triangulaire des lèvres est sous-jacent à la peau par sa *face externe*. Sa *face interne* est en rapport avec l'os maxillaire inférieur, avec les muscles carré, buccinateur, avec le trou mentonnier et les vaisseaux et nerfs qui en sortent.

Action. Le triangulaire de la lèvre inférieure déprime la commissure des lèvres et la tiraille en dehors, au moyen de ses fibres externes. Il agit dans les passions tristes.

Variétés. Le bord externe de ce muscle est toujours renforcé par quelques fibres du peaucier.

Muscle carré (1).

(Portion du mento-labial. Chauss.)

Aplati, quadrilatère, placé dans la lèvre inférieure bien plus que le précédent, le muscle carré s'insère, en bas, sur la ligne oblique externe de la mâchoire inférieure, au-dessus du triangulaire. De là, il se dirige en haut et en dedans, toutes ses fibres marchant parallèlement les unes aux autres et dans la même direction que lui ; et il se termine à quelque distance du bord de la lèvre inférieure, sur le derme de la peau de cette lèvre, et, en formant, sur la ligne médiane, un raphé avec le muscle opposé.

Le muscle carré est en rapport, *en avant*, avec la peau et le muscle triangulaire. *En arrière*, il est appuyé sur l'os maxillaire inférieur, sur la membrane interne de la bouche et sur le muscle du menton. Quelques-unes des fibres de ce dernier traversent l'intervalle des fibres du carré, pour se rendre à la peau.

Action. Le muscle carré abaisse la lèvre inférieure, la porte un peu en dehors, et, à l'aide de ses fibres disposées en raphé médian, il serre cette lèvre contre la mâchoire correspondante.

Muscle de la houpe du menton (2).

(Portion du mento-labial. Chauss.)

Triangulaire comme le muscle génio-glosse, étendu de la fossette mentonnière à la peau du menton, le muscle de la houpe s'insère sur la fossette mentonnière par son sommet et sans intermédiaire aponévrotique. De là, ses fibres vont en divergeant : quelques-unes traversent les interstices fibrillaires du carré ; toutes s'insèrent sur le derme de la peau du menton, un peu

(1) Pour préparer ce muscle, il faut déjeter le muscle triangulaire en dehors, en coupant la partie antérieure de son attache à l'os maxillaire.

(2) Si quelque chose étonne dans la nomenclature de Chaussier, c'est la fusion de ce muscle en un seul avec le précédent ; car ils diffèrent tout-à-fait l'un de l'autre. Pour préparer le muscle de la houpe, il faut fendre le menton sur la ligne médiane jusqu'à l'os, enlever le tissu cellulaire qui apparaît sur cette coupe, et de suite on aperçoit sa face interne.

en dehors de la ligne médiane. Les fibres les plus nombreuses de ce muscle se portent en avant et en bas. Les moyennes sont horizontales. Les supérieures sont quelque peu ascendantes. Mais aucune d'elles n'atteint le bord libre de la lèvre inférieure, elles ne dépassent pas la dépression mento-labiale.

Action. Le muscle de la houpe du menton déprime cette partie vers l'os maxillaire inférieur. Il la relève aussi un peu, à l'aide de ses fibres inférieures, et produit, par sa contraction, les petites dépressions qu'on remarque alors sur la peau.

3° *Muscles intermaxillaires.*

A proprement parler, le buccinateur et l'orbiculaire des lèvres appartiennent seuls à cette classe de muscles.

Muscle buccinateur (1).

(Alvéolo-labial. Chauss.)

Aplati, large et très mince, placé profondément dans la joue, le buccinateur s'insère, en arrière et en dehors, sur trois points: sur *le bord alvéolaire supérieur*, sur *le bord alvéolaire inférieur*, et sur *l'aponévrose buccinato-pharyngienne*, bride fibreuse tendue, comme on l'a vu déjà, entre l'aileron interne de l'apophyse ptérygoïde et la partie postérieure de la ligne myloïdienne de la mâchoire inférieure. Il se fixe sur les deux bords alvéolaires, depuis leur partie postérieure jusqu'à la hauteur de la première dent grosse molaire. Il se fixe sur l'aponévrose buccinato-pharyngienne, en dehors et en avant du muscle constricteur supérieur du pharynx.

De ces divers points, les fibres du muscle buccinateur convergent en avant, vers la commissure des lèvres, en suivant trois directions distinctes. Les moyennes, celles qui viennent de l'aponévrose buccinato-pharyngienne marchent horizontalement vers la commissure, et s'y terminent sur le derme de la mem-

(1) Pour étudier ce muscle, il faut couper le masseter et scier la branche de la mâchoire, supérieurement, au niveau de son condyle, et, en bas, à la hauteur du bord alvéolaire. Il faut aussi le faire bomber lui-même en dehors, en remplissant la bouche.

brane muqueuse. Les supérieures sont obliques en bas, et, arrivées à la commissure, elles se portent dans le bord libre de la lèvre inférieure. Les inférieures sont obliques en haut, et, parvenues à la commissure, elles se croisent avec les précédentes pour se jeter dans la lèvre supérieure.

Le muscle buccinateur est traversé par le canal parotidien (1), en arrière, au niveau de l'union de ses faisceaux supérieur et moyen. Sa *face externe*, le plus souvent convexe, est en rapport avec la branche de la mâchoire, avec les muscles masseter, zygomatique, canin, élévateurs de la lèvre supérieure, triangulaire et avec les vaisseaux et nerfs buccaux. Sa *face interne* est tapissée par la membrane muqueuse de la bouche.

Action. Le muscle buccinateur concourt à former la paroi latérale de la bouche. Il se laisse distendre par l'air et par les alimens qui sont accumulés dans cette cavité, et devient alors convexe en dehors et concave en dedans. Mais cette manière d'être est pour lui un état forcé, duquel il revient, à la fois, par sa seule élasticité et par la contraction de ses fibres.

La contraction du muscle buccinateur préalablement distendu produit le redressement brusque de ses fibres, le rétrecissement de la bouche suivant son diamètre transverse, et l'expulsion de l'air ou des alimens hors de cette cavité. Ce muscle agit de la sorte dans l'action de sonner du cor, etc.

La contraction du muscle buccinateur non bombé comme il vient d'être dit, produit le tiraillement de la commissure des lèvres en dehors, et le serrement de ces parties contre les arcades dentaires.

Muscle orbiculaire des lèvres (2).

(Labial. CHAUSS.)

Elliptique, aplati d'avant en arrière, le muscle orbiculaire est placé dans l'épaisseur des lèvres, depuis leur bord libre jusqu'à leur base. Il décrit des courbes semi-elliptiques in-

(1) Conduit excréteur d'une des glandes qui forment la salive.

(2) Pour le préparer, il faut tamponner la bouche, enlever avec précaution la peau qui revêt la face antérieure des lèvres et disséquer les petits muscles qui s'y insèrent.

verses dans les deux lèvres, courbes, à concavité supérieure dans l'inférieure, à concavité inférieure dans la supérieure. Il est manifestement formé de deux ordres de fibres : les unes qui se continuent avec celles de quelques muscles voisins, les autres qui lui sont propres. Celles-ci sont étendues d'une lèvre à l'autre, comme les fibres du muscle orbiculaire des paupières sont étendues de la paupière supérieure à l'inférieure. Celles-là se continuent avec les fibres du muscle grand zygomatique, et, en outre, celles de la lèvre supérieure avec la partie inférieure, et celles de la lèvre inférieure avec la partie supérieure du buccinateur.

Le muscle orbiculaire des lèvres est fort épais. Il est en rapport, *en avant*, avec la peau et avec le muscle carré, dans la lèvre inférieure, avec la peau et quelques fibres des muscles élévateurs, dans la lèvre supérieure, avec les muscles canin, grand zygomatique et triangulaire, vers la commissure. *En arrière*, il est généralement appliqué sur la membrane muqueuse, et dans la lèvre supérieure particulièrement, sur le muscle myrtiforme.

Tous les auteurs répètent à l'envi, que le muscle orbiculaire des lèvres est formé par les fibres de la plupart des petits muscles faciaux qui convergent vers l'ouverture buccale. Cette proposition n'est vraie que pour ce qui concerne le muscle buccinateur et le grand zygomatique. Quelques autres petits muscles faciaux se rendent bien dans la région qu'occupe l'orbiculaire des lèvres, mais ils ne se confondent pas avec lui, et adhèrent seulement à la peau qui le recouvre.

Action. Le muscle orbiculaire des lèvres, comme tous les sphincters, fronce l'ouverture buccale en se contractant. Lorsque ses fibres les plus excentriques agissent avec plus d'énergie que les autres, elles serrent les lèvres vers leur base, et en font saillir le bord libre, comme dans l'action de siffler, etc.

§ 4. *Muscles moteurs de la mâchoire inférieure.*

La tête ne fournit pas tous les muscles moteurs de la mâchoire inférieure, mais elle en donne de fort importans, qui tous, excepté le ptérygoïdien externe, concourent à son élévation. On en compte quatre : le *temporal*, le *masseter*, et les deux *ptérygoïdiens*.

Muscle temporal (1).

(Temporo-maxillaire. Chauss.)

Aplati, rayonné, de la forme d'un triangle à base arrondie et tournée en haut, le muscle temporal ou *crotaphyte* (2) occupe la fosse temporale, bridé en dehors par une remarquable aponévrose qui sera décrite plus loin (3). Il s'insère, supérieurement, dans deux points : sur toute la partie osseuse de la fosse temporale, et sur la face interne de l'aponévrose *temporale*. De cette double origine, les fibres de ce muscle se portent en bas en convergeant, et se rendent sur les deux faces d'un tendon aponévrotique, rayonné comme lui, et qui naît dans son intérieur très près de sa face externe et plus près de son bord postérieur que de l'antérieur. Les fibres qui naissent de la partie osseuse de la fosse temporale se terminent sur la face interne, et celles qui naissent de l'aponévrose temporale se fixent sur la face externe de ce tendon (4). Les fibres antérieures sont obliques en bas et en arrière ; les moyennes sont à peu près verticales ; et les postérieures, plus nombreuses que les antérieures, sont obliques en avant.

Le tendon du muscle temporal se contracte de plus en plus en descendant, et vient se terminer sur l'apophyse coronoïde de l'os maxillaire inférieur, en embrassant toute la partie supérieure de cette éminence.

La *face externe* du muscle temporal est recouverte par l'aponévrose de ce nom, à laquelle elle est unie et par l'arcade zygomatique. Sa *face interne* appuie sur la tempe, sur le muscle

(1) Pour le voir dans toute son étendue, coupez sur le bord supérieur de l'arcade zygomatique l'aponévrose qui le recouvre ; sciez cette arcade en avant et en arrière, et enlevez le morceau ainsi séparé. Enfin, si vous voulez bien étudier l'insertion de ses fibres externes sur l'aponévrose extérieure, fendez cette aponévrose de haut en bas, et retournez en dehors les lèvres de cette division.

(2) Κροταφος Tempe.

(3) Voyez péridesmologie.

(4) Chez l'homme, les fibres externes du muscle temporal sont peu nombreuses, beaucoup moins surtout que les internes. Dans les animaux carnassiers, elles sont presque aussi nombreuses que les autres et le muscle temporal devient très bombé en dehors.

ptérygoïdien externe, et sur des vaisseaux et des nerfs importans (1).

Action. Le muscle temporal élève la mâchoire inférieure. Il fait rentrer le condyle de celle-ci dans la cavité glénoïde, à la faveur de ses fibres postérieures dont la direction, comme on l'a vu, est oblique en bas et avant.

Muscle masseter (2).

(Zygomato-maxillaire. Chauss.)

Court, épais, quadrilatère et entrelacé de fibres aponévrotiques, le masseter est appliqué sur la face externe de la branche de la mâchoire inférieure. Il se fixe, supérieurement, sur le bord inférieur et sur la face interne de l'arcade zygomatique.

Son insertion a lieu d'une manière différente en avant et en arrière du bord inférieur de l'arcade zygomatique; dans ses deux tiers antérieurs, au moyen d'une aponévrose très forte qui embrasse le bord antérieur du muscle, et envoie plusieurs cloisons dans son épaisseur; dans son tiers postérieur, à la faveur d'une aponévrose qui donne naissance aux fibres charnues par ses deux faces, et qui se trouve ainsi cachée au milieu d'elles.

Sur la face interne de l'arcade zygomatique, les fibres du muscle temporal naissent immédiatement du périoste, et le plus souvent sans intermédiaire tendineux.

Les fibres qui appartiennent à la première insertion se portent en bas et peu en arrière, vers la partie la plus inférieure de la branche de la mâchoire et s'y terminent, soit immédiatement, soit au moyen de fortes et nombreuses cloisons aponévrotiques inter-fibrillaires. Les fibres qui émanent de la seconde, descendent perpendiculairement vers la partie moyenne de la branche de la mâchoire, et s'y insèrent comme les précédentes. Enfin, celles qui naissent de la face interne de l'arcade zygo-

(1) L'artère et la veine maxillaires internes et plusieurs branches du nerf maxillaire inférieur.

(2) Rien de particulier pour la préparation du masseter ; seulement après l'avoir étudié, il faut scier l'arcade zygomatique et renverser avec cette arcade les attaches supérieures de ce muscle, afin de bien constater son mode d'insertion sur la branche de l'os maxillaire inférieur.

matique se dirigent en dedans et en bas, et se rendent vers la face externe de l'apophyse coronoïde et du tendon du muscle temporal.

La *face externe* du muscle masseter est en rapport, en arrière, avec la glande parotide, en bas, avec le peaucier, et, en haut, avec les muscles grand zygomatique et orbiculaire des paupières. Le canal parotidien, des nerfs et des vaisseaux (1) croisent sa direction. Sa *face interne* est en rapport avec la branche de la mâchoire, avec le tendon du muscle temporal, avec le muscle buccinateur et avec les vaisseaux et nerfs massetérins.

Action. Le masseter élève directement la mâchoire inférieure.

Muscle ptérygoïdien interne (2).

(Grand ptérygo-maxillaire. CHAUSS.)

De même forme, de même longueur que le précédent, le muscle ptérygoïdien interne, *masseter interne*, est placé en dedans de la branche de la mâchoire, comme le masseter est placé en dehors d'elle. Il s'insère, en haut, dans la fosse ptérygoïde, spécialement à la face interne de l'aileron externe de cette fosse, au moyen de fibres aponévrotiques entrelacées avec les fibres charnues, et placées aussi sur sa face interne. De là, il se porte en bas, en arrière et un peu en dehors, et vient se terminer vers la partie inférieure de la face interne de la branche de la mâchoire, au moyen de cloisons aponévrotiques interposées aux fibres charnues comme supérieurement.

Le muscle ptérygoïdien interne est en rapport, en *dedans* et en *haut*, avec les muscles péristaphylin externe et constricteur supérieur du pharynx. En *dedans* et en *bas*, il s'écarte du dernier, et forme avec lui un intervalle triangulaire, dont le côté externe lui appartient, dont le côté interne est formé par le pharynx, et dont le côté postérieur répond à la colonne vertébrale

(1) Les branches du nerf facial, l'artère et la veine faciales transverses.

(2) Pour étudier les ptérygoïdiens, préparez-les sur une tête sciée sur la ligne médiane; enlevez avec soin le muscle masseter de la face externe de la branche de la mâchoire; débarrassez complètement l'échancrure parotidienne des parties qui s'y trouvent; sciez la mâchoire inférieure dans deux points : 1° immédiatement au-dessous, 2° à un travers de doigt et demi au-dessous de son condyle, et enlevez la pièce d'os ainsi circonscrite.

et aux muscles long du cou et grand droit antérieur de la tête; intervalle dans lequel on trouve des vaisseaux et des nerfs très importans (1). Sa *face externe* est appliquée, en bas, sur la branche de la mâchoire, tandis qu'en haut, elle en est séparée par un espace triangulaire auquel concourt aussi le muscle ptérygoïdien externe, espace dans lequel on trouve le ligament latéral interne de l'articulation temporo-maxillaire, des vaisseaux et des nerfs (2).

Action. Le muscle ptérygoïdien interne élève la mâchoire inférieure; en même temps, lorsqu'il se contracte seul, il peut attirer légèrement cette mâchoire en dedans, et concourir ainsi à l'acte du broiement, à la rumination chez les animaux ruminans.

Muscle ptérygoïdien externe.

(Petit ptérygo-maxillaire. CHAUSS.)

Beaucoup plus court que le précédent, très fort et de forme d'un cône à base supérieure et interne, le muscle ptérygoïdien externe occupe presque toute la fosse zygomatique. Il s'insère, par deux faisceaux distincts, séparés par un intervalle cellulaire très marqué, sur les parois supérieure et interne de la fosse zygomatique. Le premier faisceau est un peu oblique en bas; le second est horizontal. Réunis tous les deux, ils se dirigent horizontalement en dehors et en arrière, vers le col du condyle de la mâchoire, et s'insèrent sur une dépression de la partie antérieure de ce condyle et sur le cartilage intérieur de l'articulation temporo-maxillaire.

Supérieurement, le muscle ptérygoïdien externe est en rapport avec la voûte de la fosse zygomatique et avec les nerfs profonds de la tempe. *En bas* et *en dedans*, il répond au muscle ptérygoïdien interne, et concourt à former l'espace triangulaire indiqué à l'occasion de celui-ci. *En dehors*, il est caché par l'apophyse coronoïde et par le tendon du muscle temporal.

(1) L'artère carotide et la veine jugulaire internes, les vaisseaux pharyngiens inférieurs, les nerfs pneumogastrique, grand sympathique, glosso-pharyngien, spinal et grand hypoglosse.

(2) L'artère maxillaire interne, les vaisseaux dentaires inférieurs et les nerfs dentaire, buccal, lingual et temporal superficiel.

Un nerf et une artère (1) passent souvent, en sens inverse, dans l'intervalle des deux faisceaux de ce muscle.

Action. Le muscle ptérygoïdien externe attire en avant et en dedans le condyle de la mâchoire. Avec celui du côté opposé, il concourt à l'abaissement de la mâchoire inférieure; car cet abaissement résulte, comme on l'a vu, d'un double mouvement de dépression du menton en bas, et de traction en avant du condyle maxillaire. Seul, il peut faire jouer latéralement la mâchoire inférieure sur la supérieure, en portant le menton du côté opposé. C'est ainsi qu'il agit chez les ruminans, pour la rumination, dont il est l'agent tout spécial.

SECOND GENRE.

Muscles des membres.

SECTION PREMIÈRE.

Muscles des membres thoraciques.

Les muscles des membres thoraciques appartiennent, pour la position, à l'épaule, au bras, à l'avant-bras et à la main.

CHAPITRE PREMIER.

Muscles de l'épaule (2).

Les muscles de l'épaule sont sous ou sus-scapulaires. Un seul, le *sous-scapulaire*, appartient à la première région, tandis qu'on en compte quatre dans la seconde : le *sus-épineux*, le *sous-épineux* et les deux muscles *ronds*.

(1) Le nerf buccal et l'artère maxillaire interne.

(2) Pour préparer convenablement ces muscles, il faut, d'un côté, séparer l'épaule du tronc, et, du côté opposé, laisser ces parties en place, pour étudier les rapports qu'elles ont entre elles. Après avoir étudié le sous-scapulaire, le sus-épineux, le sous-épineux et le petit rond, on doit couper ces muscles à un pouce en arrière de leur insertion à l'humérus, puis les renverser vers cette insertion, afin de voir la part que prennent leurs tendons à la capsule fibreuse scapulo-humérale.

Muscle sous-scapulaire.

(Sous-scapulo-trochinien. Chauss.)

Triangulaire, aplati et placé dans la fosse sous-scapulaire, le muscle de ce nom s'insère, sur les trois quarts postérieurs et inférieurs de la fosse sous-scapulaire, sur le bord postérieur, sur l'angle inférieur du scapulum et sur une cloison fibreuse qui le sépare en avant des deux muscles ronds. Son insertion sur la fosse sous-scapulaire a lieu de deux manières : sur le périoste, sans fibres tendineuses spéciales, et sur des aponévroses placées de champ entre les fibres charnues, aponévroses qui reçoivent ces fibres par leurs faces latérales, et qui se fixent elles-mêmes sur les crêtes obliques de la fosse sous-scapulaire.

De ces divers points, le muscle sous-scapulaire se dirige en haut, en dehors et en avant, vers la partie interne de l'articulation supérieure du bras. Ses fibres supérieures sont presque horizontales; les moyennes sont obliques; les antérieures sont très voisines de la direction perpendiculaire. Un peu avant d'atteindre l'articulation scapulo-humérale, ce muscle dégénère en un tendon qui commence dans son épaisseur, plus près de sa face postérieure que de l'antérieure, tendon qui ne s'isole des fibres charnues que très tard, et qui vient se fixer au sommet du trochin. Quelques fibres charnues qui émanent de la partie inférieure de la fosse sous-épineuse viennent s'insérer directement sur cette éminence, et sur la partie voisine du bord interne de l'humérus.

Le muscle sous-scapulaire est en rapport, par sa *face postérieure*, avec l'articulation scapulo-humérale et l'humérus. Sa *face antérieure* est contiguë, en arrière, au muscle grand dentelé; tandis qu'au milieu elle est éloignée de ce muscle par un intervalle angulaire ouvert en avant, intervalle qui forme la partie la plus reculée du creux de l'aisselle. *En avant* et *en haut*, il est en contact avec les vaisseaux et nerfs axillaires, et avec les muscles coraco-brachial et biceps. *En avant*, il déborde un peu le bord axillaire de l'os de manière à toucher les muscles ronds et la longue portion du triceps brachial. Son tendon, immédiatement appliqué sur la membrane synoviale de l'articulation scapulo-humérale, est le seul soutien de la tête de l'humérus à son niveau, et suivant qu'on le considère comme distinct, où comme identifié avec la capsule fibreuse de cette articulation, on peut dire que celle-ci est nulle ou très solide de son côté.

Action. Le muscle sous-scapulaire serre l'un contre l'autre les os qui forment l'articulation scapulo-humérale, et concourt, de cette sorte, à maintenir leurs rapports. Il est, en outre, rotateur en dedans et adducteur du bras.

Variétés. J'ai rencontré quelquefois un faisceau détaché de la face interne du sous-scapulaire, faisceau qui commençait sur le bord postérieur de la fosse sous-scapulaire et se terminait sur le tendon *trochinien* de ce muscle.

Muscle sus-épineux.

(Petit sus-scapulo-trochitérien. CHAUSS.)

Aplati, triangulaire, placé sur le dos du scapulum, dans la fosse sus-épineuse, le muscle sus-épineux s'insère sur le périoste des trois quarts postérieurs de cette fosse, sur la face supérieure de l'épine du scapulum, et sur les bords postérieur et supérieur de cet os. De ces points, il se dirige horizontalement en dehors, vers la partie supérieure de l'articulation scapulo-humérale, passe sous la voûte coraco-acromienne, et va s'insérer définitivement sur la facette la plus élevée du trochiter, éminence rotatoire externe de la partie supérieure de l'humérus.

L'insertion du sus-épineux sur le scapulum a lieu presque sans intermédiaire d'autres fibres aponévrotiques que celles du périoste. Il se fixe, au contraire, sur l'humérus, au moyen d'un tendon aplati et très fort, qui naît dans les fibres charnues, et paraît plus promptement sur la face inférieure que sur la face supérieure du muscle.

Le muscle sus-épineux est recouvert immédiatement par une petite aponévrose (1); il est en outre en rapport *supérieurement*, avec le trapèze, le ligament coraco-acromien, la clavicule et le deltoïde(2). Il est séparé du trapèze par un peloton cellulo-graisseux dans lequel la graisse ne manque jamais. Sa *face*

(1) Aponévrose sus-épineuse.

(2) C'est le muscle volumineux du moignon de l'épaule.

inférieure appuie sur la fosse sus-épineuse, sur la capsule fibreuse de l'articulation du bras et sur l'humérus. Son tendon s'identifie avec la capsule scapulo-humérale sans la former complètement à son niveau, différent, sous ce point de vue, du tendon du muscle précédent.]

Action. Le muscle sus-épineux serre l'une contre l'autre les surfaces articulaires scapulo-humérales et porte le bras dans l'élévation.

Muscle sous-épineux.

(Grand sus-scapulo-trochitérien. CHAUSS.)

Aplati, de même forme que le précédent, placé à la partie supérieure et postérieure de la fosse sous-épineuse, le muscle sous-épineux s'insère sur le périoste des trois quarts inférieurs de cette fosse, sur la face inférieure de l'épine du scapulum, sur le bord postérieur de cet os, sur deux cloisons fibreuses qui lui sont communes avec le grand et le petit ronds, et un peu sur la face interne de l'aponévrose sous-épineuse (1). De tous ces points, le muscle sous-épineux se dirige en haut et en dehors, vers la partie externe et postérieure de l'articulation scapulo-humérale, et se termine sur la facette moyenne du trochiter, par un tendon aplati et très fort qui naît au sein des fibres charnues, et qui est accompagné par elles jusqu'à l'humérus. Toutes les fibres du sous-épineux sont convergentes vers l'insertion supérieure de ce muscle. Les supérieures sont presque horizontales. Les moyennes sont obliques. Les inférieures se rapprochent beaucoup de la direction verticale.

Le muscle sous-épineux est couvert, *en arrière*, par le grand dorsal inférieurement, par le deltoïde supérieurement, et par les tégumens au milieu. Une aponévrose, appelée sous-épineuse, lui touche immédiatement. Sa *face antérieure* est appliquée sur le scapulum, sur l'articulation du bras et sur l'humérus. Son *bord antérieur* est uni aux muscles ronds. Son tendon s'identifie fort peu avec la partie correspondante de la capsule fibreuse scapulo-humérale.

(1) Voyez plus loin la péridesmologie.

Action. Le sous-épineux porte le bras dans la rotation en dehors, et l'attire ensuite en arrière.

Muscle petit rond.

(Plus petit sus-scapulo-trochitérien. Chauss.)

Véritable faisceau antérieur du muscle précédent, souvent très peu ou point séparé de lui, le muscle petit rond s'insère dans la fosse sous-épineuse, très-près du bord antérieur du scapulum, au-dessus du muscle grand rond. Il naît, à la fois, de l'aponévrose sous-épineuse, du périoste et de trois cloisons fibreuses qui l'unissent aux muscles sous-scapulaire, grand rond et sous-épineux. De là, il se porte en haut, suivant une direction parallèle à celle du bord antérieur du muscle sous-épineux, et se termine, avec lui, et à la faveur d'un petit tendon caché par les fibres charnues, sur la facette inférieure du trochiter.

Le muscle petit rond, par sa *face postérieure*, a les mêmes rapports que le muscle sous-épineux. *En avant,* il est en contact avec le muscle sous-scapulaire et avec la longue portion du triceps brachial. Son tendon ne s'identifie pas avec la capsule fibreuse scapulo-humérale.

Action. Elle est la même que celle du muscle sous-épineux.

Muscle grand rond.

(Scapulo-huméral. Chauss.)

Aplati d'avant en arrière, plus long que large, placé dans le bord et dans la paroi postérieure du creux de l'aisselle, le muscle grand rond s'insère, en bas, sur la face postérieure de l'angle inférieur du scapulum, sur l'aponévrose sous-épineuse et sur trois cloisons fibreuses qui l'unissent aux muscles sous-épineux, petit rond et sous-scapulaire. De ces points, il se dirige obliquement de bas en haut, d'arrière en avant, et de dedans en dehors, vers la partie supérieure de l'humérus et se termine sur la lèvre postérieure de la coulisse bicipitale, au moyen d'un tendon aplati, plus long, plus fort et plus resplendissant près du bord inférieur que vers le bord supérieur du muscle, tendon qui s'unit à celui du muscle grand dorsal par son bord inférieur, comme on l'a vu plus haut.

Les fibres du grand rond sont toutes parallèles les unes aux autres, et suivent la même direction que lui. Ce muscle n'appartient à la fosse sous-épineuse que par son insertion inférieure; il déborde bientôt après le bord antérieur du scapulum. Il est contourné d'une manière bien remarquable par le muscle grand dorsal: postérieur au grand rond en bas, le muscle grand dorsal lui devient antérieur en haut, et se roule autour de son bord inférieur au milieu.

En totalité, la *face postérieure* du muscle grand rond est en rapport avec le grand dorsal en bas, avec la peau au milieu, et avec le deltoïde, la longue portion du biceps et l'humérus supérieurement. Sa *face antérieure* répond à l'aisselle, dans ses trois quarts inférieurs, et est couverte par le muscle grand dorsal en haut. Son *bord inférieur*, contourné par le grand dorsal, concourt, avec ce muscle, à former le bord postérieur de l'aisselle. Les deux muscles ronds contribuent à former un intervalle triangulaire, dont la base correspond à l'articulation scapulo-humérale, et dans lequel s'engage la longue portion du triceps.

Une petite bourse muqueuse est placée entre le tendon de ce muscle et la face interne de l'humérus.

Action. Le muscle grand rond porte le bras dans la rotation en dedans et en arrière et dans l'adduction, s'il se contracte en prenant son point fixe en bas. Il attire en avant l'angle inférieur du scapulum, dans les circonstances opposées.

Variétés. Il n'est pas rare de voir quelques fibres du muscle grand rond s'en détacher pour se jeter dans l'aponévrose brachiale. J'ai dans ce moment sous les yeux un bel exemple de cette curieuse anomalie (1).

CHAPITRE SECOND.

Muscles du bras.

Les muscles du bras sont peu nombreux, mais ils sont très développés et d'une étude facile. On en compte cinq : le *del-*

(1) Cette variété établit au bras un muscle analogue au tenseur du fascia-lata à la cuisse.

toïde, le *biceps*, le *coraco-brachial*, le *brachial antérieur* et le *triceps*.

Muscle deltoïde.

(Sous-acromio-huméral. Chauss.)

Très large, de forme triangulaire, plié sur lui-même autour de la saillie arrondie du moignon de l'épaule, le deltoïde recouvre les parties supérieure, externe et postérieure de l'articulation scapulo-humérale, et se prolonge particulièrement vers la partie externe du bras. Sa base est dirigée en haut et son sommet en bas. Il s'insère, en haut, sur le tiers externe du bord antérieur de la clavicule, sur le bord externe de l'acromion, sur la lèvre inférieure du bord postérieur de l'épine du scapulum, et il se termine, en bas, sur l'empreinte deltoïdienne de l'humérus.

Le muscle deltoïde est formé de faisceaux distincts, de forme triangulaire comme lui, mais n'offrant pas tous la même direction. Les uns, en effet, *faisceaux du premier genre*, ont leur base en haut, et leur sommet en bas. Les autres, *faisceaux du second genre*, ont, au contraire, leur sommet en haut, et leur base en bas. Les faisceaux du premier genre sont au nombre de quatre; tandis qu'on n'en compte que trois du second genre. Les faisceaux du premier genre naissent des os de l'épaule, au moyen de fibres aponévrotiques courtes et peu importantes, et se terminent inférieurement, au moyen de petites aponévroses, ou tendons interposés aux fibres charnues, aponévroses qui se réunissent pour former le tendon huméral. Les faisceaux du second genre naissent de l'épaule, entre les précédens, au moyen d'aponévroses ou tendons interposés aux fibres charnues, qui donnent naissance successivement à toutes ces fibres, et ils viennent se terminer en bas, soit sur l'humérus directement, soit sur la face externe du tendon inférieur.

Le tendon inférieur du muscle deltoïde est très fort et très court; déjà j'ai fait connaître son origine par la réunion des petits tendons des faisceaux du premier genre, et son insertion sur l'empreinte deltoïdienne. Il est plus étendu d'avant en arrière que suivant son épaisseur. C'est, à proprement parler, une belle et large aponévrose, pliée sur elle-même comme celle du grand pectoral, de manière à former un sinus ouvert en haut et en dedans et fermé en bas, sinus par lequel ce tendon embrasse l'humérus. En avant et en arrière, ce tendon est plus long qu'au milieu ; de sorte qu'il semble ainsi formé par la réunion de deux tendons secondaires, l'un antérieur, l'autre postérieur. Sa face interne est appliquée contre l'humérus. Sa face externe est couverte par les fibres charnues des faisceaux du second genre; aussi, pour bien l'étudier, faut-il renverser le deltoïde de haut en bas.

Le muscle deltoïde est un peu réfléchi sur la convexité du moignon de l'épaule. Ses fibres antérieures sont obliques en arrière, en bas et en dehors. Les moyennes descendent directement ; tandis que les postérieures, plus nombreuses que les antérieures, sont obliques en avant, en bas et en dehors.

La *face externe* de ce muscle est sous-jacente à la peau et à quelques fibres du peaucier. Sa *face interne* est appliquée sur les muscles sous-épineux, petit rond, grand rond et grand dorsal, sur la longue portion du triceps, sur le grand pectoral, sur l'humérus, sur l'apophyse coracoïde, sur les muscles qui s'insèrent sur cette apophyse et sur des vaisseaux et nerfs (1). Son *bord antérieur* marche en bas, parallèlement au bord externe et supérieur du grand pectoral, et s'en trouve séparé, supérieurement, par un espace triangulaire dont la base correspond à la clavicule. Son *bord postérieur* est appliqué sur les muscles petit et grand ronds, sous-épineux, triceps et grand dorsal.

Action. Le faisceau moyen ou acromial du deltoïde élève le bras directement. L'antérieur élève le bras et le porte en avant. Le postérieur élève le bras et le porte en arrière. En totalité, ce muscle élève le bras et le porte en arrière, en raison du développement supérieur de son faisceau postérieur.

Muscle biceps (2).

(Scapulo-radial. CHAUSS.)

Alongé, fusiforme, séparé en deux faisceaux supérieurement, simple inférieurement, le biceps occupe la partie anté-

(1) Vaisseaux et nerf circonflexes.

(2) La préparation de ce muscle n'offre rien de particulier, si ce n'est la

rieure du bras. Il s'attache au scapulum sur deux points: sur la partie supérieure du rebord de la cavité glénoïde, et sur le bec de l'apophyse coracoïde.

L'insertion glénoïdienne appartient au faisceau externe, ou *longue portion du muscle.* Elle a lieu à la faveur d'un tendon arrondi qui se bifurque pour embrasser la cavité glénoïde, et pour se continuer avec le bourrelet qui entoure cette cavité. Ce tendon se contourne sur la partie supérieure de la tête de l'humérus, traverse l'articulation supérieure du bras entouré par la membrane synoviale de cette articulation, descend dans la coulisse bicipitale accompagné par un prolongement de cette membrane, et s'étale en aponévrose sur la partie antérieure du faisceau auquel il appartient.

L'insertion coracoïdienne appartient au faisceau interne, ou *courte portion du muscle.* Elle a lieu au moyen d'un tendon aplati, plus fort que le précédent, roulé sur lui-même, de manière à former une gouttière ouverte en avant, dans laquelle sont reçues les fibres charnues auxquelles il est destiné.

Ainsi constituées d'une manière distincte, les deux portions du biceps descendent parallèlement, l'une à l'autre, séparées par un interstice cellulaire qui devient de moins en moins apparent à mesure que le muscle s'avance, et qui finit par disparaître tout-à-fait, au milieu du bras, où ces deux portions se confondent. Près de l'articulation du coude, le muscle biceps produit un tendon unique, qui, d'abord caché par les fibres charnues, s'isole de ces fibres plutôt en dehors et en avant qu'en dedans et en arrière. Ce tendon, accompagné par quelques fibres charnues jusqu'à l'articulation huméro-cubitale, envoie une expansion mince dans la partie antérieure et interne de l'aponévrose anti-brachiale, plonge dans un espace triangulaire formé au pli du coude par les muscles externes et antérieurs de l'avant-bras, se dirige sensiblement en dehors et en arrière, glisse sur la partie interne de la tubérosité bicipitale du radius, au moyen d'une

partie qui a pour but de montrer son tendon glénoïdien, et sa bourse muqueuse radiale. Pour montrer le tendon glénoïdien, il faut simplement ouvrir l'articulation scapulo-humérale. Pour voir la bourse muqueuse radiale, il faut, après avoir terminé l'étude du reste du muscle, le couper au milieu et le renverser d'arrière en avant sur son extrémité inférieure.

petite bourse muqueuse, et se termine définitivement à la partie postérieure de cette tubérosité.

La *face antérieure* du muscle biceps est couverte par l'aponévrose du bras et par la peau, dans la plus grande partie de son étendue. En haut, elle est sous-jacente aux muscles grand pectoral, deltoïde et à la capsule fibreuse scapulo-humérale. En bas, elle est en rapport avec le faisceau externe des muscles de l'avant bras. Sa *face postérieure* est appliquée sur la tête de l'humérus, sur les muscles coraco-brachial et brachial antérieur, sur un nerf (1) et sur le radius. Son *bord interne* est côtoyé par des vaisseaux et par un nerf fort important (2). L'expansion que le biceps envoie de son tendon inférieur vers l'aponévrose de l'avant-bras est la seule partie qui sépare l'artère humérale de la veine basilique médiane. Aussi dans la phlébotomie faite imprudemment sur cette veine, a-t-on plus d'une fois intéressé cette artère.

Action. Le muscle biceps porte l'avant-bras dans la supination, et ensuite il le fléchit sur le bras, s'il se contracte en prenant son point fixe supérieurement. Dans le cas contraire, il fait rouler le scapulum sur la tête de l'humérus, de manière à porter en arrière l'angle postérieur de cet os.

Variétés. Il est commun de trouver le biceps composé de plus de deux têtes. Souvent un ou même plusieurs faisceaux accessoires naissent de l'humérus au-dessus du brachial antérieur, ou paraissent se détacher de la face superficielle de ce muscle, pour se rendre vers le tendon radial de celui qui nous occupe. Cette disposition établit une remarquable analogie entre le biceps brachial et le biceps crural qui a toujours, comme on le verra, un faisceau crural proprement dit.

(1) Le nerf cutané externe.

(2) L'artère et la veine brachiales, et le nerf médian.

Muscle coraco-brachial (1).

(Coraco-huméral. CHAUSS.)

Beaucoup plus court que le précédent, aplati de dehors en dedans, traversé, *perforé*, comme on le dit, par un nerf (2), le muscle coraco-brachial occupe la partie supérieure des faces antérieure et interne du bras. Il s'insère sur le bec de l'apophyse coracoïde, en partie, directement, en partie, au moyen du tendon qui appartient à la courte portion du biceps. De là, ce muscle se dirige en bas, en arrière et un peu en dehors, et se termine sur la partie moyenne de la face interne de l'humérus, au moyen d'un tendon aponévrotique qui commence en dedans du muscle, qui reçoit les fibres charnues obliquement par sa face externe, et qui s'épanouit tout-à-fait sur l'os, en se continuant avec l'aponévrose d'origine de la portion interne du muscle triceps.

En avant, le muscle coraco-brachial est en rapport avec le biceps, le grand dorsal et le deltoïde. *En arrière*, il est contigu aux vaisseaux et aux nerfs importans de l'aisselle, et bientôt il est traversé par un de ces nerfs. Enfin, tout-à-fait en bas, son tendon est la seule partie qui sépare l'artère brachiale de l'humérus (3).

Variétés. Il n'est pas rare de voir le coraco-brachial subdivisé en deux faisceaux dans toute son étendue, à la faveur de l'extension de l'interstice qui livre passage au nerf cutané externe.

Muscle brachial antérieur (4).

Aplati, peu prolongé, placé en avant de l'articulation huméro-cubitale, le muscle brachial antérieur commence, en haut, sur

(1) La préparation de ce muscle n'a rien de particulier ; on doit l'étudier en même temps que le biceps, à cause de son union intime avec lui.

(2) Le cutané externe.

(3) Aussi ce point est-il celui que l'on choisit surtout pour comprimer ce vaisseau dans les opérations.

(4) Étudiez-le après le biceps ; et pour voir l'expansion qu'il envoie dans l'aponévrose anti-brachiale, écartez avec soin les parties qui forment le

l'humérus, au-dessous de l'empreinte deltoïdienne, par une extrémité bifurquée qui embrasse le tendon du muscle deltoïde, et se termine, en bas, sur la partie la plus élevée de la face antérieure du cubitus.

Son insertion à l'humérus a lieu, 1°, dans toute l'étendue de la face antérieure de cet os, au-dessous du point indiqué, sur le périoste, et sans intermédiaire de fibres aponévrotiques; 2° sur le bord interne de l'humérus, au moyen d'une cloison qui l'unit au triceps, et un peu au coraco-huméral; 3° sur le bord interne du même os, au moyen d'une autre cloison qui lui est commune avec la portion correspondante du triceps.

Son insertion cubitale a lieu par un tendon large et mince; qui commence très haut sur la face antérieure du muscle, et qui, avant de se terminer, envoie une expansion mince de sa substance dans la partie de l'aponévrose de l'avant-bras qui recouvre les muscles externes de cette région.

Le muscle brachial antérieur descend perpendiculairement, au bras. Au niveau du pli du coude seulement, il se dirige un peu en arrière, en s'enfonçant dans l'espace triangulaire formé par les muscles externes et antérieurs de l'avant-bras. Sa *face antérieure* est surtout en rapport avec le biceps; elle déborde seulement ce muscle latéralement, pour se placer sous l'aponévrose du bras, en dehors, sous l'artère brachiale et le nerf médian, en dedans. Sa *face postérieure* est appliquée sur l'humérus, sur le ligament antérieur de l'articulation du coude et sur l'apophyse coronoïde du cubitus.

Action. Il est extenseur de l'avant-bras sur le bras, ou du bras sur l'avant-bras.

Variétés. Le brachial antérieur est quelquefois séparé en deux moitiés, l'une antérieure, l'autre postérieure, qui constituent deux muscles distincts. D'autres fois il envoie obliquement un ou plusieurs faisceaux au biceps.

creux du coude, et découvrez le tendon du muscle; mais ne touchez pas au feuillet de l'aponévrose anti-brachiale qui révêt la face interne des muscles externes.

Muscle triceps brachial.

(Scapulo-olécranien. Chauss.)

Le triceps occupe la partie postérieure de la région du bras, et s'étend du scapulum à l'olécrâne. Il est alongé, simple en bas, et divisé supérieurement en trois portions d'inégale étendue, une *externe*, une *interne* et une *moyenne*; la moyenne plus longue, l'interne plus courte que les deux autres.

La *longue portion* du muscle triceps brachial commence sur le scapulum, au-dessous de la cavité glénoïde, sur les inégalités ou sur l'apophyse d'insertion que présente la partie supérieure du bord axillaire de cet os. Son origine a lieu par l'intermédiaire d'un tendon aplati, séparé en deux lames, l'une externe, l'autre interne, celle-ci plus prolongée que celle-là, lames dans l'intervalle desquelles sont reçues les fibres charnues. De là, ses fibres se portent directement en bas, et forment un faisceau qui se réunit bientôt, vers le tiers supérieur du bras, avec ceux des deux autres portions du muscle, et qui subit auparavant une sorte de torsion, en vertu de laquelle sa face interne devient postérieure, et l'externe antérieure.

La *portion externe*, portion moyenne pour la longueur et pour le volume, s'insère sur le bord externe et sur la partie voisine de la face postérieure de l'humérus, depuis le trochiter jusqu'à l'épicondyle. Au-dessous du trochiter, et sur toute la face postérieure de l'humérus, l'origine de ce faisceau a lieu sans intermédiaire de fibres aponévrotiques. Sur les deux tiers inférieurs du bord huméral, il commence, au contraire, par une aponévrose qui forme d'abord cloison entre lui, le deltoïde et le brachial antérieur, et qui se prolonge ensuite sur son côté externe. Toutes les fibres de ce faisceau, d'autant plus courtes qu'elles sont plus inférieures, se dirigent obliquement en bas, en arrière et en dedans, et vont bientôt se confondre dans le corps du muscle avec celles des deux autres.

La *portion interne*, la plus petite des trois, commence sur le bord interne et sur la partie voisine de la face postérieure de l'humérus, depuis la coulisse radiale jusqu'à l'épitrochlée. Son origine a lieu, sur la face postérieure de l'humérus, sans intermédiaire de fibres tendineuses. Il s'insère, au contraire, sur le bord de l'humérus, au moyen d'une aponévrose qui forme d'abord cloison entre le brachial antérieur, le coraco-brachial et lui, et qui se prolonge ensuite sur sa partie interne. Les fibres de ce faisceau descendent obliquement en arrière et en dehors, et se réunissent au corps du muscle plus promptement que celles des deux premiers.

Une fois constitué par la réunion de ces trois faisceaux supérieurs, le triceps couvre toute la face postérieure de l'humérus, descend derrière l'articulation huméro-cubitale, et vient se terminer sur la partie supérieure et un peu postérieure de l'olécrâne, au moyen d'un tendon aplati et très fort.

Le tendon *olécrânien* du triceps commence très haut par deux lames fibreuses, l'une qui appartient à la portion externe du muscle, et qui est cachée dans son épaisseur; l'autre qui se déploie sur la partie antérieure du faisceau scapulaire, et qui reçoit les fibres de ce faisceau en arrière, et celles de la portion interne en arrière, en avant et en dedans. Après un certain trajet, ces deux aponévroses se réunissent par leurs bords voisins au centre même du muscle, continuent à recevoir les fibres charnues, puis se dégagent en arrière, en se contractant de plus en plus. Le tendon du triceps reçoit presque toutes les fibres charnues de ce muscle avant de se terminer au point indiqué de l'olécrâne; quelques-unes des plus inférieures seulement, se rendent sans intermédiaire fibreux sur les côtés de cette éminence, et sur la partie postérieure de la membrane synoviale du coude.

Une bourse muqueuse très humide sépare le tendon du triceps brachial de la partie supérieure de l'olécrâne, et facilite ses glissemens sur cette éminence.

La *face postérieure* du muscle triceps est en rapport avec la peau et l'aponévrose brachiale, dans presque toute son étendue. Sa *face antérieure* embrasse la région postérieure de l'humérus et de l'articulation huméro-cubitale, séparée du premier, dans un point, par un nerf et par des vaisseaux (1). La longue portion de ce muscle seule, placée entre le muscle petit rond, qui est en arrière d'elle, le grand dorsal, le grand rond et le sous-scapulaire,

(1) Le nerf radial et les vaisseaux huméraux profonds.

qui sont en avant, est en rapport, en arrière, avec le deltoïde, en avant; avec la partie inférieure de l'articulation scapulo-humérale et avec la face postérieure du col de l'humérus, séparée cependant de celui-ci par un nerf et par des vaisseaux (1). Son *bord externe* est uni au deltoïde et au brachial antérieur. L'*interne* offre la même disposition relativement aux muscles coraco-brachial et brachial antérieur.

Action. Le triceps brachial étend l'avant-bras sur le bras, quand il se contracte, en prenant son point fixe supérieurement. Dans le cas contraire, il étend le bras sur l'avant-bras. Son faisceau scapulaire peut aussi porter le bras et l'avant-bras en arrière et en dedans, ou bien mouvoir le scapulum sur la tête de l'humérus.

CHAPITRE TROISIÈME.

Muscles de l'avant-bras.

Les muscles de l'avant-bras sont très nombreux. On les distingue en trois séries, suivant qu'ils appartiennent aux faces *antérieure*, *externe*, ou *postérieure* de cette grande région.

ARTICLE PREMIER.

Muscles antérieurs de l'avant-bras (2).

Ces muscles sont au nombre de huit, disposés sur quatre plans, ou formant quatre couches superposées (3).

(1) Le nerf et les vaisseaux circonflexes.

(2) La préparation de ces muscles n'offre aucune difficulté; enlevez la peau et l'aponévrose, et ceux du premier plan vous apparaîtront dans toute leur étendue.

(3) La plupart des auteurs ne reconnaissent que deux couches musculaires à la partie antérieure de l'avant-bras; cette manière de considérer les choses manque d'exactitude. Je crois avoir le premier signalé cette circonstance dans mes cours et dans la première édition de mon Anatomie Topographique.

§ 1. *Première couche de la partie antérieure de l'avant-bras.*

Quatre muscles forment cette couche superficielle : le *rond pronateur*, le *grand palmaire*, le *petit palmaire* et le *cubital antérieur*. Tous se fixent par un tendon commun à l'épitrochlée.

Muscle rond pronateur.

(Epitrochlo-radial. CHAUSS.)

Placé en diagonale à la partie supérieure et antérieure de l'avant-bras, le muscle rond ou grand pronateur commence, en haut, 1° sur l'épitrochlée, au moyen du tendon commun dont nous avons parlé, tendon qui envoie un prolongement dans son épaisseur ; 2° sur la face postérieure de l'aponévrose anti-brachiale ; 3° sur la partie interne de l'apophyse coronoïde du cubitus, au moyen d'un petit tendon ; 4° enfin sur deux cloisons fibreuses qui le séparent du muscle grand palmaire en dedans, et du fléchisseur superficiel commun des doigts en arrière.

De ces points divers, les fibres du muscle rond pronateur se portent en bas et en dehors, et donnent naissance à un tendon aplati qui commence au milieu d'elles. Ce tendon se dégage de bonne-heure sur la face antérieure des fibres, et vient se terminer sur l'empreinte raboteuse du milieu de la face externe et du bord postérieur du radius, accompagné jusque-là par les fibres charnues en arrière, et après s'être, en quelque sorte, roulé en spirale sur la face antérieure et sur le bord externe de cet os.

Supérieurement, le muscle rond pronateur est séparé par un nerf (1), en deux faisceaux d'inégal volume : le postérieur, beaucoup plus petit que l'antérieur. Sa *face antérieure* est sous-aponévrotique dans la plus grande partie de son étendue ; au niveau de son tendon seulement, elle est recouverte par la plupart des muscles de la région radiale (2), par des vaisseaux et un nerf (3). Sa *face postérieure* est en rapport avec le muscle brachial antérieur, avec celui de la seconde couche de la partie antérieure de

(1) Le nerf médian.

(2) Par le long supinateur et les deux radiaux externes.

(3) Le nerf et les vaisseaux radiaux.

l'avant-bras (1), et avec un nerf et des vaisseaux (2). Son *bord externe* concourt, avec les muscles de la région radiale, à former une dépression triangulaire qu'on appelle le *creux du coude*, dépression dans laquelle on rencontre le tendon du muscle biceps, celui du brachial antérieur, un nerf et des vaisseaux (3). Son *bord interne* est uni, en haut, au muscle grand palmaire.

Action. Le muscle rond pronateur porte d'abord l'avant-bras et la main dans la pronation, et devient ensuite fléchisseur de l'avant-bras sur le bras, lorsque la pronation a été portée aussi loin que possible, s'il agit en prenant son point fixe sur l'épitrochlée. Il est simplement fléchisseur du bras, s'il prend son point fixe sur le radius, cet os ayant été préalablement fixé.

Variétés. Le muscle rond pronateur est quelquefois double, ses deux faisceaux épitrochléen et coronoïdien restant distincts jusqu'en bas.

Muscle grand palmaire ou *radial antérieur.*

(Epitrochlo-métacarpien. CHAUSS.)

Ce muscle est placé en dedans du précédent, dans la couche superficielle des muscles antérieurs de l'avant-bras. Alongé et fusiforme, il s'insère, en haut, 1° sur l'épitrochlée, au moyen du tendon commun dont il a été parlé plus haut; 2° sur la face profonde de l'aponévrose anti-brachiale; 3° sur trois cloisons fibreuses qui le séparent, en dehors, en dedans et en arrière, des muscles rond pronateur, palmaire grêle et fléchisseur superficiel commun des doigts. Ses fibres se portent en bas et un peu en dehors, forment un faisceau qui diminue graduellement en descendant, et se terminent sur un tendon caché d'abord au milieu d'elles, et qui s'en isole plus promptement en avant, qu'en arrière. Ce tendon, large et aponévrotique supérieurement, est beaucoup plus fort et beaucoup plus étroit en bas. Il s'engage au-devant du carpe dans la coulisse antérieure de l'os tra-

(1) Le fléchisseur superficiel commun des doigts.

(2) Le nerf médian et les vaisseaux cubitaux.

(3) Le nerf médian, la fin de l'artère brachiale et l'origine des radiale et cubitale.

pèze, dans laquelle il est retenu par une bride fibreuse et lubréfié par une petite membrane synoviale, puis il va définitivement se fixer sur la partie antérieure et supérieure du deuxième os du métacarpe.

Le muscle grand palmaire est en rapport, *en avant*, presque partout avec l'aponévrose de l'avant-bras, à la main seulement, il est recouvert par quelques-uns des petits muscles de cette partie (1). *En arrière*, il est appliqué sur le muscle de la couche suivante (2), sur le long fléchisseur propre du pouce, sur la partie antérieure de l'articulation radio-carpienne, sur le scaphoïde et sur le trapèze. Ses *deux bords* sont unis, en haut, aux muscles entre lesquels il est placé, le rond pronateur en dehors, le petit palmaire en dedans.

Action. Le muscle grand palmaire fléchit la main sur l'avant-bras, et concourt un peu à la pronation, s'il agit en prenant son l'avant-bras, et celui-ci sur la main.

Muscle palmaire grêle ou *petit palmaire.*

(Epitrochlo-palmaire. CHAUSS.)

Ce muscle manque quelquefois, et est remplacé par une bride longitudinale de l'aponévrose de l'avant-bras. Il est situé en dedans du précédent, et dans le même plan que lui. Il s'insère, en haut, 1° sur l'épitrochlée, à l'aide du tendon commun dont il a été question, tendon qui lui envoie une expansion très longue; 2° sur l'aponévrose de l'avant-bras et sur trois cloisons fibreuses qui le séparent, en dehors, en dedans et en arrière, des muscles grand palmaire, cubital antérieur, et fléchisseur superficiel commun des doigts. Les fibres peu nombreuses qui viennent de ces divers points, forment un faisceau aplati et très grêle, et se terminent sur un tendon plus grêle encore, qui naît en arrière des fibres charnues sous la forme d'une aponévrose, se rétrécit beaucoup dans sa partie moyenne, et se termine, en s'épanouissant dans la partie supérieure de l'aponévrose palmaire, et en

(1) Le petit abducteur, l'opposant, le court fléchisseur et l'adducteur du pouce.

(2) Le fléchisseur superficiel commun.

envoyant quelques prolongemens sur le ligament annulaire antérieur du carpe.

La *face antérieure* de ce muscle est en rapport avec l'aponévrose de l'avant-bras. La *postérieure* est appliquée sur le muscle de la couche suivante (1). Ses *deux bords* sont unis, supérieurement, aux deux muscles entre lesquels il est placé, le grand palmaire en dehors, le cubital antérieur en dedans.

Action. Ce muscle tend l'aponévrose palmaire et fléchit la main sur l'avant-bras, ou l'avant-bras sur la main.

Variétés. Le palmaire grêle manque quelquefois tout-à-fait. Dans ce cas, il est quelquefois remplacé, du côté de l'aponévrose palmaire, par un tendon du fléchisseur superficiel commun des doigts.

Muscle cubital antérieur ou *interne.*

(Cubito-carpien. Chauss.)

Situé tout-à-fait en dedans de la couche superficielle des muscles de l'avant-bras, le muscle cubital antérieur est bifurqué à son extrémité supérieure, de manière à prendre des insertions différentes de l'un et de l'autre côté. Son faisceau externe, le plus petit des deux, se fixe, 1° sur l'épitrochlée, au moyen du tendon commun dont il a été fait mention plus haut; 2° sur l'aponévrose de l'avant-bras; 3° sur deux cloisons fibreuses qui le séparent du muscle petit palmaire en dehors, et du fléchisseur superficiel commun des doigts en arrière. Son faisceau interne, le plus important des deux, commence sur la partie interne de l'olécrâne et sur les deux tiers supérieurs du bord interne du cubitus, au moyen d'une forte aponévrose qui se continue avec celle de l'avant-bras et se sépare en deux lames, l'une antérieure, l'autre postérieure, la première, plus forte que la seconde, lames qui embrassent ainsi les deux faces du muscle.

De ces points divers, les fibres du muscle cubital antérieur se portent en bas, celles du faisceau épitrochléen, perpendiculairement, celles du faisceau cubital, obliquement d'avant en arrière. Toutes viennent se terminer sur un beau tendon, qui

(1) Le fléchisseur sublime.

commence de bonne heure dans le centre du muscle, se dégage peu après sur la face antérieure de celui-ci, reçoit la plupart des fibres charnues par son bord postérieur, est accompagné par elles jusqu'au bas de l'avant-bras, et se termine sur la partie antérieure et inférieure de l'os pisiforme.

Une petite membrane synoviale sépare le tendon précédent de la partie supérieure de l'os pisiforme.

En avant, le muscle cubital antérieur est en rapport avec la peau et l'aponévrose de l'avant-bras. *En arrière*, il est appliqué sur les deux muscles fléchisseurs communs des doigts, sur le carré pronateur(1), sur les vaisseaux et nerfs cubitaux et sur la partie antérieure de l'articulation du poignet. Son *bord externe* est uni, en haut, avec le muscle précédent. Un nerf (2) passe entre les deux faisceaux de la bifurcation supérieure de ce muscle.

Action. Le muscle cubital antérieur fléchit la main sur l'avant-bras et la porte dans l'adduction, s'il prend son point fixe en haut. Dans le cas contraire, il fléchit l'avant-bras sur la main.

§ 2. *Deuxième couche de la partie antérieure de l'avant-bras.*

Cette couche ne comprend qu'un seul muscle, le *fléchisseur superficiel commun des doigts.*

Muscle fléchisseur superficiel commun des doigts, ou *fléchisseur sublime.*

(Epicondylo-phalanginien commun, CHAUSS.)

Aplati et plus large vers la réunion de son tiers supérieur avec ses deux tiers inférieurs que partout ailleurs, ce muscle est placé derrière les précédens. Il est simple en haut, et séparé en quatre parties inférieurement. Il s'insère, en haut, sur l'épitrochlée, sur l'apophyse coronoïde du cubitus, sur le bord externe

(1) Quoique l'un des fléchisseurs occupe la seconde, et l'autre la troisième couche ; quoique le carré pronateur appartienne à la quatrième couche des muscles antérieurs de l'avant bras.

(2) Le cubital

du radius au-dessous de la tubérosité bicipitale, et sur une cloison fibreuse qui le sépare des quatre muscles de la couche précédente. Ses insertions épitrochléenne et coronoïdienne ont lieu au moyen d'une aponévrose qui s'étend au loin au-devant du muscle, et qui donne naissance, en arrière, aux fibres charnues. Son insertion radiale se fait par l'intermédiaire de quelques fibres tendineuses courtes.

Les fibres du muscle fléchisseur superficiel qui viennent des insertions humérale et cubitale sont d'abord légèrement obliques en bas et en dehors; celles qui procèdent du radius descendent légèrement en dedans. Une fois constitué par la réunion de ces fibres diverses, ce muscle se porte perpendiculairement vers la main, et se divise bientôt en deux faisceaux principaux superposés l'un à l'autre d'avant en arrière, l'antérieur plus considérable que le postérieur.

Le faisceau antérieur présente une large et forte aponévrose sur sa face postérieure, aponévrose qui reçoit les fibres charnues en avant. Le faisceau postérieur offre, au contraire, son aponévrose terminale en avant des fibres charnues. Ce dernier, du reste, est digastrique; les fibres charnues qui lui viennent de l'insertion supérieure sont courtes et se terminent promptement sur un tendon aplati qui en produit ensuite de nouvelles. Le faisceau antérieur est destiné aux doigts médius et annulaire; tandis que le postérieur appartient à l'index et à l'auriculaire. Simples d'abord l'un et l'autre, ils se divisent chacun de leur côté en deux faisceaux secondaires. C'est ordinairement l'aponévrose qui subit cette scission dans le faisceau antérieur; tandis que, dans le faisceau postérieur, elle remonte jusqu'aux fibres charnues qui produisent ainsi, le plus souvent, deux tendons distincts.

Quoi qu'il en soit, les tendons du muscle fléchisseur superficiel se rétrécissent de plus en plus en s'avançant vers la main; ils s'engagent sous le ligament antérieur du carpe, superposés les uns aux autres, comme à leur origine, ceux du médius et de l'auriculaire en avant, ceux de l'index et du petit doigt en arrière. Dans la paume de la main, ils s'écartent les uns des autres pour gagner la face antérieure des doigts auxquels ils sont destinés, et pour se placer dans les gaînes osséo-fibreuses de ces régions.

En entrant dans leurs gaînes digitales, les tendons du muscle fléchisseur superficiel s'aplatissent beaucoup, et se recourbent en une gouttière à concavité postérieure, qui embrasse le tendon correspondant du muscle fléchisseur profond. Peu après, vers le milieu de la première phalange, ces tendons se séparent en deux bandes qui s'écartent pour laisser passer les tendons du fléchisseur profond (1); après quoi ces deux bandes se rapprochent, se réunissent, et les tendons du fléchisseur superficiel forment une seconde gouttière disposée en sens inverse de la première, dont la concavité regarde en avant, et qui est destinée à loger le tendon devenu antérieur du muscle fléchisseur profond. Toutefois, cette réunion ne dure pas, les deux bandelettes de ces tendons se séparent une deuxième fois, et vont se terminer isolément sur les côtés de la face antérieure et de l'extrémité supérieure de la phalangine de chacun des quatre derniers doigts.

La *face antérieure* du muscle fléchisseur superficiel est recouverte, à l'avant-bras, par les muscles de la première couche de la face antérieure de cette région, le rond pronateur, les deux palmaires et le cubital antérieur, par la peau et par l'aponévrose de l'avant-bras. Sa *face postérieure* est appliquée sur les muscles de la troisième couche (2), sur des vaisseaux et des nerfs (3).

Au poignet, les tendons de ce muscle sont compris dans une seule et même gaîne avec ceux des muscles fléchisseur profond et fléchisseur propre du pouce, qui forment la couche suivante, et avec un nerf important (4). Toutes ces parties sont immédiatement entourées par une membrane synoviale fort humide qui se prolonge un peu vers l'avant-bras, d'une part, et vers la paume de la main, de l'autre.

Au milieu de la main, les tendons du muscle fléchisseur superficiel sont en rapport, *en avant*, avec l'aponévrose palmaire et une arcade artérielle (5), *en arrière*, avec les tendons du flé-

(1) Ce caractère a fait appeler le fléchisseur superficiel, fléchisseur *perforé*.

(2) Le fléchisseur profond et le fléchisseur propre du pouce.

(3) Les vaisseaux cubitaux et les nerfs médian et cubital.

(4) Le nerf médian.

(5) L'arcade palmaire superficielle ou cubitale.

chisseur profond et les faisceaux charnus qui sont placés entre ceux-ci (1).

Dans les gaînes digitales, ces tendons d'abord placés en avant de ceux du fléchisseur profond, leur deviennent postérieurs près de leur terminaison. En outre, ils sont unis à la face antérieure de la première phalange par une ou deux brides fibreuses très grêles, et lubrifiés par une membrane synoviale très humide.

Action. Le muscle fléchisseur superficiel commun fléchit les phalangines des quatre derniers doigts sur les phalanges, les doigts sur le métacarpe, et même la main sur l'avant-bras, s'il se contracte en prenant son point fixe en haut. Dans le cas contraire, il fléchit l'avant-bras sur la main.

§ 3. *Troisième couche de la partie antérieure de l'avant-bras.*

Cette couche est formée de deux muscles, le fléchisseur profond commun des doigts, et le long fléchisseur propre du pouce.

Muscle fléchisseur profond commun des doigts.

(Cubito-phalangettien commun. CHAUSS.)

Plus épais et moins large que le précédent, le muscle fléchisseur profond est placé au-devant du cubitus, en dedans de la couche de l'avant-bras à laquelle il appartient. Il s'insère, en haut, sur le cubitus, sur l'aponévrose du muscle cubital antérieur, sur le ligament inter-osseux, quelquefois même sur le radius, près de la tubérosité bicipitale. Son insertion sur le cubitus comprend les trois quarts supérieurs de la face antérieure de cet os, depuis l'empreinte raboteuse qui reçoit le tendon du brachial antérieur, qu'il embrasse par ses fibres les plus élevées. Cette origine, comme les autres, a lieu immédiatement et sans le secours de fibres aponévrotiques.

De tous ces points, les fibres du muscle fléchisseur profond se portent en bas, à peu près perpendiculairement, et se rendent sur

(1) Les muscles lombricaux.

trois tendons qui naissent en dedans d'elles, et se dégagent plus promptement sur leur face antérieure que sur la postérieure. Tous trois, après s'être isolés des fibres charnues, s'engagent sous le ligament annulaire antérieur du carpe, avec les tendons précédens et le nerf qui les accompagne (1), enveloppés avec eux dans la même membrane synoviale. Là, le plus interne d'entre eux se divise en deux tendons secondaires, l'un pour le petit doigt, l'autre pour l'annulaire. Tous les quatre se portent en divergeant vers la face inférieure des quatre derniers doigts, et pénètrent dans la gaîne osséo-fibreuse de ces appendices, placés en arrière des tendons correspondans du muscle fléchisseur superficiel, et logés dans la gouttière qui leur est préparée par eux.

En entrant dans les gaînes digitales, les tendons du muscle fléchisseur profond s'élargissent un peu, présentent la trace d'une division longitudinale qui ne s'effectue pas. Ensuite ils traversent la fente des tendons du fléchisseur sublime (2), deviennent alors antérieurs à ceux-ci, se logent dans la nouvelle gouttière qu'ils forment pour les recevoir, et viennent enfin se terminer, en s'épanouissant, sur la partie antérieure et l'extrémité supérieure de la phalangette de chacun des quatre derniers doigts.

La *face antérieure* du muscle fléchisseur profond est recouverte, à l'avant-bras, par les muscles fléchisseur sublime, cubital antérieur, et par quelques vaisseaux et nerfs (3). Sa *face postérieure* est appliquée sur le cubitus, sur le ligament inter-osseux, sur le radius, sur le muscle de la quatrième couche de la face antérieure de l'avant-bras (4), et sur quelques vaisseaux et nerfs (5).

Au poignet et dans les gaînes digitales, les tendons du muscle fléchisseur profond sont enveloppés par les membranes synoviales que j'ai décrites à l'occasion du fléchisseur superficiel, membranes qu'ils partagent, en effet, avec les tendons de ce

(1) Le médian.

(2) Cette circonstance a fait donner le nom de *fléchisseur perforant* à celui que je décris.

(3) Les vaisseaux et nerf cubitaux, le nerf médian.

(4) Le carré pronateur.

(5) Les vaisseaux et le nerf inter-osseux antérieurs.

muscle. Jusqu'au milieu des doigts, ils sont postérieurs à ceux-ci ; au-delà de ce point ils leur deviennent antérieurs.

Au milieu de la main, les tendons du fléchisseur profond sont séparés par de petits faisceaux charnus (1). Ils sont recouverts en avant par l'aponévrose palmaire, tandis qu'ils sont appliqués en arrière sur le métacarpe et sur quelques muscles profonds de cette région (2).

Action. Le muscle fléchisseur profond fléchit les phalangettes des quatre derniers doigts sur les phalangines, celles-ci sur les phalanges, les doigts sur le métacarpe, et la main en totalité sur l'avant-bras, s'il prend son point fixe en haut. Dans le cas contraire, il fléchit l'avant-bras sur la main.

Variétés. Ce muscle ne présente quelquefois que trois tendons. Dans d'autres cas, il en a cinq, et l'un d'eux remplace d'un des tendons du muscle fléchisseur superficiel. Il est commun de voir le muscle fléchisseur profond réuni au suivant.

Muscle long fléchisseur propre du pouce.

(Radio-phalangettien du pouce. Chauss.)

Placé au-devant du radius, à la partie externe de la troisième couche musculaire de la partie antérieure de l'avant-bras, le muscle long fléchisseur du pouce pourrait être, à bon droit, considéré comme un faisceau du muscle fléchisseur profond des doigts, car il est phalangettien comme lui. Il s'insère, en haut, sur la face antérieure du radius, sur le ligament inter-osseux, et, le plus souvent, sur l'apophyse coronoïde, au moyen d'un petit faisceau spécial. Ses insertions au radius et au ligament inter-osseux sont dépourvues de fibres aponévrotiques ; la première commence au-dessous de la tubérosité bicipitale, et s'étend jusqu'au tiers inférieur de l'os exclusivement. Son faisceau coronoïdien est aponévrotique à ses deux extrémités, et charnu à sa partie moyenne.

De ces divers points, les fibres charnues du muscle long fléchisseur du pouce se portent en bas et un peu en avant, et se ter-

(1) Les muscles lombricaux.

(2) Les interosseux, l'adducteur et le court fléchisseur du pouce.

minent sur un tendon qui est embrassé par elles en dehors, en dedans et en arrière. Ce tendon, dégagé des fibres charnues, passe sous le ligament annulaire du carpe avec ceux des muscles fléchisseurs superficiel et profond, s'en écarte bientôt pour se porter en dehors vers le pouce, s'engage dans la gaîne osséo-fibreuse de ce doigt, et se termine tout-à-fait à la partie antérieure de l'extrémité supérieure de la phalangette de ce doigt.

La *face antérieure* du muscle fléchisseur propre du pouce est recouverte, à l'avant-bras, par les muscles fléchisseur sublime, grand palmaire, long supinateur (1) et par une artère (2). Sa *face postérieure* est appliquée sur le radius, sur le ligament inter-osseux, sur le muscle de la quatrième couche (3) et sur un nerf et des vaisseaux (4).

A la main, le tendon du long fléchisseur du pouce est d'abord placé sous le ligament annulaire antérieur du carpe, entouré par la membrane synoviale qui appartient, d'autre part, aux tendons des deux muscles fléchisseurs communs; ensuite, il est placé dans l'intervalle des deux faisceaux du muscle court fléchisseur; enfin, sur le dos du pouce il est revêtu par une membrane synoviale analogue à celles qui lubrifient les tendons des fléchisseurs communs, seulement un peu plus simple qu'elles.

Action. Ce muscle fléchit la phalangette du pouce sur la phalange, le pouce en totalité sur le métacarpe, le premier métacarpien sur le carpe, et la main sur le bras, quand il prend son point fixe en haut. Dans le cas contraire, il fléchit l'avant-bras sur la main.

§ 4. *Quatrième couche de la partie antérieure de l'avant-bras.*

Cette couche est très incomplète; elle est constituée par le seul muscle *carré pronateur.*

(1) Le premier muscle de la région externe de l'avant-bras.

(2) La radiale.

(3) Le carré pronateur.

(4) Le nerf et les vaisseaux inter-osseux antérieurs.

Muscle carré pronateur.

(Cubito-radial. CHAUSS.)

Aplati et très exactement quadrilatère, le muscle carré pronateur est limité à la partie inférieure et au point le plus profond de la région antérieure de l'avant-bras. Il s'insère sur le bord interne et sur la face antérieure du cubitus; sur le premier point, à l'aide d'une aponévrose qui se prolonge en avant des fibres charnues; sur le second, directement, sans intermédiaire tendineux. De là, ses fibres se portent transversalement en dehors, parallèlement les unes aux autres, et viennent se terminer directement sur la face antérieure et sur le bord externe du radius.

La *face antérieure* du carré pronateur est en rapport avec les muscles fléchisseur profond, long fléchisseur du pouce, grand palmaire, cubital antérieur, et avec les deux artères principales de l'avant-bras (1). Sa *face postérieure* est appliquée sur le radius, le cubitus, le ligament inter-osseux et les vaisseaux et nerf inter-osseux antérieurs.

Action. Le muscle carré pronateur porte le radius et la main dans la pronation.

ARTICLE SECOND.

Région anti-brachiale externe, ou *radiale* (2).

Les muscles de cette région sont au nombre de quatre : les deux *supinateurs* et les deux *radiaux externes*. Ils sont superposés les uns aux autres, et chacun d'eux forme, à proprement parler, une couche particulière. Leur ensemble donne naissance

(1) Les artères radiale et cubitale.

(2) La préparation des muscles de cette région n'offre rien de particulier. Le long supinateur et les deux radiaux doivent être étudiés immédiatement après les muscles anti-brachiaux antérieurs et avant les postérieurs; mais on ne peut convenablement voir le muscle petit supinateur, qu'après avoir étudié les muscles anti-brachiaux postérieurs de la couche superficielle, parce qu'il s'avance au-dessous d'eux, que même il est uni par une cloison fibreuse aux trois premiers.

à une saillie qui constitue la partie externe du creux triangulaire du pli du coude.

Muscle long ou *grand supinateur.*

(Huméro-sus-radial. CHAUSS.)

Aplati de dehors en dedans, tout-à-fait superficiel, le muscle long supinateur s'insère supérieurement, presque sans fibres aponévrotiques, sur la partie inférieure du bord externe de l'humérus, entre les muscles brachial antérieur et triceps, uni souvent à ce dernier par une cloison fibreuse. De là, il se dirige en bas, en se contournant un peu sur la saillie des autres muscles de la même région. Vers la partie moyenne de l'avant-bras, le long supinateur produit un tendon qui commence par une aponévrose sur la face interne des fibres charnues, et qui les reçoit successivement par sa face externe. Ce tendon se contracte de plus en plus en descendant, et va s'insérer sur la partie inférieure de la face externe du radius, au-dessus de l'apophyse styloïde, envoyant de ce point une expansion fibreuse dans la coulisse des muscles grand abducteur et petit extenseur du pouce.

Le muscle long supinateur est sous-jacent à l'aponévrose et à la peau de l'avant-bras. Il est appliqué sur le muscle suivant, le premier radial externe.

Action. Le muscle long supinateur porte l'avant-bras et la main dans la supination, si ces parties sont actuellement dans la pronation ; dans le cas contraire, il fléchit l'avant-bras sur le bras, ou le bras sur l'avant-bras.

Muscle premier radial externe.

(Huméro-sus-métacarpien. CHAUSS.)

De même forme que le précédent, et placé au-dessous de lui, le muscle premier radial externe s'insère, en haut, presque sans fibres aponévrotiques, au-dessous du muscle long supinateur, sur la partie la plus inférieure du bord externe de l'humérus, et sur une cloison qui le sépare du muscle suivant. De là, il se dirige en bas presque perpendiculairement, réfléchi seulement un peu sur la saillie ventrue des muscles profonds. Au milieu de l'avant-bras, il produit un tendon qui naît dans l'épaisseur des fibres charnues, et s'en dégage plutôt en dehors qu'en dedans. Ce tendon reste borné d'abord à la partie externe de l'avant-bras; mais arrivé à la réunion du quart inférieur avec les trois quarts supérieurs de cette région, il se dirige insensiblement vers la face postérieure du poignet et de la main, passe dans une large coulisse formée par la face postérieure du radius et par le ligament annulaire dorsal du carpe, coulisse qui lui est commune avec le muscle suivant, et dans laquelle l'un et l'autre sont enveloppés dans la même membrane synoviale; puis au-delà de ce point, il s'écarte de son muscle homonyme, pour se fixer sur l'extrémité supérieure et sur la face dorsale du deuxième os du métacarpe.

En haut, le muscle premier radial externe est sous-jacent au long supinateur; il le déborde un peu en arrière, et se met en rapport avec l'aponévrose anti-brachiale. *En bas*, il est recouvert, d'abord par les tendons des muscles grand abducteur et petit extenseur du pouce, ensuite par le tendon du long extenseur du même doigt, et par l'aponévrose dorsale du poignet et de l'avant-bras. *Profondément*, il appuie sur le muscle second radial externe, sur le radius, sur l'articulation radio-carpienne et sur le carpe.

Action. Le muscle premier radial externe est extenseur et abducteur de la main sur l'avant-bras; à la rigueur, il peut même fléchir l'avant-bras légèrement sur le bras, ou réciproquement.

Variétés. Le tendon de ce muscle est quelquefois réuni par une bandelette tendineuse à celui du suivant.

Muscle second radial externe.

(Epicondylo-sus-mét. carpien. Chauss.)

De même forme que le muscle précédent et placé au-dessous de lui, le second radial externe s'insère, en haut, 1° sur l'épitrochlée, à l'aide d'un tendon qu'il partage avec plusieurs autres muscles, et qui envoie un prolongement aponévrotique sur sa face interne; 2° sur la face profonde de l'aponévrose de l'avant-bras; 3° sur deux cloisons fibreuses qui lui sont communes avec les muscles extenseur commun des doigts et court supinateur.

De là, il se dirige perpendiculairement en bas, produit bientôt un tendon qui naît au centre des fibres charnues, et qui paraît plus promptement sur la face externe du muscle que sur l'interne, tendon qui se contracte de plus en plus, se place inférieurement sur la face postérieure du radius et du poignet, passe dans la même coulisse que le précédent, enveloppé dans la même membrane synoviale, et va se terminer sur la partie supérieure et postérieure du troisième os du métacarpe.

Le muscle second radial externe est recouvert par le premier, par les tendons obliques des muscles grand abducteur, petit et grand extenseurs du pouce, par l'aponévrose de l'avant-bras, et par la peau. Il est appliqué sur le muscle petit supinateur, sur le radius, sur la face postérieure de l'articulation radio-carpienne et sur le carpe.

Action. Ce muscle a les mêmes usages que le muscle précédent; seulement, tout-à-fait placé en dehors de l'articulation huméro-cubitale, il n'imprime aucun mouvement à l'avant-bras ni au bras, parce que cette articulation ne permet aucun mouvement de latéralité.

Variétés. Le tendon du muscle second radial externe est quelquefois divisé en deux languettes. Salzmann a vu le muscle manquer complètement.

Petit ou *court supinateur.*

(Epicondylo-radial. Chauss.)

Court, aplati, très-large, appliqué sur les faces postérieure, externe et même antérieure du radius, le muscle court supinateur s'insère, en haut, 1° sur l'épicondyle, au moyen d'un tendon qui se confond avec le ligament latéral externe de l'articulation; 2° en arrière, sur la ligne oblique postérieure du cubitus, au moyen de fibres aponévrotiques étalées en aponévroses, avec celles du tendon précédent, sur la face externe du muscle, et qui donnent ainsi naissance successivement à beaucoup de fibres charnues; 3° sur des cloisons fibreuses qui le séparent des muscles second radial externe, extenseur commun des doigts, extenseur du petit doigt et cubital postérieur. De tous ces points les fibres de ce muscle se portent obliquement de haut en bas, d'arrière en avant, et se terminent sur le périoste des faces externe et antérieure du radius, dans toute l'étendue du tiers supérieur de cet os.

Le muscle court supinateur est divisé en deux faisceaux suivant son épaisseur, et traversé, à la faveur de cette disposition, par un nerf important (1). Il est couvert, *en arrière*, par les muscles second radial externe, extenseur commun des doigts, extenseur propre du petit doigt, et cubital postérieur. *En avant*, il a des rapports avec l'artère radiale. Sa *face profonde* embrasse presque exclusivement le radius; dans son tiers supérieur, elle est également appliquée sur la partie la plus élevée de l'espace inter-osseux et sur la partie externe de l'articulation huméro-cubitale.

Action. Ce muscle est supinateur, et ne peut produire aucun autre mouvement; il est impuissant lorsque l'avant-bras est placé dans la supination forcée.

ARTICLE TROISIÈME.

Région anti-brachiale postérieure (2).

Les muscles de cette région sont nombreux, on en compte huit; ils forment deux couches bien régulières, dans chacune desquelles se rencontrent quatre muscles.

§ 1er *Couche superficielle de la partie postérieure de l'avant-bras.*

Cette couche se compose des muscles suivans, en procédant de dehors en dedans : l'*extenseur commun des doigts*, l'*extenseur propre du petit doigt*, le *cubital postérieur* et l'*anconé*.

1° *Muscle extenseur commun des doigts.*

(Epicondylo phalangettien commun. CHAUSS.)

Simple supérieurement, quadrifide inférieurement, placé un peu en dehors, ce muscle s'insère, en haut, sur l'épicondyle, sur la face profonde de l'aponévrose de l'avant-bras, et sur trois

(1) La branche dorsale du nerf radial.

(2) Il n'y a rien de particulier pour la préparation des muscles de cette région, si ce n'est que méthodiquement, on doit étudier ceux de la couche superficielle avant le court supinateur.

cloisons fibreuses qui le séparent des muscles second radial externe, en dehors, extenseur propre du petit doigt, en dedans, et court supinateur, profondément. Une division du tendon commun à tous les muscles épitrochléens se prolonge sur le bord externe et sur la face antérieure de ce muscle, de sorte que ses fibres sont logées supérieurement dans un étui fibreux formé en partie par cette expansion, en partie par l'aponévrose anti-brachiale. De tous ces points d'insertion, ce muscle se porte en bas et un peu en dedans, se partage de bonne heure en trois faisceaux qui produisent chacun, vers la partie moyenne de l'avant-bras, un tendon aplati qui reçoit obliquement l'insertion des fibres charnues. Ces trois tendons descendent réunis en un faisceau vers la face postérieure du poignet, passent avec celui du muscle extenseur propre du doigt indicateur, dans une large coulisse formée par la face postérieure du radius et par le ligament annulaire dorsal du carpe, enveloppés en ce point par une membrane synoviale commune. A cette hauteur, le tendon interne se divise en deux tendons secondaires : un pour le doigt annulaire, l'autre pour le petit doigt ; après quoi les tendons du muscle extenseur commun se séparent les uns des autres, et se dirigent vers les quatre derniers doigts auxquels ils sont exclusivement destinés. Avant d'atteindre ce point, sur le dos du métacarpe, ces tendons sont unis à distance par une petite aponévrose dont les fibres, plus prononcées en bas qu'en haut, ont une direction qui varie, de telle sorte que, généralement obliques, ces fibres le sont beaucoup moins entre les tendons de l'index et du médius qu'entre les autres. Au niveau des articulations métacarpo-phalangiennes, les tendons du muscle extenseur commun se contractent beaucoup. Parvenus enfin sur les doigts, ils se réunissent avec les tendons des muscles lombricaux, ceux de l'index et du petit doigt particulièrement avec les muscles extenseurs propres de ces doigts, et ils forment une membrane fibreuse large et forte, qui recouvre complètement les doigts, et protége leurs os et leurs articulations. Un peu au-dessus de la première articulation phalangienne, cette membrane se divise en trois faisceaux : un moyen, large, qui va s'insérer presque aussitôt sur la partie dorsale et supérieure de la phalangine; deux latéraux qui se portent obliquement l'un vers l'autre, se réunissent un peu au-dessus de la dernière articulation phalangienne, et se fixent sur la partie dorsale et supérieure de la phalangette ou phalange *onguéale.*

Le muscle extenseur commun des doigts est en rapport avec la peau et l'aponévrose de l'avant-bras par sa *face postérieure.* L'*antérieure* est appliquée sur les muscles court supinateur, grand abducteur, petit et grand extenseurs du pouce, sur l'extenseur propre de l'index, sur le radius, sur le poignet et sur la face dorsale de la main et des doigts.

Action. L'extenseur commun étend les phalangettes des doigts sur les phalangines, celles-ci sur les phalanges, les doigts en totalité sur le métacarpe, et même la main sur l'avant-bras, s'il prend son point fixe supérieurement. Il produit des phénomènes inverses lorsqu'il se contracte en prenant son point fixe inférieurement.

Variétés. Quelquefois ce muscle a ses faisceaux séparés de très bonne heure; quelquefois il ne produit pas de tendon pour le petit doigt. Dans d'autres circonstances, chaque tendon envoie une bande fibreuse d'insertion vers la première phalange des doigts (1).

Muscle extenseur propre du petit doigt.

(Epicondylo-phalangettien du petit doigt. Chauss.)

Alongé, très grêle, souvent confondu supérieurement, de la manière la plus complète, avec le précédent, le muscle extenseur propre du petit doigt s'insère, en haut, sur l'épicondyle, sur l'aponévrose anti-brachiale, et sur trois cloisons fibreuses qui le séparent des muscles extenseur commun, cubital postérieur et court supinateur. De tous ces points, il se porte en bas et un peu en dedans, donne naissance, vers la partie moyenne de l'avant-bras, à un petit tendon qui s'isole plus promptement en dedans et en avant que dans les autres sens, s'engage dans une coulisse fibreuse particulière, placée à la partie postérieure de l'articulation radio-cubitale inférieure, et se dirige ensuite vers le petit doigt, sur le dos duquel il se réunit avec le tendon de l'extenseur commun qui appartient à ce doigt, concourant à for-

(1) Cruveilhier.

mer la membrane dont la disposition a été décrite à l'occasion de ce muscle.

Le muscle extenseur du petit doigt est en rapport, *en arrière*, avec la peau et l'aponévrose de l'avant-bras. *En avant*, il est appliqué sur les muscles court supinateur, grand abducteur du pouce, extenseur du même doigt, extenseur de l'index, sur les articulations radio-cubitale inférieure et radio-carpienne, et sur le dos de la main.

Action. Ce muscle étend les dernières phalanges du petit doigt, le petit doigt en totalité sur la main, celle-ci sur l'avant-bras, et même l'avant-bras sur le bras, quand il prend son point fixe en haut. Dans le cas opposé, il étend, de la même manière, le bras, l'avant-bras et la paume de la main sur le petit doigt.

Variétés. Le muscle extenseur propre du petit doigt est parfois tout-à-fait isolé du muscle extenseur commun.

Muscle cubital postérieur.

(Epicondylo-métacarpien. CHAUSS.)

Alongé, semi-penniforme, le muscle cubital postérieur s'insère, en haut, sur l'épicondyle, au moyen du tendon commun qui envoie une expansion aponévrotique vers sa face antérieure, sur l'aponévrose de l'avant-bras, sur le bord interne du cubitus, et sur deux cloisons fibreuses qui le séparent des muscles extenseur propre du petit doigt et court supinateur. Il se dirige ensuite en bas et un peu en dedans, et dégénère en un tendon à la partie inférieure de l'avant-bras. Ce tendon reçoit les fibres charnues par sa face antérieure, s'isole très tard de ces fibres, et un peu plus tôt en arrière qu'en avant, passe dans une coulisse pratiquée derrière le cubitus, et vient s'insérer en arrière et en dedans de l'extrémité supérieure du cinquième os du métacarpe.

Le muscle cubital postérieur est en rapport, *en arrière*, avec la peau et l'aponévrose. *En avant*, il appuie sur les muscles de la couche profonde, sur le cubitus et sur le dos du carpe.

Action. Ce muscle étend la main sur l'avant-bras en l'inclinant sur le bord cubital de celui-ci. Avec le muscle cubital antérieur, dont il est l'antagoniste, sous d'autres rapports, il peut porter la main dans une adduction forcée.

Variétés. Un prolongement du muscle cubital postérieur se porte quelquefois au petit doigt, et se réunit avec les tendons de ses muscles extenseurs.

Muscle anconé.

(Epicondylo-cubital, Chauss.)

Court, aplati, triangulaire, le muscle anconé s'insère, en haut, à l'épicondyle, quelques-unes des fibres supérieures, directement, les autres, au moyen d'un tendon distinct de celui des précédens; tendon qui se prolonge le long du bord externe du muscle, et donne naissance aux fibres charnues par son bord interne. Ces fibres elles-mêmes se portent en bas et en dedans, et viennent s'insérer sur le périoste de la face postérieure du cubitus, au-dessus de la ligne oblique postérieure de cet os, sans intermédiaire de fibres aponévrotiques.

Le muscle anconé est disposé *en diagonale* à la partie postérieure de l'articulation du coude; ses fibres supérieures sont parallèles aux fibres inférieures du triceps. Sa *face postérieure* est en rapport avec l'aponévrose anti-brachiale, mais ne lui adhère pas. Sa *face antérieure* est appliquée sur l'articulation du coude et sur le cubitus.

Action. Le muscle anconé est extenseur de l'avant-bras sur le bras, et réciproquement.

§ 2e *Couche profonde de la partie postérieure de l'avant-bras.*

Cette couche se compose de quatre muscles comme la précédente, le *grand abducteur*, le *grand* et le *petit extenseurs du pouce*, et l'*extenseur propre de l'index*. Deux d'entre eux, les plus externes, sont insérés à la fois sur le cubitus et le radius; les deux autres, les plus internes, n'appartiennent qu'au cubitus par leur extrémité anti-brachiale.

Muscle grand abducteur du pouce.

(Cubito-sus-métacarpien du pouce.)

Alongé, semi-penniforme, placé en dehors de la couche profonde des muscles anti-brachiaux postérieurs, le muscle grand abducteur du pouce s'insère, en haut, sur le cubitus, au-dessous de la ligne oblique postérieure de cet os, sur le ligament inter-osseux et sur le tiers moyen du radius à l'aide de fibres aponévrotiques fort courtes. Il se porte obliquement en bas et en dehors, dégénère au milieu de son trajet en un tendon qui s'isole plus promptement des fibres charnues en avant qu'en arrière, se place sur la face externe du radius inférieurement, passe dans la coulisse radiale externe avec le tendon du muscle suivant, et va s'insérer en arrière et en dehors de l'extrémité supérieure du premier os du métacarpe.

Le tendon du muscle grand abducteur du pouce est tapissé par une bourse muqueuse dans sa coulisse radiale. Avec le tendon du muscle petit extenseur, il forme un relief particulier en dehors du poignet, relief qu'on rend très sensible quand on tend fortement le pouce et qu'on le porte dans l'abduction. La *face postérieure* de ce muscle est en rapport avec les muscle extenseur commun des doigts, extenseur du petit doigt et cubital postérieur, avec la peau et l'aponévrose de l'avant-bras. Sa *face antérieure* est appliquée sur le cubitus, sur le ligament inter-osseux, sur le radius, sur les tendons des muscles radiaux externes et sur le ligament externe de l'articulation du poignet.

Action. Ce muscle porte le pouce et l'os métacarpien qui le supporte dans l'extension et dans l'abduction. Il peut également concourir à l'abduction de la main.

Variétés. Près de son insertion métacarpienne, ce muscle envoie souvent une expansion fibreuse, quelquefois même la moitié de son tendon vers le muscle petit abducteur du pouce, et fournit à ce muscle une origine particulière, indépendante de celle qu'il a sur le carpe.

Muscle petit extenseur du pouce.

(Cubito-sus-phalangien du pouce. CHAUSS.)

Plus petit, de même forme que le précédent, et placé en dedans de lui, le muscle court extenseur du pouce s'insère, en haut, sur le cubitus, sur le ligament inter-osseux et sur le radius, au-dessous du muscle précédent, et sans fibres aponévrotiques. De ces insertions, il se dirige en bas et en dehors, contourne, avec le précédent, la partie externe du radius, et produit un tendon grêle qui naît au centre des fibres charnues, et s'en isole plus promptement en arrière et en dehors que dans les autres sens. Ce tendon passe, avec celui du grand abducteur, dans la coulisse radiale externe, partage avec lui la bourse muqueuse qui s'y trouve, se porte sur le dos du pouce, et se termine à l'extrémité supérieure de la phalange de ce doigt, en s'unissant, par une petite expansion, au tendon du muscle long extenseur.

Le muscle court extenseur du pouce est obliquement dirigé en bas et en dehors; il est placé à moitié dans la région anti-brachiale postérieure, et à moitié dans les régions radiale et de la main. Dans la *région anti-brachiale postérieure*, il est en rapport, en arrière, avec les muscles extenseur commun, extenseur propre du petit doigt, cubital postérieur, et même avec les deux muscles de la couche profonde, entre lesquels il est placé, muscles qui se réunissent en arrière de lui très fréquemment; en avant, il est appliqué sur le cubitus et sur le ligament inter-osseux. Dans les *régions radiale et de la main*, il est sous-aponévrotique par sa face externe, tandis que, profondément, il appuie sur le radius, sur les tendons des muscles radiaux externes, sur le ligament latéral externe de l'articulation radio-carpienne et sur le pouce.

Action. Le muscle petit extenseur du pouce étend la première phalange, le premier métacarpien et la main; ou bien agit en sens inverse sur l'avant-bras.

Muscle grand extenseur du pouce.

(Cubito-sus-phalangettien du pouce. CHAUSS.)

Plus long, plus interne, plus oblique et de même forme que le précédent, le muscle grand extenseur du pouce se fixe sur le cubitus, près du grand abducteur, sur le ligament inter-osseux, au-dessous du précédent, et souvent aussi sur une cloison fibreuse qui le sépare supérieurement du grand abducteur. Après ces insertions, ce muscle se porte obliquement en bas et en dehors, donne naissance, vers sa partie moyenne, à un tendon qui s'isole promptement des fibres charnues en arrière, et reçoit celles-ci en dehors, en dedans et en avant, se glisse dans une coulisse oblique particulière de la face postérieure du radius, se place sur le dos du pouce, arrive jusqu'à la phalangette, et se fixe sur la partie supérieure de cet os, après avoir reçu une mince expansion du tendon du court fléchisseur.

Le muscle grand extenseur du pouce est entouré d'une membrane synoviale particulière dans sa coulisse *radiale*. Il forme une saillie oblique particulière sur le dos du poignet, saillie qu'on rend très apparente quand on porte le pouce dans l'extension et dans l'abduction. Sa *face superficielle* est en rapport avec les muscles extenseur commun, extenseur propre du petit doigt et cubital postérieur, avec l'aponévrose anti-brachiale et la peau. Sa *face profonde* est appliquée sur le cubitus, sur le ligament inter-osseux, sur le radius, un peu sur le muscle petit extenseur du pouce, sur l'articulation du poignet et sur le pouce.

Action. Ce muscle est extenseur du pouce et de la main sur l'avant-bras, ou réciproquement.

Muscle extenseur propre de l'index.

(Cubito-sus-phalangettien de l'index. CHAUSS.)

Plus court, plus interne et de même forme que le précédent, le muscle extenseur propre du doigt indicateur s'insère seulement sur le cubitus et sur le ligament inter-osseux. De ces insertions, il se dirige en bas presque perpendiculairement, ou très peu obliquement en dehors, donne naissance à un tendon qui sort promptement du centre des fibres charnues, et continue à les recevoir en dehors, en dedans et en avant, jusqu'à la partie la plus inférieure de l'avant-bras, s'engage dans la coulisse des tendons de l'extenseur commun, partage la membrane synoviale de ces tendons, se dirige obliquement sur le dos de la main vers l'index, et se jette dans la membrane fibreuse du tendon de l'extenseur commun qui appartient à ce doigt.

Le muscle extenseur propre de l'index est en rapport, *superficiellement*, avec les muscles extenseur commun, extenseur propre du petit doigt, cubital postérieur, avec la peau et l'aponévrose. *Profondément*, il est appliqué sur le cubitus, sur le ligament inter-osseux, sur le radius et sur le dos de la main.

Action. Il étend l'index sur la main, et la main sur l'avant-bras; ou il agit en sens inverse sur celui-ci.

CHAPITRE QUATRIÈME.

Muscles de la main.

A la main, les muscles sont tous rassemblés à la paume et dans les espaces inter-métacarpiens. Il arrive bien quelquefois que l'on trouve sur le dos de la main un faisceau charnu, ordinairement double, quelquefois simple ou même triple inférieurement, et terminé par un ou plusieurs tendons sur le dos des deuxième, troisième et quatrième doigts, comme on voit au pied le muscle pédieux se terminer sur les orteils; mais cet état est anormal, et constitue une simple variété.

On divise généralement la région musculaire de la main en trois petites régions secondaires : l'*externe*, l'*interne*, et la *moyenne*.

ARTICLE PREMIER.

Muscles de la région palmaire externe, ou thénar (1).

Les muscles de cette region forment un groupe dont la saillie se traduit à travers la peau et limite en dehors le creux de la

(1) La préparation de ces muscles n'offre aucune difficulté; on doit les étudier dans l'ordre suivant, dans lequel on va les trouver décrits.

paume de la main. Ils sont au nombre de quatre : le *petit abducteur*, l'*opposant*, le *court fléchisseur* et l'*adducteur du pouce*.

Muscle court abducteur du pouce.

(Carpo-sus-métacarpien du pouce. CHAUSS.)

Tout-à-fait antérieur dans la région thénar, aplati et fort court, le muscle court abducteur du pouce s'insère, en haut, sur la partie externe et antérieure du carpe, et sur le ligament annulaire antérieur de cette partie, presque sans fibres aponévrotiques. De là, il se dirige en bas et en dehors, vers la première phalange du pouce, sur la partie externe et supérieure de laquelle il se termine au moyen d'un tendon aplati, qui naît entre les fibres charnues et qui s'unit à celui d'un des muscles suivans (1).

Le muscle court abducteur est presque toujours divisé en deux faisceaux à son insertion carpienne, pour laisser passer une petite artère (2). Il est en rapport, *superficiellement*, avec la peau et une mince aponévrose. *En arrière*, il appuie sur les muscles opposant et petit fléchisseur.

Action. Le muscle court abducteur porte le pouce dans l'abduction et un peu dans la flexion.

Muscle opposant du pouce.

(Carpo-métacarpien du pouce. CHAUSS.)

Placé au-dessus du précédent, et de même forme que lui, à-peu-près, le muscle opposant du pouce, s'insère sur la partie externe et antérieure du carpe et sur le ligament annulaire antérieur, au moyen d'une aponévrose étalée en avant et en dedans des fibres charnues. Delà, il se dirige en bas et en dehors, et vient se terminer fibres à fibres, et sans intermédiaire de parties tendineuses, sur la face antérieure et sur le bord externe du premier os et du métacarpe.

En avant, le muscle opposant du pouce est en rapport avec

(1) Le petit fléchisseur du pouce.

(2) L'artère radio-palmaire.

le court abducteur du même doigt. *En arrière*, il appuie sur le carpe et sur le premier os du métacarpe. *En dedans*, il marche parallèlement au muscle court fléchisseur, et n'en est séparé que par un interstice cellulaire peu apparent.

Action. Il porte le pouce et le premier os métacarpien dans l'opposition.

Muscle court fléchisseur du pouce.

(Carpo-phalangien du pouce. Chauss.)

Placé parallèlement au muscle opposant et en-dedans de lui, formé de deux faisceaux, le muscle court fléchisseur du pouce s'insère sur le carpe en deux points: 1° par son faisceau antérieur, il tient au ligament annulaire antérieur et au trapèze, au moyen d'une aponévrose qui est en arrière et en dedans des fibres charnues; 2° par son faisceau postérieur, il est fixé sur la face antérieure du grand os, derrière les tendons des muscles fléchisseurs communs, au moyen d'une aponévrose qui recouvre les fibres charnues en avant. De ces deux points, le muscle se porte en bas et en dehors, et vient se terminer sur la première phalange du pouce de deux manières: les fibres de son faisceau antérieur se rendent sur une aponévrose qui règne en avant et en dedans d'elles, aponévrose qui dégénère en un tendon aplati, qui se réunit bientôt à celui du muscle court fléchisseur; les fibres de son faisceau postérieur produisent, de leur côté, un petit tendon central, qui se confond ensuite avec celui du muscle adducteur.

Le muscle petit fléchisseur est nettement séparé en deux faisceaux supérieurement. Ces deux faisceaux sont réunis ensemble dans la partie moyenne du muscle; mais ils laissent encore entr'eux, antérieurement, une gouttière qui reçoit le tendon du muscle long fléchisseur du pouce.

En avant, le muscle court fléchisseur du pouce est en rapport avec le muscle long fléchisseur de ce doigt, avec les tendons externes des muscles fléchisseurs communs et les premiers lombricaux. *En arrière*, il est appliqué sur le carpe et sur les deux premiers os du métacarpe. Il est contigu, *en dehors*, à l'opposant, *en dedans*, à l'adducteur du pouce.

Action. Il fléchit le pouce directement sur le carpe.

Muscle adducteur du pouce.

(Métacarpo-Phalangien du pouce. CHAUSS.)

Triangulaire, placé à la partie inférieure, interne et postérieure de la région thénar, le muscle adducteur du pouce s'insère sur la face antérieure du troisième os du métacarpe, sur le trapèze et sur le trapézoïde, sans fibres aponévrotiques, si ce n'est dans les derniers points. De là, il se porte en dehors et en bas, vers la partie interne de l'extrémité supérieure de la première phalange du pouce, et s'y termine au moyen d'un petit tendon qui naît auparavant au centre du muscle, et qui est ordinairement confondu avec celui du précédent.

Les fibres du muscle adducteur sont diversement dirigées : les supérieures et les moyennes sont obliques, les inférieures sont presque horizontales.

En avant, le muscle adducteur du pouce est en rapport avec les plus externes des tendons des muscles fléchisseurs communs, et avec les premiers lombricaux. *En arrière*, il est appliqué sur le troisième, sur le deuxième os du métacarpe et sur les premiers muscles interosseux.

Action. Il porte le pouce dans l'adduction, et le rapproche de l'index.

ARTICLE SECOND.

Muscles de la région palmaire interne, ou hypothénar (1).

Ces muscles forment à la main un relief sensible à travers la peau, relief moins marqué que celui de la région thénar, et qui borne en dedans la paume de la main. Ils sont au nombre de quatre : le *palmaire cutané*, l'*adducteur*, le *court fléchisseur* et l'*opposant du petit doigt.*

Muscle palmaire cutané.

Très grêle, tout-à-fait sous-cutané, formé de trois ou quatre faisceaux distincts, ce muscle se fixe, en dehors, sur la partie

(1) Dans cette région, le seul muscle palmaire cutané offre quelques difficultés dans sa préparation ; pour le conserver entier, il faut renverser

interne et antérieure de l'aponévrose palmaire, au moyen de faisceaux fibreux très marqués. De là, il se dirige transversalement en dedans, et vient se terminer directement au derme de la peau de la partie supérieure du bord interne de la main.

Ce muscle, tout-à-fait rudimentaire chez l'homme, y rappelle quelque chose du pannicule charnu des animaux. *En avant*, il est en rapport avec la peau. *En arrière*, il est appliqué sur les muscles adducteur et court fléchisseur du petit doigt.

Action. Il ride la peau du bord interne de la main, et concourt à augmenter la profondeur de la paume de cette partie.

Muscles adducteur et court fléchisseur du pouce.

(Carpo-phalangien du petit doigt. CHAUSS.)

Souvent le muscle court fléchisseur des auteurs manque complètement. Lorsqu'il existe, il est uni inférieurement avec le muscle adducteur du petit doigt, de sorte qu'on peut très bien, avec Chaussier, les considérer comme ne formant qu'un muscle.

L'adducteur, en particulier, s'insère, en haut, sur la partie inférieure de l'os pisiforme, au moyen d'une aponévrose qui s'étale sur la partie antérieure et interne du muscle, en se continuant quelquefois avec le tendon du muscle cubital antérieur.

Le court fléchisseur, quand il existe, commence sur la partie interne du ligament annulaire antérieur du carpe et sur l'apophyse de l'os crochu, à l'aide d'une aponévrose placée en arrière des fibres charnues.

Tous deux se portent en bas, vers la partie antérieure, interne et supérieure de la première phalange du pouce, et s'y insèrent par un tendon commun qui commence par deux lames fibreuses en arrière du premier et en avant du second.

En avant, ces muscles sont en rapport avec la peau, l'aponévrose et le muscle palmaire cutané. *En arrière*, ils appuient sur le muscle opposant.

Action. Ensemble ils fléchissent le petit doigt. Le muscle adducteur, en particulier, fléchit ce doigt et le porte en dedans, dans l'adduction.

la peau de dehors en dedans, du milieu de la paume de la main vers le bord interne de l'hypothénar, et la conserver ainsi renversée.

Muscle opposant.

(Carpo-métacarpien du petit-doigt. CHAUSS.)

Analogue, sous le rapport de la forme, au muscle opposant du pouce, ce muscle s'insère sur le ligament annulaire antérieur du carpe et, sur l'os crochu, au moyen de fibres aponévrotiques mélangées avec les fibres charnues. De là, il se dirige en bas et en dedans, et se termine sur la face antérieure et sur le bord interne du cinquième os du métacarpe, à l'aide de fibres aponévrotiques disposées comme supérieurement.

Le muscle opposant du petit doigt est séparé, supérieurement, en deux faisceaux entre lesquels s'insinuent un nerf et des vaisseaux (1). *En avant*, il est caché par les muscles précédens. *En arrière*, il est en rapport avec le carpe, le cinquième os du métacarpe et les derniers muscles interosseux.

Action. Il attire le cinquième os du métacarpe et le doigt que supporte celui-ci en avant et en dehors, et augmente le creux de la main. Cette action est très bornée en raison de l'union du cinquième os métacarpien avec le quatrième, au moyen du ligament métacarpien transverse.

ARTICLE TROISIÈME.

Muscles de la région palmaire moyenne.

Cette région comprend les muscles *lombricaux* et *interosseux*.

Muscles lombricaux (2).

(Palmi-phalangiens. CHAUSS.)

Alongés, vermiformes, comme leur nom l'indique, les muscles lombricaux sont au nombre de quatre : on les distingue en *premier*, *second*, *troisième* et *quatrième*, en procédant de dehors en dedans.

(1) Un rameau de l'artère cubitale qui va concourir à l'arcade palmaire profonde et une branche du nerf cubital.

(2) Pour les préparer, il faut enlever les tendons du muscle fléchisseur superficiel, puis attirer ceux du fléchisseur profond hors de la gaine du ligament annulaire antérieur du carpe.

Ils s'insèrent sur les tendons du muscle fléchisseur profond ou *perforant*; le premier, placé en dehors du tendon fléchisseur de l'index, se fixe seulement sur le côté externe de ce tendon; chacun des trois autres, placé dans l'intervalle des quatre tendons du muscle, se fixe sur deux d'entre eux. Ces quatre muscles se dirigent en bas et un peu en arrière, dégénèrent en de petits tendons centraux qui passent en dehors de l'articulation métacarpo-phalangienne des quatre derniers doigts, et vont, sur le dos de ces appendices, se terminer dans la membrane des tendons extenseurs qui leur appartiennent.

Les muscles lombricaux sont de moins en moins développés du premier au dernier. Ils sont cachés, *en avant*, par les tendons du muscle fléchisseur superficiel. *En arrière*, ils sont appliqués sur les muscles interosseux, sur les os du métacarpe, sur le ligament métacarpien transverse, et les premiers, en particulier, sur le muscle adducteur du pouce.

Action. Les muscles lombricaux fléchissent les quatre derniers doigts et les portent un peu dans l'abduction.

Muscles interosseux (1).

(Métacarpo-phalangiens latéraux. CHAUSS.)

Ces muscles sont au nombre de sept; ils n'appartiennent qu'aux quatre derniers doigts; les trois doigts moyens en ont chacun deux; le dernier n'en a qu'un seul. Quatre sont *dorsaux;* trois sont *palmaires.* Tous sont disposés presque de la même manière dans les espaces inter-métacarpiens; ils ne diffèrent que par leur position plus ou moins rapprochée du dos ou de la paume de la main, et par leur insertion digitale.

Généralités. Les muscles interosseux commencent à la partie supérieure des espaces inter-métacarpiens; ils s'insèrent à la fois sur les deux os de ces espaces, mais davantage sur l'os du métacarpe qui supporte le doigt auquel ils sont destinés. En bas, ils dégénèrent tous en un petit tendon central qui passe derrière

(1) Pour les préparer, il faut enlever tous les autres muscles de la main, enlever même le ligament métacarpien transverse inférieur, et séparer un peu les uns des autres les os du métacarpe, en écartant fortement les doigts correspondans.

le ligament métacarpien transverse, et va se terminer sur un des côtés de la phalange supérieure de l'un des quatre derniers doigts, envoyant souvent une expansion à leurs tendons extenseurs.

Les muscles interosseux sont en rapport, *antérieurement*, avec les tendons des muscles fléchisseurs des doigts et avec les muscles lombricaux, *en dehors et en dedans* de la main, avec quelques-uns des muscles thénar et hypothénar. *En arrière*, ils répondent aux tendons des muscles extenseurs des doigts.

Action. Les uns sont abducteurs, les autres sont adducteurs des doigts.

Spécialités. A la description générale qui vient d'être donnée, je n'ai que peu de chose à ajouter pour compléter l'histoire des muscles interosseux.

Interosseux dorsaux. Il y a quatre muscles de ce genre, ainsi qu'il a été dit : un pour chaque espace inter-métacarpien. Leur insertion supérieure a lieu presque sans fibres aponévrotiques. Le premier, placé dans le premier espace, est le plus considérable de tous les muscles interosseux ; il est divisé, supérieurement, en deux faisceaux entre lesquels se glisse une artère importante (1), et il se rend en bas, sur la partie externe de l'index. Le second se termine sur le côté externe du doigt médius. Les deux derniers appartiennent, au contraire, par leur extrémité inférieure, au côté interne du médius et de l'annulaire. Ainsi, le doigt médius a ses deux interosseux au dos de la main.

Action. Les deux premiers muscles interosseux dorsaux sont *abducteurs*, le premier, de l'index, le second, du médius. Les deux derniers, au contraire, sont *adducteurs*, le premier, du médius, le second, de l'annulaire.

Interosseux palmaires. Ces muscles sont au nombre de trois seulement : le premier espace interosseux en est privé. Leur insertion supérieure a lieu en partie au moyen d'une petite aponévrose antérieure. Le premier, placé dans le deuxième espace inter-métacarpien, est destiné au côté interne de l'index. Les deux autres se terminent sur la partie externe de l'annulaire et du petit doigt (2).

(1) La radiale.

(2) On a proposé plusieurs méthodes pour faciliter la mémoire des muscles interosseux. Celle que j'emploie est fort simple, et peut, à tout instant,

Action. Le premier muscle interosseux palmaire est *adducteur* de l'index; les deux derniers sont *abducteurs* de l'annulaire et du petit doigt.

SECTION DEUXIÈME.

Muscles du membre abdominal.

Les muscles du membre abdominal appartiennent à la *hanche*, à la *cuisse*, à la *jambe* et au *pied*.

CHAPITRE PREMIER.

Muscles de la hanche.

Les muscles de la hanche doivent être distingués en internes et en externes. Ceux-ci occupent la région fessière; les autres sont placés dans l'intérieur du bassin.

ARTICLE PREMIER.

Muscles internes de la hanche.

Les muscles internes de la hanche sont l'*iliaque* et l'*obturateur interne*. L'iliaque a déjà été décrit à l'occasion des muscles ab-

être invoquée. Il suffit pour cela, *de considérer sur soi-même la face dorsale de la main, et de constater que le premier muscle interosseux de cette région appartient à l'index et est son abducteur.* Comme les deux muscles *interosseux dorsaux externes* ont la même action, vous voyez de suite qu'ils sont *abducteurs*, le premier de *l'index*, le second nécessairement du *medius*. Et comme on sait également que les *deux interosseux dorsaux internes* sont opposés aux premiers sous le rapport physiologique, vous comprenez qu'ils sont *abducteurs*, l'un du *médius*, l'autre de l'*annulaire*.

Ensuite la détermination des interosseux dorsaux implique celle des interosseux palmaires, du moment que l'on n'oublie pas qu'aucun de ces derniers n'appartient au premier espace inter-métacarpien; en effet, le premier interosseux palmaire ne peut appartenir qu'à l'*index* comme adducteur, puisque le *medius* a les deux qui lui sont propres au dos de la main. Enfin, les second et troisième interosseux palmaires appartiennent nécessairement à l'*annulaire* et au *petit-doigt* en qualité d'abducteurs; parce que d'une part, placé dans le troisième espace inter-métacarpien, le second ne peut être destiné au *medius*, qui a ses deux interosseux au dos de la main; et que, de l'autre, le troisième interosseux, qui occupe l'intervalle du quatrième et du cinquième os du métacarpe ne peut appartenir à l'*annulaire*, qui a un interosseux dans cet espace au dos de la main.

dominaux. L'obturateur interne appartient également aux deux faces de la hanche; je le décrirai avec les muscles externes de cette partie.

ARTICLE SECOND.

Muscles externes de la hanche.

Ces muscles sont très nombreux : ce sont les trois *fessiers*, le *carré crural*, le *pyramidal*, les *jumeaux* et les *obturateurs*. Les trois muscles fessiers forment spécialement la saillie de la fesse; ils sont très développés chez l'homme, en raison de la station à laquelle ils sont destinés, et pour laquelle ils ont besoin de développer beaucoup d'énergie. Du reste, ces muscles sont distingués en *grand*, *moyen* et *petit*.

Muscle grand fessier (1).

(Sacro-fémoral. CHAUSS.)

Quadrilatère, formé de faisceaux nombreux et séparés les uns des autres par des lames fibreuses de l'aponévrose fessière, le muscle grand fessier est placé à la partie postérieure de la fesse. Il s'insère, en haut, immédiatement, sur la partie inférieure de l'aponévrose du muscle sacro-spinal, sur la partie la plus reculée de la fosse iliaque externe, au-dessus de la ligne courbe supérieure de l'os coxal, sur la face postérieure du sacrum, du coccyx et du grand ligament sacro-sciatique. De ces différens points, les fibres du grand fessier, toutes parallèles les unes aux autres, se portent en bas, en avant et en dehors, et viennent s'insérer sur un tendon aplati qui se fixe lui-même sur la branche externe et supérieure de la ligne âpre du fémur. Ce tendon simple inférieurement, bifolié supérieurement,

(1) La préparation des muscles fessiers n'offre rien de spécial; on doit étudier d'abord le grand, puis successivement le moyen et le petit. Pour bien voir le tendon du muscle grand fessier, il faut l'étudier après avoir coupé le muscle transversalement à quelque distance au-dessus de son insertion fémorale. De la sorte, d'une part, il est facile de constater la bifoliation supérieure de ce tendon, et de l'autre, de reconnaître la bourse muqueuse qui lubrifie sa face interne.

reçoit l'insertion des fibres du muscle dans le fond de l'angle de séparation de ses deux feuillets. En bas et en arrière, il envoie une expansion considérable dans l'aponévrose de la cuisse.

Le muscle grand fessier est sous-aponévrotique par sa *face externe*. Sa *face interne* est appliquée sur la fin du muscle sacro-spinal, sur le sacrum, sur le coccyx, sur le grand trochanter, sur la tubérosité sciatique, sur le grand ligament sacro-sciatique, sur le muscles moyen fessier, pyramidal, jumeaux, carré, obturateur interne, sur ceux qui s'insèrent à la tubérosité sciatique et sur le nerf et les vaisseaux sciatiques. Son *bord postérieur* est oblique de haut en bas et d'arrière en avant; il forme, sous la peau, un relief qui répond au pli de la fesse. Son *bord antérieur* repose sur le moyen fessier et lui adhère un peu.

Le muscle grand fessier glisse sur la face externe du grand trochanter, au moyen d'une bourse muqueuse ou d'un tissu cellulaire lamelleux très lâche.

Action. Ce muscle est extenseur du bassin sur la cuisse ou de la cuisse sur le bassin; il est aussi rotateur du membre inférieur en dehors. Le grand fessier est l'agent le plus puissant de la station sur deux pieds; c'est lui surtout dont le développement prédominant, chez l'homme, donne à la saillie de la fesse cette rondeur remarquable qu'on lui connaît.

Muscle moyen fessier.

(Grand iléo-trochantérien. CHAUSS.)

Moins étendu que le précédent, rayonné, le muscle moyen fessier est placé en partie au-dessous du précédent. Il s'insère, en haut, sur la face externe de l'os coxal, entre les deux lignes courbes de cet os, sur la lèvre externe de la crête de l'os des îles dans ses trois quarts antérieurs et sur la face interne de l'aponévrose fessière, partout sans intermédiaire de fibres aponévrotiques.

De tous ces points, les fibres du muscle moyen fessier se dirigent vers le grand trochanter, en convergeant les unes vers les autres : les antérieures obliquement en bas et en arrière, les postérieures obliquement en bas et en avant, les moyennes perpendiculairement en bas. Toutefois, ces fibres n'atteignent pas le trochanter : elles se fixent sur un tendon qui commence dans le centre du muscle, sous la forme d'une aponévrose qui les reçoit par ses deux faces, et qui se termine sur le bord supérieur de cette éminence.

Le muscle moyen fessier est en rapport, par sa *face externe*, avec le grand et avec l'aponévrose fessière. Par sa *face interne*, il est appliqué sur la fosse iliaque externe, et sur le muscle petit fessier. Son *bord postérieur* est parallèle au muscle pyramidal. Son *bord antérieur* est confondu avec le bord antérieur du muscle petit fessier et avec le tenseur de l'aponévrose crurale.

Action. Le muscle moyen fessier est surtout abducteur de la cuisse; mais il est aussi extenseur, parce que ses fibres postérieures, plus nombreuses que les antérieures, sont placées en arrière du centre des mouvemens de l'articulation coxo-fémorale. Ses fibres antérieures peuvent porter le fémur dans la rotation en dedans ; les postérieures ont une action opposée. Le muscle moyen fessier agit dans la station ordinaire avec le grand fessier; mais il déploie sa puissance d'une manière plus spéciale et plus complète dans la station sur un seul pied, dans laquelle le poids du tronc doit être ramené en totalité sur le membre qui repose sur le sol.

Muscle petit fessier.

(Petit iléo-trochantérien. CHAUSS.)

Plus petit, de même forme que le précédent, et placé au-dessous de lui, le muscle petit fessier s'insère, supérieurement, sur la face externe de l'os coxal, depuis sa ligne courbe inférieure jusqu'à la cavité cotyloïde, et sur la partie antérieure de la crête iliaque, au-dessous du muscle moyen fessier. De ces points, les fibres charnues se portent obliquement en bas, vers le grand trochanter, les antérieures en arrière, les postérieures en avant, les moyennes perpendiculairement. Toutefois, ces fibres n'atteignent pas le fémur : elles se terminent sur la face interne d'une aponévrose qui se déploie en dehors du muscle, et qui, contractée en un tendon, vient s'insérer sur le bord antérieur du grand trochanter.

La *face externe* du muscle petit fessier est couverte par le moyen. Sa *face interne* appuie sur l'os coxal, sur la partie supérieure et externe de l'articulation coxo-fémorale, et sur le tendon courbe du muscle crural antérieur. Son *bord antérieur* est uni au muscle moyen fessier. Son *bord postérieur* est sous-jacent et parallèle au muscle pyramidal.

Action. Elle est exactement la même que celle du muscle précédent; seulement le muscle petit fessier est moins fort que le moyen.

En résumé, les trois muscles fessiers diffèrent beaucoup les uns des autres sous le point de vue de la composition, tandis qu'ils ont la plus grande analogie sous le rapport des mouvemens qu'ils impriment aux parties sur lesquelles ils s'insèrent. Leurs différences de structure sont surtout patentes du côté du tendon inférieur. Celui du muscle grand fessier est bifolié supérieurement pour recevoir les fibres charnues; celui du moyen fessier commence au centre du muscle; tandisque dans le petit fessier, il nait en dehors des fibres charnues sous la forme d'une aponévrose. Les analogies d'action des muscles fessiers se manifestent au plus haut degré dans la station : ils étendent le bassin sur les fémurs et empêchent le tronc de se renverser en avant; tous sont abducteurs du membre pelvien, et tous peuvent porter ce membre dans la rotation en dehors. Les muscles moyen et petit fessiers peuvent bien, dans quelques cas, concourir à la rotation en dedans par leurs fibres antérieures; mais ils produisent d'autant plus rarement ce mouvement, que leurs fibres postérieures sont tout-à-fait opposées aux antérieures sous ce rapport, et qu'elles sont beaucoup plus nombreuses.

Muscle carré crural (1).

(Ischio-trochantérien. CHAUSS.)

Quadrilatère, aplati d'avant en arrière, placé profondément dans la région fessière, le petit muscle carré s'insère sur le bord externe de la tubérosité sciatique, en avant des muscles biceps, demi-tendineux et demi-membraneux. De là, ses fibres se dirigent transversalement en dehors, parallèlement les unes

(1) L'ablation du muscle grand fessier suffit pour mettre à découvert ce muscle et les jumeaux.

aux autres, et viennent s'insérer sur le bord postérieur du grand trochanter.

La *face postérieure* de ce muscle est en rapport avec le nerf sciatique, avec le grand fessier et les muscles de la tubérosité sciatique. Sa *face antérieure* est en contact avec le petit trochanter dont il est quelquefois séparé par une bourse muqueuse, avec le tendon du muscle obturateur externe et avec des vaisseaux (1). Son *bord supérieur* est parallèle au muscle jumeau inférieur. Son *bord inférieur* est parallèle au bord supérieur du muscle grand adducteur de la cuisse.

Action. le muscle carré est exclusivement rotateur de la cuisse en dehors.

Muscle pyramidal (2).

(Sacro-trochantérien. CHAUSS.)

Triangulaire, placé dans le bassin par son extrémité supérieure, et dans la région fessière par l'inférieure, le muscle pyramidal s'insère sur la face antérieure du grand ligament sacro sciatique et sur la partie latérale de la base du sacrum, au moyen de trois ou quatre digitations qui naissent spécialement de l'intervalle des trous sacrés antérieurs. De là, ce muscle se porte en bas, en dehors et en avant, ses fibres convergeant les unes vers les autres. Ensuite il s'engage par le grand trou sciatique, dégénère bientôt en un tendon qui commence dans son centre, tendon qui se rétrécit de plus en plus et vient s'insérer à la partie supérieure de la cavité digitale du grand trochanter, ou plutôt sur la partie voisine du bord supérieur de cette éminence, souvent confondu inférieurement avec le tendon du muscle moyen fessier.

Dans le bassin, la *face antérieure* du muscle pyramidal est

(1) Les vaisseaux circonflexes internes.

(2) Le muscle pyramidal doit être préparé sur un bassin, sur lequel on a enlevé l'os coxal du côté opposé au muscle que l'on veut étudier. Ce premier point accompli, pour mettre le muscle à découvert dans le bassin, il suffit de déjeter le rectum et d'enlever une lame aponévrotique mince et les nerfs sacrés qui le recouvrent. Hors du bassin, ce muscle est sous-jacent au grand fessier comme le précédent.

en rapport avec le plexus sacré et l'aponévrose périnéale supérieure; hors du bassin, elle est appliquée sur l'os coxal et sur la partie postérieure de l'articulation coxo-fémorale. Sa *face postérieure* est sous-jacente au muscle grand fessier. Son *bord supérieur* est séparé de la partie la plus élevée du grand trou sciatique par des vaisseaux et des nerfs (1); dans le reste de son étendue, il est parallèle au bord postérieur du muscle moyen fessier. Son *bord inférieur* est croisé dans sa direction par des vaisseaux et des nerfs (2).

Action. Le muscle pyramidal est rotateur du membre inférieur en dehors. Toutefois lorsque la cuisse est fléchie sur le bassin, la direction de ce muscle devient telle par rapport au centre du mouvement de l'articulation coxo-fémorale, qu'il ne peut plus entraîner la cuisse que dans l'abduction.

Variétés. Il n'est pas rare de trouver le muscle pyramidal séparé en deux faisceaux, dans l'intervalle desquels s'insinue le nerf sciatique tout entier, ou l'un de ses faisceaux seulement.

Muscles jumeaux.

(Ischio-trochantérien. CHAUSS.)

Au nombre de deux, distingués en supérieur et en inférieur, les muscles jumeaux s'insèrent en dehors de l'épine et de la tubérosité sciatique, le supérieur dans le premier point, l'inférieur dans le second. De là, ils se dirigent l'un et l'autre horizontalement en dehors, vers la cavité digitale du grand trochanter, et s'y terminent ordinairement par l'intermédiaire du tendon du muscle obturateur interne.

Le muscle jumeau inférieur est généralement plus développé que le supérieur, et il est ordinairement pourvu d'un petit tendon particulier du côté de la cavité trochantérienne. Tous les deux sont réunis en avant du tendon du muscle obturateur interne, de manière à former une sorte de gouttière pour recevoir celui-ci. *En avant*, ils sont appliqués sur la partie postérieure de l'articulation coxo-fémorale. *En arrière*, ils sont cachés par le ten-

(1) Les vaisseaux et les nerfs fessiers.

(2) Les vaisseaux et les nerfs sciatiques et honteux internes.

don du muscle obturateur interne, par le grand nerf sciatique et par le muscle grand fessier. Le jumeau supérieur est placé entre le muscle pyramidal et l'obturateur interne ; l'inférieur est parallèle au bord supérieur du muscle carré.

Action. Les muscles jumeaux sont rotateurs de la cuisse en dehors.

Muscle obturateur interne (1).

(Sous-pubio-trochantérien interne. CHAUSS.)

Aplati, triangulaire, réfléchi sur la petite échancrure sciatique, placé dans le bassin par sa partie supérieure, et dans la région fessière par sa partie inférieure, le muscle obturateur interne s'insère, en haut, sur la face postérieure de la branche horizontale du pubis, sur la partie interne de la fosse obturatrice interne, sur la face pelvienne de la membrane obturatrice, et sur une petite arcade tendineuse renversée, qui supporte les vaisseaux et le nerf obturateur au niveau de l'ouverture de ce nom. De là, ses fibres se portent, en convergeant, vers la petite échancrure sciatique, les postérieures un peu obliquement en bas et en avant, les antérieures en bas et en arrière, les moyennes perpendiculairement. Le muscle lui-même se réfléchit sur la petite échancrure sciatique, se place parallèlement aux muscles jumeaux, dans la gouttière qu'ils forment par leur réunion, se dirige horizontalement en dehors vers la cavité digitale du grand trochanter, et s'y termine par un tendon placé audessous des muscles pyramidal et jumeau supérieur.

Le tendon trochantérien du muscle obturateur interne (2) commence de bonne heure sur la face antérieure des fibres charnues, entre elles et la fosse obturatrice interne. D'abord il est

(1) La préparation du muscle obturateur interne réclame une coupe du bassin semblable à celle que j'ai indiquée pour le pyramidal. Il faut enlever le muscle releveur de l'anus, pour voir dans toute son étendue la face supérieure de l'obturateur interne ; mais pour permettre d'apprécier les rapports importans de ce muscle, la conservation du releveur est de rigueur.

(2) Pour bien voir ce tendon, il faut couper le muscle près du trochanter et le renverser de dehors en dedans.

très large et subdivisé en trois ou quatre petits tendons distincts, qui sont encore séparés les uns des autres au niveau de l'échancrure sciatique. Plus tard, hors du bassin, il est tout-à-fait simple, les petits tendons précédens sont confondus en un seul. Le tendon du muscle obturateur interne est accompagné très loin par les fibres charnues; près de la cavité trochantérienne, il reçoit encore l'insertion des muscles jumeaux supérieur et inférieur.

Une membrane séreuse facilite les glissemens du muscle obturateur interne sur la petite échancrure sciatique; cette membrane est très étendue, elle se prolonge très haut entre le muscle et la membrane obturatrice.

Une lame cartilagineuse déployée sur le fond de l'échancrure sciatique, vient encore ajouter à la facilité du glissement du muscle obturateur sur cette échancrure. Cette lame présente deux ou trois petites crêtes saillantes, qui subdivisent la grande coulisse générale du muscle obturateur en trois ou quatre coulisses secondaires pour les tendons qui ont été décrits.

Le muscle obturateur interne collé à la paroi du bassin dans la première partie de son trajet, est oblique de haut en bas comme cette paroi. Hors du bassin, il est horizontal. *Dans le bassin*, sa *face antérieure* est appliquée sur les diverses parties de la fosse obturatrice interne; tandis que sa *face postérieure* est en rapport, en haut, avec l'aponévrose pelvienne et le muscle obturateur interne, en bas, avec l'aponévrose moyenne du périnée. Dans le dernier point le muscle obturateur interne concourt à former le côté externe d'une dépression angulaire que tapisse l'aponévrose moyenne du périnée dans la région anale, comme je le montrerai plus tard. *Hors du bassin*, ce muscle est couvert, *en arrière*, par le grand nerf sciatique et par le muscle grand fessier; tandis qu'*en avant* il est reçu dans la gouttière des muscles jumeaux, et répond à la partie postérieure de l'articulation coxo-fémorale.

Action. Le muscle obturateur interne porte le membre inférieur dans la rotation en dehors; il agit comme s'il s'insérait directement sur la lèvre externe de la petite échancrure sciatique sur laquelle il est réfléchi.

Muscle obturateur externe (1).

(Sous-pubio-trochantérien externe. CHAUSS.)

Aplati et triangulaire comme le précédent, mais non réfléchi, le muscle obturateur externe occupe la fosse obturatrice externe, caché par la masse des muscles internes de la cuisse. Il s'insère sur la partie interne de la fosse obturatrice, et sur la face antérieure de la membrane du même nom. De là, il se porte en dehors à peu près horizontalement, se glisse derrière l'articulation coxo-fémorale, et vient se terminer par un tendon vers la partie la plus infime de la cavité trochantérienne.

Les fibres supérieures du muscle obturateur externe sont un peu obliques en bas; les autres sont horizontales. La *face antérieure* de ce muscle est en rapport avec les muscles adducteurs de la cuisse, et avec l'articulation coxo-fémorale. Sa *face postérieure* est appliquée sur la fosse obturatrice et sur le muscle carré.

Action. Le muscle obturateur externe est rotateur en dehors de la cuisse comme les précédens.

CHAPITRE SECOND.

Muscles de la cuisse.

Les muscles de la cuisse sont très nombreux et très forts, ils occupent les faces *antérieure*, *externe*, *interne* et *postérieure* de cette région.

ARTICLE PREMIER.

Muscles antérieurs de la cuisse.

Ces muscles sont au nombre de trois : le *couturier*, le *droit antérieur* et le *triceps*. Toutefois, d'une part, le droit antérieur ne constitue pas un muscle distinct du triceps, il en est la longue

(1) Pour le préparer, il faut détacher du pubis le pectiné, le moyen et le petit adducteur; et enlever du côté de la fesse, les muscles grand fessier et carré.

portion, et, d'un autre côté, le triceps est placé, non seulement en avant, mais encore en dehors et en dedans de la cuisse. Aussi décrirai-je le dernier seulement après les muscles de ces régions.

Muscle couturier.

(Iléo-prétibial. Chauss.)

Très-long, le plus long même de tous les muscles du corps, aplati et placé successivement sur les faces antérieure et interne de la cuisse, ce muscle s'insère, en haut, sur l'épine iliaque antérieure et supérieure, entre le tenseur du *fascia lata* et l'iliaque, au moyen d'un tendon extrêmement court épanoui en cornet autour des fibres charnues. Delà, il se porte en bas, en dedans et en arrière, et arrivé à la partie inférieure de la cuisse, ses fibres se terminent sur un tendon qui règne principalement sur son bord postérieur, et qui reçoit celles-ci par le bord opposé.

Le tendon inférieur du muscle couturier continue la direction primitive de cet organe, et bientôt libre d'insertion des fibres charnues, il se place à la partie postérieure et interne du condyle interne du fémur, contourne la partie inférieure de la tubérosité interne du tibia, et après s'être réuni aux tendons des muscles droit interne et demi-tendineux pour former une aponévrose appelée *patte d'oie*, il se termine sur la partie supérieure de la face interne et de la crête du tibia, en envoyant un prolongement spécial vers l'aponévrose de la jambe.

Oblique en bas, en dedans et en arrière, dans la première partie, dans les neuf dixièmes supérieurs de son trajet, le couturier est oblique en bas, en avant et en dehors inférieurement. Sa *face antérieure* est partout sous-aponévrotique. Sa *face postérieure* repose de haut en bas, sur le psoas et l'iliaque, sur le droit antérieur, sur le triceps, sur les vaisseaux fémoraux, sur les muscles moyen et grand adducteur, sur le droit interne, sur le ligament latéral interne de l'articulation fémoro-tibiale. Inférieurement, elle est séparée du tibia et du ligament précédent par une bourse muqueuse très humide de synovie. Son *bord interne* concourt à former, supérieurement, avec le premier adducteur et l'arcade crurale, un espace triangulaire à base supérieure, parcouru de haut en bas par les vaisseaux fémoraux.

Action. Le muscle couturier fléchit la jambe sur la cuisse, et porte le membre ainsi fléchi dans l'adduction et dans la rotation en dedans, de façon à le croiser avec celui du côté opposé, et à le faire reposer sur son bord externe. S'il se contracte en prenant son point fixe en bas, il retient le bassin en avant, comme dans la station, et peut concourir à le fléchir sur la cuisse.

Muscle droit antérieur (1).

(Iléo-rotulien. Chauss.)

Moins long, plus aplati et moins oblique que le précédent, le muscle droit antérieur est placé, dans toute son étendue, à la partie antérieure de la cuisse. Il se fixe, en haut, sur l'iléum à l'aide de deux tendons: l'un droit et perpendiculaire, qui se rend vers l'épine iliaque antérieure et supérieure; l'autre courbe et dirigé en arrière et en haut, qui adhère à la partie inférieure de la fosse iliaque externe, audessus de la cavité cotyloïde, embrassant par sa concavité cette partie de l'articulation. Partis de ces points différens, ces deux tendons convergent l'un vers l'autre, se réunissent audevant du muscle, et l'étalent en une aponévrose qui donne naissance aux fibres charnues en arrière et qui finit cependant par s'enfoncer au milieu d'elles. Ces fibres se portent obliquement en bas et en arrière, parallèlement les unes aux autres, et viennent se terminer dans l'ordre de leur origine, sur la face antérieure d'une autre aponévrose qui commence très-haut en arrière du muscle. Les fibres qui naissent les premières de l'aponévrose antérieure et supérieure, se terminent les premières sur l'aponévrose inférieure et postérieure.

L'aponévrose inférieure du muscle droit antérieur, libre des fibres charnues un peu audessus du genou, se rétrécit graduellement, adhère en arrière au tendon du triceps, et va se terminer avec lui sur l'extrémité supérieure de la rotule.

(1) C'est pour sacrifier à la méthode généralement reçue, que je décris ce faisceau comme un muscle particulier; car je le considère tout-à-fait comme la longue portion du triceps. Pour voir son double tendon supérieur, il faut enlever la partie antérieure des muscles moyen et petit fessiers sous lesquels s'enfonce la portion courbe de ce tendon.

Quoique très long, le muscle droit antérieur est formé de fibres assez courtes. Il est dirigé perpendiculairement, tandis que ses fibres sont obliques en bas et en arrière. Sa *face antérieure* est en rapport avec l'aponévrose crurale, avec le muscle couturier, et, au moyen de son tendon courbe, avec le petit fessier. Sa *face postérieure* appuie sur l'iléum, sur le fémur, sur l'articulation coxo-fémorale, sur le triceps et sur quelques vaisseaux (1).

Action. Le muscle droit antérieur étend la jambe sur la cuisse, et la cuisse sur le bassin ; ou bien il agit en sens inverse, s'il prend son point fixe d'action en bas. Dans la station, il concourt à maintenir le bassin en équilibre sur le fémur.

ARTICLE SECOND.

Muscles externes de la cuisse.

Le *tenseur de l'aponévrose fémorale* et la *portion externe du triceps* occupent seuls ce point de la cuisse.

Muscle tenseur de l'aponévrose fémorale (2).

(Iléo-aponévrosi-fémoral. CHAUSS.)

Aplati, assez court et dirigé obliquement, le muscle tenseur de l'aponévrose fémorale est placé à la partie supérieure de la face externe de la cuisse. Il se fixe sur la lèvre externe de l'épine iliaque antérieure et supérieure, entre le couturier et le moyen fessier, au moyen de fibres aponévrotiques fort courtes, placées au centre des fibres charnues. De là, il se dirige en bas, en dehors et en arrière, et se termine au milieu de la cuisse entre deux feuillets séparés de l'aponévrose fascia-lata, non loin du point où cette aponévrose envoie un prolongement vers la ligne âpre du fémur.

(1) Les vaisseaux circonflexes externes.

(2) Pour préparer ce muscle, il faut enlever de haut en bas l'aponévrose qui le recouvre, et ménager celle sur laquelle il s'insère en bas et en arrière. Pour voir son insertion entre les deux feuillets du fascia-lata, on doit le fendre de haut en bas parallèlement à ses fibres.

Le muscle tenseur de l'aponévrose fascia-lata, est immédiatement sous-aponévrotique. *En dedans*, il est appliqué sur le droit antérieur, sur le triceps et sur le grand trochanter. Il est uni au couturier en haut, et en est séparé inférieurement par un intervalle triangulaire considérable.

Action. Il tend l'aponévrose fémorale en dehors et en arrière, A la faveur de l'insertion de cette aponévrose sur la ligne âpre du fémur, les mouvemens qu'il lui transmet directement se communiquent au fémur, et lui impriment un mouvement de rotation en dedans.

ARTICLE TROISIÈME.

Muscles internes de la cuisse.

Les muscles de cette portion de la cuisse sont nombreux, on y compte le *droit interne* et les *quatre adducteurs* (1).

Muscle droit interne.

(Sous-pubio-prétibial. CHAUSS.)

Aplati de dehors en dedans, large supérieurement et terminé en pointe inférieurement, le muscle droit interne est le plus superficiel et le plus interne des muscles internes de la cuisse. Il se fixe, en haut, par une aponévrose mince, de dix lignes de longueur environ, plus longue en avant qu'en arrière, et un peu plus prolongée en devant qu'en dehors des fibres charnues, sur la face antérieure du corps et de la branche descendante du pubis. De là, il descend verticalement à la partie inférieure de la cuisse, et ses fibres se terminent sur le bord antérieur d'un tendon qui règne plus particulièrement sur son bord postérieur. Ce tendon passe en dedans et en arrière du condyle interne du fémur, contourne la partie inférieure de la tubérosité correspondante du tibia, et se jette dans l'aponévrose de la *patte d'oie*, à laquelle il concourt pour un tiers.

(1) Je compte le pectiné parmi les adducteurs, avec Meckel, parce qu'effectivement sa disposition et ses usages sont analogues à ceux des autres.

Le muscle droit interne est en rapport, par sa *face interne*, avec l'aponévrose de la cuisse presque partout, seulement en bas il est en contact avec le muscle couturier. *En dehors*, il est contigu aux muscles petit, moyen et grand adducteurs, au demi-membraneux et au ligament latéral interne de l'articulation fémoro-tibiale. Son tendon partage inférieurement, avec celui du couturier et du demi-tendineux, une bourse muqueuse qui les sépare du tibia et du ligament interne de l'articulation du genou.

Action. Le muscle droit interne fléchit la jambe sur la cuisse et rapproche le membre auquel il appartient de celui du côté opposé. Dans la station sur un seul pied, il concourt à maintenir le bassin en équilibre sur le fémur du membre qui repose sur le sol.

Muscles adducteurs de la cuisse.

La plupart des anatomistes ne reconnaissent que trois adducteurs, qu'ils distinguent en *premier*, *second* et *troisième*, en les comptant d'avant en arrière, ou en *grand*, *moyen* et *petit*, en ayant égard uniquement à leur volume et à leur longueur. Meckel et M. le professeur Cruveilhier en reconnaissent quatre; ils rangent parmi les adducteurs le *pectiné* des auteurs. M. Cruveilhier, en particulier, distingue les quatre adducteurs en *superficiels* et en *profonds*; les superficiels, pour lui, sont les plus antérieurs, le *pectiné* et le *premier adducteur* des auteurs; les profonds sont les plus postérieurs, le *second* et le *troisième adducteurs* des auteurs.

Je rangerai également le pectiné parmi les adducteurs, et je distinguerai ces muscles en *grand*, *moyen*, *petit* et *très-petit*; en outre, pour mieux montrer toute leur analogie, je les comprendrai d'abord dans une description générale, avant de faire l'histoire particulière de chacun d'eux.

Généralités. Tous les adducteurs sont aplatis d'avant en arrière. Ils s'insèrent sur la partie antérieure de l'os coxal, depuis le pubis jusqu'à l'ischion. De là, ils se dirigent en bas, en dehors et en arrière, et se terminent presque seulement sur l'interstice de la ligne âpre du fémur, au moyen d'aponévroses courtes et souvent bifoliées en haut pour recevoir les fibres charnues.

Deux des muscles adducteurs, le *moyen* et le *plus petit*, sont placés sur un plan antérieur aux deux autres. Ceux-ci, le *petit* et le *grand*, occupent deux plans distincts; le *petit* est antérieur au grand. Tous les muscles adducteurs excepté le *plus petit*, ou *pectiné*, sont placés sur le même niveau par leur bord interne; et ensemble, de ce côté, ils sont contigus au muscle droit interne.

Tous les adducteurs portent la cuisse vers la ligne médiane, et la rapprochent de celle du côté opposé; en même temps tous sont rotateurs du membre inférieur en dehors.

Muscle plus petit adducteur, pectiné des auteurs.

(Sus-pubio-fémoral. Chauss.)

Très court, aplati comme les autres adducteurs, ce muscle est placé à la partie la plus élevée de la région interne de la cuisse. Il s'insère, en haut, sans intermédiaire tendineux, sur la crête du pubis, sur le feuillet profond de l'aponévrose crurale, et sur une surface triangulaire du bord antérieur de l'os coxal, qui est comprise entre l'épine pubienne et l'éminence iléo-pectinée. De là, le muscle *plus petit adducteur* se dirige en bas, en dehors et en arrière, et se termine sur la ligne qui va du petit trochanter à la ligne âpre du fémur, au moyen d'une aponévrose qui règne au devant des fibres charnues.

La *face antérieure* de ce muscle est sous-jacente aux vaisseaux fémoraux et au canal crural. Sa *face postérieure* est appliquée sur la branche horizontale du pubis, sur la partie interne de l'articulation coxo-fémorale, sur les muscles obturateur externe et petit adducteur, et sur des vaisseaux et nerfs (1). *En dehors*, il est parallèle au faisceau des muscles psoas et iliaque dont le séparent des vaisseaux importans (2). *En dedans*, il est côtoyé par le moyen adducteur.

Une bourse muqueuse sépare l'aponévrose inférieure du pectiné, du petit trochanter et du tendon des muscles psoas et iliaque.

(1) Les vaisseaux et nerf sous-pubiens.

(2) Les vaisseaux circonflexes internes.

Action. Le muscle plus petit adducteur ou pectiné, est adducteur, rotateur en dehors et fléchisseur de la cuisse sur le bassin.

Muscle moyen adducteur, premier adducteur des auteurs.

(Pubio-fémoral. Chauss.)

Alongé, triangulaire et beaucoup plus fort que le précédent, le muscle moyen adducteur est placé au devant des deux derniers, le petit et le grand. Il s'insère sur le corps du pubis, au-dessous de l'épine de cet os, par un tendon très fort qui se prolonge d'abord en dedans de lui, et qui s'enfonce ensuite au centre de ses fibres. De là, il se dirige en bas, en dehors et en arrière, s'étale beaucoup, et se termine sur le tiers moyen de l'interstice de la ligne âpre du fémur, à l'aide d'une aponévrose bifoliée qui reçoit les fibres charnues entre ses deux lames, et qui envoie une expansion fibreuse vers le muscle triceps.

En avant, le muscle moyen adducteur est en rapport avec l'aponévrose fémorale, avec le couturier et les vaisseaux fémoraux. *En arrière*, il est appliqué sur le petit et sur le grand adducteurs. Son *bord interne* est contigu au muscle droit interne. Son *bord externe* forme le côté interne d'un espace triangulaire *(creux inguinal)*, dont le fond est occupé par le muscle pectiné, et qui a été décrit à l'occasion du muscle couturier.

Action. Elle est exactement semblable à celle du muscle *plus petit adducteur.*

Muscle petit adducteur, second adducteur des auteurs.

(Sous-pubio-fémoral. Chauss.)

Placé derrière les deux précédens, plus grand que le premier, plus petit que le second, aplati comme eux, le muscle petit adducteur s'insère sur la branche descendante du pubis, entre le droit interne et l'obturateur externe, partie sans intermédiaire aponévrotique, partie au moyen d'un tendon central aplati. De là, il se porte en bas, en dehors et en arrière, et vient se terminer sur la région supérieure de l'interstice de la ligne âpre du fémur. Ses fibres supérieures s'insèrent sur cette ligne au moyen d'une aponévrose qui est placée au devant d'elles, les inférieures s'y rendent, ou directement, ou par l'intermédiaire d'une petite aponévrose qu'elles embrassent en avant et en arrière.

En avant, le muscle petit adducteur est caché par le moyen et le plus petit. *En arrière*, il est en rapport avec le grand. Son *bord interne* est contigu au muscle droit interne. L'*externe* est en rapport avec l'obturateur externe et avec le faisceau des muscles psoas et iliaque.

Action. Il a les mêmes usages que les deux muscles précédens.

Muscle grand adducteur, troisième adducteur des auteurs. (1)

(Ischio-fémoral. CHAUSS.)

Triangulaire, beaucoup plus long et plus large que les précédens, le muscle grand adducteur est placé à la partie postérieure et interne de la cuisse. Il s'insère, supérieurement, sur la face antérieure de la branche ascendante de l'ischion et sur la partie antérieure de la tubérosité sciatique. Sur la branche ascendante de l'ischion, il commence sans intermédiaire aponévrotique aucun. Sur la tubérosité sciatique, au contraire, il naît par un tendon très-fort, qui se porte en arrière du muscle et l'accompagne quelque temps sous la forme d'une aponévrose. De ces différens points, les fibres charnues du muscle grand adducteur se portent vers le fémur : les supérieures, celles qui viennent de la partie la plus élevée de la branche de l'ischion, se rendent presque transversalement en-dehors sur la bifurcation supérieure et externe de la ligne âpre du fémur ; les moyennes s'étendent obliquement à la ligne âpre elle-même, depuis sa bifurcation supérieure jusqu'à l'inférieure; les inférieures se rassemblent sur un tendon qui commence aponévrotiquement sur le bord interne et sur la face antérieure du muscle, se réunit en avant avec la portion interne du triceps, et va se fixer sur la partie supérieure du con-

(1) Pour bien voir le muscle grand adducteur, il faut enlever les trois autres qui cachent sa face antérieure, et conserver les muscles postérieurs de la cuisse.

dyle interne du fémur. Les fibres qui se rendent sur ce tendon inférieur sont séparées de celles qui se rendent sur la partie inférieure de la ligne âpre, par un espace qui constitue l'anneau ou le canal du troisième adducteur.

Le canal du troisième adducteur est placé à la réunion des deux tiers supérieurs avec le tiers inférieur de la cuisse. Il est dirigé obliquement de haut en bas, de dedans en dehors et d'avant en arrière. Sa paroi antérieure constituée par une lame fibreuse qui va du tendon du troisième adducteur au triceps, présente quelques pertuis nerveux et vasculaires (1). Sa paroi postérieure est formée par les fibres charnues de la portion moyenne du muscle. En dedans, il répond au tendon du muscle grand adducteur. En dehors, il est séparé du fémur par l'aponévrose du muscle triceps. Son ouverture supérieure est vaguement terminée, ou plutôt son contour se continue avec la gaîne fibreuse qui entoure l'artère de la cuisse. Son ouverture inférieure est placée à la partie supérieure du creux poplité. Ce canal renferme les vaisseaux principaux de la cuisse et un nerf (2). Son contour est fibreux en avant et en dedans, et charnu seulement en arrière.

Le muscle grand adducteur est oblique de haut en bas, de dedans en dehors, mais beaucoup moins que les autres adducteurs. Il forme comme une vaste cloison qui sépare les autres muscles internes des muscles postérieurs de la cuisse. *En avant*, il est en rapport avec les trois autres adducteurs et avec les vaisseaux fémoraux. *En arrière*, il est recouvert par les muscles postérieurs de la cuisse et par le nerf sciatique. Son *bord supérieur*, parallèle au muscle carré de la cuisse et en partie confondu avec lui, est également contigu au muscle obturateur externe. Son *bord interne* est sous-jacent au muscle droit interne.

Action. Le muscle grand adducteur, comme les autres, attire la cuisse en dedans et la porte dans la rotation en dehors; mais, en outre, placé en arrière du centre des mouvemens de l'articulation coxo-fémorale par son tendon sciatique, il est surtout extenseur de la cuisse sur le bassin, ou du bassin

(1) Pour le nerf saphène interne et quelques artères articulaires.

(2) Le saphène interne qui ne parcourt que la partie supérieure du canal.

sur la cuisse. Pendant la contraction de ce muscle, l'artère fémorale ne subit aucune compression, parce que son canal est presque complètement aponévrotique.

Muscle triceps fémoral (1).

(Trifémoro-rotulien. CHAUSS.)

Constitué comme il l'a été par les auteurs, le muscle triceps fémoral ne présente que deux têtes ou faisceaux, qui ont été distingués par les noms spéciaux de *vaste externe* et *vaste interne* (2). Aussi est-il de toute évidence, comme je l'ai déjà fait remarquer, que le muscle droit antérieur est la troisième, ou la longue portion du triceps fémoral; qu'il est enfin au triceps fémoral, ce que la longue portion du triceps brachial est à celui-ci.

Quoi qu'il en soit, tel que je le décris pour me conformer à l'usage, le triceps crural recouvre le fémur presque tout entier, depuis les trochanters jusqu'à la rotule; il ne laisse libre de son contact, que la ligne âpre et l'intervalle triangulaire que circonscrivent en bas les deux branches de cette ligne.

Le *faisceau externe*, *vaste externe*, commence, en haut, sur la face externe du grand trochanter et sur la lèvre externe de la ligne âpre, par une vaste aponévrose qui s'étend au loin en dehors de lui; tandis qu'en bas, il se fixe immédiatement sur la lèvre externe de la ligne âpre. De ces insertions, les fibres du vaste externe se dirigent en bas, en dedans et en avant, et viennent se terminer sur la face externe et antérieure d'une aponévrose qui naît sur la face interne de ce faisceau du triceps, et qui concourt à former le tendon inférieur du muscle.

Le *faisceau interne et antérieur*, *vaste interne*, commence au-dessous du petit trochanter, et s'insère 1° sur toute la longueur de la lèvre externe de la ligne âpre du fémur, par l'intermé-

(1) Pour le voir dans toute son étendue, il suffit d'enlever tous les autres muscles antérieurs, externes et internes de la cuisse après les avoir étudiés.

(2) Nonobstant sa dénomination de triceps, on avait reconnu depuis long-temps que le triceps fémoral, séparé du droit antérieur, n'a que deux faisceaux; car personne ne s'était avisé de créer un faisceau *vaste antérieur*.

diaire de fibres aponévrotiques étalées sur la face interne du muscle ; 2° sur les trois quarts supérieurs des faces antérieure et interne du fémur, directement sur le périoste. Les fibres de ce faisceau du triceps se portent toutes obliquement en bas, les externes en avant et en dehors, les antérieures en avant; toutes viennent se terminer sur le bord interne et sur les faces antérieure et postérieure d'une forte aponévrose qui commence au milieu d'elles, et qui concourt à former le tendon inférieur. Quelques fibres seulement ne se rendent pas sur cette aponévrose, mais viennent se fixer directement sur le bord interne de la rotule.

L'aponévrose inférieure du faisceau externe du triceps et celle du vaste interne se réunissent ensemble par leurs bords correspondans, et se confondent, en outre, en avant avec le tendon du muscle droit antérieur, un peu au-dessus de la rotule, de manière à constituer le tendon commun. Ce tendon se contracte de plus en plus et vient se terminer sur la base de la rotule, ou plutôt, après avoir embrassé cet os en avant et latéralement, il va se fixer sur la partie supérieure du bord antérieur du tibia, sur la *tubérosité antérieure* de cet os (1).

Le muscle triceps est en rapport avec la plupart des autres muscles de la cuisse par sa face externe : avec le tenseur du fascia-lata en dehors, avec le couturier et le droit antérieur en avant, avec les quatre adducteurs en dedans. *En arrière,* il embrasse les faces antérieure, externe et interne du fémur, et repose inférieurement sur la membrane synoviale de l'articulation fémoro-tibiale.

Quelques fibres inférieures et profondes du muscle triceps (*muscle sous-crural* Meckel.) viennent adhérer à la partie supérieure de la membrane synoviale du genou, dans le point où elle se réfléchit du fémur vers la rotule.

En dedans, l'aponévrose du muscle vaste interne est réunie au tendon du muscle grand adducteur, au moyen d'une petite lame fibreuse que j'ai déjà mentionnée, et qui concourt à la formation du canal que ce dernier fournit aux vaisseaux fémoraux.

(1) La rotule, comme je l'ai déja montré, n'est qu'un os sésamoïde développé dans l'épaisseur de ce tendon.

Action. Le triceps est extenseur de la jambe sur la cuisse ou de celle-ci sur la jambe. A la faveur de son faisceau *sous-crural*, il attire la membrane synoviale du genou en haut, lorsque la rotule s'élève, et il l'empêche d'être froissée entre cet os et la partie antérieure du fémur.

ARTICLE QUATRIÈME.

Muscles postérieurs de la cuisse.

On ne rencontre que trois muscles dans cette région : le *biceps*, le *demi-tendineux* et le *demi-membraneux*. Les deux premiers forment un plan plus superficiel et plus postérieur que celui qui est occupé par le dernier.

Muscle biceps.

(Ischio-fémoro-péronier. CHAUSS.)

Formé de deux faisceaux, l'un plus long, l'autre plus court, le muscle biceps est placé superficiellement à la partie postérieure de la cuisse. Son long faisceau se fixe, supérieurement, sur la tubérosité sciatique, au moyen d'un tendon très-fort. Ce tendon se prolonge sur la partie antérieure des fibres charnues leur donne insertion en arrière et appartient aussi au muscle demi-tendineux par son bord interne. Son court faisceau s'insère sur la moitié inférieure de la ligne âpre, et sur le prolongement de cette ligne vers le condyle externe du fémur, sans intermédiaire aucun de fibres aponévrotiques.

Le long faisceau du biceps se dirige un peu obliquement en bas et en dehors, et, au milieu de la cuisse, il dégénère en un tendon qui commence très-haut sur sa face postérieure sous la forme d'une aponévrose, se rétrécit de plus en plus en descendant, reçoit en avant les fibres de la courte portion, et vient s'insérer définitivement sur la partie supérieure du péroné, après avoir envoyé un prolongement de sa substance dans l'aponévrose jambière.

En arrière, le biceps est en rapport avec la peau, avec l'aponévrose de la cuisse, et, près de la tubérosité sciatique, avec le muscle grand fessier. *En avant*, il est appliqué sur le demi-membraneux, sur le carré crural, sur le nerf sciatique, sur le grand adducteur, et même sur l'origine du faisceau externe du triceps.

Le biceps forme le côté externe et supérieur de l'espace losangique qui constitue le creux poplité, *creux du jarret*. Il est uni, *supérieurement*, au muscle demi-tendineux et en est séparé, *en bas*, par un intervalle triangulaire dont la base est dirigée vers l'articulation du genou. Son tendon inférieur croise, *en dehors*, la direction du tendon du muscle jumeau externe, et en est séparé par une membrane synoviale ou par un tissu cellulaire lamelleux très-lâche.

Action. Le muscle biceps fléchit la jambe sur la cuisse, ou étend le bassin sur le fémur. Dans la station, il concourt à tenir le tronc en équilibre sur les membres inférieurs.

Variétés. On dit (1) avoir vu manquer la courte portion de ce muscle. J'ai rencontré deux fois la variété indiquée par *Gantzer* et *Sœmmering*, variété qui consiste dans l'existence d'une troisième portion venant de la tubérosité sciatique.

Muscle demi-tendineux.

(Ischio-prétibial. Chauss.)

Grêle, très-alongé, plus large supérieurement qu'inférieurement, le muscle demi-tendineux est placé superficiellement à la partie postérieure de la cuisse, en dedans du précédent. Il est fixé, en haut, sur le côté interne du tendon du muscle biceps et sur la partie postérieure de la tubérosité sciatique. Dans ce dernier point, son insertion a lieu au moyen d'un petit tendon particulier qui s'épanouit en aponévrose au-devant de lui. De là, les fibres charnues se portent en bas et un peu en dedans. Elles sont interrompues au milieu de leur trajet par une intersection fibreuse obliquement dirigée de haut en bas et de dedans en dehors, après quoi elles se terminent sur un tendon qui naît au milieu d'elles, et qui se dégage promptement en dedans du muscle. Ce tendon, grêle et arrondi, libre de bonne heure, descend en dedans et en arrière de l'articulation du ge-

(1) Meckel.

nou, se contourne d'arrière en avant et de haut en bas, au-dessous de la tubérosité interne du tibia, s'unit bientôt à ceux des muscles droit interne et couturier, pour former la *patte d'oie*, et se terminer sur la partie supérieure et interne de la crête du tibia.

La face *superficielle* du muscle demi-tendineux est en rapport avec l'aponévrose fascia-lata, avec la peau et avec le grand fessier.

La *profonde* est appliquée sur le muscle suivant (1), sur le troisième adducteur, sur le tibia et sur le ligament latéral interne du genou. Son *bord externe* est uni, supérieurement, au biceps ; tandis qu'il en est séparé inférieurement par un espace triangulaire alongé. Une bourse muqueuse, placée entre lui et la partie supérieure du tibia, lui est commune avec les autres tendons qui se réunissent pour former la patte d'oie ; une autre le sépare du tendon du muscle demi-membraneux, près de la tubérosité sciatique. Il concourt à former le côté supérieur de l'espace losangique qui constitue le creux du jarret.

Action. Le muscle demi-tendineux fléchit la jambe sur la cuisse, s'il prend son point fixe en haut. Dans le cas contraire, comme dans la station, il étend le bassin sur la cuisse, ou plutôt il empêche le premier de se trop renverser en avant.

Muscle demi-membraneux.

(Ischio-popliti-tibial. Chauss.)

Plus large, plus aplati et un peu moins long que le précédent, le muscle demi-membraneux est placé au devant de lui à la partie postérieure de la cuisse. Il est fixé, en haut, à la tubérosité sciatique, au moyen d'un tendon aplati, comme aponévrotique, qui se prolonge au loin sur son bord externe, et donne naissance successivement aux fibres charnues. Nombreuses, très courtes, parallèles les unes aux autres, ces fibres se portent obliquement en bas et en dedans, et viennent se terminer, dans l'ordre de leur origine, sur une aponévrose qui commence très haut en embrassant le bord interne du muscle, et qui se contracte un peu pour former le tendon inférieur.

Ce tendon, plus arrondi que le supérieur, passe en arrière du

(1) Le demi-membraneux.

condyle interne du fémur et de l'articulation du genou, placé en dedans de l'un des muscles du mollet(1), dont il est séparé par une petite bourse muqueuse, et se divise bientôt en trois faisceaux qui s'écartent en divergeant (2). Parmi ces trois faisceaux, l'interne, le plus fort, se porte obliquement en bas et en avant, vers la tubérosité interne du tibia et s'y termine; le moyen, le plus aplati, se fixe à la partie supérieure du bord interne du tibia, et envoie une expansion fibreuse sur un des muscles profonds du jarret (3); l'externe remonte obliquement en dehors, derrière le genou, se confond avec le ligament postérieur de cette articulation, et va s'insérer sur la partie supérieure du condyle externe du fémur.

Une petite membrane synoviale particulière est placée entre le tendon de ce muscle et le tibia, à l'endroit de sa trifurcation. Sa *face postérieure* est en rapport avec la longue portion du biceps, avec le demi-tendineux et le grand fessier. L'*antérieure* est appliquée sur le carré, sur le troisième adducteur, sur le jumeau interne, sur le tibia, sur l'articulation du genou, sur le muscle poplité et sur un nerf (4) qui cotoie son bord interne inférieurement. Son *bord externe* concourt, avec le demi-tendineux, à former le côté interne et supérieur du creux losangique du jarret. Son *bord externe* est contigu au muscle droit interne en bas, et à l'aponévrose fémorale dans toute son étendue.

Action. Le demi-membraneux fléchit la jambe sur la cuisse, quand il prend son point fixe en haut; ou bien il étend le bassin, l'empêche de se renverser en avant et le tient en équilibre sur le fémur, quand il prend son point fixe en bas.

(1) Le jumeau interne.

(2) On ne distingue bien ces trois faisceaux qu'après avoir coupé le demi-membraneux en travers et renversé son tendon en bas.

(3) Le poplité.

(4) Le nerf sciatique.

CHAPITRE TROISIÈME.

Muscles de la jambe.

Les muscles de la jambe appartiennent aux faces *antérieure*, *externe* et *postérieure* de cette partie.

ARTICLE PREMIER.

Muscles antérieurs de la jambe (1).

Cette région renferme trois ou quatre muscles, suivant les sujets : le *jambier antérieur*, l'*extenseur propre du gros orteil*, l'*extenseur commun des orteils* et le *péronier antérieur*. Le péronier antérieur manque assez souvent, non pas d'une manière complète cependant; car dans ce cas, un tendon détaché du muscle extenseur commun se rend vers la partie du pied à laquelle est destiné le tendon de ce muscle, lorsqu'il existe.

Les muscles de la région antérieure de la jambe ne forment qu'une couche, dans laquelle ils sont disposés de dedans en dehors, comme je viens de l'indiquer; toutefois le muscle extenseur propre du gros orteil est un peu plus profond que les autres; il est caché par le rapprochement des muscles entre lesquels il est placé; j'allais presque dire qu'il forme à lui seul une couche profonde.

Muscle jambier antérieur.

(Tibio-sus-tarsien. CHAUSS.)

Très fort, aplati d'avant en arrière, le jambier antérieur est placé en dedans des autres muscles de la partie antérieure de la jambe. Il s'insère, en haut, sur la face interne de l'aponévrose jambière, sur les deux tiers supérieurs de la face externe du tibia, sur la face antérieure du ligament inter-osseux,

(1) La préparation de ces muscles est fort simple; il suffit pour cela d'enlever la peau et l'aponévrose jambière. En haut, cette dernière adhère à la plupart d'entre eux, elle ne doit pas en être séparée; on ne le pourrait du reste, qu'en pénétrant dans les muscles eux-mêmes.

et sur une cloison fibreuse qui l'unit au muscle extenseur commun des orteils supérieurement. Nées de ces différens points, sans aucun intermédiaire aponévrotique, les fibres charnues se portent en bas et en avant, et se terminent sur un tendon qu'elles entourent d'abord et qui paraît ensuite en avant d'elles. Ce tendon se rétrécit de plus en plus, passe audevant de l'articulation tibio-tarsienne, dans un anneau fibreux formé par le ligament annulaire dorsal du tarse et tapissé par une membrane synoviale, se dirige ensuite en avant vers le bord interne du pied, se contourne sur ce bord et vient s'insérer sur les parties interne et inférieure du premier os cunéiforme, et par un petit prolongement sur l'extrémité postérieure du premier os du métatarse.

Le muscle jambier antérieur est dirigé de haut en bas et très peu de dehors en dedans, dans la première partie de son trajet. Sur le dos du pied, sa direction descendante est beaucoup moins marquée, tandis qu'au contraire son obliquité en dedans est très prononcée. Sa *face antérieure* est partout sous-jacente aux aponévroses jambière et pédieuse et à la peau. Sa *face postérieure* appuie sur le tibia, sur le ligament interosseux, sur l'articulation tibio-tarsienne, sur le dos et sur le bord interne du tarse.

Action. Ce muscle fléchit le pied sur la jambe, en relevant son bord interne et déprimant son bord externe. S'il prend son point fixe sur le pied, comme dans la station, il peut aussi retenir la jambe verticalement placée sur l'astragale, ou même la fléchir sur le pied.

Muscle extenseur propre du gros orteil.

(Péronéo-sus-phalangettien du gros orteil. CHAUSS.)

Aplati de dehors en dedans, grêle et semi-penniforme, le muscle extenseur propre du gros orteil placé en dehors et au-dessous du précédent, se fixe directement sur la partie antérieure du péroné et du ligament interosseux. Il commence ses insertions sur ces parties un peu audessus du tiers moyen de la jambe, et les termine au dessous de lui. De là, ses fibres se dirigent en bas et en avant et se terminent sur un tendon grêle, qui commence au milieu d'elles, paraît presque aussitôt sur le bord antérieur du muscle, et qui les reçoit presque toutes par son côté postérieur. Ce tendon passe dans une coulisse particulière du ligament annulaire dorsal du tarse, enveloppé dans ce point, par une membrane synoviale particulière, se dirige en avant et en dedans vers le gros orteil, et vient se fixer sur le dos et sur l'extrémité postérieure de la phalange onguéale de ce doigt.

Le muscle extenseur propre du gros orteil est oblique en bas et en dedans dans la première partie de son trajet; il est horizontal et encore un peu dirigé en dedans sur le dos du pied. Sa *face superficielle* est en rapport avec la peau, avec l'aponévrose du membre pelvien, et avec les muscles jambier antérieur et fléchisseur commun des orteils. Sa *face profonde* appuie sur le péroné, sur le ligament interosseux, sur le tibia, sur l'articulation tibio-tarsienne, sur le dos du pied et sur le muscle pédieux.

Action. Il étend la dernière phalange du gros orteil sur la première, le gros orteil sur le pied, et il fléchit celui-ci sur la jambe (1).

Muscle extenseur commun des orteils.

(Péronéo-sus-phalangettien commun. Chauss.)

Plus volumineux, plus long et de même forme que le précédent, le muscle extenseur commun des orteils est placé en dehors et en avant de lui. Il s'insère, en haut, sur la tête et sur les deux tiers supérieurs de la face antérieure du peroné, sur le ligament antérieur de l'articulation péronéo-tibiale supérieure, sur l'aponévrose jambière et sur deux cloisons fibreuses qui l'unissent, l'interne, au muscle jambier antérieur, l'externe, aux péroniers latéraux. De ce point d'insertion, les fibres de ce muscle se portent en bas et en avant, et se

(1) Par suite de la disposition particulière du pied, les muscles extenseurs des orteils sont fléchisseurs du pied et réciproquement. C'est l'inverse de ce qui a lieu à la main. Du reste, il est facile de voir que ce qu'on appelle la flexion au pied est l'extension à la main; et que le mouvement qui constitue l'extension pour le premier est la flexion pour la seconde.

terminent en arrière du tendon inférieur. Celui-ci, simple ordinairement jusqu'au ligament annulaire dorsal du tarse, traverse bientôt un anneau formé par ce ligament, anneau qui lui est commun avec le tendon du muscle péronier antérieur, lorsqu'il existe, et dans lequel il est tapissé par une membrane synoviale. Au-delà du ligament annulaire dorsal du tarse, quelquefois à son niveau, plus rarement au-dessus, ce tendon se divise d'abord en deux, puis en quatre tendons secondaires qui s'écartent en divergeant, et se dirigent vers les quatre derniers orteils. Arrivés sur ces appendices, ces tendons s'unissent avec ceux des muscles lombricaux et pédieux qui s'y portent également, et forment des membranes fibreuses qui recouvrent les orteils, et qui se divisent en trois faisceaux, un peu en arrière de l'articulation de la phalange avec la phalangine : un faisceau moyen qui se fixe sur l'extrémité postérieure de la phalangine, deux faisceaux latéraux, séparés d'abord, réunis ensuite, qui s'insèrent sur l'extrémité postérieure de la phalange onguéale.

Le muscle extenseur commun des orteils est perpendiculaire, à la jambe; au pied, ses tendons sont dirigés à peu près horizontalement vers les orteils. Sa *face antérieure* est en rapport avec la peau et l'aponévrose. La *postérieure* appuie sur le péroné, sur le muscle extenseur propre du gros orteil, sur l'articulation tibio-tarsienne, sur le dos du pied et sur le muscle pédieux.

Action. Il étend les orteils sur le pied, et fléchit celui-ci sur la jambe, ou agit tout-à-fait en sens inverse.

Muscle péronier antérieur.

(Peronéo-sus-métatarsien. CHAUSS.)

Très-petit, sémi-penniforme, inconstant, en très-grande partie confondu avec le muscle extenseur commun des orteils, le muscle péronier antérieur est placé tout-à-fait à la partie externe de la face antérieure de la jambe. Il s'insère sur la face antérieure du péroné, dans toute l'étendue du tiers moyen de cet os et un peu sur son tiers inférieur. Il est uni, en dehors, par une cloison fibreuse, au muscle court péronier latéral, et reçoit encore quelques fibres de ce côté. De là, les fibres de ce muscle se portent en bas et en avant, et se terminent sur un tendon qui appartient exclusivement au bord antérieur du muscle. Ce tendon s'engage dans l'anneau du ligament annulaire dorsal du tarse qui appartient plus spécialement au muscle extenseur commun des orteils ; ensuite il se dirige en avant et en dehors sur le dos du pied, s'aplatit beaucoup et se fixe sur l'extrémité postérieure du cinquième os du métatarse, en envoyant presque toujours sur le petit orteil un prolongement qui se jette dans la membrane dorsale du tendon extenseur de ce doigt.

Le muscle péronier antérieur est perpendiculaire à la jambe; tandis qu'au pied, il est dirigé obliquement en avant, en bas et en dehors. Sa *face antérieure* est sous-jacente à la peau et à l'aponévrose. Sa *face postérieure* repose sur le péroné, sur le ligament antérieur de l'articulation péronéo-tibiale inférieure, sur le dos du pied et sur le muscle pédieux.

Action. Le péronier antérieur fléchit le pied sur la jambe en relevant le bord externe du premier. Il est en partie congénère et en partie antagoniste du muscle jambier antérieur : comme lui, sans doute, il est fléchisseur du pied sur la jambe, mais il relève le bord externe du pied, tandis que le jambier antérieur a la même action sur le bord interne. Quand ces deux muscles se contractent ensemble, la partie opposée de leur action est détruite, et le pied est fléchi directement.

ARTICLE SECOND.

Muscles externes de la jambe.

Ces muscles sont au nombre de deux, et désignés par les noms de *muscles long et court péroniers latéraux* (1).

(1) A la jambe, la préparation de ces muscles n'offre rien de particulier ; mais il n'en est pas de même au pied, pour le muscle long péronier, au moins. Pour suivre le long péronier latéral à la plante du pied, il faut enlever les muscles superficiels, soulever les tendons du grand fléchisseur commun des orteils, et ouvrir la gaîne qui le recèle au-dessous du cuboïde. Il convient également de ne le disséquer au pied qu'après avoir étudié les muscles de cette partie.

Muscle long péronier latéral.

(Peronéo-sous-tarsien. Chauss.)

Long, aplati de dehors en dedans et très-étroit, le muscle long péronier latéral occupe la partie superficielle de la région péronière. Il s'insère, en haut, sur le tiers supérieur de la face externe du péroné, et sur deux cloisons fibreuses qui le séparent, en avant, du muscle extenseur commun des orteils; en arrière, des muscles soléaire et long fléchisseur propre du gros orteil. De ces points, il se dirige à peu près perpendiculairement en bas, vers la partie postérieure de la malléole externe. Avant ce point, les fibres de ce muscle se terminent sur un tendon qu'elles produisent de bonne heure, et qui s'isole promptement sur leur face externe. Ce tendon se rétrécit de plus en plus, se place derrière la malléole externe, avec celui du muscle suivant, dans la coulisse postérieure du péroné, glisse obliquement sur la partie externe de la face dorsale du pied, contourne le bord externe de cette partie au niveau du cuboïde, et se place dans la coulisse inférieure de cet os; et, après avoir parcouru obliquement la plante du pied, d'arrière en avant, du bord externe vers le bord interne de cette partie, il se fixe sur les régions inférieure et externe de l'extrémité postérieure du premier os du métatarse.

Le muscle long péronier latéral est deux fois réfléchi: 1° sur la partie inférieure du péroné, 2° sur le bord externe du cuboïde. Il est formé de trois portions, une jambière, une susplantaire et une sous-plantaire. Dans sa *portion jambière*, il est en rapport avec la peau et l'aponévrose par sa face externe, tandis que sa face interne est appliquée sur le péroné (1) et sur le muscle court péronier latéral. Dans sa *portion sus-plantaire*, il est placé entre le calcanéum, la peau et l'aponévrose. Dans sa *portion sous-plantaire*, il n'a de rapports immédiats qu'avec sa gaîne; supérieurement, il touche le cuboïde et l'extrémité postérieure du second et du troisième métatarsien; tandis qu'en bas, les muscles lombricaux, accessoire

(1) le nerf sciatique poplité externe sépare cette face du col du péroné.

du long fléchisseur commun, les tendons de celui-ci, et les muscles superficiels de la plante du pied, croisent sa direction d'une manière médiate.

Le tendon du muscle long péronier latéral est fixé derrière la malléole externe par le ligament latéral externe du tarse, qui sera décrit plus tard; quelques fibres irrégulières le retiennent parfois, dans une dépression superficielle tracée sur la face externe du calcanéum ; enfin, les fibres du ligament calcanéo-cuboïdien superficiel le maintiennent dans sa coulisse cuboïdienne.

Deux membranes synoviales, quelquefois trois suivant M. Cruveilhier, une seule dans d'autres cas lubrifient ce tendon, derrière la malléole, en dehors et au-dessous du pied. Une de ces membranes est commune aux deux péroniers latéraux, derrière la malléole; simple d'abord, celle-ci se subdivise en deux d'une manière *palmée* antérieurement, lorsque les deux tendons s'écartent l'un de l'autre. Une autre appartient à la gaîne *sous-tarsienne* du tendon. Une troisième, signalée par M. Cruveilhier, le tapisse quelquefois sur la face externe du calcanéum.

Au-dessous du cuboïde, le tendon du muscle long péronier latéral s'élargit beaucoup, devient plus épais et plus dur, son tissu est pénétré de matière cartilagineuse ; c'est un véritable *fibro-cartilage* qui subit avec l'âge la transformation osseuse (1).

Action. Le muscle long péronier latéral étend le pied sur la jambe. Il abaisse le bord interne et relève le bord externe de cette partie et la porte dans l'abduction. Dans la station, il retient la jambe en équilibre sur la face supérieure de l'astragale.

Muscle court péronier latéral.

(Grand péronéo-sous-métatarsien. CHAUSS.)

De même forme que le précédent, placé au-dessous et en dedans de lui, le muscle court péronier latéral est fixé immédiatement sur le tiers moyen de la face externe du péroné et sur deux

(1) Meckel considère l'os sésamoïde qui se forme dans ce tendon comme la représentation du petit os pisiforme au pied. C'est une erreur que j'ai relevée dans l'ostéologie.

cloisons fibreuses qui le séparent, l'une des muscles extenseur commun des orteils et péronier antérieur, l'autre du long fléchisseur du gros orteil. De là, ses fibres se portent en bas, un peu en dehors, et viennent se terminer sur la face interne d'une aponévrose placée en dehors du muscle. Cette aponévrose se contracte bientôt et se transforme en un tendon aplati, qui s'incline légèrement en arrière, passe, avec celui du long péronier latéral, dans la coulisse de la malléole externe, enveloppé par la même membrane synoviale, se réfléchit d'arrière en avant sur la partie inférieure du péroné, longe le bord externe du pied, et vient se terminer, en s'épanouissant, sur l'extrémité postérieure du cinquième os du métatarse; en envoyant souvent un prolongement vers le tendon extenseur du petit orteil.

Le muscle court péronier latéral présente deux portions: l'une jambière, l'autre pédieuse. Dans la première, il affecte une direction sensiblement verticale; dans la seconde, il marche d'arrière en avant et un peu de haut en bas. Sa *face externe* est en rapport avec le muscle long péronier latéral, avec la peau et l'aponévrose du membre. Sa *face interne* recouvre le péroné, le ligament latéral externe de l'articulation tibio-tarsienne et la partie externe de la face dorsale du tarse et du métatarse. Sur la face externe du calcanéum, le tendon du court péronier latéral est souvent logé dans une petite coulisse particulière, où il est lubrifié par un prolongement de la membrane synoviale malléolaire.

Action. Le court péronier latéral étend le pied sur la jambe et le porte dans l'abduction. Il élève directement le bord externe et déprime indirectement le bord interne du pied.

Variétés. Suivant Meckel, ce muscle est quelquefois double.

ARTICLE TROISIÈME.

Muscles postérieurs de la jambe.

Les muscles de la région postérieure de la jambe sont au nombre de huit. Ils forment quatre couches distinctes, en procédant d'arrière en avant.

§ 1er. *Première couche*, ou *couche superficielle*.

Cette couche est formée par les deux jumeaux.

Muscles jumeaux (1).

(Bifémoro-calcanien. CHAUSS.)

Les deux muscles jumeaux ou gastrocnémiens (2) occupent le plan le plus superficiel de la partie postérieure de la jambe. Ils ont beaucoup d'analogie l'un avec l'autre, et sont réunis inférieurement par la même aponévrose.

Le jumeau interne, le plus gros, se fixe en arrière et au-dessus du condyle interne du fémur. Quelques-unes de ses fibres viennent immédiatement de cette éminence ; mais le plus grand nombre y tient par l'intermédiaire d'un tendon très fort, qui embrasse le bord interne du muscle, et s'étale en aponévrose sur sa face postérieure et un peu sur sa face antérieure.

Le jumeau externe s'insère en haut et en arrière du condyle externe du fémur. Quelques-unes de ses fibres en procèdent directement, comme cela a lieu pour le précédent faisceau ; mais, comme dans celui-ci, elles en naissent également par l'intermédiaire d'un tendon aplati, qui règne sur le côté externe d'abord, et qui s'épanouit ensuite en aponévrose sur la face postérieure du muscle.

De ces différens points d'origine, les fibres des jumeaux se portent en bas et en arrière ; celles du jumeau interne convergent un peu vers celles du jumeau externe ; et toutes viennent se terminer sur la face postérieure d'une large aponévrose placée en avant du muscle, qui commence isolément sur chacun de ses faisceaux, et qui envoie une petite cloison antéro-postérieure dans leur intervalle. Cette aponévrose se rétrécit de plus en

(1) Les jumeaux se réunissent inférieurement au soléaire et souvent au plantaire grêle, pour former le tendon d'Achille. Cette circonstance a fait considérer ces differens muscles comme placés dans la même couche ; l'observation la plus simple suffit pour montrer qu'il en est autrement. Les deux muscles jumeaux et le suivant constituent le *triceps crural* de quelques auteurs.

(2) γαστήρ ventre, κνήμη jambe.

plus en descendant, se réunit avec celle du muscle soléaire (1), un peu plus tôt en dehors qu'en dedans, va concourir à la formation du tendon d'Achille (2) et s'insérer, par conséquent, sur la partie postérieure du calcanéum.

Les muscles jumeaux sont aplatis en avant et bombés en arrière. Ils sont séparés, en haut, par un intervalle triangulaire à base supérieure, qui forme la partie inférieure du losange du jarret. Le muscle jumeau interne constitue le côté interne et inférieur, le jumeau externe le côté externe et inférieur de cet espace.

La *face postérieure* de ces muscles est recouverte par la peau, par l'aponévrose jambière et par une veine et un nerf (3). Leur *face antérieure* est en rapport avec la face postérieure du genou, et avec les deux muscles suivans (4). Le jumeau interne, en particulier, est d'abord recouvert par le muscle demi-membraneux, ensuite son tendon est seulement contigu à celui de ce muscle, séparé de lui par une petite bourse muqueuse, et enfin, il est appliqué sur ce tendon par sa face antérieure. Le jumeau externe est côtoyé en dehors par le biceps, et appliqué en avant sur un des muscles de la couche la plus profonde de la région jambière (5).

Action. Les muscles jumeaux, concourent, avec plusieurs autres muscles, à l'extension du pied sur la jambe lorsqu'ils se contractent en prenant leur point fixe d'action en haut. Dans le cas contraire, ils fléchissent la jambe sur la cuisse.

§ 2. *Seconde couche.*

Le *plantaire* ou *jambier grêle* forme seul cette couche très-incomplète.

(1) Le muscle de la troisième couche.

(2) Ce tendon sera décrit plus loin, quand j'aurai fait connaître le muscle soléaire qui concourt à le former.

(3) La veine et le nerf saphènes externes.

(4) Le soléaire et le plantaire grêle.

(5) Le poplité.

Muscle plantaire grêle.

(Petit fémoro-calcanien. CHAUSS.)

Très-long, très-petit, le muscle plantaire grêle est placé entre les muscles jumeaux et le suivant (1). Il s'insère sur la partie supérieure et postérieure du condyle externe du fémur, et sur la région voisine du ligament postérieur de l'articulation du genou, sans intermédiaire aponévrotique. De là, il se dirige en bas et en dedans, et, après un trajet de deux ou trois pouces, il donne naissance à un tendon grêle et aplati, qui d'abord caché entre les muscles jumeaux et soléaire, se place, en bas de la jambe, en dedans du tendon d'Achille, près duquel il se termine sur la partie postérieure du calcanéum, quelquefois même après s'être uni à ce tendon.

La *face postérieure* du muscle plantaire grêle est recouverte, en haut, par les jumeaux, et, en bas, par la peau et l'aponévrose de la jambe. Sa *face anterieure* est appliquée sur l'articulation du genou, sur le muscle poplité, sur les vaisseaux du même nom et sur le muscle soléaire.

Action. Le muscle plantaire grêle concourt à l'extension du pied ou à la flexion de la cuisse sur la jambe, suivant qu'il prend son point fixe d'action en haut ou en bas.

Variétés. Ce muscle manque quelquefois. Dans d'autres cas, il vient se terminer dans l'aponévrose plantaire. Plus souvent, il envoie simplement une expansion dans cette lame fibreuse.

§ 3. *Troisième couche.*

Cette couche est formée en entier, et bien complètement, par le muscle *soléaire.*

Muscle soléaire (2).

(Tibio-calcanien. CHAUSS.)

Ovalaire, large et très fort, le muscle soléaire occupe la partie la plus profonde de la région du mollet. C'est un des

(1) Le soléaire.

(2) *Solea, semelle*, à cause de l'analogie qu'on a cru trouver, sous le rapport de la forme, entre ce muscle et cette partie.

muscles les plus compliqués et des moins bien connus, sous le point de vue de la structure. Il est séparé supérieurement par le passage d'un nerf et de vaisseaux importans (1), en deux faisceaux, l'un *externe* ou *péronier*, l'autre *interne* ou *tibial*.

Le *faisceau externe* ou *péronier* est le plus long. Il s'insère sur trois points du tiers supérieur du péroné, sur la tête, sur la face postérieure, et sur le bord externe de cet os. Il procède de la tête du péroné, au moyen d'un tendon aplati et très fort, qui se dirige obliquement en bas et en dedans, placé en avant du muscle. Ce tendon se transforme promptement en une aponévrose, qui va s'insérer, d'un côté, sur le tiers supérieur du bord postérieur du péroné, et qui se place, de l'autre, au milieu des fibres qui forment la moitié interne du muscle, donnant naissance à ces fibres en avant et en arrière. Le soléaire se fixe sur la face postérieure du peroné, immédiatement et sans aucune fibre tendineuse. Enfin il naît du bord externe du peroné, à l'aide d'une aponévrose mince qui lui est commune d'abord avec le muscle long péronier latéral, et qui se prolonge ensuite sur sa partie externe et postérieure.

Le *faisceau interne* ou *tibial* est moins élevé et plus large que le précédent. Il procède de la ligne oblique postérieure et de la partie voisine du bord interne du tibia. Il s'insère sur la moitié supérieure de la ligne oblique postérieure du tibia, au moyen d'un tendon aplati, moins fort que celui du précédent avec lequel il se réunit obliquement pour former l'arcade qui recouvre les vaisseaux et nerf poplités. Ce tendon s'enfonce dans l'épaisseur de la moitié interne du muscle, et s'y transforme en une aponévrose qui se réunit à celle du tendon péronier, et fournit, comme elle, des origines en avant et en arrière à des fibres charnues. Enfin, sur la moitié inférieure de la ligne oblique postérieure et sur la partie voisine du bord interne du tibia, l'insertion du soléaire a lieu sans aucun intermédiaire aponévrotique.

Les deux faisceaux du soléaire ne sont pas long-temps séparés l'un de l'autre; ils se réunissent obliquement derrière les vaisseaux poplités, en formant l'arcade fibreuse qui a été indiquée; et dès ce moment le muscle, devenu simple, se porte perpendiculairement en bas et se termine par un tendon aplati très

(1) Le nerf tibial postérieur et les vaisseaux poplités.

fort, qui se confond en avant avec celui des jumeaux et concourt, de la sorte, à former le tendon d'Achille. Le tendon inférieur commence à l'extérieur du soléaire, en embrassant le bord interne et couvrant presque toute la face postérieure et la moitié interne de la face antérieure de ce muscle. Replié ainsi sur lui-même, à peu près comme le tendon du grand pectoral, celui-ci présente deux lames, une postérieure fort étendue, l'autre antérieure plus petite, lames qui forment par leur réunion un vaste sinus ouvert en dehors et en haut, dans lequel sont reçues les fibres charnues.

Les fibres charnues du soléaire affectent trois directions différentes : celles qui émanent de la face antérieure des deux aponévroses *tibiale* et *péronière*, se portent obliquement en bas et en avant, vers la face postérieure du feuillet antérieur du tendon inférieur. Celles qui viennent de la face postérieure de l'aponévrose supérieure et de la face postérieure du peroné, se dirigent obliquement en bas et en dedans, vers la face antérieure et le bord externe du feuillet postérieur du tendon inférieur. Enfin, les fibres qui viennent directement de la partie inférieure de la ligne oblique postérieure et du bord interne du tibia, se rendent perpendiculairement sur le bord supérieur du feuillet postérieur du tendon inférieur.

La *face postérieure* du muscle soléaire est recouverte par le plantaire grêle et les jumeaux. L'*antérieure* appuie sur les muscles, les vaisseaux et les nerfs les plus profonds de la face postérieure de la jambe (1). Son arcade aponévrotique embrasse une artère et un nerf considérables (2).

(1) Les muscles poplité, long fléchisseur commun des orteils, long fléchisseur propre du gros orteil, les vaisseaux tibiaux postérieurs et péroniers et le nerf tibial postérieur.

C'est ici le lieu de relever une erreur qui s'est glissée dans l'anatomie topographique, relativement à la structure du soléaire et au parti que l'on peut tirer de cette structure pour la ligature de l'artère tibiale postérieure. L'aponévrose supérieure de ce muscle ne règne presque pas sur sa face antérieure ; du côté du tibia, elle s'enfonce au milieu des fibres charnues. D'où il suit que dans la ligature de l'artère tibiale postérieure à la partie supérieure de la jambe, lorsqu'au lieu de soulever le bord interne du muscle soléaire, on veut pénétrer à travers sa substance d'arrière en avant, la section de l'aponévrose qu'on rencontre ne saurait indiquer qu'on est justement arrivé dans l'interstice des vaisseaux; cela n'est vrai qu'à la partie moyenne de la jambe où commence l'aponévrose inférieure ; en haut, au-dessous de l'aponévrose, on rencontre encore des fibres charnues qui se rendent obliquement sur elle.

(2) L'artère poplitée et le nerf tibial postérieur.

Tendon d'Achille. Formé à la fois par les aponévroses réunies du soléaire et des jumeaux, ce tendon le plus fort de tous ceux des muscles, occupe la partie la plus inférieure de la région jambière postérieure. Il est un peu aplati d'avant en arrière et verticalement dirigé. Il est plus large supérieurement et inférieurement, supérieurement surtout, que dans sa partie moyenne. Il se termine en bas sur l'empreinte raboteuse de la face postérieure du calcanéum, après avoir glissé sur cette face à l'aide d'une bourse muqueuse fort humide. En arrière, il est tout-à-fait sous-aponévrotique. En avant, il repose sur un peloton cellulo-graisseux qui le sépare des organes les plus profonds de la jambe et de l'articulation tibio-tarsienne.

Action. Le soléaire étend le pied sur la jambe ou réciproquement, suivant qu'il prend son point fixe d'action en haut ou en bas. Il agit le plus souvent avec les jumeaux, dans la marche, par exemple. Ensemble, ces muscles soulèvent d'arrière en avant le levier du pied, et avec lui, le poids du corps transmis à cette partie par la jambe au niveau de l'articulation tibio-tarsienne. Il importe de remarquer ici que la disposition de ces muscles est parfaite, d'une part, pour économiser leur puissance, et de l'autre, pour rendre efficaces les efforts considérables qu'ils sont obligés de faire pour soulever le poids du corps souvent accru par celui de considérables fardeaux ; en effet, l'insertion de leur tendon est perpendiculaire, et elle a lieu dans un point tel, que le bras de la puissance du levier du pied est rendu par là plus long que celui de la résistance (1).

§ 4. *Quatrième couche.*

Quatre muscles entrent dans la composition de cette couche : le *poplité*, le *long fléchisseur propre du gros orteil*, *le long fléchisseur commun des orteils* et le *jambier postérieur*.

(1) Le pied représente, en effet, un levier du second genre dont le point d'appui est en avant, le point de la résistance au niveau de l'articulation tibio-tarsienne et celui de la puissance, là où s'insère le tendon d'Achille.

Muscle poplité.

(Fémoro-popliti-tibial. Chauss.)

Le muscle poplité est placé derrière l'articulation du genou, à la partie supérieure de la couche musculaire de la jambe à laquelle il appartient. Il est aplati, presque triangulaire, très court et dirigé obliquement de haut en bas et de dehors en dedans. Il s'insère, en haut, sur la partie externe du condyle externe du fémur, dans un enfoncement particulier qu'on y observe.

Cette insertion a lieu au moyen d'un tendon aplati et très-fort, qui reste quelque temps isolé des fibres charnues, puis s'épanouit en une aponévrose qui règne d'abord au-devant du muscle et s'enfonce ensuite dans son épaisseur, donnant naissance aux fibres charnues en arrière et en avant.

De cette simple origine, les fibres du muscle poplité se dirigent en bas et en dedans. Elles sont d'autant plus obliques et d'autant plus longues qu'elles sont plus inférieures, et viennent se terminer, sans intermédiaire aponévrotique, sur la surface triangulaire postérieure et supérieure du tibia.

La *face postérieure* de ce muscle forme le fond du creux du jarret. Elle est en rapport avec le muscle plantaire grêle, les jumeaux, le faisceau interne du soléaire, les vaisseaux et nerfs du creux du jarret, le tendon du biceps et le ligament latéral externe de l'articulation du genou. Sa *face antérieure* est en rapport avec le condyle externe du fémur, avec l'articulation fémoro-tibiale, et spécialement, le bourrelet sémi-lunaire externe, la membrane synoviale et le ligament postérieur de cette articulation, avec l'articulation péronéo-tibiale supérieure et la face postérieure du tibia.

Action. Le muscle poplité fléchit la jambe sur la cuisse, ou la cuisse sur le bassin, suivant qu'il prend son point fixe en haut ou en bas.

Muscle long fléchisseur propre du gros orteil.

(Péronéo-sous-phalangettien du gros orteil. Chauss.)

Épais et de la forme d'un prisme triangulaire, le muscle long fléchisseur propre du gros orteil est placé en dehors de la couche à laquelle il appartient. Il s'insère sur le tiers moyen et sur la plus grande partie du tiers inférieur du péroné, presque sans aucune fibre tendineuse, si ce n'est en haut, où l'on rencontre une petite aponévrose qui s'étale en arrière du muscle et lui fournit des points d'origine. Quelques fibres de ce muscle procédent également du ligament interosseux et de deux cloisons tendineuses qui l'unissent aux péroniers latéraux en dehors, aux deux muscles suivans en dedans.

De tous ces points, les fibres charnues se dirigent en bas, les unes en bas et en arrière, d'autres en bas et en dedans; et toutes viennent se rendre sur les parties antérieure, interne et externe d'un tendon placé dans l'intérieur du muscle, beaucoup plus près de sa face postérieure que de l'antérieure, et qui s'isole des fibres charnues au niveau de l'articulation tibio-tarsienne. Ce tendon s'engage dans une coulisse qui commence sur la face postérieure de l'astragale, et qui se continue sous la voûte du calcanéum, coulisse dans laquelle il est retenu par une membrane fibreuse, et lubrifié par une bourse muqueuse particulière. En sortant de cette coulisse, le tendon du long fléchisseur propre du gros orteil, jusque là placé en dehors de celui du long fléchisseur commun, se dirige vers lui, croise sa direction en passant au-dessus et communiquant très-souvent avec lui, se dirige vers le bord interne du pied au-dessous du muscle court fléchisseur du gros orteil, s'engage dans la coulisse sous-phalangienne de cet orteil où il est entouré d'une nouvelle bourse muqueuse, s'élargit et vient se terminer en arrière et en bas de la phalangette du gros orteil.

Le muscle long fléchisseur propre du gros orteil est réfléchi dans son trajet au niveau de l'articulation tibio-tarsienne. Il présente ainsi deux parties distinctes, l'une jambière, perpendiculairement dirigée, l'autre pédieuse, sensiblement horizontale. La première est en rapport, *en arrière*, avec le muscle soléaire et avec l'aponévrose jambière, *en avant*, avec le péroné, le ligament interosseux, le muscle jambier postérieur, le tibia et l'articulation tibio-tarsienne. La seconde est d'abord cachée dans la gaîne sous-tarsienne qui lui appartient, enveloppée par une membrane synoviale fort humide; puis ensuite elle est contiguë, *inférieurement*, aux muscles long et court fléchisseurs communs, accessoire du long fléchisseur et adducteur du gros orteil; *supérieurement*, au muscle court fléchisseur du gros orteil et aux phalanges de ce doigt.

Action. Le muscle long fléchisseur propre du gros orteil fléchit la phalangette et la phalange du gros orteil sur le métatarse, et ensuite il étend le pied sur la jambe, quand il prend son point fixe en haut. S'il agit en sens contraire, comme dans la station, il étend la jambe sur le pied et la maintient dans la rectitude nécessaire pour cet acte.

Muscle long fléchisseur commun des orteils.

(Tibio-phalangettien commun. Chauss.)

De même forme à peu près que le précédent, et d'un volume qui ne surpasse guère le sien quoiqu'il appartienne à quatre orteils, le muscle long fléchisseur commun est placé à la partie interne de la couche la plus profonde de la région postérieure de la jambe. Il s'insère sur la face postérieure du tibia, depuis sa ligne oblique jusqu'à l'union de son quart inférieur avec ses trois quarts supérieurs, et sur la partie voisine du ligament interosseux. Sur la face postérieure du tibia, ses insertions ont lieu sans intermédiaire aponévrotique; mais il n'en est pas de même dans les autres points; en effet, une aponévrose mince, née de la ligne oblique du tibia s'étale sur sa face postérieure, tandis qu'une autre, plus épaisse et plus longue, procède du bord interne du tibia et se place sur sa face externe, donnant, comme la précédente, quelques points d'insertion aux fibres charnues. De là, le fléchisseur commun se porte en bas, à peu près perpendiculairement, et donne bientôt naissance à un tendon central, placé cependant plus près de sa face postérieure que de sa face antérieure. Ce tendon, embrassé par les fibres charnues, surtout en avant et sur les côtés, est abandonné par elles en bas de la jambe, se dirige en bas et en dedans, s'engage derrière la malléole interne, dans une coulisse qu'il partage avec le tendon du jambier postérieur en arrière duquel il est placé, et se sépare de ce tendon peu après, pour occuper une petite gaîne fibreuse particulière, où il est accompagné par un prolongement de la membrane synoviale qui tapisse la coulisse commune. Au-delà de ce point, le tendon du long fléchisseur commun des orteils se place sous la voûte calcanienne, s'y avance horizontalement et un peu de dehors en dedans, croise inférieurement la direction du tendon du long fléchisseur du gros orteil auquel il est souvent réuni, reçoit l'insertion de son muscle accessoire (1), et se sépare en quatre tendons secondaires, tendons qui s'écartent à angles aigus, donnent naissance aux muscles lombricaux, et se portent vers les quatre derniers orteils. Dans la région des orteils, ces tendons sont logés dans des gaînes osséo-fibreuses, gaînes semblables à celles des doigts, et qui leur sont communes avec les tendons du muscle court fléchisseur commun. Les tendons du long fléchisseur sont d'abord placés au-dessus de ceux du petit; ensuite ils perforent ceux-ci, se placent au-dessous d'eux dans une petite gouttière qu'ils leur forment, et vont s'attacher à la partie postérieure et inférieure des phalangettes des orteils indiqués.

Le muscle long fléchisseur commun des orteils est, comme le précédent, formé de deux portions, l'une *jambière*, l'autre *plantaire*. La première, sensiblement verticale, est en rapport, *en arrière*, avec le muscle soléaire, avec un nerf et des vaisseaux (2). *En avant*, elle appuie sur le tibia, sur le ligament interosseux, sur le muscle jambier antérieur et sur l'articulation tibio-tarsienne. *En dehors*, elle est unie au muscle jambier postérieur et souvent au long fléchisseur du gros orteil. La seconde, dirigée horizontalement, unie dans son trajet aux muscles lombricaux et au long fléchisseur du gros orteil, est contiguë, *inférieurement*, aux trois muscles superficiels de la plante du pied (3); *supérieurement*, aux muscles profonds de la même partie (4).

Action. Le muscle long fléchisseur commun des orteils fléchit les phalangettes des quatre derniers orteils sur les phalangines, celles-ci sur les phalanges, les orteils en totalité sur le métatarse, et, après avoir amené ce résultat, il étend le pied sur la jambe, s'il prend son point fixe en haut. Dans les circons-

(1) Voyez plus bas, région plantaire.

(2) Le nerf et les vaisseaux tibiaux postérieurs.

(3) L'adducteur du gros orteil, le court fléchisseur commun et l'abducteur du petit orteil.

(4) Le court fléchisseur et les deux abducteurs du gros orteil, les interosseux plantaires et le court fléchisseur du petit orteil.

tances inverses, il étend la jambe sur le pied, ou la maintient en équilibre, sur l'astragale, comme cela a lieu dans la station.

Variétés. Brugnone a rencontré le muscle long fléchisseur commun pourvu d'un cinquième tendon destiné au petit orteil, tendon qui se rendait avec le quatrième, vers la gaîne sous-phalangienne de cet orteil, et y remplaçait le quatrième tendon du petit fléchisseur commun.

Muscle jambier postérieur.

(Tibio-sous-tarsien. CHAUSS.)

Placé entre les deux précédens, sur la face postérieure du ligament interosseux, plus épais qu'eux et de forme prismoïde, le muscle jambier postérieur s'insère, supérieurement, dans trois points : en avant, sur le ligament interosseux directement; en dehors, sur le bord postérieur du péroné, au moyen de fibres aponévrotiques nombreuses qui s'étalent obliquement sur sa face postérieure ; en dedans, sur la ligne oblique postérieure du tibia et sur l'aponévrose externe du long fléchisseur commun, à l'aide de fibres tendineuses fort peu apparentes. Les fibres de ce muscle sont très courtes; presque aussitôt après leur origine, elles se rendent obliquement sur le tendon inférieur. Ce tendon commence au centre du muscle, tout près de l'extrémité supérieure de celui-ci; il se place sur la partie interne et antérieure des fibres charnues ; se dégage de ces fibres au bas de la jambe, passe derrière la malléole interne au devant du tendon du long fléchisseur commun, logé d'abord dans la même gaîne, et séparé de lui plus bas par une cloison fibreuse. Enfin, après avoir suivi peu de temps le bord interne du pied, il vient s'insérer, en s'élargissant, sur la tubérosité interne du scaphoïde, et, à l'aide d'un prolongement, à la base du premier os cunéiforme.

Le muscle jambier postérieur présente deux portions, une *jambière*, l'autre *pédieuse*. La première, verticale, est en rapport, *en arrière*, avec les deux muscles longs fléchisseurs des orteils, avec le soléaire, avec des vaisseaux et un nerf (1). *En avant*, elle repose sur le ligament interosseux, sur les deux os de la jambe

(1) Les vaisseaux et le nerf tibiaux postérieurs.

et sur des vaisseaux (1). La seconde est recouverte supérieurement, par la peau et l'aponévrose du pied, tandis qu'elle est contiguë en dedans au ligament latéral interne de l'articulation tibio-tarsienne, à l'astragale et au scaphoïde. Un os sésamoïde se développe avec l'âge, dans le tendon du muscle jambier postérieur, là où il frotte contre la tête de l'astragale.

Action. Ce muscle étend le pied sur la jambe, le porte dans l'adduction, et élève son bord interne; ou bien il étend la jambe sur le pied et la maintient en équilibre sur l'astragale, suivant qu'il se contracte en prenant son point fixe supérieurement ou inférieurement.

CHAPITRE QUATRIÈME.

Muscles du pied.

Les muscles du pied appartiennent à la face dorsale, à la face plantaire de cette partie, ou aux espaces inter-métatarsiens.

ARTICLE PREMIER.

Muscles du dos du pied.

Un seul muscle, le *pédieux*, occupe cette région.

Muscle pédieux.

(Calcanéo-sus-phalangettien commun. CHAUSS.)

Le muscle pédieux, *petit extenseur commun des orteils*, est simple et étroit en arrière, quadrifide et large en avant. Il s'insère, en arrière, sur la partie externe et supérieure du calcanéum, en dehors de la rainure qui sépare les deux facettes articulaires supérieures de cet os. Cette insertion a lieu par quatre petits tendons qui ne sont visibles que sur la face inférieure du muscle, et qui s'étalent en aponévrose sur cette face, donnant naissance en haut aux fibres charnues. Dès son origine, le pédieux est réellement séparé en quatre faisceaux, réunis par leurs bords et à chacun desquels appartiennent les petits tendons

(1) La fin des vaisseaux péroniers.

précédens; plus loin ces faisceaux se séparent tout-à-fait, et donnent naissance chacun, de leur côté, à un petit tendon qui commence au milieu des fibres charnues et s'isole promptement au devant d'elles. Libres bientôt, ces tendons se rendent vers les quatre premiers orteils, en croisant la direction de ceux du muscle grand extenseur commun qui sont placés au-dessus d'eux, se réunissent à ces tendons sur le dos des orteils, concourent avec eux à former la membrane fibreuse dorsale de ces appendices, et présentent la même terminaison que la leur sur la phalangine et sur la phalangette. Le premier, ou le plus interne fait seul exception à cette règle, et se termine isolément sur l'extrémité postérieure de la première phalange du gros orteil, sans se réunir avec le tendon extenseur de ce doigt.

Le muscle pédieux est obliquement dirigé d'arrière en avant et de dehors en dedans. Ses quatre faisceaux diminuent de volume graduellement du premier au quatrième. Sa *face supérieure* est en rapport avec les tendons des muscles extenseur propre du gros orteil, extenseur commun des orteils, péronier antérieur, avec la peau, avec l'aponévrose dorsale du pied et quelques nerfs superficiels (1). *L'inférieure* recouvre le tarse, le métatarse, les muscles interosseux dorsaux, les orteils et quelques vaisseaux et nerfs (2). Son faisceau interne croise seul la direction de l'artère dorsale du pied.

Action. Le muscle pédieux concourt à l'extension des orteils avec le muscle long extenseur. Il dirige ses appendices un peu en dehors.

Variétés. Les anomalies du pédieux sont très-communes. Les plus simples consistent dans la séparation prématurée de ses faisceaux, ou du premier seulement. Les plus compliquées donnent à ce muscle des faisceaux surnuméraires, pour le petit orteil, et quelquefois pour le second, ou plutôt pour le métatarsien qui le supporte.

(1) Les branches de terminaison du nerf musculo-cutané.

(2) Les vaisseaux pédieux et les rameaux de terminaison du nerf tibial antérieur.

ARTICLE SECOND.

Muscles de la plante du pied.

A la plante du pied, les muscles forment deux couches bien distinctes : l'une *inférieure* ou *superficielle*; l'autre *supérieure* ou *profonde*.

§ 1er. *Couche superficielle de la plante du pied.*

Cette couche est formée par trois muscles, qui sont, en procédant de dedans en dehors : l'*adducteur du gros orteil*, le *court fléchisseur commun des orteils et* l'*abducteur du petit*.

Muscle adducteur du gros orteil.

(Calcanéo-sous-phalangien du gros orteil. CHAUSS.)

Placé à la partie interne de la couche superficielle de la plante du pied, le muscle adducteur du gros orteil s'insère, en arrière, sur la face supérieure de l'aponévrose plantaire, sur la tubérosité inférieure et postérieure du calcanéum, sur la face interne de cet os, sur une bride de l'aponévrose plantaire étendue de cette face vers la malléole interne, et sur une cloison fibreuse qui le sépare du muscle suivant (1). Son insertion sur le calcanéum a lieu au moyen d'une aponévrose qui se prolonge sur sa face supérieure, de manière que ses fibres soient comprises entre elle et l'aponévrose plantaire.

De ces divers points, le muscle adducteur du gros orteil se porte horizontalement en avant, et un peu en dedans, côtoie le bord interne du pied, et donne promptement naissance à un tendon, qui se dégage presque aussitôt en bas et en dehors du muscle, continuant à recevoir les fibres charnues en haut et en dedans, et qui va s'implanter sur la partie interne et inférieure de la première phalange du gros orteil.

La *face inférieure* ou *superficielle* de ce muscle est recouverte par la peau et par l'aponévrose plantaire. Sa *face supérieure* est en rapport avec les tendons des muscles long fléchisseur

(1) Le court fléchisseur commun des orteils.

commun des orteils, long fléchisseur propre du gros orteil, jambier postérieur, et avec les muscles, les vaisseaux et les nerfs profonds de la plante du pied (1).

Action. Le muscle adducteur du gros orteil fléchit cet orteil, et le porte dans l'adduction.

Muscle court fléchisseur commun des orteils.

(Calcanéo-sous-phalanginien commun. CHAUSS.)

Placé au milieu de la couche superficielle de la plante du pied, le court fléchisseur commun s'insère, en arrière, sur la tubérosité postérieure et inférieure du calcanéum, et sur deux cloisons fibreuses qui l'unissent aux muscles adducteur du gros orteil et abducteur du petit entre lesquels il est placé. Son insertion sur le calcanéum a lieu au moyen d'une belle aponévrose confondue d'abord avec l'aponévrose plantaire, et libre plus loin au-dessous des fibres charnues.

De là, le muscle court fléchisseur commun se porte horizontalement en avant, et, au milieu de la plante du pied, se sépare en quatre faisceaux, les internes plus gros que les autres, faisceaux qui produisent chacun un petit tendon long-temps caché dans les fibres charnues, et qui s'en dégage à un demi-pouce en arrière des articulations métatarso-phalangiennes. Ces tendons s'engagent avec ceux du long fléchisseur commun dans les gaînes osséo-fibreuses des orteils, et se comportent ultérieurement dans ces gaînes, comme les tendons du fléchisseur superficiel commun des doigts à la main : ils se placent au-dessous des tendons du long fléchisseur, les reçoivent dans une gouttière qu'ils forment en s'aplatissant, se fendent ensuite pour les laisser passer; après quoi, devenus supérieurs à ceux-ci, ils leur forment une nouvelle gouttière de réception à concavité inférieure, et se séparent en deux languettes, qui se terminent bientôt à la partie postérieure et inférieure de la phalangine des quatre derniers orteils (2).

(1) Les muscles accessoire du long fléchisseur commun et court fléchisseur du gros orteil, les vaisseaux et les nerfs plantaires.

(2) Le fléchisseur des orteils est le fléchisseur perforé de ces appendices. Il y a cette différence entre le pied et la main, qu'au pied le fléchisseur

La *face inférieure* du muscle court fléchisseur commun est en rapport avec l'aponévrose plantaire et avec la peau. Sa *face supérieure* est appliquée sur les muscles, sur les vaisseaux profonds de la plante du pied, et sur les tendons du muscle long fléchisseur commun.

Action. Il fléchit les phalangines sur les phalanges des quatre derniers orteils et ces orteils sur le métatarse.

Variétés. Il n'est pas rare de voir manquer la dernière portion de ce muscle.

Muscle abducteur du petit orteil.

(Calcanéo-sous-phalangien du petit orteil. Chauss.)

Placé à la partie externe de la couche superficielle de la plante du pied, le muscle abducteur du petit orteil s'insère, en arrière, sur la tubérosité postérieure et inférieure du calcanéum, sur l'aponévrose plantaire, et sur une cloison fibreuse qui le sépare du muscle précédent. De là, il se porte horizontalement en avant, le long du bord externe du pied, et vient se terminer sur la partie externe de l'extrémité postérieure de la première phalange du petit orteil, à l'aide d'un tendon qui commence au-dessus et en-dedans des fibres charnues, et qui est accompagné par elles jusqu'à son extrémité digitale.

La *face inférieure* de ce muscle est en rapport avec la peau et l'aponévrose plantaire. Sa *face supérieure* est appliquée sur le calcanéum, sur le cuboïde, sur le cinquième os du métatarse, sur les ligamens calcanéo-cuboïdiens inférieurs, sur le tendon du muscle long péronier latéral, et sur quelques muscles profonds de la plante du pied (1). Son *bord externe* est bridé par l'aponévrose plantaire, et fortement retenu par elle contre le bord externe du pied, surtout contre l'extrémité postérieure du cinquième os du métatarse.

Action. Le muscle abducteur du petit orteil fléchit cet orteil, et l'écarte un peu du quatrième.

perforé est le plus court, tandis que c'est l'inverse à la main, où il est représenté par le fléchisseur superficiel.

(1) L'accessoire du long fléchisseur commun et le court fléchisseur du etit orteil.

§ 2. *Couche profonde de la plante du pied.*

Cette couche est formée par un grand nombre de muscles, l'*accessoire du long fléchisseur commun*, les *lombricaux*, le *court fléchisseur*, les *abducteurs oblique et transverse du gros orteil* et le *court fléchisseur du petit orteil.*

Muscle accessoire du long fléchisseur commun.

(Portion du long fléchisseur commun. Chauss.)

Placé au milieu de la plante du pied, principalement au-dessous du court fléchisseur commun, ce muscle est aplati et de forme losangique. Il s'insère sur les faces interne et inférieure du calcanéum, en avant de la tubérosité postérieure et inférieure de cet os. Cette insertion a lieu sans intermédiaire aponévrotique en-dedans et au milieu, tandis qu'en dehors, elle se fait à l'aide d'une belle aponévrose qui se prolonge au-dessus de lui. De là, ses fibres se portent en avant, parallèlement les unes aux autres, et viennent se terminer successivement, les plus internes d'abord, les plus externes ensuite, sur le bord externe du tendon du muscle long fléchisseur commun des orteils. Cette dernière insertion a lieu suivant deux modes distincts: dans quelques points immédiatement, dans d'autres à l'aide d'un petit tendon qui vient se confondre obliquement avec les fibres du tendon du grand fléchisseur.

La *face inférieure* de ce muscle est recouverte par les trois muscles de la couche superficielle. Sa *face profonde* est en rapport avec le calcanéum et avec les ligamens calcanéo-cuboïdiens inférieurs.

Action. Le muscle accessoire du long fléchisseur commun sert d'auxiliaire au muscle long fléchisseur, et rend moins oblique en dedans son action sur les orteils.

Variétés. Le muscle accessoire du long fléchisseur est sujet à de nombreuses variétés : il est quelquefois très grêle; dans d'autres cas, il offre au contraire un développement considérable, et se prolonge très loin en dedans du calcanéum. Je l'ai vu plusieurs fois étendu jusqu'à la jambe et continu avec un petit muscle placé au-devant du tendon d'Achille, en arrière de la couche profonde de cette région.

Muscles lombricaux.

(Planti-sous-phalangiens. CHAUSS.)

De même nombre et de même forme que ceux de la main, et placés entre les tendons du muscle grand fléchisseur commun (1), les petits muscles lombricaux du pied appartiennent essentiellement aux quatre derniers orteils. Le premier, plus long et plus gros que les autres, est placé en dedans du tendon du grand fléchisseur qui se porte au second orteil. Les trois autres occupent les intervalles que laissent entre eux les quatre tendons de ce muscle. Tous se dirigent horizontalement vers les orteils, et se terminent chacun par un tendon, qui passe en dedans de l'articulation métatarso-phalangienne de l'orteil auquel il est destiné, et va s'insérer sur la partie interne et supérieure de la première phalange de cet orteil, en envoyant une expansion dans la membrane des tendons extenseurs.

Les muscles lombricaux du pied sont en rapport, *en bas*, avec la peau, avec l'aponévrose plantaire et le muscle court fléchisseur commun des orteils. *Supérieurement*, ils sont contigus aux muscles abducteurs oblique et transverse du gros orteil, et aux interosseux plantaires.

Action. Comme ceux de la main, les muscles lombricaux du pied sont fléchisseurs. Ils portent aussi les orteils dans l'adduction.

Muscle court fléchisseur du gros orteil.

(Tarso-sous-phalangien du gros orteil. CHAUSS.)

Placé en dedans de la couche profonde de la plante du pied, au-dessous du premier métatarsien, le court fléchisseur du gros orteil est simple et pointu en arrière, et bifurqué au milieu et en avant. Il s'insère, en arrière, à la partie antérieure de la face inférieure du calcanéum et aux deux derniers os cunéiformes,

(1) Au pied comme à la main, les muscles lombricaux sont placés entre les tendons du muscle fléchisseur phalangettien.

au moyen d'un petit tendon qui se prolonge au milieu des fibres charnues. De là, ce muscle se porte en avant et un peu en dedans, et se sépare bientôt en deux faisceaux, l'un interne et l'autre externe. Le faisceau interne donne naissance à un tendon aplati, placé en dedans et au-dessous de lui, qui se réunit à celui de l'adducteur du gros orteil, et se termine avec lui en dedans de l'extrémité postérieure de la première phalange du gros orteil. Le faisceau externe produit de son côté un tendon aplati, qui règne sur ses faces externe et inférieure, accompagné par les fibres charnues, jusqu'à sa terminaison sur le côté externe de l'extrémité postérieure de la première phalange du gros orteil, et souvent uni à cette hauteur avec le tendon du muscle suivant.

Le muscle court fléchisseur du gros orteil est en rapport, *inférieurement*, avec le tendon du muscle grand fléchisseur et avec l'adducteur de cet orteil, avec l'aponévrose plantaire, avec des vaisseaux et des nerfs. *Supérieurement*, il est appliqué sur le tarse, sur la partie interne du métatarse et sur la gaîne fibreuse du muscle long péronier latéral.

Action. Ce muscle concourt avec le grand fléchisseur à fléchir le gros orteil sur le métatarse.

Muscle abducteur oblique du gros orteil.

(Métatarso-sous-phalangien du gros orteil. CHAUSS.)

Placé dans la couche profonde de la plante du pied en dehors du précédent et au milieu du pied à peu près, le muscle abducteur oblique du gros orteil est épais et presque prismoïde. Il s'insère, en arrière, sur la partie inférieure du cuboïde, sur la face inférieure de la gaîne du muscle long péronier latéral, et sur les troisième et quatrième os du métatarse. Bien qu'unique en réalité, ce muscle est pourtant formé de deux faisceaux distincts par leurs origines et par leur terminaison. Le faisceau interne commence, en arrière, par un tendon aplati qui s'enfonce au milieu des fibres charnues, et il se termine en avant, par une aponévrose centrale qui se réunit au tendon du faisceau interne du court fléchisseur. Le faisceau externe commence, en arrière, à l'aide d'un petit tendon qui s'épanouit en dehors de ce faisceau, et il se termine, en avant, par un petit tendon qui règne au-dessous des fibres charnues, et qui s'insère sur la partie interne de la première phalange du gros orteil.

La *face inférieure* de ce muscle est en rapport avec les muscles long et court fléchisseurs communs, avec les lombricaux, l'accessoire du long fléchisseur, et avec les vaisseaux et nerfs plantaires. Sa *face supérieure* est contiguë au tarse, au métatarse, aux muscles interosseux plantaires et à la gaîne fibreuse du muscle long péronier latéral.

Action. Il fléchit le gros orteil et le porte dans l'abduction.

Muscle abducteur transverse du gros orteil.

(Métatarso-sous-phalangien transversal du gros orteil. CHAUSS.)

Placé transversalement au-dessous des têtes des os métatarsiens, ce muscle est grêle et fort variable cependant sous le rapport de son développement. Il s'insère, en dehors, sans intermédiaire aponévrotique, sur le ligament métatarsien transverse inférieur, au niveau des quatre dernières articulations métatarso-phalangiennes. Ses fibres sont de longueur inégale, les unes venant de la partie la plus externe, les autres de la partie moyenne ou interne du ligament métatarsien. Toutes se dirigent en dedans transversalement, et se terminent, à l'aide de quelques fibres aponévrotiques, sur le tendon externe du muscle précédent.

La *face inférieure* du muscle abducteur transverse est cachée par les tendons des muscles court et long fléchisseurs communs et lombricaux, et par les vaisseaux et nerfs des orteils. La *supérieure* est appliquée sur le ligament métatarsien transverse et sur les tendons des muscles interosseux.

Action. Il est seulement abducteur du gros orteil.

Muscle court fléchisseur du petit orteil.

(Tarso-sous-phalangien du petit orteil. CHAUSS.)

Placé à la partie la plus externe de la couche profonde de la plante du pied, le court fléchisseur du petit orteil est épais et prismoïde, comme l'abducteur du gros orteil. Il se fixe en arrière sur la gaîne du muscle long péronier latéral, et sur l'extrémité postérieure du cinquième os du métatarse, à l'aide d'un petit tendon aplati, caché dans les fibres charnues. De là, il se dirige directement en avant, et vient se terminer à la partie inférieure, externe et postérieure de la première phalange du petit orteil, au moyen d'un petit tendon qui règne au-dessous des fibres charnues.

La *face inférieure* de ce muscle est couverte par l'abducteur du petit orteil, par l'aponévrose et par quelques vaisseaux et nerfs plantaires. La *supérieure* est appliquée sur la gaîne du long péronier, sur le cinquième os du métatarse et sur le dernier muscle interosseux.

Action. Ce muscle fléchit le petit orteil sur le métatarse.

ARTICLE TROISIÈME.

Muscles des espaces interosseux.

(Inter-métatarsiens. CHAUSS.)

Ces muscles sont appelés *interosseux du pied*, des espaces qu'ils occupent. On en compte sept, dont la disposition générale et la forme sont semblables à celles des muscles interosseux de la main. Comme eux, en arrière, ils s'insèrent à la fois sur deux os métatarsiens, mais davantage sur celui qui supporte les orteils auxquels ils sont destinés. En avant, ils se terminent sur l'extrémité postérieure de la première phalange des quatre derniers orteils, comme les interosseux de la main se terminent en bas sur les quatre derniers doigts. Enfin, ils sont distingués, comme les interosseux de la main, en *dorsaux* et en *plantaires*.

Interosseux-dorsaux. Ces muscles sont au nombre de quatre. Tous les espaces inter-métatarsiens en ont un. Ceux des premier et second espacesappartiennent au second orteil, le premier comme *adducteur*, le second comme abducteur. Ceux des troisième et quatrième espaces, sont *abducteurs*, l'un du troisième, l'autre du quatrième orteil. Le premier muscle interosseux dorsal est séparé en arrière en deux faisceaux, dans l'intervalle desquels s'insinuent des vaisseaux importans (1).

Interosseux plantaires. Ces muscles sont au nombre de trois; on en trouve un dans chacun des trois derniers espaces inter-métartasiens; le premier en est dépourvu. Le premier muscle, celui du second espace, est destiné au troisième orteil en qualité d'*adducteur*. Le second, celui du troisième espace, est *adducteur* du quatrième orteil. Enfin, le troisième, celui du quatrième espace, appartient comme *adducteur* au petit orteil.

En résumé, tous les muscles interosseux dorsaux sont *abducteurs*, excepté le premier; tandis que les interosseux plantaires sont tous *adducteurs*.

Aussi, la détermination exacte des inter-osseux est-elle moins difficile au pied qu'à la main. Au pied, comme à la main, on rencontre deux muscles interosseux dorsaux destinés au même doigt, l'un comme adducteur, l'autre comme abducteur. Seulement il existe cette différence entre les deux parties, qu'à la main c'est le doigt du milieu, le troisième doigt, qui est pourvu de deux muscles interosseux dorsaux, tandis qu'au pied, c'est le deuxième orteil qui est dans le même cas.

Les muscles interosseux sont en rapport, *du côté du dos du pied*, avec les tendons des muscles extenseurs des orteils et avec les vaisseaux et nerfs dorsaux de ces appendices. *A la plante*, ils sont contigus aux muscles court fléchisseur du gros orteil en dedans, court fléchisseur du petit orteil en dehors, adducteur oblique du gros orteil au milieu. Dans les trois derniers espaces inter-métatarsiens, les muscles dorsaux sont contigus inférieurement aux plantaires.

Parallèle des membres thoraciques et abdominaux, sous le rapport des muscles.

Après le parallèle que nous avons établi entre les os des membres thoraciques et abdominaux, il importe de comparer ensemble les muscles de ces membres, afin de déterminer jusqu'à quel point ceux-ci sont dissemblables ou analogues. En théorie, l'analogie du squelette des deux parties implique l'analogie de leur système musculaire; voyons donc si l'observation directe

(1) Les vaisseaux pédieux.

vient confirmer cette donnée. Une telle épreuve sera le meilleur moyen d'infirmer ou de confirmer ce qui a été dit précédemment des analogies des os des membres (1).

Les analogies des muscles des membres thoraciques et abdominaux doivent nous occuper exclusivement dans ce parallèle; les précédentes descriptions spéciales de ces muscles ont fait connaître les différences qui les séparent, car elles ont été constituées exclusivement d'après ces différences. Or, les analogies des muscles se révèlent par leur forme, leur position, leur structure, et surtout par leurs insertions et leurs usages.

Certaines variétés musculaires établissent aussi de remarquables analogies entre les muscles des membres thoraciques et abdominaux. On dirait même que la nature reproduit de temps en temps ces variétés, pour témoigner de l'unité du plan qu'elle a suivi dans la formation des uns et des autres, malgré les différences qu'elle a été obligée de leur imprimer, en raison de leur destination spéciale.

On a vu d'après tout ce qui précède, que les muscles, comme les pièces du squelette des membres, appartiennent à quatre régions distinctes: à l'épaule ou à la hanche, au bras ou à la cuisse, à l'avant-bras ou à la jambe, à la main ou au pied. Il nous faut, en conséquence, examiner ces organes dans chacune de ces régions, en opposant les uns aux autres ceux des membres thoraciques et ceux des membres abdominaux.

Quoi qu'il en soit, on observera dans ce parallèle que tantôt un membre, tantôt un autre, offre un développement plus grand du système musculaire qui lui appartient. Aussi, dans la comparaison, ne doit-on pas prendre la norme d'une manière constante de l'un ou de l'autre côté, et convient-il mieux de la choisir, suivant les cas, alternativement dans les membres thoraciques et dans les membres abdominaux?

1° *Parallèle des muscles de l'épaule et de la hanche.*

On ne saurait s'attendre à trouver de très grandes analogies entre les muscles de ces deux régions des membres; les différences qui se rattachent à leur squelette sont trop marquées.

(1) Voyez page 202.

Cependant que ces réflexions préliminaires ne nous arrêtent pas; en effet, dire que les ressemblances sont peu nombreuses entre les muscles de l'épaule et ceux de la hanche, ce n'est pas affirmer qu'elles sont tout-à-fait nulles.

Les muscles de l'épaule, comme ceux de la hanche, appartiennent à la face interne ou à la face externe de ces régions des membres.

Sur la face interne de l'épaule et de la hanche, on trouve, d'un côté, le sous-scapulaire et, de l'autre, l'iliaque. L'analogie de ces deux muscles n'a presque pas besoin d'être démontrée : l'un occupe la fosse sous-scapulaire, comme l'autre occupe la fosse iliaque interne, l'analogue de la première. Tous deux sont rayonnés. Enfin le sous-scapulaire se termine sur le trochin, comme l'iliaque se termine sur le trochantin. La seule différence tranchée qui distingue, sous le rapport musculaire, la face interne de ces deux régions, c'est l'absence d'un muscle analogue au grand psoas à l'épaule. Encore est-il juste d'ajouter qu'on rencontre quelquefois un faisceau détaché de la face interne du sous-scapulaire, faisceau qui vient se terminer sur le tendon de ce muscle, comme je l'ai montré précédemment, et qui représente le psoas jusqu'à un certain point.

Il y a moins d'analogie entre les muscles qui appartiennent à la face interne de l'épaule et de la hanche, qu'entre les précédens. Toutefois, le deltoïde, à l'épaule, représente assez bien le grand fessier à la hanche. Tous deux, en effet, chacun de leur côté, communiquent à la région qu'ils occupent sa rondeur particulière. Le deltoïde est formé de faisceaux très distincts, comme le grand fessier. Comme ce dernier, il se fixe sur une ligne saillante de la face externe du scapulum. Enfin, l'un et l'autre se terminent sur l'humérus et le fémur, à quelque distance au dessous du trochiter et du trochanter.

Les muscles sous-épineux et petit-rond qui n'en forment réellement qu'un seul, reproduisent assez bien le muscle moyen fessier. Leur tendon commun est fixé sur le trochiter, comme celui du muscle moyen fessier est fixé sur le trochanter. Et, de même que les insertions du muscle moyen fessier s'avancent jusqu'à la partie antérieure de la crête de l'os des îles et jusqu'à l'épine iliaque antérieure et supérieure, de même celles des muscles sous-épineux et petit rond, s'étendent jusqu'à l'angle inférieur du scapulum, qui représente à l'épaule, comme on sait, la partie antérieure de l'épine iliaque.

Le muscle sus-épineux est assez bien la représentation du petit fessier. Il s'insère sur le trochiter, comme l'autre s'insère sur le trochanter; et s'il n'est pas sous-jacent au muscle qui représente à l'épaule le moyen fessier, cela dépend sans doute de la saillie considérable de l'épine du scapulum, et de la séparation tranchée des fosses sus et sous-épineuses.

Ce serait véritablement en vain qu'on chercherait à l'épaule des muscles analogues à ceux qu'on appelle *trochantériens* dans la région de la hanche, les *jumeaux*, le *pyramidal*, les *obturateurs* et le *carré*. D'une part, le peu de longueur du col de l'humérus rendait leur présence peu nécessaire pour le bras, dont les mouvemens de rotation devaient être plus bornés que ceux de la cuisse; et, d'autre part, les muscles sus-épineux, sous-épineux et petit rond, qui ne pouvaient être employés dans le membre thoracique aux fonctions auxquelles sont destinés leurs analogues dans le membre pelvien, ont reçu à-peu-près la même destination physiologique que ces muscles. Du reste, le seul examen du squelette suffit pour montrer que les petits muscles trochantériens manquent dans le membre thoracique; car le trochiter est dépourvu d'une dépression que l'on puisse comparer à la cavité digitale.

2° *Parallèle des muscles du bras et de la cuisse.*

Sous quelques rapports, les muscles du bras et ceux de la cuisse présentent de très grandes anologies; mais les différences qui les séparent, quoique moins tranchées que celles des muscles précédents, sont encore considérables.

Sur la face convexe du fémur, on trouve particulièrement le muscle triceps, non le triceps tel que les auteurs l'ont constitué, triceps qui n'aurait de cette sorte que deux faisceaux, mais le triceps dont le droit antérieur représente la longue ou troisième portion. Or, ce triceps fémoral reproduit très exactement le triceps brachial: le droit antérieur, en effet, s'insère au-dessus de la cavité cotyloïde, comme la longue portion du triceps brachial s'insère au-dessous de la cavité glénoïde; et les muscles *vaste interne* et *vaste externe*, sont presque exactement semblables aux portions interne et externe du triceps brachial. Enfin, le triceps crural se termine en bas sur la rotule et sur la partie supérieure du tibia, comme le triceps brachial se termine inférieurement sur l'olécrane et sur le cubitus.

Le muscle couturier si alongé à la cuisse, paraît représenté dans la région brachiale par le grand rond. En effet, le grand rond s'insère sur la partie externe de l'angle inférieur du scapulum qui est analogue, comme on l'a vu, à l'épine iliaque antérieure et supérieure sur laquelle se fixe le couturier. Comme celui-ci, le grand rond est dirigé en diagonale à la partie externe du triceps, et croise la direction de la longue portion de ce muscle. Seulement le grand rond se termine au bras, au lieu de se porter beaucoup plus bas, comme cela a lieu pour le muscle couturier.

Le muscle tenseur du fascia-lata n'a point d'analogue à proprement parler dans la région brachiale; à moins qu'on ne le suppose représenté par les fibres du muscle grand rond qui se jettent dans l'aponévrose brachiale.

Au bras, on ne trouve pas davantage de muscles qui y rendent nettement les adducteurs de la partie interne de la cuisse. Le seul faisceau claviculaire du grand pectoral peut être comparé à l'un d'eux, au *pectiné*. Ce faisceau, en effet, s'insère sur la clavicule, comme le pectiné se fixe sur la branche horizontale du pubis qui en est l'analogue. En outre, il est dirigé obliquement de haut en bas, d'avant en arrière et de dedans en dehors comme le pectiné. On comprend d'ailleurs que les muscles internes de la cuisse, si nécessaires dans cette région pour la station, ne doivent pas être complètement reproduits au bras qui n'a pas pour usage, chez l'homme, de former une colonne de sustentation.

Mais s'il existe réellement peu d'analogie entre les muscles internes de la cuisse et du bras, il n'en est pas de même de ceux qui appartiennent aux faces antérieure du bras et postérieure de la cuisse, faces qui, ainsi qu'on l'a vu, doivent être comparées l'une à l'autre. Trois muscles se rencontrent à la partie postérieure de la cuisse; deux sont superficiels, le biceps et le demi-tendineux, le dernier est profond, le demi-membraneux. Tous les trois procèdent de l'os de la hanche; deux seulement descendent de l'épaule vers la face antérieure du bras; le biceps et le coraco-huméral. Aussi semble-t-il, au premier abord, qu'il existe entre les deux régions que je compare, des différences plus grandes que je ne l'annonçais en commençant. Mais pour peu qu'on y réfléchisse, on ne tarde pas à se convaincre que le biceps brachial tel qu'il est constitué, représente plus que le biceps crural.

La courte portion du biceps brachial, en effet, est l'analogue de la longue portion du biceps crural, car elles procèdent l'une et l'autre de parties osseuses analogues, l'apophyse coracoïde et la tubérosité sciatique. Dans quelques cas seulement que j'ai signalés plus haut, un faisceau détaché du muscle brachial antérieur vient se réunir à cette partie du biceps, de manière à lui donner une petite portion tout-à-fait semblable à celle du biceps crural. Du reste, le biceps brachial se termine inférieurement sur le radius, comme le biceps crural se termine sur le péroné.

La longue portion du biceps brachial ne peut être considérée que comme la représentation au bras du muscle demi-tendineux. Sans doute, son origine supérieure n'est pas analogue à celle de ce muscle; sans doute, cette portion se confond inférieurement avec le reste du biceps brachial, ce qui n'arrive pas au demi-tendineux. Mais en revanche, pourvue d'un très long tendon, elle est réellement *demi-tendineuse*, comme le muscle qui porte ce nom. Ajoutez que les deux portions réunies du muscle biceps brachial, forment une couche plus superficielle que le muscle coraco-huméral, de même qu'à la cuisse, la couche des muscles biceps et demi-tendineux est plus superficielle que celle du demi-membraneux.

On comprend, d'après ce qui précède, que le coraco-huméral soit la répétition du muscle demi-membraneux, quoiqu'il se prolonge inférieurement beaucoup moins que ce muscle. Il naît de l'apophyse coracoïde, comme le demi-membraneux naît de la tubérosité sciatique; et il a tout-à-fait la structure semi-aponévrotique et semi-musculaire du demi-membraneux.

Le muscle brachial antérieur, malgré sa position dans la région du bras plutôt que dans celle de l'avant-bras, est représenté cependant dans le membre pelvien par le muscle poplité, qui occupe plutôt la région de la jambe que celle de la cuisse. Tous les deux sont placés dans le sens de la flexion d'articulations analogues, qu'ils concourent à fléchir. Le brachial antérieur se fixe supérieurement sur l'humérus ; le poplité s'attache dans le même sens sur le fémur. Le brachial antérieur s'insère en bas sur le cubitus ; le poplité se fixe du même côté sur le tibia qui est l'analogue du cubitus. Ainsi, comme on le voit, malgré de notables différences, les analogies entre ces deux muscles sont assez nombreuses, pour qu'il soit impossible de les méconnaître.

3° *Parallèle entre les muscles de l'avant-bras et de la jambe.*

Il est facile de prévoir que l'impossibilité des mouvemens de pronation et de supination à la jambe, doit établir quelques différences tranchées entre le système musculaire de ces deux parties. Néanmoins, je crois pouvoir assurer que les analogies musculaires sont plus remarquables ici, que dans les précédentes régions. Pour les étudier convenablement, examinons successivement et d'une manière comparative, les muscles des régions jambière antérieure et anti-brachiale postérieure, ceux des régions péronière et radiale, et enfin, les muscles qui appartiennent aux faces postérieure de la jambe et antérieure de l'avant-bras.

Huit muscles placés sur deux couches se rencontrent dans la région anti-brachiale postérieure ; la région jambière antérieure paraît au premier abord beaucoup plus mal partagée ; mais qu'on ne se hâte pas trop de les déclarer tout-à-fait dissemblables, car un examen approfondi pourrait bien en faire juger autrement.

Il est facile de reconnaître tout d'abord, qu'à la face antérieure de la jambe, comme en arrière de l'avant-bras, les muscles forment deux couches ; car dans la première région, le muscle extenseur propre du gros orteil est certainement placé au dessous des muscles jambier antérieur et extenseur commun des orteils. Ceci étant posé, examinons d'abord à l'avant-bras et à la jambe les muscles de la couche superficielle et ensuite ceux de la couche profonde.

A l'avant-bras, dans la couche superficielle, on rencontre successivement, l'anconé, le cubital postérieur, l'extenseur du petit doigt et l'extenseur commun des doigts. Or, le muscle anconé, comme Chaussier l'a très-bien remarqué, n'est autre chose qu'un prolongement du triceps brachial; et à ce titre, déjà il est représenté à la jambe par les fibres du triceps qui s'insèrent sur la rotule. Le muscle cubital postérieur est évidemment répété à la jambe par le jambier antérieur; le premier s'insère sur le cubitus supérieurement, comme le second se fixe sur le tibia. Le muscle extenseur commun des orteils est trop clairement l'analogue de l'extenseur commun des doigts, pour que je m'arrête à démontrer cette analogie. Enfin, l'extenseur propre du petit doigt est reproduit à la jambe par le muscle péronier antérieur; il n'est même pas rare, comme je l'ai dit plus haut, de voir le péronier antérieur envoyer un prolongement de son tendon sur le dos du petit orteil, de manière à y simuler parfaitement le tendon de l'extenseur propre du petit doigt.

La couche profonde des muscles de la face postérieure de l'avant-bras est formée par le grand abducteur, par les deux extenseurs du pouce et par l'extenseur propre du doigt indicateur. A la jambe d'abord, on ne saurait trouver un muscle grand abducteur du gros orteil; car destiné par son insertion inférieure au premier métatarsien, ce muscle serait inutile pour l'abduction du gros orteil, puisque ce métatarsien bien différent de l'os métacarpien son analogue, ne jouit pas, chez l'homme, du mouvement d'opposition. Le muscle long extenseur du pouce existe à la jambe dans le long extenseur propre du gros orteil. Le muscle petit extenseur du pouce est reproduit, sinon à la jambe, au moins dans le membre pelvien par la portion du muscle pédieux qui va au gros orteil. Enfin, de même, le muscle extenseur propre de l'index, s'il ne se rencontre à la jambe, existe bien certainement au pied, représenté par la portion du pédieux qui va au second orteil.

De la sorte, comme on voit, pour compléter notre analogie, nous avons été obligé d'emprunter au muscle pédieux ses deux faisceaux internes, et de le réduire à ceux qui se rendent au troisième et au quatrième orteil. Or, il est digne de remarque, que dans les cas où le muscle pédieux est reproduit à la main par un petit muscle dorsal, comme je l'ai indiqué, il appartienne plus souvent au troisième et au quatrième doigt; témoignant par là, en quelque sorte, que le muscle extenseur propre de l'indicateur et le court extenseur du pouce, ne sont à l'état normal, que les deux portions les plus internes du muscle dont celui-ci est l'analogue.

Il est peu nécessaire d'insister, après ce qui a été dit de l'analogie du radius et du péroné, pour établir que les muscles de la région radiale, sont généralement la représentation de ceux de la région péronière, et que les deux muscles radiaux externes, en particulier, sont reproduits à la jambe par les deux muscles péroniers latéraux. Mais il est difficile d'aller au-delà de ces notions, dans le parallèle que nous faisons ici; en effet, on conçoit que le grand et le petit supinateurs si importans dans la région radiale, ne devaient pas se retrouver dans la région péronière, puisque les mouvemens de pronation et de supination sont tout-à-fait étrangers à la jambe. Toutefois je chercherai à établir un peu plus loin que si le muscle long supinateur n'existe pas à la jambe comme supinateur, il s'y rencontre cependant, et que c'est lui qui forme le muscle jumeau externe. Les fibres profondes et supérieures du muscle long péronier latéral, peuvent aussi, à la rigueur, être comparées au muscle court supinateur; car elles sont placées en dehors du col du péroné, comme le court supinateur est placé en dehors du col du radius; et, en outre, ce qui est peut-être plus décisif, elles sont traversées par le nerf qui va animer les parties dorsales de la jambe, comme on voit celles du court supinateur séparées par le nerf dorsal de l'avant-bras (1).

En faisant abstraction du développement considérable qu'ont dû subir certains muscles de la face postérieure de la jambe, pour servir convenablement à la station et à la progression, il ne sera pas aussi difficile qu'il le semble au premier abord, de découvrir les analogies qui rapprochent ces muscles de ceux de la face antérieure de l'avant-bras.

Les deux jumeaux qui se présentent les premiers à la jambe, me paraissent reproduits à l'avant-bras, le jumeau externe par le long supinateur, le jumeau interne par le rond pronateur et le grand palmaire réunis. De même que les muscles jumeaux circonscrivent supérieurement un espace triangulaire,

(1) Le nerf qui traverse l'extrémité supérieure du muscle long péronier latérale st le tibial antérieur; c'est la branche dorsale du nerf radial qui traverse le court supinateur.

dans lequel s'enfonce l'artère principale du membre pelvien, de même aussi les muscles long supinateur, rond pronateur et grand palmaire, forment au pli du coude un espace triangulaire, dans lequel plonge l'artère principale du membre thoracique.

Au-dessous des jumeaux, le muscle plantaire grêle représente très exactement le muscle palmaire grêle de l'avant-bras. Quoique fixé principalement sur le calcanéum inférieurement, le plantaire grêle envoie souvent dans l'aponévrose plantaire un épanouissement, qui lui donne encore plus d'analogie avec le muscle auquel je l'ai comparé.

Le muscle soléaire est certainement l'analogue du cubital antérieur de l'avant-bras. Ce dernier, en effet, est fixé inférieurement sur l'os pisiforme, calcanéum de la main, comme le soléaire se fixe sur le calcanéum du pied; et, en outre, comme si la nature avait voulu empêcher de méconnaître l'analogie que je signale, elle a placé entre le tendon du muscle cubital antérieur et l'os pisiforme, une bourse muqueuse semblable à celle que l'on rencontre entre le tendon d'Achille et la partie postérieure du calcanéum.

Quoi qu'il en soit, une différence tranchée frappera toujours de prime abord celui qui se livrera à la recherche des analogies qui rassemblent les muscles précédens : à savoir que les jumeaux, le plantaire grêle et le soléaire, sont superposés les uns aux autres, qu'ils forment en quelque sorte une couche dirigée dans le sens antéro-postérieur ; tandis que les muscles qui les représentent à l'avant-bras, le long supinateur, le rond pronateur, les deux palmaires et le cubital antérieur, constituent un plan dirigé dans le sens transversal. Mais cette différence, nécessitée par la différence de développement des uns et des autres, et calculée d'après la destination particulière des membres, ne se rencontre pas seulement dans le système musculaire; je l'ai déjà signalée à l'occasion du squelette de la main et du pied. On se rappelle, en effet, que tandis que les os supérieurs du carpe forment une rangée transversale, ceux qui les représentent dans l'extrémité postérieure du tarse sont disposés dans le sens antéro-postérieur.

Déjà on a pu remarquer dans l'examen comparatif des muscles dorsaux de l'avant-bras et de la main, que beaucoup de ceux qui appartiennent au membre inférieur, sont beaucoup plus courts que ceux qui appartiennent au membre thoracique; le petit extenseur du gros orteil et l'extenseur propre du second qui sont des portions du pédieux, ne sauraient, par exemple, être comparés sous ce rapport au petit extenseur du pouce et à l'extenseur propre de l'indicateur qui, loin d'être bornés à la main, se prolongent très haut à l'avant-bras. Un nouvel exemple de cette différence de longueur à l'avantage de certains muscles du membre thoracique, va nous apparaître dans le muscle fléchisseur perforé des doigts et des orteils (1). En effet, on chercherait vainement ce muscle à la jambe, quoique la nature n'en ait pas pour cela privé le membre pelvien; elle l'a fait beaucoup plus court que dans le membre thoracique, de sorte qu'il se trouve descendu, en quelque sorte, dans la région plantaire, où il constitue le petit fléchisseur commun ou perforé des orteils.

Le muscle long fléchisseur commun des orteils qui apparaît au-dessous des muscles du mollet, est tellement semblable au muscle fléchisseur profond commun des doigts, qu'il est à peine nécessaire de signaler leur analogie. Tous deux, en effet, sont phalangettiens et perforans. Le long fléchisseur des orteils est fixé supérieurement sur le tibia, comme le long fléchisseur profond des doigts est fixé sur le cubitus. On peut seulement montrer cette différence entre l'un et l'autre muscle : que tandis qu'à l'avant-bras le fléchisseur phalangettien des doigts est un peu plus court que le fléchisseur phalanginien, c'est tout-à-fait le contraire dans le membre pelvien, le fléchisseur phalangettien y est beaucoup plus long que le fléchisseur phalanginien.

Le muscle fléchisseur propre du gros orteil est plus analogue encore, s'il est possible, au muscle long fléchisseur propre du pouce : il est phalangettien comme celui-ci, et se fixe supérieurement sur le péroné, comme le long fléchisseur du pouce se fixe sur le radius, os analogue au péroné.

(1) Cette différence de longueur des muscles moteurs des doigts et des orteils s'explique toute seule, par la différence des fonctions attribuées à ces appendices. Aux doigts, en effet, il fallait une grande étendue de mouvemens, qui n'était pas nécessaire aux orteils.

Certainement, personne ne s'attend à rencontrer à la jambe un muscle analogue au carré pronateur, puisque la pronation est tout-à-fait étrangère à cette région ; mais on comprend qu'il serait possible qu'un des muscles de la jambe, modifié pour satisfaire à d'autres besoins, y représentât, jusqu'à un certain point, le muscle radio-cubital. Le jambier postérieur me paraît dans ce cas : d'abord comme le carré pronateur, il est le plus profond des muscles de la région à laquelle il appartient. Ensuite, il est sous-jacent au muscle long fléchisseur phalangettien commun des orteils et au long fléchisseur propre du gros orteil, comme le carré pronateur est sous-jacent aux muscles fléchisseur commun phalangettien des doigts et long fléchisseur propre du pouce. Enfin, comme le carré pronateur, il est à cheval sur l'espace interosseux, et fixé à la fois sur les deux os qui circonscrivent cet espace.

4° *Parallèle des muscles de la main et du pied.*

On a déjà pu voir par ce qui précède, que l'analogie va croissant entre les muscles des membres, de la base à l'extrémité libre de ceux-ci. L'examen comparatif de la main et du pied va donner une confirmation nouvelle à ce principe. En effet, ici l'analogie est souvent poussée presque jusqu'à la similitude la plus parfaite. Pour bien apprécier cette analogie, il importe seulement d'être prévenu que les muscles qui sont abducteurs à la main, deviennent adducteurs au pied, et que réciproquement les adducteurs de la première, sont abducteurs des parties analogues du second. On concevra facilement cette différence, en se rappelant ce que j'ai dit dans le parallèle des os du membre thoracique et du membre pelvien, de l'inversion en vertu de laquelle le gros orteil est devenu interne, et le petit, externe, au lieu de conserver la position opposée que présentent le pouce et le petit doigt à la main.

A la main comme au pied, les muscles appartiennent presque exclusivement à la face concave et aux espaces interosseux ; le muscle pédieux constitue seul une exception pour le pied, exception toutefois qui n'en est pas toujours une, et que la nature fait disparaître dans les cas où elle développe sur le dos de la main le muscle petit extenseur dont il a été question. D'ailleurs, comme je l'ai montré précédemment, les deux portions internes du pédieux existent réellement dans le membre thoracique, mais plus développées, plus longues, remontées en quelque sorte vers l'avant-bras, et représentées par les muscles petit extenseur du pouce et extenseur propre de l'index.

A la plante du pied, comme à la paume de la main, les muscles peuvent être distingués, d'après leur destination, en *internes*, *externes* et *moyens*.

Les muscles internes de la plante du pied sont les analogues des muscles externes de la paume de la main, de ceux de l'éminence *Thénar*; ils appartiennent, en effet, au gros orteil, comme ceux-ci appartiennent au pouce. Le court adducteur du gros orteil est évidemment l'analogue du court abducteur du pouce. Le court fléchisseur du gros orteil n'est autre chose que le court fléchisseur du pouce, et comme lui il est séparé en deux faisceaux, dans l'intervalle desquels se place le tendon du muscle long fléchisseur correspondant. Le muscle abducteur oblique du gros orteil devient, dans l'éminence Thénar, l'opposant du pouce; et l'abducteur transverse du gros orteil représente, en petit, l'adducteur du pouce. Pour peu qu'on se rappelle que le premier métatarsien n'est pas opposable aux autres, et que le pouce avait besoin d'une mobilité bien supérieure à celle du gros orteil, il devient facile de comprendre, d'une part, cette modification, en vertu de laquelle le muscle opposant du pouce est privé au pied d'insertion sur le premier os métatarsien, et, de l'autre, l'exiguité du muscle abducteur transverse du gros orteil.

Les muscles externes de la plante du pied sont la représentation des muscles de l'éminence hypothénar de la main. On ne rencontre rien parmi les premiers qui puisse être comparé aux muscles palmaire cutané et opposant du petit doigt; ces muscles manquent tout-à-fait au pied. Mais le muscle abducteur et le court fléchisseur du petit orteil ne sont autre chose que des modifications de l'adducteur et du court fléchisseur du petit doigt. Toutefois, le court fléchisseur du petit doigt manque si souvent, qu'on pourrait peut-être, à juste titre, considérer le court fléchisseur du petit orteil, comme une simple modification de l'opposant du petit doigt.

On ne doit pas compter le muscle court fléchisseur commun

des orteils parmi les muscles du pied qui sont représentés à la main. Ce muscle, en effet, comme on l'a vu, est l'analogue du fléchisseur sublime de l'avant-bras. Le muscle accessoire du long fléchisseur commun ne saurait non plus être répété à la main; car son existence est fondée sur la conformation particulière du squelette du pied, sur le développement considérable du calcanéum, sur le refoulement en dedans du tendon de l'extenseur commun des orteils par cet os, et sur la nécessité qu'il y avait de corriger l'obliquité ainsi communiquée à ce tendon. Les seuls muscles médians de la main et du pied que l'on puisse mettre en parallèle sont les lombricaux et les interosseux. Or, entre ces muscles la similitude est presque parfaite.

On rencontre quatre muscles lombricaux de l'un et de l'autre côté. Au pied comme à la main, ces muscles sont placés entre les tendons du muscle fléchisseur commun phalangettien. Enfin dans les deux régions ils se terminent sur les quatre derniers doigts.

Il existe au pied sept muscles inter-métatarsiens, comme il y a sept muscles inter-métacarpiens à la main. Tous sont destinés aux quatre derniers orteils ou aux quatre derniers doigts, en qualité d'adducteurs ou d'abducteurs. On ne trouve entre ces muscles qu'une différence de disposition qui a été signalée plus haut, et qui consiste en ce que, au pied, c'est le deuxième orteil qui est pourvu de deux muscles interosseux dorsaux; tandis qu'à la main, c'est le doigt du milieu qui est dans le même cas.

ORDRE TROISIÈME.

APONÉVROSES D'ENVELOPPE DES MUSCLES.

Péridesmologie (1).

Le système fibreux se compose d'un grand nombre d'organes fort importans, les uns fasciculés, les autres membraniformes, dont la fonction la plus commune est de réunir ou de protéger les autres parties.

Les organes fibreux membraniformes ont reçu des anciens la qualification d'*aponévroses*.

Certaines aponévroses seulement font le sujet de la *péridesmologie*, celles qui sont étendues au loin sur les muscles, et qui servent à leur protection. Les aponévroses qui forment des liens articulaires, les *capsules fibreuses*, celles qui constituent des liens d'insertion musculaire, les *aponévroses d'insertion*, celles enfin qui entrent dans la composition d'organes complexes, comme le *périoste* autour des os, comme la *sclérotique* ou l'*albuginée* autour de l'œil et du testicule, ont déjà été décrites, ou le seront plus tard, à l'occasion des parties dans lesquelles elles entrent comme élémens.

Les aponévroses qui font le sujet de la péridesmologie ont été désignées par le nom d'*aponévroses d'enveloppe*, ou par celui de *fascias* (2). La dernière dénomination, assez souvent adoptée aujourd'hui, a été presque francisée dans le langage ordinaire; mais celle d'aponévrose lui est préférable.

Depuis long-temps on a senti toute l'importance, toute l'utilité de la description des aponévroses d'enveloppe. Cependant, avant Bichat, on ne s'était pas élevé à des considérations générales sur cette matière; le premier il a ouvert cette voie, il n'a pas tardé à y être suivi par les anatomistes de tous les pays (3),

(1) Περι autour, δεσμος ligament.

(2) Fascia bandelette.

(3) Astley Cooper, A. Burns en Angleterre; Meckel en Allemagne; Scarpa en Italie; Godman en Amérique; et surtout, en France, Béclard, MM. Cloquet, Breschet Cruveilhier, Gerdy, Velpeau, Bouvier, etc.

bientôt les principaux élémens de la péridesmologie furent rassemblés, de toutes parts on travailla à les mettre en œuvre, et on constitua réellement la science sous ce rapport. Je crois être un de ceux qui ont le plus fait dans ce but; depuis long-temps, au moins, je décris dans une partie distincte de mon cours d'anatomie, non seulement les *fascias* des membres, ce qu'on faisait avant moi, mais encore ceux des autres parties du corps; et depuis long-temps j'ai appelé cette branche de l'anatomie *péridesmologie*, dénomination qui m'a paru exprimer mieux que celle d'*aponévrologie*, la destination des organes qui doivent y trouver leur description.

Du reste, comme je l'ai fait pour les os et pour les muscles, je décrirai d'abord ces aponévroses d'une manière générale; ensuite j'exposerai les caractères de chacune d'elles dans autant d'articles particuliers.

Les aponévroses d'enveloppe, ou les fascias sont *des productions cellulo-fibreuses plus ou moins denses, lamellées par elles mêmes et indépendamment de toute préparation anatomique, étendues sur les muscles d'une région, et presque toujours insérées sur des os ou sur quelques tendons.*

Les fascias se rencontrent dans presque tous les points du corps, au tronc comme aux membres; mais ils sont plus nombreux et plus développés vers les parties inférieures du tronc et dans les membres abdominaux que dans les régions opposées. Probablement la nature en a disposé ainsi, parce que la station verticale à laquelle nous sommes destinés détermine une congestion naturelle des fluides vers les parties inférieures du corps, et que pour cette raison, ces parties avaient plus besoin d'être soutenues afin d'échapper aux inconvéniens de cette congestion.

Dans la recherche des aponévroses d'enveloppe, il faut se garder de prendre pour telles de simples lamelles cellulaires; il est facile, en effet, de donner l'apparence aponévrotique à une couche de ce tissu à laquelle on a fait subir certaine préparation. Quelques personnes, le docteur Godman, et après lui M. Paillard, me paraissent être tombés dans cet inconvénient. Sans doute, on trouve sous la peau, dans plus d'un point de l'organisation, une couche cellulo-fibreuse lamellée, véritable *fascia superficialis*, qui représente assez bien le pannicule charnu des animaux, et qui même peut être considéré comme le résultat de la transformation et de l'atrophie de celui-ci; mais, dire avec les anatomistes que j'ai cités, que ce fascia est étendu à tout le corps, c'est aller évidemment au delà du vrai, et c'est donner surtout beaucoup trop de fondement au reproche banal adressé de nos jours à ceux qui s'occupent de péridesmologie, *qu'ils transforment tout en aponévroses.*

Les aponévroses d'enveloppe sont étendues sur tous les muscles d'une région, ou bien elles appartiennent seulement à un seul organe moteur, comme l'aponévrose temporale. Dans tous les points où ces membranes recouvrent plusieurs muscles, elles pénètrent dans leurs interstices, forment des cloisons entre eux, et vont ensuite s'insérer sur les os voisins.

De la sorte, les fascias forment pour les muscles et même pour les autres élémens des régions dans lesquelles on les rencontre, des gaînes ou des canaux entièrement aponévrotiques dans certains lieux, osséo-fibreux dans d'autres, gaînes ou canaux dans lesquels ces organes sont isolés et, jusqu'à un certain point, indépendans les uns des autres.

Les gaînes aponévrotiques des muscles sont fort importantes, non seulement sous le rapport anatomique, mais encore relativement à leur influence sur la marche de certaines maladies. Les aponévroses qui forment ces gaînes ne se bornent pas toujours à entourer les muscles, souvent aussi elles leur fournissent quelques points d'insertion. Partout ailleurs les gaînes fibreuses sont séparées des organes qu'elles renferment par un tissu cellulaire lamelleux fort lâche, peu graisseux et dans lequel les infiltrations morbides, les *fusées*, comme on le dit, se propagent avec la plus grande facilité. Placés en dehors des muscles d'une région, comme l'enveloppe calcaire de certains animaux articulés extérieurement en dehors du corps de ces animaux, les fascias ont avec cette enveloppe une remarquable analogie, qui n'a pas échappé à la sagacité de M. le professeur Gerdy.

Toutes les aponévroses d'enveloppe ont des adhérences sur quelques tendons, ou fournissent, comme il vient d'être dit, à des insertions musculaires. Aussi toutes sont-elles alternativement tendues ou relâchées par la contraction ou par le relâchement de muscles. Toutes, en un mot, ont des muscles tenseurs;

quelques-unes même en ont de spéciaux, *le fascia-lata*, par exemple.

Les aponévroses d'enveloppe sont percées çà et là d'ouvertures obliques, qui livrent passage à des vaisseaux ou à des nerfs, ouvertures, qui en raison de leur obliquité, offrent quelquefois à ces parties une voie assez prolongée, de manière à constituer un véritable conduit.

Structure. Les aponévroses d'enveloppe sont le plus souvent formées de tissu fibreux blanc; *le fascia superficialis* de l'abdomen paraît seul appartenir au tissu fibreux jaune. Les premières sont très peu ou point élastiques; l'autre est douée, au contraire, d'une extensibilité et d'une contractilité remarquables, les fibres des fascias sont le plus ordinairement entrecroisées d'une manière oblique, circonstance qui donne à ces membranes une grande résistance à la traction dans tous les sens. Du reste, tous n'ont pas la même force : les uns, formés d'un tissu tout-à-fait nacré, sont les plus remarquables sous ce rapport; d'autres, qu'on a nommés *fibro-cellulaires*, et qui sont formés d'un tissu intermédiaire entre le fibreux et le cellulaire, sont beaucoup moins nacrés et beaucoup plus faibles que les autres.

Développement. Les aponévroses d'enveloppe sont toujours développées en raison directe de l'âge des individus. Chez l'enfant, elles sont molles et souvent peu distinctes du reste du tissu cellulaire. Chez l'adulte, sans doute, elles sont bien caractérisées, mais elles ne sont pas arrivées au terme de leur accroissement : elles acquièrent encore chez le vieillard une résistance nouvelle, elles s'éloignent davantage de la nature celluleuse et prennent de plus en plus, en quelque sorte, les caractères propres du tissu fibreux.

Variétés. Les fascias sont très développés chez les individus forts, chez ceux chez lesquels le système musculaire est prédominant, chez ceux qui s'exercent habituellement à des travaux pénibles. Ils sont beaucoup moins caractérisés chez la femme que chez l'homme. Chez les individus gras, les fascias fibro-cellulaires sont en partie décomposés par la graisse; les lamelles cellulaires qui les forment sont séparées les unes des autres et leur recherche est beaucoup plus pénible (1).

(1) Aussi, pour la dissection des aponévroses d'enveloppe, doit-on choi-

Usages. Les fascias protègent les muscles, les maintiennent en position, les soutiennent, et les empêchent de dévier pendant leur contraction. Ils fournissent aussi à ces organes, quoique accessoirement, quelques points d'insertion, et ils les isolent, de manière à rendre leur action indépendante, et partant plus libre et mieux assurée.

Quant à l'importance de l'étude des aponévroses d'enveloppe, elle est immense : ces parties forment dans l'organisation, des poches, des canaux bien circonscrits, dont la direction est constante, dans lesquels le tissu cellulaire est plus lâche que partout ailleurs, dans lesquels, pour cette raison, les infiltrations sanguines, purulentes, etc., s'étendent avec une rare facilité, et peuvent déterminer les désordres les plus graves, si, ignorant de ces circonstances, l'homme de l'art ne vient promptement au secours de son malade.

Quoi qu'il en soit, les aponévroses d'enveloppe appartiennent au tronc et aux membres.

PREMIER GENRE.

Aponévroses d'enveloppe des muscles du tronc.

Ces aponévroses, comme les muscles qu'ils recouvrent, appartiennent au centre et aux extrémités du tronc.

SECTION PREMIÈRE.

Aponévroses d'enveloppe de la partie centrale du tronc.

Les aponévroses centrales du tronc se rencontrent, soit à la face spinale, soit à la face sternale de cette importante portion du corps.

CHAPITRE PREMIER.

Aponévroses d'enveloppe de la face spinale du tronc.

Beaucoup d'anatomistes ont décrit un *fascia superficialis* de la nuque, du dos et des lombes. Sans doute, on trouve dans tous

sir de préférence le cadavre d'un homme un peu avancé en âge et maigre.

ces points un tissu cellulaire très-dense, comme fibreux, qui rend, supérieurement, très difficile la préparation du muscle trapèze; mais on ne voit rien là qui ait la disposition lamellée. Sans doute, on peut bien donner à ce tissu, et souvent on lui a donné cette disposition, à la faveur de certains artifices, de certaines préparations anatomiques, mais tout cela ne le constitue pas en fascia véritable; ce n'est pas, en un mot, une *production cellulo-fibreuse lamellée par elle-même.*

Suivant moi, dans la région spinale, on ne trouve de fascia bien caractérisé que celui des muscles petits dentelés, le *fascia vertebralis.*

Aponévrose des petits dentelés (1).

(Fascia vertebralis. Aponévrose vertébrale, BICHAT.)

Très belle et placée profondément dans la région dorsale, au niveau des gouttières vertébro-costales, l'aponévrose vertébrale a la forme d'un rectangle très alongé. Son bord interne est fixé sur la crête des apophyses épineuses dorsales. Son bord externe adhère à la partie convexe de l'angle des côtes. Son bord supérieur est continu au bord inférieur du muscle petit dentelé postérieur et supérieur. Son bord inférieur tient au bord supérieur du muscle petit dentelé postérieur et inférieur.

La *face postérieure* du fascia vertebralis est recouverte par les muscles trapèze, rhomboïde et grand dorsal. L'*antérieure* appuie sur le sacro-lombaire, le long dorsal, l'inter-épineux dorso-lombaire (*juxtà-épineux*) et sur la partie inférieure du splenius.

Cette aponévrose constitue avec la portion thoracique des gouttières vertébrales, une gaîne complète pour le muscle sacro-spinal. Cette gaîne est continue en bas avec celle que forment à la masse commune du sacro-spinal, les feuillets postérieur et moyen de l'aponévrose postérieure du muscle transverse de l'abdomen. Elle communique facilement, en haut, au-dessous du muscle petit dentelé postérieur et supérieur, avec le tissu cellulaire qui unit entre eux les muscles profonds de la nuque.

Structure. Les fibres du fascia vertebralis sont très belles,

(1) Pour préparer ce fascia, il suffit de relever les muscles trapèze, rhomboïde et grand dorsal.

nacrées et très fortes ; presque toutes sont transversalement dirigées de l'épine vers les côtes.

Les muscles petits dentelés le tendent par leur contraction.

CHAPITRE SECOND.

Aponévroses d'enveloppe de la face sternale du tronc.

Ces aponévroses appartiennent au col, au thorax et à l'abdomen.

ARTICLE PREMIER.

Aponévroses d'enveloppe du col.

Deux aponévroses occupent la face trachélienne du col : l'aponévrose cervicale, et l'aponévrose prévertébrale.

Aponévrose cervicale (1).

(Fascia cervicalis. A. BURNS.).

L'aponévrose cervicale recouvre la région antérieure du col tout entière, depuis la mâchoire inférieure jusqu'à la base de la poitrine. Elle se continue latéralement, d'une manière vague, avec le tissu cellulaire qui recouvre les gros vaisseaux de

(1) La préparation de ce fascia est un point d'une assez grande difficulté; pour cela, il faut d'abord mettre à nu les deux peauciers, sans isoler leur bord antérieur du feuillet superficiel qui les réunit. Cela étant fait, on doit successivement rechercher et étudier les portions *sous* et *sus-hyoïdiennes* de cette aponévrose.

Pour mettre en lumière les trois feuillets sous-hyoïdiens, après avoir étudié le superficiel entre les deux peauciers, 1° renversez de bas en haut, jusqu'au larynx, ces muscles et le feuillet superficiel qui les réunit, coupez ensuite les deux muscles sterno-mastoïdiens á leurs attaches sternale et claviculaire, relevez ces muscles de bas en haut, et le feuillet moyen du fascia vous apparaîtra entre les deux muscles scapulo-hyoïdiens; 2° enfin coupez le feuillet moyen et les deux muscles scapulo-hyoïdiens au-dessous du larynx, renversez ces parties de bas en haut; coupez aussi, près du sternum, les muscles sterno-hyoïdiens et sterno-thyroïdiens, relevez-les de bas en haut, et le feuillet profond sera à nu dans toute son étendue.

Pour étudier les deux feuillets sus-hyoïdiens du fascia cervicalis, détachez les deux peauciers de l'os maxillaire inférieur, renversez-les de haut en bas jusqu'à l'os hyoïde, et enlevez latéralement la glande sous-maxillaire.

cette région, et va se perdre du côté de la nuque. Elle est beaucoup plus développée inférieurement que supérieurement; elle l'est plus également près de la ligne médiane que partout ailleurs.

Simple au niveau de l'os hyoïde et du larynx, l'aponévrose cervicale se décompose en feuillets secondaires au-dessous et au-dessus de ces points, et présente ainsi deux portions bien distinctes l'une de l'autre par leur disposition et par leur importance : une sous-hyoïdienne, l'autre sus-hyoïdienne.

1° *Portion sous-hyoïdienne.* Cette partie de l'aponévrose cervicale est séparée en trois feuillets : feuillet superficiel, feuillet moyen, feuillet profond.

Le *feuillet superficiel* est placé dans l'intervalle triangulaire que laissent entre eux les deux muscles peauciers. Il est triangulaire comme cet intervalle. Latéralement, il s'insère sur le bord antérieur de ces muscles. Inférieurement, il passe au-devant du sternum, des clavicules, et va se perdre vaguement dans le tissu cellulaire sous-cutané du thorax. *En avant*, il est sous-cutané comme les peauciers qu'il réunit. *En arrière*, il appuie sur les muscles sterno-mastoïdiens, sur le feuillet suivant, sur quelques veines (1), sur le sternum et sur les clavicules.

Le *feuillet moyen* est sous-jacent aux muscles sterno-cléido-mastoïdiens. Il est placé dans l'intervalle des deux muscles scapulo-hyoïdiens, et triangulaire comme cet espace. Né comme le précédent au-devant du larynx, du point où le fascia cervicalis est simple, il se porte en bas, vers le sternum et les clavicules, et vient adhérer, 1° à l'extrémité supérieure du sternum, en se continuant avec le ligament inter-claviculaire, 2° au bord postérieur des clavicules. Latéralement, ce feuillet s'insère sur le muscle scapulo-hyoïdien, l'entoure d'une petite gaîne particulière, et se continue avec son tendon moyen. Il est très dense inférieurement, beaucoup plus surtout que le précédent. *En avant*, il est en rapport avec ce feuillet, avec l'extrémité inférieure des muscles sterno-mastoïdiens et quelques veines. *En arrière*, il repose sur les muscles sterno-hyoïdiens et sterno-thyroïdiens. C'est lui qui retient le muscle scapulo-hyoïdien

(1) La veine jugulaire antérieure, qui suit le bord antérieur du muscle sterno-mastoïdien.

placé parallèlement à la clavicule, dans la partie inférieure de son trajet, et qui lui donne une apparente insertion sur ce bord.

Le *feuillet profond* est situé au-dessous des muscles sterno-hyoïdiens et sterno-thyroïdiens. Il se continue, avec le feuillet précédent, en dehors du muscle scapulo-hyoïdien, adhère intimement à la partie inférieure de la gaîne cellulaire du corps thyroïde, se prolonge de là vers l'extrémité supérieure du sternum, et vient adhérer à la face postérieure de cet os, sans aller plus loin, comme quelques personnes l'ont à tort assuré. Sur les côtés, ce feuillet est mal terminé : il s'étend vaguement dans la région sus-claviculaire, au-dessus des vaisseaux et nerfs axillaires, en dehors des scalènes, et il ne présente une certaine solidité que sur la ligne médiane, au-devant du canal aérien. *En avant*, il est couvert par les muscles sterno-thyroïdiens, sterno-hyoïdiens, scapulo-hyoïdiens et par le feuillet précédent. *En arrière*, il recouvre le canal aérien, la partie inférieure du corps thyroïde, les veines qui descendent de ce corps sur la ligne médiane, et les gros vaisseaux et nerfs latéraux du col.

Disposés comme on vient de le voir, les trois feuillets de la portion inférieure du fascia cervicalis forment deux gaînes au-devant du canal aérien. La première, constituée par les feuillets *superficiel* et *moyen* de ce fascia, renferme l'extrémité inférieure des muscles sterno-cléido-mastoïdiens, tandis que la seconde, formée par les feuillets *moyen* et *profond*, appartient spécialement aux muscles de la région sous-hyoïdienne. La gaîne antérieure est mal fermée inférieurement, parceque le feuillet superficiel du fascia glisse sur le sternum sans lui adhérer. La gaîne postérieure, au contraire, est bien close de ce côté, ses deux feuillets adhérant intimement au sternum. Toutes deux sont ouvertes latéralement vers la région sus-claviculaire (1).

2° *Portion sus-hyoïdienne*. Cette partie de l'aponévrose cervicale ne présente que deux feuillets : le *superficiel* et le *profond*.

Le *feuillet superficiel* est très simple, très limité et très peu important; c'est une lame cellulaire placée vers le sommet de l'espace triangulaire formé par le bord antérieur des muscles

(1) Elles ne pourraient en aucune façon s'opposer à des fusées purulentes ou autres dans cette direction.

peauciers, et continue avec celle que forme le feuillet superficiel de la portion sous-hyoïdienne du fascia cervicalis.

Le *feuillet profond* procède de la région de l'os hyoïde, comme le précédent, et de là se dirige vers la mâchoire inférieure. Près de la ligne médiane, il est plus fort que partout ailleurs, et placé dans l'intervalle du ventre antérieur des muscles digastriques, il constitue l'aponévrose inter-digastrique, adhère au tendon moyen de ces muscles et forme leurs poulies de renvoi *hyoïdiennes*. Sur les côtés, il devient moins fort, se glisse en dedans de la glande sous-maxillaire, et vient se fixer sur la face interne du corps et de l'angle de la mâchoire inférieure. A son insertion sur l'angle de la mâchoire, ce feuillet du fascia cervicalis se continue avec le ligament stylo-maxillaire, se retourne en dehors et en avant, en embrassant la glande sous-maxillaire, et vient se continuer avec le tissu cellulaire sous-jacent au peaucier. Ce feuillet forme une cloison solide qui sépare nettement les glandes sous-maxillaire et parotide (1).

Les deux feuillets de la portion sus-hyoïdienne de l'aponévrose cervicale concourent à entourer la glande sous-maxillaire, à lui former une véritable gaîne, et à fortifier le plancher de la bouche.

Structure. Le fascia cervicalis est formé de tissu fibro-cellulaire condensé. Il n'est point élastique. Les muscles peauciers, scapulo-hyoïdiens, digastriques et stylo-glosses peuvent être considérés comme ses muscles tenseurs.

Usages. La portion sous-hyoïdienne de cette aponévrose est particulièrement en rapport de fonction avec le canal aérien. A. Burns a parfaitement démontré qu'elle empêche la compression de la trachée-artère, compression qui ne manquerait pas d'arriver pendant les grandes inspirations, si l'aponévrose n'y apportait un obstacle suffisant. Dans ce moment, en effet, l'air extérieur tend à se précipiter de toutes parts dans la trachée, pour se mettre en équilibre avec l'air intérieur raréfié par la dilatation de la poitrine.

(1) Les anatomistes qui ont parlé de la continuité de ces glandes dans quelques cas, ont argué sans doute de leur proximité; mais ils n'ont pas réfléchi à l'obstacle que le fascia cervicalis apporte à cette réunion.

Aponévrose prévertébrale.

Cette aponévrose pourrait, à la rigueur, être considérée comme une dépendance du fascia cervicalis, avec lequel elle a des rapports vers la clavicule; mais comme partout ailleurs, elle est séparée de ce fascia, il est préférable de la décrire isolément. Elle est immédiatement appliquée sur la colonne vertébrale cervicale et sur les muscles qui la recouvrent. Elle commence, en haut, sur l'arc antérieur de l'atlas, s'insère latéralement sur les apophyses transverses de toutes les vertèbres cervicales, et se termine, inférieurement, d'une manière différente, suivant qu'on l'étudie sur la ligne médiane ou sur les côtes. Sur la ligne médiane, elle va se perdre dans le médiastin postérieur, au-devant des muscles longs du col. Sur les côtés, elle se relève et va s'insérer au bord postérieur de la clavicule et à la partie supérieure du scapulum, en glissant sur les muscles scalènes et angulaires de l'omoplate.

L'aponévrose prévertébrale est en rapport, *en avant*, avec le pharynx et les muscles qui lui appartiennent, avec l'œsophage, la trachée artère et des vaisseaux et nerfs (1). *En arrière*, elle recouvre le rachis, les muscles longs du col, droits antérieurs de la tête et scalènes, les vaisseaux et nerfs axillaires, les nerfs diaphragmatiques et le tissu cellulaire qui s'enfonce sous la clavicule vers le creux de l'aisselle. Elle présente un grand nombre de trous de transmission pour des vaisseaux et des nerfs.

Structure et *destination*. L'aponévrose prévertébrale est fibro-cellulaire. Elle forme, avec le rachis, une gaîne pour les muscles longs du col et grands droits. Elle sépare profondément le col de l'aisselle.

ARTICLE SECOND.

Aponévroses d'enveloppe du thorax.

Les aponévroses sont peu nombreuses dans les parois thoraciques, on n'y trouve guère que l'aponévrose sous-clavière, et celles des espaces intercostaux.

(1) Les vaisseaux carotidiens, jugulaires, thyroïdiens inférieurs, sous-claviers, les nerfs pneumo-gastriques, grand sympathiques et récurrent droit.

Aponévrose sous-clavière.

(Fascia sub-clavicularis.)

Peu étendu et placé à la partie antérieure et supérieure de la poitrine, ce fascia occupe l'espace triangulaire que le muscle petit pectoral forme, supérieurement, avec la clavicule. Il a la forme de l'espace dans lequel il est placé. Son bord supérieur tient au bord antérieur et à la face inférieure de la clavicule, depuis la tête de cet os, jusqu'à l'apophyse coracoïde. Son bord inférieur est fixé sur le bord antérieur de l'apophyse coracoïde et sur le bord supérieur du muscle petit pectoral. Son bord interne se perd sur la partie supérieure de la région costale.

Le fascia sub-clavicularis est percé de plusieurs ouvertures, qui livrent passage à des vaisseaux et à des nerfs (1). Une d'elles, plus large que les autres, appartient à l'une des veines du membre thoracique (2).

La *face antérieure* de ce fascia est sous-jacente au faisceau claviculaire du muscle grand pectoral. Sa *face postérieure* est appliquée sur le muscle sous-clavier, et sur les vaisseaux et nerfs axillaires.

L'aponévrose sub-claviculaire forme, avec la face inférieure de la clavicule, une gaîne incomplète pour le muscle sous-clavier, gaîne qui ne recouvre ce muscle qu'en haut et en avant, et qui est ouverte en bas et en arrière, vers l'aisselle et le col. La position de cette lame fibreuse au devant des faisceaux axillaires a quelque importance chirurgicale (3).

Structure. Le fascia sub-clavicularis est très fort près de la clavicule et de l'apophyse coracoïde; il est très mince, au contraire, en dedans et en bas. Un de ses faisceaux, plus résistant que les autres, procède du bord antérieur de l'apophyse coracoïde, près de son sommet, et se rend obliquement vers la clavicule. Ce faisceau a la forme d'un ligament; je l'ai long-temps décrit dans mes cours, sous le nom de *troisième ligament coraco-claviculaire.* Les fibres de l'aponévrose sous-claviculaire sont nacrées et de

(1) A l'artère acromiale, et aux vaisseaux et nerfs thoraciques antérieurs.

(2) La veine céphalique.

(3) Voyez *Anatomie topographique.*

la nature du tissu fibreux blanc. Le petit pectoral est son muscle tenseur.

Aponévroses intercostales.

Une lame fibreuse très mince continue en avant le plan du muscle intercostal externe. Elle commence au niveau de l'extrémité antérieure des côtes, et s'insère sur les bords opposés des cartilages costaux. Ses fibres sont obliquement dirigées comme celles du muscle intercostal externe. Elle peut être appelée, *fascia intercostalis externa*.

Une autre lame fibreuse, moins remarquable et moins forte que la précédente, occupe la partie postérieure de l'espace intercostal, sur le plan du muscle intercostal interne. Cette aponévrose, *fascia intercostalis interna*, se continue en arrière avec le bord externe du ligament costo-transversaire inférieur.

ARTICLE TROISIÈME.

Aponévroses d'enveloppe de l'abdomen.

Les aponévroses d'enveloppe de l'abdomen, les fascias abdominaux proprement dits, sont beaucoup plus nombreux et beaucoup plus importans que ceux de la poitrine. Deux appartiennent à la paroi antérieure du ventre, la superficielle et la profonde, le *fascia superficialis* et le *fascia transversalis*; une seule occupe la paroi postérieure, le *fascia iliaca*.

Aponévrose superficielle (1).

(Fascia superficialis).

Décrit d'abord par *Camper*, ce fascia est placé entre la peau et le muscle oblique externe de l'abdomen, et étendu à toute la surface extérieure de ce muscle.

(1) Pour préparer ce fascia, il faut enlever avec soin la peau dans toute l'étendue de la paroi abdominale antérieure. Pour voir, en particulier, les adhérences qu'il présente avec la crête iliaque, avec l'arcade crurale, et celles qu'il contracte avec les branches de l'arcade pubienne, il faut le renverser de haut en bas vers ces points.

Le fascia superficialis commence, en haut, sur la base du thorax, au milieu du tissu cellulaire sous-cutané de cette région. En arrière, il se continue vaguement dans la région lombaire, tandis qu'en bas, il parvient jusque vers la hanche, la cuisse et les organes génitaux. Dans ces derniers points, le fascia superficialis offre une disposition toute particulière, qui mérite au plus haut dégré de fixer l'attention.

Au niveau de la hanche, ce fascia se divise en deux lames, l'une profonde, qui s'insère sur la lèvre externe de la crête iliaque; l'autre superficielle, qui se continue avec le tissu sous-cutané de la fesse.

Au niveau du pli de l'aine, il se divise également en deux lames; une superficielle qui se continue dans le tissu sous-cutané de la face antérieure de la cuisse, et une profonde qui adhère à la partie antérieure de l'artère crurale.

Enfin, au niveau du pubis et des organes génitaux, le fascia superficialis reste simple; il se continue, en partie, avec l'aponévrose superficielle du périnée qui sera décrite plus loin, et s'insère, en outre, sur les branches ascendante de l'ischion, et descendante du pubis. Chez l'homme, le fascia superficialis entoure le testicule et son cordon, s'adosse avec celui du côté opposé, et forme, dans les bourses, cette tunique qui sera décrite plus tard sous le nom de dartos. Chez la femme, le fascia superficialis d'un côté est séparé de celui du côté opposé par la fente vulvaire.

En avant, le fascia superficialis est en rapport avec la peau. *Profondément*, il appuie sur le muscle grand oblique, sur la gaîne du muscle droit de l'abdomen, sur la hanche, sur la cuisse et sur le pubis. Dans plusieurs points, en bas surtout, et près de la ligne médiane, il adhère à l'aponévrose du grand oblique, circonstance sur laquelle M. Thomson a insisté avec raison.

Structure. Le fascia superficialis est formé de plusieurs lames séparées les unes des autres par de la graisse. La graisse de la paroi antérieure de l'abdomen, si abondante chez certains individus, siége, en effet, presque toute dans ce point. Cette disposition rend difficile la préparation de l'aponévrose que je décris chez les individus obèses; tandis qu'elle est très-facile chez les personnes maigres. Le tissu du fascia superficialis est un peu élastique, comme celui de la ligne blanche des grands quadrupèdes.

Le fascia superficialis, à vrai dire, n'est qu'en rudiment chez l'homme; dans les grands quadrupèdes, au contraire, il est très développé. Ce développement était nécessité chez ceux-ci, par l'attitude qui leur est habituelle, attitude dans laquelle les viscères abdominaux pèsent continuellement de tout leur poids sur la paroi abdominale antérieure.

Le grand oblique peut être considéré comme le muscle tenseur du fascia superficialis; ce fascia, en effet, lui adhère en plusieurs points, au niveau de l'artère crurale surtout.

Aponévrose profonde (1).

(Fascia transversalis. — Feuillet refléchi de l'aponévrose du grand oblique, de quelques auteurs.)

Décrit surtout par Cooper, ce fascia n'existe véritablement à un certain degré de développement, que dans un intervalle triangulaire circonscrit, en dedans, par le bord externe du muscle droit, en bas, par l'arcade crurale, et supérieurement, par une ligne menée horizontalement de l'épine antérieure et supérieure de l'os des îles vers le muscle droit. Dans cet intervalle triangulaire, la paroi abdominale plus faible que partout ailleurs, en raison de l'absence des muscles petit oblique et transverse (2), avait besoin d'être fortifiée par une disposition toute spéciale (3).

Le fascia transversalis est placé à la partie postérieure de la paroi abdominale antérieure, au-dessous et en avant du péritoine. En dedans, il s'insère sur le bord externe du tendon du muscle droit. En bas, il se continue avec le bord replié de l'arcade crurale et avec le fascia iliaca qui adhère à cette arcade en dehors.

(1) Pour préparer cette aponévrose, il suffit d'ouvrir le ventre et de séparer le péritoine de la paroi antérieure de cette cavité après avoir renversé le muscle grand oblique en bas. De la sorte, en effet, ce fascia reste seul au-dessus de l'arcade crurale.

(2) A la partie inférieure de l'abdomen, les muscles petit oblique et transverse ne descendent pas aussi bas que le muscle grand oblique; leur bord inférieur, dirigé horizontalement vers le muscle droit, laisse un point de la paroi abdominale au niveau duquel, comme je l'ai dit, le grand oblique est le seul des muscles abdominaux que l'on rencontre.

(3) De cette nécessité est né le fascia transversalis.

En haut, il se continue vaguement avec le tissu cellulaire sous-péritonéal (*fascia propria de quelques auteurs*).

La *partie antérieure* du fascia transversalis est séparée, en bas, de l'aponévrose du grand oblique par le *canal inguinal*; en haut, elle appuie immédiatement sur le muscle transverse. Sa *face postérieure* est en rapport avec le péritoine et avec des vaisseaux importans (1).

A deux travers de doigt en dedans de l'épine iliaque antérieure et supérieure, et à six lignes au-dessus de l'arcade crurale, le fascia transversalis offre une ouverture alongée, dont le côté interne est falciforme et très-résistant, dont le côté externe est très faible, ouverture qui constitue l'orifice supérieure du *canal inguinal*. Dans ce lieu, toutefois, qu'on ne s'y trompe pas, le fascia transversalis n'offre qu'une apparente solution de continuité : il se déprime en infundibulum à travers le canal inguinal, descend vers les parties génitales, autour du testicule et de son cordon chez l'homme, autour du ligament rond chez la femme; et de la sorte, il va constituer chez l'homme, en particulier, la *gaîne fibreuse commune au cordon et au testicule*.

Structure. Le fascia transversalis n'est pas élastique comme le précédent, son tissu est tout-à-fait albuginé. C'est bien à tort, au reste, que quelques personnes confondent encore ce fascia avec le reste du tissu cellulaire sous-péritonéal, sous le nom de fascia propria; il s'en distingue tout-à-fait par la densité qui lui est propre.

Le muscle droit est évidemment le tenseur du fascia transversalis.

Canal inguinal (2).

(Trajet inguinal de quelques auteurs.)

Formé par la réunion de l'aponévrose du muscle grand oblique qui a été décrite plus haut dans la myologie, et par le

(1) Les vaisseaux épigastriques.

(2) Pour étudier convénablement ce canal, ouvrez l'abdomen par deux incisions, l'une passant transversalement au-dessus des crêtes iliaques, l'autre médiane et perpendiculaire à la première. Ensuite préparez du même côté l'ouverture supérieure du canal inguinal en renversant le péritoine, et l'ouverture inférieure de ce canal l'*anneau inguinal*, en renversant la peau

fascia transversalis qui vient de l'être, l'histoire du canal inguinal doit naturellement être placée en ce lieu.

Ce canal occupe la partie inférieure de la paroi antérieure de l'abdomen, au niveau du point faible de cette paroi qui a été signalé dans l'article précédent. Il est dirigé obliquement de haut en bas, de dehors en dedans et d'arrière en avant, et long de dix à quinze lignes. Il importe, pour en avoir une idée bien complète, d'étudier successivement ce canal en lui-même et les parties qu'il renferme.

Canal inguinal en lui-même. Il présente une partie moyenne et deux extrémités :

1° *Partie moyenne du canal inguinal.* Cette partie offre quatre parois plus ou moins exactement circonscrites :

La paroi antérieure est formée par l'aponévrose du muscle grand oblique, et est recouverte par le fascia superficialis, par les vaisseaux tégumentaires et par la peau.

La paroi postérieure est constituée par l'aponévrose fascia transversalis, et contiguë, en arrière, à l'artère épigastrique et au péritoine.

La paroi inférieure répond à la gouttière de réflexion de l'arcade crurale.

La paroi supérieure, moins bien limitée que les autres, est seulement tracée par le bord inférieur des muscles petit oblique et transverse.

2° *Extrémités du canal inguinal.* De ces deux extrémités, l'une est supérieure, l'autre est inférieure. Toutes deux présentent une des ouvertures de terminaison de ce conduit.

L'ouverture supérieure, *abdominale* ou *péritonéale*, regarde en arrière et en haut. Elle appartient en totalité au fascia transversalis. C'est le point au niveau duquel ce fascia est déprimé en infundibulum, comme il a été dit précédemment. Son côté interne est côtoyé par les vaisseaux épigastriques. Dans l'état normal, cette ouverture est bouchée par une lame du péritoine

et le fascia superficialis. Enfin, terminez en séparant le grand oblique du petit, et en déjetant le premier en bas, de manière à ouvrir la gouttière de l'arcade crurale.

Le canal du côté opposé doit être conservé intact : 1° pour voir la disposition du péritoine sur l'ouverture supérieure du canal ; 2° pour étudier l'expansion fibreuse que se détache de l'anneau.

qui présente, dans ce point, une petite dépression particulière, et qui lui envoie, de sa face externe, un prolongement cellulaire particulier, sur lequel j'aurai occasion de revenir plus tard.

L'ouverture inférieure, *extérieure* ou *cutanée* de l'anneau inguinal, a déjà été décrite précédemment, à l'occasion du muscle grand oblique. Elle est entièrement formée par l'aponévrose de ce muscle et par le corps du pubis. Elle est taillée obliquement, ou en bec de flûte, de haut en bas et de dehors en dedans. Son pourtour, vaguement terminé, donne naissance à une expansion fibreuse mince, qui descend sur le cordon testiculaire chez l'homme, sur le ligament rond chez la femme. Cette ouverture est bouchée par le fascia superficialis et par la peau.

Parties contenues dans le canal inguinal. Le canal inguinal est tapissé à l'intérieur par le prolongement infundibuliforme du fascia transversalis qui a été décrit. Il renferme, en outre, le cordon testiculaire chez l'homme, le ligament rond de l'utérus chez la femme, et, dans les deux sexes, de la graisse, du tissu cellulaire, la partie des muscles petit oblique et transverse qui forme le crémaster, et un filament cellulaire du péritoine qui a déjà été signalé (1).

Variétés. Chez la femme, le canal inguinal est beaucoup plus court et beaucoup moins large que chez l'homme. Avant la naissance, d'abord très étroit et presque tout-à-fait dirigé dans le sens antéro-postérieur, il loge simplement le *gubernaculum testis* chez le fœtus mâle. Un peu après, ou vers la naisssance, chez le jeune garçon, il s'élargit beaucoup et d'une manière brusque, pour laisser passer le testicule. Alors aussi, il renferme un prolongement du péritoine, qui s'atrophie bientôt, et qui forme le filament cellulaire dont il a été parlé.

Aponévrose iliaque.

(Fascia iliaca.)

Très fort inférieurement, très mince, au contraire, supérieurement, le fascia iliaca n'est pas borné à la fosse iliaque interne, comme son nom semble l'indiquer : il s'étend encore dans la région lombaire, au-devant des muscles psoas.

(1) C'est le reste de la tunique vaginale chez l'homme, du canal de *Nuck* chez la femme.

Cette aponévrose présente deux portions distinctes, une *vertébrale* et une *iliaque.*

La *portion vertébrale* du fascia iliaca se fixe, en avant, sur le rachis, au-delà des insertions du psoas. En arrière, elle adhère au feuillet antérieur de l'aponévrose vertébrale du muscle transverse de l'abdomen. En haut, elle se continue avec l'arcade tendineuse du diaphragme qui embrasse l'extrémité supérieure de psoas, arcade qui est spécialement formée par le fascia que je décris. En bas, elle se continue avec la portion iliaque.

La *portion iliaque* du fascia iliaca s'insère, en dehors, sur la lèvre interne de la crête iliaque. En dedans, elle adhère à la marge du détroit supérieur du bassin, et se continue en un point avec l'aponévrose pelvienne. En haut, elle s'insère sur le ligament iléo-lombaire, et remonte, en dedans, sur le psoas. Enfin, inférieurement, elle est fixée sur l'arcade crurale, au niveau de la moitié externe de cette arcade, tandis qu'en dedans, elle s'enfonce au-dessous d'elle, et, réunie au *fascia-lata*, accompagne les muscles psoas et iliaque jusqu'au petit trochanter, puis se termine sur cette partie du fémur.

La *face antérieure* de l'aponévrose iliaque est sous-jacente au péritoine, et est en rapport, en outre, avec divers organes abdominaux. Sa *face postérieure* est appliquée sur les muscles psoas et sur l'iliaque interne.

Le fascia iliaca forme, avec la colonne vertébrale et la fosse iliaque interne, une gaîne remarquable pour les muscles psoas, iliaque, et pour les branches nerveuses du plexus lombaire. Cette gaîne commence au-dessous du diaphragme, au niveau de la petite arcade qui a été précédemment indiquée. Elle descend sur les côtés de l'épine, s'élargit dans la fosse iliaque, passe sous l'arcade crurale, entre l'épine iliaque antérieure supérieure et l'éminence iléo-pectinée, et se termine au petit trochanter (1).

Structure. Le fascia iliaca est formé de tissu fibreux non élastique. Il est très mince sur le psoas, et très résistant sur le mus-

(1) La gaîne du fascia iliaca est la voie que suivent très souvent les abcès appelés *par congestion*, pour se porter vers la cuisse; long-temps ces abcès restent bornés par elle. Il est entièrement impossible de comprendre la théorie des fusées de ces abcès, si on n'a pas des notions très positives sur la disposition du fascia iliaca.

Pour de plus amples détails, voyez *Anatomie topographique*.

cle iliaque. Dans ce dernier point, il est constitué de fibres nacrées, obliques, au milieu desquelles on en distingue d'autres assez nombreuses, qui se portent transversalement de dehors en dedans.

Au niveau de l'éminence iléo-pectinée, quelquefois au-dessus, le fascia iliaca est en partie identifié avec le tendon du muscle petit psoas, lorsqu'il existe, et rendu beaucoup plus fort par cette circonstance. Du reste, le petit psoas est son muscle tenseur spécial.

SECTION DEUXIÈME.

Aponévroses d'enveloppe des extrémités du tronc.

On rencontre des aponévroses d'enveloppe dans l'extrémité périnéale, comme dans l'extrémité céphalique du tronc.

CHAPITRE PREMIER.

Aponévroses d'enveloppe du perinée.

Le périnée renferme un système d'aponévroses, dont la disposition et l'importance n'ont été reconnues et signalées que dans ces derniers temps. Ces aponévroses sont au nombre de trois. Elles ont été diversement désignées par les anatomistes qui s'en sont occupés; les noms qui rappellent leur position plus ou moins profonde me paraissent les plus convenables; aussi les distinguerai-je en *inférieure*, *moyenne* et *supérieure*. Du reste, il importe de remarquer que, bien qu'analogues dans les deux sexes, les aponévroses périnéales y présentent de notables différences, parmi lesquelles on doit noter surtout leur scission médiane pour laisser passer le vagin, et leur peu de développement chez la femme.

Aponévrose inférieure ou *superficielle du périnée* (1).

(Fascia perinealis inferior.)

L'aponévrose inférieure du périnée occupe seulement la par-

(1) C'est ce fascia qu'on doit préparer le premier. Pour cela, le cadavre étant placé sur le bord d'une table, le bassin élevé et les cuisses fortement fléchies sur l'abdomen, enlevez la peau de tout le périnée. Ensuite cher-

tie antérieure ou génito-urinaire de cette région (1). Elle a la forme triangulaire de l'arcade pubienne, entre les branches de laquelle elle est logée. Elle naît au-devant de l'anus, de la face inférieure de l'aponévrose moyenne du périnée, sur le trajet d'une ligne menée d'une tubérosité sciatique à l'autre. De là, elle se dirige vers le pubis, et va se terminer dans le tissu cellulaire lâche qui recouvre cette partie du bassin, en se continuant avec le fascia superficialis de l'abdomen. Sur les côtés, elle adhère à la lèvre externe des branches ascendante de l'ischion et descendante du pubis, en dehors des racines du corps caverneux.

Inférieurement, le fascia inférieur du périnée est en rapport avec le tissu cellulaire sous-cutané, et fournit quelques insertions, sur la ligne médiane, au muscle sphincter de l'anus. *Supérieurement*, il donne naissance à deux petites lames fibreuses qui se placent entre les muscles ano-caverneux, ischio-caverneux, et qui réunissent ce fascia avec le suivant; en outre, il recouvre du même côté, la portion génitale du périnée, les muscles ischio-caverneux et ano-caverneux (*bulbo-caverneux chez l'homme, sphincter du vagin chez la femme*), et il adhère spécialement au muscle ano-caverneux.

Structure. L'aponévrose inférieure du périnée présente plu-

chez les branches ascendante de l'ischion et descendante du pubis, et, d'un côté seulement, pénétrez à leur niveau jusqu'à la racine du corps caverneux, détachez de la racine de la verge, car c'est un sujet d'homme qu'il faut avoir à sa disposition, détachez d'avant en arrière et de droite à gauche, par exemple, la masse cellulo-fibreuse que vous aurez divisée à son adhérence sur le côté correspondant de l'arcade pubienne. Surtout ménagez bien, pour les étudier, les adhérences du bord postérieur de l'aponévrose et celles du bord latéral opposé à celui qui aura été coupé pour la préparation; et, de la sorte, le *fascia perinealis inferior* vous apparaîtra dans toute son étendue.

(1) Depuis long-temps on a parlé de l'aponévrose superficielle du périnée; il peut par conséquent paraître singulier de me voir affirmer que je crois avoir été le premier à la décrire et à montrer son importance. Mais sous cette dénomination, les auteurs, avant les derniers temps, ont décrit seulement le tissu cellulaire sous-cutané du périnée. J'ai commencé à apercevoir cette aponévrose en 1820; et je l'ai montrée à mon ami M. le docteur Bouvier, qui l'a indiquée dans sa thèse inaugurale et qui avait proposé de l'appeler *ano-urétrale*.

sieurs lames (1) dans l'intervalle desquelles on trouve des vaisseaux et un nerf (2). Son tissu est formé de fibres albuginées. Elle est plus dense en arrière qu'en avant. Elle forme, avec l'aponévrose moyenne du périnée, une grande gaîne fort importante, qui se subdivise en trois plus petites, sur lesquelles je reviendrai plus loin.

Aponévrose moyenne du périnée (3).

(Fascia perinealis media. — Aponévrose inférieure du muscle releveur de l'anus de quelques auteurs.)

Ce fascia a été décrit dans la moitié antérieure du périnée, par M. le docteur Carcassonne de Montpellier, qui lui a donné le nom de *ligament périnéal*; tandis que M. Bouvier a fait connaître, dans sa thèse, sa portion postérieure.

L'aponévrose moyenne du périnée n'est réellement *moyenne* que dans sa partie antérieure, là où l'on rencontre l'aponévrose précédente; en arrière, au contraire, elle est la première lame que l'on rencontre après avoir enlevé la peau et le tissu cellulo-graisseux sous-cutané. Cette aponévrose est fixée sur tous les points du contour du détroit inférieur du bassin, en avant, sur le ligament pubien inférieur, en arrière, sur le coccyx et sur le bord interne du grand ligament sacro-sciatique, latéralement, sur la lèvre interne de la tubérosité sciatique et des branches ascendante de l'ischion et descendante du pubis. De toutes ces insertions, elle se dirige vers la ligne médiane; en avant, elle marche transversalement, tandis qu'en arrière, sur les côtés de l'anus, elle se porte d'abord en haut, appliquée sur le muscle obturateur interne, pour se réfléchir ensuite en bas et en dedans, sur le muscle releveur de l'anus (4).

(1) M. Thomson me paraît avoir considéré les diverses lames de ce fascia comme autant d'aponévroses distinctes.

(2) Les vaisseaux et le nerf superficiels du périnée.

(3) Pour préparer cette aponévrose, il suffit, après avoir étudié et préparé la précédente, de couper celle-ci à sa base ou bord postérieur, et de débarrasser la partie postérieure du périnée du tissu cellulo-graisseux abondant qui s'y trouve.

(4) La portion de l'aponévrose moyenne du périnée qui tient à la tubérosité sciatique et qui tapisse la face interne du muscle releveur de l'a-

Il résulte de cette dernière disposition que l'aponévrose moyenne du périnée présente, en arrière, une dépression angulaire entre les muscles obturateur interne et releveur de l'anus, dépression vers le sommet de laquelle l'aponévrose moyenne s'unit à la supérieure, comme il sera dit un peu plus loin.

L'aponévrose moyenne du périnée présente plusieurs ouvertures médianes : une postérieure, pour le rectum, et d'autres antérieures, pour l'urètre et les vaisseaux et nerfs dorsaux du pénis chez l'homme, pour le vagin, l'urètre et les vaisseaux et nerfs dorsaux du clitoris chez la femme.

La *face inférieure* de l'aponévrose moyenne du périnée est en rapport, en arrière, avec la peau et un peloton cellulo-graisseux considérable. En avant, elle est appliquée sur l'urètre, sur les racines du corps caverneux, sur les muscles bulbo-caverneux, ischio-caverneux et transverse du périnée. Elle donne naissance à l'aponévrose inférieure, en avant de l'anus, entre les deux tubérosités sciatiques, et lui est unie, en outre, par quelques lamelles fibreuses, qui s'interposent aux petits muscles de la région génitale. Sa *face supérieure* est en rapport avec les muscles releveur de l'anus, obturateur interne, avec les premières portions de l'urètre, et, chez l'homme en particulier, avec la prostate. Cette lame fibreuse est divisée en deux feuillets près de la tubérosité sciatique et de la branche ascendante de l'ischion, et, à la faveur de cette disposition, elle renferme dans son épaisseur, d'abord le tronc commun des vaisseaux et nerfs périnéaux, ensuite la branche supérieure de ces parties.

L'aponévrose moyenne forme, avec l'aponévrose inférieure du périnée une gaîne remarquable bornée à la partie antérieure de cette région. Cette gaîne est très exactement fermée en arrière et sur les côtés par l'adhérence intime de l'aponévrose inférieure avec la moyenne, d'une part, et avec les branches de l'arcade pubienne de l'autre; elle est, au contraire, tout-à-fait ouverte, en avant, du côté du pubis et de la paroi abdominale antérieure (1).

nus, a été décrite par plusieurs personnes comme une aponévrose distincte; mais il m'a paru plus simple et plus convenable, pour cette raison, de la rattacher au fascia moyen du périnée.

(1) La disposition de cette gaîne est telle, qu'elle ne peut permettre les

Elle est subdivisée en trois petites gaînes particulières, pour l'urètre et le muscle bulbo-caverneux au milieu, pour les racines du corps caverneux et le muscle ischio-caverneux sur les côtés. On trouve dans cette gaîne, chez l'homme, la triple racine de la verge, les muscles bulbo-caverneux, ischio-caverneux et transverse du périnée, chez la femme, l'origine du clitoris.

Structure. L'aponévrose moyenne du périnée est très dense, en avant, au niveau de l'arcade pubienne; elle est faible, au contraire, en arrière, sur les côtés de l'anus, au-dessous du muscle releveur de cette partie. Sa densité est moyenne en dedans de la tubérosité sciatique, sur la face interne du muscle obturateur interne.

Aponévrose supérieure du périnée (1).

(Fascia perinealis superior. — Fascia pelvia, J. Cloquet. — Aponévrose recto-vésicale, Carcassonne).

L'aponévrose supérieure du périnée occupe le fond et les parties latérales de l'excavation pelvienne, au-dessus du muscle releveur de l'anus. Le plan qu'elle forme, déprimé au milieu, et relevé sur ses parties latérales, est concave supérieurement et convexe inférieurement, comme le plancher abdominal à la formation duquel il concourt. Elle se fixe, en avant, sur la partie postérieure et inférieure du corps du pubis, et sur la branche horizontale de cet os. En arrière, elle commence sur le sacrum, en dedans des trois sacrés antérieurs. Latéralement, enfin, elle procède de la marge du détroit supérieur du bassin, et s'y continue avec le fascia iliaca. De tous ces points, ce fascia se porte en bas et en dedans, vers la ligne médiane, et va se ter-

infiltrations que vers sa partie antérieure; et que, par exemple, dans les crevasses de l'urètre, l'urine qui s'y épanche, au lieu de se porter vers l'anus qui est la partie la plus déclive, est dirigée, au contraire, vers le pubis et vers la paroi abdominale antérieure.

(1) Il ne faut préparer cette aponévrose qu'après avoir étudié les deux autres; parce que, pour le faire, il est nécessaire de détruire celles-ci. Cela étant posé, enlevez un des os coxaux; déjetez du côté de l'os enlevé le rectum et les organes urinaires et génitaux, puis, avec les mains, détachez le péritoine des parties latérales de l'excavation du bassin, et enlevez le tissu cellulo-graisseux lâche qu'il recouvre.

miner, en avant, sur les parties supérieures de la prostate et du col de la vessie chez l'homme, sur le col de la vessie et sur les côtés du vagin chez la femme, en arrière, sur les côtés de l'anus et du coccyx.

L'aponévrose supérieure du périnée est percée de plusieurs ouvertures, sans compter celles qu'elle présente pour le rectum et pour les organes génito-urinaires. En avant, deux faisceaux spéciaux de cette aponévrose se portent du pubis vers la partie antérieure du col de la vessie (1). Au niveau du trou sous-pubien, elle forme une arcade renversée, sur la partie inférieure de laquelle s'insère le muscle obturateur interne, et qui supporte les vaisseaux et le nerf sous-pubiens. Au-dessous de l'arcade précédente, un faisceau plus considérable de cette aponévrose, constitue une autre arcade renversée, *arcade du muscle releveur de l'anus.* Cette dernière, formée par le point de réunion du fascia supérieur du périnée avec le précédent, vers le sommet de la dépression angulaire que présente celui-ci en dehors de l'anus, comme on l'a vu précédemment, sert à l'insertion du muscle releveur.

La *face supérieure* de l'aponévrose supérieure du périnée est en rapport avec le péritoine, dont elle est séparée par un tissu cellulo-graisseux très lâche, et avec les vaisseaux et les viscères intrà-pelviens (2). Sa *face inférieure* est en contact avec les muscles obturateurs interne, releveur de l'anus, pyramidaux et ischio-coccygiens, avec les nerfs sacrés, le col de la vessie et la prostate chez l'homme; en outre, elle est continue avec le sommet de la dépression de l'aponévrose moyenne du périnée, au niveau de l'arcade du muscle releveur (3).

L'aponévrose supérieure du périnée forme, avec la moyenne, une gaîne dans laquelle on trouve le releveur de l'anus en arrière et sur les côtés et, en avant, le col de la vessie et l'origine de l'urètre. Chez l'homme en particulier, l'aponévrose que je décris

(1) Ce sont les ligamens antérieurs de la vessie, *pubio-prostatiques* chez l'homme, *pubio-vésicaux* chez la femme, ligamens très faibles chez celle-ci.

(2) Les vaisseaux hypogastriques, puis, la vessie en avant, le rectum en arrière, et dans l'intervalle de ces parties, les vésicules spermatiques et les canaux déférens chez l'homme, le vagin et la matrice chez la femme.

(3) Cette arcade est formée par l'angle de séparation de ces deux lames fibreuses, et les fibres du releveur s'insèrent sur cet angle.

entoure les parties latérales et supérieure de la prostate ; elle s'identifie avec la gaîne propre de cet organe, et fournit des loges aux branches du plexus veineux qui l'entoure.

Structure. L'aponévrose supérieure du périnée est plus dense en avant qu'en arrière, vers le sacrum. Son tissu est albuginé comme celui de la plupart des autres aponévroses d'enveloppe. Le releveur de l'anus est son muscle tenseur particulier.

CHAPITRE SECOND.

Aponévroses d'enveloppe de la tête.

Les aponévroses d'enveloppe sont peu nombreuses à la tête ; on y compte seulement celles de la tempe, des paupières et des joues. Le fascia épicrânien appartient bien aussi à la même classe que les précédens ; mais, comme il forme également l'aponévrose ou tendon moyen du muscle *occipito-frontal*, je l'ai décrit à l'occasion de ce muscle.

Aponévrose temporale (1).

(Fascia temporalis).

Très fort, très dense et bien circonscrit, ce fascia occupe la partie superficielle de la fosse temporale, placé en dehors du muscle de ce nom. Il a la forme demi-circulaire de cette fosse. Sa circonférence se fixe de toutes parts à la circonférence de la fosse temporale : en haut, sur la ligne courbe de ce nom, en bas, sur le bord supérieur de l'arcade zygomatique.

Simple en haut, l'aponévrose temporale est bifoliée inférieurement, près du bord supérieur de l'arcade zygomatique. Sa lame superficielle s'insère sur la lèvre externe, et sa lame profonde sur la lèvre interne de cette arcade, laissant entre elles un espace triangulaire peu étendu, dans lequel on trouve un peloton cellulo-graisseux et des vaisseaux (2).

(1) Rien n'est facile comme de la découvrir ; il suffit d'enlever la peau, le tissu cellulaire lamelleux sous-cutané et le bord correspondant du muscle occipito-frontal. Pour bien étudier ses deux feuillets, coupez ce fascia perpendiculairement, depuis la ligne courbe temporale jusqu'à l'arcade zygomatique.

(2) Les vaisseaux temporaux moyens.

La *face externe* de l'aponévrose temporale est recouverte par la peau, par un prolongement de l'aponévrose *épicrânienne* ou *occipito-frontale* qui descend jusque vers l'oreille, et par le muscle auriculaire supérieur qui s'insère sur ce prolongement. Sa *face profonde*, appliquée sur le muscle temporal, donne insertion à quelques-unes de ses fibres.

Sans parler de la petite gaîne que constituent les deux feuillets de l'aponévrose temporale près de l'arcade zygomatique, gaîne dont il a été question, ce fascia en forme une autre beaucoup plus importante pour le muscle de la tempe. Cette gaîne, fibreuse en dehors et osseuse en dedans, est bien close supérieurement, en avant et en arrière, tandis qu'elle est largement ouverte en bas, vers la fosse zygomatique. C'est aussi par ce dernier point que le muscle temporal reçoit ses vaisseaux et ses nerfs (1).

Structure. Le fascia temporalis est formé de tissu fibreux non élastique. La plupart de ses fibres rayonnent de bas en haut, de l'arcade zygomatique vers la ligne courbe temporale. Le temporal est son muscle tenseur.

Aponévrose palpébrale (2).

(Fascia palpebralis. — Ligament large des auteurs.)

Très mince, percé dans son centre pour l'ouverture des paupières, ce fascia est placé dans le cercle formé par la base de l'orbite. Il sépare les uns des autres les muscles orbitaires externes et les muscles orbitaires internes. Il est inséré sur tous les points de la lèvre interne du contour de l'orbite, et se continue, en dedans, avec le tendon du muscle orbiculaire des paupières, tendon qui semble ainsi constitué par une bride spéciale de son tissu. Il adhère, en haut, aux deux bords opposés de l'échancrure sus-orbitaire, et la transforme en un trou. De ces insertions, l'aponévrose palpébrale se porte vers le bord libre des paupières, et s'y termine en s'insérant sur ce bord (3).

(1) Les vaisseaux et nerfs temporaux profonds.

(2) Enlevez avec précaution le muscle orbiculaire des paupières en faisant tendre successivement celles-ci, car l'aponévrose palpébrale est sous-jacente à ce muscle.

(3) Ou plutôt sur le cartilage tarse.

La *face antérieure* du fascia palpebralis est sous-jacente au muscle orbiculaire. La *postérieure* est en rapport, en haut, avec le muscle élévateur de la paupière supérieure, en bas, avec l'origine du petit oblique de l'œil, et dans tous les points, avec la membrane postérieure des paupières (1) et avec beaucoup de tissu cellulo-graisseux.

Structure. Le fascia palpebralis est très faible dans la paupière supérieure ; il est un peu plus développé dans la paupière inférieure et du côté de la tempe. La plupart de ses fibres se portent en rayonnant du bord de l'orbite vers l'ouverture des paupières.

Aponévrose génienne (2).

(Fascia genalis. — Aponévrose du muscle buccinateur des auteurs).

Très mince et très petite, l'aponévrose génienne (3) est placée sur la face externe du muscle buccinateur, dans la partie la plus profonde de la joue. Simple en avant, cette aponévrose est bifoliée en arrière. Son feuillet superficiel, très mince, vient adhérer au bord antérieur de la branche de la mâchoire; tandis que le feuillet profond, fixé en haut et en bas sur les arcades dentaires, se continue avec la membrane externe du canal de Sténon, dont il a été considéré comme un épanouissement.

La *face externe* de l'aponévrose génienne est recouverte surtout par les muscles grand zygomatique et masséter, par la branche de la mâchoire inférieure et par la graisse externe de la joue. Sa *face interne* est appliquée sur le buccinateur. L'intervalle des deux feuillets de cette aponévrose est occupé par un peloton adipeux remarquable par sa forme et par son existence constante.

Structure. Le fascia génien est un peu élastique ; il se prête aux alternatives de dilatation et de resserrement de la paroi de la bouche qu'il concourt à former.

(1) La membrane muqueuse conjonctive.

(2) Pour la préparer, il faut enlever avec soin les muscles grand zygomatique et masséter, ainsi que la graisse superficielle de la joue.

(3) *Gena*, joue.

SECOND GENRE.

Aponévroses d'enveloppe des membres.

SECTION PREMIÈRE.

Aponévroses d'enveloppe des membres thoraciques.

Tout le membre thoracique est recouvert d'aponévroses remarquables continues les unes aux autres, de l'*épaule* au *bras*, de celui-ci à l'*avant-bras*, de l'*avant-bras* à la *main*.

CHAPITRE PREMIER.

Aponévroses d'enveloppe de l'épaule.

Les fosses sous-scapulaire, sus et sous-épineuses sont recouvertes d'aponévroses spéciales très fortes et bien distinctes.

Aponévrose sous-scapulaire (1).

Analogue au *fascia iliaca*, l'aponévrose sous-scapulaire occupe la fosse de ce nom. Elle est mince et demi-transparente. Fixée sur les bords supérieur, postérieur et antérieur du scapulum, cette lame fibreuse se continue jusqu'au trochin, et envoie une mince expansion de sa substance sur la face antérieure des muscles grand rond et grand dorsal, jusque dans la partie interne de l'aponévrose brachiale.

Avec le scapulum, l'aponévrose sous-scapulaire forme une gaîne complète au muscle du même nom. Elle protége ce muscle du côté de l'aisselle, et l'isole du tissu cellulaire de cette importante région.

Aponévrose sus-épineuse (2).

Bornée à la fosse sus-épineuse, l'aponévrose de ce nom s'insère sur tout le contour de cette fosse, et se continue sous la voûte *coraco-acromiale* jusqu'au trochiter. En rapport supérieurement avec le trapèze, avec un peloton cellulo-graisseux

(1) Il suffit pour la préparer de séparer le scapulum des parties latérales du tronc.

(2) Il suffit pour la mettre à nu d'enlever le trapèze et la partie externe de la clavicule.

considérable et avec la voûte coraco-acromiale, l'aponévrose sus-épineuse forme avec la fosse de ce nom, une gaîne complète pour le muscle sus-épineux, gaîne traversée de haut en bas par un nerf et par des vaisseaux (1). Cette gaîne communique en dehors, sous l'acromion, avec la fosse sous-épineuse, et y transmet les vaisseaux et le nerf indiqués plus haut.

Aponévrose sous-épineuse (2).

Placée dans la fosse sous-épineuse, l'aponévrose de ce nom est un peu plus compliquée que les deux précédentes. Elle s'insère sur la lèvre inférieure du bord postérieur de l'épine du scapulum, sur les bords postérieur et antérieur de la fosse sous-épineuse et se prolonge entre le grand rond et le sous-épineux, au niveau de l'extrémité inférieure du premier.

Simple et très forte en bas et en arrière, l'aponévrose sous-épineuse se sépare en deux lames au niveau du bord postérieur du muscle deltoïde. Une de ses lames, *superficielle*, mince, passe sur la face externe du muscle deltoïde et va se jeter dans l'aponévrose brachiale. L'autre, *profonde*, plus forte que la première, se glisse au-dessous du deltoïde, entre lui et le sous-scapulaire, et se termine au trochiter.

Avec la partie osseuse de la fosse sous-épineuse, l'aponévrose de ce nom, forme une gaîne spéciale pour les muscles sous-épineux et petit rond. Elle concourt également avec l'aponévrose brachiale à constituer la gaîne du muscle deltoïde.

CHAPITRE SECOND.

Aponévrose d'enveloppe du bras (3).

L'aponévrose brachiale commence supérieurement de trois manières différentes : en dedans, elle se continue sur les mus-

(1) Le nerf et les vaisseaux sus-scapulaires.

(2) Enlevez la peau de la face dorsale de l'épaule, renversez de bas en haut le feuillet aponévrotique mince qui passe sur le muscle deltoïde, et l'aponévrose sous-épineuse vous apparaîtra dans toute son étendue.

(3) Après avoir mis à nu la face superficielle de cette aponévrose, il suffit, pour bien voir ses cloisons profondes et les gaînes qu'elle forme, de reti-

cles grand dorsal et grand rond avec l'aponévrose sous-scapulaire ; en arrière et en dehors, elle s'unit à l'aponévrose sous-épineuse sur le deltoïde ; enfin, en haut directement, elle se fixe sur l'acromion et sur la partie externe de la clavicule. Inférieurement, l'aponévrose brachiale se continue avec l'aponévrose de l'avant-bras, autour du coude, et s'insère en même temps sur l'olécrâne, sur l'épicondyle et sur l'épitrochlée.

La *face superficielle* de l'aponévrose brachiale est unie à la peau par un tissu cellulo-graisseux abondant et assez lâche, excepté en dehors, au niveau de l'insertion du tendon inférieur du muscle deltoïde. En ce point, la peau et l'aponévrose brachiale sont plus rapprochées l'une de l'autre, et le tissu cellulaire qui les réunit est un peu plus serré. Sa *face profonde* est appliquée sur les muscles, les vaisseaux et les nerfs du bras. Parmi les ouvertures que présente cette aponévrose, on en trouve deux plus développées que les autres : une en bas et en dedans, pour une veine et un nerf (1) ; l'autre en dehors, vers la partie moyenne du bras, pour une veine (2).

L'aponévrose brachiale, très simple en dehors, l'est un peu moins du côté de sa face interne : de ce côté, elle envoie trois cloisons vers les trois bords de l'humérus : une externe, une interne, la troisième antérieure.

La *cloison externe*, placée entre le triceps et les muscles deltoïde et brachial antérieur, au milieu, long supinateur et premier radial externe, en bas, est fixée sur le bord externe de l'humérus.

La *cloison interne* intermédiaire au triceps et aux muscles biceps, coraco-brachial, en haut, et brachial antérieur, en bas, s'insère sur le bord interne de l'humérus.

La *cloison antérieure* est limitée à la partie supérieure du bord antérieur de l'humérus ; elle cesse là où commence le muscle brachial antérieur. Interposée au deltoïde et aux muscles biceps et coraco-brachial, elle vient adhérer à la partie supérieure du bord antérieur de l'humérus.

A la faveur de ces trois cloisons, la gaîne générale que forme

rer les muscles triceps, deltoïde et biceps de leurs gaînes respectives, à la faveur d'une incision longitudinale pratiquée sur elles.

(1) La veine basilique et le nerf cutané interne.

(2) La veine céphalique.

l'aponévrose brachiale autour des organes profonds du bras, se trouve subdivisée en trois grandes gaînes secondaires, une *postérieure*, une *externe*, une *antérieure* et *interne*.

La *gaîne postérieure* ou *tricipitale*, commence au scapulum, et s'étend jusqu'au coude et à l'avant-bras, où elle se continue avec la gaîne du muscle anconé. Elle est limitée en dedans et en dehors, par les cloisons externe et interne de l'aponévrose brachiale. Spécialement destinée au muscle triceps, elle est traversée par deux nerfs et par des vaisseaux (1).

La gaîne externe ou *deltoïdienne*, est beaucoup moins longue que la précédente. Triangulaire comme le muscle deltoïde, elle se termine en pointe à l'empreinte deltoïdienne de l'humérus, et commence supérieurement, en dehors, dans la fosse sous-épineuse, au point de dédoublement des deux lames de l'aponévrose de ce nom. Cette gaîne, formée superficiellement par un feuillet très mince des aponévroses sous-épineuse et brachiale réunies, et à laquelle concourent, en dehors, la *cloison aponévrotique externe*, en dedans, la petite *cloison aponévrotique antérieure*, communique sous la clavicule avec le tissu cellulaire du col, et renferme, au dessous du deltoïde, des vaisseaux et un nerf considérables (2).

La gaîne antérieure et interne ou *bicipitale*, est mal séparée de la précédente supérieurement. Elle se porte jusqu'à la partie inférieure du bras, et se continue avec le creux triangulaire limité au devant du coude, par les muscles rond pronateur et long supinateur. En dedans, elle est formée par la *cloison aponévrotique interne*. En dehors et en haut, elle est séparée de la gaîne deltoïdienne par la *cloison aponévrotique antérieure*. En dehors et en bas, elle répond à la *cloison aponévrotique externe* du bras. Cette gaîne renferme les muscles biceps, coraco-brachial, brachial antérieur, et des vaisseaux et nerfs (3).

Indépendamment des trois grandes gaînes précédentes, l'aponévrose brachiale en forme deux autres beaucoup plus petites

(1) Les nerfs radial et cubital, les vaisseaux collatéraux externes et ceux qui accompagnent le nerf cubital.

(2) Les vaisseaux et le nerf circonflexes.

(3) Les vaisseaux brachiaux, les nerfs médian et cutané externe.

et beaucoup plus superficielles pour deux veines (1), une en dehors, l'autre en dedans.

Structure. L'aponévrose brachiale est beaucoup plus forte en arrière qu'en avant. Sur le muscle deltoïde elle est plus mince que partout ailleurs. Plusieurs tendons, ceux des muscles deltoïde, grand pectoral, grand dorsal et grand rond, lui envoient des expansions qui la fortifient, et à la faveur desquelles elle subit l'influence de la contraction des muscles auxquels ces tendons appartiennent.

CHAPITRE TROISIÈME.

Aponévroses de l'aisselle.

Formée par la réunion des régions de la poitrine, de l'épaule et du bras, l'aisselle emprunte à chacune d'elles quelques-unes de leurs aponévroses particulières : l'*aponévrose sous-claviculaire*, à la première ; l'*aponévrose sous-scapulaire*, à la seconde ; et la partie supérieure de l'*aponévrose brachiale* au troisième. Mais indépendamment de ces lames fibreuses, qui ne lui appartiennent qu'accessoirement, l'aisselle en possède deux qui lui sont propres, et qu'on peut appeler *aponévroses sous-axillaire* et *sous-coracoïdienne*.

Aponévrose sous-axillaire.

Placée à la partie inférieure de l'aisselle, au-dessous de la peau qui passe sur cette dépression, et réellement destinée à la fermer par en bas, l'aponévrose sous-axillaire fait partie de ce système de fascias que l'on rencontre dans un grand nombre de points du corps, et qui sont désignés sous le nom générique de *fascias superficiels*. Elle se continue, sans ligne de séparation tranchée, sur les bords antérieur et postérieur de l'aisselle avec le tissu cellulaire dense qui couvre les muscles grand pectoral, grand dorsal et grand rond. Elle est formée de plusieurs lamelles cellulaires juxta-posées, dans l'intervalle desquelles on rencontre quelques pelotons adipeux. En bas, elle est unie solide-

(1) La céphalique et la basilique. La gaîne de la veine céphalique ne commence qu'au milieu du bras, celle de la basilique est un peu plus longue.

ment à la peau. En haut, elle est en rapport avec le tissu lâche du creux de l'aisselle, et se continue antérieurement avec l'aponévrose suivante.

Aponévrose sous-coracoïdienne.

Placée dans l'aisselle même et à la partie antérieure de cette dépression angulaire, cette aponévrose, décrite dans ces derniers temps par M. Gerdy, est très petite et très résistante. Elle est triangulaire. Sa base tournée en bas, est continue avec la face supérieure de l'aponévrose précédente. Son sommet adhère au bord antérieur de l'apophyse coracoïde. Son bord interne est continu au bord inférieur du muscle petit pectoral. Son bord externe est uni au coraco-brachial.

L'aponévrose sous-coracoïdienne est en rapport, *en avant*, avec le muscle grand pectoral. *En arrière*, elle est tournée vers le creux de l'aisselle et vers les importantes parties qu'il renferme.

Moins étendue en hauteur que l'espace qui sépare l'apophyse coracoïde de la base de l'aisselle, cette aponévrose relève la précédente en haut, et avec elle la peau à laquelle adhère celle-ci; circonstance qui produit la dépression extérieure que tout le monde connaît. L'aponévrose sous-coracoïdienne sépare l'aisselle en deux parties : une antérieure très limitée, l'autre postérieure, large et beaucoup plus importante.

CHAPITRE QUATRIÈME.

Aponévrose anti-brachiale (1).

L'aponévrose anti-brachiale commence autour du coude, en se continuant avec l'aponévrose brachiale et s'insérant, avec elle,

(1) Découvrez d'abord sa face superficielle dans toute son étendue; et après avoir porté votre attention sur les particularités que présente cette face, incisez successivement sur le trajet de tous les muscles superficiels antérieurs, enlevez ces muscles de leurs gaînes, et étudiez celles-ci au fur et à mesure. Au-dessous des quatre gaînes superficielles antérieures, vous trouverez le feuillet profond de l'aponévrose et la gaîne moyenne, sous laquelle se rencontre enfin celle du carré pronateur. Répétez la même préparation en arrière de l'avant-bras; et contentez-vous d'une seule incision externe pour voir la gaîne de ce nom.

sur l'olécrâne et sur les tubérosités latérales de l'humérus. Inférieurement, elle se continue autour du poignet, avec les deux ligaments annulaires de cette partie et avec l'aponévrose de la main.

La *face superficielle* de l'aponévrose anti-brachiale est unie à la peau par un tissu cellulaire plus lâche et moins adipeux en arrière qu'en avant, et plus serré à la hauteur des tubérosités humérales que partout ailleurs. Sa *face profonde* contracte des rapports nombreux avec les organes profonds de l'avant-bras, et se prolonge souvent dans leurs interstices.

A la partie inférieure du pli du coude, l'aponévrose anti-brachiale présente une ouverture large qui fait communiquer le tissu cellulaire sous-cutané avec celui du creux du coude (1), et qui livre passage à une veine (2). Une autre ouverture existe encore en dehors du tendon du biceps, audessus de la première, pour un nerf cutané (3).

La face interne de l'aponévrose anti-brachiale est très-compliquée: elle fournit des points d'insertion à la plupart des muscles superficiels de l'avant-bras, et se prolonge au moyen de quatre cloisons vers le radius et vers le cubitus. Une de ces cloisons, *cubitale interne*, très forte, adhère au bord interne et postérieur du cubitus, et sert aux insertions du muscle cubital antérieur. Une autre, *cubitale postérieure*, limitée à la partie supérieure et postérieure de l'avant-bras, tient à la ligne oblique postérieure du cubitus, entre l'anconé et les trois autres muscles profonds postérieurs. La troisième, *radiale postérieure*, très résistante encore, mais un peu moins que les précédentes, adhère au bord externe et postérieur du radius, placée entre les muscles de la région radiale et l'extenseur commun des doigts. La quatrième, *radiale antérieure*, la plus mince de toutes, se fixe sur le bord antérieur du radius, entre les muscles de la région externe et ceux de la région antérieure de l'avant-bras.

Ces quatre cloisons de l'aponévrose anti-brachiale, sont dirigées perpendiculairement vers les os; trois autres, transversales,

(1) Creux triangulaire formé, en dehors par le muscle long supinateur, et en dedans par le rond pronateur.

(2) Un rameau qui fait communiquer les veines superficielles avec les profondes.

(3) Pour le nerf cutané externe.

séparent en avant et en arrière les muscles superficiels et profonds de l'avant-bras. De ces cloisons, deux sont antérieures, une superficielle, et une profonde, une seule est postérieure. La cloison *transversale antérieure superficielle* est placée entre les quatre muscles de la première et celui de la seconde couche de la partie antérieure de l'avant-bras(1). Elle se réunit en dedans avec la cloison cubitale interne, et en dehors avec la cloison radiale antérieure. La cloison *transversale antérieure profonde* est placée en avant du carré pronateur, en arrière des muscles long fléchisseur profond et long fléchisseur propre du pouce, et s'étend du bord externe du radius au bord interne du cubitus. La cloison *transversale postérieure* est fort mince. Interposée aux deux couches musculaires postérieures de l'avant-bras (2), elle s'étend de la cloison radiale externe, aux cloisons cubitale postérieure et cubitale interne.

Indépendamment de ces cloisons perpendiculaires et transversales qui sont les plus importantes, d'autres, plus petites et beaucoup plus secondaires, se portent des feuillets superficiels de l'aponévrose anti-brachiale, vers la face correspondante des cloisons transversales superficielles antérieure et postérieure, et s'interposent à chacun des muscles superficiels antérieurs et postérieurs.

De ce cloisonnement intérieur varié de l'aponévrose de l'avant-bras, résultent des gaînes particulières pour la plupart des muscles de cette région. On distingue ces gaînes, comme les muscles auxquelles elles appartiennent, en antérieures, externes et postérieures.

Gaînes antérieures. Ces gaînes sont au nombre de six, quatre *superficielles*, une *moyenne* et une *profonde*.

Les gaînes superficielles appartiennent aux muscles rond pronateur, grand et petit palmaires et cubital antérieur. Elles sont formées, en arrière, par la cloison transversale antérieure superficielle, en avant, par le feuillet superficiel de l'aponévrose anti-

(1) Entre les muscles rond pronateur, grand palmaire, palmaire grêle, cubital antérieur, et fléchisseur superficiel commun des doigts.

(2) Elle est placée entre les muscles extenseur commun des doigts, extenseur du petit doigt, cubital postérieur, et les muscles extenseurs du pouce, grand abducteur de ce doigt, extenseur propre du doigt indicateur. Elle n'a aucune relation avec l'anconé.

brachiale, et, latéralement, par les petites cloisons qui vont de ce feuillet à la cloison transverse.

La gaîne moyenne, limitée en avant par les précédentes, est terminée, en arrière, par le radius, par le cubitus, par le ligament interosseux supérieurement, et par la gaîne profonde inférieurement. Elle loge les muscles fléchisseurs communs et long fléchisseur propre du pouce, des nerfs et des vaisseaux (1), et communique, en bas, avec la partie profonde de la paume de la main, au-dessous du ligament annulaire antérieur du carpe (2).

Enfin, la gaîne profonde appartient au seul muscle carré pronateur; quelquefois même elle manque, et est confondue avec la précédente.

Gaîne externe. Destinée aux quatre muscles de la région radiale et à un nerf (3), cette gaîne est formée en dedans et en dehors par les cloisons radiales antérieure et externe. Elle embrasse la partie externe du radius, et se prolonge supérieurement vers la gaîne antérieure du bras.

Gaînes postérieures. Ces gaînes sont au nombre de cinq: quatre *superficielles* et une *profonde.*

Les quatre gaînes superficielles appartiennent aux muscles extenseur commun des doigts, extenseur propre du petit doigt, cubital postérieur et anconé. La dernière communique en haut avec la gaîne *tricipitale* du bras, et appuie immédiatement sur le cubitus. Les trois autres sont limitées, antérieurement, par la cloison transversale postérieure, en arrière, par le feuillet superficiel de l'aponévrose, et latéralement, par les petites cloisons qui vont de ce feuillet vers la cloison transverse.

La gaîne profonde est destinée aux muscles grand abducteur, aux deux extenseurs du pouce et à l'extenseur propre de l'indicateur. Elle est limitée, en avant, par les os et le ligament interosseux, et en arrière par la cloison transversale. Elle communique avec la gaîne moyenne et antérieure par l'ouverture su-

(1) Les nerfs cubital et médian, les vaisseaux cubitaux, et ceux, moins importans, qui accompagnent le nerf médian. L'artère radiale occupe une petite gaîne spéciale.

(2) Les fusées purulentes s'établissent souvent par cette voie, de la main vers l'avant-bras, dans les inflammations profondes.

(3) Le nerf radial.

périeure, et avec la gaîne profonde antérieure, par l'ouverture inférieure du ligament interosseux.

Structure. L'aponévrose anti-brachiale est beaucoup plus forte en arrière qu'en avant, en dedans qu'en dehors. Ses fibres sont presque toutes obliques. Elle est fortifiée, supérieurement, par trois expansions remarquables détachées des tendons des muscles biceps, brachial antérieur et triceps.

L'expansion du tendon du biceps, formée de fibres serrées et obliques de haut en bas et de dehors en dedans, se jette dans la portion d'aponévrose qui recouvre les muscles rond pronateur et grand palmaire. Elle sépare presque seule une des veines superficielles du pli du coude, de l'artère du bras (1).

L'expansion du tendon du muscle brachial antérieur est formée de deux lames qui entourent le tendon du biceps dans le creux du coude. Une de ces lames passe en dehors du tendon, et se perd promptement sur la partie interne des muscles de la région radiale. La seconde passe en dedans du tendon, et se termine en dehors du muscle rond pronateur.

L'expansion du triceps n'offre rien de particulier.

Le biceps, le brachial antérieur, le triceps et même tous les muscles superficiels qui s'insèrent sur l'aponévrose anti-brachiale, peuvent être regardés comme les muscles tenseurs de ce fascia.

CHAPITRE CINQUIÈME.

Aponévroses d'enveloppe de la main.

L'aponévrose du membre thoracique présente d'abord autour de l'articulation du poignet une disposition particulière, de laquelle résultent les ligamens annulaires. Ensuite, elle se répand sur les deux faces de la paume de la main et sur les doigts, et y constitue les aponévroses de la main, et la membrane fibreuse antérieure des doigts.

(1) Elle sépare la veine médiane basilique de l'artère brachiale ; et plus d'une fois elle a été intéressée avec ces deux vaisseaux, dans des phlébotomies malheureuses.

ARTICLE PREMIER.

Ligamens annulaires du carpe.

Improprement appelés *annulaires*, car aucun d'eux ne forme un anneau, ces fascias sont particulièrement destinés à fixer les tendons à leur passage sur le poignet. On les distingue en postérieur et en antérieur.

§ 1er *Ligament annulaire postérieur ou dorsal du carpe.*

Placé au point de réunion de l'aponévrose anti-brachiale et de celle de la main, ce ligament n'est distinct de ces aponévroses que par la force et par la direction particulière de ses fibres. Il a sept à huit lignes de largeur. Il s'insère, en dehors, sur la partie externe et inférieure du radius, et, en dedans, sur l'extrémité inférieure du cubitus et sur la partie interne et dorsale du carpe.

La *face superficielle* du ligament annulaire postérieur du carpe est unie à la peau du poignet, par un tissu cellulaire un peu moins lâche que celui qui double la peau du dos de la main. Sa *face profonde* envoie des cloisons vers les bords opposés de toutes les gouttières tracées sur l'extrémité inférieure du radius et du cubitus, cloisons qui concourent à la formation des coulisses des tendons extenseurs, abducteurs et adducteurs de la main et des doigts.

Les coulisses formées par le ligament annulaire postérieur du poignet, sont au nombre de six : cinq sont *osséo-fibreuses*, et constituées seulement en partie par le ligament annulaire ; une seule, entièrement *fibreuse*, résulte d'un simple dédoublement des fibres de ce ligament, et lui appartient exclusivement. Chacune d'elles est tapissée par une membrane synoviale particulière qui se prolonge plus ou moins sur la main. Ces coulisses sont de dehors en dedans :

1° La coulisse *osséo-fibreuse*, des muscles grand abducteur et petit extenseur du pouce ; coulisse large et tapissée par une expansion du tendon du muscle long supinateur.

2° La coulisse *osséo-fibreuse* des muscles radiaux externes; coulisse large et perpendiculairement dirigée.

3° La coulisse *osséo-fibreuse* du muscle grand extenseur du pouce ; coulisse remarquable par son obliquité.

4° La coulisse *osséo-fibreuse* des tendons réunis des muscles extenseur commun des doigts et extenseur propre de l'index; coulisse large, et tracée sur le radius comme les précédentes.

5° La coulisse *fibreuse* du muscle extenseur propre du petit doigt; coulisse placée sur le niveau de l'articulation radio-cubitale inférieure, et formée par un dédoublement du ligament annulaire postérieur du carpe.

6° Enfin, la coulisse *osséo-fibreuse* du muscle cubital postérieur; coulisse de moyenne largeur, appuyée sur la partie postérieure du cubitus, et un peu prolongée sur le carpe.

§ 2. *Ligament annulaire antérieur du carpe* (1).

Placé tout-à-fait dans la région carpienne, et bien différent du précédent sous ce rapport, le ligament annulaire antérieur du carpe est tout-à-fait transversal. Il s'insère, en dehors, sur la partie antérieure du scaphoïde et du trapèze, et se termine, en dedans, sur le crochet de l'os cunéiforme, sur le pyramidal et un peu sur le pisiforme.

Ce ligament est très fort. Sa *face antérieure*, recouverte par l'aponévrose palmaire au milieu, donne insertion, en dehors, aux muscles court abducteur, opposant et court fléchisseur du pouce, et en dedans, au palmaire cutané, au court fléchisseur et à l'opposant du petit doigt. Sa *face postérieure* est appliquée sur le faisceau des tendons fléchisseurs des doigts. Son bord supérieur se continue avec la partie inférieure de la *cloison transversale antérieure superficielle* de l'aponévrose de l'avant-bras. Son bord inférieur est uni au feuillet profond de l'aponévrose palmaire.

Le ligament annulaire antérieur du carpe forme, avec le carpe, une vaste coulisse osséo-fibreuse, qui fait communiquer largement la partie profonde de la paume de la main, avec la gaîne moyenne de la région anti-brachiale antérieure. Cette coulisse loge les tendons des deux muscles fléchisseurs communs, celui du long fléchisseur propre du pouce, des vaisseaux et un

(1) Pour préparer ce ligament, il faut soulever le tendon du muscle petit palmaire, le renverser de haut en bas avec l'aponévrose qui lui fait suite, et enlever les muscles des saillies thénar et hypothénar.

nerf (1). Elle est tapissée par une grande membrane synoviale qui la dépasse en deux points : inférieurement, vers la paume de la main, et supérieurement, vers l'avant bras. En dehors, le ligament annulaire antérieur du carpe transforme en un canal osséo-fibreux la gouttière du trapèze, et constitue ainsi une petite coulisse tapissée d'une synoviale particulière, pour le tendon du muscle grand palmaire.

Le ligament annulaire antérieur du carpe, n'est pas seulement destiné à maintenir en place les tendons fléchisseurs de la main, il est aussi un ligament du carpe. Véritable corde de l'arc transverse de cette partie du squelette de la main, il l'empêche de s'affaisser sous l'influence de la pression, dans les cas où la main appuie fortement contre les corps extérieurs.

ARTICLE SECOND.

Aponévroses de la paume de la main.

Une aponévrose différente appartient aux faces dorsale et palmaire de cette partie.

§ 1er *Aponévrose dorsale de la main.*

Très mince et peu importante, l'aponévrose dorsale de la main se continue, supérieurement, avec le ligament annulaire dorsal du carpe. Inférieurement, elle se perd dans le tissu cellulaire lâche qui recouvre le dos des doigts; tandisque, sur les côtés, elle a des rapports avec l'aponévrose antérieure de la main.

La *face superficielle* de cette aponévrose est unie à la peau, au moyen d'un tissu cellulaire lamelleux et fort lâche. Sa *face profonde* est appliquée sur les tendons des muscles extenseurs de la main et des doigts.

§ 2. *Aponévrose antérieure de la paume de la main.*

La paume de la main est fortifiée par deux lames fibreuses, l'une superficielle, l'autre profonde, la première cent fois plus importante que la seconde.

(1) Le nerf médian et ses vaisseaux satellites.

Aponévrose palmaire superficielle, aponévrose palmaire proprement dite (1).

Placée sous la peau, cette lame fibreuse est très forte au milieu de la paume de la main, et beaucoup plus faible sur les régions thénar et hypothénar. En haut, elle se continue, superficiellement, avec le feuillet superficiel de l'aponévrose anti-brachiale et avec le tendon du muscle petit palmaire, et, profondément, avec le ligament annulaire antérieur du carpe. Sur les côtés, elle est unie à l'aponévrose dorsale de la main, au niveau des bords externe et interne de celle-ci.

Inférieurement, l'aponévrose palmaire se divise en quatre faisceaux, qui se dirigent vers les quatre derniers doigts. Le pouce ne reçoit que quelques brides très faibles, qui émanent de la portion de l'aponévrose de la main qui revêt les muscles de l'éminence thénar.

Parvenus au niveau de l'articulation métacarpo-phalangienne, les faisceaux digitaux de l'aponévrose palmaire se divisent, chacun de leur côté, en deux bandelettes, qui se dirigent obliquement en bas et un peu en arrière, vers le ligament métacarpien transverse inférieur sur lequel elles se terminent. Ces deux bandelettes, au moment de leur séparation, s'unissent en quelques points avec l'origine de la membrane fibreuse des doigts (2).

La *face antérieure* de l'aponévrose palmaire est unie à la peau par des brides cellulaires denses, surtout vers la partie interne et supérieure de la main. Sa *face postérieure* est appliquée sur les tendons des muscles fléchisseurs communs, sur les muscles lombricaux, sur des vaisseaux et des nerfs (3).

(1) Pour étudier convenablement cet important fascia, après avoir mis à nu sa face superficielle, il faut ouvrir les gaînes tendineuses de quelques doigts, enlever la membrane de ces gaînes, et arracher les tendons qui s'y trouvent. Ce dernier point une fois accompli, on voit dans toute leur plénitude les prolongemens digitaux de cette aponévrose.

(2) Cette adhérence, bien appréciée par Dupuytren dans ces derniers temps, a révélé à ce professeur et la cause et la thérapeutique de la rétraction la plus ordinaire des doigts.

(3) Sur l'arcade palmaire superficielle, sur les nerfs médian et cubital.

Structure. La partie moyenne de l'aponévrose palmaire est formée de fibres divergentes de la partie supérieure vers la partie inférieure de la main. Toutefois, plusieurs bandes de fibres transversales réunissent en bas les faisceaux digitaux de cette aponévrose.

Sept petites gaînes remarquables sont formées, à la racine des quatre derniers doigts, par l'aponévrose palmaire et par le ligament métacarpien transverse; quatre correspondent à la face antérieure des quatre derniers doigts, et forment le commencement des longues gaînes digitales antérieures; trois autres, intermédiaires à celles-ci, placées entre les doigts index et médius, entre celui-ci et l'annulaire, entre l'annulaire et le petit doigt, logent les vaisseaux et nerfs collatéraux des doigts, et les tendons des muscles lombricaux correspondans.

Le muscle palmaire grêle envoie ses fibres dans l'aponévrose que je décris, et s'épanouit réellement pour la former. Toutefois il ne faut pas induire de cette circonstance, que l'existence de l'aponévrose palmaire est liée à celle du muscle palmaire grêle. Ce muscle, en effet, manque quelquefois, sans qu'il en soit de même pour l'aponévrose palmaire. Il est tenseur de cette aponévrose.

Aponévrose palmaire profonde (1).

Placée dans la partie la plus profonde de la paume de la main, cette lame fibreuse, appliquée sur les muscles interosseux et sur l'adducteur du pouce, se continue avec le bord supérieur du ligament métacarpien transverse inférieur. Sa *face antérieure* est cachée par les tendons des muscles fléchisseurs et par les lombricaux. Sa *face postérieure* est appliquée sur les muscles interosseux palmaires, sur l'adducteur du pouce et sur les vaisseaux et nerfs profonds de la main (2).

Cette lame fibreuse concourt, avec l'aponévrose palmaire, à former la grande gaîne de la paume de la main, et sépare les muscles interosseux de cette gaîne.

(1) Pour la préparer, enlevez les tendons des muscles fléchisseurs.

(2) L'arcade palmaire profonde et la branche profonde du nerf cubital.

ARTICLE TROISIÈME.

Membranes fibreuses digitales.

Étendue, sur chaque doigt, depuis l'articulation métacarpo-phalangienne, jusqu'à la phalangette exclusivement, cette membrane est fixée, latéralement, sur les bords de la gouttière antérieure de la phalange et de la phalangine. En haut, elle se continue, au niveau des quatre derniers doigts, avec les faisceaux digitaux de l'aponévrose palmaire. En bas, elle cesse brusquement à la hauteur de la dernière articulation phalangienne.

Antérieurement, la membrane fibreuse des doigts est convexe, et unie à la peau par un tissu cellulo-graisseux abondant, traversé par des brides fibreuses assez solides. En arrière, lisse et concave, elle est en rapport avec les tendons et la membrane synoviale des gaînes des doigts. Elle présente deux ouvertures vasculaires arrondies, d'une demi-ligne de diamètre environ, un peu audessous et sur les côtés de l'articulation métacarpo-phalangienne.

Continue à la gouttière antérieure des phalanges, la membrane digitale forme avec elle, au-devant de chaque doigt, un canal *osséo-fibreux*, à parois résistantes, dans lequel sont renfermés les tendons fléchisseurs des doigts. Ce canal est tapissé par une membrane synoviale fort belle, qui s'étend jusque dans la paume de la main, et qui forme une enveloppe immédiate aux tendons fléchisseurs. Quelques brides fibreuses qui réunissent ces tendons à la partie antérieure des phalanges, servent à la réflexion de la membrane synoviale des parois de sa gaîne vers les tendons qui y sont contenus, et déterminent la formation de replis très analogues au ligament adipeux du genou. Le tissu cellulaire serré et peu abondant qui est renfermé dans les gaînes digitales, communique avec le tissu cellulaire extérieur, par les deux ouvertures vasculaires supérieures qui ont été signalées, et, en outre, dans l'intervalle des faisceaux croisés qui ferment incomplètement la membrane fibreuse digitale, au-devant des articulations phalangiennes.

Structure. La membrane fibreuse des doigts est très forte au niveau de la partie moyenne de la phalange et de la phalangine; elle est faible, au contraire, au-devant des articulations phalangiennes. Dans le premier point, elle est formée de fibres courbes, horizontalement dirigées d'un côté à l'autre des phalanges, très resplendissantes, nacrées, et fortement serrées les unes contre les autres. Dans le second point, elle est représentée par un ou par deux faisceaux placés en diagonale, et dans l'intervalle desquels on voit à nu la membrane synoviale intérieure.

SECTION DEUXIÈME.

Aponévroses d'enveloppe des membres abdominaux.

Les aponévroses d'enveloppe du membre abdominal appartiennent à la fesse, à la cuisse, à la jambe et au pied. Le fascia iliaca se trouve bien également dans la région supérieure de ce membre; mais, comme il se prolonge dans la région lombaire, il a dû être décrit à l'occasion des autres aponévroses abdominales.

CHAPITRE PREMIER.

Aponévrose fessière (1).

Placée dans la fosse iliaque externe, en dehors des muscles fessiers, l'aponévrose fessière s'insère, supérieurement, sur la lèvre externe de la crête de l'os des îles. En arrière, elle adhère à l'aponévrose du muscle sacro-spinal, près des attaches supérieures du muscle grand fessier. En bas et en avant, elle se continue avec le *fascia-lata*.

La *face externe* de l'aponévrose fessière est recouverte par une lame du fascia superficialis et par la peau. Sa *face interne* appliquée sur le muscle grand fessier, en arrière, et moyen fessier, en avant, est unie au dernier d'une manière intime, et donne insertion à un grand nombre de ses fibres.

L'aponévrose de la fesse forme, avec l'os coxal, une gaîne incomplète pour les muscles de cette région. Cette gaîne est bien close en haut et en arrière. En bas, elle communique largement avec la gaîne postérieure de la cuisse. En dedans, les deux

(1) L'ablation de la peau et du tissu cellulaire sous-cutané de la fesse suffit à sa préparation.

trous sciatiques établissent des relations directes entre elle et le bassin.

Structure. L'aponévrose fessière est très épaisse et très forte en avant, sur le muscle moyen fessier, tandis qu'elle est mince et presque cellulaire en arrière, sur le grand fessier, dans l'épaisseur duquel elle envoie quelques cloisons. Son tissu est entièrement albuginé. Le muscle moyen fessier est son muscle tenseur.

CHAPITRE SECOND.

Aponévrose de la cuisse (1).

(Fascia-lata.)

L'aponévrose fémorale est la plus forte et la plus remarquable de toutes les aponévroses. Elle entoure la cuisse de toutes parts, et la cloisonne dans différens points, de manière à la subdiviser en autant de loges secondaires.

L'aponévrose fémorale commence, supérieurement, dans plus d'un point : en dehors et en arrière, elle se continue avec l'aponévrose fessière; en dedans, elle se fixe sur la lèvre externe de l'arcade pubienne et sur le corps du pubis; tandis qu'en avant, elle s'insère sur l'arcade crurale, sur la crête du pubis, et se continue avec le fascia iliaca. L'origine de l'aponévrose fémorale sur l'arcade crurale est la plus importante; aussi est-il nécessaire d'entrer dans quelques détails à cet égard.

Vers la moitié externe du pli de l'aîne, l'aponévrose fémorale est simple, et fixée uniquement sur le bord inférieur de l'arcade crurale, qu'elle tient dans un état presque continuel de tension. Vers la moitié interne du pli de l'aîne, au contraire, elle se subdivise en deux lames : l'une superficielle, mince, criblée de trous vasculaires, (*fascia cribrosa*, ou *crebriformis*, *Hesselbach*), et

(1) Pour la bien voir, il faut d'abord s'occuper de préparer sa face superficielle, en enlevant la peau et le tissu sous-cutané. Ensuite pour en étudier la face profonde : 1° faites une longue incision verticale sur sa face postérieure, et retirez les muscles postérieurs de la cuisse de la gaîne qui les renferme. 2° Préparez avec soin l'ouverture de la veine saphène et le canal crural; puis, à la faveur d'incisions pratiquées sur le trajet des muscle tenseur du fascia-lata, couturier, droit interne, adducteurs et triceps, enlevez ces muscles pour étudier leurs gaînes particulières.

va se terminer sur le bord inférieur de l'arcade crurale ; l'autre très forte, très épaisse, passe sous cette arcade, s'identifie en dehors avec le fascia iliaca, sur les muscles psoas et iliaque et s'insère, en dedans, sur la crête pubienne.

Au niveau du genou, l'aponévrose fémorale se continue avec l'aponévrose jambière, sans adhérer aux condyles du fémur et à la rotule, comme on l'a souvent répété sans raison.

L'aponévrose fémorale est en rapport, *superficiellement*, avec le tissu cellulaire sous-cutané, et près du pli de l'aîne, spécialement, avec un prolongement du fascia superficialis. Elle est criblée d'une foule d'ouvertures nervoso-vasculaires, ouvertures qui abondent en haut et en avant. Une d'entre elles plus large que les autres, est destinée à la veine saphène interne ; il en sera question plus loin.

La *face interne* de l'aponévrose fémorale est beaucoup plus compliquée que l'externe : elle est en rapport avec les nombreux organes de la cuisse, et envoie entre eux des cloisons qui convergent toutes vers les deux lèvres de la ligne âpre du fémur, et qui s'y réunissent en deux lames, l'une externe et l'autre interne.

L'existence bien constatée de ces deux lames principales, qui de la face interne de l'aponévrose fémorale se portent, l'une en dedans, l'autre en dehors, sur la ligne âpre du fémur, opère la subdivision de la vaste gaîne fibreuse commune à tous les muscles de la cuisse, en deux gaînes plus petites, dans les parois desquelles sont, en quelque sorte, comprises les gaînes particulières.

L'une des deux gaînes principales de la cuisse est *postérieure*. Elle est très simple, continue, supérieurement, avec la gaîne fessière et, inférieurement, avec le creux du jarret. Elle renferme les muscles biceps, demi-tendineux, demi-membraneux, un nerf et des vaisseaux (1).

La seconde gaîne principale de la cuisse, plus considérable et plus compliquée que la précédente, est *antérieure et latérale*. Elle renferme, principalement, le muscle triceps et le droit antérieur qui en est une dépendance, comme on l'a vu ; et dans une sorte de dédoublement de ses parois externe, antérieure

(1) Le nerf sciatique, les vaisseaux sciatiques et perforans.

et interne, elle comprend les gaînes secondaires suivantes :

1° *La gaîne du muscle tenseur du fascia-lata.* Placée en haut et en dehors de la cuisse, sur les limites de la fesse, dans un dédoublement de la partie externe de la gaîne tricipitale, cette gaîne est oblique comme le muscle auquel elle appartient. Elle est bien close de toutes parts, et sert, par sa partie inférieure, à l'insertion de son muscle ;

2° *La gaîne du couturier.* Obliquement dirigée comme le muscle couturier, cette gaîne est formée par un dédoublement des parties antérieure et interne de la gaîne tricipitale. Ses parois sont très minces. Elle renferme, inférieurement, un des nerfs superficiels du membre abdominal (1). Elle est bien fermée supérieurement, tandisqu'en bas, elle se termine insensiblement à la partie supérieure et interne de la jambe, dans le tissu cellulaire sous-cutané ;

3° *La gaîne des vaisseaux fémoraux.* Cette gaîne est étendue depuis le milieu de l'arcade crurale jusqu'au canal du troisième adducteur, avec lequel elle se continue inférieurement. Placée près du fémur, dans un dédoublement de la partie antérieure et interne de la gaîne tricipitale, elle est subdivisée en deux petits canaux secondaires pour l'artère et la veine de la cuisse. En haut, elle communique avec l'abdomen, sous l'arcade crurale. En bas, elle est continue au creux du jarret par le moyen du canal du troisième adducteur. Enfin, en avant et en haut, elle est en relation avec le tissu sous-cutané par l'ouverture de la veine saphène. Sa partie supérieure concourt à former le *canal crural*, sur lequel je reviendrai un peu plus loin ;

4° *La gaîne du muscle droit interne.* Très faible, placée dans un dédoublement de la partie interne de l'aponévrose fémorale, cette gaîne s'étend du pubis vers la jambe, et se termine, en bas, comme celle du muscle couturier ;

5° *Les gaînes des quatre muscles adducteurs.* Ces gaînes séparées les unes des autres par de très minces lames fibreuses, sont placées dans un dédoublement de la paroi interne de la gaîne tricipitale. Elles sont obliques de haut en bas, de dedans en dehors et d'avant en arrière, vers le fémur. Souvent très incomplètes, elles sont réunies en une gaîne commune qui ren-

(1) Le saphène interne.

ferme, supérieurement, le muscle obturateur interne, et qui communique avec le bassin par le trou sous-pubien.

Structure. L'aponévrose fémorale est très forte en avant; elle est beaucoup plus faible en arrière et en dedans; mais, sans contredit, sa portion externe est de toutes ses parties, la plus épaisse et la plus résistante; elle est encore fortifiée, en ce point, par une expansion fibreuse qui se détache du tendon du muscle grand fessier. Son tissu est entièrement albuginé, et ses fibres sont, pour la plupart, transversalement dirigées.

L'aponévrose fémorale est pourvue d'un muscle tenseur spécial, l'*iléo-aponévrosi-fémoral*. En outre, suivant que la cuisse est étendue ou fléchie sur le bassin, elle tend elle-même, ou relâche l'*arcade crurale*.

Canal crural (1).

Le canal crural (2) est la voie de communication de la cuisse

(1) Chose remarquable, les anatomistes discutent encore aujourd'hui, je ne dirai pas seulement sur la disposition, mais sur l'existence du canal crural. Toutefois que le lecteur se rassure à cet égard; car ici, comme en beaucoup d'autres points, la dispute roule beaucoup plus sur les mots que sur les choses. Personne ne conteste, en effet, la subdivision du *fascia-lata* en deux lames en dedans du pli de l'aîne; personne non plus ne prétend nier qu'il existe un espace triangulaire particulier entre ces deux lames. Mais ceux-ci allèguent que cet espace n'est pas un *canal*, parce que, suivant eux, ce nom ne convient, en anatomie, qu'aux tubes circonscrits par des parois osseuses, ou à ceux dans lesquels se meuvent des fluides; tandis que ceux-là établissant une distinction entre la gaîne des vaisseaux fémoraux et le trajet qui livre passage aux parties dans la hernie crurale, refusent la qualification de canal à celui-ci. Aux premiers je n'ai rien à répondre, si ce n'est qu'il leur est loisible de considérer les choses comme ils le font, qu'ils parlent un langage anatomique nouveau qu'eux seuls comprennent, et que pour eux le canal inguinal, celui du troisième adducteur, etc., sont également des fictions. L'opinion des seconds est fondée sur la double croyance que le *canal crural* et le lieu du passage de la hernie crurale sont choses différentes, et que ce lieu est représenté par une simple ouverture. D'abord le canal crural tel que l'a constitué M. Cloquet, comprend à la fois la partie supérieure de la gaîne des vaisseaux fémoraux et le lieu ordinaire du passage de la hernie fémorale, parties qui du reste doivent, en effet, être soigneusement distinguées l'une de l'autre. En outre, le trajet que parcourt la hernie fémorale est moins long, sans doute, que celui de la gaîne des vaisseaux, mais il n'est pas réduit pour cela aux conditions d'une simple ouverture.

(2) Pour bien voir ce canal et toutes ses parties, il faut détacher, d'un

et de la cavité abdominale au pli de l'aîne; c'est à la fois la partie supérieure de la gaîne des vaisseaux fémoraux, et un espace fort circonscrit, occupé par un ou deux ganglions lymphatiques.

Formé par l'arcade crurale et par les deux feuillets supérieurs de l'aponévrose fascia-lata, le canal crural doit nécessairement trouver ici son histoire, car tous les élémens en ont déjà été décrits.

Le canal crural occupe la partie interne du pli de l'aîne. Il est triangulaire, et dirigé de haut en bas, d'arrière en avant et de dehors en dedans. Sa longueur est plus considérable en dehors qu'en dedans : en dehors, elle varie entre un pouce et un pouce et demi; en dedans, elle ne dépasse pas six lignes. Sa largeur diminue graduellement de haut en bas.

Le canal crural présente une *partie moyenne*, ou *trajet* et deux *ouvertures*.

1° *Partie moyenne du canal crural.* Cette partie du canal crural est circonscrite par trois parois, qui se réunissent sous trois angles distincts.

La *paroi antérieure* est formée par le feuillet superficiel du fascia-lata, feuillet mince et criblé d'ouvertures vasculaires. Elle est couverte par une expansion du fascia superficialis et par la peau.

La *paroi externe* est formée par le feuillet profond du fascia-lata, dans le point où il est appliqué sur les muscles psoas et iliaque.

La *paroi postérieure*, comme la précédente, est constituée par le feuillet profond du fascia-lata, mais par la portion de ce feuillet qui recouvre le muscle pectiné (*plus petit adducteur*), et qui va adhérer à la crête du pubis.

Les *angles* du canal crural sont distingués en postérieur, en externe et en interne. L'*angle postérieur* formé par la réunion des parois externe et postérieure, reçoit les vaisseaux fémoraux. L'*angle externe*, en rapport éloigné avec les vaisseaux pré-

côté, le feuillet superficiel du fascia-lata de l'arcade crurale, et le renverser en dehors, puis débarrasser le canal ainsi ouvert des vaisseaux fémoraux. Sur la cuisse opposée, il faut préparer avec grand soin le feuillet superficiel du fascia-lata, l'ouverture de la veine saphène, et soulever le péritoine avec précaution, pour voir la disposition des parties au niveau de l'ouverture supérieure du canal.

cédens, est remarquable par sa longueur. *L'angle interne* est très court, en raison de la coupe oblique de l'ouverture de la veine saphène interne.

2° *Ouvertures du canal crural.* De ces ouvertures, une est supérieure, l'autre est inférieure.

L'ouverture supérieure, *ouverture abdominale, anneau crural*, est triangulaire. Elle est oblique de haut en bas et d'arrière en avant. Son bord antérieur formé par l'arcade crurale, contient dans son épaisseur le canal inguinal et les parties que ce canal renferme (1). Son bord postérieur est constitué par la branche horizontale du pubis, revêtue par le muscle pectiné et par le feuillet profond du fascia-lata. Son côté externe répond à la gaîne des muscles psoas et iliaque, vers l'éminence iléo-pectinée. Son angle postérieur répond tout-à-fait à la saillie précédente, et est occupé par les vaisseaux fémoraux. Son angle externe résulte de la réunion de l'arcade crurale avec le fascia iliaca. Son angle interne est mousse, arrondi, et occupé par le ligament de Gimbernat (2). Cette ouverture est remplie par un tissu cellulaire, lâche et lamelleux qui constitue le *septum crurale* de M. J. Cloquet. Elle est bouchée tout-à-fait par le péritoine de l'aîne. Plus tard, on verra que des vaisseaux importans sont accolés à sa partie externe (3).

L'ouverture inférieure, *ouverture crurale* ou *cutanée* du canal crural, regarde en bas et en dedans. Elle est taillée très obliquement de haut en bas et de dedans en dehors, de telle sorte qu'elle termine le canal crural bien plus promptement en dedans qu'en dehors. Son contour est entièrement formé par l'aponévrose fascia-lata, en avant, par le feuillet superficiel, en arrière, par le feuillet profond de ce fascia. Son côté postérieur est spécialement constitué par un arceau fibreux très fort, qui est reçu dans l'angle de réunion des veines saphène interne et fémorale. Elle est fermée par le fascia superficialis et par la peau.

Le canal crural est séparé en deux parties distinctes, par une lamelle cellulo-fibreuse qui se porte de sa paroi antérieure vers

(1) Le cordon testiculaire, chez l'homme; le cordon sus-pubien de l'utérus, chez la femme.

(2) Voyez ce qui a été dit sur ce ligament, à l'occasion du muscle grand oblique.

(3) Les vaisseaux épigastriques.

la postérieure, lamelle qui se continue, inférieurement, avec le contour de l'ouverture de la veine saphène, et, supérieurement, avec le tissu cellulaire du *septum crurale*. La partie externe est constituée par la gaîne proprement dite des vaisseaux fémoraux (1); elle se continue en bas, jusqu'à l'anneau du troisième adducteur. La partie interne est beaucoup moins longue que la précédente; c'est à elle que quelques personnes refusent à tort la qualité de canal. Elle a six lignes de longueur, elle commence près du bord concave du ligament de Gimbernat, et se termine à la partie supérieure de l'ouverture de la veine saphène, sans se confondre cependant avec le trou que franchit cette veine. Cette partie du canal crural renferme un gros ganglion, des vaisseaux lymphatiques et du tissu cellulaire.

Variétés. Le canal crural est plus large et moins long chez la femme que chez l'homme. Les deux sexes sont partagés en sens inverse, sous le rapport du canal inguinal et du canal crural : celui-ci est plus développé chez la femme, celui-là est plus important chez l'homme (2).

CHAPITRE TROISIÈME.

Aponévrose de la jambe (3).

L'aponévrose de la jambe se continue avec la précédente, sans d'autres lignes de démarcation que celles de la région du

(1) Ce n'est pas dans cette partie que se font ordinairement les hernies fémorales ; cependant Richter et M. J. Cloquet en ont signalé qui occupaient ce siège.

(2) Pour les conséquences de cette différence d'organisation, et pour les autres détails relatifs au canal crural, voyez mon *Anat. top.* p. 347 et suivantes.

(3) Lorsque vous aurez étudié la face superficielle de l'aponévrose jambière, pour voir les gaînes que forme cette aponévrose, procédez de la manière suivante : 1° Faites une incision longitudinale sur le muscle jambier antérieur, renversez les lambeaux de l'aponévrose ainsi divisée, et enlevez les muscles de la partie antérieure de la jambe ; 2° pratiquez une incision longitudinale sur les muscles péroniers latéraux, renversez en avant et en arrière les bords de cette incision, et enlevez les muscles précédens; 3° fendez en long le feuillet fibreux qui recouvre les jumeaux, et enlevez tous les muscles du tendon d'Achille; 4° enfin, après avoir étudié la gaîne des

genou. En bas, elle adhère intimement aux deux malléoles, s'identifie avec le périoste de ces parties, et se distingue ainsi d'une manière nette de l'aponévrose du pied.

La face sous-cutanée de l'aponévrose jambière présente plusieurs ouvertures pour des nerfs ou pour des vaisseaux. La plus remarquable d'entre elles, est placée en avant et en dehors, à la réunion du tiers inférieur avec les deux tiers supérieurs de la jambe (1).

Sa face interne adhère directement aux bords antérieur et interne du tibia, sans leur envoyer de lames spéciales ; mais il en est autrement à l'égard des bords antérieur et interne du péroné : elle se prolonge vers ces bords, au moyen de deux lames très fortes, qui s'y insèrent de la manière la plus intime. En outre, l'aponévrose jambière envoie, supérieurement, de sa face interne, une cloison incomplète entre les muscles jambier antérieur et extenseur commun des orteils, et fournit des insertions à ces muscles et au long péronier latéral.

Les diverses adhérences de l'aponévrose jambière, aux bords antérieur et interne du tibia, aux bords antérieur et externe du péroné, subdivisent en trois gaînes principales la grande gaîne générale que cette aponévrose forme autour de la jambe ; la *gaîne antérieure*, la *gaîne externe*, la *gaîne postérieure*.

La *gaîne antérieure*, renferme les muscles jambier antérieur, extenseur propre du gros orteil, extenseur commun et péronier antérieur, des vaisseaux et un nerf (2). Elle est incomplètement cloisonnée, supérieurement, par le feuillet fibreux interposé aux muscles jambier antérieur et extenseur commun des orteils. Formée en arrière par le tibia, le péroné et le ligament interosseux, cette gaîne communique, en haut et en arrière, avec la gaîne superficielle postérieure, à la faveur du trou supérieur du ligament interosseux. En bas, elle est continue avec le tissu sous-aponévrotique lâche qui recouvre le dos du pied.

La *gaîne externe* appartient aux muscles péroniers latéraux. Elle est formée par le péroné en dedans, par la partie superfi-

muscles du mollet, détruisez cette gaîne et préparez celle du poplité supérieurement, et celle des autres muscles profonds inférieurement.

(1) Elle est réservée au nerf musculo-cutané.

(2) Le nerf et les vaisseaux tibiaux antérieurs.

cielle de l'aponévrose jambière en dehors, en avant, par la cloison de cette aponévrose qui se fixe sur la crête du péroné et qui sert à l'insertion commune des muscles extenseur commun des orteils, péronier antérieur et péroniers latéraux, en arrière, par la cloison qui va se terminer sur le bord externe du péroné, et qui sert à l'insertion commune des muscles péroniers latéraux, soléaire et long fléchisseur propre du gros orteil. Cette gaîne renferme deux nerfs dans sa partie supérieure (1).

La *gaîne postérieure* de la jambe, n'est pas aussi simple que les précédentes. Elle est subdivisée en deux gaînes secondaires par une *cloison fibreuse transversale*, qui passe entre les muscles du mollet et ceux de la couche la plus profonde, cloison fixée, en dedans, sur le bord interne du tibia, en dehors, sur le bord externe du péroné, et beaucoup plus forte inférieurement que supérieurement. Ces deux gaînes secondaires postérieures sont distinguées en *superficielle* et en *profonde*.

La gaîne superficielle postérieure renferme tous les muscles du mollet, les jumeaux, le soléaire, le plantaire grêle, la partie inférieure des vaisseaux du creux du jarret et le nerf qui les accompagne (2). Elle loge en outre, dans un dédoublement de sa paroi postérieure, une veine et un nerf importans (3). Cette gaîne est assez bien close inférieurement; mais supérieurement, elle est continue avec le creux du jarret, et, par l'intermédiaire de cet espace, avec la gaîne postérieure de la cuisse (4). Les vaisseaux et le nerf qui font suite à ceux du jarret, n'occupent la gaîne superficielle postérieure de la jambe que supérieurement, ils l'abandonnent au-dessous du muscle poplité, pour se placer dans la gaîne profonde. La gaîne profonde postérieure est destinée aux quatre muscles les plus profonds de la partie postérieure de la jambe. Elle est divisée en deux autres gaînes d'inégale capacité, la plus petite pour le muscle poplité, la plus grande pour les trois muscles, fléchisseur commun des orteils, fléchisseur propre du gros orteil, jambier postérieur, pour les

(1) Le nerf musculo-cutané la parcourt dans une assez longue étendue; le tibial antérieur ne fait que la traverser.

(2) L'artère et la veine poplitées, le nerf tibial postérieur.

(3) Le nerf et la veine saphène externes.

(4) Quand des fusées purulentes ont lieu de la cuisse vers la jambe, elles se font nécessairement dans cette gaîne.

vaisseaux tibiaux postérieurs, péroniers et pour le nerf tibial. La gaîne du muscle poplité se termine en bas à la ligne oblique postérieure du tibia. Elle est bien close de toutes parts, le feuillet fibreux qui la forme en arrière est solidement renforcé par l'épanouissement de l'un des trois faisceaux du tendon du muscle demi-membraneux.

La seconde gaîne profonde et postérieure de la jambe appartient aux muscles grand fléchisseur commun des orteils, grand fléchisseur propre du gros orteil et jambier postérieur. Cette gaîne est formée, en arrière, par la cloison transversale de l'aponévrose jambière, dont il a été question et, en avant, par le péroné, le tibia et le ligament interosseux. Elle communique avec la gaîne antérieure à la faveur du trou inférieur du ligament interosseux, et se continue, en bas, avec le tissu cellulaire profond de la plante du pied. Indépendamment des muscles ci-dessus mentionnés, elle loge des vaisseaux et un nerf fort importans (1).

Structure. L'aponévrose jambière est très forte en avant et en dehors, et plus mince en arrière; ses fibres sont généralement circulaires ou obliques de haut en bas et de dedans en dehors.

Une foule de muscles sont tenseurs de l'aponévrose de la jambe : les trois muscles qui forment l'aponévrose dite la *patte-d'oie*, le biceps, le demi-membraneux, le jambier antérieur, l'extenseur commun des orteils et le long péronier latéral; aucun n'est tenseur d'une manière spéciale.

CHAPITRE QUATRIÈME.

Aponévroses du pied.

Analogues, sous beaucoup de rapports, aux aponévroses de la main, les aponévroses du pied offrent une disposition compliquée. Continues avec l'aponévrose jambière autour de l'articulation du coude-pied ou tibio-tarsienne, elles forment d'abord les ligamens annulaires du tarse; ensuite elles recouvrent séparé-

(1) Les vaisseaux tibiaux postérieurs et péroniers, le nerf tibial postérieur.

ment les deux faces supérieure et inférieure du pied, et fournissent les membranes fibreuses des orteils.

ARTICLE PREMIER.

Ligamens annulaires du tarse.

On donne ce nom à des brides fibreuses qui ne sont distinctes du reste de l'aponévrose du membre abdominal, que par leur épaisseur, par leur plus grande résistance, et qui servent à retenir dans leurs coulisses les tendons des principaux muscles moteurs du pied sur la jambe. Il y a trois ligamens de cette espèce, un *dorsal* ou *supérieur*, un *interne* et un autre *externe*.

§ 1er *Ligament annulaire dorsal, ou supérieur du tarse* (1).

Ce ligament est placé au-dessus et en avant de l'articulation tibio-tarsienne. Il est obliquement dirigé de dedans en dehors, et un peu de haut en bas. L'aponévrose qui le forme a des insertions, d'un côté, sur la malléole interne, et de l'autre, sur le calcanéum, en dehors de la *rainure supérieure* de cet os. Il résulte de la réunion de deux lames confondues dans certains points, et séparées dans d'autres.

Séparées au niveau des tendons des muscles jambier antérieur, extenseur propre du gros orteil, extenseur commun des orteils et péronier antérieur, les lames du ligament annulaire dorsal du tarse, forment trois coulisses : la première, pour le jambier antérieur; la seconde, pour l'extenseur propre du gros orteil; la troisième, pour l'extenseur commun et le péronier antérieur. La coulisse du tendon de l'extenseur propre est remarquable sous ce rapport, qu'elle est très mince en arrière, et que souvent même elle manque de ce côté. Toutes sont lubrifiées par des membranes synoviales.

Structure. Les fibres du ligament annulaire dorsal du tarse sont obliques de haut en bas et de dedans en dehors.

(1) Pour étudier ce ligament, après avoir préparé sa face superficielle d'un côté, il faut fendre de l'autre, successivement, toutes les gaînes qu'il forme.

§ 2. *Ligament annulaire interne du tarse* (1).

Placé en dedans du coude-pied, sur les limites des aponévroses de la jambe et du pied, ce ligament est inséré, d'un côté, sur la partie interne et inférieure du calcanéum, et, de l'autre, sur la partie postérieure et interne de la malléole interne. Il est formé de deux lames : l'une *superficielle*, plus mince, qui fait suite à la lame superficielle de la gaîne des muscles du mollet ; l'autre *profonde*, très épaisse, très forte, et continue avec le feuillet profond de l'aponévrose jambière postérieure. Ces deux lames sont tout-à-fait séparées l'une de l'autre du côté du calcanéum ; tandis qu'elles se réunissent vers la malléole interne. En bas, le ligament annulaire interne du tarse donne attache au muscle adducteur du gros orteil.

La lame profonde du ligament annulaire interne du tarse s'insère, par de petites brides, sur les bords opposés des gouttières tracées sur la partie postérieure de la malléole interne et sur la partie interne de l'astragale. De la sorte, elle forme des coulisses particulières pour les tendons des muscles jambier postérieur, long fléchisseur commun des orteils et long [illegible]seur propre du gros orteil.

La gaîne du jambier postérieur est la plus interne. Elle est souvent confondue avec celle du fléchisseur commun. Dans les cas contraires, ces deux gaînes presque superposées, se séparent l'une de l'autre au moment où les tendons se dirigent chacun de leur côté ; puis celle du jambier postérieur accompagne ce muscle jusqu'à son insertion sur le bord interne du pied, et celle du fléchisseur commun se termine promptement à la plante de cette partie.

La gaîne du long fléchisseur propre du gros orteil, d'abord placée derrière l'astragale, se continue en avant jusque vers la partie inférieure de la petite apophyse du calcanéum.

Les vaisseaux et nerf tibiaux postérieurs sont aussi placés

(1) Pour préparer ce ligament, après avoir découvert, d'un côté, la partie interne et superficielle de l'aponévrose du coude-pied, coupez les adhérences qu'elle présente à la partie inférieure et interne du calcanéum, renversez son feuillet superficiel du côté de la malléole interne, et fendez les gaînes profondes et internes.

entre les deux lames superficielle et profonde du ligament annulaire interne du tarse, qui leur forme une gaîne spéciale.

Structure. Les fibres du ligament annulaire interne du tarse sont dirigées de haut en bas, d'avant en arrière et de dedans en dehors.

§ 3. *Ligament annulaire externe du tarse.*

Placé en dehors du coude-pied, beaucoup moins important que les précédens, ce ligament est fixé, d'un côté, sur la partie postérieure et externe de l'astragale et du calcanéum, et, de l'autre, sur le bord postérieur de la malléole externe. Ses fibres sont un peu obliques. Il forme avec la gouttière de la malléole externe, une coulisse pour les tendons des muscles péroniers latéraux, coulisse simple d'abord, et qui se sépare le long du bord externe du pied, en deux coulisses secondaires, une pour chaque tendon.

La coulisse spéciale du tendon du muscle court péronier l'accompagne sur le bord externe du pied; celle du muscle long péronier est beaucoup plus étendue : elle se continue au-dessous du cuboïde, traverse en diagonale de dehors en dedans et d'arrière en avant, la plante du pied, et ne cesse que là où le tendon qu'elle loge se fixe sur le premier os métatarsien. La portion sous-tarsienne de cette coulisse du tendon du muscle long péronier est formée par le cuboïde et par les forts ligamens *calcanéo-cuboïdiens.*

ARTICLE SECOND.

Aponévroses de la partie tarso-métatarsienne du pied.

Sur la partie tarso-métatarsienne du pied, l'aponévrose du membre abdominal présente deux portions distinctes, l'une *dorsale*, l'autre *plantaire.*

§ 1er *Aponévrose dorsale du pied.*

La portion dorsale de l'aponévrose du pied est mince et continue, en arrière, avec les ligamens annulaires dorsal et externe du tarse. Elle se répand sur tous les points de la face dorsale du pied, et va se perdre en avant dans le tissu cellulaire qui recouvre les orteils. Latéralement, cette lame fibreuse adhère aux saillies des bords interne et externe du pied, et s'étend jusqu'à l'aponévrose plantaire. Sa *face superficielle* est unie à la peau par un tissu cellulaire lâche. Sa *face profonde* est en rapport avec les principaux organes du dos du pied, et particulièrement avec le muscle pédieux, avec les vaisseaux de ce nom et avec quelques nerfs.

§ 2e *Aponévrose plantaire.*

La portion plantaire de l'aponévrose du pied est mince vers les bords de la plante du pied, et très forte au milieu de cette région. Dans les premiers points, elle recouvre les muscles du gros et du petit orteils; dans le second, elle est appliquée sur le petit fléchisseur commun. Deux cloisons de cette aponévrose pénètrent entre le petit fléchisseur commun et les muscles adducteur du gros orteil et abducteur du petit, et servent en arrière à la commune insertion de ces muscles.

La partie moyenne de l'aponévrose plantaire est la portion la plus remarquable de cette lame fibreuse; c'est le *ligament robuste* de quelques anatomistes. Très étroite en arrière, elle s'élargit de plus en plus vers la partie antérieure du pied. Simple en arrière et fixée sur la partie saillante de la face inférieure du calcanéum, elle est *quinquefoliée* en avant. Chacun de ses cinq faisceaux antérieurs se dirige vers la racine de l'un des orteils, et, arrivé au niveau de l'articulation métatarso-phalangienne, il se subdivise en deux languettes qui se fixent en dedans et en dehors de cette articulation, sur le ligament métatarsien transverse inférieur, en se continuant avec la membrane fibreuse des tendons fléchisseurs, comme on l'a vu, à la main, pour l'aponévrose palmaire (1).

La *face inférieure* de l'aponévrose plantaire est unie à la peau, au moyen d'un tissu cellulaire dense, surtout du côté du talon, tissu cellulaire qui représente des canaux perpendiculairement tendus entre la peau et cette lame fibreuse, et dans lesquels sont entassées des vésicules adipeuses (2). Sa *face*

(1) Pour bien voir les cinq faisceaux et les autres subdivisions de l'aponévrose plantaire en avant, il faut repéter pour elle la préparation qui a été décrite pour l'aponévrose palmaire.

(2) Cette disposition est très belle dans les grands animaux, surtout dans ceux qui présentent une masse considérable comme l'éléphant.

supérieure appliquée sur les muscles adducteur du gros orteil, court fléchisseur commun des orteils et abducteur du petit orteil, leur fournit, en arrière, quelques points d'insertion. Ses bords amincis se continuent, sur les côtés de la plante du pied, avec l'aponévrose du dos de cette partie.

Les fibres de l'aponévrose plantaire sont convergentes et très serrées en arrière; elles sont, au contraire, divergentes pour la plupart, et raréfiées en avant. Toutefois quelques fibres transverses passent d'un des faisceaux digitaux de cette aponévrose à l'autre, et les réunissent solidement.

Insérée, en arrière, sur le calcanéum directement et, en avant, sur la base des orteils par l'intermédiaire du ligament métatarsien transverse, l'aponévrose plantaire ne remplit pas seulement à la plante du pied les fonctions communes à tous les fascias, elle représente encore la corde de l'arc antéro-postérieur du pied. Véritable ligament du squelette de cette partie, elle empêche son aplatissement pendant la station, et préserve les parties délicates qu'elle recouvre, d'une compression nuisible.

Moins étendue chez les individus qui ont le pied plat, l'aponévrose plantaire ne courbe pas suffisamment l'arc antéro-postérieur du pied; par suite, cet arc est peu profond chez ces sujets, il est insuffisant pour loger les vaisseaux et les nerfs plantaires, ces parties sont comprimées dans la station et pendant la marche, et il en résulte une gêne et des douleurs que tout le monde a observées.

ARTICLE TROISIÈME.

Membrane des tendons fléchisseurs des orteils.

Cette membrane est disposée de la même manière que celle des doigts; seulement, elle est beaucoup moins développée. Elle se continue vers la base de tous les orteils avec l'aponévrose plantaire; toutefois, il existe quelques différences, sous ce rapport, entre le pied et la main, car la membrane fibreuse du pouce est libre de toute continuité avec l'aponévrose palmaire, tandis que celle du gros orteil est unie à l'aponévrose plantaire.

DEUXIÈME CLASSE.

ORGANES VOCAUX.

La voix, ce moyen si puissant de communication avec le monde extérieur, est formée dans le *larynx*, pendant l'expiration, au moins le plus ordinairement. Elle subit d'importantes modifications dans la bouche, dans la gorge, et quelquefois même dans les narines, avant de se produire au dehors; aussi l'appareil vocal complet comprend-il, non seulement le larynx, mais encore toutes les autres parties des voies aériennes proprement dites, depuis le poumon jusque vers la bouche et les narines. Toutefois, comme ces dernières parties se rapportent plus spécialement aux voies respiratoires ou digestives, elles seront décrites seulement à leur occasion; le larynx seul nous occupera maintenant.

Du larynx.

(Caput asperæ arteriæ.)

Le larynx est l'organe vocal par excellence; c'est en effet, dans son sein que s'accomplissent les modifications desquelles résultent les sons.

On ne rencontre le larynx que dans les animaux supérieurs, les *mammifères*, les *oiseaux* et les *reptiles*. Ce n'est pas que d'autres animaux ne puissent produire des sons qui les mettent en rapport avec leurs semblables; mais ces sons naissent tout-à-fait en dehors d'eux, par suite de mouvemens qu'ils exécutent dans l'air (1), et ils ne peuvent, pour cette raison, être comparés à ceux qui sont formés dans le larynx.

Placé sur le trajet du canal aérien, le larynx doit en être considéré comme un épanouissement, comme une modification; il est, comme on l'a dit, *caput asperæ arteriæ*.

(1) Le bourdonnement des mouches résulte de l'agitation de l'air par les ailes de ces animaux, pendant le vol. Le chant de la cigale est produit, tantôt par le frottement rapide des uns contre les autres des étuis cornés qui enveloppent le corps, et tantôt par une action semblable des cuisses postérieures sur les élytres et sur les ailes de cet insecte.

Le larynx est situé à la partie antérieure du col, dans l'intervalle des deux muscles sterno-mastoïdiens, au-dessous de l'os hyoïde, au-dessus de la *trachée artère* (1). Il est dirigé perpendiculairement. Sa forme est celle d'un cône tronqué à base supérieure et à sommet inférieur.

Conformation générale (2). Le larynx doit être étudié à la fois extérieurement, intérieurement et vers ses extrémités.

Surface extérieure. En avant, le larynx est fortement bombé sur la ligne médiane; il forme sous la peau un relief qui constitue, chez l'homme, la *pomme d'Adam*. Il est couvert par les muscles sterno-hyoïdiens, sterno-thyroïdiens, thyro-hyoïdiens, scapulo-hyoïdiens et peauciers, par le corps thyroïde (3), et par l'aponévrose cervicale.

En arrière, le larynx est aplati, il repose sur le rachis, et, plus spécialement, sur les muscles longs du col et grands droits antérieurs de la tête.

Sur les côtés, il forme un plan qui regarde obliquement en avant et en dehors, et est recouvert par une partie des muscles sous-hyoïdiens, par le constricteur inférieur du pharynx et par les lobes du corps thyroïde.

Surface intérieure (4). Le larynx est tapissé à l'intérieur par une membrane muqueuse continue, supérieurement, avec celle du pharynx, et inférieurement, avec celle du reste des voies aériennes. Cette membrane, soulevée dans deux points principaux, à droite et à gauche, forme deux replis qui constituent les *cordes vocales de Ferrein*.

Les cordes vocales sont au nombre de quatre, deux de chaque côté. Elles sont dirigées d'avant en arrière et de dedans en dehors. Elles se touchent en avant à leur insertion, tandis qu'en arrière, elles sont séparées par un espace qui varie suivant les mouvemens qui leur sont imprimés de ce côté. L'extrémité pos-

(1) Tube qui fait suite au larynx.

(2) Jusqu'ici, dans ces descriptions, j'ai suivi une marche purement *analytique*, et les considérations générales ont été présentées comme un résumé des considérations particulières. Une méthode inverse est ici de rigueur, comme on le verra par la suite.

(3) Organe glandiforme qui sera décrit plus loin

(4) Pour bien étudier cette surface, il faut le faire sur un larynx fendu verticalement en arrière, et que l'on ouvre de ce côté.

térieure de ces replis peut, en effet, être portée en dedans ou en dehors. Leur longueur est proportionnée au développement du larynx. On les a distinguées en *supérieure* et en *inférieure*. La corde vocale inférieure est plus saillante et plus résistante que la supérieure. Toutes deux sont formées, à la surface, par la membrane muqueuse laryngée et profondément, par des fibres aponévrotiques et musculaires.

Les deux cordes vocales inférieures, sont séparées par un espace qui porte le nom de *glotte* (1). Cette ouverture, triangulaire, à base postérieure et à sommet antérieur, est formée, latéralement, par la base des cartilages aryténoïdes et par les cordes vocales inférieures qui sont appelées, pour cette raison, lèvres de la glotte, et, en arrière, par la partie postérieure du larynx. La longueur de la glotte varie, suivant M. le professeur Cruveilhier, de dix à onze lignes, chez l'homme, de sept à huit, chez la femme. Sa largeur considérée en arrière, est de trois à quatre lignes chez l'homme, et de deux à trois chez la femme, suivant le même anatomiste. Du reste, il ne faut pas confondre cette ouverture *intra-laryngée*, avec l'ouverture supérieure du larynx.

Entre les cordes vocales, de chaque côté, on trouve un enfoncement qui constitue le *sinus* ou le *ventricule* du *larynx*. Destinés spécialement à isoler les cordes vocales, les ventricules du larynx sont alongés d'avant en arrière. En avant et en haut, ils se prolongent très-loin, sur les côtés de l'épiglotte, comme Morgagni l'a parfaitement remarqué, et ils se terminent par un cul-de-sac qui représente, en rudiment, la cavité *laryngo-hyoïdienne* que l'on trouve si développée chez les *singes hurleurs* ou *stentors*.

Extrémités du larynx. En bas, le larynx se continue, avec la trachée-artère, sans ligne de démarcation tranchée, sans rien offrir de particulier. En haut, il communique dans le pharynx par une ouverture oblique appelée *pharyngo-laryngée*.

L'ouverture *pharyngo-laryngée*, ou *supérieure du larynx*, a la forme d'une fente dirigée dans le sens antéro-postérieur. Elle est taillée obliquement de haut en bas et d'avant en arrière. En avant, elle est surmontée d'une soupape mobile, appelée *épiglotte*. En arrière elle est formée par un repli muqueux qu'on

(1) Γλῶσσα, γλῶττα, langue.

peut appeler *aryténoïdien*, à cause de ses rapports avec les cartilages de ce nom. Latéralement, elle présente les replis muqueux *aryténo-épiglottiques*, replis dirigés obliquement de haut en bas et d'avant en arrière, des bords de l'épiglotte vers le sommet des cartilages aryténoïdes.

L'épiglotte elle-même est formée par une lame recourbée en sens opposé, verticalement et transversalement. Sa direction varie : dans l'état de repos, elle est relevée à peu près perpendiculairement; dans d'autres cas elle est horizontalement placée. Large de cinq à six lignes vers sa partie supérieure, elle présente deux faces, deux bords et deux extrémités. Sa face antérieure, *dorsale* ou *linguale*, est convexe transversalement et concave de haut en bas ; elle est dirigée vers l'os hyoïde et vers la langue, et est liée à cette dernière par un repli muqueux médian, qu'on appelle frein de l'épiglotte. Sa face postérieure, *laryngée*, est concave transversalement et convexe de haut en bas. On y remarque un grand nombre de pertuis *folliculaires*. Ses bords, libres supérieurement, et embrassés inférieurement par les replis aryténo-épiglottiques, sont tournés un peu en arrière. Son extrémité supérieure, ou sa *base*, est terminée en rondache, et parfaitement libre. Son extrémité inférieure ou son *sommet* est confondu avec la partie antérieure du larynx.

Structure. Le larynx est composé de plusieurs espèces d'élémens : des cartilages assemblés par des articulations lui constituent une sorte de squelette ; des muscles lui impriment des mouvemens de totalité ou des mouvemens partiels; enfin, une aponévrose, une membrane intérieure de nature muqueuse, des glandules, des vaisseaux et des nerfs complètent cet appareil important et compliqué.

ORDRE PREMIER.

Cartilages laryngés.

Cinq cartilages principaux se réunissent dans le larynx : le *thyroïde*, le *cricoïde*, les deux *aryténoïdes* et le cartilage de l'*épiglotte* (1). En outre, on en trouve encore deux autres plus petits,

(1) On a encore décrit sous le nom de *cartilages cunéiformes*, de petits noyaux durs, placés dans les replis muqueux aryténo-épiglottiques.

et tout-à-fait rudimentaires chez l'homme, les *tubercules de Santorini.*

Bien que généralement rangés dans la classe des *cartilages permanens*, les cartilages du larynx ne conservent leur nature propre que pendant une partie de la vie. En effet, de vingt-cinq à trente ans, lorsque les pièces du squelette ont achevé leur formation calcaire, ils commencent eux-mêmes à prendre tous les caractères osseux, et subissent les divers changemens préliminaires que subissent les os lorsqu'ils revêtent cet état : des cavités se creusent dans leur substance jusque-là inorganisée ; bientôt on y distingue des canaux véritables parcourus par des fluides incolores ; plus tard, enfin, du sang y aborde et vient y déposer du phosphate de chaux.

Les cartilages laryngés s'ossifient beaucoup plus tard chez la femme que chez l'homme, fait que l'on exprime en disant que, chez la première, ils conservent très long-temps leur état infantile.

Le cartilage thyroïde est le premier qui subisse la métamorphose osseuse ; viennent ensuite successivement, sous ce rapport, le cricoïde, les aryténoïdes et les tubercules de Santorini. Le cartilage épiglottique ne s'ossifie jamais ; au moins je l'ai toujours trouvé à l'état cartilagineux ; il jaunit seulement avec l'âge. Je ne crois pas que personne ait observé cette transformation, quoiqu'évidemment elle ne soit pas impossible.

L'ossification des cartilages du larynx commence par plusieurs points, pour chacun d'eux, points qui s'accroissent et se réunissent ensuite dans chaque pièce du larynx. En général, la déposition calcaire a lieu dans ces cartilages, là où ils sont soumis à des frottemens ou à des tractions répétés dans les mouvemens, au niveau des articulations ou des insertions musculaires. On comprend, en effet, que ces parties avaient, plus que les autres, besoin d'être fortifiées, et que l'irritation à laquelle elles sont soumises dans les circonstances qui ont été indiquées, doit y activer les phénomènes de vitalité et de formation.

Cartilage thyroïde (1).

Ce cartilage est le plus volumineux de ceux du larynx. Placé à la partie antérieure et supérieure de cet appareil, impair et symétrique, il offre assez exactement la forme d'un bouclier, comme son nom l'indique. Il paraît formé de deux lames réunies angulairement en avant; *Colombus* et *Duverney* l'ont même décrit comme s'il offrait réellement cette séparation médiane. Du reste, il présente deux *faces* et trois *bords*.

La face antérieure de ce cartilage est relevée au milieu par un angle saillant qui se reproduit dans le larynx considéré en général, comme on l'a vu précédemment, et qui constitue la pomme d'Adam. Latéralement, elle est formée par deux surfaces planes et obliques, qui servent à l'insertion des muscles sterno-thyroïdiens, thyro-hyoïdiens et constricteurs inférieurs du pharynx. Cette insertion y a lieu suivant une ligne oblique de bas en haut et d'avant en arrière, qu'on a appelée *ligne oblique externe* du cartilage thyroïde, et qu'on a généralement assez mal décrite; en effet, loin d'être formée complètement par le cartilage thyroïde, elle n'y est représentée que par deux tubercules entre lesquels est tendu un ligament, ainsi que MM. Cruveilhier et Malgaigne l'ont parfaitement démontré.

La face postérieure du cartilage thyroïde est remarquable par son angle rentrant, angle sur lequel se terminent, en convergeant, les cordes vocales et les parties qui leur servent d'élémens. Du reste, cette face est en rapport avec plusieurs autres organes du larynx, spécialement avec le cartilage *cricoïde*, et les *muscles thyro-aryténoïdiens* et *crico-aryténoïdiens latéraux*.

Le bord supérieur du cartilage thyroïde est échancré sur la ligne médiane comme un cœur de carte à jouer; il sert dans toute son étendue à des insertions (2).

Le bord inférieur est également échancré, mais superficiellement, et dans trois points, au milieu et sur les côtés; comme

(1) Θυρεός bouclier, cuirasse. Pour l'étudier, il faut diriger en avant son angle saillant, et en haut son bord cordiforme.

(2) A celles de la membrane thyro-hyoïdienne, et de la partie inférieure de l'épiglotte.

le précédent, il sert à des insertions dans toute son étendue (1). Le bord postérieur, arrondi et libre d'insertions, est sous-jacent au muscle constricteur inférieur du pharynx.

En se réunissant ensemble, les bords supérieur et postérieur, inférieur et postérieur du cartilage thyroïde, forment des angles saillans, qui constituent les *cornes thyroïdiennes* supérieures et inférieures. Les cornes supérieures, les plus grêles et les plus longues, sont réunies par un ligament à l'os hyoïde. Les cornes inférieures, les plus grosses et les plus courtes, sont munies en dedans d'une petite facette lisse et articulaire, qui sert à l'articulation *thyro-cricoïdienne.*

Développement. Le cartilage thyroïde s'ossifie par deux points, l'un droit et l'autre gauche. Le bord postérieur et les deux tubercules de la ligne oblique externe de ce cartilage sont les parties d'abord envahies par le phosphate calcaire; puis on voit successivement l'ossification s'étendre dans la corne et dans le bord inférieurs, dans l'angle antérieur, et, en dernier lieu, dans le bord et dans la corne supérieurs.

Variétés. Le cartilage thyroïde présente quelquefois une ouverture latérale, qui livre passage à quelques vaisseaux et nerfs.

Cartilage cricoïde (2).

Placé à la partie inférieure du larynx, impair et symétrique, ce cartilage présente très exactement la forme des anneaux à la *chevalier.* On lui distingue une *surface extérieure,* une *surface intérieure* et deux *circonférences*, l'une *inférieure*, l'autre *supérieure.*

La surface extérieure du cartilage cricoïde est un peu aplatie en arrière. Elle présente de ce côté une arête saillante, ligne *verticale postérieure,* puis deux *enfoncemens* placés sur les côtés de cette ligne et destinés à des insertions (3). En avant, elle est simplement convexe. Latéralement, elle est marquée d'une

(1) Au milieu, il reçoit la membrane crico-thyroïdienne. Sur les côtés, il est en rapport avec les muscles crico-thyroïdiens.

(2) Χρικος, anneau. Pour étudier ce cartilage, il faut diriger en bas sa circonférence horizontale, et tourner en arrière la partie la plus élevée de sa circonférence oblique.

(3) A celles des muscles crico-aryténoïdiens postérieurs.

petite facette lisse, qui reçoit la corne inférieure correspondante du cartilage thyroïde.

Sa surface intérieure est lisse et revêtue par la membrane intérieure du larynx.

Sa circonférence inférieure est sensiblement horizontale, et unie au premier anneau de la trachée-artère par la membrane fibreuse de ce conduit.

Sa circonférence supérieure est obliquement dirigée de haut en bas, et d'arrière en avant. En arrière, un peu en dehors de la ligne médiane, elle présente de chaque côté une surface lisse, convexe d'arrière en avant et plane transversalement, qui reçoit la base de l'un des cartilages suivans, et qui concourt à l'importante articulation *crico-aryténoïdienne*. Sur les côtés et en avant, cette circonférence sert à des insertions (1).

Développement. Le cartilage cricoïde s'ossifie par des points latéraux, comme le thyroïde. Deux lames, l'une extérieure, l'autre intérieure, se forment de chaque côté, en dehors et en arrière de ce cartilage, entre les facettes aryténoïdienne et thyroïdienne, et se réunissent promptement l'une à l'autre, au niveau du bord supérieur et vers la facette aryténoïdienne. Les points osseux du côté droit se confondent promptement avec ceux du côté gauche en arrière, tandis qu'ils restent longtemps séparés en avant.

Cartilages aryténoïdes (2).

Au nombre de deux, placés à la partie supérieure et postérieure du larynx, ces cartilages sont pairs et symétriquement disposés. Ils ont la forme d'une pyramide triangulaire à base inférieure.

La base des cartilages aryténoïdes est surtout remarquable par sa facette articulaire. Cette facette concave d'avant en arrière et plane transversalement, est en rapport avec la facette du bord supérieur du cartilage cricoïde. En dehors la base de ces cartilages présente une apophyse arrondie et peu saillante,

(1) A celles de la membrane thyro-hyoïdienne et des muscles crico-thyroïdiens et crico-aryténoïdiens latéraux.

(2) Ἀρύταινα, aiguière; pour les étudier, dirigez en bas leur partie la plus volumineuse, tournez en dedans leur face plane, et en arrière leur face concave.

sur laquelle s'insèrent deux muscles (1). En avant, on y trouve une autre apophyse, plus longue, plus pointue que la précédente, sur laquelle se fixent l'extrémité postérieure de la corde vocale inférieure, un muscle et un ligament (2), et qui concourt à la formation de l'ouverture de la glotte.

Le corps des cartilages aryténoïdes offre trois faces : l'interne est plane et tapissée par la membrane muqueuse ; la postérieure est concave et destinée à une insertion (3); l'externe est en partie réservée à l'insertion d'un muscle (4).

Le sommet de ces cartilages est embrassé par la membrane muqueuse du repli aryténo-épiglottique, et surmonté par le cartilage suivant.

Développement. Les cartilages aryténoïdes s'ossifient par un seul point qui se développe dans leur base, au-dessus de la facette cricoïdienne.

Cartilage épiglottique.

Courbé sur lui-même, comme l'épiglotte, dans deux directions opposées, ce cartilage forme presque à lui seul la soupape *sus-laryngée.* C'est une lame élargie supérieurement et terminée en pointe inférieurement, que Sœmmering assimile, avec beaucoup de raison, pour la forme, à une *feuille de pourpier.* Sa partie supérieure offre souvent une échancrure superficielle. Sa partie inférieure est unie au bord supérieur du cartilage thyroïde. Ses bords sont embrassés par la membrane muqueuse en haut, et ils sont plongés, en bas et au milieu, dans le tissu cellulo-graisseux de la partie supérieure du larynx.

Le cartilage de l'épiglotte est souple et très élastique, il est revêtu d'un périchondre relativement plus épais que celui des autres pièces du larynx. Il est percé d'une foule de trous, qui l'ont fait comparer par Winslow à une *feuille de millepertuis.* Ces ouvertures renferment des granulations glanduleuses.

Cartilages de Santorini, ou corniculés.

Petits noyaux triangulaires placés sur le sommet des cartilages aryténoïdes, ces cartilages sont réunis à ceux-ci par quel-

(1) Le crico-aryténoïdien postérieur et le latéral.

(2) Le muscle et le ligament thyro-aryténoïdiens.

(3) A celle du muscle aryténoïdien.

(4) Le thyro-aryténoïdien.

ques fibres détachées de leur périchondre. On peut les considérer comme tout-à-fait rudimentaires chez l'homme.

Développement. Les tubercules de Santorini ne s'ossifient que chez les individus très âgés, et toujours par un seul point.

ORDRE SECOND.

Articulations laryngées.

Les cartilages du larynx sont unis entre eux par des articulations, comme les pièces du squelette. Ces articulations sont des diarthroses de contiguité, ou des amphiarthroses. Sans parler du rapport des cartilages aryténoïdes et des tubercules de Santorini, rapport maintenu par quelques fibres tendineuses seulement, on compte encore cinq articulations laryngées bien distinctes, qui sont les suivantes :

Articulations	Thyro —	cricoïdienne,
		hyoïdienne,
		épiglottique.
	Hyo —	épiglottique.
	Crico —	aryténoïdienne.

Articulation thyro-cricoïdienne.

Cette articulation est formée par les cornes et le bord inférieur du cartilage thyroïde, et par les facettes latérales et le bord supérieur du cartilage cricoïde. Elle est semi-*diarthrodiale* et semi-*amphiarthrodiale.* Elle est diarthrodiale, entre les cornes inférieures du cartilage thyroïde et les facettes latérales du cricoïde ; elle est amphiarthrodiale, entre les parties opposées des bords des cartilages cricoïde et thyroïde.

La petite articulation diarthrodiale des cornes thyroïdiennes renferme une membrane synoviale très humide, et est fortifiée par deux ligamens, un *antérieur* et un autre *postérieur.* Le ligament antérieur se porte obliquement de la partie antérieure et inférieure de la corne thyroïdienne, vers le cartilage cricoïde; il est caché par un petit muscle (1). Le ligament postérieur remonte obliquement en arrière de la corne thyroïdienne,

(1) Le muscle crico-thyroïdien.

vers le cartilage cricoïde; il est recouvert en arrière par un muscle et par un nerf (1).

L'amphiarthrose thyro-cricoïdienne est constituée par la membrane de ce nom. La membrane *thyro-cricoïdienne* est limitée à la partie antérieure de l'espace de ce nom. Elle s'insère sur le bord supérieur du cartilage cricoïde., et sur l'échancrure moyenne du bord inférieur du cartilage thyroïde. Plus large en bas qu'en haut, elle est percée de plusieurs ouvertures étroites, qui transmettent des vaisseaux à l'intérieur du larynx (2). Sa *face antérieure* est sous-jacente aux muscles sterno-hyoïdiens et crico-thyroïdiens. La *postérieure* est en rapport avec la membrane muqueuse du larynx. Ses bords rentrent un peu en dedans du larynx et se continuent, sous la membrane muqueuse, avec une aponévrose qui sera décrite plus loin. Cette membrane est formée de tissu jaune élastique (3).

Mécanisme. L'articulation thyro-cricoïdienne ne permet que des mouvemens en deux sens opposés du cartilage cricoïde sur le thyroïde, ou réciproquement, mouvemens de bascule dans lesquels la diarthrose des cornes thyroïdiennes inférieures est le centre de rotation.

Articulation thyro-hyoïdienne.

Cette articulation est une *amphiarthrose à distance*, établie entre le corps et les cornes thyroïdiennes de l'os hyoïde et le bord supérieur du cartilage thyroïde. Une simple membrane assure ici les rapports articulaires, la membrane *thyro-hyoïdienne*.

Placée dans l'espace *thyro-hyoïdien*, la membrane de ce nom est fixée, d'un côté, sur la face postérieure du corps de l'os hyoïde et sur le bord inférieur de la grande corne de cet os, et, de l'autre, sur toute l'étendue du bord supérieur du cartilage thyroïde. Elle est percée d'un trou en arrière, et de chaque côté (4). Sa face antérieure est recouverte par les muscles sous-

(1) Le muscle crico-aryténoïdien postérieur et le nerf récurrent.

(2) Des rameaux de l'artère crico-thyroïdienne, artère qui glisse elle-même sur cette membrane.

(3) C'est cette membrane que l'on incise transversalement dans le procédé le plus simple de l'opération qu'on appelle laryngotomie.

(4) Il livre passage au nerf et aux vaisseaux laryngés supérieurs.

hyoïdiens. Sa face postérieure est en rapport avec l'épiglotte au milieu, et avec la membrane muqueuse latéralement. Son bord postérieur est sous-jacent au muscle constricteur inférieur du pharynx; il est arrondi, plus épais que le reste de la membrane, et souvent parsemé de noyaux fibro-cartilagineux qui se réunissent promptement. Quelques anatomistes l'ont décrit comme un ligament particulier qu'ils ont appelé *thyro-hyoïdien.*

Il n'est pas rare de voir le bord postérieur de la membrane thyro-hyoïdienne devenir entièrement osseux, et l'os hyoïde soudé en arrière, par son intermédiaire, avec le cartilage thyroïde.

Articulation thyro-épiglottique.

Cette articulation est une *amphiarthrose* établie entre la pointe de l'épiglotte et la partie moyenne du bord supérieur du cartilage thyroïde. Quelques fibres un peu élastiques, insérées sur l'échancrure cordiforme du cartilage thyroïde et sur la pointe du cartilage épiglottique, suffisent à cette union.

Articulation hyo-épiglottique.

Cette articulation est une *amphiarthrose à distance*, établie entre le corps de l'os hyoïde et le dos de l'épiglotte. Une membrane appelée *hyo-épiglottique*, membrane qui s'insère sur la partie postérieure et supérieure du corps de l'os hyoïde et sur la partie moyenne du dos de l'épiglotte, en est le seul moyen d'union. Cette membrane est dirigée horizontalement. Sa face supérieure est sous-jacente au frein de l'épiglotte. Sa face inférieure forme, avec le cartilage épiglottique et la membrane thyro-hyoïdienne, un espace triangulaire dans lequel on rencontre seulement un peloton cellulo-graisseux, et jamais la prétendue glande épiglottique des auteurs.

Articulation crico-aryténoïdienne.

Cette articulation est la plus importante de toutes celles du larynx. En effet, si l'on se rappelle ce que j'ai dit précédemment de l'union de la partie postérieure des cordes vocales avec le cartilage aryténoïde, on concevra parfaitement que tout mouvement de ce cartilage dans son articulation cricoïdienne, doive se répéter sur les cordes vocales, et modifier l'ouverture si remarquable de la glotte.

L'articulation crico-aryténoïdienne est un ginglyme parfait, suivant M. Magendie. Elle est constituée par les deux facettes indiquées de la base du cartilage aryténoïde et du bord supérieur du cricoïde. Une membrane synoviale fort humide la lubrifie à l'intérieur, et deux ligamens, l'un *antérieur* et l'autre *postérieur*, assurent les rapports de ses surfaces

Le ligament postérieur est fixé sur le bord supérieur du cartilage cricoïde. De là, il se porte horizontalement en avant, vers la partie postérieure de la base du cartilage aryténoïde, et s'y termine. Il est caché supérieurement par un petit muscle (1).

Le ligament antérieur, ou *thyro-aryténoïdien* est inséré sur l'apophyse grêle et longue de la partie antérieure de la base du cartilage aryténoïde. De là, il se porte horizontalement, placé dans le bord libre de la corde vocale inférieure, jusqu'à la partie inférieure de l'angle rentrant du cartilage thyroïde, où il se termine. En dedans et en haut, ce ligament est sous-jacent à la membrane muqueuse du larynx. En dehors et en bas, il est en rapport avec un muscle (2).

Mécanisme. L'articulation thyro-aryténoïdienne ne peut se prêter à aucun mouvement de *prépulsion* ou de *rétropulsion* de la base du cartilage aryténoïde, non seulement à cause de l'emboîtement des surfaces articulaires dans ce sens, mais encore parce que, dans l'une ou dans l'autre circonstance, un des ligamens de l'articulation se tend et empêche le mouvement. Au contraire, les mouvemens latéraux sont d'autant plus faciles dans cette articulation, que ses surfaces sont planes dans cette direction, et qu'aucune partie ligamenteuse n'y met obstacle de ce côté. Le mouvement du cartilage aryténoïde en dehors est favorisé spécialement par l'inclinaison en bas et en dehors, du plan de la facette cricoïdienne. Il est, du reste, inutile de remarquer que, faisant partie de la circonférence supérieure du cartilage cricoïde, la surface aryténoïdienne de ce cartilage

(1) Le muscle aryténoïdien.

(2) Le thyro-aryténoïdien.

représente nécessairement une petite courbe, et qu'ainsi, le cartilage aryténoïde décrit lui-même un arc de cercle véritable dans ses mouvemens latéraux.

ORDRE TROISIÈME.

Muscles du larynx.

Les muscles du larynx doivent être distingués en *extrinsèques* et en *intrinsèques*, les premiers, étrangers au larynx par une de leurs extrémités, les autres, appartenant à cet appareil dans toute leur étendue. Les muscles extrinsèques immédiats du larynx sont le sterno-thyroïdien, le thyro-hyoïdien et le constricteur inférieur du pharynx. Les autres muscles sus et sous-hyoïdiens ont encore des rapports avec le larynx par l'intermédiaire de l'os hyoïde, dont les connexions avec lui sont très intimes, comme on vient de le voir à l'occasion des articulations; mais ces rapports sont plus éloignés. Tous, du reste, ont été déjà décrits; je n'ai, par conséquent, à m'occuper ici que de ceux qui appartiennent au larynx en qualité d'intrinsèques.

Les muscles intrinsèques du larynx sont au nombre de neuf chez l'homme; chez les animaux, on en trouve davantage; ce sont, les *crico-aryténoïdiens postérieurs*, les *crico-aryténoïdiens latéraux*, l'*aryténoïdien*, les *crico-thyroïdiens* et les *thyro-aryténoïdiens*. Huit d'entre eux sont latéraux; un seul, l'*aryténoïdien*, occupe la ligne médiane. Tous, excepté le *crico-thyroïdien*, s'insèrent directement sur le cartilage aryténoïde; aussi leur action est-elle presque exclusivement relative à la glotte, dont les lèvres sont fixées sur ces cartilages; aussi les a-t-on justement désignés, tantôt par le nom de muscles laryngés, et tantôt par celui de muscles de la glotte. Je les distinguerai ici en trois classes, je rapporterai à la première, les *dilatateurs*, à la seconde, les *constricteurs*, et à la troisième, les muscles qui ne sont bien clairement ni *dilatateurs* ni *constricteurs* de la glotte, mais qui tendent les lèvres de cette ouverture.

PREMIER GENRE.

Muscles dilatateurs de la glotte.

Ces muscles ont cela de commun qu'ils portent le cartilage aryténoïde et la lèvre correspondante de la glotte en dehors. Ils sont au nombre de deux : les *crico-aryténoïdiens postérieurs* et les *crico-aryténoïdiens latéraux.*

Muscle crico-aryténoïdien postérieur (1).

Aplati, triangulaire, placé derrière le cartilage cricoïde, ce muscle s'insère en bas sur la ligne verticale et sur l'enfoncement latéral de la face postérieure de ce cartilage. De là, ses fibres se portent obliquement en haut et en dehors en convergeant, et se terminent sur l'apophyse externe et postérieure de la base du cartilage aryténoïde.

En arrière, le muscle crico-aryténoïdien postérieur est recouvert par la membrane intérieure du pharynx. *En avant*, il est en rapport avec le cartilage cricoïde et avec l'articulation crico-aryténoïdienne.

Action. Ce muscle sollicite la base du cartilage aryténoïde en arrière et en dehors ; mais comme, pour des raisons que j'ai déduites précédemment à l'occasion de l'articulation crico-aryténoïdienne, le mouvement en arrière de cette base est impossible, le seul mouvement effectif qu'il produise, c'est la traction en dehors du cartilage aryténoïde et de la lèvre correspondante de la glotte.

Muscle crico-aryténoïdien latéral (2).

Placé en dehors de l'articulation crico-aryténoïdienne ce muscle, triangulaire, et plus petit que le précédent, se fixe sur la partie latérale de la circonférence supérieure du cartilage cricoïde et sur les parties externe et antérieure de la base

(1) Pour le préparer, enlevez simplement la membrane muqueuse qui recouvre la partie postérieure du pharynx.

(2) Pour le préparer, désarticulez la corne inférieure du cartilage thyroïde, et enlevez ou déjetez en dehors la lame correspondante de ce cartilage.

du cartilage aryténoïde. Il est dirigé de bas en haut, de dehors en dedans et d'avant en arrière.

Sa *face externe* est en rapport avec le cartilage thyroïde et le muscle crico-thyroïdien. L'*interne* est contiguë au muscle thyro-aryténoïdien et à la membrane muqueuse du larynx.

Action. Le muscle crico-aryténoïdien latéral, sollicite en dehors et en avant la base du cartilage aryténoïde, et, comme le mouvement en avant de cette base est impossible, ainsi qu'on l'a vu précédemment, il ne produit effectivement que le mouvement en dehors du cartilage aryténoïde et de la lèvre correspondante de la glotte.

Au reste, de l'action combinée des deux muscles *crico-aryténoïdien postérieur et latéral*, résulterait un simple mouvement en dehors du cartilage aryténoïde, quand bien même l'articulation crico-aryténoïdienne ne serait pas disposée de manière à empêcher tout mouvement en avant et en arrière; car la tendance de l'un de ces muscles à entraîner l'aryténoïde en arrière, est détruite par la tendance opposée de l'autre, et il ne reste d'efficace que la traction en dehors de ce cartilage.

SECOND GENRE.

Muscles constricteurs de la glotte.

Le muscle aryténoïdien est seul de ce genre. Les auteurs y rangent bien encore le crico-thyroïdien; mais, c'est à tort, à mon avis, aussi sera-t-il décrit seulement un peu plus loin. Entièrement opposés aux précédens, les muscles constricteurs de la glotte rapprochent l'un de l'autre les cartilages aryténoïdes et les cordes vocales.

Muscle aryténoïdien.

Placé entre les deux cartilages aryténoïdes, le muscle aryténoïdien s'insère sur la face concave et postérieure de chacun d'eux. Il est formé de deux ordres de fibres, les unes transversales, les autres obliques. Les fibres transversales forment la partie antérieure du muscle; les fibres obliques constituent sa partie postérieure, et sont croisées en sautoir sur les premières.

(1) Pour le préparer, il suffit d'enlever la membrane muqueuse qui revêt la partie postérieure du larynx.

La *face postérieure* du muscle aryténoïdien est recouverte par la membrane muqueuse du pharynx. L'*antérieure* est en rapport avec la membrane intérieure du larynx.

Action. Le muscle aryténoïdien rapproche l'un de l'autre les deux cartilages aryténoïdes et rétrécit, ou ferme même complètement l'ouverture de la glotte. A la faveur de ses faisceaux obliques, il peut, en outre, fléchir le sommet du cartilage aryténoïde vers la ligne médiane, et modifier ainsi l'ouverture supérieure du larynx.

Dans les animaux, les faisceaux transverses et obliques de ce muscle sont très développés; ils sont séparés les uns des autres, et constituent des muscles particuliers.

TROISIÈME GENRE.

Muscles tenseurs des lèvres de la glotte.

Deux muscles appartiennent à cette classe; le *crico-thyroïdien* et le *thyro-aryténoïdien.*

Muscle crico-thyroïdien (1).

Placé à la partie antérieure et inférieure du larynx, dans l'espace crico-thyroïdien, le muscle de ce nom est aplati. Il s'insère, en bas, sur le bord supérieur et sur la face antérieure du cartilage cricoïde, près de la ligne médiane. De là, il se dirige en haut et en arrière, et vient se terminer sur l'échancrure latérale du bord inférieur du cartilage thyroïde, et sur la petite corne de celui-ci, près de son articulation cricoïdienne. Les fibres de ce muscle sont parallèles les unes aux autres, et toutes également obliques. Sa *face antérieure* est sous-jacente au muscle sterno-thyroïdien et un peu à un organe glandiforme voisin (2). Sa *face postérieure* est en rapport avec la muqueuse laryngée, avec la membrane crico-thyroïdienne, et avec le muscle crico-aryténoïdien latéral.

Action. Le muscle crico-thyroïdien fléchit le cartilage thyroïde sur le cricoïde, ou le cricoïde sur le thyroïde, par un mouvement de bascule dont le centre est dans la petite diarthrose

(1) Pour le préparer, il suffit d'enlever le muscle sterno-thyroïdien qui le recouvre immédiatement.

(2) Le corps thyroïde.

crico-thyroïdienne. Mais quel est de ces deux mouvemens celui qu'il produit plus spécialement? La plupart des physiologistes soutiennent que c'est le premier; tandis que M. Magendie partage l'opinion inverse. Si l'on veut absolument prendre un parti dans cette question, il est évident qu'il faut admettre, avec M. Magendie, que le muscle crico-thyroïdien fait basculer le cartilage cricoïde sur le thyroïde; car le premier est au moins aussi mobile que le second, et la direction oblique du muscle crico-thyroïdien est telle, qu'il agit sur le cartilage cricoïde par un bras de levier plus long, que celui par lequel il agit sur le thyroïde.

Quoi qu'il en soit, l'influence du muscle crico-thyroïdien sur l'ouverture de la glotte est médiate, mais elle n'est pour cela ni moins réelle, ni moins importante. Ce muscle tend les lèvres de cette ouverture, et les met dans des conditions plus favorables pour vibrer. En outre, il rend la glotte et l'ouverture laryngée supérieure plus obliques en bas et en arrière, et de la sorte, il facilite le passage du bol alimentaire sur elles pendant la déglutition.

On a dit, en outre, que le muscle crico-thyroïdien était constricteur de la glotte à la manière de deux puissances qui, appliquées aux extrémités d'une boutonnière, les tirailleraient en sens inverse. C'est une erreur, sur laquelle je me suis déjà élevé ailleurs (1), et dont on reconnaîtra toute l'étendue, en réfléchissant que la glotte ne saurait se fermer par le mécanisme suivant lequel se ferme une boutonnière, c'est-à-dire, par la tension simple de ses lèvres, puisqu'elle ne s'ouvre pas comme celle-ci, par l'incurvation de ses parties latérales, mais bien par un mouvement de déduction des cartilages aryténoïdes et de l'extrémité postérieure des cordes vocales.

Muscle thyro-aryténoïdien (2).

Quadrilataire, un peu courbé sur lui-même et placé dans

(1) *Anatomie top.*, 2e édit., page 193.

(2) Pour étudier ce muscle, on peut le découvrir en dehors ou en dedans. Pour le voir par sa face externe, enlevez la lame correspondante du cartilage thyroïde. Pour le voir par sa face interne, coupez le larynx en deux moitiés latérales au niveau de la ligne médiane, et enlevez la muqueuse et l'aponévrose des cordes vocales.

l'intérieur même du larynx, le muscle thyro-aryténoïdien s'insère, en avant, sur la partie inférieure de l'angle rentrant du cartilage thyroïde et sur la membrane crico-thyroïdienne. Delà, il se porte horizontalement en arrière, et vient se terminer à la partie antérieure de la base et du corps du cartilage aryténoïde. Tous les auteurs répètent que ce muscle est placé de champ dans le larynx ; c'est une erreur ; sa direction se rapproche plus de l'horizontale que de celle-là. Il est recourbé sur lui-même de façon à présenter une face *supérieure* concave, et une *inférieure* convexe.

Sa *face supérieure*, un peu interne, est sous-jacente à la membrane muqueuse du larynx; au niveau du ventricule, elle n'est séparée de cette membrane, que par une lame fibreuse qui sera décrite un peu plus loin (1). Sa *face inférieure*, un peu externe et convexe, est contiguë à la face interne du cartilage thyroïde. Son *bord interne*, revêtu par le ligament thyro-aryténoïdien, concourt à la formation de la lèvre de la glotte. Son *bord externe*, un peu relevé, est uni près du cartilage aryténoïde, à quelques fibres qui représentent le muscle *aryténo-épiglottique* des animaux ; tandis qu'il en est séparé, en avant, par le prolongement accessoire du ventricule vers l'épiglotte. Ce bord du muscle thyro-aryténoïdien ne concourt en rien à la corde vocale supérieure, comme on le dit; les fibres éparses que l'on trouve dans cette corde appartiennent au muscle aryténo-épiglottique.

Action. Le muscle thyro-aryténoïdien sollicite en avant la base du cartilage aryténoïde; mais, ne pouvant entraîner cette base dans une telle direction, sa contraction a pour résultat principal de tendre les lèvres de la glotte, de les roidir et de les mettre dans des conditions très favorables à leurs vibrations. Ses fibres supérieures peuvent, en outre, fléchir la partie supérieure du cartilage aryténoïde en avant, et retrécir, de la sorte, l'ouverture supérieure du larynx.

Muscles hyo, aryténo et thyro-épiglottiques des auteurs.

On trouve, par fois, quelques fibres charnues entre l'os hyoïde et le dos de l'épiglotte, dans le repli muqueux aryténo-épiglottique, entre la pointe de l'épiglotte et le cartilage thy-

(1) L'aponévrose thyro-aryténoïdienne.

roïde ; mais il y a loin de là aux muscles *hyo-épiglottique*, *aryténo-épiglottique* et *thyro-épiglottique* que l'on trouve si développés dans les grands animaux.

ORDRE QUATRIÈME.

Aponévrose ou fascia laryngé (1).

Placée sous la membrane muqueuse du larynx, cette aponévrose procède inférieurement, et de chaque côté, du bord externe de la membrane crico-thyroïdienne. Elle s'applique sur la face interne du muscle thyro-aryténoïdien, va se continuer avec le ligament thyro-aryténoïdien dans la corde vocale inférieure, envoie une mince expansion sur la paroi externe du ventricule du larynx, et se perd dans le tissu cellulaire de la corde vocale supérieure.

Sa *face interne* est sous-muqueuse. Sa *face externe* est appliquée sur le muscle thyro-aryténoïdien.

Cette aponévrose communique une grande résistance à la paroi laryngée au niveau de la lèvre de la glotte. Elle doit avoir une certaine influence sur la production des sons.

ORDRE CINQUIÈME.

Membrane muqueuse du larynx.

La membrane muqueuse du larynx est unie supérieurement avec celle du pharynx, sur la marge de l'ouverture laryngo-pharyngée. Inférieurement, elle se continue, sans ligne de démarcation tranchée, avec la membrane interne du canal aérien. Elle concourt à la formation des cordes vocales, et s'enfonce dans les ventricules laryngés. Sa face interne est toujours lubrifiée par une abondante mucosité. Du reste, cette membrane ne présente rien de particulier dans sa composition, si ce n'est que les nerfs y abondent, au niveau de la glotte surtout, comme je le montrerai plus tard, et que pour cette raison, elle est douée en ce point de la plus exquise sensibilité.

(1) Pour voir cette partie, il faut fendre le larynx sur la ligne médiane, comme pour étudier les cordes vocales, et enlever avec précaution la membrane muqueuse latérale et postérieure du larynx.

La membrane muqueuse laryngée est en rapport, dans différens points, avec des granulations glandulaires à la formation desquelles elle a la plus grande part, granulations que l'on a bien à tort décorées du titre pompeux de *glandes laryngées*, et qui ne sont, en effet, que de simples follicules agglomérés. On trouve surtout ces follicules autour de l'ouverture supérieure du larynx, dans les replis muqueux aryténo-épiglottiques, derrière le muscle aryténoïdien et dans l'épaisseur même de l'épiglotte.

Les follicules du repli muqueux aryténo-épiglottique constituent la glande *aryténo-épiglottique* des auteurs; ils s'étendent jusque dans la corde vocale supérieure.

Ceux qui recouvrent la face postérieure du muscle arythénoïdien ont été mentionnés par M. Malgaigne, sous le nom de *glande aryténoïdienne;* ils forment une couche fort épaisse.

Enfin, on a donné le nom de *glande épiglottique* à la réunion de ceux qui sont engagés dans les trous de l'épiglotte. Ces follicules sont plus nombreux inférieurement que supérieurement. Ils sont isolés les uns des autres, et ne forment nulle part une masse qui puisse expliquer la qualification de glande épiglottique qui leur a été appliquée. Ils s'ouvrent sur la face laryngée de l'épiglotte, et versent de ce côté le produit de leur sécrétion (1).

Placées autour de l'ouverture pharyngo-laryngée, les glandes laryngées sont destinées à la formation d'une matière propre à lubrifier cette ouverture, de manière à faciliter le glissement du bol alimentaire sur elle pendant la déglutition, et à l'empêcher de pénétrer dans les voies aériennes.

ORDRE SIXIÈME.

Vaisseaux et nerfs laryngés.

Ces élémens du larynx ne pourront être décrits que par la suite, dans l'angéiologie et dans la névrologie (2).

(1) Tous les auteurs ont décrit sous le nom de glande épiglottique le tissu cellulo-graisseux placé en avant de l'épiglotte, tissu qui n'a rien de glanduleux.

(2) Les artères du larynx émanent de la thyroïdienne supérieure par deux rameaux qui traversent, l'un la membrane thyro-hyoïdienne, l'autre la membrane crico-thyroïdienne. Ses veines suivent le même trajet. Ses vaisseaux

APPENDICE.

Variétés et mécanisme du larynx.

Variétés. Indépendamment des variétés spéciales que présentent certains élémens du larynx, cet appareil en offre d'autres qui l'affectent dans son ensemble, et qui méritent au plus haut degré, de fixer l'attention de l'anatomiste.

Chez le fœtus et chez l'enfant, le larynx est très petit et très mou ; il conserve même ces caractères jusqu'à l'époque de la puberté : il y a fort peu de différence, suivant la remarque judicieuse de M. le professeur Richerand, entre le larynx d'un enfant de trois ans et celui d'un enfant de douze. Mais, à l'époque de la puberté, tout-à-coup le larynx subit un accroissement considérable, et la glotte, suivant le professeur que je viens de citer, acquiert des dimensions doubles de celles qu'elle avait auparavant.

Le développement du larynx est lié à celui des organes génitaux ; cet appareil, en effet, éprouve de remarquables modifications, toutes les fois que les organes reproducteurs se modifient eux-mêmes. Il est rudimentaire, comme ces organes, dans les premiers temps de la vie ; comme eux, il subit une rapide expansion à la puberté ; et, à un âge avancé, lorsque l'action génitale perd de son énergie, les cartilages du larynx s'ossifient, et celui-ci devient moins propre à remplir ses fonctions. Bien plus, lorsqu'on prive un individu de ses testicules, son larynx cesse de s'accroître, et il conserve pendant toute la vie, suivant les observations de Dupuytren, les caractères organiques qu'il présentait au moment où l'opération a été pratiquée.

Chez la femme, le larynx est plus petit, ses cartilages sont plus mous, et s'ossifient beaucoup plus tard que chez l'homme.

Action. Partie supérieure du canal aérien, le larynx est traversé par l'air en sens inverse dans l'inspiration et dans l'expiration. Il évite avec grand soin le contact de tous les autres corps qui exciteraient au plus haut degré sa sensibilité.

lymphatiques se rendent dans les ganglions latéraux du col. Ses nerfs émanent du pneumo-gastrique, au moyen des filets laryngé supérieur et laryngé inférieur ou récurrent ; le premier, plus spécialement destiné à la membrane muqueuse et aux glandules, le second, plus particulièrement réservé aux muscles.

Pendant la déglutition, il échappe à l'introduction de parcelles étrangères dans sa cavité : 1° en s'élevant, se portant à la rencontre du bol alimentaire, et rendant moins prolongé son rapport avec lui; 2° parce que, pressée de haut en bas et d'avant en arrière par la base de la langue, par l'os hyoïde et par le bol alimentaire, l'épiglotte s'abaisse sur l'ouverture pharyngo-laryngée ; 3° parce que l'ouverture supérieure du larynx est rendue oblique par le mouvement de bascule du cartilage cricoïde sur le thyroïde; 4° enfin, parce que les lèvres de la glotte se rapprochent et ferment cette ouverture (1).

M. le professeur J. Cloquet (2) et M. Isid. Bourdon (3) ont montré que, dans les efforts, l'ouverture de la glotte se ferme pour empêcher l'issue de l'air de la poitrine, et pour tenir les parois thoraciques dans un état de tension favorable à l'action musculaire.

Enfin, c'est dans le larynx que la voix brute est produite, par la vibration des lèvres de la glotte.

(1) Un homme auquel j'avais incisé le cartilage thyroïde sur la ligne médiane, pour extraire une longue épingle engagée dans un des ventricules laryngés, et chez lequel, par conséquent, j'avais fendu le larynx à la fois au-dessus et au-dessous de l'ouverture de la glotte, sans intéresser en rien l'épiglotte et l'ouverture pharyngo-laryngée, ne pouvait prendre une gorgée de liquide sans qu'il en sortît par la plaie ; la déglutition ne reprit chez lui ses conditions normales, qu'après la cicatrisation de celle-ci.

(2) *De l'influence des efforts sur les organes renfermés dans la cavité thoracique;* Paris, 1820.

(3) *Recherches sur le mécanisme de la respiration et sur la circulation du sang*; Paris, 1820.

TROISIÈME CLASSE.

ORGANES SENSITIFS.

Les organes sensitifs sont tous ceux qui servent médiatement ou immédiatement à la sensation : les uns, en recueillant les impressions qui en sont les excitans naturels ; les autres, comme conducteurs des impressions ; ceux-ci, en agissant sur les impressions de manière à les transformer en sensations ; ceux-là enfin, en transmettant aux autres organes les déterminations de la volonté.

Anatomiquement considérés, les organes sensitifs peuvent très-bien être distingués en *externes* et en *internes*. Les uns, en effet, placés à la surface extérieure du corps, en rapport avec tout ce qui nous entoure, en reçoivent continuellement des modifications ; tandis que les autres, profondément placés, transmettent les impressions extérieures ou intérieures vers des centres communs, ou traduisent aux organes les déterminations prises par le *moi*, en vertu des impressions qu'il a reçues.

ORDRE PREMIER.

ORGANES SENSITIFS EXTERNES.

Organes des sens, ou æsthésiologie (1).

Les sens externes, les sens proprement dits, sont les principaux moyens à l'aide desquels nous établissons nos relations avec le monde extérieur. Leurs organes sont les appareils collecteurs et conducteurs des impressions qui nous arrivent de toutes parts.

Les organes des sens sont tous placés à la périphérie de notre corps. Ils sont au nombre de cinq : ceux du *tact général* et du *toucher*, de l'*odorat*, du *goût*, de l'*ouïe* et de la *vue*.

L'organe d'un sens se compose nécessairement de deux choses : d'une *surface* qui reçoit immédiatement l'impression de l'extérieur, et de *parties nerveuses* qui transmettent

(1) Αἰσθάνομαι, je sens; αἴσθησις, sens.

cette impression au cerveau. Cette dernière partie d'un appareil sensitif externe ne nous occupera pas en ce moment, il en sera seulement question dans la *névrologie*. La première seule fera l'objet des descriptions qui vont suivre.

Quelque différens qu'ils paraissent au premier abord, les organes des sens peuvent cependant être rapportés tous à une modification particulière de celui du tact général, modification qui atteint probablement, à la fois, les deux parties de l'appareil sensitif, la *surface d'impression* et le *nerf conducteur* de celle-ci, mais que nous ne connaissons bien que dans la première.

Depuis long-temps sans doute, les anatomistes avaient aperçu la plupart des rapports sur lesquels est basée la proposition générale que je viens d'énoncer; Aristote lui-même avait reconnu l'analogie du pigmentum de la peau et de la choroïde; mais il appartenait aux savans de notre époque, et particulièrement à M. Blainville, de les généraliser et de les poursuivre presque dans leurs plus petits détails.

La méthode qui doit être suivie dans l'exposition particulière des organes des sens, est toute tracée par ce qui vient d'être dit: la membrane tégumentaire, organe du *tact général* et du *toucher*, dans certains points, doit être décrite la première, puisqu'elle est, en quelque sorte, la matrice des autres appareils sensitifs externes; viendront ensuite, dans l'ordre de leur éloignement de plus en plus grand de la membrane tégumentaire, les organes de l'*olfaction*, de la *gustation*, de l'*ouïe* et de la *vue*.

PREMIER GENRE.

Organe du tact général et du toucher, membrane tégumentaire extérieure, ou la peau.

Véritable barrière, véritable limite de l'organisation, la membrane tégumentaire revêt toute la surface extérieure du corps, et pénètre dans les cavités intérieures ouvertes au dehors, de façon à s'opposer partout la première, aux agens extérieurs avec lesquels nous nous trouvons en contact.

Il existe deux portions bien distinctes dans la membrane tégumentaire: celle qui revêt l'extérieur, et celle qui pénètre dans les cavités intérieures ouvertes au dehors. La première, constitue le *tégument externe*, la *peau*; la seconde, forme le *tégument interne*, la *membrane muqueuse*, la *peau rentrée* (1).

Conformation générale. Etendue à toute la surface extérieure du corps, la peau ou le tégument externe se continue avec les membranes muqueuses au niveau de toutes les ouvertures naturelles, et présente deux faces, l'une *externe*, l'autre *interne*.

La *surface externe* de la peau, sèche et libre, présente des saillies et des enfoncemens plus ou moins apparens.

Les enfoncemens sont alongés en *sillons* ou arrondis comme des *trous*. Les *sillons* se rencontrent particulièrement au niveau des articulations, dans les sens dans lesquels ont lieu les mouvemens les plus étendus, ou vers les points d'insertion de certains muscles cutanés (le *sillon naso-labial à la face*); ou enfin, ils résultent de ce que les organes sous-jacens se sont affaissés, sans que la peau dont la force de ressort est affaiblie les ait suivis dans leur amoindrissement (*rides des vieillard*). Les *trous* qui apparaissent à la surface de la peau, nombreux dans certains points, sur le nez par exemple, ne sont qu'en apparence des solutions de continuité de la membrane tégumentaire; ce sont, en effet, des points au niveau desquels cette membrane déprimée sur elle-même forme de petits enfoncemens en *culs-de-sac*, qui seront décrits plus loin, sous le nom de *follicules*. La peau n'est pas percée davantage au niveau de la racine des poils, ainsi qu'on le verra également par la suite.

Les saillies de la surface de la peau sont constituées par les *papilles*. Ces éminences forment des lignes ellyptiques et con-

(1) Les plus grandes analogies rapprochent les deux tégumens, mais de notables différences les distinguent également; de sorte qu'il paraîtrait logique de les comprendre d'abord l'un et l'autre dans une description générale, et de descendre ensuite à la description particulière de chacun d'eux. Toutefois cette méthode ne peut être adoptée ici; je suis obligé, en effet, de procéder, comme je l'ai fait dans la plupart des autres parties de ce livre, des faits particuliers aux faits généraux, de me borner d'abord à la description de la peau, et de renvoyer celle de la membrane muqueuse au moment où sera présentée l'histoire des organes dans lesquels elle entre comme élément. Du reste, je me hâte d'ajouter que la description du tégument externe une fois achevée, il ne restera plus que peu de choses à dire, pour faire comprendre la nature des différences qui le séparent du tégument intérieur.

centriques à la pulpe des doigts et des orteils, tandis que leur disposition est moins régulière partout ailleurs.

La *surface interne* de la peau est appuyée sur une couche cellulaire qui constitue le *panicule cutané* de quelques personnes, couche cellulo-graisseuse dans presque toutes les parties du corps, et rarement exclusivement cellulaire. En certains points, le tissu cellulaire sous-cutané est très dense et unit la peau très solidement aux parties qu'elle revêt ; ailleurs, il est très lâche, parfois il offre même la condition des membranes séreuses, ou des bourses muqueuses, et permet à la peau des glissemens très faciles sur les parties sous-jacentes. La face interne de la peau reçoit aussi des insertions musculaires, insertions rares chez l'homme, mais très nombreuses chez les animaux.

Structure. Les plus anciens anatomistes avaient parfaitement reconnu que la peau est formée de couches superposées, le *derme* et l'*épiderme*; mais, c'est à Malpighi et surtout aux travaux plus récens de MM. Gautier, Dutrochet (1) et Breschet (2), que nous sommes redevables des idées plus parfaites que nous possédons aujourd'hui sur la structure de cette membrane. La peau résulte de la superposition de trois couches principales : le *derme*, l'*épiderme* et le *corps muqueux*.

Le *derme* ou *corion* est la couche la plus profonde, la plus résistante et la plus importante de la peau. Elle résume en elle, comme on le verra, toutes les parties réellement organisées et vivantes de cette membrane. Le derme forme presque partout les cinq sixièmes environ de la peau. Son épaisseur absolue varie cependant suivant les régions dans lesquelles on l'étudie : elle est plus considérable dans le sens de l'extension et de l'abduction des articulations, que dans les points opposés; elle l'est plus encore dans les membres abdominaux que dans les thoraciques, plus à la paume des mains et à la plante des pieds que partout ailleurs. Il présente deux faces, une *profonde* et une *superficielle*.

La face profonde du derme a déjà été presque complètement décrite plus haut, c'est la face interne de la peau considérée en

(1) *Mémoire pour servir à l'histoire anatomique et physiologique des animaux et des végétaux*; Paris, 1837, tom. 2, in-8. fig.

(2) *Recherches sur la structure de la peau*; Paris, 1835.

générale. Cette face reçoit les insertions des muscles peauciers, et est diversement unie aux parties sous-jacentes. On y remarque une foule d'enfoncemens ou d'alvéoles, de figure polygonale, dans lesquels sont engagés des pelotons cellulo-graisseux (1). Ces enfoncemens sont plus prononcés sur la peau de la plante du pied, du dos, de la paroi abdominale antérieure, que partout ailleurs.

La face superficielle du derme est hérissée de saillies qui constituent les *papilles*, et dont l'ensemble forme ce qu'on appelle le corps papillaire de la peau. On ne voit parfaitement ces saillies que sur la peau dépouillée d'épiderme, sous l'action d'un vésicatoire, par exemple. Elles sont plus développées en certains points de la peau que dans les autres. A la pulpe des doigts, à la paume de la main, etc. elles sont disposées d'une manière plus ou moins régulière, comme il a été déjà dit à l'occasion de la surface extérieure de la peau, vers laquelle elles peuvent, en effet, être aperçues. Les papilles ont généralement la forme de cônes appuyés sur le derme par leur base (2). Elles sont presque entièrement composées de vaisseaux et de nerfs; leur sommet est le point vers lequel se terminent ces précieux élémens de la membrane tégumentaire. On rencontre bien encore dans la peau des couches de matière organique au delà des papilles, mais l'organisation véritable n'y pénètre pas (3).

Le derme est blanc, d'apparence nacrée, et très résistant; c'est lui qui constitue le cuir dans les animaux. Il est formé de fibres entrecroisées d'une manière oblique, ce qui apparaît surtout à sa face profonde. Ces fibres sont de nature fibro-cellulaire; *Osian-*

(1) Ce sont ces pelotons cellulo-graisseux qui s'enflamment dans le furoncle et dans l'anthrax. Gênés alors dans leur développement par la résistance des fibres inélastiques du derme, ces pelotons sont étranglés et se sphacèlent.

(2) La langue est la seule partie de la membrane tégumentaire générale qui soit pourvue de papilles d'une forme différente, les *papilles fongiformes*. Ces papilles ont leur sommet renflé, tandis que leur base est pédiculée.

(3) Toutes les membranes tégumentaires sont pourvues de papilles; mais dans toutes, ces éminences n'ont pas absolument la même structure: en général l'élément nerveux prédomine dans les papilles de la peau, tandisque l'élément vasculaire l'emporte, au contraire, dans les papilles des membranes muqueuses.

der seul a soutenu qu'elles sont musculaires; on les réduit entièrement en gelée par la coction.

L'épiderme (surpeau, cuticule), est la couche la plus extérieure de la peau. Il est remarquable par sa sécheresse et par son insensibilité. Son épaisseur varie suivant les lieux: elle est plus considérable à la paume des mains et à la plante des pieds que partout ailleurs, aux membres pelviens qu'aux membres thoraciques, à la face dorsale qu'à la face sternale du tronc, dans le sens de l'extension des orteils que dans celui de la flexion, etc. Il présente deux faces, une *superficielle*, l'autre *profonde*.

La face superficielle de l'épiderme est libre à la surface extérieure du corps. Elle présente les divers caractères que j'ai assignés à la face externe de la peau considérée en général: des rides, des plis, des lignes et des saillies formées par les reliefs des papilles. On y trouve également des ouvertures qui livrent passage aux poils et à la matière de la sueur, les premières très apparentes, les secondes qui ne peuvent être aperçues qu'à l'aide d'instrumens grossissans, surtout lorsque le corps est en sueur.

La face profonde de l'épiderme est adhérente, et ne peut être détachée du reste de la peau qu'à l'aide de certains procédés (1). Quand on a fait macérer la peau et qu'on opère cette séparation, on aperçoit des filamens fins, qui semblent unir l'épiderme à la couche sous-jacente. W. Hunter, Bichat, Chaussier et quelques autres, ont considéré ces filamens comme vasculaires; mais une observation attentive montre qu'ils sont uniquement formés par des *tractus muqueux*, résultant de la putréfaction des parties intermédiaires au derme et à l'épiderme.

L'épiderme pénètre dans les follicules sébacés; il s'enfonce également dans les follicules des phanères; mais dans ceux-ci il se réfléchit sur la partie cornée, l'accompagne pendant quelque temps et cesse ensuite détruit par les frottemens. Il résulte de ce qui précède que cette membrane présente des trous, indépendamment même des porosités qui livrent passage à la sueur; et

(1) L'action des substances vésicantes et la macération, sont les principaux,

cependant, soit que ces ouvertures aient une disposition oblique, soit que l'élasticité de l'épiderme rende leurs bords contigus et les effacent quand cette lame est détachée, on ne peut les apercevoir ni à l'œil nu, ni au microscope; bien plus même, le mercure, ce métal si pénétrant, ne les traverse pas, quand on en remplit un tube bouché par un diaphragme d'épiderme.

L'épiderme est formé de mucus desséché à la surface extérieure de la peau. Sa composition chimique est analogue à celle des parties cornées. Il paraît formé de plusieurs couches superposées; les externes plus sèches, les internes plus molles que les autres. Il est transparent et d'une couleur légèrement foncé chez le nègre et dans les races de l'espèce humaine dont la couleur diffère de la nôtre. Il est très hygrométrique. Les vaisseaux et les nerfs de la peau lui sont entièrement étrangers; c'est une couche inorganisée, secrétée comme celles du corps muqueux par les papilles, et qui se reproduit aussi facilement après sa destruction qu'elle est altérée par l'action mécanique des influences extérieures.

Corps muqueux, (*corpus reticulare*, *glutinosum*, *malpighianum*). Le corps muqueux comprend toutes les parties de la peau qui sont intermédiaires au derme et à l'épiderme (1). Décrite par Malpighi et depuis par la plupart des anatomistes, cette couche de la peau a été niée par Bichat, Chaussier, Gordon, Rudolphi, et mise dans tout son jour par les travaux plus récens de MM. Gautier (2) et Dutrochet (3).

Le corps muqueux est le siége de la matière colorante de la peau, et il offre ainsi une teinte particulière suivant la couleur de cette membrane: il est d'un noir foncé chez le nègre de l'Afrique centrale; il est rouge cuivré chez l'Américain, jaune chez le Mongol, et rose dans la race blanche. C'est dans la peau du nègre qu'il faut surtout l'étudier.

(1) La macération de la peau, en permettant de séparer le derme de l'épiderme, permet aussi d'apercevoir la couche qui sépare ces deux lames. Mais c'est surtout en appliquant un vésicatoire sur un nègre que l'on peut faire des observations précises sur cette partie. Il faut pourtant dans ce but, que le vésicatoire ne produise qu'une vésication incomplète, autrement le corps muqueux serait tout-à-fait détruit.

(2) Gautier. Recherches sur l'organe cutané, Paris, 1811.

(3) Dutrochet. Obs. sur la structure de la peau, ouvrage cité, tom. 2.

Le corps muqueux, offre 1/8e environ de l'épaisseur totale de la peau. Il est beaucoup plus mou que les autres parties de cette membrane. D'un côté, il recouvre le derme, de l'autre, il est sous-jacent à l'épiderme. Les observations de MM. Gautier et Dutrochet, ont appris qu'il est formée de trois couches : 1° une *profonde*, blanchâtre et muqueuse, appuyée immédiatement sur les papilles du derme, (*couche albide profonde*, Gautier ; *épiderme des papilles,* Dutrochet); 2° une *moyenne,* constituée par la matière colorante particulière de la peau ; 3° une dernière, *superficielle*, muqueuse comme la première, et sous-jacente à l'épiderme, (*couche albide superficielle*, Gautier ; *couche cornée*, Dutrochet).

La couche profonde n'offre rien de particulier, si ce n'est que placée sur les papilles, elle se réfléchit sur elles et pénètre dans leurs interstices.

La couche colorée, est ondulée comme la précédente au niveau des papilles et continue partout à elle-même, au lieu d'être formée par de petits corps particuliers, (*gemmules*), ainsi que le croyait M. Gautier. Elle est bien visible chez le nègre, et moins apparente chez le blanc; mais la preuve qu'elle ne manque pas chez celui-ci, c'est que dans certaines maladies, (*dans l'albinie*), elle s'altère ou disparaît, et que la peau revêt une teinte blafarde bien tranchée.

La couche superficielle ou cornée, est une sorte de second épiderme. Elle est le principe des parties cornées de la peau. Peu développée dans l'état normal chez l'homme, on ne peut la voir qu'avec le secours des préparations indiquées. Mais dans l'état pathologique (1), elle se développe quelquefois considérablement et se revèle à tous les yeux.

Du reste, le corps muqueux est une partie tout-à-fait dénuée de vitalité ; il est formé de matière organique, sans doute, mais d'une matière organique dans laquelle l'organisation n'a pas pénétré, et qui n'a aucune tendance à la revêtir. Toutefois, il est évident que j'entends parler ici du corps muqueux constitué par les trois couches qui ont été précédemment décrites, et point du corps muqueux de Malpighi et de M. Gautier, dans lequel ces anatomistes plaçaient, avec les couches indiquées, le

(1) Dans les cors aux pieds, cette couche forme le noyau corné central qui détermine les vives douleurs que causent ces productions.

corps papillaire qui appartient, au contraire, au derme, et qu'ils représentaient, pour cette raison, comme doué de l'organisation la plus exquise. Les vésicans détruisent le corps muqueux; et lorsque leur action a cessé, ce corps est promptement reproduit par la sécrétion des papilles.

Vaisseaux et nerfs de la peau. Les vaisseaux et les nerfs de la peau sont très nombreux, ils se distribuent particulièrement à la face externe du derme, se terminent dans les papilles, et sont tout-à-fait étrangers au corps muqueux proprement dit et à l'épiderme. Dans quelques points, à la pulpe des doigts, par exemple, les nerfs l'emportent par le nombre et par le volume sur les vaisseaux; c'est tout l'inverse en d'autres parties, à la base des poils, etc.

Jusque dans ces derniers temps, on avait cru que tout avait été dit sur la structure de la peau, et la matière paraissait réellement épuisée, lorsque M. Breschet publia un travail particulier sur ce sujet; travail dans lequel il annonce :

1° Qu'il existe réellement un appareil destiné à l'exhalation cutanée, composé de *canaux hidrophores* ou *sudorifères* disposés en spirale, ouverts à la surface de la peau par une de leurs extrémités, et correspondant par l'autre au derme, dans un corps parenchymateux ou glanduleux (*appareil diapnogène*);

2° Que les canaux inhalans sont situés dans le corps muqueux, constituant les couches épidermiques; et que ces canaux absorbans paraissent être dépourvus d'orifices à leur extrémité;

3° Que le milieu, dans lequel ces canaux absorbans se répandent, est au-dessus de la face externe du derme;

4° Que la matière muqueuse qui, en se durcissant, forme les diverses couches épidermiques, est produite par un appareil particulier, composé, 1° d'un organe principal comparable à une glande, correspondant à la partie la plus profonde du derme, 2° d'un canal excréteur (*appareil blennogène*);

5° Que l'épiderme ou tissu corné, resultant de cette sécrétion et de son mélange avec la matière colorante, est traversé par les canaux sudorifères, les canaux exhalans, les papilles nerveuses, etc., les deux derniers ne s'ouvrant pas au-dehors;

6° Qu'un second appareil situé vers la superficie du derme

est chargé de sécréter la matière colorante ou pigment (*appareil chromatogène*); que cet appareil se compose aussi de glandules et de petits canaux excréteurs;

7° Que la matière sécretée par cet appareil, va se mêler à la matière cornée diffluente ou corps muqueux de Malpighi, ainsi qu'à ses dépendances, pour les colorer;

8° Que l'épiderme resultant de la sécrétion de matière muqueuse et de son mélange au pigment ou matière colorante, est disposé par couches successives; que de cette disposition résultent les écailles de la couche superficielle, ou épiderme de beaucoup d'auteurs;

9° Que l'appareil sensitif de la peau se compose des papilles, ou éminences conoïdes formées essentiellement par les extrémités nerveuses, enveloppées par des couches épidermiques, et que les filets nerveux parvenant sous ces gaînes nouvelles, se dépouillent de leur névrilemme, et finissent en s'anastomosant entre eux pour former des arcades;

10° Que dans les papilles pénètre un petit vaisseau sanguin bien inférieur par son volume aux filets nerveux, qui y sont très apparens;

11° Que les filets nerveux, quoique se séparant du névrilemme pour pénétrer sous les gaînes épidermiques, conservent une membrane propre;

12° Que le derme est une trame fibreuse et vasculaire, dans laquelle sont contenus les organes de sécrétion et le commencement de leurs canaux excréteurs, l'origine des canaux exhalans, et beaucoup de vaisseaux lymphatiques et sanguins; que ces derniers correspondent principalement aux deux faces du derme, surtout à sa face externe, et forment là des réseaux nombreux, une sorte de tissu érectile; que les vaisseaux sanguins, en particulier, ne pénètrent pas dans le corps muqueux ou substance cornée, qu'ils ne vont pas au-delà du derme, qu'on ne voit ces vaisseaux que dans les papilles, encore y sont-ils très déliés, en petit nombre et difficiles à distinguer; mais qu'au contraire on aperçoit à l'aide de l'injection et de verres grossissans des vaisseaux lymphatiques à la face externe du derme, dans les premières couches du corps muqueux et sur les contours des papilles, et qu'ils y sont disposés en réseaux dont les mailles sont plus ou moins serrées, sans qu'on puisse leur reconnaître d'orifices de terminaison.

La nouveauté de la plupart de ces faits m'oblige à les annoncer simplement et sans aucune réflexion; il ne m'a pas encore été donné de les observer moi-même.

Il resterait peu de chose à ajouter maintenant, pour caractériser suffisamment la membrane *tégumentaire interne* ou la *membrane muqueuse*. Son analogie avec la peau est, en effet, très grande; c'est une peau rentrée, comme on l'a dit. Mais je le répète, l'ordre de l'anatomie descriptive ne me permet pas d'entrer maintenant dans ces détails. Qu'il me suffise de dire que la membrane muqueuse diffère de la peau surtout, sous ce rapport, qu'elle est plutôt un organe de sécrétion et d'absorption qu'un organe de protection. Aussi, son derme est-il moins épais que celui de la peau; aussi ses papilles, plus développées que celles de cette membrane, en diffèrent-elles encore par leur organisation plus vasculaire que nerveuse; aussi, le corps muqueux, et l'épiderme qu'on désigne dans les membranes muqueuses sous le nom d'*épithélium*, n'y sont-ils bien marqués que près des ouvertures naturelles, et les trouve-t-on remplacés presque partout ailleurs, par une couche plus ou moins épaisse de matière muqueuse, qui laisse le corps papillaire à nu, de sorte que ce corps est bien disposé pour absorber les substances qui lui sont opposées, ou pour verser sur les surfaces intérieures les fluides qu'il sécrète.

Telle est la peau considérée d'une manière générale; mais elle n'offre pas dans toutes ses parties une disposition parfaitement uniforme. Elle subit dans un grand nombre, au contraire, des modifications importantes desquelles résultent ce qu'on appelle les annexes de cette membrane.

Annexes de la peau.

Les annexes de la peau sont de deux sortes: les *follicules et les phanères.*

1° *Follicules.*

Les follicules, *criptes*, *locules*, *lacunes*, *glandes simples*, sont de petits sacs formés par une dépression de la membrane tégumentaire sur elle-même dans certains points déterminés. On les rencontre dans presque toutes les régions, excepté à la paume des mains et à la plante des pieds. Ils abondent dans quelques-unes, sur le nez, dans l'aisselle, etc.

Les follicules sont tantôt isolés, et tantôt *agminés* ou *agglomérés*. Ceux de l'aisselle présentent souvent cette dernière disposition, plusieurs d'entre eux réunis dans le même point, sont ouverts à l'extérieur par un orifice commun.

Le sac des follicules cutanés, ne fait que très peu de saillie sous la peau; il adhère en dehors au tissu sous-cutané par des brides cellulaires, par des vaisseaux et par des nerfs. Sa face interne est libre, et forme une cavité dans laquelle on distingue le *fond* et le *col* ou *goulot*. Le goulot des follicules cutanés est presque toujours plus étroit que le fond.

La paroi des follicules est formée par un prolongement aminci de la peau, ainsi que je l'ai dit en commençant; on y trouve manifestement le derme et l'épiderme (1); et la preuve, en outre, que le corps muqueux n'y fait pas défaut, c'est que les poils et les cornes, qui sont, comme je l'établirai plus loin, le produit d'une sorte d'hypertrophie du corps muqueux, peuvent accidentellement s'élever du fond de follicules simples (2).

2° *Phanères* (3).

Les phanères comprennent toutes les productions de la peau qui font une saillie remarquable à sa surface. Ils diffèrent ainsi

(1) Il est facile de faire ces observations sur les *tannes*, espèces de loupes qui ne sont que des follicules cutanés dilatés par la rétention de la matière qu'ils sécrètent à l'intérieur.

(2) L'existence de poils implantés sur le kyste de *tannes*, ou d'autres loupes formées comme celles-ci par des follicules dilatés, est bien connue; il est beaucoup plus rare de voir les autres productions cornées offrir une semblable origine; toutefois Home a rapporté dans les transactions philosophiques le fait d'une corne née dans un follicule de la peau du visage; et moi même j'ai observé à Bicêtre un vieillard qui en avait une sur le nez. Cette corne remarquable, longue de 10 lignes et grosse comme un stylet ordinaire, naissait évidemment dans un follicule, elle s'accroissait avec une telle rapidité, que celui qui la portait était obligé de la faire exciser de temps en temps.

(3) Φανερὸς, manifeste, saillant.

des follicules, qui au lieu de s'élever au-dessus du tégument, sont caractérisés par une dépression de celui-ci. La peau produit deux espèces de phanères chez l'homme, les ongles et les poils.

Les ongles.

Les ongles sont des lames cornées particulières à la face dorsale de la dernière section des doigts et orteils. On distingue, dans ces productions, la *partie cornée* et le *follicule*.

La partie cornée de l'ongle, l'*ongle proprement dit*, est recourbé sur lui-même dans deux sens différens, transversalement et de haut en bas ; elle offre deux faces, deux bords et deux extrémités.

La *face externe*, postérieure ou supérieure, est libre, convexe et présente une foule de lignes peu saillantes, longitudinales, parallèles les unes aux autres et très apparentes sur les ongles des orteils particulièrement. On y remarque souvent, en outre, d'autres saillies, transversales et disposées en escalier de l'extrémité libre vers l'extrémité adhérente de l'ongle (1). Enfin, vers la racine, cette face de l'ongle est marquée d'une tache blanche, semi-lunaire, appelée *lunule*, et souvent elle est recouverte par un prolongement d'épiderme qui cesse bientôt, usé qu'il est par les frottemens.

La *face interne*, antérieure ou inférieure, est adhérente. Elle présente une foule de sillons longitudinaux, parallèles, dans lesquels sont reçues les lignes papillaires de la peau du follicule sur lequel elle est appuyée. Près de la pulpe des doigts, cette face adhère plus intimement que partout ailleurs.

Les *bords* des ongles sont libres en avant, et enfoncés en arrière dans un sillon cutané analogue à celui qui reçoit leur extrémité postérieure. Ils sont plus minces en arrière qu'en avant.

L'*extrémité antérieure* ou inférieure est libre, un peu recourbée, et plus ou moins prolongée, suivant qu'elle a été ou non excisée. Abandonnée à elle-même, cette extrémité se recourbe en un crochet analogue à ceux des serres des oiseaux de proie, et embrasse la pulpe des doigts ou des orteils.

L'*extrémité adhérente* est reçue dans un sillon peu profond que

(1) On verra plus loin quelle est la raison de cette disposition.

forme la peau, en se réfléchissant pour passer sous l'ongle, après s'être avancée d'une ligne environ sur sa face externe. Cette extrémité est mince, molle et enfoncée d'une à deux lignes dans le sillon qui a été indiqué.

La partie cornée des ongles est formée de lames superposées et concentriques, comme les cornes des bœufs. Ces lames ne mesurent pas par leur longueur toute la longueur de l'ongle: la plus superficielle est plus ou moins éloignée, par son extrémité supérieure, de l'extrémité adhérente de l'ongle; celle qui vient après, est un peu moins avancée; et ainsi de suite, jusqu'à celle qui touche immédiatement le derme de la peau du follicule (1). De cette sorte, l'ongle est à son maximum d'épaisseur au niveau du point où il cesse d'adhérer à la peau du doigt, et il diminue et devient presque tranchant vers ses extrémités (2).

Le *follicule ou la matrice de l'ongle* est formé par toute cette portion de la peau du doigt, à laquelle l'ongle est adhérent (3). Pour le constituer, la peau qui revêt le dos de la phalangette, se réfléchit de bas en haut ou d'avant en arrière, s'applique à elle-même, et, après une ligne ou une ligne et demie de cette marche rétrograde, elle se réfléchit une seconde fois et reprend sa direction première, pour aller se continuer avec la peau de la pulpe du doigt.

Le follicule de l'ongle ne constitue qu'une cavité fort incomplète; il est essentiellement formé par le derme de la peau. Il est pourvu d'une foule de papilles disposées en séries longitudinales et parallèles, reçues dans les sillons également longitudinaux et parallèles de la face adhérente de l'ongle. L'épiderme de la peau qui forme le follicule de l'ongle se réfléchit d'abord comme le derme, vers la racine de celui-ci; mais bientôt, et avant le derme, il se réfléchit une seconde fois et revient sur la face convexe de l'ongle, où il ne tarde pas à être détruit par les frottemens.

(1) Certains ongles très prolongés des orteils des vieillards présentent une forme en escalier qui ne laisse aucun doute sur cette disposition.

(2) L'extrémité libre est ordinairement tranchante, elle n'offre une disposition différente que lorsqu'elle a été réséquée.

(3) C'est une erreur assez commune de n'appeler matrice des ongles que le sillon cutané qui reçoit l'extrémité adhérente et les bords de ces lames cornées.

Développement. Les ongles résultent d'une hypertrophie du corps muqueux de la peau, dans le lieu spécial de leur développement. Leur accroissement en longueur et en épaisseur se fait par addition de couches successives, sécrétées par la peau au-dessous des premières formées, couches qui sont refoulées au fur et à mesure en dehors, et poussées de l'extrémité adhérente vers l'extrémité libre de l'ongle. Pour bien comprendre cette sorte de locomotion successive (1) des lames de l'ongle, il faut se rappeler que la matrice de celui-ci s'étend jusqu'à la pulpe du doigt, et qu'en ce point, l'ongle adhère à la peau plus intimement que partout ailleurs. Il résulte de cette circonstance, en effet, que la couche cornée qui est sécrétée à tous les instans sur la surface de la peau, soulève la couche qui la recouvre plus facilement qu'elle ne la détache à son extrémité antérieure ou inférieure, qu'elle la recourbe vers ce point en une sorte de crochet, à la concavité duquel correspond son extrémité la plus avancée, et qu'après s'être ainsi emboitée avec elle, elle la pousse vers l'extrémité libre du doigt. La disposition légèrement recourbée que présente la paroi du follicule des ongles, sur laquelle ceux-ci se moulent dans leur développement, est l'unique cause de leur tendance à se recourber en bas, comme je l'ai dit en commençant (2).

Propriétés. Le follicule est la seule partie organisée et vivante de l'ongle ; il est lui-même un simple produit, dans lequel les

(1) Faites une marque à un ongle près de sa racine, vous la verrez s'avancer de jour en jour vers l'extrémité du doigt.

(2) On se forme généralement les idées les plus fausses touchant l'accroissement des ongles, parce que l'on s'est d'abord représenté leur matrice comme uniquement formée par le sillon qui reçoit leur extrémité adhérente, et que l'on considère ces lames cornées comme végétant de ce point vers la pulpe des doigts. Il est peu difficile d'établir tout ce que cette doctrine a d'incomplet et d'inexact. D'abord quand un ongle a été arraché par une violence extérieure, sans que son follicule ou sa matrice ait été altéré, le corps muqueux se durcit dans toute l'étendue de ce follicule, pour donner naissance à un nouvel ongle, et l'on ne voit pas cet ongle sortir du fond du sillon supérieur, à moins que la matrice n'ait été altérée partout ailleurs, cas dans lequel, au reste, la production nouvelle est essentiellement informe. En second lieu, si l'ongle naissait du sillon indiqué, on ne comprendrait pas l'adhérence de sa face inférieure depuis ce sillon jusqu'à la pulpe des doigts, comme elle a lieu.

vaisseaux et les nerfs ne pénètrent jamais. Tout ce qu'on dit généralement de la vitalité des ongles et de leurs maladies, se rapporte exclusivement à leur follicule. La partie cornée des ongles possède la même composition chimique que la substance des poils, elle est principalement formée de mucus; on y trouve également un peu de soufre; ce qui explique pourquoi elle devient noire, quand elle est en rapport pendant un certain temps avec des préparations de plomb.

Les poils.

Les poils sont des prolongemens cornés, adhérens à la peau par une de leurs extrémités, et libres par l'autre. On distingue dans les poils, comme dans les ongles, *la partie cornée* et *le follicule*.

La *partie cornée* des *poils*, le poil proprement dit, a la forme d'un cône extrêmement alongé. Sa longueur, son volume, offrent de nombreuses variétés, que l'on trouvera longuement exposées dans les traités d'anatomie générale (1). Leur base est renflée et creusée d'une cavité infundibuliforme. Leur sommet est plus ou moins effilé; le plus souvent il est simple, quelquefois on le trouve bifide ou même trifide. Dans leur partie moyenne, les poils présentent des inégalités que la simple vue ne révèle pas, mais qui sont très sensibles au microscope; quelques anatomistes sont même allés, sous ce rapport, au-delà de ce que démontre la rigoureuse observation, en assurant que les inégalités des poils forment autour d'eux des lignes spiroïdes. Les poils sont formés de couches emboîtées les unes dans les autres, comme on l'observe pour les cornes du bœuf, parties desquelles ils ne diffèrent, au reste, que par leur exiguité.

Le *follicule* ou *bulbe des poils*, si bien étudié par *Chirac* et par M. *Gautier*, est fort analogue au follicule simple que j'ai précédemment décrit. Comme lui il est formé par une dépression de la peau, et il fait une saillie plus ou moins prononcée

(1) Il y a trois espèces de poils, 1° les poils qui constituent le *duvet*, ceux de la peau du fœtus, ceux avec lesquels on fabrique les tissus de cachemire. 2° Les poils *ordinaires*, ceux qui forment les cheveux, qui recouvrent le pubis, etc. 3° les poils roides qui constituent les moustaches des chats, des rongeurs, etc.

au-dessous de cette membrane; comme lui enfin, il est plongé dans le tissu cellulaire sous-cutané par sa face externe, tandis que sa face interne présente une cavité rétrécie vers son goulot.

Du fond de la face interne du follicule pilifère, s'élève une saillie qui constitue la papille du poil, et qui ne diffère des autres papilles de la peau, que par son plus grand développement. Cette papille est conique. Sa base appuie sur le fond du follicule, et son sommet est reçu dans la cavité infundibuliforme du poil.

Dans le point qui correspond à la base de la papille, la surface extérieure du follicule pilifère présente un pédicule simplement nerveux suivant M. Gautier, nerveux et vasculaire d'après Béclard, pédicule spécialement destiné à la papille (1).

Le goulot du follicule pilifère présente plusieurs petits follicules secondaires, qui sécrétent une matière grasse destinée à la lubrifaction du poil.

Le derme constitue la partie essentielle des parois des follicules pilifères, et est placé tout-à-fait en dehors. L'épiderme s'enfonce un peu dans le goulot de ces follicules, mais bientôt il se réfléchit sur le poil et sort avec lui, pour disparaître ensuite détruit par le frottement. Le corps muqueux se prolonge aussi dans la paroi folliculaire et, à la base du poil, il se continue avec lui. Le poil lui-même n'est, en réalité, que le corps muqueux de la peau hypertrophié au niveau de la papille; on ne trouve pas seulement en lui la couche albide superficielle, la couche de matière colorante s'y rencontre également; il est de la même couleur que la peau, et il subit toutes les modifications de couleur qu'éprouve cette membrane.

Développement. Les poils se développent et s'accroissent comme les ongles: des couches cornées en forme de cônes creux sont sécrétées à la surface de leur papille; ces couches s'emboîtent réciproquement, de façon que la seconde repousse la première, et que celles-ci sont successivement et incessamment chassées par celles qui paraissent ensuite.

D'abord, le poil est renfermé dans son follicule, placé entre la papille et l'épiderme. Mais, lorsqu'il a acquis quelque lon-

(1) Rudolphi et M. le professeur Andral ont suivi des nerfs jusque dans la papille des moustaches du phoque. J'ai disséqué des nerfs palpébraux jusque dans les follicules des cils.

gueur, il refoule l'épiderme qui le recouvre et le déprime au delà du goulot de son follicule, jusqu'au moment où cédant à l'excès de la distension, cette membrane se déchire et le laisse se produire au dehors (1). Les plumes du jeune oiseau sur lesquelles ces observations sont faciles à répéter, se comportent exactement de la même manière.

Appuyés sur une papille conique que leurs couches cornées n'embrassent pas par la base, et dont ils ne peuvent conséquemment gêner la nutrition, les poils, bien différens des plumes sous tous ces rapports, s'accroissent indéfiniment. Lorsqu'on les coupe de temps en temps, leur pousse est vraiment extraordinaire; mais lorsqu'ils sont abandonnés à eux-mêmes, ils s'alongent très peu au delà de certaines limites qui sont différentes pour leurs différentes espèces. Les cils, par exemple, n'atteignent jamais la longueur des poils de la barbe, celle-ci ne se prolonge pas autant que les cheveux.

Propriétés. Les poils proprement dits ne sont pas plus vivans que les ongles; leur follicule seul appartient à l'organisation. Tout ce qu'on a dit de la sensibilité des poils, se rapporte exclusivement à cette partie. La plique polonaise qu'on a citée si souvent, pour établir la vascularité des poils, et dans laquelle ces parties, dit-on, répandent du sang, quand on les coupe près de la peau, est probablement une maladie de la papille pilifère seulement. Si l'on a réellement observé le saignement des poils dans cette circonstance, ce que je n'assure pas, ce phénomène a dû dépendre de la tumefaction de la papille, et de son élévation au dessus du niveau de la peau, dans la cavité du poil; de sorte qu'en coupant celui-ci, on intéresserait aussi son organe producteur, absolument comme chez le jeune oiseau, on intéresse la papille de la plume, en coupant celle-ci près de la peau.

(1) Dans son étui épidermique, le poil est déjà assez alongé, il est replié, contourné sur lui-même; aussi au moment où il perce cette enveloppe, il se déploie et se montre avec des dimensions qu'on ne lui supposait pas auparavant.

APPENDICE.

Développement, variétés et usages de la peau.

Développement. La peau, chez le fœtus, se continue avec les enveloppes de l'œuf; peut-être même dans le principe est-elle produite, ainsi que l'embryon tout entier, par une sorte de végétation intérieure de celles-ci, comme je le dirai par la suite (1). Quoi qu'il en soit, la peau est d'abord fort mince, rougeâtre, transparente et à peine recouverte d'épiderme.

Les follicules et les phanères ne commencent à se montrer que vers le troisième mois de la grossesse. A cette époque, les premiers sécrètent une matière blanchâtre qui lubrifie la peau, et la protège contre l'action des fluides au sein desquels elle est plongée. Les poils en particulier sont d'abord très nombreux et très ténus, ils recouvrent tout le corps sous la forme d'un duvet lanugineux très-fin et soyeux. Ces premiers poils cependant ne tardent pas à tomber, on les trouve dans le fluide intérieur de l'œuf (2), et même dans les voies digestives du fœtus (3). D'autres poils plus forts et persistans, naissent ensuite avant la naissance et vers cette époque. D'autres enfin, paraissent à la face, au pubis, etc. vers l'époque de la puberté.

Chez l'adulte, la peau est plus dense que dans le jeune âge, elle devient calleuse en certains points, à la paume des mains et à la plante des pieds.

Enfin, chez le vieillard, les poils blanchissent et tombent, la peau devient coriace, elle perd de son élasticité, et présente des rides d'autant plus prononcées que la graisse sous-cutanée est moins abondante.

Variétés. Chez la femme, la peau est plus fine, plus blanche et moins velue que chez l'homme. Chez les hermaphrodites, êtres essentiellement imparfaits, et qui, dans l'espèce humaine, n'appartiennent jamais complètement aux deux sexes, la peau présente des caractères mixtes qui la rapprochent de celle du sexe

(1) Voyez l'histoire de l'œuf.

(2) L'eau de l'amnios.

(3) Béclard a soutenu cette opinion. Toutefois je dois dire que mes observations ne sont pas tout-à-fait d'accord avec les siennes sous ce rapport.

vers lequel incline l'organisation. Chez les eunuques, la peau revêt les mêmes caractères.

La peau est blanche dans la race caucasique, elle est olivâtre dans la race mongole, cuivrée chez les Américains et noire chez les nègres.

Usages. La peau est à la fois un organe de *sensibilité*, de *protection*, d'*excrétion*, d'*absorption*, et peut être d'*hématose*. Au moins, les observations de Nysten, les expériences de M. Edwards, et quelques faits d'embryogénie que je citerai plus tard, tendent à faire admettre qu'elle remplit cette dernière fonction, non seulement chez l'adulte, mais encore pendant la vie intra-utérine.

DEUXIÈME GENRE.

APPAREIL DE L'OLFACTION.

L'organe essentiel de l'olfaction est constitué par la plus simple de toutes les modifications de la membrane tégumentaire. Il est logé dans deux cavités anfractueuses creusées au milieu de la face, placées à l'entrée des voies aériennes, et qui peuvent être regardées comme un épanouissement de celles-ci. L'appareil entier se compose : 1° d'une partie extérieure, le *nez*, propre à recevoir et à transmettre les matériaux de la sensation, 2° des *fosses nasales*, sur lesquelles se trouve plus spécialement déployée la membrane olfactive ou *pituitaire*.

SECTION PREMIÈRE.

Du nez.

Le nez (1) est situé à la partie moyenne et supérieure de la face, au-dessus de l'ouverture antérieure des fosses nasales qu'il recouvre en forme de chapiteau. Il est limité, en haut, par le front, en bas, par la lèvre supérieure, et sur les côtés, par les joues et les cavités orbitaires. Sa forme est celle d'une pyramide triangulaire dont la base est en bas et le sommet en haut. Sa base offre deux ouvertures nommées *narines*, ouvertures toujours béantes

(1) Ῥὶν des grecs, *nasus* des latins.

pour le passage de l'air, de forme variable, circonscrites en dehors par les *ailes du nez*, et séparées l'une de l'autre par une cloison médiane qui se termine inférieurement à la lèvre supérieure. En arrière, il est appuyé sur la partie antérieure des fosses nasales. Séparées des paupières, en haut, par le sillon *naso-palpébral*, ses faces latérales se distinguent des joues, en bas, par le sillon *naso-génien*, sillon plus marqué et plus profond que le précédent. Ces deux faces se réunissent sur la ligne médiane, pour constituer le *dos du nez;* et celui-ci, à son tour, se termine inférieurement par une éminence nommée le *lobe*. Le sommet ou la racine du nez est convexe transversalement, concave de haut en bas, et marqué par une dépression qui sépare cette partie du front et des sourcils.

Les variétés de forme du nez sont très nombreuses : elles affectent la totalité de l'organe, ou seulement une ou plusieurs de ses parties; les principales sont celles qui portent sur sa forme, son volume et sa direction. La plupart regardent plutôt les peintres que les médecins, car elles modifient plus la physionomie qu'elles n'altèrent les fonctions de l'organe. Les auteurs s'accordent cependant à les rapporter à quatre types généraux, qui sont fondés presque tous sur la disposition du dos du nez, et qui embrassent les différentes formes nationales ou étrangères de cette partie. Ainsi, chez l'un, le nez est *aquilin*, chez l'autre, *camard*, chez celui-ci, *épaté*, chez celui-là, *retroussé*.

Les variétés de forme d'une seule partie du nez sont presque infinies : ici les narines ne présentent qu'une simple fente; là, au contraire, elles sont fortement élargies et dirigées en dehors; tantôt la cloison et les ailes sont placées sur le même niveau; tantôt celles-ci sont plus élevées; quelquefois une dépression transversale indique le point de réunion des os propres et des cartilages, etc., etc. Enfin les habitudes des divers peuples peuvent encore augmenter le nombre des variétés du nez. Ainsi, les pressions exercées de bonne heure sur le nez, chez ceux où l'épatement passe pour une beauté, les tiraillemens exercés sur la sous-cloison ou sur les ailes du nez, chez ceux qui y suspendent des bijoux, doivent nécessairement en modifier la forme particulière.

Le volume du nez n'offre pas moins de variétés. Sa direction, suivant Béclard, est oblique à droite ou à gauche, suivant qu'on a l'habitude de se moucher de la main droite ou de la gauche. On peut même ajouter que la direction des narines prouve la destination de l'homme à la station bipède; car, dans la station quadrupède, elles seraient très mal disposées pour recevoir les émanations odorantes.

Structure. Le nez est principalement formé de parties solides qui en forment la base ou le squelette, et de parties molles appliquées sur celui-ci.

CHAPITRE PREMIER.

Squelette du nez.

Le squelette du nez est osseux supérieurement, et cartilagino-membraneux inférieurement. Sa portion osseuse, formée par les os propres et par les apophyses montantes des os maxillaires supérieurs, a été décrite dans l'ostéologie. Sa portion cartilagineuse et membraneuse doit seule trouver place ici.

ARTICLE PREMIER.

Cartilages du nez.

Santorini a décrit dans le nez onze cartilages; mais évidemment il a pris des noyaux cartilagineux accidentels pour des cartilages normaux. On en admet généralement cinq, qui sont : les *cartilages latéraux*, le *cartilage de la cloison*, *ceux des ouvertures des narines* et *ceux des ailes du nez*, auxquels il faut ajouter encore des noyaux irréguliers développés entre ceux-ci et le cartilage de la cloison.

Cartilage de la cloison.

Ce cartilage est le plus considérable de tous ceux du nez. Il appartient autant aux fosses nasales qu'au nez. Il est vertical, situé sur la ligne médiane, intermédiaire aux deux narines, ordinairement plane, quelquefois cependant un peu dévié à droite ou à gauche, le plus souvent dans ce dernier sens. Sa forme est triangulaire. Ses deux faces sont recouvertes par la pituitaire. Son bord supérieur épais, rugueux et oblique en arrière, s'unit, par une sorte d'incrustation solide, à la lame perpendiculaire de l'ethmoïde. Son bord antérieur se confond, en haut, avec les cartilages latéraux du nez, tandis qu'inférieurement, libre, convexe, arrondi, dirigé en bas, il est intermédiaire aux deux cartilages des narines. Son bord inférieur est reçu entre les deux lames du bord antérieur du vomer.

M. Cruveilhier a décrit sous le nom de *prolongement caudal* de ce cartilage, une bandelette de même substance qui se détache de lui au niveau de l'angle rentrant que la lame perpendiculaire de l'ethmoïde forme avec le vomer, parcourt l'intervalle des deux lames de ce dernier, et va se fixer au rostrum du sphénoïde; cette disposition est spécialement propre aux jeunes sujets.

Variétés. Le cartilage de la cloison est le plus épais de ceux du nez; il offre même parfois quelques points d'ossification chez les sujets avancés en âge. Il n'est pas rare d'y trouver un ou plusieurs trous complets qui font communiquer les deux fosses nasales.

Cartilages latéraux.

Au nombre de deux, ces cartilages de grandeur variable, de forme triangulaire, occupent les parties latérales du nez. Leur face externe est recouverte par les muscles pyramidal et transverse. Leur face interne est en rapport avec la membrane pituitaire. Leur bord postérieur, en même temps supérieur, s'unit, en haut, par du tissu fibreux serré, aux os propres du nez et aux apophyses montantes des os maxillaires supérieurs. Leur bord inférieur répond, en avant, au cartilage de l'ouverture nasale, et en arrière, à la membrane fibreuse de l'aile du nez. Leur bord antérieur est confondu avec celui du côté opposé sur le dos du nez. L'union de ces cartilages avec celui de la cloison est si intime en ce point, qu'on peut les considérer comme une dépendance de celui-ci. On peut même dire que, si l'on en a fait trois parties distinctes, c'est parce qu'au niveau de cette union, on remarque une rainure longitudinale qui en a imposé pour une véritable séparation.

Cartilages des ouvertures du nez.

Ces cartilages appartiennent aux ouvertures nasales inférieures, qu'ils maintiennent toujours béantes. Ils sont au nombre de deux, de grandeur variable, et recourbés sur eux-mêmes en forme de demi-ellipse.

Les cartilages des ouvertures du nez présentent deux *branches*, l'une interne, l'autre externe.

La *branche interne*, située ordinairement un peu plus bas que l'externe, est horizontale et contiguë à la cloison. Large en avant, elle se termine en arrière par une extrémité amincie qui tient médiatement à l'épine nasale. Sa face interne est séparée de celle du côté opposé, inférieurement, par un tissu cellulaire lâche et lamelleux, et supérieurement, par le cartilage de la cloison. Sa face externe est recouverte par la pituitaire. Son bord inférieur concourt à former la *sous-cloison*, et est en rapport avec la peau; le supérieur, mince et festonné, est uni, par du tissu fibreux, au cartilage de la cloison du nez.

La *branche externe* dirigée un peu obliquement en haut et en arrière, se termine par une pointe qui se perd dans la membrane fibreuse de l'aile du nez. Cette branche est extrêmement mince, et placée au-dessous de l'aile du nez.

Au point de réunion de ses deux branches, le cartilage des narines s'élargit pour former le *lobe du nez*.

ARTICLE SECOND.

Membrane fibreuse des ailes du nez.

Placée un peu en arrière des ailes du nez, entre le cartilage latéral et celui de l'ouverture de la narine, cette membrane est à peu près triangulaire. Elle adhère en haut et en bas aux deux cartilages qui viennent d'être nommés. En arrière, elle s'insère sur la partie latérale de l'ouverture de la fosse nasale. En dedans, elle est tapissée par la membrane pituitaire. En dehors, elle est en rapport éloigné avec la peau, et donne insertion à quelques fibres du muscle triangulaire du nez.

Chez l'adulte, cette membrane renferme dans son épaisseur plusieurs noyaux cartilagineux irréguliers.

CHAPITRE DEUXIÈME.

Parties molles du nez.

Les parties molles du nez se composent d'une couche dermoïde placée en dehors, d'une couche muqueuse placée en dedans de lui, de muscles, de vaisseaux et de nerfs.

Couche dermoïde. La peau du nez diffère peu de celle du reste de la face : elle est fine, lisse et dépourvue de poils. Peu adhérente supérieurement, elle l'est bien plus inférieurement, surtout autour de l'ouverture des narines, dans l'intérieur desquelles elle se continue avec la pituitaire. Inférieurement, elle acquiert beaucoup d'épaisseur et de densité, et offre un grand nombre de follicules sébacés, dont les orifices souvent visibles à l'œil, laissent sortir, quand on les presse, un fluide épais, blanchâtre et de forme vermiculaire.

Couche muqueuse. Elle fait partie de la membrane pituitaire, et sera décrite à son occasion.

Muscles. Quatre muscles, le pyramidal, le triangulaire, quelques fibres de l'élévateur commun de l'aile du nez et de la lèvre supérieure et le myrtiforme, entrent dans la structure du nez (1).

Vaisseaux et nerfs. Ces élémens du nez seront décrits par la suite ; disons seulement par anticipation, que les artères viennent de la faciale, de l'ophtalmique et de la maxillaire interne, que les veines sont analogues aux artères, et que les lymphatiques se rendent dans les ganglions parotidiens et sous-maxillaires.

SECTION DEUXIÈME.

Des fosses nasales.

Quoique les fosses nasales aient été décrites dans l'ostéologie, il est encore nécessaire de les étudier ici, car l'aspect de ces cavités est bien différent quand on les examine recouvertes de leurs parties molles, ou à l'état sec : dans le dernier cas, leurs diamètres sont considérablement rétrécis, la plupart des saillies et des dépressions qui existent sur le squelette sont effacées par

(1) Voyez la *Myologie*.

la membrane *pituitaire* qui s'y déploie, et qui pénètre dans leurs anfractuosités. On comprend, du reste, que je ne puis pas revenir sur le squelette des fosses nasales; au moins, il ne doit plus être considéré maintenant que dans ses rapports avec la membrane pituitaire.

Membrane pituitaire.

Ainsi nommée à cause du mucus qu'elle sécréte, mucus que les anciens appelaient *pituite*, appelée aussi *olfactive* ou *membrane de Schneider*, du nom de l'anatomiste qui anciennement en a donné la meilleure description, la membrane pituitaire constitue l'organe essentiel de l'odorat. Elle appartient à la fois au nez et aux fosses nasales proprement dites. Formée en avant par un prolongement de la peau, dont elle conserve tous les caractères pendant quelques lignes, elle se continue en arrière, sans démarcation sensible, avec la membrane muqueuse du pharynx et de la trompe d'*Eustachi*.

Le trajet de la pituitaire est très compliqué: après avoir recouvert le plancher des fosses nasales et la cloison, sans former de repli et sans offrir rien de remarquable, elle arrive à la voûte de ces cavités, et tapisse, au *milieu*, la lame criblée de l'ethmoïde dont elle ferme tous les trous, en *avant*, la face postérieure des os du nez, en *arrière*, le corps du sphénoïde. Dans ce dernier point, la membrane pituitaire pénètre dans le sinus sphénoïdal, après avoir fourni à son orifice un repli qui le rétrécit un peu.

De la voûte la membrane pituitaire se porte sur la paroi externe des fosses nasales, et devient beaucoup plus compliquée: d'abord, elle revêt la lame plane de l'ethmoïde et le cornet supérieur, au bord libre duquel elle forme un repli qui prolonge en arrière ce cornet, et recouvre le trou sphéno-palatin, par lequel elle reçoit des vaisseaux, des nerfs et un prolongement du périoste de la fosse sphéno-maxillaire; ensuite elle pénètre dans le méat supérieur, s'engage dans les cellules ethmoïdales postérieures, se porte sur le cornet moyen, sur lequel elle forme encore un repli qui se prolonge moins loin en arrière que le précédent.

De la face convexe du cornet moyen, la pituitaire s'étend

dans le méat moyen, et pénètre, en avant et en haut, dans les cellules ethmoïdales antérieures qui la transmettent par l'infundibulum aux sinus frontaux. Un peu en arrière de l'infundibulum, quelquefois même au milieu de son trajet, parce qu'alors les deux orifices sont communs, elle entre dans le sinus maxillaire, par une ouverture souvent très étroite, et forme au pourtour de cette ouverture un repli considérable, dans lequel se trouve un corps glanduleux particulier. Ce repli retrécit singulièrement l'entrée du sinus qui se présente alors comme une espèce de canal membraneux, étroit, oblique d'avant en arrière, et caché en avant par une lame osseuse également recouverte par la pituitaire.

Du méat moyen, cette membrane se porte sur le cornet inférieur, lui adhère peu intimement, et forme en arrière un repli qui descend plus bas que lui, et qui augmente, en ce point, la largeur du méat moyen.

Parvenue au méat inférieur qu'elle investit, la pituitaire s'engage en avant dans le canal nasal, pour se continuer de la sorte avec la conjonctive par les conduits lacrymaux. Mais avant de monter dans ce canal, elle forme à son orifice un repli valvulaire à bord inférieur, flottant dans la fosse nasale, plus ou moins marqué suivant les individus, mais qui quelquefois en rétrécit singulièrement l'entrée. Jamais je n'ai rien trouvé dans ce repli qui pût me faire croire au petit muscle sphincter que quelques anatomistes ont cru y observer.

Enfin, du méat inférieur la pituitaire arrive au plancher des fosses nasales, d'où je l'ai supposée partie.

Il est évident que les anfractuosités, les sinus et les saillies osseuses ne sont si nombreuses, dans les fosses nasales, que pour donner dans un petit espace une étendue considérable à la pituitaire. Les animaux, en effet, qui se distinguent par la délicatesse de leur odorat, les chiens, par exemple, sont encore mieux partagés que l'homme, sous ce rapport; car, chez eux, le cornet inférieur se divise en deux lames, qui se subdivisent à leur tour; et après une dichotomie multipliée, ces lames forment un nombre considérable de petits canaux.

Structure. La pituitaire diffère des autres membranes muqueuses par sa mollesse et par sa grande épaisseur. Sa couleur rouge, variable suivant les divers points, est cependant son caractère le plus dominant, et tient au sang qui s'y trouve en état de circulation. Ses nombreux vaisseaux lui donnent même une structure véritablement érectile.

Deux feuillets entrent dans la composition de cette membrane ; l'un externe, fibreux, dense, résistant, qui représente le périoste ou le périchondre des fosses nasales; l'autre interne, muqueux. L'union de ces deux feuillets est si intime qu'on ne peut arracher l'un sans l'autre. A la voûte, le feuillet fibreux est fortifié par des prolongemens de la dure-mère qui se rendent vers lui à travers les trous de la lame criblée.

Le feuillet muqueux est spongieux, rouge, mou; il doit son épaisseur à un chorion très prononcé. Par la macération, il se gonfle, et l'on voit flotter à sa surface une infinité de villosités, que Bichat regarde comme particulièrement nerveuses; mais qui n'ont pas toutes absolument la même organisation : M. Ribes a montré, effectivement, que les antérieures et inférieures sont plus vasculaires que nerveuses, et que l'inverse a lieu pour les supérieures.

Quelques anatomistes ont nié qu'il existât des glandes dans la pituitaire : elles y sont, en effet, difficiles à constater, mais elles s'y rencontrent pourtant. Si l'on enlève la couche fibreuse de cette membrane, on remarque à l'œil nu ou armé du microscope, de petites granulations si serrées qu'on dirait, comme l'avance Bichat, qu'elles forment une veritable couche glanduleuse identifiée avec son tissu. M. H. Cloquet dit même qu'après la macération, on voit distinctement à la partie antérieure de la cloison, une surface d'un blanc rougeâtre et de l'étendue du petit doigt, formée par la réunion d'un grand nombre de follicules, qui s'ouvrent dans une grande lacune transversale et commune à la plupart d'entre eux, ainsi que l'avaient indiqué *Sténon* et *Ruysch*.

Quoi qu'il en soit, sur toute l'étendue de la membrane pituitaire, mais particulièrement sur la cloison et dans la partie postérieure des méats, on voit une infinité de pertuis qui sont probablement les orifices excréteurs de glandules. J'ajouterai même que dans l'épaisseur du repli que la pituitaire forme à l'entrée du sinus maxillaire, existe un amas beaucoup plus considérable de ces follicules, qui représente une glande très developpée chez quelques animaux, chez le sanglier, par exemple.

Près de l'ouverture des narines, la pituitaire très analogue à la peau, est surmontée de poils nommés *vibrissæ*, poils de coloration variable, roides, souvent bifurqués ou trifurqués à leur sommet, et probablement destinés à empêcher l'introduction des corps qui voltigent dans l'air.

Du reste, l'aspect de la membrane pituitaire varie beaucoup, suivant le point où on la considère. Dans les sinus en particulier, elle est pâle, lisse, sans villosités, et si mince, qu'on la prendrait pour une membrane séreuse; son feuillet fibreux est peu prononcé, et adhère fort peu aux os; ses vaisseaux et ses nerfs sont peu nombreux, et sa sensibilité est moindre que celle de la même membrane dans les autres points des fosses nasales. On ne sait pas bien encore la part que la pituitaire des sinus prend à l'olfaction; cependant, comme les animaux qui ont l'odorat le plus délicat, sont généralement ceux qui ont les sinus les plus vastes, il est probable que, chez eux du moins, elle concourt activement à la fonction.

Par la dessication, la pituitaire devient très-mince et presque transparente. A l'humidité, elle se putréfie promptement, et son feuillet muqueux s'enlève sous forme de pulpe grisâtre. Dans l'eau bouillante, elle devient gélatineuse. La potasse la saponifie, et l'acide sulfurique la colore en gris tirant sur le noir.

Vaisseaux et nerfs. Les artères de la pituitaire sont fournies par la faciale, par l'ophtalmique, et par la maxillaire interne.

Ses veines suivent généralement la direction des artères; on doit en excepter seulement la veine émissaire du trou fronto-ethmoïdal qui remonte vers le sinus longitudinal supérieur, et quelques autres qui traversent le sphénoïde pour gagner les sinus *caverneux*, *transverse* et *coronaire*. La circulation de la pituitaire, comme on le voit, est liée d'une manière remarquable à celle du cerveau (1).

Ses lymphatiques sont généralement peu connus. Quelques-uns accompagnent les vaisseaux sanguins, et vont se jeter dans les ganglions cervicaux. M. Cruveilhier, en piquant la pituitaire avec un tube à injection rempli de mercure, a vu que

(1) Pour les conséquences pratiques de cette liaison, Voyez mon *Anat. topog.*

dans cette membrane, comme dans les autres muqueuses, il y avait deux réseaux lymphatiques, l'un *profond*, s'ouvrant dans les veines, l'autre *superficiel*, indépendant du premier.

Ses nerfs émanent de deux sources : de l'olfactif et de la cinquième paire. Un ganglion, le *sphéno-palatin*, placé sur le trajet de la seconde branche de la troisième paire, lui est spécialement destiné.

Sécrétion. La pituitaire sécrète un fluide visqueux, blanchâtre, inodore, d'un goût légèrement salé, destiné à la protéger contre l'action de l'air et, selon quelques auteurs, à dissoudre et à fixer les molécules odorantes. Peu putrescible, peu soluble, même dans l'eau chaude, ce mucus forme, quand on le dessèche, une croûte dure et jaunâtre. Les acides et les alcalis agissent diversement sur lui. C'est au milieu des fosses nasales et sur les cornets qu'il est sécrété en plus grande abondance. Il est difficile d'expliquer comment celui des sinus maxillaires est versé au dehors; et Bichat lui-même avoue son embarras à cet égard.

APPENDICE.

Développement, variétés et usages de l'appareil olfactif.

Développement. Vers la fin du deuxième mois de la vie intra-utérine, les narines paraissent sous forme de deux petites ouvertures. Un peu plus tard, le nez fait une légère saillie; mais ce n'est que vers la fin du troisième mois que commence la structure cartilagineuse de cette partie.

Chez le fœtus et chez le jeune enfant, le nez est constamment petit proportionnellement aux autres parties de la face, et la pituitaire est très mince, bien qu'elle soit déjà très riche en vaisseaux, comme l'attestent les hémorrhagies nasales qui ont lieu si facilement à cette époque. Au niveau de l'orifice du sinus maxillaire, la pituitaire du fœtus forme un bourrelet épais, comme pour fournir à son extension dans le sinus lorsqu'il se développe; mais comment s'y étend-elle? Ce point a besoin d'être encore étudié.

Chez le vieillard, la pituitaire perd en rougeur ce qu'elle gagne en densité, elle devient également moins sensible.

Variétés. L'appareil olfactif offre encore de très nombreuses variétés, indépendamment de celles de la forme dont j'ai déjà parlé. Lorsque les nerfs olfactifs manquent, ordinairement les narines manquent aussi; tantôt tout-à-fait, tantôt en partie : je possède une tête sur laquelle la cloison et la lame criblée de l'ethmoïde étaient seules absentes dans ce cas. Les narines peuvent être très rétrécies ou même bouchées. D'autres fois les cavités orale et olfactive communiquent ensemble, etc.

Usages. Le nez ne sert pas seulement à l'ornement du visage; il protège encore la pituitaire contre l'action des corps extérieurs, et dirige les molécules odorantes en haut, sur le point de la membrane où s'exerce particulièrement la sensation (1).

Les fosses nasales ne sont pas seulement la partie la plus importante de l'appareil olfactif, elles servent en outre à la respiration, à la phonation et à l'excrétion des larmes. Lié intimement à l'appareil du goût, celui de l'olfaction se trouve précisément au-dessus de lui, et sur un plan plus antérieur que le sien, de sorte qu'avant d'être ingéré, l'aliment est soumis à son exploration.

TROISIÈME GENRE.

Appareil de la gustation, ou la langue.

Quoique des expériences et des observations aient établi que diverses parties de la bouche et de l'isthme du gosier sont sensibles aux impressions sapides des corps, la langue cependant est surtout chargée du soin de recueillir ces impressions et de les transmettre au cerveau; aussi la considère-t-on, à bon droit, comme l'organe spécial du goût.

La langue se compose essentiellement, d'une portion modifiée de la membrane tégumentaire interne, portion appuyée sur un corps charnu compliqué qui lui imprime des mouvemens, à la faveur desquels elle contracte des rapports plus immédiats avec les corps extérieurs.

(1) Quand le nez a été enlevé, à la suite d'une plaie ou par une opération, les molécules odorantes des corps ne font plus sur la pituitaire qu'une faible impression; et l'on rend à la fonction sa perfection première, en corrigeant la perte de substance à l'aide d'un nez artificiel, ou mieux encore, en la réparant au moyen de la *rhinoplastie*.

La langue est placée dans la cavité buccale, à l'entrée du canal alimentaire, de manière à recueillir les impressions sapides des corps qui sont portés dans ce canal, et à permettre, jusqu'à un certain point, d'apprécier leurs qualités favorables ou contraires à l'organisation.

La langue est fortement aplatie de haut en bas. Son volume varie un peu suivant les individus, et suivant l'état de santé ou de maladie. Sa couleur est rosée comme celle des autres parties qui occupent l'intérieur de la bouche. Sa direction est un peu différente vers la base et du côté de la pointe: dans les deux tiers antérieurs elle est horizontale, tandis qu'elle est sensiblement verticale dans le tiers postérieur de l'organe.

On distingue à la langue deux faces, une supérieure et une inférieure, deux bords, une base et un sommet.

La *face supérieure* ou *dorsale* regarde en haut dans ses deux tiers antérieurs, et en arrière dans son tiers postérieur. Dans la première partie, elle concourt à la formation du plancher de la bouche; elle sert à la paroi antérieure du pharynx dans la seconde; tandis que dans un point intermédiaire elle concourt à la circonscription de l'isthme du gosier.

La face supérieure de la langue est marquée sur la ligne médiane par une dépression plus ou moins prononcée qui constitue le *raphé*. Sur le trajet de cette partie, et à la réunion de ses deux tiers antérieurs avec son tiers postérieur, on rencontre une ouverture terminée en cul-de-sac, dont le goulot regarde en avant, et qui constitue le *foramen cæcum* de Morgagni, lacune ou large follicule, du fond duquel on voit s'élever ordinairement une saillie renflée en tête, analogue aux *papilles fongiformes* qui vont être bientôt décrites.

De chaque côté du foramen, s'étendent deux séries de tubercules dirigées en avant et en dehors, qui forment un angle dont le sinus regarde en avant, et qui constituent le V de la langue. Dans tous les autres points, la face supérieure de cet organe est hérissée de saillies qu'on désigne indistinctement sous le nom de *papilles*, mais qui n'ont pas toutes les caractères de ces parties.

Quoi qu'il en soit, ces saillies diffèrent les unes des autres, sous le rapport de la forme, et ont été distinguées, pour cette raison, en quatre espèces. Les unes, *papilles coniques*, les plus nombreuses, occupent les deux tiers antérieurs de la face supérieure de la langue ; elles ont la figure d'un cône, comme leur nom l'indique ; elles sont obliquement dirigées en haut et en arrière, et communiquent à la langue de certains animaux une rudesse particulière qui n'est sensible que lorsqu'on frotte cet organe d'arrière en avant. D'autres, *papilles fongiformes*, beaucoup moins nombreuses que les premières et placées dans la même région qu'elles, ont la forme de clous ; elles sont terminées par une tête arrondie et implantées dans la membrane muqueuse au moyen d'une racine rétrécie. Celles-ci, *papilles lenticulaires*, occupent le tiers postérieur de la langue, au delà du foramen cœcum ; elles sont nombreuses, peu élevées, aplaties et lenticulaires, comme leur nom l'indique. Celles-là, *papilles calicinales* (Cuvier), les plus rares de toutes, constituent exclusivement les deux lignes du V de la langue ; elles sont formées par de véritables papilles fongiformes qui s'élèvent de l'intérieur de follicules particuliers, et qui dépassent le goulot de ceux-ci.

En résumé, les saillies papillaires qui hérissent la surface de la langue sont de deux ordres : les unes sont de véritables papilles, les autres sont des granulations glandulaires. Les papilles coniques et fongiformes appartiennent à la première catégorie. Les papilles lenticulaires se rapportent à la seconde. Enfin, les papilles calicinales font réellement le passage entre les premières et les secondes ; car elles sont formées par un follicule et par une papille véritables.

La *face inférieure* de la langue n'est libre que dans une très-petite partie de son étendue ; partout ailleurs elle est unie au plancher de la bouche par l'intermédiaire de la membrane muqueuse, de muscles, de vaisseaux et de nerfs. Dans sa portion libre, cette face offre sur la ligne médiane une dépression, dans le fond de laquelle s'insère le frein de la langue.

Le frein de la langue, placé de champ, plus ou moins long, plus ou moins prolongé vers la pointe de la langue, suivant les individus, présente la forme d'un triangle dont la base est tournée en avant, dont la pointe dirigée en arrière est reçue dans l'angle rentrant formé par la langue et par le plancher de la bouche, dont un bord adhère à la langue, l'autre au plancher de la bouche, et dont les deux faces sont libres.

En dehors du frein, la face inférieure de la langue présente, de chaque côté, une frange muqueuse denticulée, qui renferme les conduits excréteurs d'une petite glande sous-jacente (1).

Les *bords* de la langue sont libres en avant et adhérens, comme la face inférieure, en arrière. Ils sont revêtus par la membrane muqueuse et présentent quelques-unes des saillies papillaires qui appartiennent plus particulièrement à la région voisine de la face supérieure de l'organe.

La *base* de la langue est adhérente dans toute son étendue; elle tient à l'os hyoïde et à la région sus-hyoïdienne par des muscles, par des vaisseaux et par des nerfs.

La *pointe* de la langue est arrondie; cachée, dans l'état de repos, derrière les dents incisives inférieures, elle peut, dans d'autres circonstances, sortir de la bouche et s'en éloigner d'une certaine quantité. Parfois, elle est marquée, sur la ligne médiane, par une échancrure qui la fait paraître très superficiellement bifide.

Structure. Il est peu d'organes qui aient plus occupé les anatomistes que la langue, et dont cependant on ait plus long-temps ignoré la texture. Long-temps, à la vérité, on s'est borné à l'étudier superficiellement, se contentant de spéculations plus ou moins hypothétiques sur sa disposition intime. Galien, par exemple, considérait la langue comme *glanduleuse;* Colombus, Sennert, etc., la comparaient à une *éponge;* Volverda et Nicolas la représentaient comme *fongueuse;* Warthon un des premiers entrevit sa nature musculaire; mais il était réservé à l'immortel Malpighi de porter le flambeau de l'analyse sur ce sujet et de le traiter avec son habileté accoutumée.

Toutefois, malgré les travaux de Malpighi, tout n'avait pas été dit sur la langue; il restait encore quelques points de sa structure à éclaircir; beaucoup d'anatomistes modernes croyaient encore que son tissu était en grande partie *inextricable.* Des travaux plus récens de MM. Bauer, Gerdy, travaux auxquels j'ai pris aussi une assez grande part, ont levé tous les doutes à cet égard, et ont montré que la langue offre une organisation dont il est possible de préciser les plus minutieux détails.

Tout dans la langue se rapporte à la membrane muqueuse;

(1) La glande *linguale.*

c'est cette membrane qui doit être en rapport immédiat avec les corps sapides ; c'est pour elle que sont préparés les divers élémens qui forment le corps de l'organe ; c'est sur elle, en particulier, que s'insèrent la plupart des fibres qu'on y rencontre. Aussi convient-il de faire deux classes des parties qui entrent dans la composition de l'organe du goût : une qui a trait à la seule membrane muqueuse, et l'autre dans laquelle viennent se ranger les nombreux élémens qui forment le corps de la langue.

SECTION PREMIÈRE.

Membrane tégumentaire ou muqueuse de la langue.

La membrane tégumentaire de la langue remplit dans cet organe une double fonction ; elle recueille les impressions sapides des corps, et sert à écraser ceux d'entre ces corps dont la consistance est médiocre. Aussi ses parties nerveuses et son derme ont-ils reçu un développement considérable.

Appuyée sur le corps charnu de la langue, la membrane tégumentaire de cet organe lui adhère très fortement, et lui fournit de fréquens points d'insertion. Sa surface libre, continuellement baignée par le fluide buccal, est remarquable par les saillies papillaires ou glanduleuses dont il a été question précédemment, saillies qui appartiennent presque exclusivement à la région supérieure, aux bords et à la pointe de la langue. Cette surface est recouverte supérieurement par une matière limoneuse blanche ou jaunâtre, dont l'abondance et la qualité varient suivant l'état de santé ou de maladie.

La membrane muqueuse ne revêt qu'une petite partie de la face inférieure de la langue ; après un trajet fort court, elle se réfléchit pour se porter sur le plancher de la bouche, et auparavant forme trois replis que j'ai déjà mentionnés, le frein sur la ligne médiane, et latéralement les deux franges sous-linguales.

Supérieurement cette membrane se porte de la langue vers le larynx et vers les parties latérales de l'isthme du gosier. Dans le premier point, elle forme le repli *glosso-épiglottique* ou frein de l'épiglotte ; dans le second, elle concourt à la constitution *du pilier antérieur du voile du palais*.

Structure. Le derme de la membrane muqueuse de la langue est très épais et très dense. Il est formé de fibres albuginées ou fibro-cellulaires entrecroisées obliquement et mélangées de matière cartilagineuse. M. Gerdy le considère comme constitué par du tissu jaune vers la base de la langue.

Les papilles et les organes sécréteurs qui font partie du derme de cette membrane sont très développés. Les papilles abondent dans les deux tiers antérieurs; les organes sécréteurs appartiennent surtout au tiers postérieur.

Les papilles sont formées dans la langue, comme ailleurs, par la terminaison des vaisseaux et des nerfs de la membrane muqueuse ; l'élément nerveux y prédomine, de sorte qu'elles sont particulièrement destinées à la sensibilité gustative. On doit surtout distinguer deux espèces de papilles linguales sous le rapport de la structure : les fongiformes, les plus rares de toutes, sont aussi les plus éminemment nerveuses, tandis que les papilles coniques si remarquables par leur nombre, sont plus vasculaires que nerveuses, et ont une destination différente de celle des premières. Toutes les papilles véritables sont enveloppées d'un étui corné que leur forme l'épiderme, comme je le dirai plus loin. Mais bien différentes sous ce rapport, les papilles fongiformes ont un étui ouvert à son extrémité, et duquel elles peuvent sortir pour se mettre en rapport immédiat avec les corps sapides, tandis que les papilles coniques sont enveloppées d'une manière complète. Je ne saurais mieux comparer les papilles coniques, revêtues de leur étui corné, qu'aux papilles des poils, lorsqu'elles sont recouvertes par ceux-ci. Chez certains animaux, les papilles linguales sont recouvertes d'étuis épidermiques, beaucoup plus durs que ceux qu'elles ont chez nous; chez quelques-uns même, certains poissons, par exemple, ces étuis se transforment en dents véritables, et deviennent des moyens puissans de préhension et de broiement des substances alimentaires.

Les organes sécréteurs qui font partie de la membrane tégumentaire de la langue sont des follicules plus ou moins composés. Plusieurs de ces follicules groupés autour du *foramen cæcum*, viennent s'y ouvrir, et y verser le produit de leur sécrétion; d'autres reçoivent l'insertion de papilles fongiformes très developpées, leur servent comme de calices et concourent à la formation des papilles dites *caliciformes*. D'autres enfin, placés tout-à-fait à la base de la langue, ont des parois glanduleuses et constituent des granulations lenticulaires.

Le corps muqueux de la membrane tégumentaire de la langue ne saurait être revoqué en doute; chez certains animaux, en effet, il présente des taches colorées très prononcées; sur la langue du bœuf, ces taches ne sont pas rares, par exemple. Ce corps forme une couche inorganique en dehors des papilles et au-dessous de l'épiderme, de sorte qu'on peut le considérer comme un second épiderme, comme l'épiderme immédiat des papilles. Il est disposé en étui autour de ces éminences comme l'épiderme proprement dit.

L'épiderme de la langue est remarquable par son épaisseur, surtout à la face supérieure de l'organe; de sorte que si l'on ne savait quelle disposition il présente à l'égard des papilles, on aurait de la peine à comprendre comment la langue peut développer une sensibilité aussi exquise que celle qui est nécessaire à la gustation. L'épiderme lingual se réfléchit sur toutes les papilles et leur forme un étui qui présente ceci de remarquable, que pour les papilles fongiformes, il est ouvert à son extrémité, tandis qu'il est complètement fermé sur le sommet des papilles coniques. Cette admirable disposition de l'épiderme permet alternativement à la langue de se prêter à l'écrasement de certaines substances alimentaires, sans que les papilles, retirées dans leur étui, puissent éprouver aucune lésion, et d'apprécier les qualités sapides des corps, à la faveur d'une sorte d'érection qui fait sortir les papilles de leur gaîne, et qui les met en rapport immédiat avec ces corps (1).

SECTION DEUXIÈME.

Corps de la langue.

Le corps de la langue se compose de deux ordres d'éléments: les uns plus solides que les autres lui forment une sorte de squelette, les autres moins résistans, prennent un point d'appui plus ou moins immédiat sur les premiers.

(1) Il arrive souvent que quelques papilles fongiformes irritées demeurent hors de leur étui épidermique; alors, non-seulement il est facile de les voir à nu dans la bouche, mais encore la moindre impression d'un corps sur elles suffit pour causer une vive douleur.

CHAPITRE PREMIER.

Squelette de la langue.

Les élémens solides, ceux qui forment en quelque sorte le squelette de la langue sont : l'*os hyoïde*, la *membrane glosso-hyoïdienne* et le *cartilage médian*.

L'*os hyoïde* a été décrit dans l'ostéologie; ce serait se répéter, par conséquent, que de revenir ici sur son histoire. Qu'il suffise de constater qu'il appartient essentiellement à la langue, qu'il en supporte la base et qu'il fournit des points d'insertion à plusieurs de ses muscles.

Membrane glosso-hyoïdienne (1).

Cette membrane est placée à la base de la langue, sur la ligne médiane. On ne la trouve que dans la langue de l'homme. Son bord inférieur est transversal et fixé sur le corps de l'os hyoïde. Son bord supérieur est convexe, il se perd dans la langue, et reçoit l'insertion des fibres les plus inférieures des muscles génio-glosses et du cartilage médian. Sa face supérieure est sous-jacente à la membrane muqueuse qui forme le frein de l'épiglotte. L'inférieure est libre en partie au-dessous de la langue, et sert dans les autres points à l'insertion de quelques fibres des muscles génio-glosses. Cette membrane est de nature fibreuse.

Cartilage médian (2).

Ce cartilage, qu'il ne faut pas confondre avec le *cartilage sous-lingual* que l'on rencontre chez quelques animaux, chez le chien, le loup, l'ours, etc. (3), occupe le centre de la lan-

(1) J'ai, le premier, fait connaître cette partie. *Archives de méd.*

(2) Voyez mon Mémoire sur la structure de la langue.

(3) Le cartilage sous-lingual est placé au-dessous de la langue, sur la ligne médiane, entre les deux muscles linguaux. Il est fusiforme. Son extrémité antérieure est fixée sur la membrane muqueuse de la pointe de la langue. Son extrémité postérieure se termine en queue de rat entre les muscles génio-glosses. Sa partie moyenne est libre de toute insertion, elle est entourée d'un tissu cellulaire lamelleux qui facilite ses glissemens. Sa partie supérieure est rougeâtre et quelquefois d'apparence musculaire. Du reste, c'est bien à tort que M. Bauer s'est attribué la découverte de cette pro-

gue, comme son nom l'indique. On le trouve exactement sur la ligne médiane, au niveau de l'intervalle des muscles génio-glosses. Il est aplati, placé de champ, et plus développé en arrière qu'en avant. Son extrémité antérieure est reçue dans l'espèce de sinus que forme la membrane muqueuse en se réfléchissant vers la pointe de la langue. Son extrémité postérieure tient à la membrane glosso-hyoïdienne. Ses deux faces, dirigées latéralement, donnent insertion à un très grand nombre de fibres musculaires. Son bord supérieur est placé à quelque distance de la membrane muqueuse du dos de la langue. Son bord inférieur est caché par les fibres musculaires les plus inférieures de l'organe, et leur fournit plusieurs points d'insertion.

Le cartilage médian est plus développé dans la langue de l'homme que dans celle d'aucun autre animal; il manque chez un grand nombre. Il est rudimentaire dans la langue de l'ours, tandis que le cartilage sous-lingual y est très gros.

Le cartilage lingual est développé en raison directe de l'âge. J'y ai rencontré des noyaux osseux chez des individus très vieux. Il représente évidemment le prolongement que l'os hyoïde envoie dans la langue de certains animaux, dans celle des oiseaux en particulier.

CHAPITRE SECOND.

Parties secondaires de la langue.

Les élémens secondaires de la texture de la langue, ceux qui prennent en quelque sorte un point d'appui sur les précédens, sont des *fibres musculaires*, des *glandes*, du *tissu cellulo-graisseux*, des *vaisseaux* et des *nerfs*. Examinons successivement les uns et les autres.

duction: elle était connue de Pline, qui la considérait comme un ver, qu'il croyait nécessaire d'enlever de bonne heure aux jeunes chiens pour les empêcher de devenir *enragés*. Et Muller partageait encore l'opinion de Pline, et regardait cette partie comme formée par du sang coagulé dans les veines ranines. Plus tard on la crut de nature nerveuse. Casserius pensa à son tour l'avoir découverte, et la représenta comme un muscle. Enfin, Morgagni la décrivit très bien et ne se prononça pas sur sa nature.

Fibres musculaires.

La langue est essentiellement musculaire ; les fibres de ce genre qu'on y rencontre sont, en effet, tellement nombreuses et suivent des directions tellement variées, qu'on peut assurer, sans craindre de se tromper, que leur détermination exacte est le point le plus difficile de l'anatomie de l'organe du goût.

Toutes les fibres musculaires de la langue offrent ceci de commun : qu'une de leurs extrémités au moins se fixe sur le derme de la membrane tégumentaire de l'organe ; qu'elles sont très serrées les unes contre les autres, ce qui leur donne une forme aplatie ; qu'elles deviennent de plus en plus pâles à mesure qu'elles pénètrent plus profondément dans le tissu de la langue ; qu'elles sont enveloppées d'une gaîne cellulaire d'une finesse extrême, ce qui leur donne peu de résistance ; et qu'enfin elles forment des plans superposés les uns aux autres dans divers sens, mais jamais entrecroisés d'une manière nattée.

Quoi qu'il en soit, pour permettre une analyse plus intime des fibres musculaires de la langue, il est nécessaire de les distinguer, d'après leur disposition, en *intrinsèques* et en *extrinsèques* ; les premières cachées tout entières dans la langue, les secondes ne lui appartenant que par une extrémité.

1° *Fibres musculaires intrinsèques.*

Les fibres musculaires intrinsèques de la langue sont *perpendiculaires*, *transverses* et *longitudinales*.

Les fibres intrinsèques perpendiculaires se rencontrent particulièrement vers l'extrémité antérieure de la langue. Peu nombreuses chez l'homme, chez lequel elles sont remplacées par celles des génio-glosses qui se prolongent presque jusqu'à la pointe de l'organe, ces fibres abondent, au contraire, chez les animaux, chez lesquels les génio-glosses sont beaucoup moins étendus en avant. Elles se fixent, d'une part, sur le derme de la membrane muqueuse supérieure et, d'autre part, sur le derme de la membrane muqueuse inférieure.

Les fibres intrinsèques transversales sont très nombreuses. Elles se rencontrent dans tous les points de la langue, plus abondantes seulement en avant qu'en arrière. Elles ne sont pas toutes exactement transversales; les plus élevées, suivant la remarque de M. Gerdy, décrivent des courbes légères à concavité supérieure. Les unes, plus longues que les autres, sont insérées par leurs deux extrémités sur les bords opposés de la langue, passent au-dessous du cartilage médian et mesurent, en quelque sorte, toute l'étendue transverse de cet organe. Les autres, plus courtes et beaucoup plus nombreuses que les premières, ont une extrémité fixée sur la membrane muqueuse de l'un des bords de la langue, tandis que l'autre tient à la face correspondante du cartilage médian.

Les fibres intrinsèques longitudinales sont moins nombreuses que les précédentes. Sténon, Bauer et M. Gerdy en ont décrit une couche placée au-dessous de la membrane muqueuse de la face dorsale de la langue, couche à laquelle ils ont donné le nom de muscle cutané lingual. Ces fibres supérieures très apparentes dans la langue du bœuf, du cheval, etc., sont très rares chez l'homme, et m'ont paru remplacées chez lui par celles des muscles chondro-glosses que je mentionnerai plus loin. A la face inférieure de la langue, au contraire, le plan musculaire intrinsèque longitudinal ne saurait être révoqué en doute; il est sous-muqueux et constitué par le muscle lingual des auteurs.

Les fibres du muscle lingual naissent en arrière de la face inférieure de la membrane glosso-hyoïdienne et du cartilage médian; elles croisent à leur origine les fibres les plus inférieures du muscle génio-glosse et celles du plan transversal, et se rassemblent en un faisceau qui se place, de chaque côté, entre les muscles génio-glosse et hyo-glosse. Ce muscle se dirige d'abord un peu en dehors, et se réunit, après quelques lignes de trajet, avec un faisceau du stylo-glosse, en embrassant la portion de l'hyoglosse qui vient du corps de l'os hyoïde; ensuite il se porte en avant, en se rapprochant de celui du côté opposé, et se termine sur le derme de la membrane muqueuse qui revêt la face inférieure et la pointe de la langue.

2° *Fibres musculaires extrinsèques.*

Les fibres musculaires extrinsèques de la langue émanent des muscles génio-glosses, stylo-glosses, constricteurs supérieurs du pharynx, hyo-glosses et glosso-staphylins. Les unes sont *perpendiculaires*, les autres sont *transverses*, d'autres sont *longitudinales*.

Les deux génio-glosses sont les seuls, parmi les muscles extrinsèques, qui fournissent à la langue des fibres perpendiculaires ou sensiblement perpendiculaires. Ces fibres occupent surtout le centre de l'organe; elles croisent la direction de celles du plan transversal intrinsèque près du cartilage médian, et toutes, après s'être un peu étalées, se terminent sur le derme de la membrane muqueuse du dos de la langue. Très prolongés en avant chez l'homme, les muscles génio-glosses fournissent, chez lui, presque toutes les fibres perpendiculaires de la langue, et remplacent de la sorte la plupart des fibres perpendiculaires intrinsèques des animaux.

Les muscles stylo-glosses et constricteurs supérieurs du pharynx donnent à la langue les seules fibres extrinsèques transversales qu'on y rencontre. Toutefois, le muscle stylo-glosse ne fournit pas seulement à la langue des fibres transverses, sa disposition est très compliquée : parvenu sur la partie latérale de la base de la langue, il se divise en deux ou en trois faisceaux. Le premier marche transversalement près de l'os hyoïde, uni avec les fibres linguales du constricteur du pharynx. Séparé du suivant par le faisceau *cerato-glosse* du muscle hyoglosse, il est placé au-dessous du faisceau *chondro-glosse* de celui-ci, et vient se terminer sur le cartilage médian et sur la membrane glosso-hyoïdienne, après s'être confondu avec le plan transversal intrinsèque. Ce faisceau est tellement développé dans la langue de l'éléphant, suivant Cuvier, qu'il y représente, avec celui du côté opposé, comme une sangle tendue au-dessous de la base de cet organe. Le second faisceau du muscle stylo-glosse est beaucoup plus long que le précédent. Il affecte une marche longitudinale ou oblique, croise la direction du bord de la langue, se dirige de haut en bas, d'arrière en avant et de dehors en dedans. Placé au-dessous des deux faisceaux principaux de l'hyo-glosse, il croise la direction de ces muscles, leur envoie quelques fibres, puis se réunit au lingual, en embrassant la partie antérieure du faisceau *basio-glosse* de l'hyo-glosse, et se comporte ultérieurement comme il a été dit à l'occasion du lingual.

Les fibres extrinsèques longitudinales de la langue, sont fournies d'abord par le long faisceau du muscle stylo-glosse que je viens de décrire, et, en outre, par le muscle hyo-glosse tout entier. Le faisceau *basio-glosse* de ce muscle, engaîné, comme je l'ai montré, par la réunion du lingual et du stylo-glosse, se dirige vers la partie antérieure du bord de la langue, et se termine sur la membrane muqueuse de ce point, s'étendant un peu jusqu'à celle de la face supérieure de l'organe. Le faisceau *cerato-glosse*, embrassé, comme je l'ai dit précédemment, par les deux faisceaux du stylo-glosse, gagne la partie postérieure du bord de la langue et s'y termine comme le faisceau précédent le fait plus antérieurement. Enfin le petit faisceau *chondro-glosse* du même muscle, placé entre la membrane muqueuse dorsale de la langue et le faisceau transversal du stylo-glosse, se dirige tout-à-fait longitudinalement, et se termine sur le derme de la membrane muqueuse à une distance plus ou moins grande de l'os hyoïde. Ce faisceau me paraît représenter chez l'homme le muscle cutané lingual des animaux.

En résumé, intrinsèques ou extrinsèques, les fibres musculaires de la langue sont toutes transverses, perpendiculaires, ou longitudinales. Les dernières sont partout placées sous la membrane muqueuse, tandis que les autres, les transverses et les perpendiculaires, traversent le corps même de la langue plus ou moins loin de son centre ; de sorte que, sur une coupe *transverse* et *perpendiculaire* de cet organe, on aperçoit, sous la muqueuse, un cercle rouge formé par les fibres longitudinales divisées perpendiculairement, et dans l'aire de ce cercle, les fibres transverses et perpendiculaires et le cartilage médian.

Les fibres transverses de la langue sont presque toutes intrinsèques ; quelques-unes seulement, près de l'os hyoïde, émanent du faisceau transverse du muscle stylo-glosse et du constricteur supérieur du pharynx.

Les fibres perpendiculaires de la langue sont presque toutes extrinsèques, chez l'homme, et fournies par les muscles génio-glosses.

Les fibres longitudinales de la langue sont à la fois intrinsèques et extrinsèques. Sous la muqueuse inférieure, elles sont représentées par le plan qui résulte de la réunion du muscle lingual et du faisceau longitudinal du stylo-glosse. A la face supérieure, elles appartiennent au faisceau *chondro-glosse* du muscle hyoglosse, aux deux autres faisceaux du même muscle, et à quelques fibres intrinsèques analogues au muscle cutané lingual des grands animaux. Enfin, les fibres longitudinales des bords de la langue émanent des deux grands faisceaux du muscle hyo-glosse.

Glandes linguales (1).

Au nombre de deux, ces glandes sont placées dans l'épaisseur même de la langue, au-dessus des replis frangés inférieurs de cet organe et du faisceau commun des muscles lingual et stylo-glosse. Elles sont bien distinctes des glandes sublinguales, et n'ont aucune communication avec elles. Leur forme et leur volume sont ceux d'une petite amande. Elles sont plus écartées l'une de l'autre en arrière qu'en avant. En haut, elles sont appliquées sur les fibres du plan charnu transversal; tandis qu'en bas, elles correspondent au faisceau commun des muscles lingual et stylo-glosse.

Les glandes linguales sont formées de granulations analogues à celles des glandes salivaires, granulations desquelles naissent plusieurs conduits excréteurs qui vont s'ouvrir dans la bouche, sur le bord libre de la frange muqueuse sous-jacente. Elles recoivent beaucoup de vaisseaux et de filets nerveux, (*du lingual de la 5e paire*).

Les glandes linguales concourent à la sécrétion du fluide buccal; ce sont des glandes salivaires d'une espèce nouvelle.

Tissu cellulo-graisseux.

Le tissu cellulo-graisseux intérieur de la langue est remarquable par son extrême finesse et par son peu de résistance. Il est plus abondant en arrière et en bas, qu'en avant et en haut.

(1) J'ai, le premier, décrit ces organes dans mon Mémoire sur la structure de la langue.

Pour les voir, divisez les fibres du faisceau commun des muscles lingual et stylo-glosse, au niveau des replis frangés de la face inférieure de la langue.

Vaisseaux et nerfs.

Les vaisseaux et les nerfs de la langue sont très nombreux ;

Ses artères émanent des carotides externes;

Ses veines se rendent plus ou moins immédiatement dans la jugulaire interne ;

Ses vaisseaux lymphatiques aboutissent aux ganglions sous-maxillaires et latéraux du col ;

Ses nerfs viennent de trois sources principales, sans compter ceux que lui envoie le grand sympathique : du grand hypoglosse, du glosso-pharyngien et de la 5ᵉ paire. Le grand hypoglosse se distribue particulièrement aux fibres charnues ; le glosso-pharyngien est destiné à la membrane muqueuse et aux papilles de la base de la langue ; tandis que le lingual de la 5ᵉ paire appartient à la membrane muqueuse antérieure et aux papilles coniques et fongiformes qu'elle présente.

APPENDICE.

Développement, variétés et usages de la langue.

Développement. On ne sait que fort peu de chose du développement de la langue. Quelques personnes ont bien assuré que dans le principe cet organe est bifide en avant, chez l'homme comme chez les serpens, que même il résulte de la réunion médiane de deux parties latérales d'abord entièrement distinctes ; mais ces assertions sont loin d'être démontrées. Sans doute, l'analogie et la présence d'un raphé médian assez marqué donnent quelques fondemens à cette doctrine ; mais j'avoue que je n'ai rien observé qui puisse m'autoriser à y adhérer entièrement. Ce qu'il y a de plus positif relativement à l'évolution de la langue, c'est que chez l'embryon elle est presque entièrement confondue avec le plancher de la bouche, et qu'elle s'en détache plus tard d'avant en arrière. Le frein lui-même est un reste de cette adhérence primitive.

Variétés. On a dit que la langue pouvait manquer tout-à-fait par suite d'un vice primitif de développement ; je n'ai jamais rien observé de semblable. Sans doute, il n'y avait dans le cas auxquels on a fait allusion qu'une simple adhérence de l'organe gustatif jusqu'à sa pointe, comme on l'observe dans les premiers temps de la vie intra-utérine.

La bifidité de la pointe de la langue est plus rare encore que son adhérence au plancher de la bouche.

Le frein peut également être trop long ou trop court; dans l'un ou l'autre cas, il gêne les mouvemens de la langue, comme je l'ai déjà dit, et une opération est nécessaire pour rétablir l'état normal sous ce rapport.

Usages. La langue sert à la fois à la gustation, à la préhension et à la trituration de certains alimens, à la déglutition et à la prononciation. Chez quelques animaux, les *tortues* et les *grenouilles*, M. le professeur Duméril a démontré qu'elle agit, en outre, pendant la respiration, en se renversant en arrière, s'appliquant de sa pointe sur l'ouverture postérieure des fosses nasales, et s'opposant au retour de l'air par ces fosses, au moment où l'animal exécute sur cet air une sorte de mouvement de déglutition pour le pousser vers les poumons.

Dans la gustation, les papilles se gonflent, s'élèvent dans leur étui épidermique, et se mettent en rapport avec les molécules sapides des corps, à la fois, parce qu'elles se portent à leur rencontre et parce que celles-ci pénètrent jusqu'à elles.

La langue sert de plusieurs manières à la préhension des alimens. Dans l'action de lécher, elle s'applique à la surface des corps en se portant hors de la bouche, puis elle exerce sur eux une véritable friction avec sa face supérieure, ou avec sa pointe seulement; l'importance des étuis épidermiques résistans et obliques en arrière des papilles coniques se révèle surtout dans cette circonstance. Dans la succion, la langue embrassée exactement par les lèvres, s'applique avec elles à la surface des corps, puis se retire en arrière, rentre dans la bouche en faisant le vide, attirant graduellement les liquides avec lesquels elle s'est mise en contact, et remplissant ainsi tout-à-fait l'office du piston d'une pompe aspirante.

La langue ne devient organe de trituration des alimens, que lorsque ceux-ci sont représentés par des substances molles ou peu résistantes; alors elle les embrasse par sa face supérieure, les porte vers le palais et les presse contre cette partie.

La langue agit beaucoup plus pour la déglutition que pour la trituration des alimens; dans le premier cas, elle rassemble les parcelles alimentaires souvent éparses dans les divers points de la bouche, les place sur sa face supérieure, s'élève, porte sa pointe vers le palais en formant un plan incliné vers le pharynx, se contracte successivement de sa pointe vers sa base, et presse de la sorte le bol alimentaire du côté de l'isthme du gosier, qui l'embrasse bientôt à son tour et le transmet plus loin.

La langue enfin sert à la parole en modifiant l'extrémité de l'instrument vocal par la position qu'elle affecte; plusieurs consonnes à la prononciation desquelles elle concourt, sont, pour cette raison, appelées *linguales*.

Quoi qu'il en soit, la langue concourt à ces diverses fonctions par sa sensibilité et par sa motilité. J'examinerai plus tard les sources de sa sensibilité; sa motilité doit seule être étudiée ici.

Les mouvemens de la langue sont très fréquens et très variés; on peut cependant les rapporter aux suivans: l'*élévation*, l'*abaissement*, l'*inclinaison latérale*, la *circumduction*, le *resserrement transversal*, la *prepulsion*, la *rétropulsion*, et *celui par lequel elle se creuse en gouttière sur sa face dorsale.*

L'élévation est produite par le faisceau longitudinal du muscle stylo-glosse. Il semblerait au premier abord que ce faisceau, placé sous la langue, devrait avoir une action opposée à celle que je lui attribue; mais l'insertion supérieure du muscle dont il émane à l'apophyse styloïde du temporal, permet de concevoir qu'il en soit ainsi.

L'abaissement est le résultat de la contraction des muscles génio-glosses. Les fibres longitudinales inférieures du muscle lingual recourbent la pointe de la langue en bas.

Les muscles hyo-glosses sont les agens de l'inclinaison latérale.

La circumduction résulte de la contraction successive de toutes les fibres qui produisent les mouvemens précédens.

Le resserrement transversal appartient exclusivement aux fibres transverses intrinsèques. Ce mouvement est plus prononcé en avant, où les fibres en question sont plus nombreuses, ce qui permet à langue de prendre une forme pointue de ce côté.

La prépulsion est produite par les fibres postérieures des muscles génio-glosses et, en même temps, par le faisceau transverse du muscle stylo-glosse qui soulève, pour cela, la base de la langue.

La rétropulsion suppose d'abord le relâchement des muscles qui agissent dans la prépulsion ; ensuite elle est directement produite par la contraction simultanée des fibres antérieures des muscles génio-glosses et de toutes celles qui marchent longitudinalement en haut, en bas et sur les côtés de la langue.

Enfin, le mouvement par lequel la langue se creuse en gouttière sur la face dorsale est déterminé par les muscles génio-glosses. Les fibres postérieures de ces muscles servent, comme on l'a vu, à la prépulsion, tandis que les antérieures ont une destination opposée ; on comprend dès lors que dans les cas où ceux-ci se contractent en totalité, ils ne puissent produire ni l'une ni l'autre de ces deux actions contraires, et qu'ils se bornent à déprimer la membrane muqueuse centrale de la face supérieure de la langue sur laquelle ils s'insèrent.

QUATRIÈME GENRE.

Appareil de l'audition.

L'appareil de l'audition se compose essentiellement, 1° d'épanouissemens nerveux placés dans des cavités anfractueuses, épanouissemens qui reçoivent médiatement l'impression des corps sonores, 2° d'une partie extérieure destinée à recueillir et à transmettre les vibrations sonores.

Quoi qu'il en soit, on distingue trois choses dans l'appareil de l'audition : l'*oreille externe*, l'*oreille moyenne* et l'*oreille interne*.

SECTION PREMIÈRE.

Oreille externe.

L'oreille externe représente un véritable cornet acoustique destiné à recueillir les vibrations sonores. Elle occupe les parties latérales de la tête, et se compose de deux parties, du *pavillon* et du *conduit auditif externe*.

CHAPITRE PREMIER.

Pavillon de l'oreille.

Le pavillon de l'oreille (*oricule*, Chauss.), est la partie évasée de l'oreille externe. Il est aplati de dehors en dedans. Sa forme est celle d'un ovale échancré en avant, dont le grand diamètre est vertical et dont la grosse extrémité est dirigée en haut. Il varie beaucoup sous le rapport de la forme et de la grandeur. Il est plié sur lui-même dans différentes directions.

Sa face externe est dirigée en dehors et un peu en avant. Elle est généralement concave. On y remarque plusieurs saillies et plusieurs enfoncemens placés de haut en bas dans l'ordre suivant:

1° *L'hélix.* Sorte de repli de la circonférence du pavillon de l'oreille, cette saillie décrit une courbe un peu plus que demi-circulaire à la partie supérieure du pavillon. Elle commence dans la cavité même de l'oricule, audessus de l'orifice du conduit auditif externe, se prolonge vers les parties supérieure et postérieure du pavillon de l'oreille, et se termine insensiblement vers cette dernière. Elle est peu saillante à ses extrémités et large, au contraire, à sa partie moyenne.

2° *La rainure de l'hélix.* Sillon dont la profondeur est en raison directe de la saillie de l'éminence précédente, qui commence dans la cavité même de l'oricule, et qui se termine en arrière du pavillon de l'oreille, dans le lieu où finit l'hélix.

3° *L'anthélix.* Eminence concentrique à l'hélix et à sa rainure, qui naît par une extrémité bifurquée en arrière de la partie antérieure de l'hélix, et se termine à la partie postérieure et inférieure du pavillon, en se continuant avec une saillie qui sera décrite sous le nom d'anti-tragus. L'anthélix forme, supérieurement et postérieurement, les limites de la cavité de l'oricule.

4° *La fosse naviculaire.* Enfoncement alongé, circonscrit par les deux branches de la bifurcation de l'anthélix.

6° *Le tragus.* Petite saillie placée en avant du pavillon de l'oreille, au niveau du conduit auditif, aplatie de dehors en dedans et triangulaire. Le sommet du tragus est dirigé en dehors et en arrière. Sa base regarde en dedans et en avant. Une de ses faces est antérieure et externe, l'autre est postérieure et interne ; la dernière, chez le vieillard, est revêtu de poils longs qui sont dirigés vers l'ouverture du conduit auditif.

6° *L'anti-tragus.* Eminence de même forme que le tragus, placée à l'extrémité postérieure de l'anthélix, vers la partie postérieure du pavillon et à la hauteur de la précédente. Son sommet est dirigé en avant et en dehors. Sa base regarde en arrière et en dedans. Une de ses faces est tournée en dehors et en arrière et l'autre en avant et en dedans; la dernière, chez les vieillards, est hérissée de poils longs, dirigés vers l'entrée du conduit auditif et croisés avec ceux de la face correspondante du tragus.

7° *Le lobule.* Eminence molle, aplatie de dehors en dedans, arrondie inférieurement, plus ou moins détachée par sa partie antérieure. Le lobule termine inférieurement le pavillon de l'oreille; c'est cette éminence que l'on a coutume de percer, chez la femme, pour y suspendre des anneaux.

8° *La conque.* Cavité placée au centre du pavillon, évasée en haut et en dehors, continue en dedans avec l'orifice externe du conduit auditif externe, et séparée supérieurement en deux parties par l'origine de l'hélix, l'une supérieure, petite, l'autre inférieure, beaucoup plus grande.

La face interne du pavillon de l'oreille est dirigée en dedans et en arrière, vers la partie latérale du crâne, et séparée de la région mastoïdienne par un sillon appelé *mastoïdo-auriculaire.* Du reste, on y remarque des éminences et des enfoncemens disposés en sens inverse de ceux qui caractérisent la face externe de la même partie : ainsi, une saillie traduit de ce côté la conque et la rainure de l'hélix, un enfoncement correspond à la saillie de l'anti-tragus.

La circonférence du pavillon de l'oreille est parfaitement arrondie en haut, en arrière et en bas. En avant, elle est un peu échancrée audessus du tragus, et plus irrégulière que partout ailleurs. Dans les premiers points, elle est tout à fait détachée de la tête. Elle est confondue avec elle, au contraire, dans le dernier.

Structure. Le pavillon de l'oreille offre une structure assez compliquée : un cartilage, des ligamens, des muscles, une portion du tégument extérieur, du tissu cellulo-graisseux, des vaisseaux et des nerfs, concourent à le former.

Cartilage du pavillon de l'oreille.

Le cartilage du pavillon de l'oreille forme, en quelque sorte, le squelette de cette partie. Il a la même forme et il subit toutes les inflexions qui ont été décrites à l'occasion du pavillon. Il ne se prolonge en aucune façon dans le lobule et appartient d'une manière spéciale à l'hélix, à sa rainure, à l'anthélix, à la fosse naviculaire, à la conque et à l'anti-tragus. Le tragus est formé par un prolongement du cartilage du conduit auditif externe.

Le cartilage du pavillon se continue au dessus du tragus avec celui du conduit auditif. Il est très mince, son épaisseur cependant n'est pas exactement la même dans toutes ses parties : il offre un renflement au niveau de la rainure de l'hélix, et présente une incisure en arrière, là où finit cette rainure. Il est recouvert d'un périchondre très épais, circonstance qui lui communique une remarquable élasticité, et qui a fait croire, à tort, à beaucoup d'anatomistes, que le squelette du pavillon de l'oreille était fibro-cartilagineux.

Ligamens du pavillon de l'oreille.

Le cartilage du pavillon de l'oreille est uni à la membrane fibreuse et au cartilage du conduit auditif externe, au moyen d'un tissu fibro-cellulaire extrêmement serré ; mais de véritables ligaments le fixent à la partie latérale de la tête, ou maintiennent les flexions qu'il présente. Ceux-ci sont *intrinsèques*, ceux-là sont *extrinsèques*.

Les ligamens intrinsèques du pavillon occupent la face interne de cette partie, on les trouve surtout dans le fond de la rainure qui traduit l'anthélix de ce côté, et ils s'insèrent à la fois sur la saillie de la rainure de l'hélix et sur celle de la conque.

Les ligamens extrinsèques sont au nombre de trois ; un *supérieur*, procède de la partie supérieure de la conque et va se terminer à l'aponévrose épicrânienne ; un autre, *antérieur*, de la base du tragus et de l'origine de l'hélix, se rend vers la racine de l'apophyse zygomatique ; le dernier, *postérieur*, se porte de la face interne de la conque à la face externe de l'apophyse mastoïde.

Muscles du pavillon de l'oreille.

Les muscles du pavillon de l'oreille doivent être distingués en *extrinsèques* et en *intrinsèques*. Les premiers ont été déjà décrits dans la myologie. Les seconds sont fort peu développés chez l'homme; quelquefois même ils sont complètement atrophiés, et réduits en un tissu cellulaire que l'on ne distingue pas du reste du tissu sous-cutané. On en compte cinq de chaque côté.

1° Le grand muscle de l'hélix (*grand hélicien*, Chauss.), est placé sur la saillie de ce nom, un peu audessus du tragus. Il est alongé, fixé par ses deux extrémités sur le cartilage du pavillon de l'oreille, et dirigé perpendiculairement. Il a pour usage de fléchir la partie supérieure de l'hélix sur l'inférieure, et d'augmenter un peu la concavité du pavillon.

2° Le petit muscle de l'hélix (*petit hélicien*, Chauss.), alongé comme le précédent, est placé transversalement sur l'origine de l'hélix, dans la cavité de la conque. Il concourt, avec le précédent, à fléchir l'hélix du côté de la conque.

3° Le muscle du tragus (*tragien*, Chauss), triangulaire, placé en avant du tragus, s'insère à la base de cette éminence par sa partie la plus large, et à sa pointe par sa partie la plus étroite. Il a pour usage de tirer le tragus en avant et en dehors, et de découvrir l'entrée du conduit auditif externe.

4° Le muscle de l'anti-tragus (*anti-tragien*, Chauss.), de même forme que le précédent, est placé en dehors et en arrière de l'anti-tragus, et s'insère, d'un côté, à la base et, de l'autre, au sommet de cette éminence. Il attire en arrière et en dehors l'anti-tragus et découvre, comme le précédent, l'entrée du conduit auditif externe.

5° Le muscle transversal du pavillon (*transverse de l'oricule*, Chauss.), placé sur la face interne du pavillon de l'oreille, s'insère, d'un côté, sur la saillie de la conque et, de l'autre, sur celle de la racine de l'hélix. Parfois il est partagé en plusieurs faisceaux distincts. Il retourne en arrière et en dedans la circonférence du pavillon de l'oreille, et diminue la concavité de sa face externe.

Tégumens, tissu cellulo-graisseux, vaisseaux et nerfs du pavillon de l'oreille.

La portion de peau qui tapisse le pavillon de l'oreille est remarquable par sa finesse, par son adhérence intime aux parties sous-jacentes, et par les nombreux follicules qu'elle présente, surtout dans le fond de la conque. Sur la face interne du tragus et de l'anti-tragus la peau du pavillon présente des poils qui acquièrent une certaine longueur avec l'âge, comme il a été dit; mais partout ailleurs elle est à peine revêtue d'un léger duvet.

Le tissu cellulaire du pavillon de l'oreille est généralement très dense, il contient très peu de graisse; dans le lobule seulement il est plus lâche qu'ailleurs et renferme une graisse abondante et très fine.

Les vaisseaux et les nerfs du pavillon de l'oreille sont assez nombreux; ils seront décrits seulement un peu plus tard, on les divise en *auriculaires antérieurs et en auriculaires postérieurs* (1).

CHAPITRE SECOND.

Conduit auditif externe.

Le conduit auditif externe est un tube placé entre le pavillon et l'oreille moyenne; c'est la partie la plus étroite de l'oreille externe. Il est dirigé obliquement de dehors en dedans et un peu d'arrière en avant. Sa longueur est de dix à douze lignes. Il est courbé sur lui-même, de manière que son axe présente une légère convexité en haut (2). Il est plus large à sa partie

(1) Les artères auriculaires antérieures sont fournies par la carotide externe elle-même et par la temporale; les postérieures émanent de l'artère auriculaire postérieure de la carotide externe. Les veines sont satellites des artères. Les vaisseaux lymphatiques antérieurs se jettent dans les ganglions parotidiens; les postérieurs appartiennent aux ganglions mastoïdiens. Les nerfs antérieurs sont des filets du nerf temporal superficiel du maxillaire inférieur et de l'auriculaire du plexus cervical; les postérieurs viennent des filets mastoïdien du plexus cervical et auriculaire du nerf facial.

(2) Cette courbure appartient entièrement à la portion cartilagineuse du conduit auditif. On l'efface en tirant fortement en haut le pavillon de l'oreille.

moyenne qu'à ses extrémités. Sa coupe est celle d'une ellypse plus étendue suivant son diamètre vertical que suivant le transverse. Sa paroi supérieure est moins étendue que la postérieure, en raison de l'obliquité particulière de la cloison qui termine ce conduit en dedans. En dehors il se continue avec la cavité de la conque. En dedans il est séparé de l'oreille moyenne par une lame oblique de haut en bas et de dehors en dedans, que l'on désigne sous le nom de cloison *tympano-auriculaire,* et qui sera décrite un peu plus loin.

Structure. Le conduit auditif est essentiellement formé par un squelette osséo-cartilagineux et membraneux ; en outre, la peau de l'oricule, du tissu cellulaire, des vaisseaux et des nerfs entrent encore dans sa composition.

Squelette du conduit auditif externe.

Le squelette du conduit auditif est à la fois osseux, cartilagineux et membraneux. Sa portion osseuse est interne. Sa portion cartilagino-membraneuse est placée en dehors. Toutes deux ont sensiblement la même longueur chez l'adulte.

La portion osseuse du conduit auditif appartient au temporal. Elle est terminée en dehors par une ouverture irrégulière inférieurement, sur laquelle se fixe la portion cartilagino-membraneuse.

La portion cartilagino-membraneuse est formée par un cartilage et par une membrane fibreuse.

Le *cartilage* est aplati, plié en gouttière et placé à la partie antérieure et inférieure du conduit. Il forme le tragus qui n'appartient pas, comme je l'ai dit plus haut, au cartilage du pavillon de l'oreille. D'un côté, il se continue avec le cartilage du pavillon, de l'autre, il est fixé par un tissu très dense à la partie externe de la portion osseuse du conduit auditif. Il présente des fissures, *incisures de Santorini*, dont le nombre varie : une, transverse, constante et la plus grande de toutes, occupe la base du tragus ; d'autres, plus petites, sont placées en dedans de celle-ci ; toutes sont comblées par du tissu cellulaire.

La *membrane fibreuse* est mince et placée à la partie supérieure et postérieure du conduit auditif. Elle est fixée, d'une part, sur les deux bords du cartilage précédent, et, de l'autre, sur le temporal et sur le cartilage du pavillon.

Tégumens, tissu cellulaire, vaisseaux et nerfs du conduit auditif.

La peau du conduit auditif s'amincit de plus en plus à mesure qu'elle pénètre plus profondément; elle est extrêmement mince et presque réduite à sa couche épidermique sur la cloison *tympano-auriculaire*. A l'union du tiers externe avec les deux tiers internes du conduit, elle présente un grand nombre de follicules qui sécrètent une matière grasse, jaunâtre, appelée cérumen, matière qui a fait donner à ces follicules le nom particulier de *glandes cérumineuses*.

Le tissu cellulaire du conduit auditif est très dense et point graisseux. On trouve quelquefois au milieu de lui, et supérieurement, quelques fibres rouges qui se dirigent vers l'oreille moyenne et qui constituent le muscle externe du marteau dont il sera question plus loin.

Les vaisseaux et les nerfs du conduit auditif sont peu nombreux et peu importans; ils viennent des mêmes sources que ceux du pavillon, et, comme eux, peuvent être distingués en antérieurs et en postérieurs.

APPENDICE.

Développement, variétés et usages de l'oreille externe.

Développement. Dans les premiers temps de la vie intra-utérine, l'oreille externe manque complètement, la cloison tympano-auriculaire est à fleur de tête chez l'homme comme chez une foule d'animaux, les reptiles en particulier. Un peu plus tard le pavillon de l'oreille apparait; d'abord il est tout-à-fait aplati; ce n'est qu'à l'âge de deux mois, qu'il présente des traces de ces dépressions et de ces saillies qui le caractérisent chez l'individu adulte.

Le conduit auditif se développe en même temps que le pavillon, mais dans les premiers temps il est très court, entièrement membraneux, et terminé d'une manière très oblique par la cloison tympano-auriculaire. La partie osseuse du conduit auditif débute par un simple cercle qui entoure la cloison tympano-auriculaire à la manière d'un cadre, et que, pour cette raison, on a appelé *cadre du tympan*. Jusqu'à la naissance, cette partie du conduit auditif est réduite à ces minimes proportions; ensuite son étendue s'accroît de plus en plus en dehors jusqu'à l'âge de 25 ans. Jusque là, la partie osseuse du conduit auditif était inférieure, sous le rapport des dimensions, à la partie cartilagino-membraneuse; mais après cette époque elle tend à l'emporter sur celle-ci, ce qui arrive réellement après l'âge de quarante ans.

Variétés. L'oreille externe présente une foule de variétés. Elle est petite chez quelques individus; chez d'autres elle offre une surface considérable, elle est plus ou moins retournée en dehors, plus ou moins accolée à la partie latérale de la tête. Chez celui-ci, le pavillon est très mince; chez celui-là, il offre une grande épaisseur. Sa circonférence est quelquefois irrégulière et tronquée supérieurement. Souvent l'anthélix fait une saillie très grande qui cache celle de l'hélix. Dans d'autres cas, le lobule est très court, ou peu détaché de la tête. Le conduit auditif peut être double de chaque côté (1), etc., etc.

Usages. L'oreille externe est destinée à recueillir les rayons sonores et à les transmettre à la cloison tympano-auriculaire. On conçoit tout l'avantage qu'elle peut retirer pour cette action, des mouvemens qui lui sont imprimés par ses différens muscles extrinsèques et intrinsèques, muscles qui la dirigent vers les corps sonores, ou qui disposent ses différentes parties d'une manière plus ou moins favorable. L'homme cependant est assez mal partagé sous ce rapport, et il le cède beaucoup à certains animaux, chez lesquels l'organe de l'ouïe est une sentinelle vigilante qui doit leur donner l'éveil, et souvent les avertir des dangers qui les menacent.

SECTION DEUXIÈME.

De l'oreille moyenne ou de la caisse du tympan (2).

L'oreille moyenne, *caisse du tympan ou tambour*, est destinée à transmettre les vibrations sonores et à en augmenter l'intensité, afin de les rendre plus sensibles à la pulpe nerveuse auditive.

(1) Mon ami, le docteur Bernard de Toulouse, a fait connaître une variété de cette espèce.

(2) Pour étudier la caisse du tympan, il faut avoir à sa disposition plusieurs temporaux de fœtus, d'enfans ou d'adultes. On n'a besoin de

Elle est placée de dehors en dedans, entre l'oreille externe et l'interne, et d'avant en arrière, entre la cavité glénoïde et l'apophyse mastoïde. Sa largeur peu considérable, est plus grande en haut qu'en bas. Elle est plus étendue d'avant en arrière que dans tout autre sens, et communique avec le pharynx par la trompe d'Eustachi.

L'oreille moyenne est formée par une enceinte presque complètement osseuse, en dedans de laquelle se rencontrent des parties moins importantes. La première est le *contenant*, les secondes constituent le *contenu*.

CHAPITRE PREMIER.

Enceinte de l'oreille moyenne ou de la caisse du tympan.

Quelque peu étendue que soit la caisse du tympan, son enceinte présente néanmoins six faces ou six parois : une *externe*, une *interne*, une *supérieure*, une *inférieure*, une *postérieure* et une *antérieure*.

ARTICLE PREMIER.

Paroi externe de la caisse du tympan.

Cette paroi, une des plus importantes de la caisse, est formée par la cloison *tympano-auriculaire* et par le cadre qui la reçoit. Elle sépare l'oreille moyenne de l'oreille externe; les vibrations qui lui sont communiquées, transmises à la pulpe nerveuse auditive, ont la plus grande influence sur la production des impressions sonores.

La cloison tympano-auriculaire est oblique de haut en bas et de dehors en dedans, comme je l'ai déjà dit précédemment. Sa direction est variable, mais le plus souvent, sa face interne est bombée, tandis que l'externe est concave. Sa circonférence est reçue dans un cercle de l'os temporal qu'on a appelé *cercle* ou *cadre du tympan*. Elle est bien entière et ne permet aucune com-

faire subir aucune préparation aux temporaux de fœtus ou de jeunes enfans, pour l'étude du squelette de cette partie de l'oreille; l'état rudimentaire du conduit auditif laisse, en effet, chez eux la caisse ouverte en dehors. Sur le temporal d'un adulte, au contraire, pour voir la caisse à découvert dans une semblable étendue, il faut enlever, avec le ciseau, toute la partie antérieure et inférieure du conduit auditif osseux.

Plus loin, j'indiquerai comment on doit ouvrir le tympan pour voir en place la chaîne des osselets, et pour préparer les muscles qui la meuvent.

munication entre l'oreille externe et l'oreille moyenne (1).

La cloison tympano-auriculaire est formée de trois lames : une *externe*, constituée par la peau du conduit auditif ; une *interne*, qui appartient à la muqueuse de la caisse du tympan ; la troisième *moyenne*, qui est propre à cette cloison, et qui porte le nom spécial de *membrane du tympan*. Le manche du marteau est engagé dans son épaisseur, entre ses lames interne et moyenne, il lui adhère ainsi fortement, s'avance jusqu'à son centre et en représente, en quelque sorte, un rayon supérieur.

La membrane du tympan, lame moyenne de la cloison tympano-auriculaire, est plus spécialement en rapport dans le cercle du tympan. Pour la recevoir, la partie interne du conduit auditif osseux est creusée d'une cannelure circulaire, entièrement semblable à celle des *cadres ordinaires*, rainure dans laquelle se fixe cette membrane. Son étendue est un peu supérieure à celle de son cadre, de sorte qu'elle peut alternativement se porter en dehors ou en dedans. En dehors, elle est en rapport avec la peau du conduit auditif. En dedans, elle est tapissée par la muqueuse de la caisse et en contact avec le manche du marteau. Son adhérence au manche du marteau fait que dans l'état de dessication, cette membrane est tiraillée en dedans, surtout à son centre. Sa circonférence n'adhère pas toujours immédiatement à son cadre dans tous les points; quand existe le muscle externe du marteau, elle s'en sépare supérieurement, pour laisser passer ce muscle. Toutefois il serait inexact de dire avec Rivinus, Scarpa et West, qu'elle présente une ouverture (2). Elle est très mince, demi transparente, sèche et très peu putrescible (3); on n'y aperçoit ni fibres, ni vaisseaux.

(1) La faculté dont jouissent certains individus de faire sortir de la vapeur de tabac par l'oreille est exceptionnelle; elle dépend d'une perforation accidentelle de la cloison tympano-auriculaire.

(2) Lors même que la membrane du tympan présenterait une ouverture, celle-ci n'établirait pas une communication entre la cavité du tympan et celle de l'oreille externe, comme ont l'air de le croire quelques personnes, qui ignorent certainement que la cloison tympano-auriculaire n'est pas seulement formée par cette membrane.

(3) Aussi rien n'est-il ordinaire comme de la rencontrer encore sur des temporaux qui ont été long-temps soumis à la macération.

ARTICLE DEUXIÈME.

Paroi interne de la caisse du tympan.

Après la précédente, cette paroi est la plus importante de la caisse du tympan. Elle sépare l'oreille moyenne de l'oreille interne. On y distingue trois choses : la *fenêtre ovale*, le *promontoire*, la *fenêtre ronde et son canal.*

La fenêtre ovale (*ouverture vestibulaire du tympan*, Chauss.), fait communiquer sur le squelette, le tympan et la partie de l'oreille qu'on appelle vestibule. Elle est placée à la partie supérieure de la paroi que je décris. Elle a la figure d'une gueule de four, ou d'un *ovale* dont le grand diamètre serait transversalement dirigé. Son bord inférieur est droit et horizontal; l'inférieur est cintré. Dans l'état frais, cette ouverture est bouchée par un des osselets de l'ouïe (1).

Le promontoire pourrait être appelé *saillie cochléenne* (2) du tympan, parce qu'il est formé par le relief du limaçon, une des cavités de l'oreille interne. Il est arrondi et placé au dessous de la fenêtre ronde. Sa partie postérieure est ordinairement unie à la pyramide, éminence de la paroi postérieure du tympan, par quelques filets osseux. Sa surface est sillonnée par une cannelure superficielle qui est quelquefois transformée en un canal complet; cannelure ou canal, qui communique, d'un côté, avec la face supérieure, et, de l'autre, avec la face inférieure du rocher, près de l'orifice externe de l'aqueduc du limaçon, en avant de la fosse jugulaire, entre cette fosse et l'orifice inférieur du canal carotidien, et qui renferme un filet nerveux remarquable (3).

La fenêtre ronde (*ouverture cochléenne du tympan*, Chauss.) est le lieu de terminaison de l'une des cavités ou *rampes* du limaçon (4). Placée au dessous et en arrière du promontoire, elle est moins grande que la fenêtre ovale, et bien plutôt triangulaire qu'arrondie comme son nom l'indique. Elle est ca-

(1) Par la base de l'étrier.

(2) *Cochlea*, limaçon.

(3) Ce filet émane du ganglion *pétreux* du nerf glosso-pharyngien, et concourt à l'anastomose remarquable décrite dans ces derniers temps par le docteur Jacobson.

(4) La rampe interne.

chée par la saillie du promontoire, de façon que pour la bien voir il faut l'examiner sur un tympan ouvert en arrière. Cette ouverture est le commencement d'un petit *canal*, auquel M. Ribes a donné une grande attention dans ces derniers temps, et qu'il a appelé *canal de la fenêtre ronde*. Ce canal, après un trajet très court, est brusquement terminé par une membrane mince, analogue à celle du tympan, et comme elle formée de trois lames : une moyenne qui lui appartient en propre, une externe qui est une dépendance de la membrane muqueuse de la caisse du tympan, et une interne qui se continue avec le tube membraneux du limaçon.

M. Ribes a soutenu que la paroi supérieure du canal de la fenêtre ronde est formée *par la fin de la cloison spirale du limaçon, cloison devenue horizontale*, qu'ainsi l'air de la caisse du tympan touche immédiatement cette cloison et lui communique les vibrations dont il est lui-même agité. Mais j'ai récemment examiné avec grande attention cette partie de l'oreille, et j'ai obtenu des résultats différens de ceux de M. Ribes ; il m'a paru, en effet, que *la membrane de la fenêtre ronde, un peu oblique de haut en bas, de dehors en dedans et d'arrière en avant, couvre partout la base de la cloison limacienne du côté du tympan.*

ARTICLE TROISIÈME.

Paroi supérieure de la caisse du tympan.

Cette paroi est le point vers lequel le rocher et la portion écailleuse du temporal se soudent ensemble chez l'enfant. Traversée par une suture dans laquelle se réunissent ces deux pièces osseuses, suture que j'ai décrite dans l'ostéologie (1), elle est criblée de *pertuis* qui livrent passage à des vaisseaux qui se portent de la *dure-mère* vers la membrane muqueuse de l'oreille moyenne (2).

ARTICLE QUATRIÈME.

Paroi inférieure de la caisse du tympan.

Moins étendue que la précédente et plus irrégulière qu'elle, cette paroi présente une foule de *pertuis* qui livrent passage à

(1) Voy. page 85.

(2) Ces vaisseaux fins et engagés dans des ouvertures osseuses étroites,

des vaisseaux et à quelques filets nerveux. Elle présente, en outre, la partie interne de la *scissure glenoïdale*, *félure de Glaser*, dans laquelle s'engagent diverses parties (1).

ARTICLE CINQUIÈME.

Paroi postérieure de la caisse du tympan.

Cette paroi de la caisse du tympan est dirigée vers l'apophyse mastoïde. On y distingue quatre choses : l'*ouverture des cellules mastoïdiennes*, la *saillie de l'aqueduc de Fallope*, la *pyramide* et l'*ouverture* qui transmet dans la caisse la corde du tympan.

L'ouverture des cellules mastoïdiennes est placée tout-à-fait en haut de cette paroi. Elle est triangulaire, et fait communiquer la caisse du tympan avec quelques-unes des cellules creusées dans l'apophyse mastoïde.

La saillie de l'aqueduc de Fallope est placée au dessous de l'ouverture précédente. Elle décrit une courbe à concavité antérieure et inférieure, et traduit cet aqueduc du côté de la caisse.

La pyramide est placée au dessous de l'aqueduc de Fallope. Elle n'a pas la forme qu'indique son nom, et représente une éminence conique et horizontalement dirigée. Sa base tournée en arrière et en bas, communique par un pertuis avec l'aqueduc de Fallope. Son sommet tourné en avant, est percé d'une ouverture par laquelle s'échappe le tendon du muscle de l'étrier, et est lié le plus souvent à la partie postérieure du promontoire par quelques filamens osseux. A l'intérieur, la pyramide est creuse et forme un petit canal qui marche parallèle à l'aqueduc de Fallope, et vient se terminer en dedans du trou stylo-mastoïdien, comme M. Breschet l'a montré dans ces derniers temps (2). La pyramide et le canal qui lui fait suite, logent un petit muscle (3).

se rompent souvent dans les violentes secousses du crâne, et du sang se répand dans l'oreille et sous la dure-mère.

(1) L'apophyse du col du marteau, le muscle antérieur de cet osselet et le filet nerveux appelé *co de du tympan*.

(2) M. Breschet assure qu'un nerf sort du canal de la pyramide par le sommet de cette éminence ; je n'ai jamais rien vu de semblable. Mais ce que je certifie, c'est qu'une petite artère de l'*auriculaire postérieure* parvient au muscle de l'étrier, par le canal qui continue la pyramide jusqu'à la partie interne du trou stylo-mastoïdien.

(3) Le muscle de l'étrier.

L'ouverture de transmission de la corde du tympan est placée au dessous et en arrière de la pyramide. Souvent elle est très étroite et difficile à distinguer au premier abord. Elle termine un petit canal particulier qui communique, d'autre part, avec l'aqueduc de Fallope, près du trou stylo-mastoïdien. Cette ouverture est remarquable sous le rapport de sa constance et du filet nerveux auquel elle livre passage.

ARTICLE SIXIÈME.

Paroi antérieure de la caisse du tympan.

La partie antérieure de la caisse du tympan répond à l'angle rentrant, formé par le bord antérieur du rocher et par la portion écailleuse du temporal. Elle a la forme d'un canal évasé du côté de la caisse, rétréci en dehors et subdivisé en deux parties par le *bec de cuiller.*

Le bec de cuiller est une lame mince, roulée sur elle-même comme les cornets des fosses nasales, offrant sa concavité en haut et en dedans et sa convexité en dehors (1).

Audessus du bec de cuiller, la paroi antérieure de la caisse présente un petit canal incomplet, sorte de *méat* qui sert à loger un muscle (2). Au-dessous de cette partie, on trouve un autre canal plus large que le précédent, qui forme la portion osseuse de la trompe d'Eustachi.

Enfin, tout-à-fait en bas et en avant, trois ou quatre pertuis font communiquer la caisse du tympan avec la portion verticale du canal carotidien. L'un de ces pertuis se continue d'avant en arrière sur le promontoire, et y forme une petite cannelure qui se réunit à celle que j'ai indiquée plus haut, et qui loge comme elle un filet nerveux particulier (3).

(1) M. le docteur Huguier a nié l'existence du bec de cuiller. Je puis assurer que cette partie est bien réellement constituée comme les auteurs l'ont décrite ; c'est seulement à un âge avancé que la lame qui la forme se réunit au reste de l'os par son bord libre auparavant, et que le muscle interne du marteau se trouve logé dans un conduit osseux bien fermé.

(2) Le muscle interne du marteau.

(3) Un des filets du rameau du ganglion *pétreux* qui forme l'anastomose de Jacobson.

La trompe d'Eustachi (1).

(Conduit guttural de l'oreille. CHAUSS.)

La trompe d'Eustachi est un tube osséo-membraneux, qui met le tympan en communication avec la gorge ou le pharynx. Ce canal a été aperçu par les plus anciens anatomistes. C'est bien à tort qu'on lui a donné le nom de *tube d'Eustachi*; car Alcméon l'avait signalé d'une manière non équivoque, il croyait seulement qu'il servait à la respiration. Cet anatomiste l'avait observé dans les chèvres, et il disait que ces animaux respirent par l'oreille. Aristote a connu également et décrit la trompe d'Eustachi, et il a relevé l'erreur dans laquelle Alcméon était tombé à son égard.

La trompe d'Eustachi s'étend de la partie antérieure du tympan à la partie supérieure du pharynx. Son trajet est oblique de haut en bas, de dehors en dedans et d'arrière en avant. Elle a deux pouces de longueur environ. Elle est plus large à ses extrémités qu'à sa partie moyenne. Son extrémité pharyngée, évasée en infundibulum, a reçu le nom de *pavillon*. Son extrémité tympanique est beaucoup plus étroite. Sa partie moyenne offre à peine une ligne de diamètre.

L'extrémité pharyngienne ou le pavillon de la trompe d'Eustachi est placée vers le milieu, en hauteur, du côté externe de l'ouverture postérieure de la fosse nasale correspondante. Elle est embrassée par le muscle constricteur supérieur et par la membrane muqueuse du pharynx.

L'extrémité tympanique de la trompe occupe l'angle de réunion du bord antérieur du rocher et de la portion écailleuse du temporal.

Sa partie moyenne est en rapport en haut avec la base du crâne, et spécialement avec le rocher et la production cartila-

(1) Pour étudier la trompe d'Eustachi, séparez la tête d'un cadavre de la colonne vertébrale, et divisez la sur la ligne médiane dans le sens antero-postérieur; préparez ensuite le muscle ptérygoïden interne et les péristaphylins, et dégagez le pavillon de ce canal. De la sorte, vous pourrez bien étudier ses rapports extérieurs et sa structure; il ne vous restera plus qu'à l'ouvrir pour examiner sa cavité.

gineuse qui bouche le trou déchiré antérieur. En avant, en arrière et en bas, elle est entourée par les muscles péristaphylins et par du tissu cellulaire.

Structure. La trompe d'Eustachi est essentiellement formée par un squelette osséo-cartilagineux et membraneux. La partie osseuse, la moins importante et la moins longue, a été indiquée à l'occasion du squelette de la caisse du tympan. La partie osséo-cartilagineuse forme les cinq sixièmes internes du canal: elle est cartilagineuse en dedans et en haut, et membraneuse en dehors et en bas.

Le cartilage de la trompe s'insère directement, par une sorte d'implantation, sur la partie osseuse du conduit. En avant, il adhère d'une manière intime à la production cartilagineuse du trou déchiré postérieur et à l'aileron interne de l'apophyse ptérygoïde, et fournit des points d'insertion aux muscles ptérygoïdien interne et peristaphylins externe et interne; tandis qu'en avant et en haut il est côtoyé par le muscle interne du marteau (1).

La membrane fibreuse de la trompe d'Eustachi est très faible, dirigée en dehors et en arrière, insérée sur les deux bords opposés de la gouttière du cartilage et confondue en dedans avec la membrane muqueuse du canal.

Intérieurement, la trompe d'Eustachi est tapissée par un prolongement de la membrane muqueuse des fosses nasales et du pharynx (2).

Action. L'air de la caisse du tympan se renouvelle incessamment par la trompe, et l'oreille moyenne se débarrasse par ce canal des mucosités qui pourraient sans cela en déterminer l'oblitération.

(1) Petit muscle du tympan. Voy. plus bas.

(2) Aussi, dans les pharyngites ou dans les coryzas intenses, éprouve-t-on un peu de gêne et de douleur dans l'oreille, en raison de l'extension de l'inflammation vers ce canal. Le rapport du pavillon de la trompe d'Eustachi avec l'ouverture postérieure de la fosse nasale est souvent mis à profit pour le cathétérisme de ce canal. Voy. *Anat. top.*, page 86.

CHAPITRE SECOND.

Parties contenues dans la caisse du tympan.

La caisse du tympan est traversée de dehors en dedans par une chaîne de petits osselets mue par des muscles ; elle est tapissée par une membrane fibro-muqueuse ; des vaisseaux et des nerfs s'y distribuent.

Article premier.

1° *Chaîne des osselets.*

Étendue de la cloison tympano-auriculaire à la fenêtre ronde, la chaîne des osselets est constituée par quatre petits os qui, forment comme autant d'anneaux réunis ensemble et avec les parois externe et interne de la caisse par de petites articulations.

§ Ier *Osselets du tympan.*

Les osselets du tympan sont le *marteau*, l'*enclume*, l'os *lenticulaire* et l'*étrier* (1).

Structure. Ces différens osselets sont formés presque exclusivement d'une substance compacte très dense et vitreuse ; la tête du marteau et le corps de l'enclume renferment seuls un peu de substance diploïque.

Développement. Tous se développent de très bonne heure, même avant la caisse qui les renferme ; ils sont complètement formés à trois mois de la vie intra-utérine ; et, chose fort remarquable, ils ont presque les dimensions qui doivent les caractériser dans l'âge adulte.

Le marteau.

Analogue pour la forme à la partie supérieure du fémur, le marteau est engagé dans l'épaisseur de la cloison tympano-auriculaire, et appliqué sur la face interne de la membrane

(1) Les Grecs ne connaissaient pas les osselets de l'oreille. On ne sait pas bien qui les a découverts. Vésale a donné le nom qu'ils portent au marteau et à l'enclume ; on trouve l'os lenticulaire indiqué dans *Sylvius* ; *Bertin* et *Haller* attribuent à Eustachi la découverte de l'étrier ; tandis que *Fallope* la rapporte à *Ingrassias*.

du tympan, de manière à en représenter un des rayons supérieurs. Il est placé à peu près perpendiculairement, et présente trois parties : la *tête*, le *col* et le *manche*.

La tête en est la partie la plus volumineuse et celle qui est dirigée en haut. Généralement convexe et arrondie, elle présente cependant en arrière deux petits enfoncements cartilagineux, à l'aide desquels elle s'unit à l'enclume.

Le col est représenté par un étranglement qui offre à peine une ligne de longueur, et dirigé obliquement de bas en haut et d'avant en arrière. En avant, il présente une apophyse longue et grêle, appelée *apophyse du col du marteau*, ou *apophyse grêle de Raw* (1). Cette apophyse se dirige vers la félure de Glaser, s'y engage et donne attache au muscle antérieur du marteau.

Le manche est beaucoup plus long que les deux autres parties du marteau réunies. Il forme avec le col, un angle très obtus, saillant en dehors et en avant, qui se prolonge en une apophyse peu longue, qu'on appelle *apophyse du manche*. D'abord plus volumineux que le col en haut, il va en s'amincissant de plus en plus vers son extrémité opposée, extrémité qui est un peu arrondie et qui touche le centre de la membrane du tympan. C'est par son manche seulement que le marteau est en rapport avec cette membrane ; il est recouvert en dedans par la muqueuse de la caisse.

L'enclume.

Placé à la fois audessus, en arrière et en dedans du marteau, cet osselet n'a guère la figure de la partie dont il porte le nom. Il présente trois régions : le *corps* et les *branches*.

Le corps est la partie la plus volumineuse de l'enclume. Il est aplati de dehors en dedans. Sa face interne est un peu concave, et l'externe convexe. En avant il présente une surface concave de haut en bas et cartilagineuse, qui s'unit à la tête du marteau.

Les branches de l'enclume sont au nombre de deux. L'une, grosse, conoïde, courte et horizontalement dirigée en arrière, appuie par son sommet sur le côté antérieur de l'ouverture des

(1) Avant Raw, cette partie avait été décrite par *F. d'Aquapendente*.

cellules mastoïdiennes. L'autre, plus grêle, plus longue, un peu recourbée à son extrémité, descend presque verticalement sur un plan parallèle à celui du manche du marteau, en dedans duquel elle est placée, et présente à son extrémité une petite cavité qui reçoit l'osselet suivant. C'est à bon droit, comme on voit, que la première branche de l'enclume est appelée *horizontale*, et que la seconde a été nommée *perpendiculaire.*

Osselet lenticulaire.

L'osselet lenticulaire est un grain osseux à peu près arrondi, interposé à la branche perpendiculaire de l'enclume et à l'étrier, et qui se soudant de bonne heure avec l'enclume, doit en être considéré comme une épiphyse.

L'étrier.

Cet osselet a l'analogie la plus parfaite avec l'instrument dont il porte le nom. Il forme l'anneau le plus interne de la chaîne tympanique, et est placé horizontalement contre l'ouverture de la fenêtre ovale. Il présente quatre parties : *la tête, le col, les branches et la base.*

La tête est formée par un renflement peu considérable, et déprimé à son extrémité libre pour recevoir l'osselet lenticulaire.

Le col est très court. Il sert en arrière à l'insertion du muscle de l'étrier.

Les branches de l'étrier sont placées dans le même plan horizontal. L'une d'elles est *antérieure*, l'autre est *postérieure.* Elles sont concaves et cannelées sur la face par laquelle elles se regardent. Elles réunissent ensemble le col et la base de cet osselet. L'antérieure est plus courte et moins courbée que la postérieure.

La base est tout-à-fait aplatie; elle a la forme de la platine avec laquelle on obture la gueule des fours ordinaires. Terminée par un bord droit inférieurement, son contour est convexe supérieurement et latéralement. Elle est appliquée contre la fenêtre ovale.

§ 2. *Articulations de la chaîne des osselets.*

Les osselets du tympan sont réunis par de petites articulations qu'on peut appeler *intrinsèques*. En outre, la chaîne ainsi constituée s'appuie par ses deux extrémités sur les parois externe et interne de la caisse, et y forme d'autres articulations véritablement *extrinsèques*.

Les articulations intrinsèques de la chaîne des osselets sont au nombre de trois : celle du marteau avec l'enclume, celle de l'enclume avec l'osselet lenticulaire, celle de l'osselet lenticulaire avec l'étrier. La première seule mérite une description particulière; c'est une enarthrose un peu serrée : une petite capsule fibreuse en maintient les surfaces, indépendamment de la membrane muqueuse tympanique qui assure encore les rapports articulaires en passant de l'un à l'autre os. Les deux articulations de l'enclume et de l'osselet lenticulaire, de cet osselet et de l'étrier, sont seulement maintenues par la membrane muqueuse de la caisse.

Les articulations extrinsèques de la chaîne des osselets appartiennent, comme je l'ai dit, aux deux extrémités de cette chaîne; les unes sont externes, une autre est interne. En dehors, 1° le manche du marteau est uni à la membrane du tympan dans toute sa longueur, principalement par la membrane muqueuse de la caisse; 2° la tête du marteau est retenue contre la partie supérieure du cadre du tympan, au moyen d'un petit ligament aplati, placé au-dessus d'elle et fixé, d'autre part, sur le temporal; 3° l'extrémité de la branche horizontale de l'enclume arcboute contre la partie postérieure de l'entrée des cellules mastoïdiennes, et y est unie au moyen d'un petit ligament nacré, très resplendissant, qui s'insère, d'un côté, sur le temporal, et, de l'autre, sur la partie supérieure de cette branche. A l'extrémité interne de la chaîne des osselets, l'étrier est uni par sa base à l'ouverture de la fenêtre ovale, au moyen de la membrane muqueuse de la caisse (1).

Mécanisme. Les articulations de la chaîne des osselets lui permettent d'exécuter des mouvemens dans l'intérieur de la

(1) On dit généralement que la base de l'étrier ne bouche qu'incomplètement l'ouverture de la fenêtre ovale, c'est une erreur; elle est, au contraire, en rapport très exact de grandeur avec cette ouverture.

caisse. Cette chaîne offre deux angles; l'un formé par le marteau et l'enclume, a son sinus dirigé en bas et en avant; l'autre qui résulte de la direction relative de la longue branche de l'enclume et de l'étrier, a son sinus tourné en arrière. L'ouverture de ces angles peut être agrandie ou diminuée; dans le premier cas, la chaîne des osselets est alongée, la membrane du tympan refoulée en dehors et relachée; dans le second, la chaîne des osselets est raccourcie et la membrane du tympan tendue. Les petits muscles du tympan sont les agens de ces mouvemens opposés.

ARTICLE SECOND.

Muscles du tympan.

Les muscles de la chaîne des osselets sont au nombre de quatre; trois appartiennent au marteau, un seul se fixe sur l'étrier (1).

§ 1er *Muscles du marteau.*

Les muscles du marteau sont distingués en *externe*, *interne* et *antérieur*.

Muscle externe du marteau (2).

Peu développé, manquant même souvent tout-à-fait, ce muscle a été signalé par *Cassérius*. Il occupe le conduit auditif externe, placé entre la peau et la paroi supérieure de ce conduit. Il s'insère sur cette paroi, dans le lieu où elle est osseuse, se dirige vers la circonférence de la membrane du tympan;

(1) Quelques personnes ont élevé des doutes, dans ces derniers temps, sur l'existence de la plupart de ces muscles; c'est à peine si l'on a bien voulu admettre que le muscle interne du marteau n'est pas une fiction. La vérité est que ces petits organes sont difficiles à préparer, et qu'ainsi, ils ont pu échapper à ceux qui n'ont pas une certaine habitude de l'anatomie fine; mais rien n'est mieux avéré que l'existence de la plupart d'entre eux. Du reste Lieutaud et Haller avaient déjà révoqué en doute l'existence des muscles antérieur et externe du marteau.

(2) Pour préparer le muscle externe du marteau, il faut emporter avec la gouge et le maillet la partie inférieure de la portion osseuse du conduit auditif, en ménageant la membrane du tympan, et enlever ensuite la peau qui revêt la partie supérieure de ce conduit.

s'insinue entre cette membrane et son cadre, et se termine sur l'apophyse du manche du marteau.

Action. Il tire en dehors le manche du marteau, et relâche la membrane du tympan.

Muscle interne du marteau. (1).

Plus long et plus gros que les autres muscles du tympan, le muscle interne du marteau a été indiqué par *Vésale.* Il commence hors de la caisse sur la partie externe et supérieure du cartilage de la trompe d'Eustachi, et très peu sur la face inférieure du rocher. Il se place ensuite audessus du *bec de cuiller*, dans un canal particulier, et donne naissance à un beau tendon qui vient se terminer à la partie antérieure du manche du marteau, à une demi-ligne audessous du col de cet osselet.

Action. Il tire le manche du marteau en dedans, le rapproche de la longue branche de l'enclume, rend plus aigu l'angle de réunion de ces deux osselets, et tend la membrane du tympan.

Muscle antérieur du marteau (2).

Moins long, moins développé que le précédent, ce muscle a été décrit par *Cassérius.* Il s'insère sur les deux bords de la félure de Glaser, près de l'épine du sphénoïde et sur cette épine elle-même. Il est placé presque tout entier dans cette félure, souvent logé dans un petit canal spécial qui s'y rencontre, et il se termine dans la caisse par un petit tendon qui embrasse le sommet de l'apophyse grêle de Raw.

Action. Ce muscle tire le marteau en dehors, ouvre un peu l'angle que forme cet osselet avec la longue branche de l'enclume, alonge la chaîne des osselets et relâche la membrane du tympan.

(1) Pour préparer ce muscle, il faut enlever avec la gouge et le maillet la portion osseuse mince qui forme la face interne du temporal, dans l'angle de réunion du rocher et de la partie antérieure de la portion écailleuse de cet os. On découvre ainsi à la fois le muscle interne du marteau et la partie cartilagineuse de la trompe d'Eustachi, et l'on peut constater les insertions du muscle sur celle-ci.

(2) Pour voir le muscle antérieur du marteau il faut répéter la préparation du précédent et suivre le muscle de la caisse vers la fissure de Glaser. En le préparant de dehors en dedans, il est d'autant plus difficile de ne pas l'altérer qu'il est enveloppé dans un canal en avant de la fissure de Glaser.

§ 2e *Muscle de l'étrier* (1).

Bien constant, ventru et très beau, le muscle de l'étrier a été découvert par *Varole*. Il est renfermé dans un canal osseux, parallèle à la partie inférieure de l'aqueduc de Fallope, canal qui a été décrit plus haut et dont la pyramide est le sommet. Sa partie charnue n'est pas logée dans la pyramide. Il commence vers la partie moyenne du précédent canal, bien au de là de la pyramide, par un corps charnu fusiforme dont les fibres s'insèrent sur les parois de l'étui osseux qui le reçoit. Bientôt il donne naissance à un tendon grêle, qui s'engage dans la pyramide, sort par le sommet de cette éminence et vient s'insérer à la partie postérieure du col de l'étrier.

Action. Ce muscle attire en arrière le col de l'étrier, donne plus d'ouverture à l'angle que forme cet osselet avec la longue branche de l'enclume, alonge la chaîne des osselets et relâche la membrane du tympan. Il enfonce également la partie postérieure de la base de l'étrier dans la fenêtre ovale, par une sorte de mouvement de bascule qu'il lui imprime.

ARTICLE TROISIÈME.

Membrane intérieure de la caisse.

La membrane de la caisse du tympan est fibro-muqueuse : sa face adhérente est constituée par un périoste interne très fin; sa face libre est évidemment muqueuse. Continue par la trompe d'Eustachi avec la muqueuse de la gorge, elle tapisse la face interne de la membrane du tympan et concourt à former la cloison tympano-auriculaire, comme il a été dit, tandisqu'en arrière elle pénètre dans les cellules mastoïdiennes. Cette membrane se réfléchit sur toutes les saillies intérieures de la caisse ; elle recouvre les osselets et les muscles qui les meuvent, et forme le principal moyen d'union des premiers.

Les vaisseaux et les nerfs de la caisse du tympan seront

(1) Le muscle de l'étrier est le plus difficile à préparer de ceux du tympan. Pour y parvenir, il faut emporter largement toutes les parois inférieure et externe de la caisse, laisser l'étrier en place, et ouvrir avec une gouge fine et un maillet, la pyramide et le canal dont elle est l'extrémité.

décrits par la suite. Qu'il suffise de dire ici que cette partie de l'oreille est traversée de haut en bas et d'arrière en avant par un nerf assez gros, qui porte le nom de corde du tympan (1).

APPENDICE.

Développement variétés et usages de l'oreille moyenne.

Developpement. Dans les premiers temps, l'oreille moyenne est très petite, elle ne se prolonge pas dans la région mastoïdienne, et la trompe d'Eustachi est entièrement cartilagino-membraneuse. A la naissance, la portion osseuse de la trompe est très courte ; plus tard elle s'étend aux dépens de la portion cartilagino-membraneuse ; mais jamais elle ne parvient à l'égaler sous le rapport de la longueur. Jusqu'à la naissance, toute l'oreille moyenne, est remplie d'un mucus blanchâtre qui disparaît un peu plus tard, soit qu'il s'écoule par la trompe d'Eustachi, soit que les vaisseaux se chargent de son absorption.

L'enceinte de la caisse du tympan commence à se former vers l'age de quarante cinq à cinquante jours, par sa partie interne, autour de la fenêtre ronde. Peu de temps après, les osselets se developpent eux-mêmes. Le canal de la fenêtre ronde regarde en dehors chez l'embryon; chez le fœtus, il se dirige en arrière, lorsque le promontoire se dessine ; après la naissance il se tourne de nouveau en dehors, au moment où l'apophyse mastoïde se développe et se creuse des cellules qui lui appartiennent.

La membrane du tympan est d'abord reçue dans un cadre entièrement isolé des autres parties osseuses de la caisse, et qui ne se réunit au reste du temporal que vers l'époque de la

(1) Les artères de la caisse du tympan viennent de l'auriculaire postérieure, de la méningée moyenne et de la carotide interne. Ses veines se jettent dans l'auriculaire postérieure, ou dans la temporo-maxillaire. Les lymphatiques sont peu connues. Ses nerfs viennent du ganglion pétreux du glosso-pharyngien, du grand sympathique, du facial et du filet supérieur du nerf vidien, (*grand nerf pétreux superficiel* de quelques anatomistes). Un filet du ganglion pétreux du glosso-pharyngien s'unit sur le promontoire avec deux filets, l'un du ganglion d'Arnold et l'autre du grand sympathique, pour former l'anastomose de *Jacobson*, qui sera décrite plus au long par la suite. Le nerf vidien, suivant les uns, le facial suivant les autres, fournit la corde du tympan.

naissance. Cette membrane est d'autant plus oblique que le sujet est plus jeune; dans l'origine elle est dirigée presque horizontalement, et semble faire suite à la paroi supérieure du conduit auditif externe.

Variétés. La membrane du tympan manque quelquefois; j'en ai observé un exemple. Les osselets peuvent être plus ou moins nombreux ou plus grêles qu'à l'état normal.

Usages. L'oreille moyenne isole l'oreille interne, et lui transmet, en les modifiant de diverses manières, les vibrations des corps sonores. Rigoureusement parlant, elle n'est pas indispensable à l'accomplissement de la fonction auditive; mais elle la rend plus parfaite.

SECTION TROISIÈME.

De l'oreille interne ou labyrinthe.

L'oreille interne est la partie de l'appareil de l'audition qui sert de réceptacle à la pulpe nerveuse, sur laquelle en définitive les impressions doivent être produites. Elle est formée exclusivement par le rocher, différente sous ce rapport de la caisse du tympan à laquelle concourent à la fois, le rocher, les régions mastoïdienne et écailleuse du temporal. L'oreille interne résulte de deux ordres de parties, les unes *essentielles*, les autres *accessoires*.

CHAPITRE PREMIER.

Parties essentielles de l'oreille interne.

Les parties essentielles de l'oreille interne sont: le *vestibule*, les *conduits demi-circulaires* et le *limaçon*. Je décrirai d'abord seulement l'enceinte osseuse de ces cavités; il sera question ensuite des parties qu'elles renferment.

ARTICLE PREMIER.

Enceinte osseuse de l'oreille interne.

L'enceinte osseuse de l'oreille interne est constituée par une substance compacte, comme vitreuse, qui a quelque ressemblance avec l'ivoire des dents et qui est séparée du tissu com pact du rocher, comme je l'ai dit à l'occasion du temporal par une substance diploïque serrée, beaucoup moins dense cependant que le reste de cette partie.

Vestibule (1).

Le vestibule, comme son nom l'indique, est une cavité moyenne entre les autres parties de l'oreille interne. Il est placé en avant des conduits demi-circulaires, en arrière du limaçon, en dehors de la caisse du tympan, et en dedans du conduit auditif interne. Sa forme est à peu près sphéroïdale. On lui distingue six parois : une *externe*, une *interne*, une *supérieure*, une *inférieure*, une *antérieure* et une *postérieure*.

Paroi externe. Elle présente l'ouverture de la fenêtre ovale, bouchée par la base de l'étrier.

Paroi interne. Elle est percée de plusieurs trous qui communiquent avec le fond du conduit auditif interne, et qui transmettent, dans le labyrinthe, des nerfs et des vaisseaux.

Paroi supérieure. Elle répond à la région supérieure du rocher, et présente deux ouvertures : l'*ouverture isolée* du canal demi-circulaire vertical supérieur, et l'*ouverture antérieure* du canal horizontal.

Paroi inférieure. Une crête, qui se porte en dehors et un peu en avant, la subdivise en deux fossettes d'inégale étendue, parmi lesquelles la *postérieure* et *externe* est la plus large.

Paroi antérieure. Cette paroi n'offre qu'une seule ouverture, celle de la *rampe externe ou vestibulaire* du limaçon.

Paroi postérieure. Quatre ouvertures s'y rencontrent; trois d'entre-elles, plus larges que les autres, appartiennent aux conduits demi-circulaires : l'*ouverture commune* aux deux conduits verticaux, l'*ouverture isolée* du canal vertical postérieur, l'*ouverture postérieure* de l'horizontal; la quatrième est celle de l'*aqueduc du vestibule*.

L'aqueduc du vestibule est un canal extrêmement étroit, qui commence en arrière du vestibule, près de l'ouverture commune des deux conduits demi-circulaires verticaux, qui se dirige en bas, en arrière et en dedans, et vient se terminer sur

(1) Le vestibule est la partie la plus importante du labyrinthe, c'est celle qui offre le plus de constance dans la série des animaux.

la face postérieure du rocher, au-dessous d'une sorte d'écaille de l'os (1).

Conduits demi-circulaires.

Les conduits demi-circulaires sont placés à la partie postérieure du rocher, en arrière du vestibule, en avant des cellules mastoïdiennes. Ils sont au nombre de trois, et un peu plus que demi-circulaires. Tous ont une extrémité dilatée en *infundibulum*, tandis que dans le reste de leur étendue, leur tube est exactement cylindroïde et offre environ une ligne de diamètre. Ils s'ouvrent dans le vestibule par leurs deux extrémités; et n'ont cependant que cinq ouvertures dans cette cavité, parce que deux d'entre eux sont réunis en un seul avant de s'y terminer. Deux, placés dans un plan vertical, sont appelés *verticaux* pour cette raison, et distingués, d'après leur position particulière, en *supérieur* et en *postérieur*. Le troisième est dirigé horizontalement, et appelé demi-circulaire *horizontal*.

Le canal demi-circulaire vertical supérieur est moyen entre les deux autres pour la longueur. Il est placé très-près de la face supérieure du rocher et y forme un relief spécial, en arrière de l'*Hiatus Fallopii*. Sa convexité est dirigée en haut. Une de ses extrémités est externe et antérieure, l'autre est interne et postérieure. La première, dilatée en infundibulum, se termine à la partie supérieure du vestibule. La seconde, non dilatée, est réunie avec l'extrémité supérieure du canal demi-circulaire vertical postérieur en un tube de deux lignes de longueur, qui n'a

(1) L'aqueduc du vestibule est sujet à plus d'une variété. M. Ribes l'a rencontré subdivisé en plusieurs conduits plus petits qui allaient s'ouvrir, les uns dans le vestibule, les autres dans le canal demi-circulaire vertical postérieur. Il assure également l'avoir vu terminé dans le diploë du rocher et tout-à-fait séparé du labyrinthe. M. Breschet affirme, d'autre part, que cet aqueduc n'existe pas chez les enfans naissans, et qu'il paraît quelque temps après la naissance. Je crois qu'il est loin d'en être toujours ainsi; j'ai sous les yeux, en ce moment, trois temporaux de fœtus, sur lesquels ce canal est très beau. J'ai aussi beaucoup de tendance à croire que cet aqueduc aboutit constamment dans le vestibule; je l'y ai trouvé ouvert toutes les fois que je l'y ai cherché. Du reste, il ne faut pas le confondre avec quelques conduits diploïques qui marchent parallèlement à lui, et qui se terminent sur le même point de la face postérieure du rocher.

pas plus de capacité que l'un des deux, et qui s'ouvre à la partie postérieure du vestibule.

Le canal demi-circulaire vertical postérieur est le plus long de tous. Il est placé du côté de la face postérieure du rocher, et y forme relief pendant tout le jeune âge, derrière l'extrémité de l'aqueduc du vestibule. Sa convexité est dirigée en arrière. Une de ses extrémités est supérieure et l'autre inférieure. La première, réunie avec l'extrémité interne du canal demi-circulaire vertical supérieur, se termine à la partie postérieure du vestibule. La seconde, dilatée en infundibulum, s'ouvre sur la partie inférieure de la même paroi vestibulaire.

Le canal demi-circulaire horizontal est caché profondément dans la substance du rocher, en arrière des deux autres. Sa convexité est tournée en arrière. Une de ses extrémités est antérieure et un peu supérieure, l'autre est postérieure et inférieure. La première, dilatée en infundibulum, se termine à la partie supérieure du vestibule. La seconde, non dilatée, se termine en arrière de la même partie.

Limaçon.

Le limaçon, *cavité cochléenne* de l'oreille, offre la plus grande analogie avec les coquilles dont il porte le nom. Il est placé vers la pointe du rocher, en avant du vestibule, entre le conduit auditif interne et le canal carotidien, et composé de trois parties : *la lame des contours*, *l'axe* et *la cloison.*

1° *La lame des contours* forme la partie extérieure du limaçon ; déployée, elle a la forme d'un triangle isocèle très-alongé et recourbé sur lui-même transversalement. En dehors elle est plongée dans le tissu compacte du rocher. En dedans elle correspond à la cavité limacienne et donne insertion à la partie la plus excentrique de la cloison. Elle décrit deux tours et demi de spirale autour de la columelle. Sa partie la plus large correspond à la base, sa partie la plus étroite au sommet du limaçon. Au niveau de leur rencontre, les parties voisines de la lame des contours sont fortement unies ensemble. La lame des contours forme à la fois, par son roulement sur elle-même, les parois de la cavité spiroïde et l'axe du limaçon.

2° *L'axe, nucleus, columelle,* forme le centre du limaçon;

C'est autour de lui que les autres parties se contournent en spirale. Il a trois lignes de longueur environ et est dirigé horizontalement de dedans en dehors, depuis le fond du conduit auditif interne jusqu'à l'union des deux portions du canal carotidien. Il a la figure d'un cône dont la base, formée par un enfoncement du fond du conduit auditif interne, est percée d'un trou traversé par la branche limacienne du nerf acoustique, et dont le sommet est dirigé en dehors. A l'extérieur il donne insertion à la cloison et est continu à la lame des contours. A l'intérieur il est creusé d'une cavité qui commence au fond du conduit auditif interne, qui se termine dans le deuxième tour de spirale du limaçon et qui communique, en outre, avec l'intérieur de cette cavité, à la faveur d'une foule de pertuis qui s'y ouvrent obliquement. A vrai dire, l'axe du limaçon n'a aucune existence propre, comme l'ont prouvé les recherches de MM. Ilg et Breschet ; il est formé par la paroi interne et concave des *rampes* ou *spires* du limaçon. Vers le sommet du limaçon, il n'est plus représenté que par une lamelle triangulaire, convexe en dehors et concave en dedans, qui décrit un demi-tour de spirale sur elle-même avant d'atteindre la lame des contours, et qui circonscrit une cavité demi-infundibuliforme, dont M. le docteur Huguier a parfaitement indiqué la disposition dans sa thèse.

3º *La cloison* partage la cavité limacienne en deux parties, de son sommet vers sa base. Elle décrit deux tours et demi de spirale autour de la columelle. Elle est placée de champ ; ses deux faces correspondent aux deux subdivisions de la cavité limacienne, et présentent une foule de pertuis en bec de flûte, qui transmettent à l'intérieur les rameaux du nerf acoustique. D'un côté elle tient à la lame des contours, de l'autre elle est appuyée sur la columelle. Dans ses deux premiers tours, la cloison limacienne est *osseuse* du côté de la columelle et *membraneuse* du côté de la lame des contours, tandis qu'elle est entièrement membraneuse dans son dernier demi-tour. Sa partie osseuse large et formée de deux lames séparées par un espace triangulaire près de l'axe, s'amincit de plus en plus du côté opposé. Sa partie membraneuse est sèche et formée d'un tissu analogue à celui de la membrane du tympan. Du reste, la cloison devient de moins en moins élevée à mesure qu'elle s'avance vers le sommet du limaçon. Simplement membraneuse dans ce point, elle se contourne autour de la lamelle terminale de l'axe, passe sur sa concavité sans s'y enfoncer et, de la sorte, établit une ouverture de communication entre les deux divisions du limaçon.

Les deux parties de la cavité limacienne ont été appelées *rampes*, *scalæ*, et ont été distinguées en *externe* et en *interne*. La rampe externe ou *vestibulaire* se termine à la partie antérieure du vestibule. La rampe interne ou *tympanique* se termine au fond du canal de la fenêtre ronde, et communiquerait avec la caisse du tympan sans la membrane qui la ferme, membrane qui constitue une sorte de *tympan secondaire* qui a été décrit plus haut. La rampe vestibulaire est un peu plus courte que la rampe tympanique : celle-ci se prolonge encore lorsque celle-là est déjà terminée dans le vestibule, et elle lui devient un peu inférieure. M. Ribes a cru dans ces derniers temps que la membrane de la fenêtre ronde reportée un peu haut dans la rampe qui y aboutit, laisse à nu dans une petite étendue la cloison spirale du limaçon; mais, comme je l'ai déjà dit, une petite erreur s'était glissée sous ce rapport dans la description de ce savant anatomiste. Les deux rampes du limaçon communiquent ensemble vers leur sommet, comme on l'a vu, et la rampe tympanique en particulier est continue avec *l'aqueduc du limaçon*.

Cet aqueduc du limaçon est un canal fort étroit qui commence sur le bord inférieur du rocher, dans un enfoncement triangulaire placé en avant de la fosse jugulaire. Il se dirige en haut et en arrière, et vient se terminer dans la rampe tympanique du limaçon, immédiatement au dessus de la membrane qui la bouche du côté de la fenêtre ronde (1).

ARTICLE SECOND.

Parties contenues dans l'intérieur de l'oreille interne.

Les cavités de l'oreille interne sont tapissées par un perioste extrêmement fin et très vasculaire, en dedans duquel existe une autre membrane qui renferme immédiatement la pulpe auditi-

(1) M. Ribes assure à tort que l'aqueduc du limaçon se termine dans le canal de la fenêtre ronde, au-dessous de la membrane de la rampe tympanique, et qu'il n'appartient point par conséquent à la cavité limacienne. Son ouverture est immédiatement supérieure à cette membrane.

ve, et qui forme, en quelque sorte, un second labyrinthe moulé sur le premier et appelé *labyrinthe membraneux* par Comparetti et par Scarpa.

Dans le vestibule, le labyrinthe membraneux est formé de deux *sacs* distincts, d'inégale étendue. Le plus grand, *sac commun*, occupe la partie postérieure du vestibule, et reçoit les extrémités des tubes placés dans les conduits demi-circulaires. Le plus petit, *sac sphérique*, est isolé du précédent.

Le labyrinthe membraneux forme des tubes dans les canaux demi-circulaires. Ces tubes sont dilatés en ampoules là où les conduits demi-circulaires sont eux-mêmes élargis, c'est-à-dire à l'extrémité isolée des deux conduits verticaux et à l'extrémité antérieure du canal horizontal. Les tubes des deux conduits verticaux se réunissent en un seul, en arrière et en haut; tous ne remplissent qu'incomplètement les conduits auxquels ils appartiennent, et se terminent par cinq ouvertures dans le sac commun du vestibule.

Enfin le limaçon est également tapissé par une portion de la membrane labyrinthique, qui communique d'une rampe à l'autre par le trou de la partie supérieure de la cloison.

Le labyrinthe membraneux est entouré d'un liquide qui occupe tout l'espace placé en dehors de lui, liquide appelé *lymphe de Cotugno* et désigné par M. Breschet sous le nom de *périlymphe*.

Les sacs commun et sphérique du vestibule et les tubes des conduits demi-circulaires renferment des épanouissemens en éventails de la branche vestibulaire du nerf auditif, épanouissemens qui flottent dans un fluide spécial que M. Blainville appelle *vitrine auditive*, et sur la nature duquel l'opinion n'est pas encore entièrement fixée; Brugnone (1) et M. Ribes soutiennent, en effet, qu'il est mélangé d'un fluide élastique qui a beaucoup d'analogie avec l'air athmosphérique (2).

Après avoir pénétré dans le limaçon par les nombreux pertuis

(1) *Memoires de Turin*. T. XVI, p. 167.

(2) Cette circonstance serait d'autant plus heureuse pour les épanouissemens auditifs, qu'un fluide élastique les empêcherait d'être lésés dans les vibrations fortes communiquées à l'oreille interne; mais, d'une part, M. Breschet assure qu'il n'y a pas d'air dans l'oreille interne, et de l'autre, comme je le dirai dans un instant, le reflux du liquide de cotugno dans les aqueducs vestibulaire et limacien n'est rien moins que démontré.

de la base et du canal de la columelle, les filets du nerf auditif se répandent dans le limaçon membraneux, et y forment de toutes parts, surtout au niveau de la cloison, un réseau très fin et très compliqué; mais dans aucun point de cette partie de l'oreille, on n'aperçoit d'épanouissemens proprement dits, semblables à ceux du labyrinthe et des canaux demi-circulaires.

L'opinion la plus généralement admise représente les aqueducs du vestibule et du limaçon comme tapissés par des prolongemens du labyrinthe membraneux, et comme préparant des voies de dérivation au fluide qu'il renferme dans des circonstances indiquées. Telle n'est pas l'opinion professée récemment par M. Ribes : cet habile anatomiste considère, en effet, les aqueducs du labyrinthe comme destinés simplement à loger des vaisseaux, surtout des veines.

Cette opinion de M. Ribes est un corollaire rigoureux des idées anatomiques qu'il a émises sur le trajet des aqueducs, opinion que j'ai exposée plus haut. En effet, si l'aqueduc du vestibule se termine rarement dans cette partie du labyrinthe, si celui du limaçon ne va pas dans le limaçon, mais dans le canal de la fenêtre ronde, au dessous de la membrane de cette fenêtre, il est bien clair qu'ils ne doivent ni l'un ni l'autre servir au reflux de l'humeur labyrinthique. Mais comme j'ai montré précédemment que les aqueducs ne sont pas disposés ainsi que M. Ribes l'avait annoncé, leur histoire a nécessairement besoin d'être reprise sous le point de vue des parties qu'ils renferment. Mes recherches particulières ne m'ont rien appris sur ce sujet; mais je dois dire que j'y ai toujours vainement cherché et les vaisseaux annoncés par M. Ribes, et les prolongemens de la membrane du labyrinthe que les auteurs représentent comme parcourant ces aqueducs, et comme allant se terminer en cul-de-sac sous la dure-mère.

On trouve aussi dans le labyrinthe membraneux, particulièrement dans les sacs du vestibule, plus rarement dans les ampoules des conduits demi-circulaires, une poudre calcaire, que M. Breschet a désignée sous le nom d'*otoconie*, et qui y représente une matière analogue, qu'on trouve beaucoup plus développée chez les reptiles. Cette poudre, au reste, est sujette à beaucoup de variétés, sous le rapport de sa quantité; elle manque complètement chez quelques individus. Elle formait un noyau d'un volume assez considérable dans le vestibule d'un sourd de naissance que j'ai eu occasion d'examiner (1).

CHAPITRE DEUXIÈME.

Parties accessoires de l'oreille interne.

Les parties accessoires de l'oreille interne sont : le *conduit auditif* et *l'aqueduc de Fallope.*

Conduit auditif interne.

Le conduit auditif interne est un élément essentiel de l'appareil de l'audition. Il a des relations si étroites avec le labyrinthe, que sa description doit nécessairement être réunie à la sienne.

Le conduit auditif interne est creusé dans la partie interne et antérieure du rocher. Il a environ trois ou quatre lignes de profondeur. Il est horizontal et oblique de dedans en dehors et d'avant en arrière. Il est un peu plus large près du labyrinthe que vers l'extrémité opposée. Son diamètre perpendiculaire l'emporte sur le transverse d'une petite quantité ; la longueur de l'un et de l'autre varie entre une ligne et demie et deux lignes et demie.

Son extrémité interne, taillée obliquement et formée par un bord lisse, est placée sur la face postérieure du rocher, plus près de la pointe que de la base de cette partie, et à distance égale de ses bords postérieur et inférieur.

Son extrémité externe se divise en deux portions : l'une, supérieure, forme l'origine de l'aqueduc de Fallope, l'autre, inférieure, est terminée par une lame osseuse qui sépare le conduit auditif du labyrinthe. En arrière et en dehors, cette lame terminale du conduit auditif interne forme la paroi interne du vestibule, et présente plusieurs trous qui livrent passage aux filets de la branche vestibulaire du nerf auditif et à quelques vaisseaux. Directement en dehors elle répond à la base du limaçon ; elle est concave, et forme un enfoncement creusé d'une cannelure qui se contourne sur elle-même en décrivant un tour.

(1) *Anat. top.*, 1re édit. 1826, page 60.

et demi de spirale, et qui se termine à un trou qui pénètre dans le limaçon. Cette cannelure spiroïde est criblée d'une multitude de pertuis qui communiquent avec les rampes du limaçon (1).

Une crête superficielle, qui appartient à la paroi externe du conduit auditif, le sépare dès son origine en deux parties; l'une supérieure qui se continue plus spécialement avec l'aqueduc de Fallope et qui loge le nerf *facial*, l'autre inférieure qui appartient tout-à-fait au nerf *acoustique*.

Aqueduc de Fallope.

L'aqueduc de Fallope, (*conduit spiroïde du temporal.* Chauss.) commence au fond du conduit auditif interne, et se termine au trou stylo-mastoïdien. Il est cylindroïde et présente une demi-ligne de diamètre, et neuf ou dix lignes de longueur. Son trajet est assez compliqué : depuis le conduit auditif interne jusqu'à la hauteur de l'hiatus Fallopii, il se porte en haut et en dehors ; au-delà de l'hiatus Fallopii il change brusquement de direction, forme un coude ou un angle très prononcé, dont le saillant est tourné en haut et en avant, puis se dirige en arrière et un peu en bas, au-dessus de la fenêtre ovale, et passe dans la paroi postérieure de la caisse du tympan, au-dessous de l'ouverture des cellules mastoïdiennes; dans ce point, cet aqueduc se coude une seconde fois, forme un angle un peu obtus, ouvert en avant et en bas, et se porte ensuite presque perpendiculairement en bas vers le trou stylo-mastoïdien où il se termine.

L'aqueduc de Fallope présente trois portions : la première s'étend depuis le conduit auditif interne jusqu'à son premier coude; la seconde mesure l'intervalle qui sépare ses deux angles; la troisième comprend le reste de ce canal jusqu'au trou stylo-mastoïdien. La première n'a que deux lignes de longueur ; la seconde en a trois et la dernière quatre.

L'aqueduc de Fallope s'ouvre à la face supérieure du rocher

(1) La branche limacienne du nerf acoustique parcourt la cannelure spiroïde du fond du conduit auditif interne, et chemin faisant, envoie des filets dans les rampes du limaçon par les pertuis indiqués, puis elle s'engage enfin dans le canal de la columelle. Ces détails, précieux autant qu'ils sont exacts, sont dus à M. Ribes.

au moyen de l'hiatus Fallopii (1). Un pertuis beaucoup plus petit le fait communiquer avec une cannelure du promontoire, près de son coude saillant (2). Un peu plus bas il est en relation avec la pyramide par un trou très-petit (3). Un peu audessous de la base de la pyramide, une ouverture destinée à la corde du tympan le met en communication avec la partie postérieure de la caisse. Enfin plusieurs petits conduits qui entourent le trou stylo-mastoïdien, s'abouchent avec son extrémité inférieure.

Quelquefois l'aqueduc de Fallope ne communique pas avec la pyramide. Alors le petit canal particulier qui commence au trou stylo-mastoïdien, et qui a été décrit dans ces derniers temps par M. Breschet, permet l'introduction d'un filet nerveux et d'une artériole dans le muscle de l'étrier.

L'aqueduc de Fallope est fort court chez le fœtus ; c'est particulièrement la troisième portion, celle qui se termine au trou stylo-mastoïdien, qui est peu prolongée à cette époque. Cette partie du canal n'acquiert les dimensions que je lui ai assignées que lors du développement de l'apophyse mastoïde. Alors, en effet, le trou stylo-mastoïdien est en quelque sorte reporté en dehors, le trou de la corde du tympan, qui jusque là était tout-à-fait étranger à l'aqueduc de Fallope, est enveloppé par cet aqueduc, et l'origine de la corde du tympan ne se fait plus à l'extérieur (4).

APPENDICE.

Développement, Variétés, Usages de l'oreille interne et Analogies qui rapprochent l'appareil de l'audition de la membrane tégumentaire commune.

Développement. L'oreille interne est d'abord simplement membraneuse; l'ossification ne s'y développe que vers l'âge de

(1) Le filet supérieur du nerf vidien, *grand nerf pétreux superficiel* de quelques-uns, s'introduit par cette voie dans l'aqueduc de Fallope, avec une branche de l'artère méningée moyenne.

(2) Un filet de l'anastomose de Jacobson traverse ce pertuis.

(3) Cette ouverture permet l'arrivée d'un artériole et d'un filet nerveux dans le muscle de l'étrier.

(4) L'aqueduc de Fallope loge le nerf facial, et le filet supérieur du nerf vidien ; il est parcouru de bas en haut par un rameau de l'artère *auriculaire*

trois mois de la vie utérine autour de la fenêtre ronde. D'après les observations de M. Ribes, la sérosité de Cotugno est rougeâtre et très abondante chez le fœtus; elle devient de plus en plus claire à mesure que l'on s'éloigne de la naissance.

L'enveloppe osseuse du labyrinthe se forme avant le reste du rocher; de sorte que les cavités qui le constituent se dessinent d'abord parfaitement, et peuvent être reconnues sans préparation particulière du temporal. Plus tard, ces cavités sont recouvertes de tous cotés, et voilées par la substance du rocher au sein de laquelle il faut les chercher péniblement pour les étudier.

Variétés. Ræderer a rapporté un cas de réduction du labyrinthe à une seule cavité, qui ne communiquait pas avec la caisse. Mondini a vu le limaçon décrire moins de tours qu'à l'ordinaire, comme chez les oiseaux.

Usages. Le labyrinthe est destiné à protéger les parties les plus délicates de l'appareil de l'audition, celles qui reçoivent les impressions auditives et qui doivent les transmettre au cerveau.

Analogies avec la membrane tégumentaire. Les épanouissemens nerveux, dont l'appareil de l'audition se compose essentiellement, constituent une sorte de *papille* placée, comme celles de la peau, à la surface libre d'une membrane fibreuse, représentée par l'enveloppe du labyrinthe membraneux.

A la rigueur, l'appareil auditif pourrait être réduit à ces élémens, comme on l'observe dans certains animaux. D'une part, en effet, c'est principalement pour rendre plus efficace la protection de la *papille auditive*, que la nature a entouré le *derme* du labyrinthe membraneux d'une enveloppe calcaire, et qu'elle a créé le rocher; et, d'un autre côté, l'oreille moyenne et l'oreille externe ne sont que des moyens de perfectionnement de l'organe auditif qui existe réellement sans elles. La première augmente l'intensité des ondes sonores, la seconde est destinée à recueillir ces ondes et à les diriger.

Du reste l'oreille externe et l'oreille moyenne, peuvent être regardées comme deux larges follicules, l'un cutané, l'autre muqueux, follicules disposés de façon à s'adosser par un point

postérieure (la stylo-mastoïdienne), et de haut en bas par un rameau de la *méningée moyenne*.

de leur contour, et à former le diaphragme *tympano-auriculaire* qui, ainsi isolé et placé dans l'air libre par ses deux faces, offre les conditions les plus favorables pour vibrer.

Enfin, la membrane du tympan, interposée aux deux parois folliculaires de la caisse et du conduit auditif, est un perfectionnement particulier, dont le but final est d'augmenter la faculté vibratile du diaphragme de séparation de l'oreille externe et de l'oreille moyenne.

GENRE CINQUIÈME.

APPAREIL DE LA VISION.

L'appareil de la vision est destiné à recueillir les émanations lumineuses des corps. Il est composé de deux ordres d'organes : les uns, rassemblés en une masse globuleuse, constituent le *globe de l'œil*, c'est-à-dire la partie la plus essentielle de l'appareil de la vision ; les autres, placés en dehors des premiers, les entourent et leur servent de moyens de protection. Je décrirai ceux-ci avant tout.

SECTION PREMIÈRE.

Organes protecteurs du globe de l'œil.

Les organes protecteurs du globe de l'œil, *tutamina oculi* de Haller, sont : *l'orbite*, le *sourcil*, les *paupières* et le *petit appareil de la sécrétion des larmes*.

L'orbite a été longuement décrit dans l'ostéologie ; par conséquent il ne peut être question ici que des autres tutamina oculi.

CHAPITRE PREMIER.

Sourcil.

Le sourcil est représenté par cette petite région velue, qui est placée un peu au-dessus de l'arcade orbitaire de l'os frontal.

Arqué et convexe en haut, le sourcil a des limites nettement tracées par les poils qui le recouvrent. Il présente deux extrémités : l'une, interne, *tête du sourcil*, est la plus large ; elle est voisine de la racine du nez, et, chez certains sujets, elle se confond, au-dessus de cette racine, avec celle du sourcil opposé ; l'autre, externe, *queue du sourcil*, est terminée en pointe ; elle est voisine de la tempe et plus ou moins prolongée suivant les individus.

Des poils nombreux, raides, d'une couleur un peu plus foncée que celle des cheveux, hérissent cette région. Ils n'ont pas partout la même direction : implantés perpendiculairement dans la peau, au niveau de la tête du sourcil, ils ont partout ailleurs une obliquité en dehors et en bas qu'il importe de remarquer.

Structure. Le sourcil est appuyé sur l'arcade surcilière qui en forme réellement le squelette, et de la sorte il répond à la partie antérieure du sinus frontal correspondant. On y trouve, en outre, une couche tégumentaire, des muscles, du tissu cellulo-graisseux, des vaisseaux et des nerfs.

La couche tégumentaire du sourcil n'a rien de remarquable, que les poils qui y sont implantés et dont il a déjà été fait mention. Elle présente aussi de nombreux follicules, comme on l'observe au reste, dans toutes les régions où la peau est recouverte de poils.

Un seul muscle propre ou intrinsèque appartient au sourcil, le *surcilier*. Le muscle frontal et l'orbiculaire des paupières y envoient, en outre, quelques-unes de leurs fibres, et deviennent par là, le premier élévateur, et le second abaisseur de cette région, tandis que le muscle surcilier la fronce en l'attirant vers la ligne médiane.

Le tissu cellulo-graisseux du sourcil est peu abondant; il est plus lâche profondément que sous la peau.

Les artères du sourcil sont fournies par l'ophtalmique et un peu par la temporale. Ses veines et ses lymphatiques n'ont rien de spécial. Ses nerfs émanent de la cinquième et de la septième paires.

Développement. Le sourcil est peu saillant dans le jeune âge, à cause du peu de développement du sinus frontal et de l'arcade surcilière. Chez l'adulte et surtout chez le vieillard, des conditions inverses de son squelette lui donnent une proéminence remarquable. Ce n'est qu'à cinq ou six mois de la vie *intrà-utérine* que les poils commencent à s'y former.

Action. Le sourcil protège le globe de l'œil contre l'impression d'une lumière trop vive venant d'en haut. Ses poils dirigent vers la tempe la sueur qui s'écoule du front.

CHAPITRE SECOND.

Paupières.

Les paupières sont deux voiles mobiles placés au devant du globe de l'œil, et disposés de manière à permettre ou à empêcher vers lui l'accès de la lumière, suivant qu'ils s'écartent ou se rapprochent l'un de l'autre.

Il y a deux paupières de chaque côté, une *supérieure* et une *inférieure*. Elles diffèrent très peu l'une de l'autre : aussi convient-il de les comprendre d'abord dans une même description générale, se réservant d'indiquer ensuite les différences qui les séparent.

ARTICLE PREMIER.

Description générale des paupières.

Placées sur la base de l'orbite, les paupières sont dirigées à peu près perpendiculairement. Elles se réunissent en dedans et en dehors sous deux *angles*, ou *commissures* : l'un *interne*, *nasal*, *grand angle de l'œil* ; l'autre, *externe*, *temporal*, *petit angle de l'œil*. Chacune d'elles est traversée, près de la commissure interne, par un canal coudé appelé lacrymal, qui sera décrit un peu plus loin.

Les paupières présentent deux faces, une *antérieure*, l'autre *postérieure*, et deux bords, un *adhérent* et l'autre *libre*.

La face antérieure est cutanée, glabre et convexe. Elle offre des plis demi-circulaires plus ou moins prononcés.

La face postérieure est muqueuse, concave pour s'accommoder à la saillie de l'œil, libre dans la plus grande partie de son étendue et adhérente seulement près du contour de l'orbite.

Leur bord adhérent répond à la base de l'orbite; il se continue avec le sourcil, la joue, le nez et la tempe.

Leur bord libre, *marge des paupières*, forme le limbe de l'ouverture palpébrale. Il est plane d'avant en arrière, suivant la remarque de M. Magendie, et présente une lèvre externe et une lèvre interne ; il est concave, au contraire, de dehors en dedans, dans ses cinq sixièmes externes, et sensiblement horizontal dans le même sens, vers son sixième interne. Au point où se réunissent les deux parties diversement dirigées de ce bord, il s'élève en un tubercule appelé *lacrymal*, tubercule tourné en arrière et en dedans et percé d'une ouverture qui constitue le *point lacrymal* (1). Dans sa partie horizontale le bord libre des paupières est glabre et dépourvu d'ouvertures folliculaires. Dans sa partie courbe, au contraire, il est garni de poils, *les cils*, et présente une foule d'ouvertures folliculaires, *orifices* des *glandes de Meibomius* desquelles on fait suinter par la pression une matière jaunâtre. Les cils sont forts, courbés et de la couleur des poils du sourcil; ils s'implantent sur la lèvre externe, tandis que les ouvertures des glandes de Meibomius se rencontrent sur la lèvre interne du bord palpébral.

Structure. Sans parler de la base de l'orbite sur laquelle elles s'appuient, les paupières doivent leur résistance aux *cartilages tarses* et au *fascia palpebralis; deux tégumens* revêtent leurs faces opposées: *un muscle*, du *tissu cellulaire*, des *vaisseaux* et des *nerfs* s'y rencontrent également.

Les cartilages tarses, ainsi nommés par Galien, et au nombre de deux, occupent le bord libre des paupières et la partie voisine de ce bord. Ils sont aplatis et différens de forme dans la paupière supérieure et dans l'inférieure, comme on le verra plus loin. Leur face antérieure est lisse et recouverte par le muscle orbiculaire. Leur face postérieure, creusée d'un certain nombre de cannelures perpendiculaires dans lesquelles sont placés les follicules ciliaires, est en rapport immédiat avec la membrane muqueuse *conjonctive*. Leur bord libre a la même forme que le bord libre des paupières. Leur bord adhérent se perd dans l'aponévrose palpébrale.

Le fascia palpebralis, ligament large des auteurs, a été décrit précédemment. (2)

Les deux tégumens des paupières comprennent dans leur intervalle tous les autres élémens de ces parties. L'antérieur est cutané et remarquable par sa finesse et par sa demi-transparence. Le postérieur est muqueux et constitué par une partie de la membrane *conjonctive* qui sera décrite complètement à l'occasion du globe de l'œil. Les cils appartiennent au premier et les follicules ciliaires au second.

(1) C'est l'orifice supérieur d'un petit canal qui porte le même nom.

(2) Voyez Péridesmologie, page 596.

Les follicules ciliaires, *glandes de Meibomius*, sont placés en arrière des paupières, dans des cannelures particulières du cartilage tarse. Elles ont la forme de lignes jaunâtres verticales et parallèles, dont le nombre varie de trente à quarante. Elles sont formées par de longues dépressions canaliculées de la membrane conjonctive. Leur canal présente un certain nombre de rétrécissement et de dilatations dans son trajet, et vient s'ouvrir sur la lèvre interne du bord libre des paupières. Parfois quelques-uns de ces follicules présentent plusieurs ouvertures; dans d'autres cas deux d'entre eux ont un goulot commun, comme on l'observe ailleurs. La matière qu'ils sécrètent porte le nom de *chassie*.

Le muscle orbiculaire des paupières occupe à la fois ces deux parties, et y représente un véritable sphincter.

Le tissu cellulaire des paupières est très fin, très lâche et dépourvu de vésicules adipeuses sous la peau; il contient de ces vésicules, au contraire, sous le muscle orbiculaire et en dehors de la conjonctive.

Les artères des paupières émanent de l'ophtalmique, de la faciale, de la temporale et de la maxillaire interne. Leurs veines suivent la même direction que les artères. Leurs lymphatiques se portent vers les ganglions parotidiens et sous-maxillaires. Leurs nerfs viennent de la cinquième et de la septième paires.

Développement. Avant la dixième semaine de la vie intrà-utérine, les paupières ne sont point apparentes, soit qu'elles n'existent pas, soit que leur transparence empêche de les apercevoir. On les voit graduellement se dessiner de leur bord adhérent vers leur bord libre. Elles restent unies par leur bord correspondant pendant long-temps, au moyen de la conjonctive. Chez quelques animaux cette adhérence survit même à la naissance, et persiste encore quelques jours.

ARTICLE SECOND.

Description particulière des paupières.

Les différences caractéristiques des paupières qui doivent maintenant être signalées sont très peu nombreuses. Elles portent uniquement sur la forme et sur la structure, et sont tout-à-fait étrangères au développement.

La paupière supérieure est plus longue que l'inférieure; les plis cutanés qu'on y remarque ont leur concavité en bas, tandis que ceux de la paupière inférieure ont une disposition inverse.

La paupière supérieure est seule en rapport avec le sourcil par son bord adhérent; l'inférieure se continue de son côté avec la joue.

Le bord libre de la paupière supérieure est taillé en biseau aux dépens de sa face postérieure, et décrit de dehors en dedans une courbe à concavité inférieure; celui de la paupière inférieure est taillé en biseau aux dépens de sa face antérieure, et forme une courbe à concavité supérieure.

Le point lacrymal supérieur est dirigé en dedans, en arrière et en bas; tandisque l'inférieur regarde en dedans, en arrière et en haut.

A la paupière supérieure les cils sont arqués en haut; ils sont arqués en bas à l'inférieure.

Structure. Le cartilage tarse supérieur offre, à sa partie moyenne, une hauteur double de celle qu'il présente à ses extrémités, deux lignes environ; l'inférieur présente, au contraire, une hauteur uniforme dans tous ses points, celle des extrémités du cartilage supérieur.

Le fascia palpebralis est plus fort dans la paupière supérieure que dans l'inférieure.

Le faisceau inférieur du muscle orbiculaire est, au contraire, plus développé que le supérieur.

Enfin, indépendamment du faisceau du muscle orbiculaire qui lui appartient, la paupière supérieure renferme encore l'extrémité de son muscle élévateur.

CHAPITRE TROISIÈME.

Appareil de la sécrétion des larmes.

L'appareil de la sécrétion des larmes, *voies lacrymales*, se compose de quatre parties: de l'organe formateur du fluide, la *glande lacrymale*; de *conduits vecteurs*; d'une cavité destinée à recevoir en dépôt le fluide sécrété, la *cavité oculo-palpébrale*; et enfin d'un conduit excréteur, représenté par les *conduits lacrymaux* et par le *canal nasal*. (1)

(1) Un appareil complet de sécrétion présente toujours ces quatre parties; quelques-uns sont moins bien partagés, sous ce rapport, que celui de la sécrétion des larmes.

ARTICLE PREMIER.

Glande lacrymale. (1)

La glande lacrymale, *glande innominée supérieure* des anciens (2), est l'organe formateur des larmes. Elle occupe la partie supérieure, externe et antérieure de l'orbite. Sa forme est celle d'un ovoïde un peu comprimé de haut en bas et de dehors en dedans. Son volume est comparable à celui d'une petite amande. Elle a une couleur rosée et une apparence granuleuse bien prononcée.

Sa face externe et supérieure est convexe et logée dans une dépression particulière de la surface orbitaire du frontal. Sa face interne et inférieure est concave, et appuyée sur le globe de l'œil et sur son muscle droit externe. Son extrémité antérieure s'avance jusqu'à la paupière supérieure et se met en rapport avec le fascia palpebralis. Son extrémité postérieure est plongée dans le tissu cellulaire de l'orbite.

Structure. La glande lacrymale est formée de deux lobes distincts, qui ont été décrits séparément par M. Cruveilhier, l'un antérieur ou *palpébral*, l'autre postérieur ou *orbitaire*. Chacun de ces lobes est formé de lobules plus petits, et ceux-ci de granulations arrondies, rosées, dans lesquelles se terminent les vaisseaux et les nerfs de la glande et qui donnent naissance aux conduits excréteurs. Comme toutes les granulations glandulaires, celles de la glande lacrymale sont creuses; c'est dans leur sein que s'accomplit le travail compliqué de la formation des larmes.

Le tissu cellulaire réunit ensemble les granulations, les lobules et les lobes de la glande lacrymale, et entoure cette glande elle-même d'une gaîne générale. Celui qui entoure les granulations est très fin et très mou; on le voit successivement augmenter de résistance entre les lobules, entre les lobes et à l'extérieur de la glande.

Les artères de la glande lacrymale sont fournies par l'oph-

(1) Pour bien apprécier sa position, examinez-la d'abord derrière la paupière supérieure, en vous bornant à enlever celle-ci; détachez ensuite la paroi orbitaire supérieure, vous découvrirez la glande lacrymale dans toute son étendue.

(2) Par opposition à la caroncule lacrymale qu'ils appelaient *innominée inférieure*.

talmique. Ses veines ont une disposition analogue à celle des artères. Ses lymphatiques se réunissent à ceux des paupières, tandis que ses nerfs émanent de la branche supérieure du trifacial.

ARTICLE SECOND.

Conduits vecteurs des larmes.

On donne ce nom à de petits canaux qui puisent les larmes dans les granulations de la glande lacrymale, et qui les portent dans la cavité *oculo-palpébrale*. Ces conduits découverts par Sténon sont au nombre de dix ou douze. Nés dans la glande lacrymale par autant de racines que celle-ci présente de granulations, ils se réunissent de ce côté en rameaux de plus en plus gros, sortent de la glande et viennent s'ouvrir, au moyen de dix ou douze pertuis, en dehors et sur la face postérieure de la paupière supérieure, dans le point où la conjonctive abandonne celle-ci pour se réfléchir vers le globe de l'œil.

Les conduits vecteurs des larmes sont d'une telle ténuité, que Morgagni, Zinn et Haller avouent sans détour qu'ils n'ont jamais pu les apercevoir. Toutefois on peut les distendre avec du mercure, comme l'ont fait Chaussier et M. Ribes; mieux encore, comme Monro, on les injecte avec de l'eau colorée par du sang, en faisant macérer l'œil pendant quelque temps dans ce fluide, ou bien on les remplit avec une solution de carmin dans de l'encre un peu étendue, comme l'a fait M. Cruveilhier.

Ces conduits sont formés en dehors par une membrane celluaire, et tapissés en dedans par un prolongement de la conjonctive.

ARTICLE TROISIÈME.

Cavité de dépôt des larmes, ou oculo-palpébrale.

La cavité de dépôt des larmes est formée par l'espace compris entre le globe de l'œil et la face postérieure des paupières. Cette cavité, incomplète quand les paupières sont écartées, bien close, au contraire, dans les circonstances opposées, est le point dans lequel les larmes sont déposées par leurs conduits vecteurs, et duquel elles sont reprises, au bout de quelque temps, par le conduit excréteur. Elle est tout-à-fait fermée chez l'embryon et même chez le fœtus, lorsque les paupières sont réunies par leurs bords.

Dans l'état de veille, la cavité oculo-palpébrale contient peu de larmes et ses parois sont presque contiguës. Il en est autrement pendant le sommeil. Je l'ai vue accidentellement très dilatée chez un enfant chez lequel les paupières étaient restées unies après la naissance.

La cavité oculo-palpébrale est formée, en avant, par la face postérieure des paupières, en arrière par le globe de l'œil, et à sa circonférence par le point vers lequel la membrane conjonctive se réfléchit pour se porter de l'œil vers les paupières. Quand les paupières sont fermées, ses parois sont partout contiguës, moins exactement cependant qu'ailleurs, à sa circonférence et vers son côté interne. Dans le dernier point, elle présente une légère dilatation qui constitue le *lac lacrymal* des auteurs.

Le *lac lacrymal* est borné, en dehors, par le globe de l'œil, en dedans, par la *caroncule lacrymale*, en avant par les paupières et, en arrière, par le point de réflexion de la membrane conjonctive vers la partie interne de l'œil.

La *caroncule lacrymale*, *glande innominée inférieure* des anciens, est un amas de follicules placé à la partie interne de la cavité oculo-palpébrale, au niveau de la partie droite du bord libre des paupières. Sa couleur est d'un rose plus ou moins pâle, suivant l'état de santé ou de maladie. Elle a la forme d'un triangle dont la base tournée en dehors forme la partie interne du lac lacrymal, et dont la pointe dirigée vers le nez, s'avance jusqu'à la commissure interne des paupières. Sa face externe présente une foule de pertuis desquels on fait sortir par la pression une matière analogue à celle des follicules ciliaires, et des poils blancs et très fins que Morgagni a parfaitement décrits (1), et dont l'accroissement a plus d'une fois été la source d'accidens. La caroncule lacrymale est revêtue par la conjonctive et formée par la réunion d'un certain nombre de follicules de cette membrane. Long-temps on l'a considérée comme destinée à la sécrétion des larmes; elle produit seulement une matière semblable à la chassie, et complète, en dedans le cercle des follicules ciliaires.

(1) *Adversaria*. 1, § 22.

La cavité oculo-palpébrale est tapissée par une membrane muqueuse importante que j'ai déjà nommée plusieurs fois, la *conjonctive*.

La *membrane conjonctive* se continue avec la peau vers la lèvre externe de la marge des paupières; elle tapisse cette marge, revêt la plus grande partie de la face postérieure des paupières et, avant d'atteindre la base de ces voiles, elle se réfléchit pour se porter sur la partie antérieure de l'œil, où elle se comporte comme je le dirai plus loin. En dedans, la conjonctive passe des paupières sur la caroncule lacrymale et de celle-ci seulement vers le globe oculaire.

Entre la caroncule lacrymale et le globe oculaire la conjonctive forme un repli semi-lunaire, dont la concavité est tournée en dehors, qui devient plus prononcé quand l'œil est porté dans l'adduction, et qu'on a appelé *membrane clignotante*. Ce repli est la représentation chez l'homme de la troisième paupière des chats.

Au niveau des points lacrymaux, la conjonctive s'enfonce dans les conduits de ce nom; d'un autre côté, en dehors, elle pénètre dans les conduits vecteurs de la glande lacrymale.

La conjonctive adhère intimement aux cartilages tarses; dans la plupart des autres points de son trajet, elle est séparée des parties sous-jacentes par un tissu cellulaire graisseux fort lâche. Elle manque d'épiderme ou *epithelium*, circonstance qui rend sa sensibilité très exquise. C'est elle enfin qui forme les follicules ciliaires et ceux de la caroncule lacrymale.

ARTICLE QUATRIÈME.

Conduit excréteur des larmes.

Le canal excréteur des larmes s'étend depuis la cavité *oculo-palpébrale*, et plus spécialement depuis le lac lacrymal, jusqu'au méat inférieur des fosses nasales. Simple en bas et bifurqué supérieurement, il peut assez bien être comparé sous ce rapport au canal osseux palatin antérieur. Il a la forme d'un Y. Les deux branches de sa bifurcation constituent les *conduits lacrymaux*; sa partie inférieure porte le nom de *canal nasal*.

Conduits lacrymaux.

Les conduits lacrymaux, au nombre de deux, distingués en supérieur et en inférieur, s'étendent de la cavité oculo-palpébrale à la partie supérieure du *canal nasal*. Creusés dans l'épaisseur des paupières, ils commencent sur les points lacrymaux par des ouvertures arrondies et capillaires, et, après un trajet plus ou moins compliqué, ils se terminent près l'un de l'autre, en dehors et un peu en avant de l'extrémité supérieure du canal nasal.

Les conduits lacrymaux n'ont pas la même direction : tous deux se portent d'abord perpendiculairement, le supérieur en haut et l'inférieur en bas, mais bientôt ils se coudent l'un et l'autre à angle droit, le supérieur se dirige en bas et en dedans, tandisque l'inférieur, d'abord dirigé presque horizontalement, se coude une seconde fois avant d'arriver au canal nasal.

Le rapprochement ou l'écartement des paupières influe sur la direction des conduits lacrymaux : dans le premier cas leur première courbure est plus prononcée, elle est plus faible dans le second.

Les conduits lacrymaux sont tapissés par un prolongement de la conjonctive qui établit une communication entre cette membrane et celle des fosses nasales. En dehors, ils sont formés par un tissu cellulaire condensé. Leur orifice palpébral est dépourvu du sphincter que lui ont attribué quelques personnes. Quelques fibres charnues, *muscles de Horner*, fixées sur la lèvre postérieure de la gouttière lacrymale viennent se terminer au niveau de leur orifice supérieur, et paraissent propres à dilater cette ouverture.

Canal nasal.

Le canal nasal est la dernière partie, la partie unifide du canal excréteur des larmes. Placé en dedans de l'orbite et en dehors de la fosse nasale correspondante, il s'étend depuis la gouttière lacrymale jusqu'au méat inférieur. Il est plus étroit à sa partie moyenne qu'à ses extrémités. Il décrit une courbe légère à convexité antérieure dans son trajet. Il est formé de deux parties ; l'une supérieure osséo-fibreuse, le *sac lacrymal*, l'autre inférieure, simplement osseuse, *canal nasal proprement dit*. Ces deux parties réunies n'ont pas autant de longueur qu'on le croit généralement : elles n'ont pas plus de treize lignes terme moyen, le canal nasal proprement dit n'a pas plus de huit lignes de longueur.

Le *sac lacrymal*, extrémité supérieure du canal nasal, est placé au grand angle de l'œil, derrière le tendon du muscle orbiculaire des paupières. Il a la forme d'un ovoïde dont la grosse extrémité serait dirigée en bas. Il répond en dedans à la gouttière lacrymale, et par l'intermédiaire de celle-ci, à la partie antérieure du méat moyen des fosses nasales. Le tendon du muscle orbiculaire croise sa direction en dehors, un peu plus près de son extrémité supérieure que de l'inférieure. En haut, il se termine en cul de sac; en bas, il se continue avec le reste du canal nasal et offre, dit-on, un certain retrécissement que j'avoue, avec Haller, n'avoir jamais rencontré. La caroncule lacrymale est en rapport avec sa partie externe et postérieure. Les conduits lacrymaux viennent se terminer vers le milieu et vers la partie antérieure de sa paroi externe.

Le sac lacrymal est tapissé intérieurement par une membrane muqueuse continue avec celle des conduits lacrymaux et du canal nasal. Il est formé par la gouttière lacrymale en dedans, et par une membrane fibreuse, en dehors. Cette membrane adhère par sa circonférence à tout le contour de la gouttière lacrymale; par sa surface interne elle est en rapport avec la membrane muqueuse; par sa surface externe, elle est contiguë à la conjonctive en arrière, tandisqu'en avant, unie au tendon du muscle orbiculaire elle constitue, suivant les auteurs, le tendon réfléchi de ce muscle.

Le *canal nasal proprement dit* fait suite, en haut, au sac lacrymal et se termine, en bas, dans le méat inférieur des fosses nasales, comme il a été déjà dit. Il répond, en dedans, au méat moyen et au cornet inférieur, en dehors, au sinus maxillaire dans lequel il forme un relief sensible, en avant, à l'apophyse montante de l'os maxillaire supérieur.

Différent du sac lacrymal, le canal nasal proprement dit est formé en dehors par un tube entièrement osseux, et tapissé intérieurement par une membrane muqueuse. Cette membrane se continue en bas avec la pituitaire du méat inférieur, et forme en ce point un repli valvulaire de deux ou trois lignes de longueur, flottant dans la fosse nasale et très bien disposé de manière à empêcher le passage des mucosités nasales dans le canal des larmes, sans gêner le moins du monde le flux de celles-ci vers la fosse nasale.

SECTION DEUXIÈME.

Le globe de l'œil.

Le globe de l'œil est la partie la plus importante de l'appareil de la vision. Il résume en lui toute la partie *dioptrique* de cet appareil.

Le globe de l'œil est logé dans l'orbite, et spécialement à la partie antérieure et un peu interne de cette cavité. Il a la forme d'une sphère un peu irrégulière, dont le segment antérieur serait un peu plus bombé que le postérieur. Son plus grand diamètre, l'antéro-postérieur, a 10 ou 11 lignes environ : les autres sont un peu moins étendus. Sa direction est un peu différente de celle de l'orbite. Son axe est parallèle à celui du côté opposé, parallèle au plan de la paroi interne de l'orbite.

En avant, le globe de l'œil libre dans la cavité oculo-palpébrale qu'il concourt à former, est alternativement en contact avec l'air, ou tout-à-fait caché par les paupières, suivant que celles-ci sont écartées ou rapprochées. La conjonctive se refléchit sur lui et le revêt dans une certaine étendue. Suivant les uns, cette membrane en recouvre tout le segment antérieur; suivant M. Ribes elle s'arrête à la circonférence de la cornée.

En arrière, en haut, en bas et latéralement, le globe de l'œil est en rapport avec les diverses parties intérieures de l'orbite, et spécialement avec les muscles de cette cavité et le nerf optique qui forment ce qu'on appelle son *pédicule*. Un peloton cellulo-graisseux est en outre placé en arrière de lui, et lui sert de point d'appui pendant les mouvemens de rotation qu'il exécute.

Structure. Le globe de l'œil est essentiellement formé de *membranes* superposées et de *fluides* ou *humeurs*, ceux-ci coercés eux-mêmes par des membranes particulières; des *vaisseaux* et des *nerfs* entrent aussi dans sa composition. (1)

Au reste, quelque différens qu'ils soient, les élémens du globe de l'œil se rapportent principalement à deux classes : les uns, forment un appareil de réfraction et de convergence des rayons

(1) Les vaisseaux et nerfs ciliaires, le nerf optique et l'artère qui le pénètre.

lumineux ; les autres reçoivent et transmettent au centre commun du système nerveux les impressions visuelles.

CHAPITRE PREMIER.

Membranes du globe de l'œil.

Les membranes constituantes du globe de l'œil sont au nombre de cinq : la *sclérotique*, la *cornée*, la *choroïde*, l'*iris* et la *rétine*.

Sclérotique. (1)

La sclérotique, *cornée opaque* de quelques auteurs, est la membrane blanche qui forme la coque du segment postérieur du globe de l'œil. Elle est étendue aux quatre cinquièmes postérieurs de cet organe. Sa face externe est en rapport avec la conjonctive en avant, avec les muscles oculaires, avec le tissu cellulo-graisseux, avec les vaisseaux et les nerfs profonds de l'orbite en arrière. Sa face interne est appliquée sur la choroïde, et lui est unie par quelques vaisseaux et nerfs (2). Elle offre une teinte noirâtre que lui communique le *pigmentum choroïdien*.

En avant, la sclérotique présente une large ouverture, dans laquelle est reçue la circonférence de la cornée. Le limbe de cette ouverture est taillé en biseau aux dépens de sa face interne, de manière à embrasser la cornée. En arrière, et un peu en dedans, elle est perforée pour laisser passer le *nerf optique*. Enfin à quelque distance en avant de son ouverture optique, elle est creusée de plusieurs petits canaux obliques d'arrière en avant et de dehors en dedans, destinés aux vaisseaux et aux nerfs ciliaires ; tandis que, d'autre part, des ouvertures beaucoup plus petites, voisines de sa partie antérieure, livrent passage à des vaisseaux qui établissent d'importantes communications entre la conjonctive et les parties intérieures de l'œil.

La sclérotique est beaucoup plus épaisse en arrière qu'en avant. Les aponévroses des muscles de l'œil s'identifient avec elle. Elle est très dense, très résistante et peu élastique.

Structure. La sclérotique est formée de tissu fibreux blanc dont

(1) σκληρος, dur.

(2) Les vaisseaux et les nerfs ciliaires ou iriens.

les fibres se croisent dans une foule de directions. On a longtemps considéré cette membrane comme formée de deux lames superposées, dont l'interne se continuerait avec la *pie-mère* et l'externe avec la *dure mère* (1); la vérité est qu'il est impossible de la réduire en deux lames, mais que sa partie interne se continue avec l'enveloppe interne du nerf optique qui émane de la pie-mère, tandis que sa partie externe a des relations plus ou moins immédiates avec l'enveloppe externe du même nerf, enveloppe qui émane visiblement de la dure-mère.

Cornée.

La cornée, *cornée transparente* de quelques anatomistes, est la membrane translucide qui forme la partie antérieure de l'œil. Elle représente environ le cinquième de la coque de cet organe.

La cornée est plus bombée que la sclérotique, dans l'ouverture antérieure de laquelle elle est enchassée. Ses divers diamètres sont sensiblement égaux chez l'homme: il n'en est pas tout-à-fait de même chez le bœuf et le cheval, chez lesquels le diamètre transverse de la cornée l'emporte sur tous les autres. Son épaisseur est considérable.

La face antérieure de la cornée est convexe et apparente dans la cavité oculo-palpébrale. Elle est revêtue par une lame mince, identifiée avec son propre tissu, continue avec la conjonctive, et sur laquelle les auteurs ne sont pas tout-à-fait d'accord. Les uns la considèrent comme la continuation véritable de la conjonctive; les autres assurent qu'elle est d'une nature particulière. Ce qu'il y a de plus positif, c'est qu'à la circonférence de la cornée il y a union entre les deux membranes, tandis que plus antérieurement celle qui revêt la cornée lui est tellement adhérente et est tellement identifiée avec elle, qu'elle ressemble plus à son propre tissu qu'à celui de la conjonctive. La face postérieure de la cornée est concave. Dirigée vers le fond de l'œil et tapissée par la membrane de l'humeur aqueuse, elle forme la partie antérieure de la chambre antérieure (2).

Sa circonférence est taillée obliquement aux dépens de sa

(1) La pie-mère et la dure-mère sont deux membranes du cerveau.

(2) Espace qui sera décrit plus loin, et qui sert de réceptable à l'humeur aqueuse.

face externe et enchâssée dans l'ouverture antérieure de la sclérotique, à laquelle elle adhère de la manière la plus intime.

Structure. Indépendamment des deux lames qui revêtent ses deux faces, et dont il a été fait mention, la cornée est composée de plusieurs autres couches superposées et concentriques, entre lesquelles se trouve un fluide transparent peu abondant (1). Le nombre de ces lames n'est pas très exactement déterminé: les auteurs en comptent généralement six; mais ces six lames sont elles-mêmes subdivisibles en lames plus minces et plus secondaires.

Le tissu des lames de la cornée a beaucoup d'analogie avec celui de la substance des cornes. Il ne contient aucun vaisseau apparent dans l'état sain. On n'a jamais vu les nerfs y pénétrer. Les vaisseaux que l'inflammation paraît développer dans cette membrane n'appartiennent réellement qu'à sa lame superficielle.

Choroïde. (2)

La choroïde, ou *chorioïde* (3), est la membrane noire du fond de l'œil. Elle est placée en dedans de la sclérotique, et très exactement concentrique à cette membrane. Elle est d'une couleur noire plus ou moins foncée, suivant la couleur de la peau de l'individu sur lequel on l'étudie (4). On la considère généralement comme se terminant vers la circonférence de la cornée; mais on verra plus loin qu'en réalité elle s'étend jusqu'à la pupille.

La face superficielle de la choroïde est en rapport avec la cornée et lui est unie au moyen des vaisseaux et nerfs ciliaires. Elle offre une foule de lignes flexueuses qui dessinent les vaisseaux de la membrane.

(1) Ce fluide devient opaque dans certaines maladies de la cornée et trouble la transparence de cette membrane, dans l'albugo, par exemple.

(2) Pour l'étudier, il faut enlever avec soin la sclérotique et la cornée, après avoir coupé circulairement la première, avec des ciseaux, à trois lignes en avant du nerf optique.

(3) Χόριον, *cutis* εἶδος *forma*; sans doute parce qu'on a remarqué que cette membrane offre une couleur analogue à celle de la peau.

(4) Aristote avait déjà noté cette analogie entre le pigmentum de la choroïde et celui de la peau.

Sa face profonde est en rapport avec la rétine, et lui est simplement juxtaposée partout, excepté en arrière où elle lui transmet le nerf optique et son artère centrale.

En arrière, la choroïde présente une ouverture étroite, placée un peu en dedans de l'axe de l'œil, ouverture destinée au nerf optique qui y paraît comme étranglé.

En avant, la choroïde se réunit à *l'iris ;* mais le mode de cette union est important à connaître et très compliqué. Cette membrane se sépare en deux lames : une, externe, se termine nettement sur un cercle grisâtre qui répond à l'union de la cornée et de la sclérotique et qui constitue le *cercle ciliaire* qui sera décrit un peu plus loin ; l'autre, interne, plus mince que la première, passe en dedans du cercle ciliaire, en formant un bourrelet découpé en une foule de plis radiés qui forment les *procès ciliaires*, et se porte derrière l'iris où elle va former l'*uvée*, lame postérieure de cette membrane.

Structure. La choroïde est formée de deux lames, l'interne appelée *ruischienne*, lames bien séparées en avant, comme on vient de le voir, et confondues en arrière. Elle est pénétrée d'une matière colorante noire ou *pigmentum*, qui appartient particulièrement à sa face interne et à sa région postérieure, matière plus ou moins abondante, plus ou moins foncée suivant les individus.

Le tissu propre de la choroïde est essentiellement vasculaire ; les stries tourbillonnées qu'on remarque sur les deux faces de cette membrane sont formées par les flexuosités de ses nombreux vaisseaux. Les artères forment surtout sa couche externe, tandis que les veines appartiennent plutôt à l'interne.

Variétés. La choroïde est transparente et peu chargée de pigmentum chez le fœtus et chez l'enfant. Chez l'adulte, l'abondance de cette matière lui donne une teinte très foncée. Chez le vieillard, le pigmentum diminue et la choroïde redevient légèrement grisâtre et demi-transparente comme chez le fœtus.

Chez les individus bruns, la choroïde est plus noire que chez les blancs. Chez les albinos, elle est tout-à-fait dépourvue de matière colorante, comme la peau, et présente la teinte rouge du sang qui parcourt ses nombreux vaisseaux.

Chez certains animaux, le bœuf, les oiseaux de haut vol, les poissons, la lame interne de la choroïde, *la ruischienne*, est dépourvue de pigmentum ; elle forme un tapis brillant, de couleur verdâtre, azurée ou blanche, qui paraît, d'après Desmoulins, destiné à la réflexion des rayons lumineux qui viennent le frapper après avoir traversé la rétine.

Cercle ciliaire.

Le cercle ciliaire, *ligament ciliaire* de quelques-uns, *ganglion ciliaire* de Gall, est une zone grisâtre placée à l'union de la choroïde et de l'iris. On le rencontre en dedans et un peu en arrière du point de jonction de la sclérotique et de la cornée. Il a la forme d'un prisme triangulaire (1).

Sa face externe répond à la sclérotique à laquelle elle adhère peu.

Sa face interne est couverte par la lame interne de la choroïde et par le bourrelet des procès ciliaires.

Sa face antérieure reçoit au milieu l'insertion de la circonférence de l'iris.

Son angle supérieur sert à l'insertion de la lame externe de la choroïde.

Son angle antérieur répond à la chambre antérieure, et est recouvert par la membrane de l'humeur aqueuse.

Son angle postérieur repond à la chambre postérieure et aux procès ciliaires.

Structure. Rien n'est moins clair en anatomie que la structure du cercle ciliaire. Considéré comme ligamenteux par les uns, comme vasculaire par les autres, il a été décrit par Gall comme un *ganglion.* Il faut convenir, en effet, qu'il ressemble beaucoup pour la couleur et la densité aux ganglions qu'on appelle *sympathiques.* Les nerfs nombreux qui s'y rendent, nerfs qui tous appartiennent au système du grand sympathique, donnent encore un nouveau poids à cette opinion.

Procès ciliaires. (2)

(Rayons sous-iriens. Chauss.)

On donne le nom de procès ciliaires à de petites lames disposées d'une manière radiée à la partie postérieure du cercle

(1) Il faut le couper d'arrière en avant pour se faire une idée de cette forme.

(2) Pour bien voir les procès ciliaires, séparez simplement avec de forts

ciliaire, derrière l'iris et vers la circonférence du cristallin.

Les procès ciliaires varient en nombre de soixante à soixante-dix. Leur couleur, noire comme celle de la face interne de la choroïde, dépend de la présence d'un pigment tout-à-fait semblable à celui de cette membrane. Ils sont continus à la lame interne de la choroïde, et formés par cette lame au moment où elle se réfléchit derrière le cercle ciliaire pour gagner l'iris.

La réunion des procès ciliaires forme un bourrelet qu'on a appelé la *couronne ciliaire*, le *corps ciliaire*, le *disque ciliaire*. Isolément ces procès ont la forme de lames triangulaires placées de champ les unes près des autres, et séparées par de petits intervalles. La *base* du triangle qu'ils représentent mesure la distance qui sépare l'iris de la circonférence du cristallin ; elle est libre dans la chambre postérieure de l'œil et denticulée. Leur *bord antérieur* est uni à l'iris et au cercle ciliaire. Leur *bord postérieur* est appliqué sur la partie antérieure du corps vitré, et reçu dans des espèces de dépressions que présente celui-ci.

Structure. Les procès ciliaires ont la composition vasculaire de la partie interne de la choroïde dont ils sont une dépendance. Comme cette partie interne ils ont un pigmentum noir, et sont principalement formés par des veines. M. Ribes assure que leur tissu a tous les caractères du tissu érectile. D'un autre côté E. Home croit y avoir rencontré des fibres musculaires.

L'iris. (1)

Ainsi nommée en raison de la variété des couleurs qui la distinguent chez les différens individus, l'iris forme un diaphragme incomplet à la partie antérieure du globe de l'œil, derrière la cornée.

Cette membrane a la forme circulaire. Elle est placée de champ dans l'aire du cercle formée par le ligament ciliaire.

ciseaux le globe de l'œil en deux moitiés, l'une antérieure, l'autre postérieure. Renversez la première de façon à diriger la cornée en bas ; alors la zone des procès ciliaires se montre rès belle à travers le corps vitré.

(1) Pour étudier cette membrane, il faut la préparer en même temps que la choroïde ; et pour cela enlever avec soin la coque *sclerotico-cornéale* de l'œil, après l'avoir fendu circulairement avec des ciseaux vers sa partie moyenne.

Son centre est percé d'une ouverture circulaire qu'on appelle la *pupille*, la *prunelle*, et dont le limbe forme la *petite circonférence* de l'iris.

Sa face antérieure est plane, dirigée vers la cornée et séparée de cette membrane par un espace qui constitue la chambre antérieure. Elle offre une teinte en rapport avec la couleur des cheveux, teinte qui varie du bleu le plus clair au noir le plus foncé. On y distingue des stries radiées qui convergent vers la pupille, et qui se perdent dans le cercle de cette ouverture.

La face postérieure de l'iris, plane comme la précédente, tournée vers les procès ciliaires et le cristallin, est séparée du dernier par un étroit espace qui forme la chambre postérieure de l'œil. Elle offre une couleur noire semblable à celle de la choroïde, et due, comme elle, à la présence d'une couche de pigmentum particulier.

La circonférence de l'iris, appelée aussi *grande circonférence*, par opposition au cercle de la pupille qu'on nomme *petite circonférence* de cette membrane, est insérée sur la base du cercle ciliaire et continue en arrière avec les procès ciliaires et la choroïde.

Structure. L'iris offre plus d'épaisseur que la choroïde. Elle est formée par la réunion de trois lames : l'antérieure, peu distincte, appartient à la membrane de l'humeur aqueuse ; la postérieure, connue sous le nom de membrane *uvée*, est le prolongement de la lame interne de la choroïde ; la moyenne enfin est propre à l'iris et constituée par un tissu particulier.

C'est à l'uvée qu'appartient la matière colorante de l'iris ; c'est elle aussi qui se continue immédiatement avec les procès ciliaires. Sa structure est essentiellement vasculaire et particulièrement veineuse, comme celle de la partie interne de la choroïde.

Les auteurs ne sont pas parfaitement d'accord touchant la composition anatomique de la lame moyenne de l'iris. La contractilité de cette membrane, et les fibres qu'elle présente, ont fait croire depuis long-temps à beaucoup d'anatomistes qu'elle est de nature musculaire. M. Maunoir de Genève a décrit en particulier deux muscles iriens, l'un à fibres radiées, l'autre circulaire et placé autour de l'ouverture de la pupille; mais cette opinion est contredite par l'inspection directe qui ne montre que des vaisseaux, là où, au premier abord, on croyait apercevoir des fibres charnues. La croyance la plus généralement admise est celle que l'iris est formée de tissu érectile; quoiqu'à vrai dire la présence de ce tissu soit bien peu propre à rendre raison des phénomènes de contraction de cette membrane, quoique surtout la dissection n'ait jamais rencontré dans les veines iriennes cette disposition particulière qui caractérise les tissus érectiles (1).

La Rétine.

La rétine est la membrane nerveuse de l'œil. Elle est placée vers la partie postérieure de cet organe, entre la choroïde et le corps vitré (2). Elle est très molle, grisâtre et demi-transparente. En arrière, elle se continue avec le nerf optique. En avant elle se termine au niveau des procès ciliaires, en formant un bourrelet très apparent, et sans se prolonger jusqu'au cristallin (3).

La face externe de la rétine est en rapport avec la face interne de la choroïde et lui est simplement juxtaposée, si ce n'est en arrière, où le nerf optique les réunit toutes deux. La membrane séreuse que Jacob a décrite, et qui serait intermédiaire à la choroïde et à la rétine, est une fiction fondée sur le développement séreux qui a lieu en ce point dans une variété *d'hydropisie oculaire*.

La face interne de la rétine est juxtaposée au corps vitré, dans lequel elle envoie un vaisseau souvent fort peu apparent. En arrière et en dehors, à deux lignes environ du nerf optique, et dans le prolongement de l'axe de l'œil, la rétine présente une tache jaune, entourée de plusieurs plis plus ou moins apparens (4), et au centre de laquelle existe un trou qui apparaît

(1) Voyez plus loin l'article *rate*, etc.

(2) Humeur de l'œil qui sera décrite plus loin.

(3) Il en est ainsi chez l'homme; mais M. Dugès, professeur de Montpellier, a montré qu'il en est autrement chez quelques animaux, chez lesquels cette membrane envoie des prolongemens entre les procés ciliaires jusqu'au critallin.

(4) Ces plis, peu développés chez l'homme, n'y sont qu'en vestige. Ils représentent des plicatures bien plus remarquables que présente la rétine de certains animaux, celle des oiseaux de haut vol en particulier, plicatures qui, d'après Desmoulins, augmentent beaucoup la portée de la vue.

ous la forme d'un point noir, lorsqu'on examine la rétine en avant et qu'elle reste appliquée sur la face interne de la choroïde. Soemmering le premier a signalé ces particularités, et a montré qu'elles n'appartiennent qu'à l'homme et au singe.

Structure. La rétine est molle et pulpeuse comme la substance cérébrale. Elle se continue avec le nerf optique et doit en être considérée comme un véritable épanouissement; du moins se comporte-t-elle avec les réactifs comme la matière nerveuse elle-même. Toutefois M. Ribes conteste l'opinion précédente, et soutient que la rétine offre une trame particulière, dans laquelle le nerf optique vient se terminer. Il y a peu de différences au fond entre ces deux manières de voir. Seulement dans la doctrine de l'épanouissement du nerf optique, la trame de la rétine est considérée comme continue avec celle de ce nerf.

Une belle artère, qui occupait auparavant le centre du nerf optique, s'épanouit dans la rétine avec ce nerf, et y distribue les matériaux nutritifs.

CHAPITRE SECOND.

Humeurs du globe de l'œil.

Les humeurs de l'œil constituent le *corps vitré*, le *cristallin* et le *fluide des chambres* de cet organe.

Corps vitré.

Le corps vitré est une masse molle et transparente qui occupe la partie postérieure de l'œil, placée en avant de la rétine et en arrière de l'iris, des procès ciliaires et du cristallin. Il a la forme d'un sphéroïde irrégulier déprimé antérieurement pour loger le cristallin.

La surface extérieure du corps vitré est contiguë à la rétine, en arrière, en haut, en bas et latéralement. En avant elle a des rapports plus intimes avec les procès ciliaires et le cristallin. Au niveau des procès ciliaires le corps vitré offre de petites dépressions superficielles en rapport de nombre avec ceux-ci, et dans lesquelles ils contractent ensemble des adhérences assez fortes. Il existe ainsi une sorte d'entrelacement entre les procès ciliaires et le corps vitré, entrelacement qui constitue ce qu'on appelle la *zone ciliaire de Zinn*, et dont on observe encore des traces sur le corps vitré quand il a été séparé de l'iris.

A l'intérieur le corps vitré présente une foule de cellules qui forment l'humeur vitrée, et qui communiquent toutes entre elles; de sorte que l'on peut par la simple ponction de l'une d'elles vider toutes les autres.

Structure. Le corps vitré est formé par l'humeur vitrée et par une membrane propre appelée *hyaloïde.*

L'humeur vitrée est limpide et consistante comme une forte solution de gomme. Elle est logée dans les aréoles du corps vitré. Son abondance est proportionnée au volume de ce corps. Elle est formée, d'après Berzelius, d'eau, d'albumine, de muriates et de lactates de soude et d'une matière soluble dans l'eau.

La membrane du corps vitré, ou *l'hyaloïde*, entoure ce corps de toutes parts, et envoie des lamelles ou cloisons incomplètes dans son intérieur, de manière à y former les cellules qui renferment l'humeur précédente. Cette membrane est d'une extrême ténuité et parfaitement transparente.

Au niveau du nerf optique, l'hyaloïde se réfléchit sur elle-même, suivant Soemmering et M. Cloquet, pour former un canal qui parcourt le corps vitré d'arrière en avant, et qui sert à loger l'artère du cristallin. Autour du cristallin la membrane du corps vitré se divise en deux lames qui embrassent ce corps et lui forment une tunique particulière. En se séparant, ces deux lames laissent entre elles un espace triangulaire que complète, d'autre part, la circonférence du cristallin, et qui constitue le *canal godronné de Petit*, à la partie antérieure duquel adhèrent les procès ciliaires. Il suffit d'introduire de l'air dans cet espace pour le reconnaître et pour constater en même temps les étranglemens qu'il présente au niveau de chaque procès ciliaire. Ce canal est-il percé d'ouvertures qui le font communiquer avec la chambre postérieure, et qui permettent à l'humeur aqueuse d'y pénétrer ou d'en sortir suivant les cas, ainsi que l'assure M. Jacobson ? Je ne le crois pas; au moins je n'ai jamais pu en constater l'existence à l'aide de l'insufflation.

La membrane hyaloïde est formée par un tissu cellulaire très fin, très mou, et en quelque sorte à l'état natif. Ses vaisseaux sont tout à fait invisibles dans l'état ordinaire

Cristallin.

Le cristallin est formé par la plus dense de toutes les humeurs de l'œil. Il est placé en avant du corps vitré, dans une dépression de ce corps, et en arrière de l'iris et des procès ciliaires. Sa forme est celle d'une lentille dont une face serait plus convexe que l'autre. Ses diamètres ont quatre lignes, et son axe en a deux environ.

La face antérieure du cristallin est convexe; au centre, elle répond à la pupille ; à sa circonférence, elle est en rapport médiat avec la face postérieure de l'iris et avec les procès ciliaires; dans toute son étendue, elle concourt à former la chambre postérieure de l'œil.

Sa face postérieure est convexe comme la précédente, et sa convexité est plus considérable que la sienne. Elle est logée tout entière dans la dépression antérieure du corps vitré.

Sa circonférence est amincie; reçue, dans l'angle de séparation des deux lames antérieures de l'hyaloïde, sans remplir cet angle, elle concourt à former le canal godronné de Petit.

Structure. Le cristallin est formé de deux parties distinctes: de l'*humeur cristalline proprement dite*, et de la *capsule cristalline* qui sécrète et retient celle-ci.

L'humeur cristalline forme le corps même du cristallin. Elle est beaucoup plus dense et plus concrète que les autres humeurs de l'œil. Sa densité cependant n'est pas la même partout : elle va en diminuant du centre à la surface de l'organe; dans ce dernier point même, sa très grande mollesse l'a fait considérer comme un fluide distinct connu sous le nom d'*humeur de Morgagni*. Dans sa partie concrète, l'humeur cristalline est formée de couches superposées et concentriques, toutes parallèles à la surface extérieure du cristallin, couches dont il est facile de donner la démonstration sur un cristallin qu'on a traité par l'ébullition, ou qui a été soumis à l'action d'un acide.

L'action long-temps prolongée de l'alcool, d'un acide ou de l'eau bouillante sur le cristallin finit par le séparer en trois segmens triangulaires, qui se rencontrent en avant et en arrière, vers les extrémités de l'axe du cristallin, à peu près comme, sur une sphère, les méridiens aboutissent aux deux pôles de celle-ci. Ces pièces principales du cristallin sont réunies entre elles par une portion de substance cristalline moins dense que les autres, et analogue à celle qui constitue l'humeur de Morgagni. Sur l'œil d'un très jeune veau, on peut souvent reconnaître cette structure du cristallin sans préparation particulière.

La capsule entoure la partie centrale ou l'humeur du cristallin. Elle est épaisse, fragile et transparente comme l'humeur cristalline elle-même. En dehors, elle est en rapport avec les deux lames antérieures de l'hyaloïde. En dedans, elle est en contact immédiat avec la partie la moins dense du cristallin, l'humeur de Morgagni, et est séparée par elle du reste de ce corps. Cette capsule est plus épaisse en avant qu'en arrière. Elle a une apparence cornée, et ressemble beaucoup aux lames de la membrane de ce nom.

Propriétés. La capsule cristalline est la seule partie du cristallin qui reçoive des vaisseaux, et la seule aussi qui soit réellement organisée et vivante. L'humeur cristalline, ou le corps du cristallin, est le résultat de la sécrétion de la capsule. C'est à l'état liquide que cette partie est produite d'abord; plus tard, elle se concrète et se dispose en lames concentriques, comme je l'ai montré. L'humeur de Morgagni n'est autre chose que la substance propre du cristallin à l'état natif.

La précédente manière de voir touchant la nature du cristallin n'est cependant pas partagée par tous les anatomistes; ainsi, MM. Young et Dugès soutiennent que non seulement le cristallin est vivant dans son centre, mais encore qu'il est musculaire et contractile. Quelque puissante qu'elle soit, l'autorité de ces savans ne saurait faire prévaloir cette assertion. L'observation et l'analogie lui sont également contraires.

Humeur aqueuse et chambres de l'œil.

L'humeur aqueuse est le fluide qui occupe les deux *chambres* de l'œil. Or, on désigne sous le nom de chambres de l'œil tout l'espace compris entre la cornée et le cristallin, espace subdivisé en deux parties par le diaphragme incomplet de l'iris. Il y a deux chambres de l'œil, l'une antérieure, l'autre postérieure, toutes deux communiquant ensemble par l'ouverture de la pupille. La chambre antérieure, bornée en avant par la cornée, en arrière par l'iris, est un peu plus grande que la postérieure.

Celle-ci, limitée en avant par l'iris, en arrière par le cristallin, a sa circonférence formée par les procès ciliaires.

La chambre antérieure seule est tapissée par une membrane particulière qu'on appelle *membrane de l'humeur aqueuse*, en raison de l'usage qu'on lui suppose de sécréter cette humeur, membrane qui a été décrite par *Zinn* et par *Descemet*.

La membrane de l'humeur aqueuse revêt la face postérieure de la cornée, s'identifie avec cette membrane, passe sur l'angle antérieur du cercle ciliaire, vers la circonférence de la chambre antérieure, puis ensuite tapisse la face antérieure de l'iris, et constitue la lame antérieure de cette membrane. Chez le fœtus, la membrane de l'humeur aqueuse forme un sac complet avant la rupture de la membrane pupillaire. Chez l'adulte, elle se termine autour de la pupille.

L'humeur aqueuse elle-même est un fluide d'une parfaite transparence, incolore, d'une pesanteur spécifique supérieure à celle de l'eau, d'une saveur fade et un peu salée, filant comme une forte solution de gomme, et formée, d'après Berzélius, d'eau, d'albumine, de muriates et d'acétates de soude et d'une matière animale soluble dans l'eau.

Suivant M. Ribes, Th. Young, Edwards, l'humeur aqueuse est formée dans la chambre postérieure de l'œil, par les procès ciliaires. D'après M. J. Cloquet, elle est produite, au contraire, dans la chambre antérieure, par une exhalation de la membrane qui tapisse cette chambre. Je reviendrai plus tard sur ce fait, en décrivant l'évolution du globe de l'œil, et spécialement à l'occasion de la membrane pupillaire.

APPENDICE.

Développement, variétés, usages du globe de l'œil et analogies de l'appareil de la vision avec la membrane tégumentaire.

Développement. L'œil apparaît de bonne heure chez l'embryon, à une époque à laquelle les parois de l'orbite ne sont pas encore ossifiées. Dans l'origine, il se présente sous la forme d'un point noir saillant, placé sur une des extrémités de l'ovoïde de l'embryon. Proportionnellement aux autres parties du corps, son volume est alors fort considérable.

Vers l'âge de trois mois de la vie intra-utérine, les diverses parties constituantes de cet organe sont bien distinctes les unes des autres, et il est possible déjà de les séparer et d'apprécier isolément les circonstances de leur formation.

La cornée est plus saillante en avant, plus convexe dans les premiers temps de la vie que chez l'adulte ; on peut même dire qu'elle va successivement en s'affaissant avec l'âge. Chez le fœtus et chez l'enfant, elle est plus épaisse ; son fluide inter-laminaire est plus abondant qu'aux autres âges de la vie. Chez le vieillard, la cornée s'atrophie et devient opaque de la circonférence vers le centre ; de là ce que les auteurs ont désigné sous le nom d'*arcus senilis* de cette membrane.

La sclérotique, suivant Meckel, est plus épaisse proportionnellement chez l'enfant que chez l'adulte ; tandis qu'absolument parlant, elle est très mince ; son tissu transparent à cet âge permet d'apercevoir la couleur de la choroïde, circonstance qui donne au blanc de l'œil de l'enfant cette belle teinte d'un blanc-bleuâtre qu'on lui connaît.

Tous les anatomistes ne sont pas d'accord touchant la direction précise de l'iris chez l'embryon, et on le conçoit; car ceux qui soutiennent que l'humeur aqueuse occupe la chambre postérieure avant l'ouverture de la pupille, pour être conséquens avec eux-mêmes, soutiennent également que l'iris est refoulée en avant par cette humeur ; tandis que ceux qui croient, au contraire, que l'humeur aqueuse séjourne d'abord dans la chambre antérieure professent l'opinion que l'iris est déprimée en arrière. Ce qui est bien plus positif, c'est que la couleur de l'iris est moins foncée chez le fœtus que chez l'enfant, chez celui-ci que chez l'adulte.

Dans les premiers temps de la vie, la pupille est bouchée par une membrane qui a été découverte par Wachendorf en 1738, et qui a été nommée *membrane pupillaire* (1). Cette membrane forme un cercle complet; elle est grise et demi-transparente. En avant, elle correspond à la chambre antérieure. En arrière, elle est dirigée vers la chambre postérieure et le cristallin. Sa circonférence adhère au contour de la pupille. Elle est formée de deux lames ; une antérieure, qui n'est autre chose, suivant

(1) Pour les détails relatifs à cette membrane, voyez un beau mémoire publié par M. J. Cloquet.

M. J. Cloquet, que la membrane de l'humeur aqueuse; une autre, postérieure, qui paraît appartenir en propre à la membrane pupillaire. Entre ces deux lames se prolongent les vaisseaux de l'iris, vaisseaux qui convergent vers le centre de cette membrane, et qui s'y divisent chacun en deux rameaux anastomosés en arcs avec les rameaux voisins, et disposés de telle façon, que la convexité des anses qu'ils forment, dirigée vers le centre de la membrane pupillaire, ne donne naissance à aucun rameau, et qu'un certain espace existe où la membrane pupillaire est en quelque sorte dépourvue de vaisseaux.

A sept mois de la vie intra-utérine environ, la membrane pupillaire se rompt dans son centre; les anses vasculaires qu'elle présente se rétractent vers la circonférence de la pupille, et y forment, par leur continuité, le petit cercle vasculaire de cette ouverture. Suivant la plupart des anatomistes, c'est par suite d'une véritable résorption qu'a lieu cette rupture; M. Cloquet pense en outre que la rétraction des vaisseaux de la membrane pupillaire, rétraction qui tiraillerait particulièrement son centre, n'est pas étrangère à ce phénomène.

Du reste, il paraît que la rupture de la membrane pupillaire est subordonnée à l'absence de vaisseaux dans son centre, et au défaut d'anastomoses entre la convexité des anses vasculaires opposées de cette membrane. Une disposition contraire à celle-ci détermine sa persistance complète ou partielle, et une oblitération ou une simple déformation de la pupille. Béclard a rapporté le fait d'un individu sur lequel il a observé un lamb. au de la membrane pupillaire flottant à la partie supérieure de la pupille; il supposait que, dans ce cas, une anastomose unissait deux anses voisines de la membrane pupillaire, et qu'ainsi ces deux anses n'avaient pu se rétracter comme dans l'état normal.

Semblable, sous ce rapport, à l'iris, avec lequel elle se continue en partie, la choroïde offre une couleur moins foncée chez l'enfant que chez l'adulte; son *pigmentum*, suivant Meckel, ne se développe qu'à quatre mois de la vie intra-utérine.

Comme toutes les parties nerveuses du corps, la rétine est très développée dans le jeune âge; chez le fœtus, en particulier, on distingue plus facilement que chez l'adulte le renflement que présente cette membrane vers le lieu de sa terminaison antérieure,

Le corps vitré est d'autant plus développé proportionnellement que le fœtus est moins avancé en âge; le canal hyaloïdien est plus facile à observer que chez l'adulte.

Le cristallin est plus rond et moins lenticulaire dans le jeune âge que chez l'adulte. Chez le fœtus, il a la plus grande analogie, sous le rapport de la forme, avec le même corps considéré chez les poissons; il est mou et divisé en trois segmens dont les extrémités aboutissent au centre des faces antérieure et postérieure. Ces segmens sont séparés les uns des autres par un fluide transparent analogue à l'humeur de Morgagni, et confondu avec elle. L'humeur de Morgagni en totalité est plus abondante chez le fœtus que chez l'enfant, chez l'enfant que chez l'adulte; chez le vieillard, elle disparaît tout-à-fait, et le cristallin tend à devenir opaque, d'abord au centre, et ensuite à la circonférence.

L'humeur aqueuse est moins abondante, suivant Meckel, avant la rupture de la membrane pupillaire qu'après cette rupture; suivant MM. Ribes, T. Young et Edwards, cette humeur occupe exclusivement la chambre postérieure; suivant M. Cloquet, on la trouve, au contraire, exclusivement dans la chambre antérieure. Je dois dire que mes propres observations s'accordent, sous ce rapport, entièrement avec celles de M. Cloquet: un œil d'embryon que j'avais soumis à la congélation il y a quelques années, renfermait un beau glaçon dans la chambre antérieure, et rien absolument dans la postérieure. Avant la rupture de la membrane pupillaire, comme je l'ai dit précédemment, la membrane de l'humeur aqueuse forme un sac bien complet analogue à celui des membranes séreuses ordinaires.

Variétés. L'œil présente une foule de différences individuelles sous le rapport de son volume et de la saillie qu'il forme en avant. Le volume de l'œil, néanmoins, est beaucoup moins variable qu'il ne semble au premier abord; les différences qui nous frappent sous ce rapport dépendent bien plutôt du degré de l'ouverture des paupières et de la saillie antérieure de l'œil, que de modifications réelles dans son développement. Une circonstance que je ne dois pas omettre de signaler concourt à augmenter la saillie du globe de l'œil en avant, je veux parler de la dépression de la voute de l'orbite vers les parties contenues dans cette cavité. Ceux qui s'occupent de *cranioscopie* ont depuis long-temps fait cette remarque; aussi considèrent-ils la saillie plus ou moins considérable de l'œil comme la traduction du développement particulier de la région antérieure et inférieure du crâne et du cerveau, et comme l'indice de certains développemens des facultés intellectuelles.

L'œil peut manquer complètement chez certains fœtus monstrueux privés de la face. Plus souvent on n'en rencontre qu'un seul; dans ce dernier cas, les deux orbites sont confondus, et il existe ce vice de conformation qui a été signalé précédemment sous le nom de cyclopie; en outre, dans cet œil unique, on trouve presque toujours des indices certains de la réunion de deux yeux primitivement séparés : tantôt deux cornées, tantôt deux nerfs optiques, tantôt deux cristallins.

Usages. Le globe de l'œil, comme je l'ai dit en commençant, est la partie dioptrique de l'appareil de la vision : ses diverses parties sont calculées de manière à ce que les rayons lumineux qui procèdent d'un point extérieur, et qui lui arrivent divergens, deviennent convergens dans son sein, et se réunissent précisément sur sa membrane nerveuse, la rétine. C'est seulement à cette condition que la vision s'accomplit régulièrement.

Analogies de l'appareil de la vision et de la membrane tégumentaire. Depuis long-temps tous les physiologistes avaient signalé l'analogie de fonctions qui rapprochent l'organe de la vision de celui du toucher; depuis long-temps on avait représenté la vision comme un tact extrêmement parfait; mais il appartenait à une anatomie très avancée et tout-à-fait transcendante de poursuivre ces analogies jusque dans les détails les plus minutieux de la structure de l'œil. Or c'est surtout à M. Blainville que revient l'honneur de cette philosophique innovation.

Pour bien comprendre les détails de cette analogie, c'est avec un phanère, avec le follicule d'un poil spécialement qu'il faut comparer le globe de l'œil; surtout il ne faut pas oublier ce qui a été dit précédemment à l'occasion de la conjonctive, que cette membrane tégumentaire s'arrête à l'union de la cornée avec la sclérotique, envoyant tout au plus une lame très mince sur la partie antérieure de la cornée.

Du reste, que l'on ne s'effarouche pas à l'avance de la comparaison que nous établissons ici entre des parties en apparence si dissemblables; des organes peuvent à la fois être séparés par des différences considérables et se rapprocher cependant sous quelques autres rapports.

1° L'œil, comme un follicule pilifère, est principalement uni au reste de l'organisation à l'aide d'un pédicule nerveux et vasculaire.

2° Le fond de l'œil, comme le fond d'un follicule pilifère, est formé en dehors par une membrane fibreuse. Cette membrane est continue avec le derme de la peau dans les follicules pilifères, comme la sclérotique se continue avec le derme de la conjonctive à la circonférence de la cornée.

3° La choroïde, l'iris et la rétine représentent bien certainement dans l'œil la papille et une partie du corps muqueux des follicules pilifères, avec cette différence cependant que, dans l'œil, la papille est décomposée en deux parties secondaires, l'une essentiellement nerveuse, qui forme la rétine; l'autre, vasculaire, qui constitue l'iris et la choroïde; tandis que, dans le follicule pilifère, les élémens nerveux et vasculaires de la papille sont réunis ensemble et confondus dans cet organe. Tout le monde, du reste, connaît l'analogie qui rapproche le pigmentum de la peau de celui de la choroïde. Aristote le premier avait fait cette observation. Les causes morbides qui altèrent le pigmentum de la peau dans l'Albinie, exercent la même action sur celui de la choroïde.

4° En dedans de l'œil, on trouve des humeurs, parties mortes, comme on le dit, et en dehors de l'organisation, parties qui représentent assez bien, sous ce rapport, le prolongement corné du poil. Le cristallin, en particulier, est formé de couches emboîtées les unes dans les autres, comme celles qui forment la partie cornée de cette production de la peau.

5° Enfin, des muscles s'insèrent en dehors de l'œil, comme le panicule charnu, dans les animaux, s'insère sur la membrane fibreuse des follicules pilifères.

FIN DU PREMIER VOLUME.

TABLE DES MATIÈRES

CONTENUES DANS LE TOME PREMIER.

DEUXIÈME CLASSE.

TROISIÈME CLASSE.

FIN DE LA TABLE.

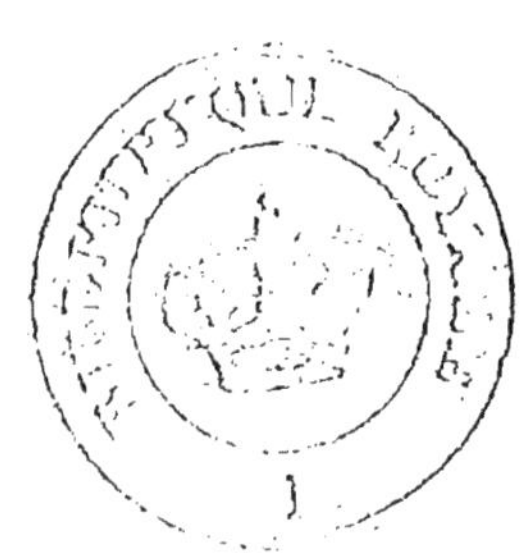

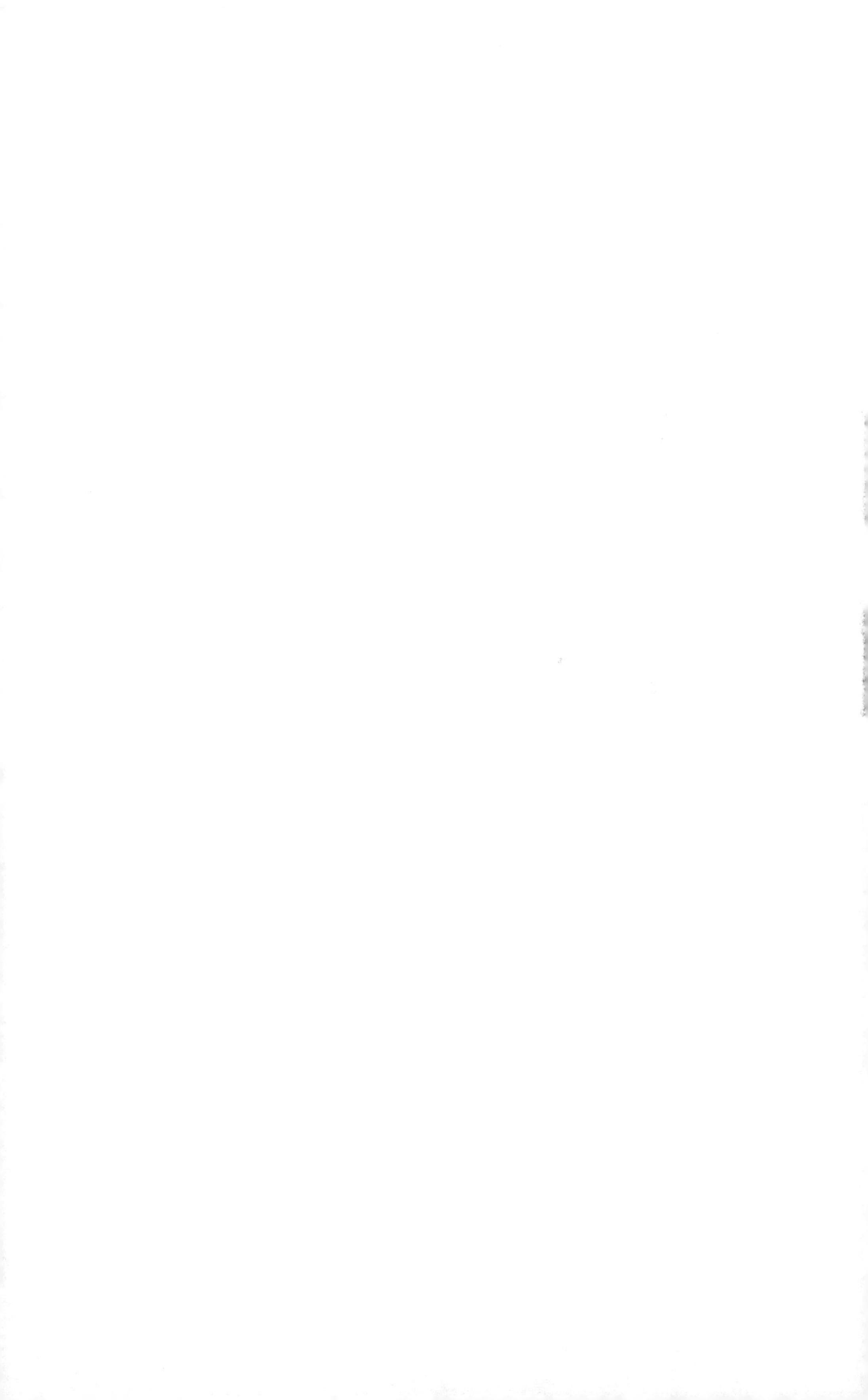

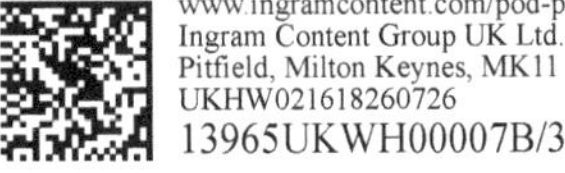

www.ingramcontent.com/pod-product-compliance
Ingram Content Group UK Ltd.
Pitfield, Milton Keynes, MK11 3LW, UK
UKHW021618260726
13965UKWH00007B/30

9 782013 482967